PRACTICAL DIAGNOSTICS AND THERAPEUTICS OF GASTROINTESTINAL MALIGNANT TUMORS

实用胃肠恶性肿瘤诊疗学

下卷 VOLUME 2

名誉主编 李兆亭 主审 陈咸增 董文广
主编 王天宝 尉秀清 崔言刚 任 军

广东省出版集团 广东科技出版社
·广 州·

图书在版编目（CIP）数据

实用胃肠恶性肿瘤诊疗学．下卷／王天宝等主编．
—广州：广东科技出版社，2012.10
ISBN 978-7-5359-5709-2

Ⅰ．①实…　Ⅱ．①王…　Ⅲ．①胃肿瘤—诊疗
②肠肿瘤—诊疗　Ⅳ．①R735

中国版本图书馆CIP数据核字（2012）第098572号

策　　划：周　良
责任编辑：周　良　李　婷
封面设计：林少娟
责任校对：陈　静　陈素华　吴丽霞　黄慧怡
责任技编：任建强
出版发行：广东科技出版社
（广州市环市东路水荫路11号　邮政编码：510075）
E-mail：gdkjzbb@21cn.com
http：//www.gdstp.com.cn
经　　销：广东新华发行集团股份有限公司
印　　刷：广州岭美彩印有限公司
（广州市花地大道南海工商贸易区A区　邮政编码：510385）
规　　格：889mm×1 194mm　1/16　印张40　字数1250千
版　　次：2012年10月第1版
2012年10月第1次印刷
印　　数：1～1 600册
定　　价：268.00元

主编简介

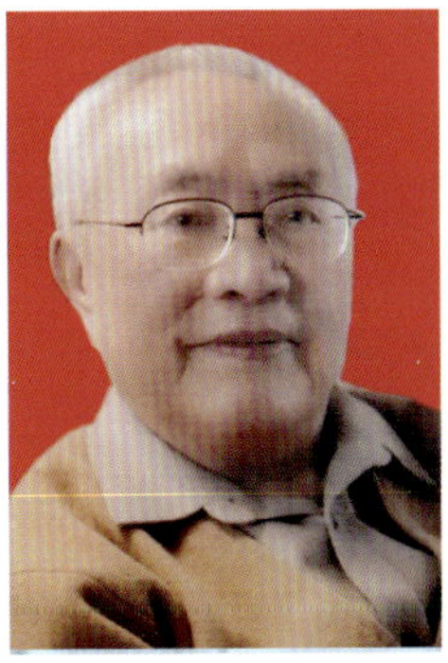

名誉主编 李兆亭，1923年1月生于上海，外科学教授，博士生导师，山东省普通外科学科奠基人之一。1945年毕业于上海医学院医疗系，后于上海中山医院外科任外科住院医师及总住院医师。1951年调至山东省立医院，任外科主治医师、副主任医师、副主任；兼山东医学院外科教研组副主任、讲师、副教授。1976年调任山东省千佛山医院外科主任、副院长；同时为山东医学院教授。1986年调至山东医科大学附属医院。先后任中华医学会山东分会普通外科学术组顾问，抗癌协会山东分会普通外科肿瘤学术组顾问，《中国现代普通外科进展》杂志名誉主编，《腹部外科杂志》及《中国普外基础与临床杂志》编委。李兆亭教授主要研究胃肠恶性肿瘤诊治，1960年完成胰腺癌胰十二指肠切除术。多次参加大面积烧伤抢救，挽救了大量患者生命。发表《胃窦部癌肿的淋巴结转移的规律》、《直肠癌侧方淋巴结转移的处理》等论文，获得山东省科委和厅级科技奖。在诊治疑难、少见乃至罕见病症中独辟蹊径，有真知灼见。培养硕士及博士生30余名。主编《常用腹部手术学》及《实用普通外科》，参编《黄家驷外科学》、《外科学》、《沈克非外科学》、《医学大百科全书》及《胃肠外科学》等。

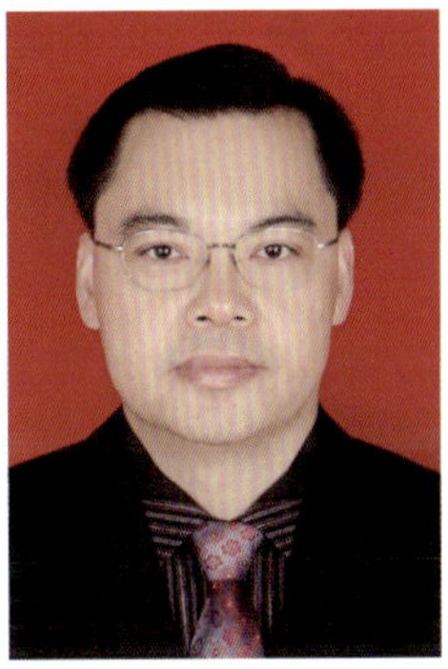

第一主编 王天宝，中山大学附属第一医院外科副教授，副主任医师，医学博士，博士后研究员，硕士研究生导师。1994年7月获青岛医学院医学学士学位；1999年7月获青岛大学外科学硕士学位，师从青岛大学陈咸增教授；2002年7月获山东大学医学博士学位，得到山东大学李兆亭教授悉心指导；2002年9月至2004年10月于中山大学附属第一医院胃肠外科从事博士后研究工作，师从中山大学汪建平教授。现为中华医学会肠内与肠外营养专业委员会青年委员，中国抗癌协会肿瘤营养与支持治疗专业委员会委员兼秘书，广东省抗癌协会肿瘤营养专业委员会委员，广东省医学会肠内与肠外营养学会委员、代谢外科学组组长，广东省康复医学会性功能障碍康复专业委员会常务委员，广东省科技厅科技咨询专家。王天宝副教授主要研究胃肠道及腹膜后恶性肿瘤的诊治，擅长胃癌根治术、结肠癌根治性切除术、扩大直肠癌切除术、低位直肠癌保肛术以及腹膜后肿瘤根治性切除术等。现主持教育部、卫生部及省部级课题6项。以第一作者在 *Irish Journal of Medical Science*、*World Journal of Gastroenterology*、*ANZ Journal of Surgery*、*Clinical and Experimemtal Medicine* 及 *Asia－Pacific Journal of Clinical Oncology* 发表SCI论文7篇；在《中华医学杂志》、《中华普通外科杂志》、《中华实验外科杂志》、《中华胃肠外科杂志》、《中华普外手术学杂志》、《中华普通外科文献》、《中华肿瘤防治杂志》、《癌症》等核心杂志发表论文50余篇，主编《盆腔外科手术与图谱》及《实用代谢疾病诊断与治疗》，参编《直肠癌保肛手术》及《围手术期病理生理与临床》。

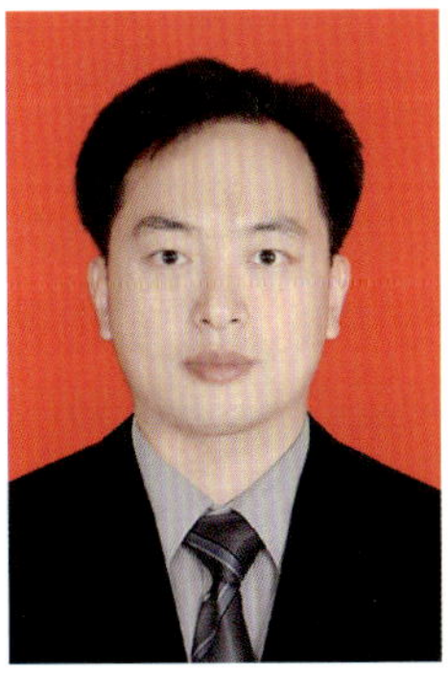

第二主编 尉秀清，中山大学附属第三医院内科学副教授，副主任医师，硕士研究生导师，医学博士学位。2000年7月获中山医科大学七年制临床医学本硕连读学士和硕士学位，师从全国知名消化专家陈旻湖教授。2006年7月取得中山大学临床医学专业临床型博士学位，得到全国知名肝脏病专家姚集鲁教授悉心指教。2009年获任内科学副教授、副主任医师。目前主要研究胃肠恶性肿瘤复发与转移的分子机制；对消化道肿瘤诊治及消化内镜的临床应用有自己独到的见解。主持广东省自然科学基金和广东省科技计划项目各1项，以第二负责人参加广东省自然科学基金重点项目和广东省科技计划项目各1项，获得广东省科技进步三等奖1项。以第一

作者或通信作者发表SCI论文2篇，以第三作者发表SCI论文1篇，以第一作者发表SCI摘要10篇，曾于国际会议宣读论文2篇；以第一作者或通信作者在《中华消化杂志》和《中华肝脏病杂志》等核心杂志发表论文10余篇；参与编写专著2部。

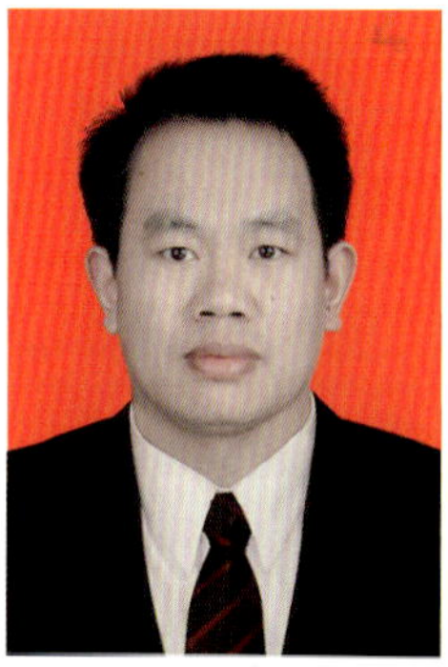

第三主编 崔言刚，医学硕士，山东省立医院肿瘤科、内科学副主任医师。1996年7月毕业于泰山医学院医疗专业，2000年获青岛大学医学院医学硕士学位。10余年来潜心研究肿瘤内科的治疗，具有丰富的临床实践和科研经验。擅长胃肠恶性肿瘤、乳腺癌、卵巢癌、肺癌等的内科和综合治疗。近几年重点探讨胃肠恶性肿瘤转移的诊治。承担卫生部临床药师的临床培训工作。获得山东省科委科技成果三等奖1项，青岛市科委科技成果二等奖1项，目前已完成山东省卫生厅科研项目1项。在各类杂志发表学术论文20余篇，主编医学专著1部，参编2部。兼任山东省抗癌协会临床肿瘤分会委员、山东省激光治疗协会常务委员等职。

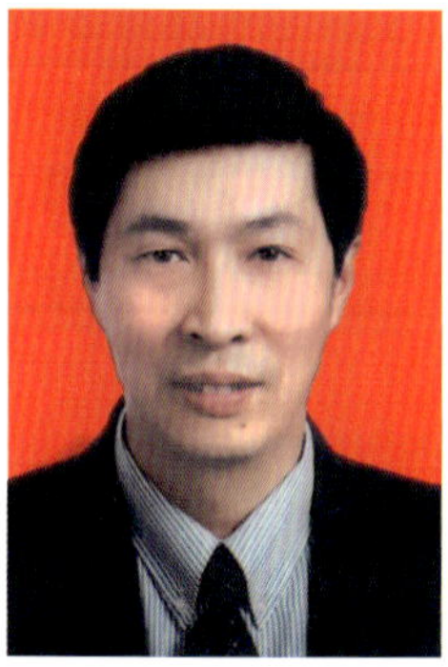

第四主编 任军，1983年毕业于山东医科大学临床医学系并留校任教，之后获山东医科大学医学影像学专业硕士研究生学位，先后任职于山东大学齐鲁医院、中山大学孙逸仙纪念医院和广东省中医院。历任住院医师、主治医师、副主任医师、副教授及主任医师。现任广东省中医院放疗科主任，硕士研究生导师。广东省医学会放射肿瘤分会常委、广东省抗癌协会放射肿瘤专业委员会委员。曾在澳大利亚昆士兰医学研究院从事肿瘤生物学研究，以第一作者发表研究论文20余篇，参加省级课题研究2项，厅局级课题3项，获得省级科技进步二等奖1项。近年来采用调强放疗（IMRT）技术治疗胃癌、结直肠癌、胰腺癌、鼻咽癌、肺癌等恶性肿瘤，获得良好治疗效果。

《实用胃肠恶性肿瘤诊疗学》编委会

名誉主编 李兆亭
主　　审 陈咸增　董文广
主　　编 王天宝　尉秀清　崔言刚　任　军
副 主 编 唐录英　王　劲　吴　涛　戴强生　张　波　沙　丹
编　　委（以姓氏笔画排序）

王　劲（中山大学附属第三医院）
王　竹（中山大学附属第一医院）
王　昆（中山大学附属第三医院）
王　帅（天津市南开医院）
王天宝（中山大学附属第一医院）
王晓燕（中山大学附属第一医院）
王伟岸（中国武警总医院）
毛　苇（中山大学附属第三医院）
史振军（广州中医药大学附属广州中医医院）
叶新梅（中山大学附属第六医院）
石汉平（中山大学附属第一医院）
龙健婷（中山大学附属第一医院）
玄绪军（中山大学附属第二医院）
冯璐璐（中山大学附属第一医院）
邝思驰（中山大学附属第三医院）
江　华（四川省人民医院）
朱　蕾（山东省交通医院）
孙来保（中山大学附属第一医院）
刘加军（中山大学附属第三医院）
刘静静（中山大学附属第三医院）
刘兴国（乌鲁木齐总医院）
任　军（广东省中医院）
曲　辉（山东大学齐鲁医院）
阮润生（新加坡国立大学）
沙　丹（山东省立医院）
麦海妍（中山大学附属第一医院）
陈健鹏（山东省立医院）
陈春晓（中山大学附属第一医院）
陈学清（广州医学院附属第一医院）
陈小良（中山大学附属第三医院）
沈慧敏（中山大学附属第三医院）
李忠山（安徽省池州市人民医院）
李雷佳（中山大学附属第三医院）
何穗文（中山大学附属第一医院）

吴　涛（南方医科大学）
吴　晖（中山大学附属第一医院）
余　江（南方医科大学南方医院）
谷振芳（济宁医学院附属医院）
邹红梅（山东省烟台芝罘医院）
罗　琳（中山大学附属第三医院）
林显艺（中山大学附属第三医院）
孟海燕（山东省交通医院）
张　伟（山东省泰安市中心医院）
张　波（中山大学附属第三医院）
张　琴（山东省交通医院）
张祥松（中山大学附属第一医院）
张玉晶（中山大学肿瘤防治中心）
张坤杰（天津市南开医院）
张亚琴（中山大学附属第三医院）
张碧媛（青岛大学医学院附属医院）
杨东杰（中山大学附属第一医院）
杨国奋（中山大学附属第一医院）
陆海军（青岛大学医学院附属医院）
胡宝光（香港中文大学威尔斯亲王医院）
钱文芳（中山大学附属第一医院）
徐　辉（中山大学附属第一医院）
徐克成（广州复大肿瘤医院）
徐鸿绪（中山大学附属第一医院）
徐建波（中山大学附属第一医院）
姚保国（中山大学附属第一医院）
周　国（山东省交通医院）
周建华（广东省深圳市龙岗区人民医院）
周厚明（中山大学附属第一医院）
赵　伟（山东省交通医院）
郭云蔚（中山大学附属第三医院）
郭月飞（中山大学附属第三医院）
唐录英（中山大学附属第三医院）
翁子晋（中山大学附属第三医院）
尉秀清（中山大学附属第三医院）
陶　金（中山大学附属第三医院）
陶　力（中山大学附属第三医院）
董文广（中山大学附属第一医院）
曾　春（中山大学附属第三医院）
游佩涛（广东省广州市胸科医院）
智绪亭（山东大学齐鲁医院）
崔言刚（山东省立医院）
梁晓坤（北京协和医学院）
梁莹莹（中山大学附属第三医院）

龚凤球（中山大学附属第一医院）
谢安木（青岛大学医学院附属医院）
谢斯栋（中山大学附属第三医院）
廖洪映（中山大学附属第三医院）
廖碧红（中山大学附属第三医院）
颜荣华（中山大学附属第三医院）
蔡　旺（南方医科大学）
蔡常洁（中山大学附属第一医院）
谭荣韶（暨南大学医学院附属第四医院）
谭静涛（中山大学附属第一医院）
薛　莉（青岛大学医学院附属医院）
檀谊洪（南方医科大学附属南海医院）
戴强生（中山大学附属第一医院）
戴伟钢（中山大学附属第一医院）
魏　波（中山大学附属第三医院）
魏　明（中山大学附属第一医院）

绘　　图　林汉忠（中山大学医学院）

序　一

胃肠恶性肿瘤是世界范围内威胁患者生命安全的常见病，占据较大份额的医疗卫生资源，给患者、家庭和社会带来沉重负担。早期诊治是最为理想的治愈途径，可惜在我国尚未能将胃肠镜检查作为查体常规，导致我国胃肠恶性肿瘤大部分为中晚期，影响患者的长期生存率。在肿瘤诊治方面，分歧颇多，扩大根治与局部切除、根治性与保功能、腹腔镜与常规开腹手术等问题均为外科学术会议讨论的热点问题，各执一词，难以统一。美国国立卫生研究院（NCCN）指南每年发布新的版本，除反映最新研究结果外，其实也是当代医学存在争议的体现。日本胃癌处理规约和指南与 NCCN 具有一定的差别，我们如何选择遇到一定困难。

目前，虽然胃肠恶性肿瘤相关专著颇多，但多局限于某一方面的讲述。《实用胃肠恶性肿瘤诊疗学》将基于循证医学、各种诊治指南的胃肠恶性肿瘤诊治方法予以全面讲述，其主要内容包括：胃肠解剖、胃肠生理、营养与物质代谢、肠内与肠外营养支持、病理诊断、内镜诊断、实验室诊断及影像诊断、胃肠恶性肿瘤流行病学、临床表现、诊断与鉴别诊断、外科手术、术中应急处理、术后并发症、腹腔镜微创手术、化疗、放疗、介入治疗、热疗、冷冻治疗、免疫治疗、分子靶向治疗、中医中药治疗、胃肠吻合器的应用及 2011 年 NCCN 指南概要等，基本涵盖了胃肠恶性肿瘤诊治的各个方面。该书诊治原则基于 2011 年 NCCN 指南、日本《胃癌处理规约》和《胃癌治疗指南》，确保科学性原则。作者们均为相应专业的中青年一线临床医生，既有较为丰富的临床经验，又具有娴熟的中英文文献查阅和文字运用能力，是本书具有可读性和实用性的基础。该书内容丰富，图片精美，绘图清晰，行文流畅，通俗易懂。

王天宝、尉秀清、崔言刚和任军等中青年专家们不辞劳苦，合著此书，以飨读者，实在是一件有意义的事。值《实用胃肠恶性肿瘤诊疗学》即将付梓之际，向编者们表示祝贺并向广大肿瘤内、外科中青年医生和研究生推荐此书。

是为序！

于中山大学

2012 年 3 月

序　　二

胃肠恶性肿瘤常见、多发且发病率和死亡率逐年升高。随着基础医学、临床医学、循证医学的发展，临床诊断与处理方法发生巨大变化，某些处理方法得以验证而继续使用，一部分需要进一步调整，还有的处理措施无效甚至有害而必须淘汰。随着临床专业分工日趋细化，相应专业水平得以提高，但其他专业能力相应下降，对于解剖、生理、营养、病理、影像等知识日趋淡化。临床医生工作繁忙，手头多为本专业的书籍，一旦遇到相关专业往往只能求助于会诊处理。微创技术首先应用在胆囊切除并取得成功，然后迅速扩展至胸外科、妇科、泌尿外科等领域。胃肠微创外科方兴未艾，除良性疾病外，在结肠癌根治方面取得突破性进展，进而扩展至直肠癌，而腹腔镜胃癌根治术及胰十二指肠切除术的报道也日趋增多。然而，腹腔镜恶性肿瘤的根治性一直是学术界关注的焦点，观点难以统一。东西方胃肠恶性肿瘤的特点各异，导致手术方式争论不休，NCCN 与日本指南颇多不同。根据我国国情制定各种肿瘤的治疗指南乃是当务之急。

“工欲善其事，必先利其器”，肿瘤内、外科医生需要深厚宽广的医学知识，方可更好地救治病者。精准的解剖，正确的内镜诊断、病理诊断、实验室诊断与影像诊断，完善的围手术期评估与处理，适宜的手术方式，及时准确的并发症诊治，娴熟的腹腔镜技术，适度放疗、化疗，合理的 B 超和放射介入干预，祖国医学，免疫治疗，分子靶向药物，冷冻治疗以及腹腔热疗等形成一系列恶性肿瘤诊治流程。目前大多数专著往往涉及上述一个或几个方面，临床医生极需要一本全面实用的参考工具书。王天宝、尉秀清、崔言刚和任军等中青年专家秉承开拓进取的精神，将上述胃肠恶性肿瘤诊治的基础与临床各方面均予以深入探讨，立足于 2011 年 NCCN、日本胃癌指南和循证医学证据，确实难能可贵。本书内容丰富翔实，涵盖面广，着重实用性，每章节后附有参考文献，可作为案头工具书。该书行文通俗易懂，图文并茂，对胃肠肿瘤内、外科医生和研究生开阔视野，更新知识颇有裨益。

欣闻《实用胃肠恶性肿瘤诊疗学》即将出版，向付出辛勤汗水的作者们表示由衷的祝贺，同时，我也高兴地向广大的中青年内、外科医生和研究生推荐此书。

万德森

于中山大学

2012 年 3 月

前　　言

随着基础医学与临床医学的飞速发展，新技术、新观点、新方法层出不穷，某些常规处理方法得以调整或被完全摈弃，基于大规模随机对照临床研究的结果与循证医学证据正在改变疾病的处理原则。胃肠恶性肿瘤发病率居高不下，而且呈现逐步增加的趋势。各种诊治观点相互碰撞，争议颇多。最典型的是东、西方对胃癌的处理分歧争论一直延续至今，行扩大的淋巴结清扫术还是标准的 D_2 淋巴结清扫术，外科医生各持己见。直肠癌外科治疗同样存在不同意见，侧方淋巴结清扫与否，低位保肛手术适应证、方法及其疗效，性功能及排尿功能的保护等，均为悬而未决的问题。2010 年日本第 14 版《胃癌处理规约》和第 3 版《胃癌治疗指南》相继问世，美国国立卫生研究院（NCCN）每年均更新发表恶性肿瘤诊治指南，对临床医生的临床实践具有重要的指导意义。本书的编写意图在于将基于循证医学、临床随机对照实验结果、各种诊治指南的胃肠恶性肿瘤诊治方法全方位详细讲述，为临床医生提供一本实用的参考工具书，也希望本书对进一步规范胃肠恶性肿瘤临床处理方法有所裨益。

为达上述编写目的，我们召集解剖学、生理学、病理学、影像学、营养学、循证医学、麻醉学、消化内科学、胃肠外科学、肿瘤学、放射治疗学、介入治疗学、生物治疗学及中医学等有关专家合著此书，以飨读者。本书共计 42 章，约 240 万字，其中插图1 704 幅，表格 115 张。主要内容有腹部局部及断层解剖（含影像断层解剖），胃肠生理，营养物质代谢与吸收，肠内、外营养支持，胃肠恶性肿瘤影像诊断、病理诊断、实验室诊断及内镜诊断，营养风险筛查，肿瘤循证营养，术前评估与麻醉，术前并存症的诊断与处理，围手术期护理，快速康复外科指导下胃肠恶性肿瘤围手术期处理，肿瘤外科学、手术学（常规开放手术与腹腔镜手术的术前准备、麻醉与体位、手术步骤与图谱、术中应急处理与术后处理）及并发症学，肿瘤化疗、放疗、B 超及放射介入治疗、免疫治疗、分子靶向治疗、中医中药治疗、热疗及冷冻治疗，胃肠恶性肿瘤远处转移的外科处理，肿瘤复发转移的分子机制及其处理，肠造口的康复与护理，胃肠道手工吻合方法及吻合器的使用方法，胃肠恶性肿瘤及其相关问题 2011 年 NCCN 指南概要，胃肠恶性肿瘤常用化疗药物及方案，患者体力状况评分，实体肿瘤疗效评价标准及美国国立癌症研究所常见毒性分级标准等。

本书主要适合于胃肠外科、腹腔镜外科、消化内科、肿瘤内科等科的医生及相应专业的本科生、研究生与进修生阅读和参考。

本书出版得到广东科技出版社的大力支持，在此深表感谢！由于作者专业不同，水平所限，行文难以统一，书中错误及不足在所难免，敬请广大读者不吝赐教。

王天宝　尉秀清　崔言刚　任　军
于羊城

2012 年 3 月

目　　录

下　　卷

第二十章　十二指肠癌

第一节　十二指肠癌流行病学与病因

原发性十二指肠癌（primary duodenal cancer，PDC）是指原发于十二指肠各段的恶性肿瘤，不包括 Vater 壶腹、胆总管下段以及胰头部的肿瘤，其中以十二指肠腺癌占绝大多数，十二指肠腺癌是指起源于十二指肠黏膜的腺癌，多为单发，也可由腺瘤恶变而来。

一、流行病学

在原发性十二指肠癌中，腺癌占 80% 以上，其他还有黏液腺癌、印戒细胞癌、未分化癌等。原发性十二指肠腺癌被认为是一种少见的胃肠道肿瘤，占整个胃肠道恶性肿瘤的 1% ~2%，小肠恶性肿瘤的 11% ~24%。据统计，英格兰和威尔士原发性十二指肠癌的人群发病率为 0.7/10 万，美国每年有 700 ~1 200 例的新增病例，我国缺乏相关的数据。国内有学者报道，十二指肠第 2 段是原发性十二指肠腺癌的好发部位，约占 76%。在我国本病男性稍多于女性，以 50 岁以上的中老年人多见。

二、病　　因

目前，对本病的确切病因尚不清楚，胆汁和胰液分泌的某些物质如石胆酸等二级胆酸可能是致癌原，对肿瘤的形成起促进作用。有学者认为，十二指肠液酸碱度及胃液、胆汁、胰液的分泌紊乱，协同癌基因与抑癌基因多阶段的突变以及功能丧失等因素与原发性十二指肠癌的发病有关。

另外，肠道厌氧菌过度增生，使胆酸去饱和，产生不饱和胆固醇而形成致癌的多环香烃与本病有关。血吸虫卵偶尔沉积于十二指肠壁，也可能是致癌因素。

还有报道十二指肠良性息肉、慢性溃疡或憩室的恶变、遗传、吸烟及嗜酒等因素亦与十二指肠腺癌有一定关系。

此外，目前认为家族性腺瘤性息肉病、Lynch 综合征、Gardner 综合征、神经纤维瘤病、良性上皮肿瘤如绒毛状腺瘤等疾病可能与十二指肠腺癌的发生有关。

（中山大学附属第三医院　陶　金　尉秀清）

第二节　十二指肠癌临床表现和诊断

一、临床表现

原发性十二指肠腺癌起病隐匿，其临床表现与病变部位、生长方式及病程长短有关，由于其早期多无特异性症状，仅表现为上腹部不适、上腹痛、乏力、贫血等，故早期诊断较困难。进展期可出现以下症状：

1. 腹部疼痛　上腹部不适或疼痛，以钝痛或胀痛为主，有时疼痛可向背部放射，进食后疼痛不缓解。

2. 恶心、呕吐　发生率为 30% ~40%，多由于肿瘤浸润或逐渐增大，引起十二指肠部分或完全梗阻所致，呕吐物是否含有胆汁可初步判断肿瘤部位。

3. 上消化道出血　亦为常见症状，主要表现为大便潜血阳性或黑便，慢性失血及肿瘤消耗导致贫血，偶有呕血或休克。

4. 黄疸　多见于十二指肠乳头周围癌，黄疸常伴有腹痛，由于肿瘤压迫或侵犯壶腹部所致，黄疸可呈波动性，常因肿瘤坏死、脱落而致。

5. 体重减轻　为常见症状，主要与肿瘤消耗及进食减少有关，但进行性体重下降常预示疾病进展或治疗效果不佳，预后不良。

6. 肠穿孔　不常见，可以表现为急性腹膜炎，如果穿孔前已经有大网膜包绕可形成腹腔脓肿或内瘘。

7. 腹部包块　不常见，病程较晚时，肿瘤较大或浸润周围组织时可扪及右上腹包块。

8. 其他症状　易出现贫血、发热、腹泻、腹水等。

有学者根据肿瘤的发生部位将其临床表现加以概括：十二指肠球部的肿瘤则以腹痛、消瘦、消化道出血和腹胀为主要表现，疼痛可为烧灼感、钝痛或痉挛性疼痛，多数可为类似溃疡的疼痛。出血为常见症状，可表现为黑便或大便潜血试验阳性，长期慢性出血可致贫血。十二指肠降段的肿瘤，尤其是乳头周围的肿瘤易出现梗阻性黄疸，因肿瘤部分坏死脱落与肿瘤持续生长阻塞胆管交替发生，黄疸可呈间歇性；十二指肠水平段的肿瘤以呕吐为主，一旦肿瘤较大或管壁病变严重可出现肠梗阻的症状，梗阻的发生率为18%～35%，可表现为上腹饱胀不适、嗳气、恶心、呕吐，呕吐前可出现胃型及气过水声。Resnik将十二指肠癌的症状归纳为以下几点：①类似十二指肠溃疡的腹痛，向背部放射，进食后不缓解；②以便血为主的消化道出血，少见呕血；③腹胀、恶心、呕吐等消化道梗阻症状；④黄疸，可呈波动性。

二、诊　　断

十二指肠癌临床表现不典型，早期无特殊症状及体征，极易误诊或漏诊。对于40岁以上有不典型溃疡症状的患者，应警惕十二指肠肿瘤的存在，进一步行有针对性的辅助检查可提高诊断率。

诊断主要依赖于临床辅助检查，其中胃镜或十二指肠镜及镜下取组织病理检查是确诊十二指肠肿瘤的主要手段。镜下表现详见本书有关章节，对可疑部位需取多块组织行病理检查，以免漏诊。因内镜难窥视第3、第4段，故可能遗漏诊断，临床可采用超长内镜或钡餐弥补其不足。

超声内镜检查可了解肿瘤浸润范围、深度、周围区域淋巴结有无转移。超声内镜下可见起源于第1～2层的低回声区，内部回声不均，边界不清，病灶部位肠壁结构部分或完全消失，可见周围肿大的淋巴结，胰腺易受侵犯。

气钡双重造影是诊断十二指肠癌的另一重要检查方法，因癌肿形态不同，其X线影像有不同特征，一般可见部分黏膜紊乱或破坏，腔内菜花样充盈缺损，十二指肠腔不规则或环形狭窄，皱襞消失，肠壁僵硬，近端十二指肠扩张或伴胃潴留。

CT或MRI主要表现为突入肠腔内的不规则肿块影，局部肠壁增厚。CT或MR扫描能提供肿瘤的分期，明确肿瘤的侵犯程度及与邻近器官的关系，确定有否远处转移，在治疗方案的确定上有重要意义。

三、鉴别诊断

需与十二指肠癌相鉴别的疾病较多，根据主要临床表现，考虑与不同疾病的鉴别。

（一）以腹痛为主要症状的鉴别诊断

1. 消化性溃疡　常表现为腹痛、消化道出血，可与本病混淆。但消化性溃疡腹痛常表现为周期性、季节性腹痛，球部溃疡表现为空腹痛，胃溃疡可以表现为餐后腹痛，但是消化性溃疡腹痛也可无上述明显规律，对年龄大，药物治疗不易缓解，或伴有黄疸、消瘦、贫血等症状时，应该及时行内镜或影像学检查，防止漏诊十二指肠癌。

2. 胃癌　可以表现为持续腹痛，药物不易缓解，还可有消化道出血、幽门梗阻等症状，但胃癌的病变在胃腔内，呕吐物无胆汁，胃镜检查容易鉴别。

（二）以黄疸为主要症状的鉴别诊断

1. 胰头癌、胆管癌、十二指肠乳头癌　也表现为梗阻性黄疸者和腹痛，但少见消化道出血，内镜及ERCP、MRI及MRCP、CT等检查可发现胰头肿物、胆总管肿物、狭窄及乳头肿物，容易鉴别。

2. 胆管结石　可表现为黄疸、腹痛，但常常伴有急性腹痛、发热，肝功能异常，而且黄疸消退快，B超或CT检查可发现结石。

3. 十二指肠降部憩室　好发于乳头区附近，可引起梗阻性黄疸，腹痛甚至是小肠梗阻症状，但消瘦、贫血等症状不常见，钡餐、内镜、MRI及CT等检查可发现病灶，明确诊断。

（三）以呕吐或肠梗阻为主要症状的鉴别诊断

1. 溃疡并幽门梗阻　有溃疡病史，可有呕吐宿食，呕吐物中有无胆汁，结合胃镜检查可诊断。

2. 肠系膜上动脉综合征　也称为良性十二指肠淤滞症，见于消瘦体型的年轻人，餐后腹痛及呕吐，侧位及俯卧位缓解，上消化道造影见十二指肠降段被肠系膜上动脉压迫形成狭窄，可见典型的钟摆样运动，无明显肿物等病变。

3. 其他引起十二指肠梗阻的病因　如结核病，可见增殖性病灶，常可有结核菌毒素中毒症状，有肠外结核存在，结核菌素试验强阳性，内镜下活检、病理检查虽较难肯定结核但容易与癌鉴别。克罗恩病亦可有十二指肠受累而表现出症状，但本病为全消化道疾病，最常见表现为腹泻、腹痛，而且多见于回肠末端和盲肠附近，表现为多发的、跳跃式的增殖性病灶，铺路石样改变，伴纵行的裂隙样溃疡、阿弗他溃疡、肛周脓肿、肛瘘及肠瘘等；内镜下活检、病理检查虽较难肯定克罗恩病但容易与癌鉴别。

（四）内镜下发现的早期无症状十二指肠癌的鉴别诊断

内镜下发现的早期无症状十二指肠肿物病种繁多，如十二指肠癌、淋巴瘤、类癌、腺瘤、炎性假瘤、间质瘤、平滑肌瘤及其他神经内分泌肿瘤等，均应该取活检及病理检查，结合内镜超声、CT及MRI等其他影像学检查，易于确定病变的深度和来源，进而明确诊断。神经内分泌肿瘤和类癌还常有皮肤潮红以及其他激素全身症状的表现。

（中山大学附属第三医院　陶　金　尉秀清）

第三节　十二指肠癌手术治疗

十二指肠癌的手术原则为根治性切除：包括距离肿瘤2cm十二指肠以及区域淋巴结，后者包括肝十二指肠韧带、肝总动脉、肠系膜血管和腹腔动脉旁的淋巴结和脂肪组织。由于十二指肠腺癌80%发生于上部与降部和胰腺比邻的部位，33%患者伴发淋巴结转移，20%患者伴发胰腺浸润，因此，目前胰十二指肠切除术是国内外公认的首选手术方式。根据患者肿瘤部位、大小、浸润程度、淋巴结转移、远处转移以及全身状况，尚有以下术式：节段性十二指肠切除、十二指肠局部切除、胃大部切除（包括球部）术、乳头周围癌局部切除术以及姑息性胆肠吻合与胃肠吻合术。

一、节段性十二指肠切除术

本术式主要适用于：病灶小、界线清晰、未侵犯浆膜、无淋巴及远处转移者，特别是位于十二指肠水平部和升部患者；年老体弱不能耐受手术者。由于创伤小、恢复快及并发症少，临床尚有应用。该术式要求：游离水平部及降部，离断Treitz韧带，切除近端空肠10～15cm及其系膜淋巴组织，进而行十二指肠降部与远断端空肠端侧吻合或端端吻合，于十二指肠外侧放置双腔引流管以及营养性空肠造瘘。留置胃肠减压管时间要长，为5~7天，注射亚甲蓝未见蓝色液体自引流管引出方可拔除；双腔引流管需在进食后无腹痛、发热及吻合口漏的情况下拔除。术后给予肠外营养支持3~5天，改为肠内营养。酌情使用抗生素以及生长抑素，预防感染及抑制胰腺分泌。

二、十二指肠局部切除

肿瘤局部切除要求高分化、隆起型、直径＜3cm、浸润深度不超过黏膜下层、无淋巴结及远处转移患者，特别是身体状况不允许行根治性手术者，肿瘤最好位于十二指肠外侧壁。对位于乳头周围的十二指肠恶性肿瘤，如无根治性条件，行此手术实为无奈之选。术中肿瘤切缘需做快速冰冻检查，确保切缘阴性。如果切除后横行缝合十二指肠，有狭窄或破裂可能的患者，应加行胃大部切除十二指肠转流术。其他处理同节段性十二指肠切除术。

三、胃大部切除（包括球部）术

十二指肠球部小病灶，无胰腺浸润、淋巴结和远处转移，确保切缘阴性的前提下，可选此术式。对于切除到降部患者，笔者认为不宜强行胃十二指肠吻合，改用十二指肠转流术可能对患者更为有利，术中放置双腔引流管颇有裨益，其他处理同前述。

四、姑息性胆肠吻合与胃肠吻合术

对于广泛转移伴有十二指肠和胆管梗阻失去根治性切除机会的患者，可行姑息性胆肠吻合与胃肠吻合术，改善患者生活质量，以耐受后继化疗及放疗。对近期可能发生梗阻的患者，预防性的旁路手术也有一定的意义。

五、乳头周围癌局部切除术

本术式主要适用于十二指肠乳头周围的良性肿瘤或早期恶性肿瘤，特别是体质较弱的老年患者。由于创伤小、并发症少，临床还有应用，但本术式不能清除区域淋巴结，根治性不尽人意，因此，在患者身体状况允许情况下，应行胰十二指肠切除术。本术式的主要手术步骤：探查腹腔，了解有无肝转移、区域淋巴结有无转移，了解乳头肿瘤大小、质地以及与胰腺的关系；行 Kocher 切口，将十二指肠进一步游离，可容易触摸肿瘤大小并了解浸润程度；解剖肝十二指肠韧带，游离出胆总管，于其前壁缝置2条牵引线，于两者之间切开胆总管，长约1cm，置入胆管探条，达乳头肿瘤部位（图20-1）；在十二指肠前外侧壁与乳头对应部位，纵行切开2~3cm，显露肿瘤（图20-2）；距离肿瘤上缘1.5~2cm切开十二指肠壁，直至胆总管前壁，显示胆管探条，1号丝线或3-0可吸收线吻合十二指肠和胆总管上切缘，二者远切缘送快速病理检查有无癌细胞浸润（图20-3）；进而向两侧继续切开，边切边缝合，3点、6点、9点处切除边缘均送快速病理检查，确保无肿瘤残余（图20-4）；切断胰管与十二指肠及胆管做间断缝合（图20-5、图20-6）；胆管内置T形管引流，短臂经胆肠吻合口达十二指肠内，起到支架和引流双重作用。胰管内置入直径相宜的硅胶管并与胰管用可吸收线环绕固定1针，采用内引流或外引流均可，外引流时硅胶管可经胃、近段空肠或T形管引出体外。由于十二指肠壁已切开较长，硅胶管不宜经十二指肠壁引出体外。1-0丝线间断缝合胆总管切口。1号丝线横行两层缝合关闭十二指肠切口（图20-7）。十二指肠外侧放置双腔引流管或并行2条橡胶引流管，前端多剪侧孔，引出体外。T形管、胰管引流之硅胶管及腹腔引流管妥善固定于腹壁。本术式的基本要求是切缘切勿残留癌细胞；缝合针距2~3mm，确保彻底止血；胆管与胰管外引流可减少术后胆漏与胰漏的发生；十二指肠如果切开过长，横行缝合困难时应游离十二指肠水平部以缓解缝合处张力，如果考虑术后十二指肠极可能破裂时，应行胃大部切除+毕Ⅱ式胃肠吻合术，因十二指肠漏对患者是致命性的并发症。有关术后处理及并发症的诊治请参阅本节“胰十二指肠切除术”部分。

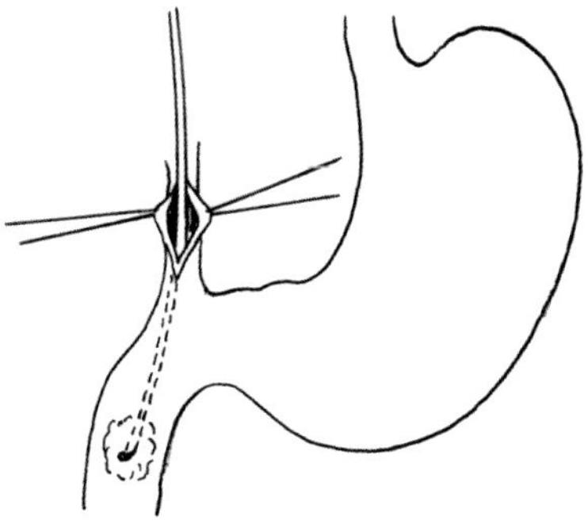

图 20－1　置入探条

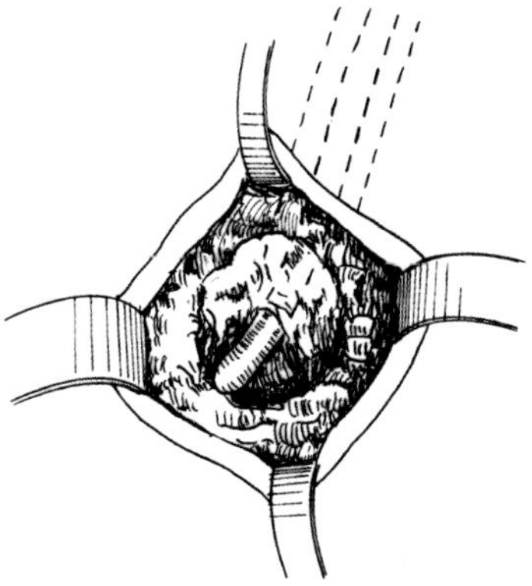

图 20－2　显露肿瘤

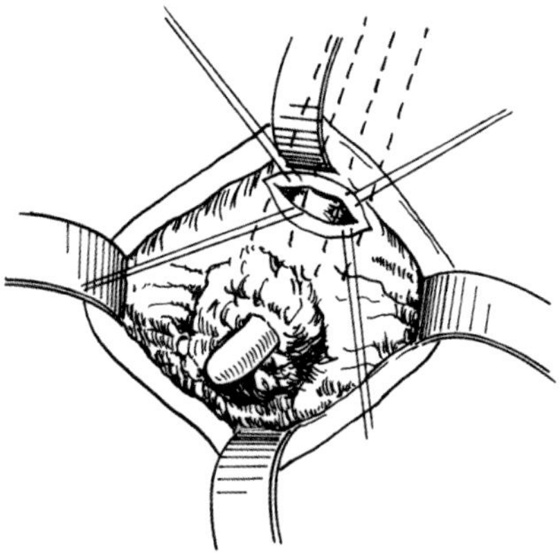

图 20－3　切开肠壁

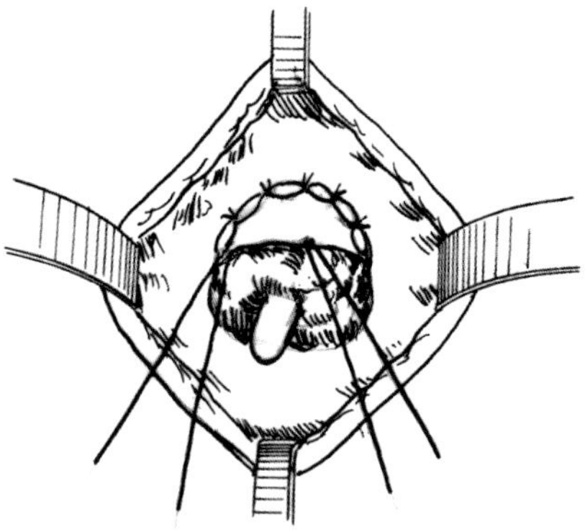

图 20－4　吻合胆管与肠壁

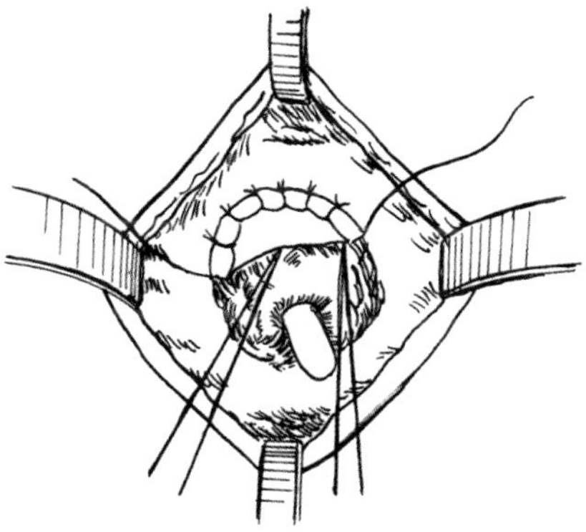

图 20－5　胆管与肠壁吻合

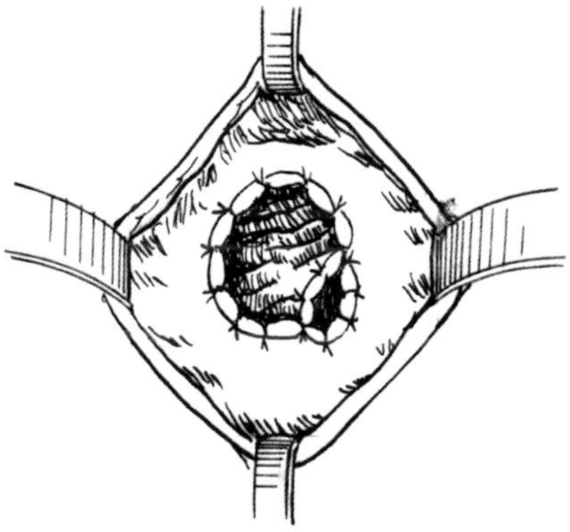

图 20－6　吻合胰管与胆管及肠壁

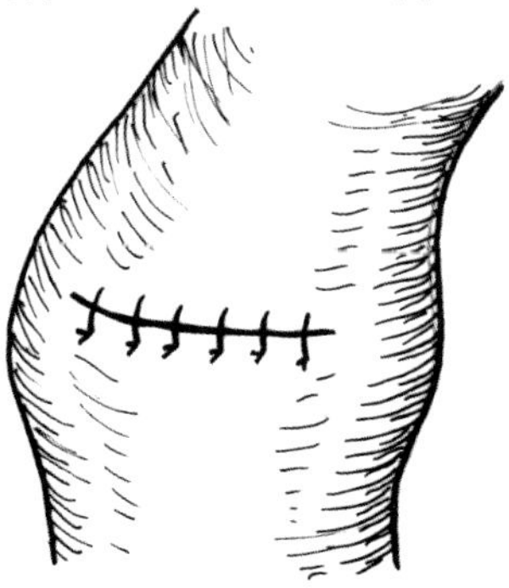

图 20－7　横行缝合肠壁

六、胰十二指肠切除术

胰十二指肠切除术大致包括3部分：探查能否切除、切除病灶和有关脏器、消化道重建。探查主要是了解肿瘤与下腔静脉、腹主动脉、肠系膜上静脉及门静脉有无癌性粘连；有无腹水、肝转移及淋巴结转移，综合评估能否根治性切除。本术式需要切除的器官组织包括：远端1/3～1/2胃、全部十二指肠、胆囊、远侧胆总管、胰头、胰颈、钩突、近侧10cm空肠、胰腺周围筋膜及软组织、胰十二指肠周围和腹主动脉淋巴结（图20－8）。消化道重建按胰、胆、胃与空肠吻合顺序不同，分为Child术（胰肠、胆肠、胃肠，图20－9）及Whipple术（胆肠、胰肠、胃肠，图20－10）和Cattell术（胃肠、胰肠、胆肠，图20－11）。在我国及欧美国家以Child术为主，日本虽Child术逐渐增加，但Cattell术仍在较多应用，本文重点讲解Child术。

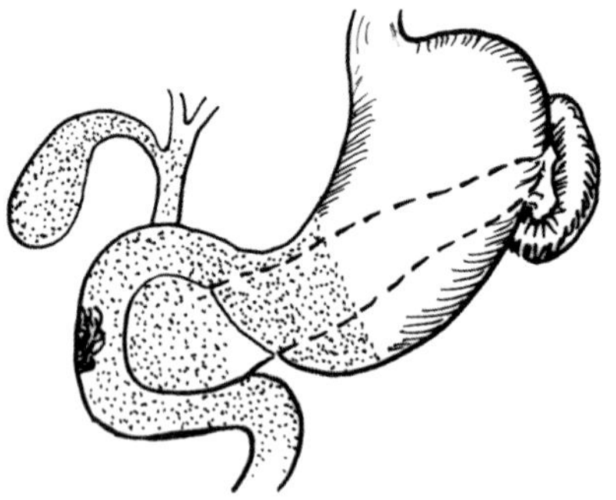

图20－8　切除范围

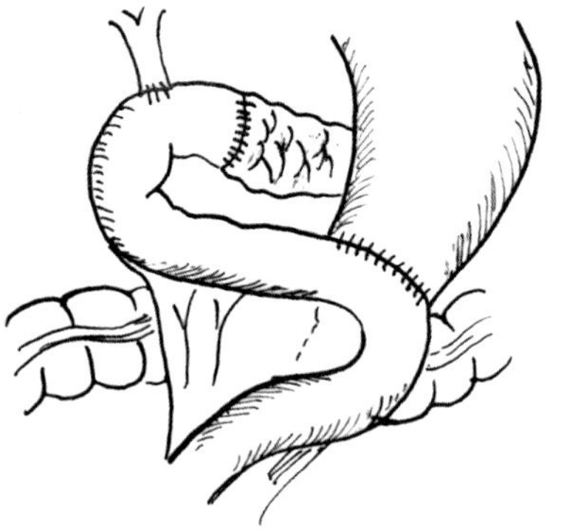

图20－9　Child术

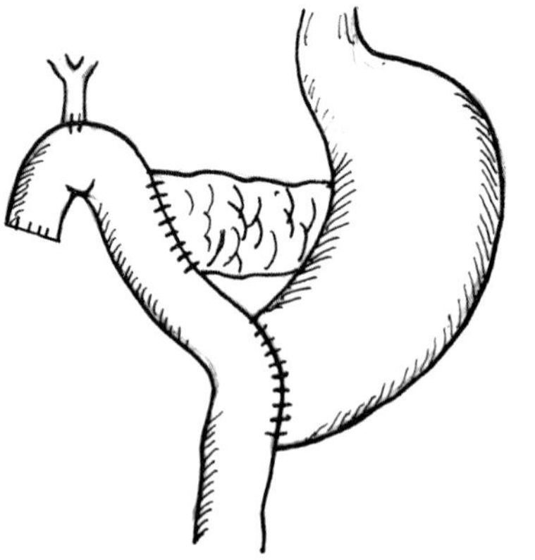

图20－10　Whipple术

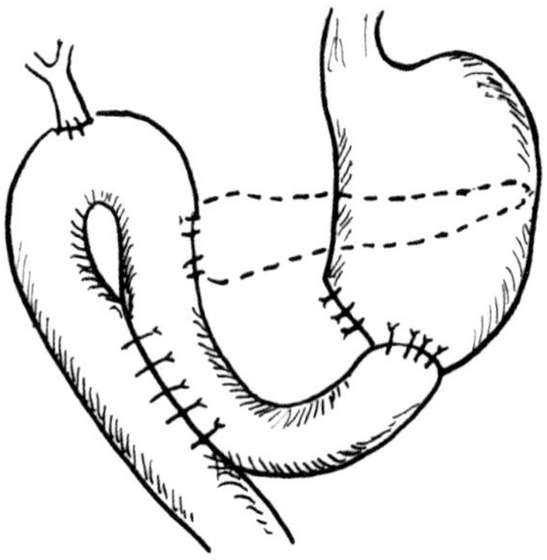

图20－11　Cattell术

为减少术后胰漏，目前临床应用几种残胰处理方式：胰肠端侧黏膜吻合法（图20－12），胰肠端端套入法（图20－13），捆绑式胰肠吻合术（图20－14），胰胃吻合法（图20－15），全胰切除（图20－16）及胰管结扎、堵塞。具体操作要点及其优缺点见表20－1，其中全胰切除以及胰管结扎和堵塞术因其后期并发症较多而且严重，目前基本已放弃应用。胰肠端侧黏膜吻合法、胰肠端端套入法及胰胃吻合法术后胰漏发生率为10%～20%，彭淑牖报道捆绑式胰肠吻合术800例胰漏发生率为0，但尚未见循证医学支持的优于其他术式的残胰处理方法。至于选择那一种残胰处理方式，应根据术者的经验以及术中残胰的具体情况而定。胰管内置入硅胶管引流胰液对减少胰漏颇有裨益，至于行内引流抑或外引流依术者经验选择。扩张的胆总管与空肠吻合可不置入T形管或胶管引流，但正常甚至狭窄的胆总管，笔者建议应置入T形管，一方面减少因吻合困难而导致的胆肠吻合口漏；另一方面T形管可作为预防吻合口狭窄的支架，减少远期令医生头痛的因狭窄而必须二次手术问题。术毕，大量温生理盐水冲洗腹腔，清除残留积液，在肝下、经温氏孔达胰肠吻合口放置双腔引流管，无双腔引流管时，可放置两条胶管引流，以备胰漏时冲洗之用。

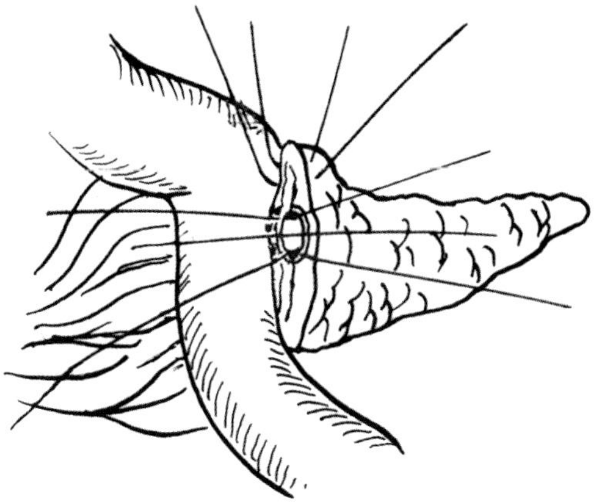

图 20－12　胰肠端侧黏膜吻合法

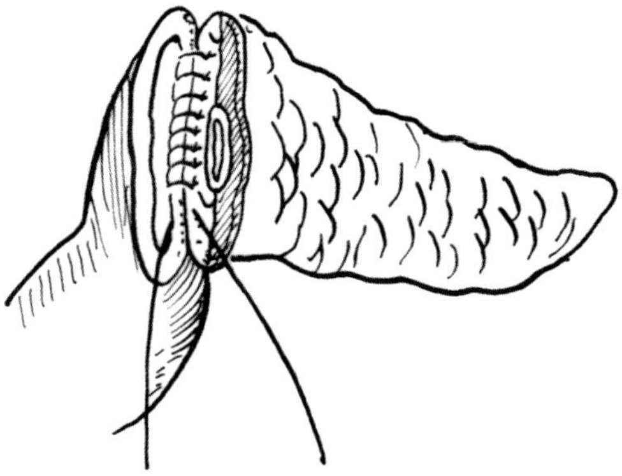

图 20－13　胰肠端端套入法

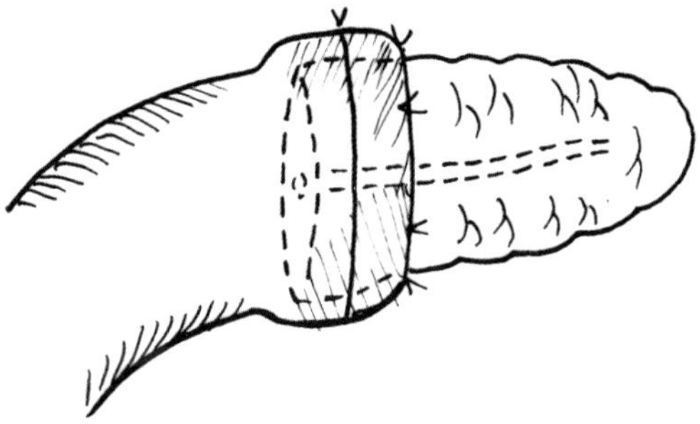

图 20－14　捆绑式胰肠吻合术

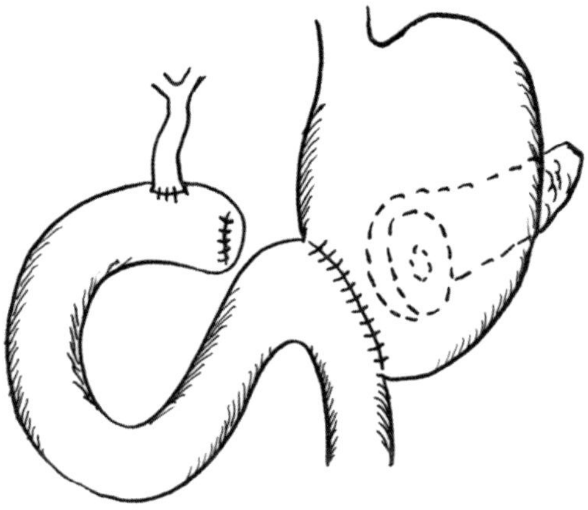

图 20－15　胰胃吻合法

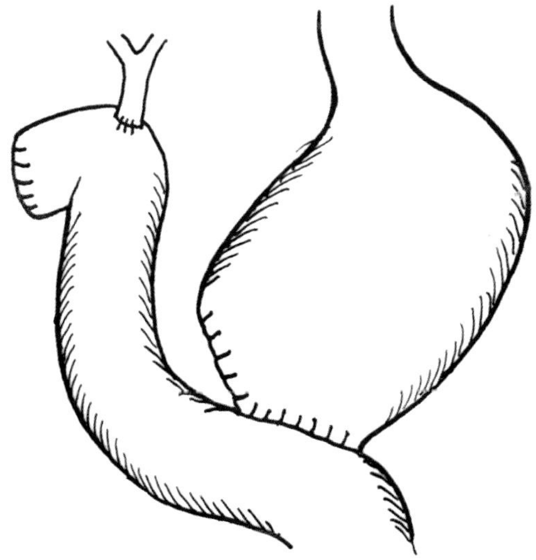

图 20－16　全胰切除

表 20－1　常见残胰处理方式操作要点及其优缺点

术式	操作要点	优点	缺点
胰肠端侧黏膜吻合法	1. 距空肠关闭端 4～6cm 纵形切开浆肌层 2. 向两侧剥离肌层，黏膜与胰腺断端宽度相当 3. 于膨出肠黏膜剪一与胰管直径相同的小孔 4. 行空肠浆肌层后缘与胰腺断端边缘间断缝合 5. 行胰管与空肠黏膜 3－0 丝线间断缝合 4 针 6. 胰管内置硅胶管接体外引流，用 3－0 丝线固定 7. 空肠浆肌层前缘与胰腺断端边缘间断缝合 8. 距胰肠吻合口 10cm 行胆肠端侧吻合及胆管引流 9. 距胆肠吻合口 40cm 处行胃肠吻合 10. 可行胃造瘘、营养性空肠造瘘 11. 放置双腔引流管	1. 胰管空肠黏膜吻合易愈合 2. 胰腺残面为空肠黏膜覆盖，减少感染、出血与胰漏 3. 根据胰腺断端直径调节口大小	缝合技术的要求较高，黏膜对黏膜吻合较困难
胰肠端端套入法	1. 胰腺断端游离 3cm 2. 胰腺背面离断端 2cm 处与空肠相应位置间断缝合 3. 空肠断端后缘与胰腺断端以不可吸收缝线缝合 4. 胰管内可放置支撑硅胶引流管 5. 再缝合胰腺断端前壁与空肠断端的前壁 6. 胰腺断端 2cm 的胰腺背膜与相应部位空肠浆肌层缝合 7. 距胰肠吻合口 10cm 行胆肠端侧吻合及胆管引流 8. 距胆肠吻合口 40cm 处行胃肠吻合 9. 可行胃造瘘、营养性空肠造瘘 10. 放置双腔引流管	1. 技术要求较简便 2. 不必寻找胰管 3. 不做胰管与肠黏膜吻合	1. 易造成胰腺及其被膜撕裂 2. 胰液积聚于双层吻合之间的间隙 3. 双层吻合使吻合口组织的血运受影响 4. 套入后的系膜侧空肠易受压缺血 5. 胰腺断端明显大于空肠时套入困难
捆绑式胰肠吻合术	1. 套入空肠断端外翻 3cm，电凝或石炭酸破坏黏膜层 2. 胰腺断端与空肠黏膜肌层间断缝合 3. 空肠浆肌层翻回，套入胰腺断端 3cm 4. 空肠浆肌层与胰包膜间断缝合数针 5. 于近空肠断端两根动脉之间的系膜上穿可吸收线，环绕空肠结扎 6. 结扎松紧度以线圈内可置入小号血管钳端为宜 7. 距胰肠吻合口 10cm 做胆肠端侧吻合及胆管引流 8. 距胆肠吻合口 40cm 处做胃肠吻合 9. 可行胃造瘘、营养性空肠造瘘 10. 放置双腔引流管	1. 胰腺断端与肠黏膜缝合，浆肌层完整 2. 去黏膜面空肠丧失分泌功能，与胰腺紧贴并愈合 3. 胰肠捆绑胰肠相贴面，有效阻断胰液渗出至腹腔 4. 不需胰管插管及胰管黏膜吻合	胰腺断端明显大于空肠时套入困难

续表

术式	操作要点	优点	缺点
胰胃吻合法	1. 切除远端胃1/4～1/3 2. 胰腺残端游离3cm 3. 胰腺创面间断缝合 4. 胃后壁距胃残端4～5cm处行一与胰腺断面平行的长度相应切口 5. 胃上切缘2cm处浆肌层与胰腺残端前面2cm处缝合固定，胃上切缘全层与胰腺前断端间断内翻缝合 6. 胃下切缘全层与胰腺背侧断端间断内翻缝合，胃下切缘2cm处浆肌层与胰腺残端背面2cm处缝合 7. 距胰肠吻合口10cm行胆肠端侧吻合及胆管引流 8. 距胆肠吻合口40cm处行胃肠吻合 9. 可行胃造瘘、营养性空肠造瘘 10. 放置双腔引流管	1. 二者相邻，吻合方便，张力小 2. 胃血供丰富 3. 胃壁韧厚，易缝合 4. 胰酶在酸性的条件下不易激活 5. 胃肠减压清除胃液、胰液，降低吻合口的张力 6. 胃镜可了解胰管通畅性，行胰腺外分泌功能检测及内镜的外科治疗 7. 不需胰管插管及胰管黏膜吻合 8. 胰腺残端过大不影响吻合	1. 胰腺残端与胃吻合易成角，引起术后顽固呃逆及呕吐 2. 胃壁厚硬，黏膜水肿、吻合口收缩等使胰管开口堵塞，导致胰腺萎缩 3. 胰酶延迟激活，影响消化和吸收
全胰切除	1. 切除全部胰腺，无需胰肠吻合 2. 做胆肠端侧吻合及胆管引流 3. 距胆肠吻合口40cm处行胃肠吻合 4. 可行胃造瘘、营养性空肠造瘘 5. 放置双腔引流管	1. 杜绝胰漏 2. 操作简单	1. 消化功能障碍 2. 糖尿病
胰管结扎、堵塞	1. 胰管结扎或和栓塞 2. 做胆肠端侧吻合及胆管引流 3. 距胆肠吻合口40cm处行胃肠吻合 4. 可行胃造瘘、营养性空肠造瘘 5. 放置双腔引流管	1. 基本杜绝胰漏 2. 操作简单	1. 胰腺炎 2. 消化功能障碍 3. 内分泌功能受损，糖尿病

（一）术前准备

1. 术前告知患者手术可能采取的方案，围手术期护理措施，能够减轻患者的恐惧、焦虑以及对镇痛的需要，患者能够更好地配合医护人员完成手术。患者及其家属完全理解手术设计、风险、术后并发症以及配合随访指导的必要性，并签署手术知情同意书。

2. 检测胸部正侧位片、胃镜、全消化道钡餐、心电图、心功能、肺功能、血气分析、血常规、凝血功能、肾功能、血糖、生化、HIV、CMV、梅毒。心、肺、肝、肾脏及凝血功能功能不全者参照本书有关章节予以处理。

3. 糖尿病患者应复查空腹血糖、三餐后2h血糖、糖化血红蛋白及OGTT实验。术前1～3天改为胰岛素控制血糖，理想的空腹血糖值为6～11mmol/L，围手术期具体血糖控制方法见本书有关章节。

4. 腹部强化CT或MRI扫描　评估肿瘤大小、与血管及周围脏器的关系，了解有无腹水、淋巴结或肝脏等远处转移，综合临床资料评估可切除性。NCCN指南对胰腺癌能否切除的标准可作为十二指肠癌术前评估的参考。可切除是指：无远处转移、腹腔干、肠系膜上动脉、门静脉及肠系膜上静脉境界清除；可能切除指征为：肠系膜上静脉或门静脉一侧或两侧受累、肠系膜上动脉＜180°范围内紧靠肿瘤、肝动脉受累但可切除重建、肠系膜上静脉受累狭窄但可切除重建。以下情况则不可切除：远处转移、肠系膜上动脉＞180°范围内紧靠肿瘤、腹腔干受累、肠系膜上静脉或门静脉梗阻且不可重建及腹主动脉浸润或包裹。

5. 纠正水、电解质及酸碱平衡紊乱　由于十二指肠癌引起肠道和胆管梗阻，患者进食困难、呕吐、洗胃、阻塞性黄疸、肝肾综合征、PTCD 或 ERCP 处理，均易于导致水、电解质及酸碱平衡紊乱，参考生化及血气分析结果，予以纠正。

6. 伴有阻塞性黄疸患者是否首先采用 PTCD 或 ERCP 减黄问题争议颇多。由于减黄手术可以引起感染、出血、胰腺炎等并发症，减黄手术与胰十二指肠切除术间隔时间不能太长，导致胆红素不能降至理想水平；另一方面亦有资料显示减黄与否和术后康复无关。对轻、中度黄疸（胆红素＜342μmol/L）者一般无需减黄处理；重度黄疸（胆红素＞342μmol/L）或伴有胆管炎或肝功重度受损的中度黄疸（171μmol/L＜胆红素≤342μmol/L）患者，在积极术前准备的同时，行减黄处理对患者术后康复有益。

7. NRS2002 评分并予以肠外营养支持　恶性肿瘤患者 NRS2002 评分证实约 30% 患者处于营养不良的状态，术前应给与适当的营养支持。能口服者可添加肠内营养剂；不能口服者，按以下原则给予肠外营养支持：按 104.6～125.5kJ/kg 体重的标准提供非蛋白热量，其中糖提供热量占 60%，脂肪占 40%；参照 1：(418.4～627.6kJ)（氮：非蛋白能量）的比例提供氨基酸；按胰岛素：糖为 1：5～1：6 比例添加胰岛素，血糖＞11mmol/L 者，参考本书有关章节所述方法追加胰岛素用量；添加微量元素、脂溶性及水溶性维生素。

8. 手术有可能涉及结肠，另外长期糖尿病患者大便干结甚至便秘，术前可口服和爽（复方聚乙二醇电解质散），清除肠道内积存大便，利于患者康复。

9. 术前过早禁食、禁水可导致低血糖，补液量增加，应激反应加重，内稳态失衡，并产生术后胰岛素抵抗。研究发现胃排空固体食物为 6h，液体排空为 2h，术前短时间禁食，不增加术中反流、误吸或术后并发症，减轻术后胰岛素抵抗，术前 2h 口服 200mL 碳水化合物促进合成代谢，减少术后胰岛素抵抗，维持肌肉组织功能及氮平衡。

10. 术前晚可给予口服镇静催眠药以利于患者休息。

11. 为减少应激性溃疡，手术前 1 天口服质子泵抑制剂耐信 40mg。

12. 备血　本术式创伤大、患者本身可能存在凝血功能障碍、术中有损伤血管导致大出血的风险，术前应充分备足浓缩血细胞、新鲜血浆以及胶体液。

13. 麻醉后留置胃管及导尿管　术前 30min 静脉给予第 2 代头孢类抗生素，手术＞3h 或出血＞1 500mL，追加 1 次抗生素。

14. 准备血管吻合器械、血管缝线、空肠营养管及双腔引流管。

15. 建立通畅的上腔静脉补液通道，准备输液加压设备，以应急术中大出血抢救之用。

16. 建立动脉测压系统，可实时确切了解患者血压动态变化，保证手术安全。

（二）麻醉与体位

采用气管内插管全身麻醉，平卧位，右侧腰背部垫小枕，以利于手术暴露。术中保温问题至少在国内是一个长期被忽视的问题，研究发现手术持续到 2h 出现低体温，在复温时，儿茶酚胺和肾上腺素分泌增加，增强应激反应。如术中体温正常，可减少手术应激，保护器官功能，降低切口感染率，减少室性心动过速、负氮平衡及患者不适感。主要措施：手术室室温、患者头部及下肢保暖、输入液体、腹腔灌洗液及麻醉气体加温。

（三）手术步骤

1. 手术切口　根据术者习惯而不同，可采用上腹部人字形切口，切口距肋缘 2～3cm，先自右侧开始，必要时向左侧肋缘下延伸，切断肝圆韧带，切口向上、下牵拉，该切口大致平行于胰腺，暴露较好（图20－17）。也可采用右侧经腹直肌切口，一般要达到脐下 4～5cm，以获得良好的显露，术中如显露困难，可加做一横切口，但后者将影响切口愈合（图 20－18）。上腹部横切口虽然显露良好，但对患者损伤较重，一般不宜采用。过度肥胖者宜采用上腹部人字形切口，相对其他手术切口暴露较好，而且创伤程度尚可忍受。

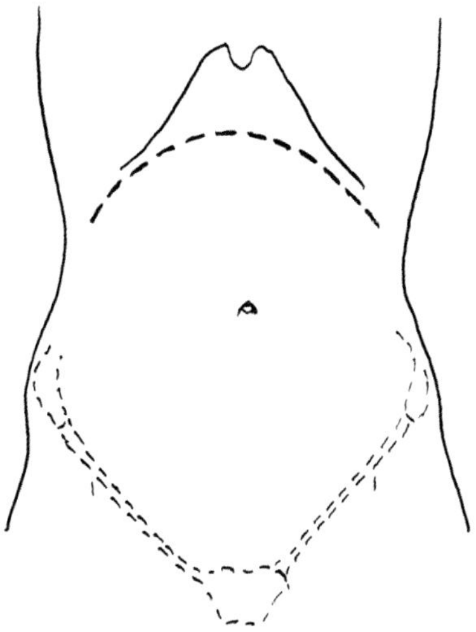

图 20－17 上腹部人字形切口

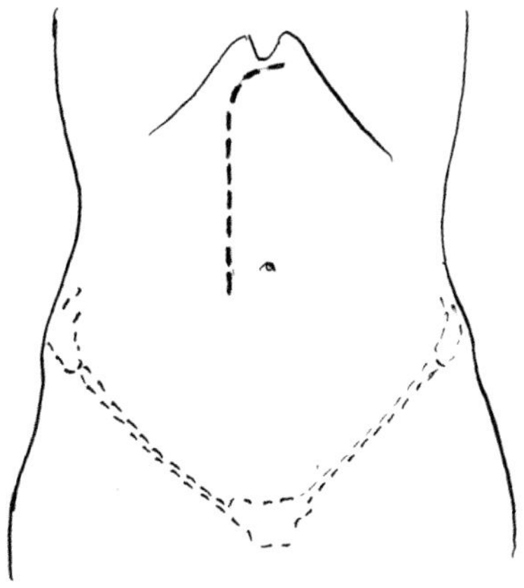

图 20－18 右侧经腹直肌切口

2. 探查腹腔 探查注意有无腹水，遵循由远及近的原则，依次探查腹膜、大网膜、盆腔、卵巢、小肠及其系膜、肝脏、脾脏、胃及肝十二指肠韧带有无转移。提起横结肠及其系膜，探查其根部淋巴结及腹腔淋巴结有无转移。上述部位如存在转移灶，说明根治性手术已不可能。最后初步探查病灶部位、大小、质地、与胰腺的关系、术前无病理者可行术中活检，十二指肠及胰头周围有无肿大淋巴结。无远处转移且局部病变活动的胰十二指肠癌可以切除，进行下一步手术。如果并发梗阻性黄疸，胆囊肿大影响手术者，可先于胆囊底穿刺，将胆汁吸出以利于探查及手术。

3. 探查病灶 游离肝结肠韧带及胃结肠韧带，将结肠拉向下方，切断胰头和横结肠系膜间的疏松结缔组织，以利于探查肿物与胰腺的关系（图 20－19）。

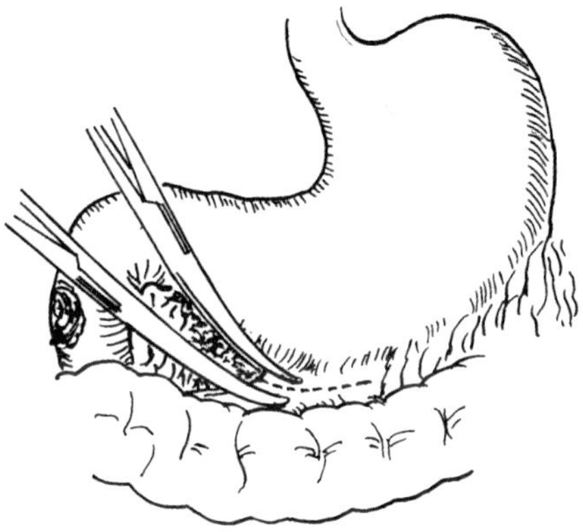

图 20－19 打开胃结肠韧带

4. 切开十二指肠外侧腹膜，即 Kocher 切口，延续至横结肠系膜根部及十二指肠水平部。如无肿瘤侵犯，十二指肠及胰头后方与下腔静脉和腹主动脉之间为疏松结缔组织极易分离。将十二指肠降部连同胰腺头部向中线游离，在十二指肠癌未侵犯后腹膜的情况下，可进行下一步手术，如已侵犯固定，则应放弃根治性手术（图 20－20、图 20－21）。

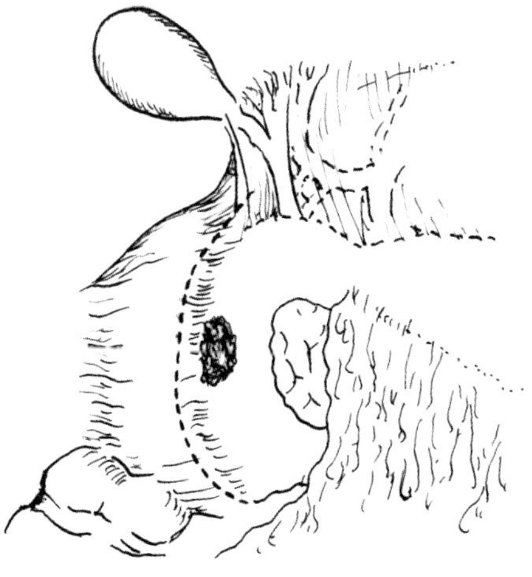

图 20－20 Kocher 切口

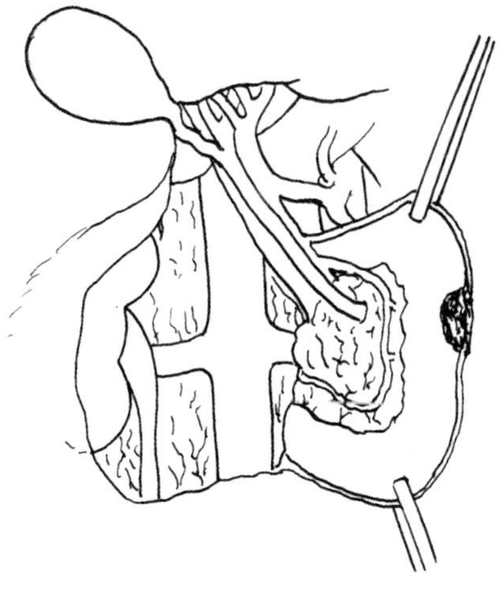

图 20－21 探查胰头后方

5. 术者用左手再次探查确认肿瘤与胰腺及其钩突的关系，此时亦可估计和门静脉及肠系膜上静脉是否有粘连侵犯（图 20 - 22）。

6. 在胰腺钩突及十二指肠水平段前方寻找肠系膜上静脉，也可沿结肠中静脉追踪至该静脉。一般胰腺颈部和肠系膜上静脉间无血管分支，可用钝头血管钳或示指钝性分离。如无阻挡提示肠系膜上静脉未受侵犯，否则，说明肠系膜上静脉已受侵犯，手术困难，如无血管切除吻合的技术保障，应停止手术。一般而言十二指肠腺癌很少有如此广的侵犯范围（图 20 - 23）。

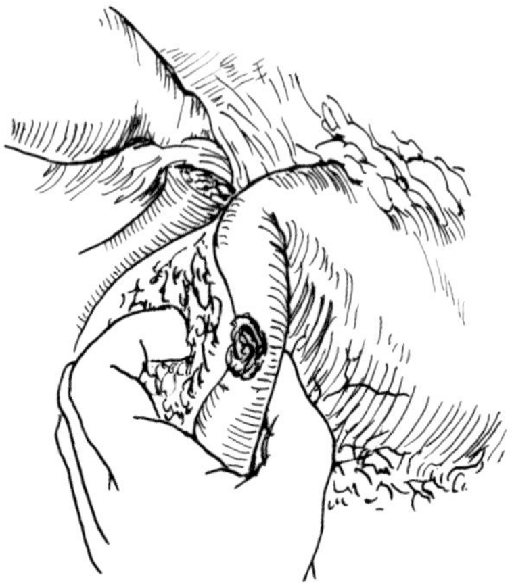

图 20 - 22　确定钩突是否受累

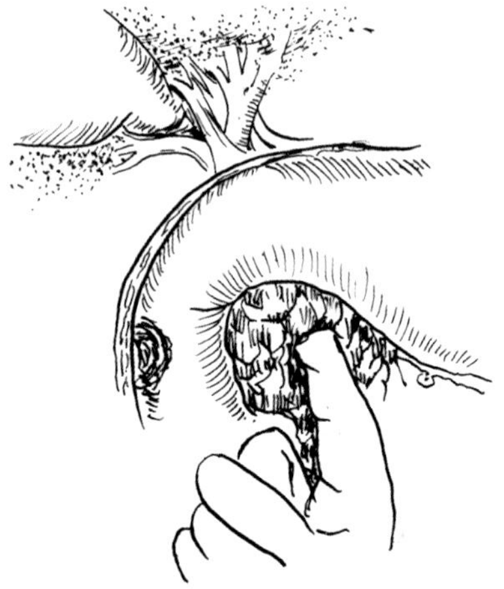

20 - 23　确定肠系膜上静脉是否受累

7. 自肝缘下方切开肝十二指肠韧带，切除其前叶，显露胃十二指肠动脉及胃右动脉，分别予以妥善结扎切断，两断端均予以双重结扎，吊带将肝固有动脉牵向左侧，进而游离胆总管，吊带牵向右侧，将肝总管、肝固有动脉以及门静脉前方脂肪淋巴组织一并清除，如此则极易探查门静脉（图 20 - 24）。

8. 在十二指肠及胰腺后方与门静脉之间，用左手示指或钝头血管钳向肠系膜上静脉方向分离，如可以和由下方伸入的右手示指会师，则说明肿瘤和门静脉系统无侵犯，可如期进行下一步器官切除；如不能会合，仅为部分侵犯，切除部分门静脉壁修补可达到根治性手术效果者，也可进行下一步操作；大范围侵犯，需切除一段门静脉方可达到根治性切除，在有血管切除重建的技术保证下，可行门静脉部分切除的胰十二指肠切除术，否则应停止手术。亦有作者认为，十二指肠癌如已侵犯门静脉，则已为晚期恶性肿瘤，手术不可能达到根治性效果，勉强扩大手术，难以使患者受益，反而增加并发症及死亡率，改行姑息性手术是明智之举（图 20 - 25）。

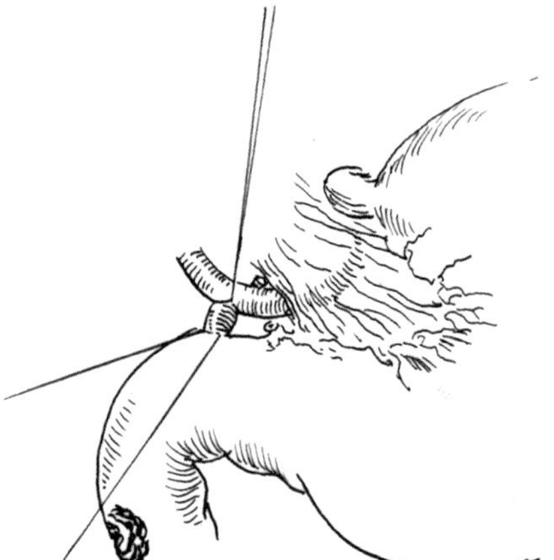

图 20 - 24　结扎胃十二指肠动脉

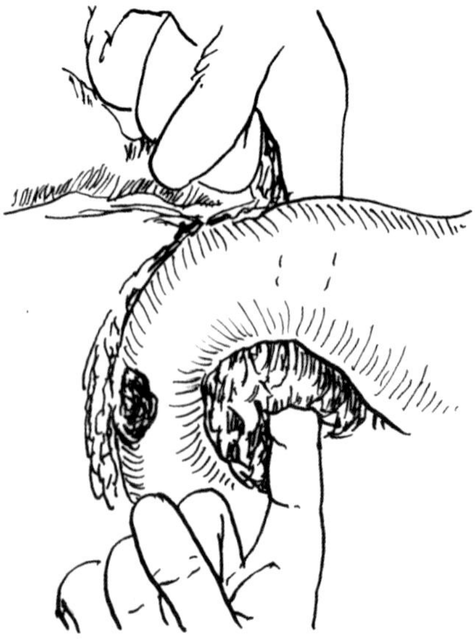

图 20 - 25　确定门静脉是否受累

9. 切断胃体　胃切除范围大小取决于患者年龄以及胃酸高低，由于目前临床很少测定胃酸，只能以年龄参考决定胃切除范围：＞50岁者切除远侧1/3胃；＜50岁者，切除1/2远侧胃。为减少吻合口溃疡的发生，笔者认为切除远侧1/2的胃或者加做迷走神经切断术对患者可能更为有利。自肝缘下切除小网膜，清除第8组淋巴结；纵行分段切断结扎大网膜至预切除线处，并游离足够空间以上置胃钳和十二指肠钳。离断胃体，口侧断端纱布包裹后置于左上腹，待行胃肠吻合术；远切缘予以安尔碘消毒，牵向右下方，显露胆总管（图20－26）。

10. 切除胆囊及切断胆囊管　由于胰十二指肠切除术后丧失Oddi括约肌功能，在有细菌上行情况下，胆囊内储存的胆汁易于感染，因此需切除胆囊。解剖胆囊三角，游离出胆囊管及胆囊动脉，结扎切断胆囊动脉，保留侧双重结扎。距胆总管0.5cm处切断胆囊管，保留侧缝扎1针。距肝脏被膜0.5cm处，环胆囊一周切开胆囊浆膜层，电刀离断胆囊与胆囊床之间的疏松结缔组织，注意有无异常的胆管存在，如发现必须妥善结扎，否则会出现术后胆漏。胆囊切除后，检查胆囊床，妥善止血，可缝合残留的胆囊浆膜切缘。至于在胆总管或肝总管水平离断，取决于术中情况，但要求保留侧胆管游离最多1cm，以减少胆总管缺血的可能性。切断后保留侧胆管用无损伤血管钳钳夹关闭或亦可用导尿管暂时引流出体外，或许对重度黄疸的患者术后恢复有益（图20－27）。

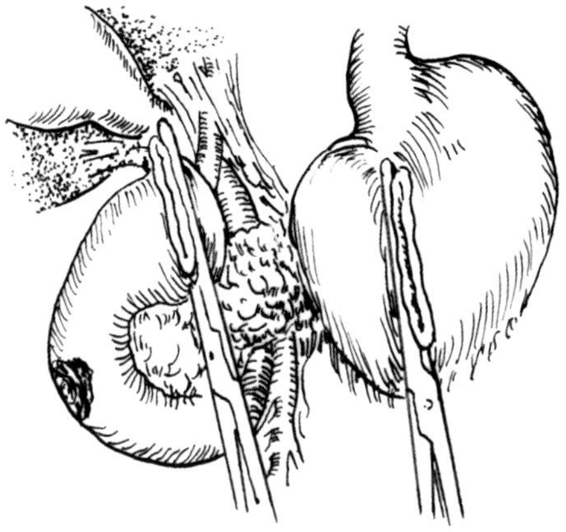

图20－26　离断胃体

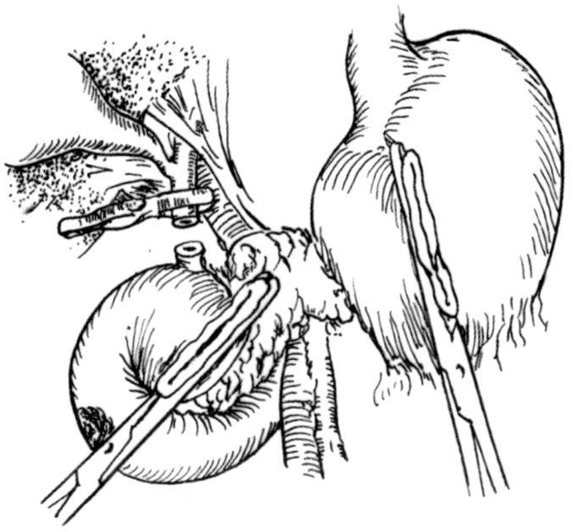

图20－27　离断胆总管

11. 切断胰腺　十二指肠癌患者，胰腺切除线在胰颈部即足够，切除更多不增加根治性（图20－28）。用钝性血管钳自胰颈背侧将其与肠系膜下血管隔离，避免切割时损伤血管。为减少切断胰腺时出血，自胰腺上、下缘各缝扎7号丝线，结扎横向走行的胰腺血管，而且对残胰具有支持作用。另用1条7号丝线在预切断线右侧环形结扎，以利止血（图20－29）。心耳钳阻断保留侧胰腺，用小圆刀逐步切开胰颈，尽量使胰腺断端呈楔形，注意寻找胰管，胰管在胰颈的位置为中上1/3交界处的背侧，直径2～3.5mm，在距离胰腺断面5mm处切断胰管，以利于置入硅胶管，硅胶管需用不可吸收线固定在胰管及其周围胰腺组织之上，侧孔不得露出，预防胰漏发生。胰腺断面彻底止血，前后切缘予以褥式缝合，减少出血及术后胰漏（图20－30）。

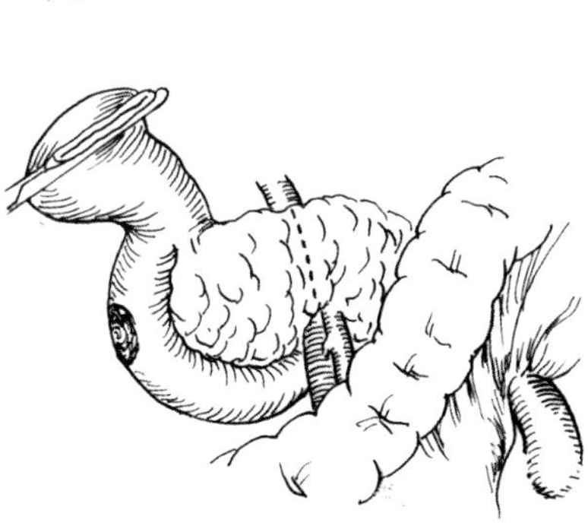

图20－28　胰腺离断线

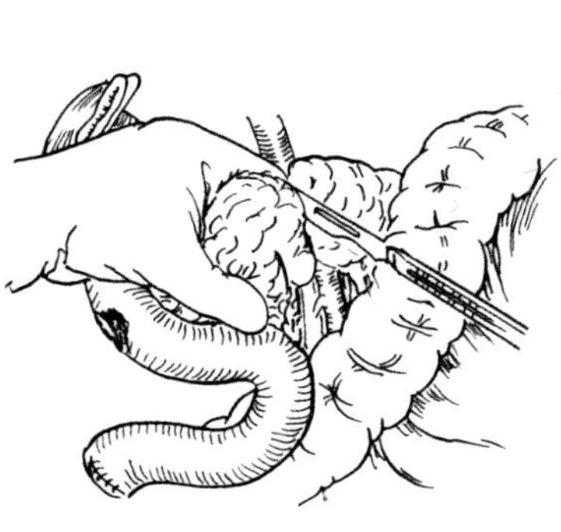

图20－29　保护肠系膜上静脉

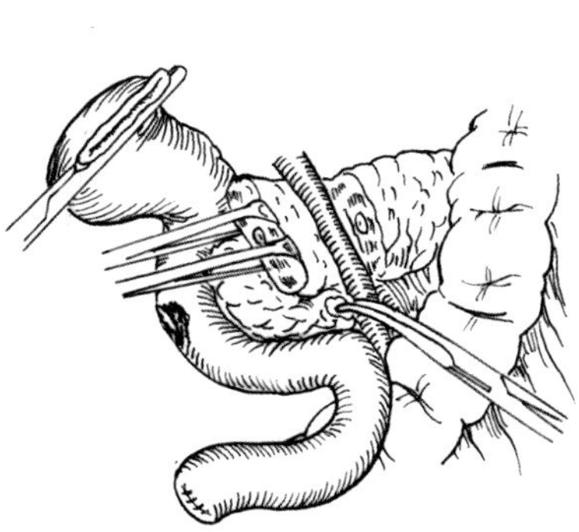

图20－30　切断胰腺

12. 切断近端空肠　提起横结肠，寻找 Treitz 韧带，距离此韧带 10cm 横断空肠，远断端肠钳夹闭留待吻合之用，近断端 7 号丝线缝扎后置入避孕套。逐步分段切断结扎十二指肠与胰腺下缘结缔组织，直至其水平部，将空肠自肠系膜上血管后方移至其右侧，注意保护肠系膜血管（图 20－31、图 20－32）。

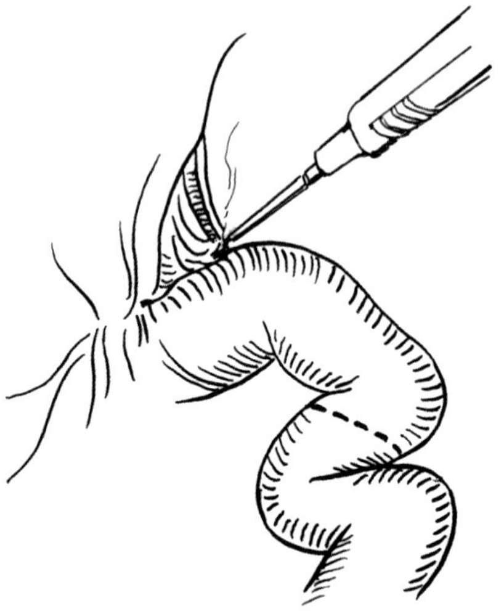

图 20－31　离断 Treitz 韧带

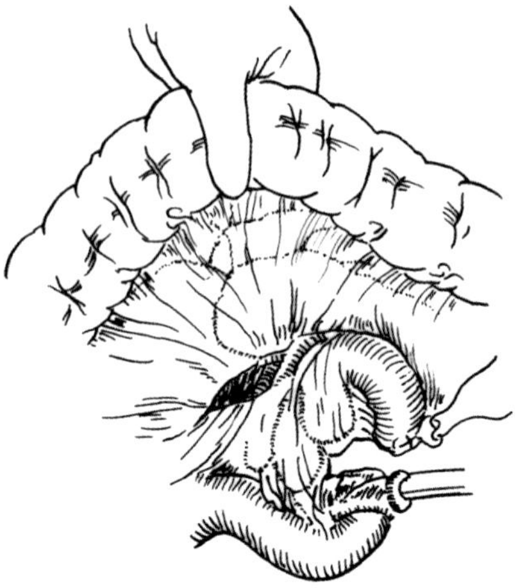

图 20－32　切断空肠

13. 切除钩突及纤维板　将切除的远侧胃、十二指肠、胰头及空肠上段牵向右上，此时可见数条止于门静脉系统的小静脉，将其结扎后一一切断，有时静脉较短，难以上置血管钳，应先用丝线结扎，然后在于两结扎线之间切断之。笔者经验为所有的小静脉均用 5－0 血管缝线缝扎，再于缝扎线之间切断，基本无出血，而且手术较迅速。血管拉钩或吊带将肠系膜上静脉拉向左侧，将胰腺钩突置于左手拇指、中指和示指之间，自肠系膜上动脉表面逐段钳夹、切断、结扎纤维板组织，保留侧予以缝扎有利止血，从而将钩突完整切除。亦可打开肠系膜上动脉鞘，进而将右侧动脉鞘连同钩突一并切除，手术出血反而更少，操作更简单（图20－33）。

14. 移除标本　至此胃远端、胆囊、远端胆总管、十二指肠、近端空肠及胰头部连同周围脂肪淋巴组织已完整切除，创面彻底止血，特别是检查肠系膜上静脉与门静脉分支是否妥善结扎止血；钩突及纤维板处有无出血，必要时 5－0 血管缝线缝扎止血（图 20－34）。

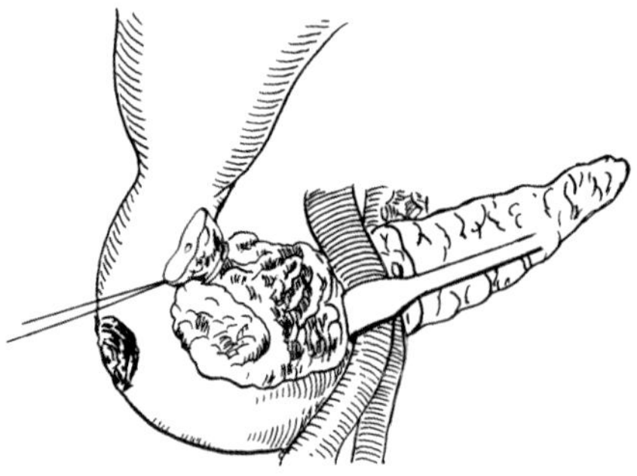

图 20－33　切除钩突

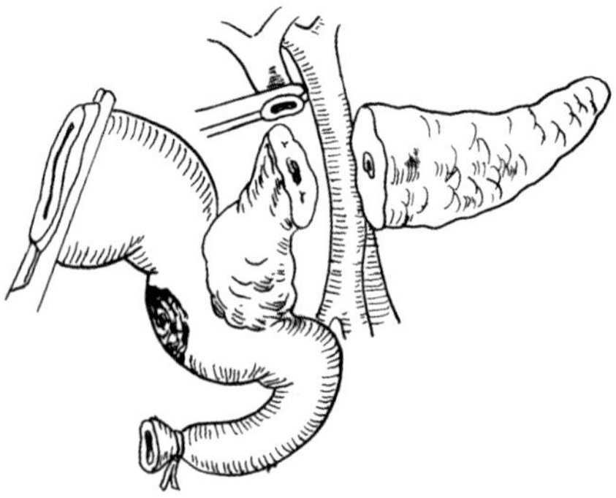

图 20－34　移除标本

15. 消化道重建原则　首先是胆汁与胰液汇入空肠的位置应在胃肠吻合口之前，可使碱性胆汁与胰液中和胃酸，以减少吻合口溃疡发生；为减少吻合口溃疡，切除至少 50% 的远侧胃或加做迷走神经切断术；残胰断面胰管内放置硅胶管引流，对减少胰漏有益无害，至于是内引流抑或外引流均可，外引流者术后 3 周左右拔除；胆肠吻合口 T 形管或胶管引流一方面起到支架作用，另一方面亦可降低吻合口附近肠袢内压力，对减少胰漏及胆漏有利；在胰肠及胆肠吻合口附近放置双腔引流管以引流积液，对降低吻合口漏的发病率有所帮助，而且一旦发生吻合口漏，双腔引流管引流通畅前提下，患者可能得以免受剖腹探查之虞；对于胰肠、胆肠或胃肠吻合不满意、术中大出血及年老体弱的患者，行术中胃造瘘及营养性空肠造瘘有所裨益，特别是对术后胰漏或胆漏的治疗更为帮助。

16. 残胰处理方法之一　胰肠端侧黏膜吻合法：本术式适用于胰管直径>3mm 者；4 号丝线间断缝合残胰断面后缘与切开的空肠浆肌层后缘（图 20-35）；在空肠对系膜缘切开浆肌层，长度与残胰断面相适宜，黏膜下向两侧游离浆肌层（图 20-36）；在空肠黏膜对应部位戳孔，大小与胰管相当，4 号丝线缝合后壁、上壁及下壁，线结打在黏膜之外，置入直径与胰管相应的硅胶管，然后缝合胰管及戳孔的前壁，硅胶管可内引流抑或穿出空肠壁并行浆肌层包埋后引出体外（图 20-37、图 20-38）；进而用 4 号丝线间断缝合残胰前缘和切开的空肠浆肌层前缘（图 20-39）。

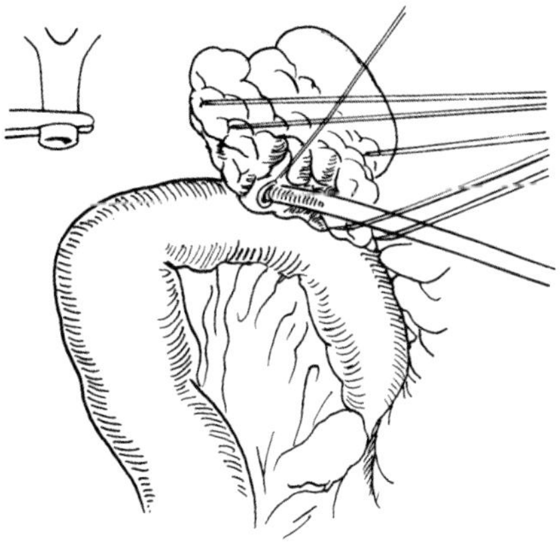

图 20-35　胰肠后层吻合

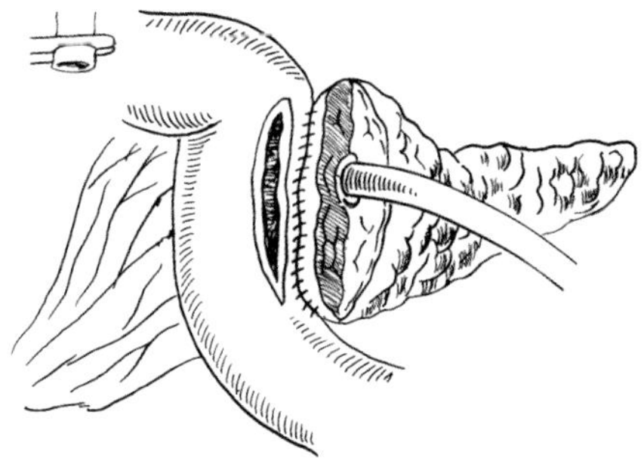

图 20-36　空肠浆肌层游离

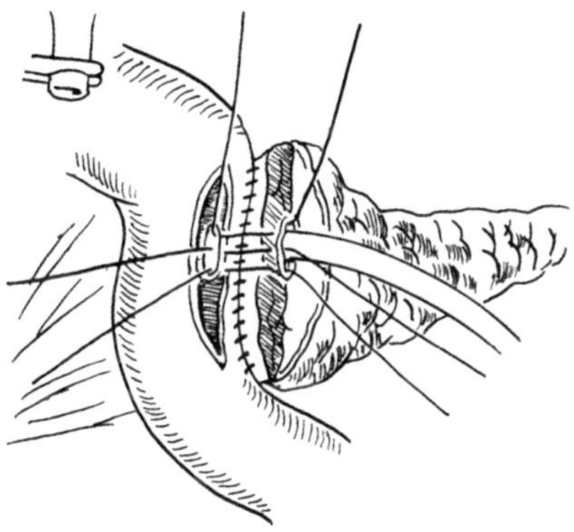

图 20-37　胰管十二指肠黏膜吻合

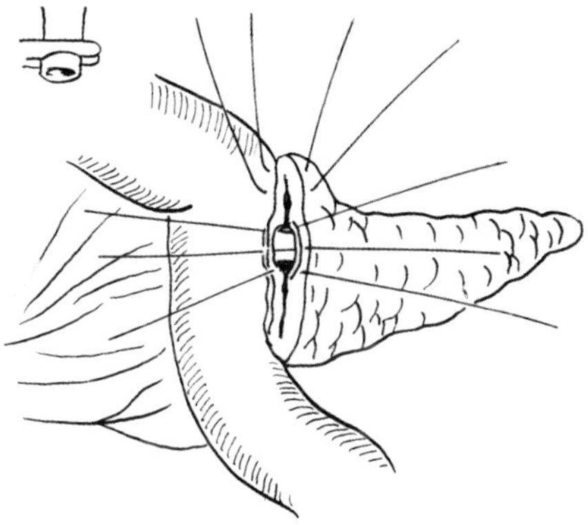

图 20-38　前层吻合

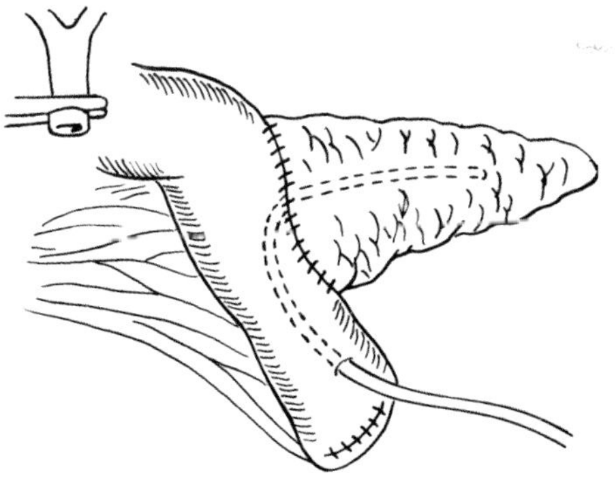

图 20-39　胰管引流

17. 残胰处理方法之二　胰肠端端套入法：本术式特别适用于胰管直径<3mm，尤其是术中未能找到胰管者；首先空肠自横结肠系膜无血管区上提至右上腹，结节缝合横结肠系膜裂孔；在距离空肠缘2～3cm处与距胰腺切缘2～3cm的胰腺背膜行4号丝线间断结节缝合（图20－40）；4号丝线间断缝合空肠后切缘与残胰后缘（图20－41）；于胰管内置入直径相宜的硅胶管，与胰管固定后，可行内引流或外引流，后者要求距胰肠吻合口20cm处穿出空肠壁，荷包缝合硅胶管穿出空肠壁处，进而浆肌层将其包埋5cm，待术毕时引出体外（图20－42）；吻合空肠前切缘与残胰前缘，进而将距吻合口3cm处的空肠浆肌层和胰腺前被膜间断4号丝线缝合，这样即将胰腺残端套入空肠壁约3cm（图20－43）。简单易行是本术式最大的优点，不足之处为残胰断面暴露在肠腔内，易于被消化腐蚀而出血或胰漏。

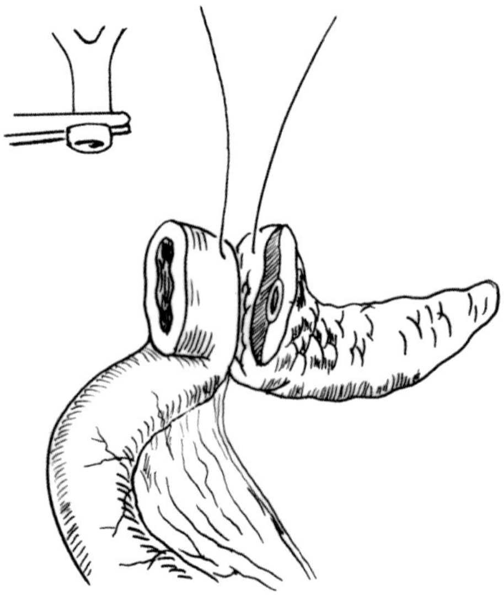

图20－40　后层缝合

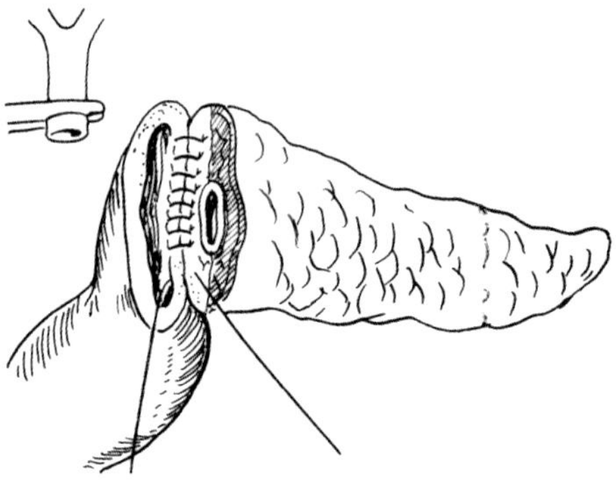

图20－41　后切缘吻合

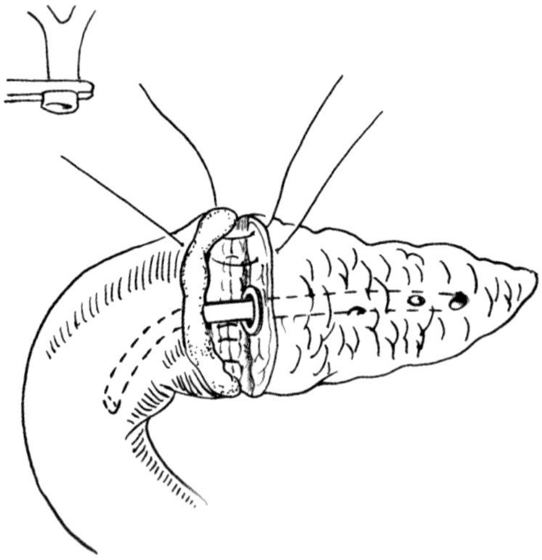

图20－42　前切缘吻合

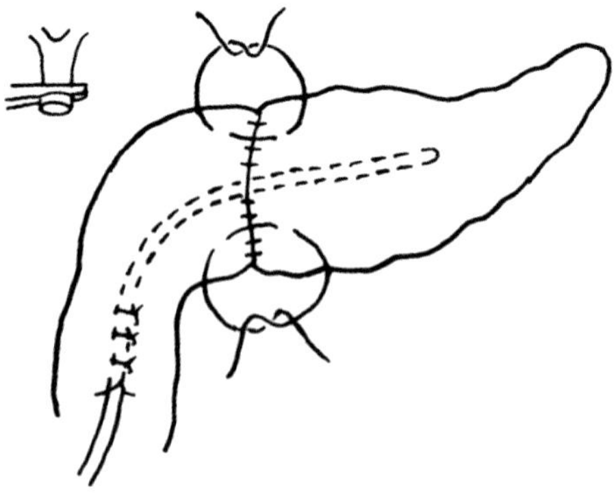

图20－43　前层缝合

18. 残胰处理方法之三　捆绑式胰肠吻合术的主要步骤如下：

（1）空肠断端的准备：靠近一支空肠终末动脉处离断空肠，把空肠断端翻转3cm，令其黏膜面朝外。翻转的方法是先在对系膜缘的肠断端缝1针，同一根针线在距肠断端6cm处缝1针备用；再在靠近系膜缘的肠断端缝1针，同一根针线在距其6cm处缝1针（图20－44），2根线分别松松临时结扎后，便自然地将肠断端外翻3cm。然后将翻转的黏膜面用电灼或石炭酸加以破坏，使其丧失分泌功能（图20－45）。

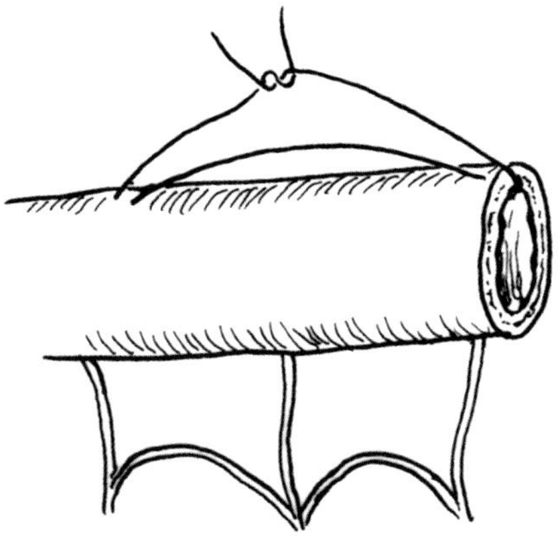

图 20－44　空肠断端翻转

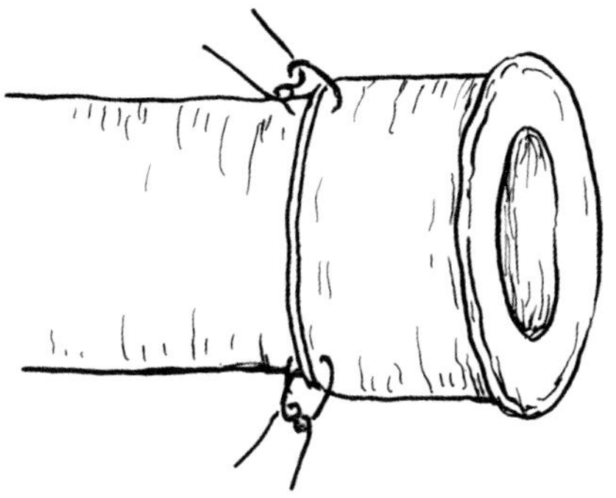

图 20－45　破坏黏膜面

（2）胰和肠吻合：两断端靠拢，用丝线把二者行单层缝合，先缝后唇，再缝前唇，采取间断缝合或连续缝合。肠端缝线仅缝黏膜，缝针要避免穿透浆肌层，胰管开口如果清晰可见，应将其后唇连同胰腺后缘与肠黏膜后缘缝合（图 20－46）。

（3）胰端套入空肠浆肌鞘：将前述松松临时结扎的两根线结剪断，便可将黏膜面已被破坏的空肠翻回原处，于是胰断端 3cm 即自然套入肠内 3cm。然后将翻回原状的肠端与胰包膜间断缝合固定 4 针。在接近空肠断端两根动脉之间的系膜上穿过一根粗丝线，用以环绕空肠结扎，使空肠壁与胰腺紧密相贴，从而阻止液体在两层面间流通（图 20－47）。捆绑线的松紧度要适当，既要使肠胰紧贴，防止液体渗透，又不宜太紧以致胰腺过分受压。彭淑牖的标准是捆绑后，中号血管钳的头端仍能勉强挑起捆绑环。捆绑线在肠系膜两根终末动脉之间通过，其目的是保持捆绑线远侧肠段血供，防止坏死。

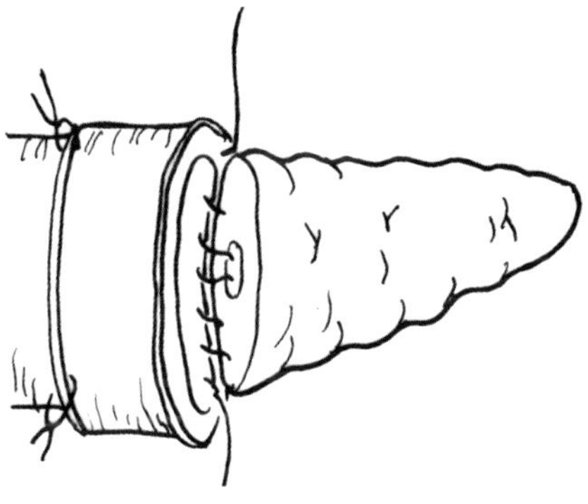

图 20－46　胰和肠断端单层缝合

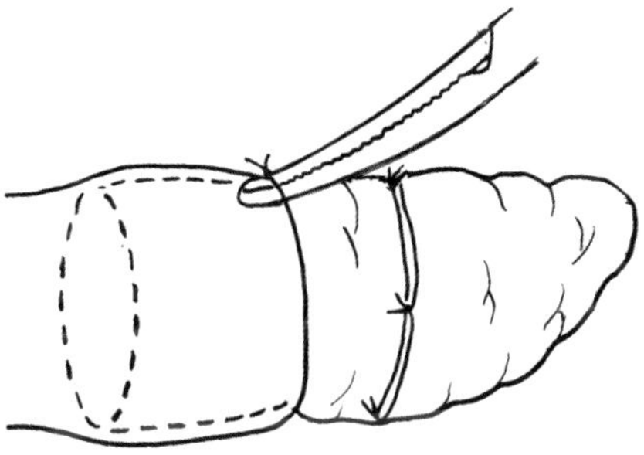

图 20－47　血管钳挑起捆绑环

19. 残胰处理方法之四　胰胃吻合法主要步骤如下：

（1）胰腺断端缝扎止血后，与胃后壁靠拢，于胰腺两角缝支持线，胰腺侧达被膜下层，不可缝合胰管；胃侧为浆肌层（图 20－48）。

（2）继续 4 号不可吸收线连续缝合后缘，暂不打结，然后于胃壁相应位置做一大小与胰管相应的全层切口，以备胰管胃壁吻合（图 20－49）。

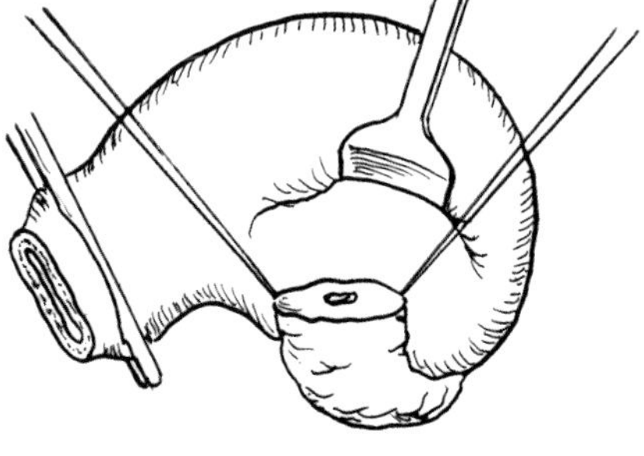

图 20－48　胰腺两角支持线

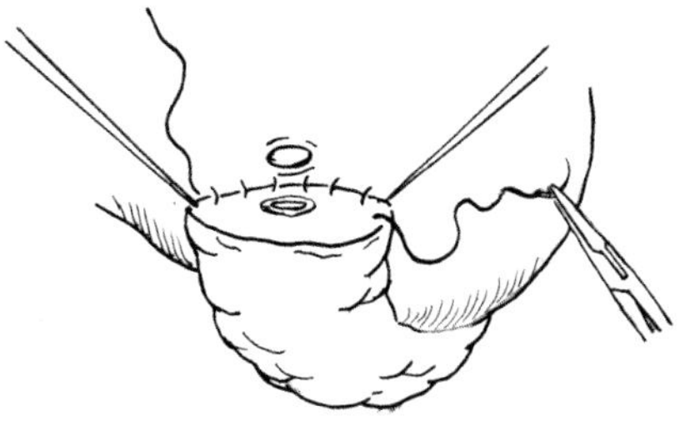

图 20－49　缝合后缘

（3）不可吸收线结节吻合胰管后壁与胃切口下壁，于胰管内置入直径相宜的硅胶管，另一端经胃造瘘引出体外，硅胶管具有支持胰管，防止其自我愈合而导致胰管闭锁的并发症（图 20 – 50）。

（4）进而间断结节缝合胰管残端前壁和胃切口上壁，完成胰管胃壁吻合（图 20 – 51）。

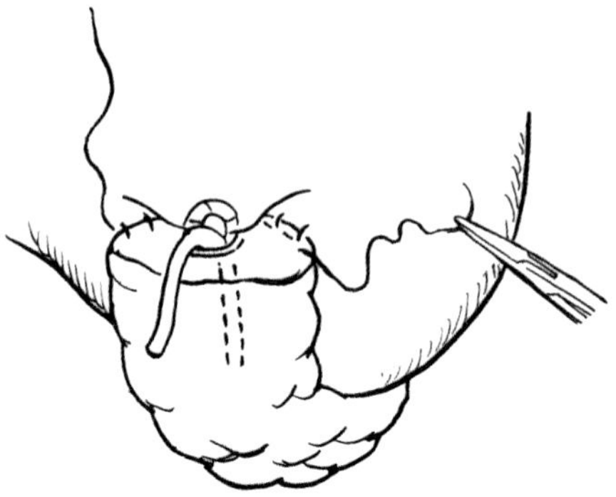

图 20 – 50　胰管与胃切口吻合

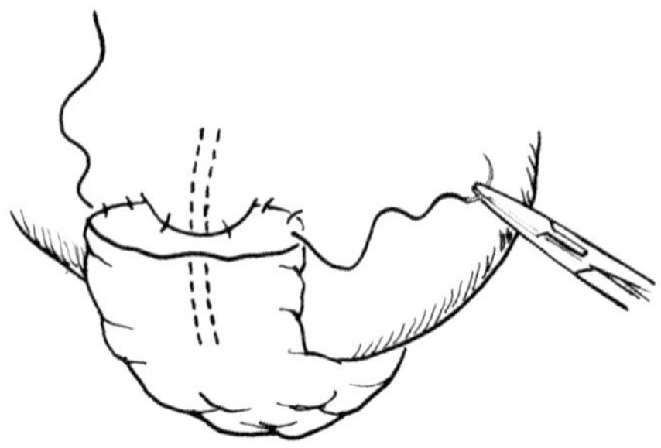

图 20 – 51　缝合前缘

（5）再用连续缝合后壁的缝线连续缝合胰腺前缘和胃切口上壁，至对侧与线尾打结，注意缝线松紧度适宜，切勿切割胰腺组织（图 20 – 52）。

20. 胆肠吻合　距胰肠吻合口约 10cm 行胆管空肠吻合，胆肠吻合要求针距 2 ~ 3mm，胆管侧边距 2 ~ 2.5mm，肠管侧边距浆膜面 2.5 ~ 3mm，距黏膜面 1 ~ 1.5mm，结扎时使切缘对合，不再行浆肌层加强缝合，后壁用 4 – 0 可吸收线缝合，线结打在吻合口之内，前壁用细针 1 号丝线间断缝合，线结位于吻合口之外，如此可减少术后线结引起的胆管结石。间断或连续缝合均可，但如为连续缝合，应在两侧角处打结，以防止仅在一侧打结造成吻合口收缩狭窄（图 20 – 53）。然后再行空肠壁浆肌层与肝十二指肠韧带切缘 4 号丝线间断缝合，以减少胆肠吻合口张力。通常情况下，需放置 T 形管，长臂自右侧腹壁引出，短臂置入空肠，在胆管不扩张的情况下 T 形管还可支撑胆管，避免狭窄。也可以置入大小适宜的导尿管，自距胆肠吻合口 20cm 肠壁穿出，浆肌层荷包缝合穿出空肠壁处，并行浆肌层缝合包埋此管 5cm，术毕自右侧腹壁穿出。

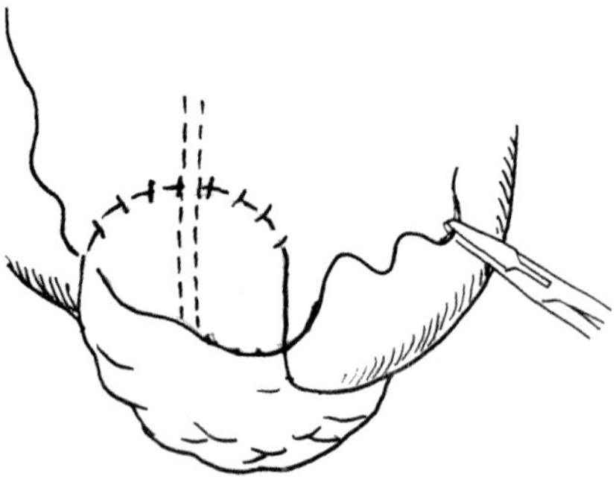

图 20 – 52　外层包埋

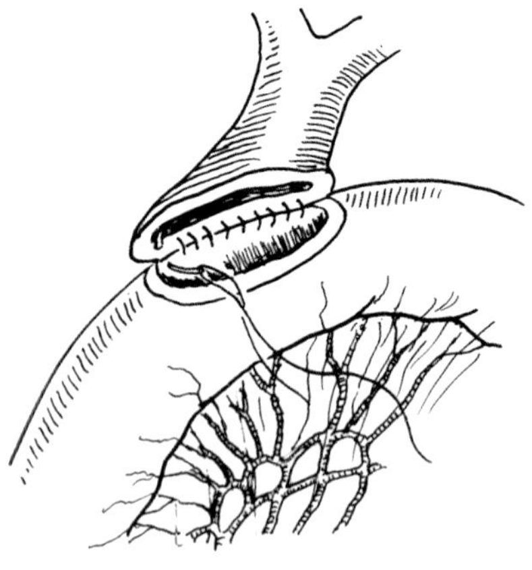

图 20 – 53　胆肠吻合

21. 胃肠吻合　胃肠半口吻合主要步骤如下：

（1）在胃体部预定切断线的远端上胃钳，紧靠胃钳端，边切断，边用 4 号丝线行全层间断缝合，闭锁胃小弯侧。胃大弯侧保留 5 ~ 6 cm，以备吻合，胃的拟切断线要与胃纵轴成直角或与脊柱成 45°角。4 号丝线行烟包缝合小弯残角，将其包埋，余部小弯侧断端再加浆肌层包埋间断缝合（图 20 – 54）。

（2）距胆肠吻合口 40cm 空肠，行结肠前或后胃空肠吻合，近侧空肠对胃小弯，远侧空肠对胃大弯。用小圆针 1 号丝线行后壁浆肌层间断缝合。距胃钳约 0.6cm 切开胃前壁浆肌层，行黏膜下缝扎止血（图 20 – 55）。

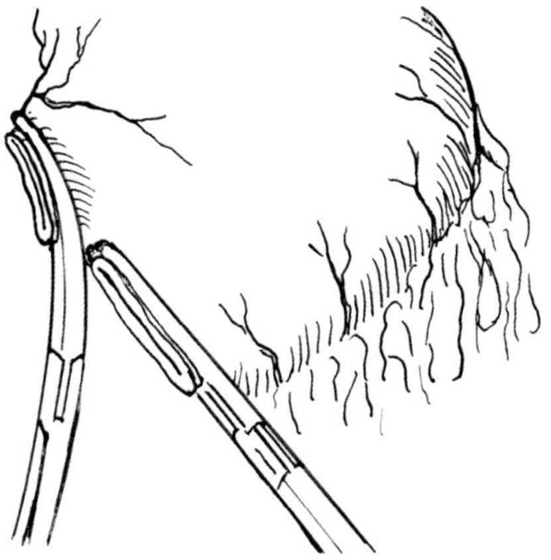

图 20－54　小弯侧关闭

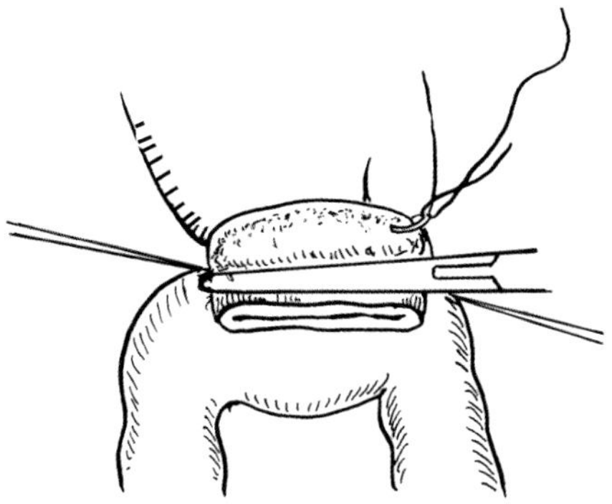

图 20－55　胃前壁黏膜下止血

（3）距离后壁浆肌层间断缝合线 0.6cm，切开胃后壁浆肌层，行黏膜下缝扎止血。用肠钳夹持空肠。于吻合口后方置干纱布，以防腹腔污染。距后壁缝合线 0.5cm 切开空肠，紧靠胃黏膜缝合结扎线外侧剪开胃后壁黏膜层。因肠壁较胃壁稍松弛，故空肠切口应略小于胃切口，突出过多的小肠黏膜可适当修剪，用安尔碘棉球消毒吻合口（图 20－56）。

（4）以 2－0 号可吸收线由小弯向大弯行后壁全层连续缝合。注意此缝针不应超越浆肌层缝线。缝至大弯侧时，于靠近黏膜下缝合结扎线外侧切断胃前壁黏膜，移除远端胃切缘，送病理检查（图 20－57）。

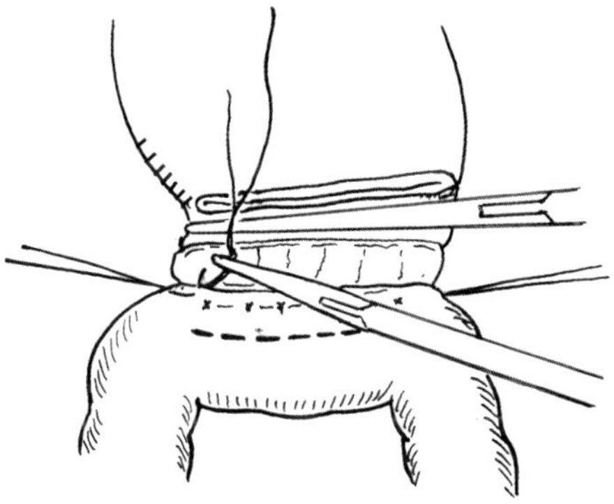

图 20－56　胃后壁黏膜下止血

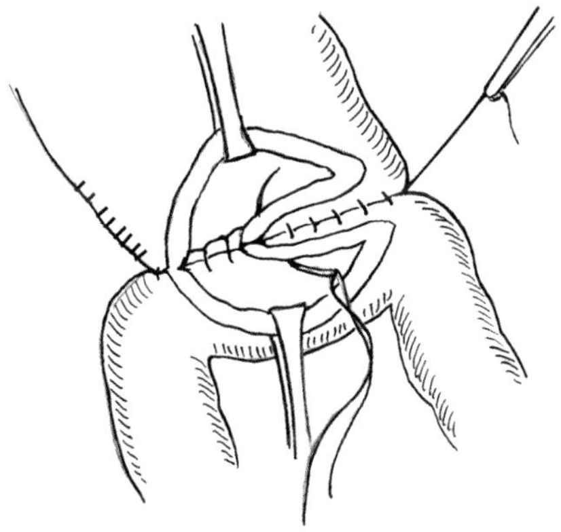

图 20－57　胃肠后壁吻合

（5）将胃管由吻合口送入近端空肠 10～15 cm，再行前壁全层连续内翻缝合，至小弯侧两线尾相遇，结扎于吻合口外，除去肠钳（图 20－58、图 20－59）。手术人员更换手套及污染的器械。然后，行前壁浆肌层结节缝合（图 20－60）。吻合口上角补加一烟包缝合。吻合口的宽度应在 2～3 横指，输入及输出口通过拇指即可。胃空肠吻合完成后，应将空肠系膜与结肠系膜做结节缝合，以关闭二者间存在的间隙，防止发生内疝。

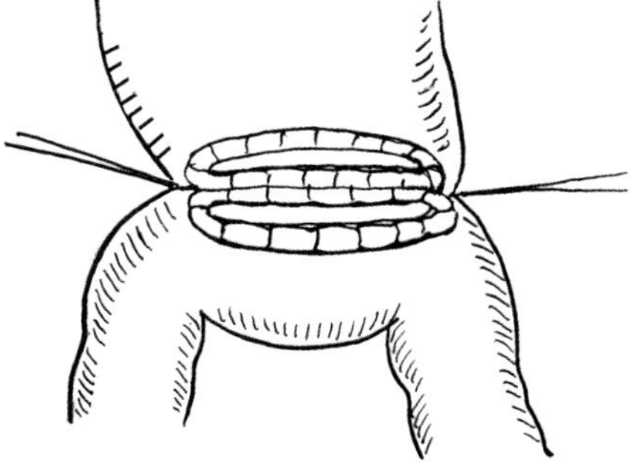

图 20－58　胃肠后壁吻合完毕

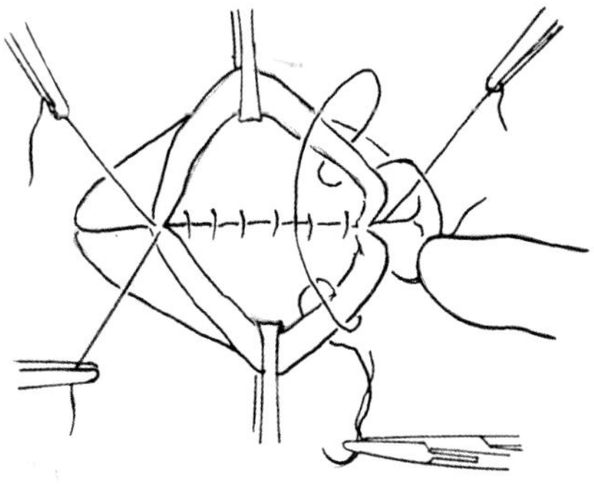

图 20－59　胃肠前壁吻合

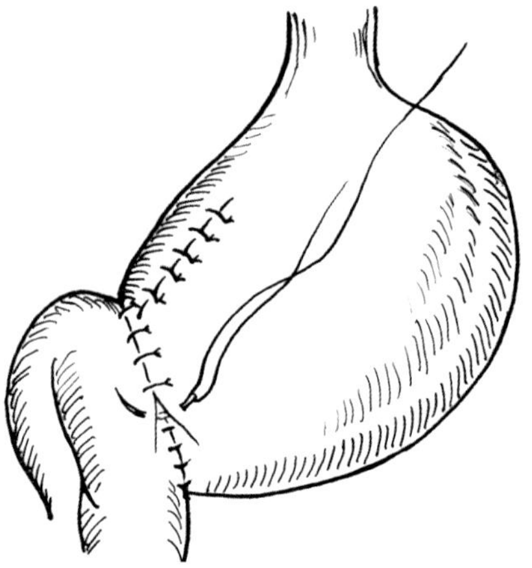

图 20－60　浆肌层包埋

22. 胃肠全口吻合　胃肠全口缝合，优点是输入、输出袢吻合口处不易于狭窄，吻合速度较快。笔者习惯的具体方法是：输入袢一定要高于输出袢，一般是输入袢对胃小弯侧；后壁 4 号丝线浆肌层缝合；胃壁黏膜下止血，以减少术后吻合口出血的发病率；自后壁中点用 2－0 可吸收线缝合打结，然后，向两侧连续锁边缝合，务必使锁边线位于胃切缘一侧，利于压迫胃壁止血；至胃体转角处，将可吸收线进一步拉紧，加缝一针 7 号丝线，丝线打结后与可吸收线打结，以确保可吸收线处于拉紧状态；两侧前壁连续内翻缝合至中点处打结；前壁 4 号丝线浆肌层包埋；胃大、小弯与空肠交界三角各缝合固定 1 针，以减少肠袢悬吊成角的可能性（图 20－61 至图 20－63）。

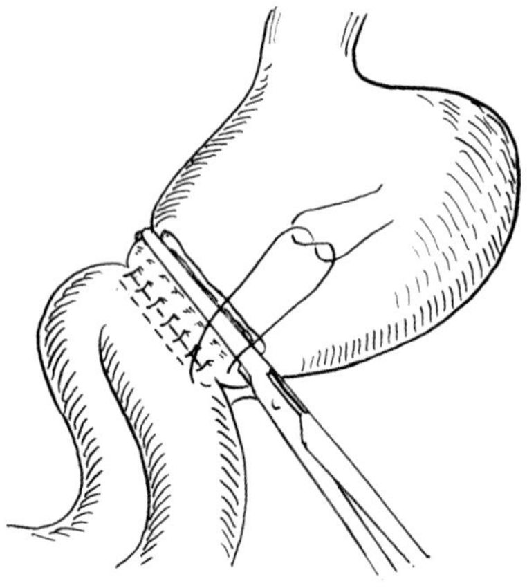

图 20－61　后壁浆肌层缝合

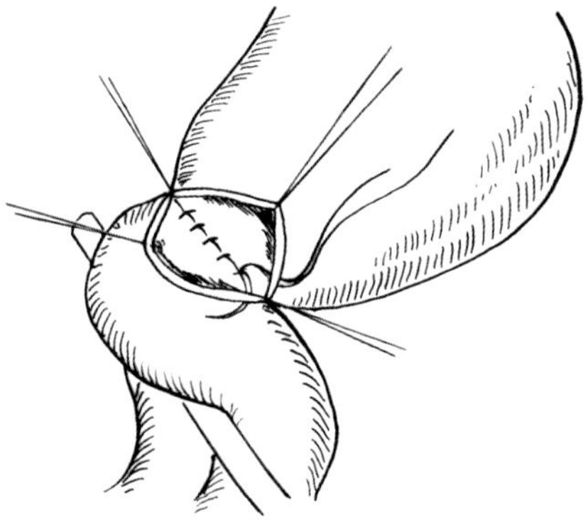

图 20－62　胃肠吻合

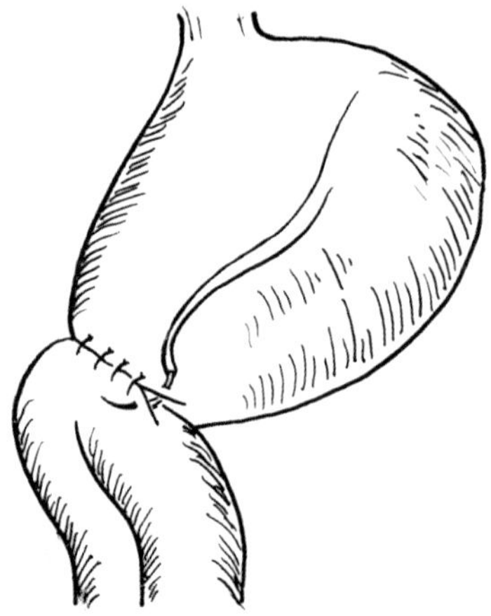

图 20－63　前壁浆肌层缝合

23. 术毕即完成消化道重建，按胰肠、胆肠、胃肠吻合顺序是为Child法（图20－64）；按胆肠、胰肠、胃肠吻合顺序是为Whipple法（图20－65）。如发生胰漏，Whipple法胆汁会激活胰酶，加重胰酶局部腐蚀作用，因此，Child法胃肠道重建应用较广。

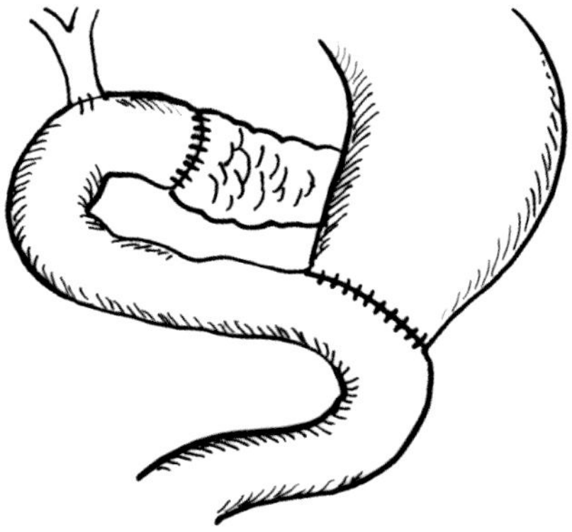

图20－64 Child法

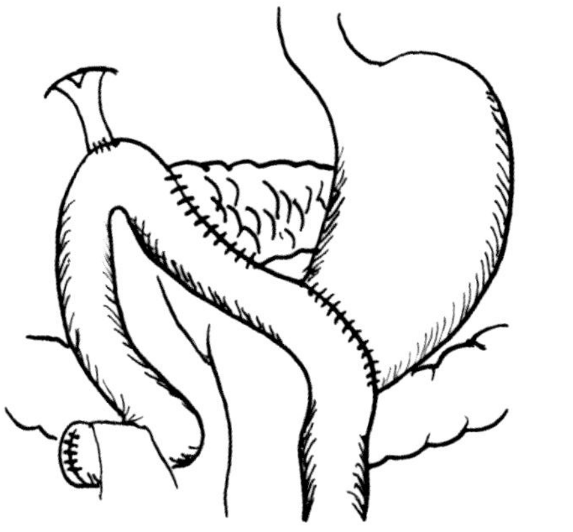

图20－65 Whipple法

24. 有作者认为十二指肠癌禁忌行保留幽门的胰十二指肠切除术，但也有术者认为对于距离幽门>7cm的十二指肠癌，亦可行保留幽门的胰十二指肠切除术。笔者认为在保证十二指肠远切缘距离肿瘤上缘>5cm，且快速病理诊断未见癌细胞的情况下，特别是年老体弱的患者，可选择性使用保留幽门的胰十二指肠切除术。本术式要求分离切断胃网膜右动脉及静脉，游离十二指肠球部，在距幽门2～4cm处横断十二指肠；其余步骤同前述，只是在胰肠和胆肠吻合完成之后，行十二指肠空肠端侧吻合术（图20－66）。

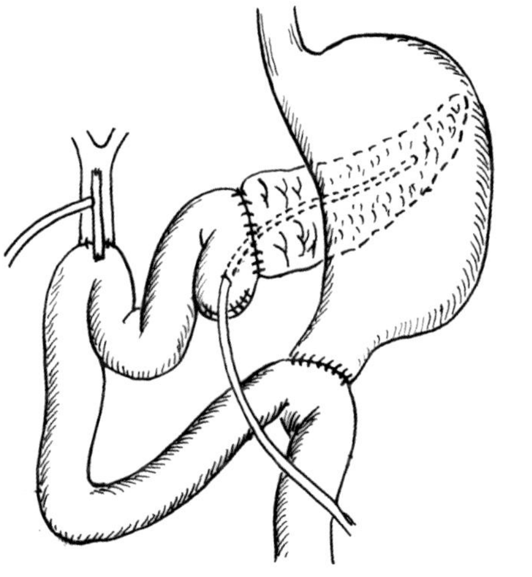

图20－66 保留幽门的胰十二指肠切除术

25. 创面彻底止血，热生理盐水冲洗腹腔，清点纱布器械，理顺小肠，避免小肠系膜扭转，笔者有几次在理顺小肠过程中发现残留腹腔隐蔽处的纱布，因此，强调理顺小肠具有重要意义。

26. 放置引流管　在右膈下、左膈下及肝下胰肠吻合口附近各放置双腔引流管，后一根经温氏孔达小网膜囊，保证胰肠及胆肠吻合口附近均有侧孔。关于双腔引流管负压吸引问题，有术者喜欢用持续负压吸引，但有两个问题，一是负压难以维持在低水平，过大负压对吻合口愈合不利，还有导致出血的风险；持续负压将周围组织吸入侧孔，导致其坏死感染，而且拔除极为困难；按照快速康复外科要求，患者应尽早下床活动，持续负压吸引限制患者下床走动，相应增加肺炎等并发症，延缓患者康复。笔者的经验是用小负压瓶吸引，每间隔2h轻压负压瓶，打开进气孔，液体自会顺畅流出，然后关闭进气孔，未发生引流不畅导致腹腔积液问题，拔管极为容易，患者活动自如。但发生胆漏或胰漏时，持续负压吸引是必须的，而且必要时予以生理盐水冲洗。如无双腔引流管，要在胆肠及胰肠吻合口附件放置2根橡胶引流管，多剪侧孔，以备胰漏或胆漏引流之用，右膈下及左膈下各放置1根橡胶引流管。将T形管和胰管内硅胶管分别引出体外。用7号丝线将所有引流管与皮肤妥善固定，避免脱落。

27. 缝合切口　用1号可吸收线连续缝合白线，边距至少1cm，针距最多1cm，每5cm加缝一针7号丝线，打结后与拉紧的可吸收线打结。皮下脂肪层可用2－0可吸收线连续缝合，最后丝线间断缝合皮肤。

（四）术中应急处理

1. 门静脉及肠系膜上静脉损伤　胰十二指肠手术最常见也是最凶险的术中并发症为大出血。常见原因即为门静脉或肠系膜上静脉损伤。静脉壁薄弱，以血管钳钝性分离易于将其撕裂，因此以锐性分离为首选，即使损伤，切口较平整，易于修补。如用血管钳自胰颈后方向门静脉方向分离，可能将门静脉壁推至胰腺上缘，可被误切损伤。

肠系膜上静脉破裂出血的处理：术者应头脑冷静，左手立即于胰头的前、后按压，临时控制出血，或握住胰头部。心耳钳钳夹肠系膜上静脉的远端，捏压门静脉、脾静脉，吸净手术野积血，直视下以5－0无创伤线修补：先于损伤上角缝第1针，下移手指，再缝第2针，一般4～5针即可修补完毕。如果胰颈部尚未离断而阻碍显露损伤部位，大出血难以控制，必要时可将胰颈切开，迅速止血，抢救生命。难以修补者，可行肠系膜上静脉、门静脉切除，门－腔或肠系膜上静脉－腔静脉分流术。术中大出血时切忌盲目钳夹及电刀电凝处理，以免造成更为严重的术中及术后大出血。

2. 胰头与肠系膜上静脉、门静脉之间的分支损伤　引流胰头和钩突部的静脉多汇合至肠系膜上静脉和门静脉右侧壁及后壁，主要有管径较粗的胰上和胰下静脉，另外尚有数目不等的细小静脉支。轻轻推开肠系膜上静脉右侧壁及后壁，此处可见有多条小静脉汇入肠系膜上静脉，仔细一一结扎并切断，以免损伤肠系膜上静脉，发生大出血。一般用蚊式钳将其与周围组织分开后，引过2根细丝线结扎后切断。结扎和切断这些静脉支时需要轻巧和耐心，多可在2根细丝线结扎之间切断，若遇分离出的静脉干较短时，在肠系膜上静脉和门静脉端用5－0的无创伤血管缝线穿过其外鞘膜后结扎。如果损伤，压迫5min，以5－0血管缝线缝扎止血即可，此处的血管壁薄，忌用血管钳钳夹，极易撕裂肠系膜上静脉和门静脉。

3. 胃结肠静脉干及其分支损伤　在分离胰头时，过度向右侧牵拉，有可能损伤胃结肠静脉干及其分支，造成出血。试图钳夹止血往往徒劳无益，而且增加静脉的进一步损伤，出血更多。明智的方法是先用手指压迫，然后用5－0血管缝线予以缝扎止血，效果确切。

4. 肠系膜上动脉损伤　在切除钩突部时，过度将肠系膜上动脉自肠系膜上静脉的后方牵拉至的其右侧，在未完全解剖动脉鞘右侧壁时盲目钳夹切断“纤维板”组织，结果导致肠系膜上动脉损伤。局部小损伤可用5－0血管缝线予以缝合；横断者给予端端吻合；如果小肠已经坏死，则需行小肠和右半结肠切除术，对患者术后的影响是灾难性的，因此务必杜绝此类并发症的发生。

5. 肝脏变异动脉的损伤　肝动脉总的变异率高达45%，来源于肠系膜上动脉的肝动脉变异约为14%，发自胃十二指肠动脉的变异肝动脉占2.9%。术中应注意保护变异的肝动脉，误扎后影响肝脏及胆管的血液供应，术后肝功能受损，肝脓肿及胆漏的发生率增加。术中发现损伤，可用5－0的血管缝线予以修补或对端吻合或将血管肝侧断端与邻近的胃血管吻合。至于副肝动脉结扎多不至于引起严重的并发症，但亦要小心保护，尽量避免损伤。

6. 钩突切除困难　冯雪冬等报道胰腺钩突是胰头后方钩状延伸的部分，前方是肠系膜上动静脉，后方是腹主动脉，下方则与十二指肠水平部紧密相邻。由于解剖位置特殊，行胰十二指肠切除时胰腺钩突完整切除的技术要求较高，主要表现在血管损伤的风险增加。因此，有人主张切断钩突部时可以离开肠系膜上动静脉远一些，保留少许胰腺组织，以缩短手术时间，降低血管损伤的风险。残留的胰腺组织可能在术后引起出血、胰腺残端漏等并发症。在手术中均预置门静脉、脾静脉、肠系膜上静脉阻断带。向左上方牵拉门静脉，左下方牵拉肠系膜上静脉，显露肠系膜上动脉。沿动脉纵轴剪开动脉外鞘，小心分离钩突系膜，显露胰十二指肠下动、静脉后分别单独结扎、切断。清扫肠系膜上动、静脉之间的淋巴组织至骨骼化。继续向左侧分离直至钩突末端，切断钩突系膜，彻底切除胰腺钩突。有时候，钩突紧贴肠系膜上血管或者局部粘连较重、渗血较多，使肠系膜上动脉难以清晰暴露和分离，则可以拉紧各阻断带，完全阻断局部静脉血流进行操作。不但可以减少出血，使手术野清晰，同时静脉壁塌陷后肠系膜动、静脉的间隙会更容易分离。有时由于局部粘连较多或因渗血，肠系膜上动脉得不到良好的显露和分离，此时，可向胰头及十二指肠施加牵引之下，沿肠系膜上动脉之方向在胰腺钩突部系膜上，逐步切断及结扎钩突部系膜的神经、血管、纤维，使残留的胰腺组织减少至最低限度。

7. 胰管寻找困难　在胰管未受阻的情况下，胰管大多数不扩张，如用手术刀迅速切断胰颈部，胰管断端收缩，如行胰管空肠吻合或胰管置管引流，寻找胰管有时较为困难。胰管85%在胰颈的中上1/3交界处的后面，局部以刀片刮切为宜，切断胰管后立即放置相应直径的硅胶管，以3－0丝线固定标志。如确实未能找到胰管，可行套入式胰肠吻合（或捆绑式），吻合口附近放置双腔引流管，利于防治术后胰漏。

8. 胆肠吻合困难　十二指肠癌不像壶腹部肿瘤或胰头癌易于导致胆总管扩张，大多数直径为6～8mm，导致胆肠吻合困难，而且即使能够吻合，远期吻合口炎导致狭窄仍然迫使行二次手术矫正，但胰十二指肠切除术后再次寻找胆总管并安全吻合将极度困难。如行胆总管空肠吻合术，应置入T形管引流，延迟拔管时间至术后3个月，可防止胆肠吻合口狭窄。为避免术中吻合困难及远期狭窄并发症，可于十二指肠上缘切断肝总管，自断端置入血管钳，破坏Heister瓣以避免胆汁引流不畅，缝合关闭胆总管近断端，再将胆囊自胆囊床游离，缝合胆囊床以利止血，然后行胆囊空肠端侧吻合，即可以获得较大的吻合口。

9. 胰肠吻合困难　刘渠等报道当胰管较细，胰腺组织柔软时，行胰肠端侧黏膜吻合法相当困难，需要有相当的技术与经验。若勉强吻合多不能做到准确的黏膜对黏膜缝合，手术后发生胰漏的机会较高。这时应强调胰管吻合部位的有效引流加上术后长时间的肠外营养，才能有效地防止胰漏发生。胰肠端端套入法或捆绑式胰肠吻合术是选择的方法之一。对于空肠直径明显小于胰腺断端者，可采用胰胃吻合法，可避免胰肠吻合中因胰腺残端粗大及肠管收缩，不易将残胰端套入空肠这一弊端，可适合不同的胰腺截面，而且吻合无张力。如胰腺断端增大、肥厚、质脆，与肠系膜上静脉、脾静脉粘连，致使残端胰腺游离和套入困难，此时可考虑将残端胰腺楔状切除，鱼嘴状套入空肠吻合的办法，亦可选用胰管栓塞法，但可造成终生外分泌缺失，并可因慢性胰腺炎而引起内分泌功能不全，因此尽量少用。

10. 寻找肠系膜血管困难　吴金术等报道寻找肠系膜上静脉有5条途径：①右路，经十二指肠的横部，向右分离，显露肠系膜上静脉；②前路，循结肠中静脉逐步游离，可达肠系膜上静脉的前方；③胰颈下凹途径：胰颈下凹处正是肠系膜上静脉所在；④左路，经胰腺体部下缘向右侧分离，显露肠系膜上静脉的左侧；⑤上路，经胰头沟与门静脉的间隙，向下分离，显露肠系膜上静脉。绝大多数为多条途径联合应用，吴金术等认为右路是最快捷、最安全、最恒定及用得最多的途径，占87.80%，但就每一个具体的患者而言，常需多途径联合应用。文献亦报道循胃网膜右静脉向肠系膜根部游离，当靠近肠系膜上静脉时，可见横结肠右静脉支汇入胃网膜右静脉，形成Henle干，于汇合点以远切断胃网膜右静脉，保留横结肠右静脉支，此处距肠系膜上静脉不到1cm，易于显露肠系膜上静脉。

11. 可切除判断失误的处理　胰十二指肠切除术能否完成的关键有两点：胰头与下腔静脉及腹主动脉有无癌性粘连；胰颈与肠系膜上静脉和门静脉有无癌性粘连。如无血管切除吻合的经验，有其一则为手术禁忌。如果已经切断胃体，可行重新胃吻合；胆总管切断着，可行Roux-en-Y胆肠吻合术；胰腺已断者，可采取以下措施：遗留少许肿瘤组织的姑息性手术；行血管壁部分切除后修补术；血管部分切除后端端吻合术或肠腔分流术。

12. 副肝管或胆囊下肝管损伤　副肝管是指正常胆管系统之外，存在的自肝实质连接到肝外胆管的变异肝管，发生率5%~15%。临床意义在于手术中及时发现副肝管，避免损伤，一旦损伤应妥善结扎，否则术后易于出现胆漏，形成胆汁性腹膜炎。胆囊下肝管位于胆囊和胆囊床之间，发生率约12%，在切除胆囊时注意有无此肝管，发现时予以结扎，防止术后胆漏的发生。

（五）术后处理

1. SICU监护　胰十二指肠切除术切除器官多，手术范围大，多个吻合口重建，多数患者术前即有营养不良等，术中出血较一般手术为多，特别是术中出现大出血患者应送入SICU，监测生命体征（心率、血压、血氧饱和度、呼吸及心电图监护）、神智、尿量、CVP、血气分析、血常规及生化检查等。

2. 充足给氧　围手术期高浓度吸氧均能减少切口感染，改善心、肺功能，改善吻合口供血，缓解术后恶心、呕吐，但慢性阻塞性肺疾病（COPD）患者需要低浓度持续吸氧（30%）。

3. 维持血液动力学稳定　根据血红蛋白水平，决定是否输注浓缩红细胞，一般要求血红蛋白>90g/L。输注胶体液（如万汶）和晶体液。控制输液速度，防止短时间内大量液体进入造成容量超负荷。

4. 监控尿液与引流液性状及其流量　保持尿管通畅，保持每小时尿量>60mL，24h尿量>1 500mL，禁用对肾脏具有毒性的药物（如庆大霉素等）。

5. 保持各种引流管道通畅　胃管（或胃造瘘管）约在术后5~7天拔除。胰管引流管液体清亮，每天约300mL，在术后2周，无胰漏发生时，即可拔除。在胃胰吻合或胰腺肠黏膜吻合患者，胃黏膜和胰管黏膜愈合时间为6~8周，为防止胰管闭锁或胃黏膜、肠黏膜愈合覆盖胰管口，认为术后2周夹闭胰管引流管，待

10~12周后方可拔除。胆管T形管引流棕黄色胆汁，每天300~500mL，在无黄疸、无胰漏、无发热情况下，术后2周拔除，但对预防胆肠吻合口狭窄的T形管应留置3个月以上，过早拔除会导致狭窄。腹腔双腔引流管可引流残留积液、出血、胆汁或胰液，注意其颜色和流量。早期引流液颜色淡红，3~5天后即变为血浆样的淡黄色，每天量50~600mL，当每天引流液<50mL，淡黄色，淀粉酶不高，无胰漏或胆漏证据，术后7~10天拔除。如发生术后出血时，可见血性引流液，鲜红色，提示有内出血情况，应监测血压、脉搏、尿量等生命体征，给予止血剂，必要时输注红细胞和新鲜血浆；如果每分钟出血量>1.5mL，非手术方法无效，应急诊再次手术探查止血。引流液如为棕黄色胆汁样，提示胆漏存在，只要无弥漫性腹膜炎，引流管通畅，一般无需二次手术，但要保持T形管和双腔引流管的通畅。如果引流减少后突然增加，可见浑浊坏死物，可能发生胰漏，检查淀粉酶浓度明显增高即可确诊，如无弥漫性腹膜炎，处理同胆漏。一般需留置双腔引流管8~10周，确定胆漏或胰漏完全愈合后方可拔除。还有一种情况是术后大量腹水自引流管流出，丢失大量蛋白及电解质，在术后10~14天，如未发现胆漏或胰漏时，亦可拔除之，引流管口有时需缝合1针，减少腹水外溢。

6. 维持水、电解质及酸碱平衡　胰十二指肠切除术创伤大，手术剥离面广，胃管、腹腔引流管、T形管及胰管引流造成大量的体液丢失，低蛋白血症引起腹水留在腹腔或引流至体外均相当于额外丢失。因此，该手术后可发生水、电解质及酸碱平衡紊乱，每天检测血生化及血气分析，判断酸碱平衡紊乱类型，予以相应处理。每天补液量参考额外丢失量、生理需要量、CVP、心率、血压及尿量等予以调整。快速康复外科提倡适量而不是过量的液体治疗，使用同质同量的液体，来补充围手术期液体丢失量，术中血液丢失使用等量的胶体，术后补液量最好<3 000mL/d，理想的补液量目标为：术后体重=术前体重-手术去除标本重量。

7. 应用抗生素　可给予第2代头孢菌素类抗生素，由于吻合口较多，患者大多数抵抗力低下，术后抗生素用药时间可适当延长为3~5天。发生胆漏或胰漏时，抗生素用药时间则更为延长。

8. 应用生长抑素　术后预防性应用生长抑素（施他宁或善宁）可抑制胰液分泌量，可能减少胰漏的发生，但近期前瞻性随机研究未发现生长抑素降低胰漏等并发症的证据。因此，笔者建议只有在胰漏发生后方可给予生长抑素类药物，一般需24h持续给药效果较好。

9. 保护胃黏膜　为预防应激性溃疡，可给予抑酸药，雷尼替丁、法莫替丁或质子泵抑制剂洛赛克等，连用7天。

10. 促进排痰，维护肺功能　术后疼痛影响患者腹式呼吸，全麻插管等易于导致肺炎、肺不张、胸腔积液，术后应积极预防。沐舒坦稀化痰液、雾化吸入、协助患者拍背排痰、鼓励早期下床活动等均可减少肺部并发症的发生。

11. 维护心血管、肝、肾及凝血功能　调控血压在正常范围，低血压或高血压均对患者康复不利；过快的心率增加耗氧，导致心脏功能不全，可给予西地兰处理或口服β受体阻滞剂，并解除循环超负荷或血容量不足的情况。部分伴有阻塞性黄疸的患者本身已具有肝功能不全、肝肾综合征或凝血功能障碍，因此围手术期避免给予具有肝、肾及骨髓毒性的药物，肌内注射维生素K等改善患者凝血功能。

12. 肠内、外营养支持　术后予以肠外营养支持，可减少胆漏、胰漏的发生。按快速康复外科原则，尽早口服流质，可促进肠道功能恢复，但发生胆漏或胰漏时应完全禁食，营养支持只能采用肠外途径。以往认为恢复排气排便，意味着消化道功能的全面恢复，但是没有证据表明这一定是恢复进食的必然前提。小肠在术后12~24h内就恢复蠕动，胃为4~48h，而结肠需要3~5天。禁食状态下胃和小肠的蠕动明显下降，肌收缩波紊乱。研究表明，术后早期肠内营养能够促进胃肠功能恢复，假进食缩短术后肠功能恢复的时间。肠功能恢复的生理指标是患者能够耐受经口饮食而不伴腹痛、腹胀、呕吐等症状。腹部手术患者术后24h即可服用流质饮食，术后3天增加少量固体饮食。

13. 胸段持续硬膜外镇痛阻断了来自腹腔脏器的抑制信号，减少交感神经输入，从而增加了消化道的血流量，肺功能改善，心血管等并发症减少30%。区域麻醉镇痛，中胸段持续硬膜外给予短效麻醉药。T_6~T_8水平置入硬膜外导管，给予0.25%布比卡因4mL/h，吗啡0.2mg/h，氟哌啶0.025mg/mL，维持48~72h。

14. 早期下床活动　术后长期卧床可影响全身肌肉组织和肺功能的恢复，易诱发静脉血栓形成和肺感染。早期下床可促进肠蠕动恢复，增加患者顺利康复的信心。手术当天即下床适当走动（0.5~1h），术术后第 1 天下床活动时间应该＞6h，逐日增加运动量。

15. 术后疲劳与围手术期睡眠障碍的处理　术后疲劳与睡眠障碍均可导致心脏、神经系统功能障碍，延缓患者恢复。术前晚可给予思诺斯等镇静药，术后可给予安定肌内注射，保障患者睡眠时间。有效的镇痛、早期下床活动和早期足量的肠内营养等方法亦可以改善术后状态。

（六）术后并发症防治

1. 腹腔内出血　术后腹腔内出血是本术式极其危险的并发症，发生率约为 7% ~10%，死亡率高达 58%。胰十二指肠切除术需二次开腹的概率为 17.1%，而术后大出血是为主要的原因。腹腔内手术野往往由于患者本身存在的凝血功能障碍、肝功能不全、营养不良及结扎线脱落等引起。常见部位为胰腺勾突断端或胰十二指肠纤维板切断处。因此，术中在钩突以及切断纤维板时，保留侧组织适当多留并予以可靠缝扎，对于肠系膜上静脉和门静脉小分支最好予以 5 -0 血管缝线缝扎。腹腔内出血可见自引流管滴血或持续不断的流血，患者血压不稳或迅速下降。如果出血较慢，血压尚可维持，先行非手术方法处理：输血、新鲜血浆、各种凝血药物、垂体后叶素及牛长抑素。经上述方法无效或血压急剧下降，难以维持者应迅速剖腹探查，然而手术止血相当困难。吻合口较多、局部组织水肿、较多的凝血块等都影响寻找出血部位。出血处可予以褥式或 8 字缝扎止血，对于未能发现出血灶的患者，应在可疑之处予以缝扎，特别是钩突及纤维板残留创面。文献报道 10 例胰十二指肠切除术后腹腔出血的处理经验，非手术处理 3 例成功，1 例死亡；手术探查 6 例，均未能发现明确的出血部位，其中 2 例已无出血，1 例为后腹膜渗血，经缝扎止血，另外 3 例为门静脉及肠系膜上静脉后方渗血，推测为钩突或纤维板出血，虽经缝扎，但因组织水肿脆弱，均未能止血，只好应用止血纱布以及明胶海绵止血，然而术后仍因出血不止而死亡，腹腔出血的总死亡率高达 40%。

另一种晚期腹腔大出血是由于并发胰漏或胆漏后，大血管受腐蚀破裂引起，死亡率更是高达 50%。此种急症往往由于医生难以决策而失去抢救机会。文献报道 5 例经缝扎而成功止血经验：2 例是肝固有动脉，2 例为肠系膜动脉，1 例为肠系膜上静脉，因此，迅速剖腹探查止血是明智之举。

2. 消化道出血　术后早期自胃管内引流出少量新鲜血液，一般不用特殊处理；如果术后 1 天，仍有血液自胃管流出或患者出现呕血或便血，则可诊断为消化道出血。早期消化道出血多发生于残胃或吻合口，血管缝扎不紧，胰腺残端血管处理不佳等为常见原因。术后 1 周出血，多为应激性溃疡、吻合口溃疡、胰腺残端创面坏死脱落等引起，以应激性溃疡多见。因此，术前 1 天及术后 7 天内，应给以质子泵抑制剂如洛赛克 40mg 静脉推注，防治应激性溃疡发生。患者表现为呕血或自胃管内引流出大量血液、便血或黑便、心慌、头晕、四肢冷汗、血压先升高，随即下降、尿量减少及血红蛋白急剧下降。可行急诊胃镜检查，一方面可以明确出血原因，可见病灶有新鲜出血或渗血，黑褐色斑或有凝血块、新鲜出血点或血痂黏附。另一方面可予以局部喷洒凝血酶、去甲肾上腺素、注射 1/10 000 肾上腺素以及钛夹止血。

对消化道出血的处理首选非手术疗法，维持患者血压、心率、尿量稳定，自胃管内注入含 4% ~8% 去甲肾上腺素的冰生理盐水 20 ~30mL，半小时后开放胃管，可重复 3 ~5 次，其他凝血酶及洛赛克等药物亦可经胃管注入。如果患者出血停止，则可继续非手术治疗；如果出血不止，＞100mL/h，血压下降，心率增加，尿量减少，出现低血容量休克表现，应立即剖腹探查。先于残胃闭合缘做重叠 1/3 的全层 U 字缝合，进而打开吻合口前壁，洗净胃内血迹，检查出血部位，予以缝扎止血。需要指出的是，重新开腹止血，吻合口漏的发生率明显增加，因此重在预防。残胃黏膜下止血可减少吻合口出血的可能性。完成胃肠吻合前，应再次确认吻合口无出血。吻合完毕后，麻醉师或手术医生应检查胃管是否通畅，有无新鲜血液流出，以便术中再次止血，此时处理对吻合口漏的发生率影响不大。晚期消化道出血多由于应激性溃疡，静脉推注洛赛克，生长抑素抑制出血及分泌，多可止血；大量出血不止，需手术缝扎胃供血动脉或切除全胃，重新食管空肠吻合。因此，术后抑制应激反应也是手术成功的关键之一。

3. 胰漏　是指术后胰肠吻合或胰腺组织损伤后，胰液进入腹腔，引起局限性或弥漫性腹膜炎。胰漏是胰十二指肠切除术后主要且重要的并发症，发生率为 5% ~25%；也是围手术期死亡的主要原因之一，胰漏患者的死亡率为 20% ~50%。小的胰漏，多可经引流管引出体外，或被周围组织包裹，感染者形成脓肿，未感染者则形成假性胰腺囊肿。大流量的胰漏，会导致胰液性腹水，形成弥漫性腹膜炎，胰液经引流管或其他途径流出体外，久之形成慢性窦道，是为胰瘘。诊断胰漏的标准尚未统一，较为广大医生接受的是约翰霍普金斯医院标准：每日引流量>50mL；引流液淀粉酶含量超过学清值3倍。发生率约为14%，胰液进入腹腔，已被激活的胰酶消化周围组织器官，坏死组织增加，诱发感染，更为严重的是腐蚀大血管引起的术后腹腔大出血，死亡率达50%以上。胰漏的分类：按每天引流量分为高流量（>200mL）和低流量（<200mL）胰漏；参照有无临床表现，分为临床型胰漏和生化型胰瘘，前者指引流量>100mL，术后12天之后淀粉酶依然超过正常值5倍，体温高于38℃，有腹痛等临床表现；后者是指虽有胰漏但无临床表现，术后12天无需引流者。彭淑牖将胰漏按发生部位分为单纯性胰漏和吻合口胰漏，前者指缝扎损伤或残余钩突创面胰液的漏出；后者特指胰肠吻合口破裂引起的胰液漏出，二者鉴别诊断见表20-2。

表20-2 单纯性胰漏与吻合口胰漏的特点

类别	原因	引流液性状	引流量及持续时间	临床表现	影像学证据
单纯性胰漏	外周胰管损伤	清澈，感染时浑浊，胰酶尚未激活，腐蚀力较弱	<100mL/d 持续时间不足10天	症状轻微	无
吻合口胰漏	吻合口破裂	混浊，含胆汁，胰酶也被激活，极强腐蚀力	>100mL/d 持续时间超过10天	腹痛，发热，水、电解质及酸碱平衡紊乱，继发感染，引流管周围皮肤糜烂，病程迁延不愈，死亡率高	可见吻合口破裂征象

胰漏的发生与以下因素有关：患者本身因素如营养不良、免疫功能低下、肝功能不全、合并糖尿病、肾功能不全、高龄、肿瘤病期较晚等；胰腺解剖因素，胰体柔软及胰管直径<3mm者易于发生胰漏，而胰体纤维化及胰管扩张的患者，胰漏发生率较低；手术专业组及医生经验也是影响胰漏的因素之一；手术技术因素，主要是吻合技术欠佳，目前临床应用的几种残胰处理方式各有其优缺点（参见本节表20-1），只要术者熟练掌握其操作要点，多可将胰漏发生率降低至最低程度。胰管结扎或堵塞和全胰切除术确实杜绝胰漏问题，但后期外分泌甚或内分泌缺失，给患者造成极大不便，因此基本放弃不用。钟守先将胰肠端端套入法和胰管空肠吻合结合为一体，命名为“胰管空肠吻合胰残端套入法”，共计118例胰十二指肠手术胰漏发生率仅为2.6%，胰漏死亡率为0，值得借鉴；另一和技术有关的因素是由于残胰断面出血等原因导致吻合口附近肠袢液体积聚，形成高压，而且积聚于肠腔内的业已激活的胰酶对胰肠吻合口同样具有腐蚀作用，在吻合存在缺陷的情况下，导致破裂；术后腹腔出血或积液，积聚于胰肠吻合口周围不能及时引流出体外，也是原因之一；因各种原因而行二次剖腹探查，必然翻动胰肠吻合口，影响其愈合。对应与胰漏有关因素，可采取以下措施：术前改善患者营养不良、肝、肾及凝血功能状态；术中妥善止血，杜绝术后大出血而行二次剖腹探查手术；根据胰腺状况和术者的经验行相应的残胰处理，万不得已的情况下，为患者生命安全，全胰切除或胰管结扎或栓塞也是参考选择之一；胆管引流不但将具有消化作用的胆汁引流至体外，而且具有一定的吻合口空肠袢减压作用，应该使用；胰管引流至体外或体内均可，不应用可能增加胰漏发生率，而且一旦发生胰漏，有胰管引流者程度较轻且易于处理；术中放置双腔引流管，引流效果良好，而且一旦出现胰漏、胆漏或出血，还可以进行冲洗；术后应用质子泵抑制剂预防应激性溃疡发生；肠外营养支持改善营养状态；给予生长抑素减少胰液、胆汁、胃液及小肠液分泌；良好胃肠减压减少胃肠道压力；对残胰处理不满意的患者，相应延长禁食时间，以减少消化道液体分泌。虽然采取各种措施，胰漏依然不能完全杜绝。胰漏多发生于术后7天左右，此时缝线开始脱落、肠袢开始蠕动至肠腔压力上升、胰液、胆汁及肠液分泌增加，大量含有胰酶的肠内容物进入腹腔，形成弥漫性腹膜炎；较小的漏口，漏出液不多或迅速包裹或被引流时，临床症状不甚明显。非手术处理参见前述预防措施及术后处理，更多情况下因存在弥漫性腹膜炎而行剖腹探查，手术目的在于清除漏出液、明确漏液部位、放置双腔引流管或多根橡胶引流管，切勿过度探查吻合口漏的状况而导致漏口进一步扩大，更不应该再次行胰肠吻合术，对于是否行全胰切除术笔者无经验，但文献报道可使50%的胰漏患者得以生存。胰漏愈合时间为12~24周，愈合平均时间高流量胰漏为13.2周，低流量胰漏为

10.8周。部分胰漏患者经上述处理后形成慢性窦道，即为胰瘘。如果窦道造影显示有假性囊肿，应在囊肿形成后3个月行内引流术；伴有感染的假性囊肿应外引流或BUS引导置管引流术，待日后再行内引流术；单纯窦道可行窦道切除或联合切除远侧胰腺。

4. 胆漏　胰十二指肠切除术后胆漏发生率为1.2%～3%，包括术中未发现的副肝管或胆囊下肝管损伤以及胆肠吻合口破裂，前者一般引流量不大，只要双腔引流管通畅，很少出现弥漫性腹膜炎；后者可出现弥漫性腹膜炎，主要原因：胆管游离>1cm，胆管过细吻合困难，吻合口张力过大，吻合口肠袢内因出血等原因导致的压力剧增，缝针过于稀疏，腹腔内积血或积液引流不畅而积聚于胆肠吻合口周围，胰漏后已激活胰酶腐蚀胆肠吻合口，二次剖腹探查，患者本身营养不良，抵抗力低下，感染或同时罹患糖尿病等。患者出现腹痛、发热、局限性或弥漫性腹膜炎，腹腔引流管可见含胆汁液体。

预防措施：胆管游离长度不能超过1cm，以保障吻合口胆管血供；胆管过细者，可采用破坏Heister瓣的胆囊空肠端侧吻合或胆管空肠吻合后放置T形管或胶管引流胆管；吻合完毕后可将空肠浆肌层与肝十二指肠韧带切缘间断缝合2针，以减少吻合口张力；残胰断端严密止血，胰管放置硅胶引流管，降低肠袢内压力；吻合时针距2～3mm，边距胆管侧2～2.5mm，肠管侧浆膜面2.5～3mm，黏膜面1～1.5mm，结扎时使切缘对合，不再行浆肌层加强缝合，后壁用4-0可吸收线缝合，线结打在吻合口之内，前壁用细针1号丝线间断缝合，线结位于吻合口之外，如此可减少术后线结引起的胆管结石；副肝管发生率为5%～15%，手术时避免损伤；胆囊下肝管发生率约12%，应予以妥善结扎；提高手术操作质量，避免术后出血或胰漏；术毕应放置多根双腔引流管并确保通畅；给予适当的肠外营养支持，改善患者营养不良及抵抗力低下状态；控制血糖于6～11mmol/L及用第3代头孢菌素类抗生素防治感染。

术后胆漏手术与否取决于有无弥漫性腹膜炎以及引流管通畅情况。如果无弥漫性腹膜炎且有局限化趋势，双腔引流管通畅，可行非手术处理措施；如出现弥漫性腹膜炎、引流量>300mL/d或引流管堵塞，应剖腹探查，切勿犹豫不决。早期胆漏，如局部水肿不明显，可行修补，但手术主要目的在于明确漏的部位、清除腹腔积液、重新放置多根双腔引流管。漏口内可放置18～20号橡胶管，进入空肠6～8cm，末端多剪侧孔，将大网膜包绕在橡胶管并固定在漏口周围，减少漏出物继续污染腹腔，也利于术后窦道尽快形成。行营养性空肠造瘘，便于患者术后肠内营养支持，其他处理同胰漏的非手术处理办法。

5. 胃肠吻合口漏　吻合口漏的发生与十二指肠腺癌患者愈合能力不佳有关，但更重要的是术中吻合存在不足。极度困难的吻合以及吻合器操作失误均是原因之一。术中胃管注射亚甲蓝，对判断有无吻合口漏有所帮助。吻合不满意者，可加用浆肌层包埋吻合口。术中将大网膜覆盖在吻合口周围，对防止吻合口漏有所裨益。更为重要的是保证吻合口无张力。如术后体温持续升高>39℃，脉搏>120次/min，持续4h，临床未发现可解释上述症状的原因，高度怀疑吻合口漏。如果术中放置引流管，口服亚甲蓝可能会自引流管流出；无引流管者，口服泛影葡胺后，X线检查造影剂外溢也可证实吻合口漏。然而，后两者方法假阴性甚多，不足为凭。因此，出现上述表现，如果双腔引流管通畅，无弥漫性腹膜炎，可采用禁食，胃肠减压，通畅引流，肠外营养支持，静脉滴注抗生素等非手术疗法；如果出现弥漫性腹膜炎，则应立即剖腹探查。如果术中未见漏口，可自胃管注入亚甲蓝，适度挤压囊状胃，可见亚甲蓝自漏口溢出或漏口周围组织蓝染；如未见上述表现，可于怀疑漏口除放置双腔引流管，外加大网膜覆盖，切勿强行分离粘连以寻找漏口，因为有将小漏口变为大漏口或造成新漏口的风险。少数新鲜吻合口漏，可予以妥善缝合，大网膜覆盖，减张力处理，并于附近放置双腔引流管；大多数漏口局部水肿明显，无法缝合，或缝合后极易再次破裂，可经漏口置入大小适宜的蕈状导尿管，再将大网膜覆盖在漏口及导尿管周围，于漏口附近放置双腔引流管；最好同时行营养性空肠造瘘，以备术后给予肠内营养支持。术后蕈状导尿管及引流管均予以负压吸引、禁食、肠外营养支持、维持水电解质平衡、抑制胃肠道液体分泌及静脉给予抗生素。大约14天开始逐步退出双腔引流管，一般需3～4周或更长时间方可拔除漏口引流管。如果拔除引流管后2～3个月不愈，可择期手术修补漏口，此时局部炎症消退，修补成功率较大，同时必须再次放置双腔引流管，其他处理同前。

6. 腹腔脓肿　胰十二指肠切除术后腹腔残余脓肿并不少见，发生率约为10%。

（1）腹腔脓肿的原因：发生原因常见为术中冲洗不彻底或未将冲洗液完全吸出；未选用双腔引流管，单腔引流管的引流效果极差，最好不要选用；术中肠壁损伤后导致肠漏，局限于腹腔内，早期即为脓肿表现；术后发生吻合口漏、胆漏、胰漏、术后腹腔内出血及术后胰腺炎，腹腔残余漏出液或血液继发感染；或者二次开腹继发损伤；患者本身免疫功能低下、营养不良、肝功能不全及合并糖尿病等易于导致感染难以控制。

（2）腹腔脓肿的临床表现：术后1周左右，体温再次升高、厌食、乏力、腹痛及腹泻；盆腔脓肿：伴有明显的直肠刺激症状，大便次数增多，黏液便，里急后重；部分患者出现膀胱刺激症状，尿频、尿急、尿痛。下腹部压痛，直肠指诊可触及具有波动感的压痛肿块。BUS或CT检查对脓肿诊断有益；膈下脓肿：寒战高热，肋间隙饱满，右上腹压痛，局部水肿。X线平片可见膈肌升高、胸腔积液。BUS或CT可确定脓肿部位及大小；肠间脓肿：位于肠袢、肠系膜、腹壁及网膜间，位置不易固定。脓肿可破入肠腔形成内瘘，以后多有粘连性肠梗阻。BUS或CT可确定脓肿部位及大小，并可指导经皮穿刺或手术引流。

（3）腹腔脓肿的治疗：BUS或CT引导下经腹脓肿穿刺置管引流术是目前治疗腹腔脓肿的理想方法；多发脓肿或置管引流术失败者，应行开腹引流术，放置双腔引流管，保持引流通畅；盆腔脓肿可经直肠或阴道引流术（已婚妇女），如果位于侧壁无法经直肠引流或有其他需探查情况，可行开腹引流术；联合应用第3代头孢菌素与抗厌氧菌抗生素；肠外营养支持和严格控制血糖同样对治疗膈下脓肿至关重要。

7. 切口感染　胰十二指肠切除术切口较大，手术时间平均为300min（160～480min），切口过度牵拉压迫，肝、肾功能不全，营养不良，免疫功能低下等均影响切口愈合。合并糖尿病患者更高，手术切口感染率为9.5%～13.9%。以下措施利于减少切口感染性并发症：

1）控制血糖于6～11mmol/L：高血糖导致感染已为广大临床医生重视，然而低血糖易于导致心血管意外，对患者危害更大，因此，围手术期检测微量血糖具有重要意义。根据血糖值追加胰岛素的方法简便可行，效果较为理想。

2）围手术期营养支持：对于伴有营养不良或进食不足的患者，给以低热量、低氮的肠外营养，而且还可以提供切口愈合必须的维生素以及微量元素。术前肠外营养需加胰岛素，以利于利用葡萄糖。

3）改善肺功能：在普外科术后严重并发症中，肺炎等导致的肺功能不全往往为患者死亡的重要原因。术前呼吸训练，雾化吸入协助排痰，低流量吸氧，翻身拍背，硬膜外镇痛，早期拔除胃管与下床活动等措施均利于肺功能恢复，减少肺炎等肺部并发症。

4）抗生素选择：由于糖尿病降低白细胞吞噬功能，因此必须选择高效的抗生素，于切开皮肤前30min给予足量首剂，超过3h或出血>1 500mL者，追加1次抗生素。术后也应适当延长抗生素的应用时限。第3代头孢菌素头孢哌酮，对杆菌及球菌都有良好的杀灭作用，可兼顾防治腹腔、切口及肺部感染。

5）切开与缝合技术：用手术刀而不是电刀切开皮下脂肪层，可避免脂肪热变性坏死液化；不可用手术钳钳夹脂肪组织或拉钩大力牵拉腹壁，以免导致脂肪缺血坏死；宽边距缝合白线，可使脂肪层紧靠在一起，减少切口张力，而且可获得部分减张缝合效果，减少切口裂开的可能性；可吸收线抗菌微乔本身不利于细菌生长，而且一旦发生切口感染，也易于剪除缝线，利于切口快速愈合；生理盐水冲洗切口，清除坏死液化脂肪组织，减少发生切口感染的几率。

6）感染切口的防治：采用腹部正中切口，手术刀切开皮肤及皮下脂肪层，电凝凝固出血点，功率切忌过高，锐性切开白线，纱布保护切口，适度牵拉切缘，完成手术操作。各种引流管及造瘘肠管切忌经腹壁切口。切口缝合与术后处理同第十五章“糖尿病围手术期处理”相关内容。

8. 肺部并发症　胰十二指肠切除术患者营养不良、免疫功能低下、合并糖尿病、肝、肾、肺功能不全等易于感染，而且难以控制。全麻气管内插管、术中过度输液导致肺水肿、术后切口疼痛胸式呼吸减弱、恐惧咳嗽导致痰液积存于气管内。二次剖腹探查、大出血、胰漏、胆漏、膈下脓肿等均增加肺部并发症的发生。术后功能性胃排空延迟而行长期留置胃肠减压管者，患者易于罹患肺不张、肺炎及胸腔积液，加重患者病情，甚至出现呼吸功能不全，威胁患者生命安全，应积极防治。

9. 心功能不全　上述导致肺部并发症的原因同样对心脏功能产生不利影响，特别是出现肺部并发症之后更为明显。术中、术后出血导致循环动力学不稳定，心肌缺血再灌注损伤，酸中毒，高钾血症或低钾血症，感染中毒、炎性介质以及二次手术打击等均对心脏功能产生抑制作用。另一因素是输液量及输注速度，大量输液或单位时间内大量液体进入循环系统，造成容量超负荷，更是导致心功能不全的主要原因之一。有关心肌梗孔、高血压、心律失常以及心功能维护参见本书第十五章。

10. 肝功能不全　各种原因导致肝细胞损害，出现肝脏变性坏死性改变，临床表现为肝功能异常，甚至肝功能衰竭。胰十二指肠切除术后易于出现肝功能不全，其机制如下：十二指肠恶性肿瘤患者营养不良、免疫功能低下或业已并发胆管梗阻及肝功损害；手术时间过长对肝功能不利；本手术术中出血量大，减少肝脏血流，在术中发生大出血时肝脏低灌流状态更为明显，肝细胞缺氧而发生病变；麻醉导致缺氧以及某些对肝脏有损害的麻醉剂如氟烷，引起肝细胞中毒性损伤；围手术期低血压导致肝动脉供血不足以及腹腔内血管收缩导致门静脉向肝供血减少；麻醉、呼吸功能不全、休克等导致缺氧引起肝细胞损害；胰漏、胆漏、腹腔脓肿、感染中毒、大量炎性介质等均可引起肝功能不全；本术式术中需大量输血，当输入大量红细胞破坏后，诱发溶血性黄疸，导致肝功损害，而且输血性肝炎也是肝功损害的原因之一；抗结核药物（如异烟肼）、抗生素（如头孢菌素类）、抗真菌药物（如大扶康）、消炎止痛药（如消炎痛）、精神病药（如氯丙嗪）等均对肝脏具有不同程度的损害作用。关于肝功能不全的临床表现、诊断及治疗请参阅本书第十五章。

11. 肾功能不全　胰十二指肠癌并发梗阻性黄疸的患者根治性手术后易于出现急性肾功能不全，发生率约10%，一旦出现肾功能不全患者死亡率高达84%，因此是本术式术后死亡的主要原因之一。主要的诱发因素：内毒素血症，梗阻性黄疸患者胆汁酸不进入肠道，小肠屏障功能低下，肠源性内毒素吸收增加，另外，黄疸患者肝脏 Kuffer 细胞清除内毒素的能力下降，结果出现内毒素血症，后者损害肾小球率过滤，诱发急性肾功能不全；高胆红素血症对曲小管具有毒性作用；高胆汁酸血症降低肾皮质血供；如前所述，本术式术中出血较多，耗时较长，肾脏血液灌流下降；术后出血、胰漏、胆漏均可引起低血容量休克；并发感染时，炎性介质、细菌毒素及感染性休克都对肾功能产生不利影响；患者多为高龄患者，本身肾脏功能已明显下降，80 岁时，肾小球率过滤降至 65.3mL/min，肾血流量减少 47% 以上，肾小管功能仅存 50%；高血压和糖尿病是胰十二指肠癌常见的并存症，可能同时罹患高血压肾病和糖尿病肾病；术后所用抗生素或多或少均有肾功能损害，特别是氨基苷类抗生素及抗真菌药。围手术期每日尿量≥1 500mL，以保证良好的肾脏功能。关于肾功能不全的临床表现、诊断及治疗请参阅本书第十五章。

12. 门静脉系统血栓形成　胰十二指肠切除术必须切断大量门静脉及肠系膜上静脉属支或二者的意外损伤修补，出血引起的低灌流状态，感染导致血管内皮损伤等均可促进门静脉系统血栓形成。脾静脉栓塞往往表现为脾区胀痛、感染、脾大。肠系膜上静脉急性栓塞表现为剧烈腹痛、恶心、呕吐、腹胀、腹泻、血便或黑便，症状极重，体征极少；进一步发展导致肠坏死、腹膜炎、破裂。肠系膜上静脉慢性栓塞主要表现为消化不良，腹痛等。门静脉主干堵塞兼具上述二者临床表现。诊断主要依靠腹穿为血性液体、血管彩色超声、CT，但更多见的是剖腹探查确诊。处理方法包括静脉切开取栓术、小肠部分切除术。术后给予肝素抗凝、尿激酶溶栓处理及阿司匹林怯聚处理，需检测 APTT 和 PT（二者延长 50% 即可），以防继发出血性并发症。

13. 胃排空障碍　亦称为胃瘫，是指术后 10 天，每天胃引流量＞800mL，胃管拔出后因呕吐需再次插管，排除其他如膈下脓肿等并发症，口服泛影葡胺造影证实胃潴留及胃无蠕动或蠕动功能低下。胃瘫是胰十二指肠切除术后最常见的并发症，发生率 7% ~70%，虽不危及生命，但增加患者痛苦、住院时间和医疗费用，因此，应及时诊治胰十二指肠切除术后胃瘫。

胃瘫的处理措施：耐心向患者解释胃瘫无需手术治疗，解除顾虑；禁食；持续胃肠减压；高渗温盐水洗胃；给予质子泵抑制剂如洛赛克；防治水、电解质及酸碱平衡紊乱；增加下床活动；肠外营养支持；静脉滴注红霉素或肌注胃复安；足三里针灸。经上述方法处理患者多数在数周内痊愈，最长达 60 余天。胃瘫的治愈有独特的模式：一旦胃潴留消失，1 ~2 天内患者即可进食半流质甚至普通饮食。笔者曾遇到 2 例胃瘫患者，分别于术后 35 天及 48 天时患者自觉胃突然排空，胃瘫症状迅速消失。切忌对胃瘫患者施以二次手术治疗，因手术打击解决不了任何问题，反而加重胃瘫，延长康复时间，还可能增加其他并发症。笔者认为术者的耐心以及对抗来自周围不同方向压力的能力才是治疗胃瘫的关键措施，术者的自信是患者信心的来源，其实患者对医生的信任是所有疾病康复的基石。长期的鼻胃肠减压管导致患者不适及肺部感染增加，胃肠外营养费用昂贵且有肝功能损害及导管感染的风险，因此，笔者建议于胰十二指肠切除术中行胃造瘘和营养性空肠造瘘，对患者康复有益无害。

14. 恶心与呕吐　在胰胃吻合的患者易于出现顽固性的恶心、呕吐，文献报道与残胰和胃成交有关，可给予胃肠动力药物如吗丁啉等。

15. 吻合口溃疡　吻合口溃疡包括吻合口及其附近胃壁和空肠的溃疡，吻合口溃疡发病率在胰十二指肠切除术后为 5% ~6%，而保留幽门的胰十二指肠切除术后为 10% ~14.3%。可能发病机制：胃切除量不够，标准的胰十二指肠切除术切除约 50% 的远侧胃，胃酸分泌相对约 70cm 处的空肠而言，依然较多；做吻合的空肠距离幽门约70cm，抗酸能力较弱；如前所述，本术式改变了正常的胃、肠、胰与肝胆的解剖学关系，胃肠激素与胰岛素分泌之间的“肠－胰岛轴”遭到破坏，导致术后体内胃肠激素，如抑胃肽、胰高血糖样肽、Ghrelin、肽YY、瘦素、脂连素和胰岛素样生长因子－1等发生一系列变化，可能参与吻合口溃疡的发生；吻合口残留丝线的刺激、幽门螺旋杆菌感染及胰液分泌不足等可能是吻合口溃疡的原因之一。临床表现：上腹痛，呕血，黑便或穿孔。钡餐发现以下2条者，即可诊断为吻合口溃疡：①吻合口变形明显；②吻合口区压痛；③吻合口狭窄；④吻合口区残留钡影；⑤胃排空延迟及输出袢畸形。胃镜可发现吻合口附近溃疡的数目、大小、形态、底部状态、有无出血、内瘘等，并可取活检及HP测定。治疗主要是口服西咪替丁或洛赛克、硫糖铝及谷氨酰胺，HP阳性者加服克拉霉素或阿莫西林。并发穿孔或大出血且非手术治疗不能控制者，可采取手术治疗，具体方式依患者具体情况而定，可选用手术修补穿孔＋迷走神经干切断术或切除吻合口后行胃空肠Roux－en－Y吻合术＋迷走神经干切断术。

16. 继发性糖尿病　胰十二指肠切除术切除约49%胰岛细胞，大部分患者尚不足以诱发糖尿病，但糖尿病发生率依然有8%左右。主要原因是胰岛素分泌不足以及残胰α细胞相对增加有关。临床表现和一般糖尿病无异，治疗包括运动疗法、控制饮食、口服二甲双胍，血糖控制不佳者给予胰岛素皮下注射。目前糖尿病外科治疗的胃旁路手术取得里程碑式进展，参照胃旁路手术设计原则，尽量多切除远侧胃体，有利于减少术后糖尿病和吻合口溃疡的发生率，但无文献可资参考。

17. 胰酶分泌不足　胰十二指肠切除术患者外分泌功能明显不足，其原因：胰管狭窄或闭塞；残胰慢性炎症导致纤维化，导管与胰泡细胞减少，胰酶分泌不足；本术式胃肠道重建后，未消化或未完全消化的食物过早进入回肠，同时，胃肠激素与胰岛素分泌之间的“肠－胰岛轴”遭到破坏，肠道胃、胰和胰酶泌素均不足；切除后胰腺不像肝脏一样具有较强再生功能。主要表现：消化不良、脂肪泻、厌食、消瘦。处理可给予消化酶类的胃酶合剂、多酶片、得每通、康彼申等口服。

18. 粘连性肠梗阻等见第十八章“胃癌外科治疗”部分。

（中山大学附属第一医院　王天宝）

第四节　十二指肠癌化疗与放疗

一、化　　疗

手术治疗是原发性十二指肠癌最有效方法，目前综合治疗已得到了普遍重视。十二指肠癌的化疗首先由十二指肠癌的部位决定，若为十二指肠降部靠近胰腺，如乳头部，则可参考胰腺癌化疗方案，比如GEMOX（身体情况好的可选）或加用特罗凯（经济条件好的可选）；若为十二指肠其余部位如水平部，可参考胃肠癌化疗方案，如FOLFOX＋/－西妥昔单抗方案。

二、放　　疗

原发性十二指肠恶性肿瘤发病率低，占全部胃肠道肿瘤的0.42%，全部原发性小肠恶性肿瘤的24%～54.5%，病理类型以腺癌多见。原发性十二指肠癌确定诊断后，手术切除是目前最有效的治疗方法。而发生在十二指肠第3、4段癌症状出现较晚，就诊时已到晚期，肿瘤切除率低。Warren于1962年报告尽管十二指肠乳头腺癌与胰头癌症状有明显相似之处，但治疗效果明显好于后者，其5年生存率为40% vs 6.4%，Sakker对比了外科手术、放疗和化疗治疗原发性十二指肠癌的结果，显示对于肿瘤已经侵犯超出十二指肠的情况下，5例患者术后5－Fu化疗＋高能射线放疗获得较好的治疗反应。Edman P报告1例十二指肠癌术后放疗＋序贯5－Fu化疗，存活57个月。Alwmark分别采用术后放疗、术后化疗及同期放、化疗治疗5例患者，均获得较好疗效。Adedeji的研究也证实了姑息切除后化疗可以提高患者的5年生存。虽然尚无大样本的系统研究，但目前已有的证据均支持十二指肠癌术后放疗±化疗可以得到生存获益，并被多数作者推荐。但是欧洲癌症研究治疗组（EORTC）的Ⅲ期临床研究结果显示，胰腺癌和壶腹癌根治性切除术后，辅助放疗＋5－Fu化疗使患者仅仅得到极小的获益，提示术后放疗和（或）化疗可能主要应参与Ⅲ期、Ⅳ期患者的治疗。

（中山大学附属第一医院　戴强生　广东省中医院　任　军）

第五节　十二指肠癌放射介入治疗

十二指肠癌与胃癌的介入治疗方法相同，常用经股动脉穿刺途径，对于股动脉迂曲、狭窄患者可行经锁骨下动脉或桡动脉穿刺。十二指肠癌可由胃十二指肠动脉或（和）肠系膜上动脉分支血管供血，因此超选择性插管至相应的供血动脉，经导管灌注化疗药物。因小肠癌的发病率相对较低，行介入化疗的更为少见，国内外均未见大宗病例报道，其疗效尚需进一步研究。图 20－67 为 1 名 73 岁女性十二指肠降段癌患者介入化疗：CT 平扫（A）可见十二指肠降段管壁不规则增厚，累及肠壁全层，增强扫描各期均可见明显强化（B～E）。经股动脉穿刺，选择性插管至腹腔干及胃十二指肠动脉造影，显示胃十二指肠动脉部分分支血管参与肿瘤供血（F，G），为了尽量避免对胃网膜右动脉供血组织器官的损伤，将微弹簧圈经微导管置于胃网膜右动脉（H，箭头），再次造影显示胃网膜右动脉完全阻塞（I），然后通过胃十二指肠动脉进行灌注化疗。选择性插管至肠系膜上动脉造影，显示多条分支血管参与肿瘤供血（J～L），然后超选择性插管至肿瘤供血动脉，进行灌注化疗。

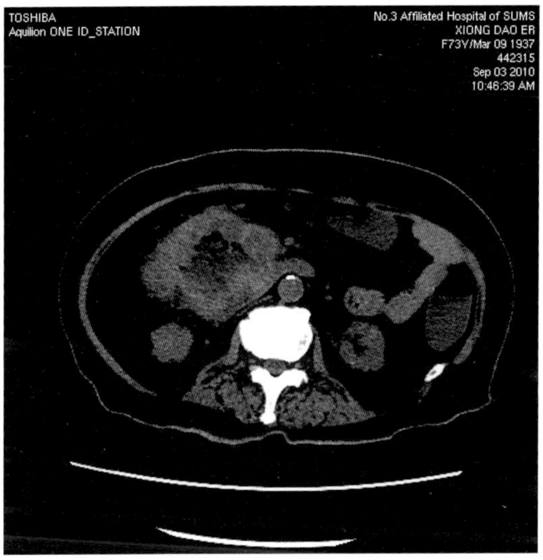

A

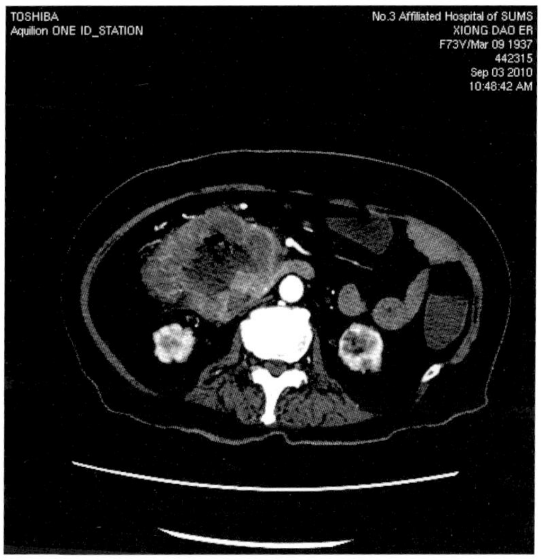

B

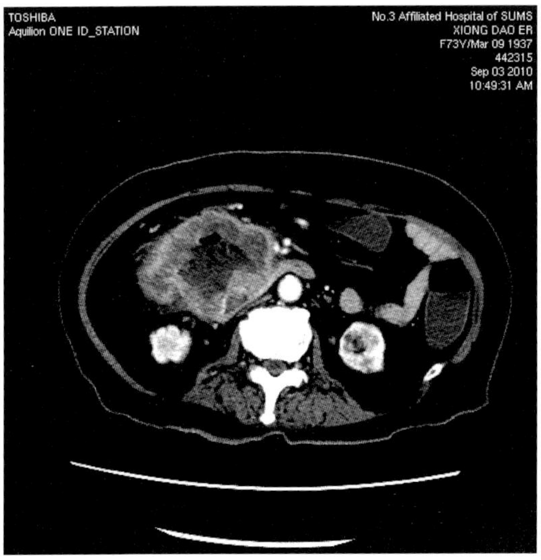

C

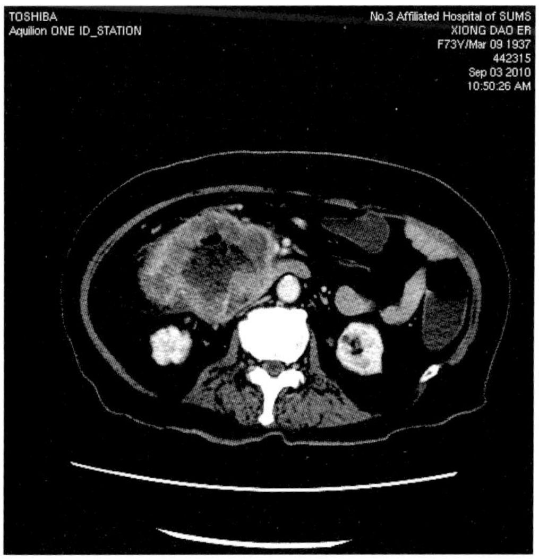

D

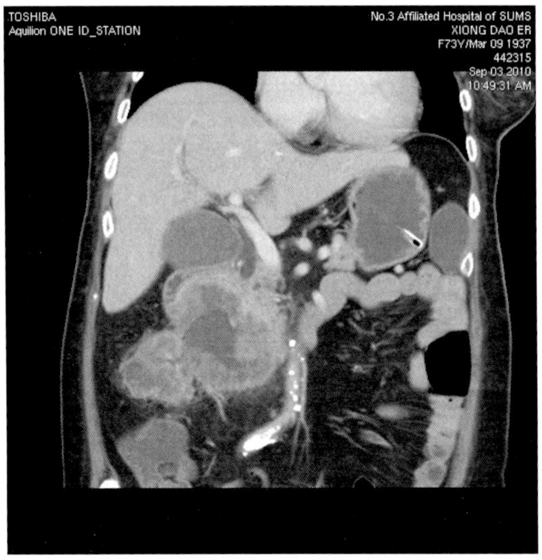
TOSHIBA
Aquilion ONE ID_STATION
No.3 Affiliated Hospital of SUMS
XIONG DAO ER
F73Y/Mar 09 1937
442315
Sep 03 2010
10:49:31 AM

E

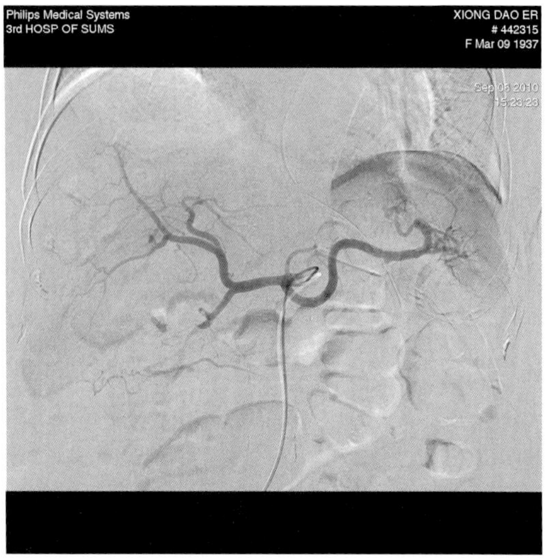
Philips Medical Systems
3rd HOSP OF SUMS
XIONG DAO ER
442315
F Mar 09 1937

F

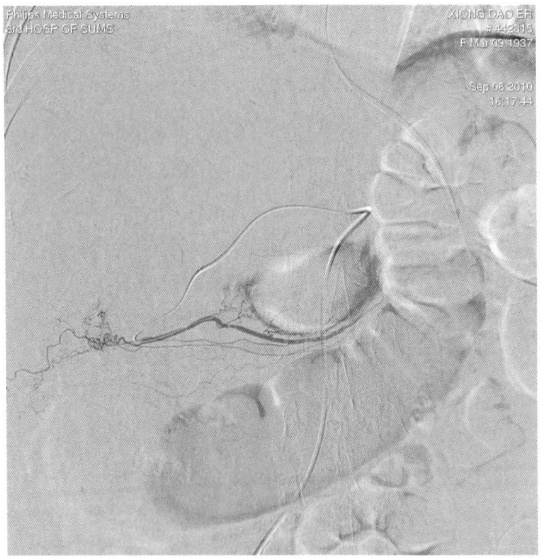
Philips Medical Systems
3rd HOSP OF SUMS
XIONG DAO ER
F Mar 09 1937

G

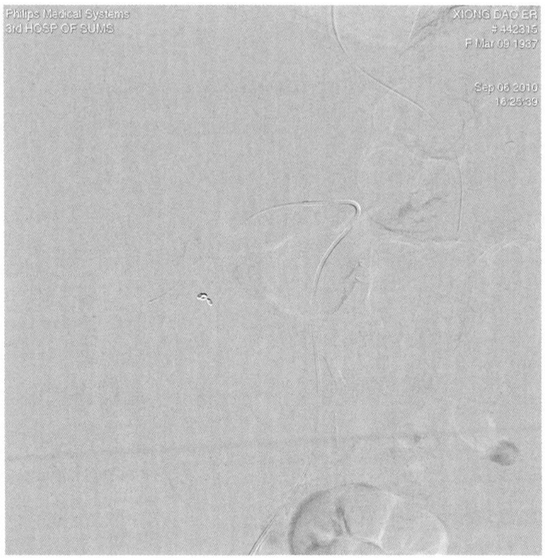
Philips Medical Systems
3rd HOSP OF SUMS
XIONG DAO ER
442315
F Mar 09 1937

H

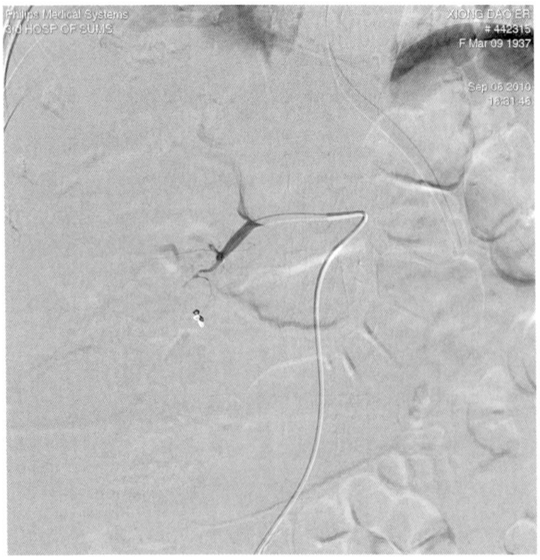
Philips Medical Systems
3rd HOSP OF SUMS
XIONG DAO ER
442315
F Mar 09 1937

I

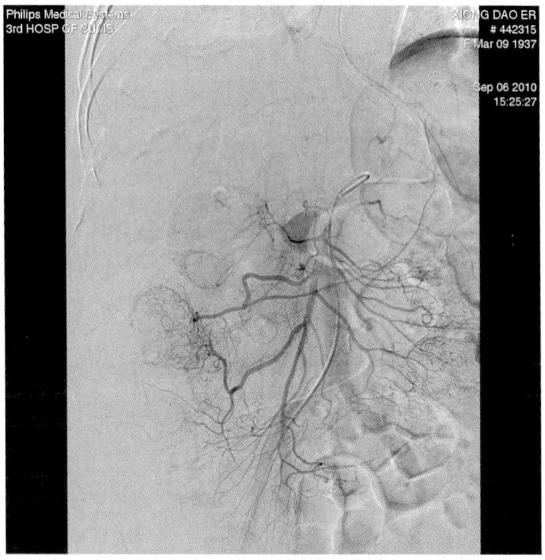
Philips Medical Systems
3rd HOSP OF SUMS
XIONG DAO ER
442315
F Mar 09 1937
Sep 06 2010
15:25:27

J

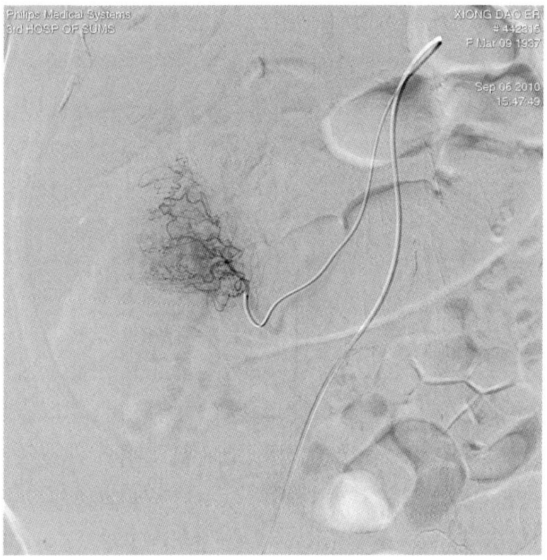

K

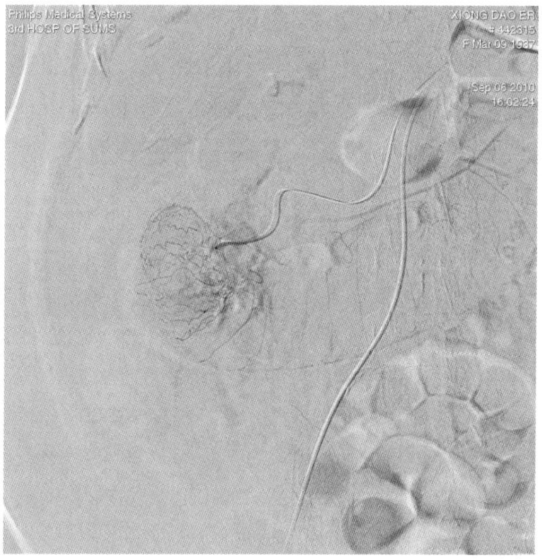

L

图 20－67　十二指肠降段癌介入化疗

（中山大学附属第三医院　张　波）

第六节　十二指肠癌中医中药治疗及复发与转移的处理

一、中医中药治疗

辨证施治参照胃癌与大肠癌中医辨证治疗。

二、复发的处理

初次治疗十二指肠癌的手术方式有肿瘤局部切除、节段肠管切除术和胰十二指肠切除术。节段肠管切除术后复发者，若已出现局部广泛浸润及远处转移可行姑息手术，如肿瘤局部切除、胃空肠吻合术等暂时解决肠梗阻，胆肠内引流术或外引流则可使胆管减压、黄疸减轻，改善生活质量，但对延长生存期无帮助。若患者不宜或者不愿手术者可置十二指肠支架，复发肿瘤直径＜2cm 或局限于黏膜下层，可以考虑内镜下切除。十二指肠乳头肿瘤局部切除后复发者，可行胰十二指肠切除术，国内郑英键曾报道 1 例术后 6 年复发，成功再次切除的病例。

放疗常作为手术辅助治疗或姑息治疗的一种手段，术前放疗可使瘤体缩小而提高切除率。术前新辅助化疗，用于晚期的已发生转移的患者综合治疗，可提高手术切除成功率。生物治疗能调整宿主对肿瘤免疫应答及杀伤肿瘤细胞。中医药治疗可减轻放、化疗的毒副作用，调整和改善术后患者的免疫功能，改善其生活质量。胰十二指肠切除术后出现复发处理较为困难，尚无研究报道，临床多为姑息处理。

三、转移的处理

十二指肠癌转移率为 20%～50%，一般以局部淋巴结转移为主。转移部位依次为肠壁外、胰头十二指肠周围附近及远处淋巴结，也可血行转移至肝、肺。发生转移时的临床表现常为腹痛、消瘦、黄疸和消化道出血，若发生骨转移可表现为骨痛，以腰椎和髂骨疼痛最常见，可能与癌细胞转移至骨髓引起骨髓腔膨胀有关。当患者就诊时碱性磷酸酶（AKP）增高 10 倍以上，提示发生骨髓转移。国内有学者报道十二指肠癌伴骨转移 1 例，患者出现黄疸（以间接胆红素增高为主）、血红蛋白进行性下降，最终诊断为十二指肠癌骨转移并伴有溶血。国内刘小红报道1例十二指肠癌以胸壁、腋窝皮下转移结节为首发表现，分析转移的途径可能是癌细胞经胰十二指肠上前、后、胰十二指肠下静脉，经门静脉，后经左心室随血循环到达皮下而形成转移灶。邹冰心报道1例45岁男性十二指肠癌患者，同时伴有多发性转移性肝癌、脾转移癌、肾转移癌，诊断后存活时间不足1个月。朱广卿报道1例27岁男性十二指肠癌患者，以上肢淋巴管阻塞性水肿、右锁骨上及纵隔淋巴结转移、胸腹腔乳糜积液为临床表现，最终病理诊断为球部印戒细胞癌。关于十二指肠癌转移的报道并不多，目前尚无成熟的处理经验。

第七节　十二指肠癌预后与随访

一、预　　后

影响十二指肠癌预后的因素复杂，Bakaeen等对110例十二指肠癌患者的预后进行了多因素分析，发现预后取决于有无淋巴结转移、肿瘤分期和切缘有无癌残留等因素。Sohn等对55例十二指肠癌患者进行单因素分析，结果示预后受切缘阴性、PD手术以及肿瘤部位（第1、第2段预后较好）等因素影响，而与肿瘤大小、分化程度、化疗等因素无关。国内研究结果显示，肿瘤部位、分化程度以及术后化疗对原发性十二指肠癌术后生存率无明显影响，而肿瘤的浸润深度、有无淋巴转移和手术方式对术后生存率有影响。同时，肿瘤浸润深度、有无淋巴转移和手术方式也是影响术后生存率的独立因素，提示早期诊断、治疗和根治性切除是提高原发性十二指肠癌的外科治疗远期效果的关键。

吴健雄报道44例手术切除程度与预后关系，根治性切除术后1年、3年、5年生存率分别为91%、39%、26%，肿瘤未切除组的中位生存期仅为5个月。高明随访78例行胰十二指肠切除术的十二指肠癌患者，其3年生存率仅为32.1%。陈晋湘报道77例患者获中位随访时间31个月（6~84个月），患者术后总的1年、3年、5年累积生存率分别为84.4%、58.3%、31.9%。其中胰十二指肠切除术后的1年、3年、5年累积生存率分别为100%、67.7%、41.6%。肠管节段切除术后1年、3年、5年累积生存率分别为100%、60%、0。短路手术后患者生存时间为6~12个月。单因素分析结果显示，肿瘤的浸润深度、淋巴转移情况和根治手术对十二指肠癌术后生存率有影响；而肿瘤部位、分化以及化疗与十二指肠癌术后生存率无关。Cox模型多变量分析示：肿瘤的浸润深度、淋巴转移和根治手术是影响十二指肠癌患者预后的独立因素。杜晓辉报告胰十二指肠切除术的患者38例，术后5年生存率为31.6%；行十二指肠乳头肿瘤局部切除术的患者14例，术后5年生存率为28.6%；4例十二指肠部分切除及4例远端胃大部切除患者平均生存2.8（1.5~5.8）年；9例姑息性手术患者术后平均生存8.4（6~13）个月。术后病理检查发现伴有淋巴结转移者23例患者的5年生存率为0。

多数研究结果显示，施行胰十二指肠切除术患者的预后可能较好，但Kaklamanos等对63例原发性十二指肠癌分别进行了胰十二指肠切除术和节段性肠管切除术，发现两者5年生存率无明显差异。此外，Heniford BT等认为十二指肠癌患者的预后与首发症状有关，以体重下降和肠梗阻为首要表现的患者，其平均生存周期低于以慢性消化道出血为首要表现的患者。

目前，在影响十二指肠癌患者的预后因素中肯定的是，能手术治疗者的生活质量及5年生存率等方面优于未手术者。因此早期诊断、早期治疗和根治性切除以及综合治疗是提高原发性十二指肠癌的远期生存率的关键。

二、随　　访

十二指肠癌患者治疗后应定期随访和进行相应检查：血常规、肝功能、肾功能、血清肿瘤标志物、全腹强化CT、胸片与胃镜。术后2年内每3个月随诊1次，2年后每6个月随访一次、5年以后每年复查1次。

（南方医科大学附属南海医院　檀谊洪　中山大学附属第一医院　王天宝）

参考文献

[1] 邹寿椿. 十二指肠腺癌 [M] //张启瑜. 钱礼腹部外科学. 北京：人民卫生出版社，2007：272－275.

[2] 冯雪冬，彭淑牖，李江涛，等. 门、脾、肠系膜上静脉控制在胰腺钩突癌的手术切除中的应用 [J]. 肝胆外科杂志，2009，17 (1)：27－31.

[3] 刘　渠，杨甲梅. 预防胰瘘的胰十二指肠切除术式进展 [J]. 肝胆外科杂志，2010，18 (6)：473－476.

[4] 吴金术，刘初平，易为民，等. 11 年间胰十二指肠切除术196 例经验 [J]. 中华肝胆外科杂志，2003，9 (11)：701－702.

[5] 王春友. 胰十二指肠切除术与胰体尾切除术 [M] //张启瑜. 钱礼腹部外科学 [M]. 北京：人民卫生出版社，2007：738－746.

[6] 钟守先. 胰十二指肠切除术 [M] //黄莛庭. 腹部外科手术并发症. 北京：人民卫生出版社，2000：554－561.

[7] 黄志强. 胰十二指肠切除术 [M] //黎介寿，吴孟超，黄志强. 手术学·普通外科卷. 北京：人民卫生出版社，2000：959－982.

[8] 吴孟超，钱光相. 胆道系统恶性肿瘤 [M] //吴孟超. 肝脏外科学. 上海：上海科学技术文献出版社，2000：403－410.

[9] 钟德玠. 胰十二指肠切除术中的胰颈与纤维板的切断 [J]. 世界华人消化杂志，2009，17 (5)：473－475.

[10] 王成峰，赵平. 胰十二指肠切除术及淋巴结清扫术 [M] //赵平. 胰腺癌. 北京：北京大学医学出版社，2006：168－180.

[11] 李国东，陈国林，吴德全. 胰十二指肠切除术后胃瘫的治疗体会 [J]. 肝胆胰外科杂志，2007，19 (6)：367－369.

[12] 詹文华. 胰十二指肠切除术后胃肠吻合口溃疡 [J]. 中国实用外科杂志. 2002，22 (7)：391－392.

[13] 彭淑牖，吴育连，彭承宏，等. 捆绑式胰肠吻合术（附28 例报告）[J]. 中华外科杂志，1997，35 (3)：158－159.

[14] 彭淑牖，刘颖斌，牟一平，等. 捆绑式胰肠吻合术第Ⅰ型和第Ⅱ型的对比研究 [J]. 中国实用外科杂志，2002，22 (5)：279－281.

[15] 蒋彦永. 十二指肠乳头部肿瘤局部切除术 [M] //黎介寿，吴孟超，黄志强. 手术学·普通外科卷. 北京：人民卫生出版社，2000：991－997.

[16] 陶开山，窦科峰，高志清，等. 原发性十二指肠肿瘤96 例的诊断和治疗 [J]. 中华普通外科杂志，2001 (6)：342－344.

[17] 吴斌，王文中. 王崇文，等. 原发性十二指肠癌的诊断、治疗及预后 [J]. 中华消化内镜杂志，2001，18 (3)：175－176.

[18] 刘全达，蔡志民，余佩武，等. 原发性十二指肠恶性肿瘤47 例临床分析 [J]. 中华普通外科杂志，2000，15 (3)：136－138.

[19] 高明，项和平，耿小平，等. 原发性十二指肠癌130 例临床分析 [J]. 山东医药，2010，50 (10)：52－53.

[20] 陈其奎、张世能. 十二指肠恶性肿瘤 [M] //黄开红、万云乐、林显敢. 实用消化系肿瘤学. 北京：科学出版社，2009：474－477.

[21] 刘志忠，张立春，王阳. 原发性十二指肠癌11 例分析 [J]. 中国误诊学杂志，2006，6 (13)：2614－2615.

[22] 张胜洪，钟碧慧，翁子晋，等. 原发性十二指肠恶性肿瘤64 例临床及预后分析 [J]. 中国实用内科杂志，2009，29 (2)：144－146.

[23] 刘小红，李莉萍，许君望. 以皮下转移结节为首发的十二指肠癌1 例 [J]. 中国现代医学杂志，2002，13：156.

[24] 吴咏冬，张澍田，王建军. 十二指肠癌骨髓转移并发溶血性贫血1 例 [J]. 中华内科杂志，2001，40 (9)：593.

[25] 郑英键，王文龙. 十二指肠乳头癌根治术后复发再切除1 例报导 [J]. 中国普通外科杂志，1994，3 (4)：227－228.

[26] 邹冰心，周涛. 十二直肠腺癌多发转移1 例报告 [J]. 武警医学院学报，2005，14 (3)：239.

[27] 朱广卿，纪树国，张延玲. 十二指肠球部印戒细胞癌胸导管及远处淋巴结转移1 例报告 [J]. 空军总医院学院报，1994，10：210.

[28] 陈晋湘，袁伟杰. 原发性十二指肠癌的外科诊断治疗和预后分析 [J]. 中国普通外科杂志，2007，16 (9)：883－886.

[29] 吴健雄，邵永孚，荣维淇. 十二指肠癌的诊治分析 [J]. 中华普通外科杂志，2002，17 (8)：465－466.

[30] 高明，项和平，耿小平. 原发性十二指肠癌130 例临床分析 [J]. 山东医药，2010，50 (10)：52－53.

[31] 彭承宏，邓侠兴. 原发性十二指肠癌诊断与外科治疗 [J]. 中国实用外科杂志，2008，28 (11)：943－944.

[32] Bakaeen FG, Murr MM, Sarr MG, et al. What prognostic factors are important in duodenal adenocarcinoma [J]. Arch Surg, 2000, 135 (6): 635 - 642.

[33] Sohn TA, Lillemoe KD, Pitt HA, et al. Adencarcinoma of the duodenum: factors influencing long term survival [J]. J Grstr ointest Surg, 1988, 2 (1): 79 - 87.

[34] Kaklamanos IG, Bathe OF, Franceschi D, et al. Extent of resection in the management of duodenal adenocarcinoma [J]. Am J Surg, 2000, 179 (1): 37 - 41.

[35] van RoestMH, Gouw AS, Peeters PM, et al. Results of pancreaticoduodenectomy in patients with periampullary adenocarcinoma: perineural growth more important prognostic factor than tumor localization [J]. Ann Surg, 2008, 248 (1): 97 - 103.

[36] Wakatsuki T, Irisawa A, Takagi T, et al. Primary adenocarcinomaof the minor duodenal papilla [J]. Yonsei Med J, 2008, 49 (2): 333 - 336.

[37] Peter T Kalogerinisl, John E Poulos, Andrew Morfesis, et al. Duodenal carcinoma at the ligament of Treitz. A molecular and clinical per-

spective [J]. BMC Gastroenterology, 2010, 10: 109 - 116.

[38] Hung FC, Kuo CM, Chah SK, et al. Clinical analysis of primary duodenal adenocarcinoma: An 11 - year experience [J]. J Gastroenterol H epatol, 2007, 22 (5): 724 - 728.

[39] Moglia A, Menciassi A, Dario P, et al. Clinical update: endoscopy for small - bowel tumours [J]. Lancet, 2007, 370 (9582): 114 - 116.

[40] Seifert E, Schulte F, Stolte M. Adenoma and carcinoma of the duodenum and papilla of Vater: a clinicopathologic study [J]. Am J Gastroenterol, 1992, 87: 37 - 42.

[41] Hatzaras I, Palest JA, Abir F, et al. Small boweltumors: epidemiological and clinical characteristics of 1260 cases from the connecticut tumor registry [J]. Arch Surg, 2007, 142 (3): 229 - 235.

[42] Chua TC, Saxena A. Extended pancreaticoduodenectomy with vascular resection for pancreatic cancer: a systematic review [J]. J Gastrointest Surg, 2010, 14 (9): 1442 - 1452.

[43] Poon RT, Fan ST. Decreasing the pancreatic leak rate after pancreaticoduodenectomy [J]. Adv Surg, 2008, 42: 33 - 48.

[44] de Castro SM, van Eijck CH, Rutten JP, et al. Pancreas - preserving total duodenectomy versus standard pancreato - duodenectomy for patients with familial adenomatous polyposis and polyps in the duodenum [J]. Br J Surg, 2008, 95 (11): 1380 - 1386.

[45] Shrikhande SV, D'Souza MA. Pancreatic fistula after pancreatectomy: evolving definitions, preventive strategies and modern management [J]. World J Gastroenterol, 2008, 14 (38): 5789 - 5796.

[46] Limongelli P, Khorsandi SE, Pai M, et al. Management of delayed postoperative hemorrhage after pancreatico - duodenectomy: a meta - analysis [J]. Arch Surg, 2008, 143 (10): 1001 - 1007.

[47] Skandalakis JE, Colborn GL, Weidman TA, et al. Kandalakis' Surgical Anatomy [M]. Athens: Paschalidis Medical Publications, Ltd. 2004.

[48] Edman P, Duodenal cancer. Report of a case [J]. Acta Chir Scand, 1973, 139: 759 - 762.

[49] Sakker S, Ware CC. Carcinoma of the duodenum: comparison of surgery, radiotherapy, and chemotherapy [J]. Br J Surg, 1973, 60 (11): 867 - 872.

[50] Alwmark A, Andersson A, Lasson A. Primary Carcinoma of the Duodenum [J]. Ann Surg, 1980, 191 (1): 13 - 18.

[51] Adedeji OA, Trescoli - Serrano C, Garcia - Zarco M. Primary duodenal carcinoma [J]. Postgrad Med J, 1995, 71 (836): 354 - 358.

[52] Lee CC, Ng WK, Lin KW, et al. Adenocarcinoma of the duodenum [J]. Hong Kong Med J, 2008, 14: 67 - 69.

[53] Klinkenbijl JH, Jeekel J, Sahmoud T, et al. Adjuvant radiotherapy and 5 - fluorouracil after curative resection of cancer of the pancreas and periampullary region: phase Ⅲ trial of the EORTC gastrointestinal tract cancer cooperative group [J]. Ann Surg, 1999, 230 (6): 776 - 782.

第二十一章　胰　腺　癌

第一节　胰腺癌流行病学与病因

胰腺癌因早期诊断困难，手术难度较大，预后不良而令人头疼。中国抗癌协会胰腺癌专业委员会2004年统计胰腺癌临床资料表明：① 病理类型及比例，导管腺癌（92.1%），囊腺癌（2.7%），黏液癌（3.6%），腺泡细胞癌（0.9%），恶性胰岛细胞瘤（1.3%）及腺鳞癌（0.4%）；② TNM分期为Ⅰ期+Ⅱ期的患者比例为18.4%，Ⅲ期+Ⅳ期的患者比例为81.6%；③ 仅有20.9%胰腺癌患者有机会获得根治性切除术；④ 中位生存时间：非手术组为3.0个月，1年生存率为0%；探查性手术为4.5个月，3年生存率0%；姑息性手术组为9.0个月，3年生存率为0.67%；胰头癌根治性手术组为17.1个月，1年、3年和5年生存率分别为54.36%，13.47%及8.47%；胰体尾部癌为7.2个月，1年与3年生存率分别为37.2%及0%。因此，提高胰腺癌早期诊断及根治性切除率是改善患者预后的关键，应成为基础医学和临床医学研究的重点。

一、流 行 病 学

美国胰腺癌发病率近30年增长3~7倍，约为10/10万人，中国上海市区1999年发病率为10.1/10万人，已和美国大致相同。2007年有美国33 370例患者死于胰腺癌，为男性癌症死亡的第4位，男女性别大致相等，好发年龄为70~90岁，黑种人的发病率和死亡率高于白种人。中国抗癌协会胰腺癌专业委员会统计2 340例胰腺癌病例报告：男女比为1.9∶1；40岁以上多见（92.19%），40岁以下者仅为7.1%；平均病程为4.4个月（1周至2.5年）；胰头癌占70.1%，胰体尾部占20.8%，全胰癌占9.2%；有吸烟史者占27.4%，饮酒史者占19.4%；既往有胆管疾病史者占8.8%，糖尿病占6.0%，慢性胰腺炎占2.3%，肿瘤病史占0.9%，胆胰管畸形占0.17%，其他一些消化道疾病占10.8%，临床上常误诊为胆管和消化道疾病。

二、病　　因

1. 吸烟　研究显示吸烟个体罹患胰腺癌的风险较不吸烟者高70%；随着吸烟史增加风险加大，吸烟时间超过40年者，风险高达2.1倍；戒烟10年以上者，相对风险下降30%，不足10年者，风险依旧；大约29%的黑人及26%的白人胰腺癌患者与吸烟有关。

2. 高脂与高蛋白饮食　Birt等报道高脂肪和高蛋白喂食可诱导叙利亚金仓鼠胰腺癌的发生，而低脂肪和低蛋白喂食则有抑制作用，提示二者在胰腺癌的发生过程中具有协同作用。

3. BMI　当BMI≥30时，罹患胰腺癌的风险增加，而与运动多少关系不大；肥胖使胰腺癌发生风险增加50%~60%，与低BMI和能量摄入者相比，高BMI和能量摄入个体胰腺癌的患病风险高达180%，证实肥胖促进胰腺癌发生。

4. β-萘胺　β-萘胺为白色至淡红色叶片状晶体，溶于热水、乙醇及乙醚，是烈性致癌物质，可促进胰腺癌和膀胱癌的发生。

5. 对二氨基联苯　本身为染料合成的中间体，也是一种有毒的致癌物，其固体和气体形态均可经皮肤进入人体，引起接触性皮炎、刺激黏膜、诱发癌变，可促进胰腺癌和膀胱癌的发生。

6. 遗传易感性　不像腺瘤性息肉病和遗传性非息肉病结直肠癌，真正遗传性胰腺癌极为罕见，估计遗传易感性胰腺癌占5%左右。

7. p16基因　p16是细胞周期抑制性基因，通过抑制细胞周期蛋白D1与依赖细胞周期蛋白激酶的结合来调控细胞周期，该基因突变或缺失将导致胰腺癌等恶性肿瘤的生长。文献报道50%的胰腺导管内乳头状瘤（癌前病变）存在因甲基化而导致的p16基因失活，因此，p16基因失活与胰腺癌的发生有密切关系。

8. K－ras基因　K－ras基因突变在胰腺癌的发生率可达90%～100%，胰液中K－ras 12密码子突变率胰腺癌为50%～70%，慢性胰腺炎为9%～17%，因此，胰液K－ras 12密码子突变检测对胰腺癌的鉴别诊断有一定的参考价值。

9. 高血糖、饮酒与慢性胰腺炎　三者与胰腺癌的关系争议颇多，目前认为糖尿病为胰腺癌的一种并发症，而非始动因素。慢性胰腺炎既往认为可促进胰腺癌发生，目前国际胰腺炎研究认为所谓慢性胰腺炎诱发胰腺癌的风险本质可能与吸烟、饮酒或选择性误差有关。

第二节　胰腺癌临床表现及鉴别诊断

一、临床表现

（一）症状

胰腺癌症状依次包括：黄疸（58.2%），腹痛（54.3%），上腹饱胀（23.7%），腰背酸痛（22.8%），乏力（12.1%），腹部包块（8.2%），发热（4.3%）及脂肪泻（2.9%）。

1. 黄疸　黄疸为胰腺癌主要症状之一，也是20%～30%患者的首发症状。肿瘤侵犯或压迫胆总管，致使胆汁排泄不畅或受阻，患者出现皮肤与巩膜黄染。往往持续性加重，自浅黄至棕色不等，因以直接胆红素升高为主，患者皮肤瘙痒明显。大便颜色逐渐变淡，直至白陶土色。疾病进展过程中，黄疸出现的概率：壶腹部癌为90%，胰头癌为80%，胰体尾部癌为20%。值得一提的是胰头癌尚有1/5的患者终生不出现黄疸，换言之，黄疸不是胰头癌必有的临床表现。既往认为进行性无痛性黄疸是胰头癌的特征性体征，实则不然，大约仅有20%患者有此典型体征。

2. 腹痛及腰背酸痛　腹痛为胰腺癌常见状（50%～90%），可惜无特异性，致使部分患者延误治疗。腹痛多位于上腹部，始为隐痛，后期可发展为难以忍受的剧烈疼痛。早期腹部不适或隐痛多为胆管或胰管排泄不畅，胆管系统和胰管系统扩张所致。晚期胰腺癌，特别是胰体尾癌侵犯腹膜后腹腔神经丛，可引起剧烈腹痛。患者常被迫采用前屈位或右侧卧位以减少神经张力，缓解疼痛，夜晚患者辗转反侧，难以入眠。

3. 消化道症状　胰腺癌导致胰液和胆汁排泄受阻，饮食中脂肪及蛋白消化所需要的各种消化酶不足或缺乏，导致患者食欲不振、上腹饱胀、恶性、呕吐及脂肪泻，便秘少见。其实消化道症状可能很早既已表现出来，可惜未能引起患者和医生的足够重视，满足于胃炎等其他疾病诊治而延误治疗。恶性肿瘤自身分泌的各种因子也可导致上述症状。胰腺癌掠夺大量机体营养物质，久之，患者出现消瘦、乏力、贫血、恶液质等终末期症状。

4. 发热　多为低热，为胰腺癌肿瘤坏死及分泌的某些因子引起。高热少见，主要为合并胆管感染所致，因此，有时可误诊为胆管炎症性疾病。

5. 其他症状　部分患者因胰腺内分泌功能不足而导致糖尿病，患者以糖尿病症状就诊，值得注意。也有部分患者出现精神怠倦、情绪低落、淡漠等表现。远处转移可至肝脏、肺、骨等器官，腹腔内转移、门静脉系统回流不畅及低蛋白血症等可导致腹水形成。

（二）体征

1. 不同程度消瘦、皮肤巩膜黄染、精神不振、强迫前屈位或侧卧位。

2. 胆囊肿大　胰腺癌胆囊肿大多为无痛性，此为鉴别胆管结石的指征之一，可惜也仅有大约1/3患者可触及胆囊：一方面可被肿大胆囊遮盖，另一方面可能慢性胆囊炎在先，胆囊已经萎缩，难以扩张肿大。

3. 肝脏肿大　为胆管梗阻或肿瘤转移所致所致，表面光滑或呈结节状，多无疼痛。

4. 腹部包块　为晚期胰腺癌的体征，由肿瘤、胰周肿大淋巴和炎症反应组织组成，多伴有较重的腹痛症状。

5. 其他体征　腹水征阳性，直肠膀胱凹陷或直肠子宫凹陷触及质硬结节，锁骨上淋巴结肿大等。

（三）辅助检查

1. 梗阻性黄疸实验室指标　胆红素升高，以直接胆红素为主。碱性磷酸酶升高，转氨酶可轻度升高或正常。尿胆红素阳性。早期胰腺癌淀粉酶可升高，晚期多恢复正常。血糖升高是胰岛受损的结果。

2. CA19－9　是目前诊断胰腺癌应用最多的肿瘤相关抗原，特异性达80%以上，敏感性达90%。由于在胆管系统等疾病中，CA19－9也可升高，因此，无肿瘤特异性。临床研究发现，CA19－9低的胰腺癌患者预后较好，术后升高者往往提示早期复发，因此，CA19－9已成为胰腺癌常规检测指标之一。

3. CEA　多见于结直肠癌，胰腺癌患者也可升高，缺乏特异性，胰腺癌术后CEA升高者存在复发的可能性，术后应定期检测。

4. CT　CT（三期断层成像加薄层扫描）是目前诊断胰腺癌主要方法，可判断能否手术切除，其准确率为70%～80%。胰腺癌CT表现为低密度肿物，胰管及胆管扩张，胆囊、肝脏肿大或转移，对胰腺癌肿瘤分期准确性高达90%以上。

5. 内镜超声（EUS）　可发现直径<2cm的早期胰腺癌，准确率高达97.4%。对胰周淋巴结转移和门静脉侵犯诊断的准确性均高于CT检查。另外，EUS评价胰腺癌可切除的准确率为80%，但对肠系膜上动脉的侵犯诊断不够准确。因此，有条件的单位应将EUS作为术前胰腺癌评估的常规检查方法之一。

6. 内镜下逆行胆胰管造影（ERCP）　可见胰管狭窄、梗阻或充盈缺损，对进展期胰腺癌有一定的价值，而且可取胰液行K－ras检测，以佐诊断。

7. 核磁共振胆胰管成像（MRCP）　胰腺MR、MRCP及核磁共振血管显示技术为胰腺癌术前分期、与血管的关系及能否切除提供重要的参考信息，诊断肿瘤准确率高达95%，血管侵犯的准确率为94%，因此，核磁共振成像检查也是胰腺癌诊断的有用方法之一。

8. 腹腔镜　腹腔镜检查可以发现腹膜、胃肠道表面、肝脏表面的种植结节，冲洗液肿瘤细胞检查阳性则视为远处转移，可对伴有不良预后因素的可能切除的胰腺癌行腹腔镜检查。

9. 穿刺活检　虽然胰腺癌无需术前获得确切病理，但新辅助治疗应该有病理诊断依据。目前，常用EUS和CT引导下胰腺细针穿刺活检，前者因避免损伤其他脏器和腹膜种植而更为适用。值得注意的是，活检阴性者至少再需要一次EUS穿刺活检；高度怀疑胰腺癌者应行剖腹探查，无需反复活检，以免延误手术时机。

二、诊　　断

胰腺癌早期症状不典型，难以根据某一特定症状或体征来诊断胰腺癌。胰腺癌的高危因素包括：吸烟、肥胖、胰腺癌家族史、年龄大于40岁、上腹不适或隐痛、食欲减退、体重下降、突发糖尿病而无家族史、脂肪泻、自发性胰腺炎及皮肤黄染等，出现上述表现时应予以进一步检查，尽早诊断或排除胰腺癌。

三、鉴别诊断

1. 慢性胰腺炎　往往有胆管病史，腹痛、体重下降、糖尿病和脂肪泻为慢性胰腺炎四联症。CT见胰腺实质钙化、密度不均、结节状改变、胰管扩张或囊肿。ERCP示胰管串珠样改变、可见结石或钙化、扩张或囊肿，胰管显影正常则可排除慢性胰腺炎。穿刺活检是鉴别胰腺癌和胰腺炎的可靠方法，但仍有一部分患者鉴别极为困难。

2. 胃十二指肠溃疡　上腹痛为主要症状，具有慢性过程、周期性发作和节律性疼痛的特点，但患者无黄疸、消瘦、腹部包块、发热及脂肪泻。胃十二指肠镜检查可排除有无溃疡、胃炎及胃癌等疾病。

3. 胆石症　腹痛多位于右上腹并向右肩背部放射，急性发作往往伴有高热，黄疸可随炎症控制与否而呈现波动。胆囊结石B超可见随体位移动的强回声光团后曳声影；肝内、外胆管结石EUS检查可很好显示胆总管下段结石，同时可诊断有无胃十二指肠和胰腺疾病；ERCP在诊断胆管结石的同时，尚可行Oddi括约肌切开取石术，并引流胆管。

（中山大学附属第一医院　王天宝）

第三节　胰腺癌手术治疗

一、胰腺的淋巴引流

胰腺癌是一种恶性程度很高的消化道肿瘤，其发病率有明显增加的趋势。目前外科手术仍是胰腺癌首选的治疗方法。

淋巴结转移是影响胰腺癌手术后生存时间的一个重要因素，大量资料表明，无淋巴结转移的患者5年生存率可达15%～40%，显著高于根治术后淋巴结转移为阳性5年生存率（0～7.7%）。

国际抗癌联盟UICC将胰周淋巴结分为12组：①胰头上组；②胰体上组；③胰头下组；④胰体下组；⑤胰十二指肠前组；⑥幽门组；⑦肠系膜血管根部组；⑧胰十二指肠后组；⑨胆总管组；⑩脾门组；⑪胰尾组；⑫腹腔干组。

日本胰腺学会（JPS，第4版，1993）将胰周区域淋巴结分为18组：①贲门右组；②贲门左组；③胃小弯组；④胃大弯组；⑤幽门上组；⑥幽门下组；⑦胃左动脉干组；⑧肝总动脉干组；⑨腹腔干组；⑩脾门组；⑪脾动脉干组；⑫肝十二指肠韧带；⑬胰头后组；⑭肠系膜根部组；⑮中结肠动脉周围；⑯主动脉周围；⑰胰十二指肠前组；⑱胰体尾下沿组。

胰腺各部位淋巴引流途径有所不同，一般说来胰腺的淋巴引流基本上为按部位多方向就近引流。解剖学将胰腺分成以下5个部分来描述淋巴回流途径（图21－1至图21－4）。

胰头前表面：胰头前表面淋巴结称胰十二指肠前淋巴结，其淋巴回流有上下两条途径，向上沿胃十二指肠动脉回流到肝固有动脉周围，再注入腹腔干淋巴结，向下注入肠系膜动静脉周围淋巴结。除上述的两条途径外，胰头前表面中部的淋巴在汇合了幽门下淋巴结的淋巴管后沿着胃结肠干可到达肠系膜上静脉前表面淋巴结。

胰头后表面：胰头后表面淋巴结称胰十二指肠后淋巴结，解剖学研究表明来自胰头后表面的淋巴管向左走行注入腹腔干、肠系膜上动脉根部周围淋巴结，少数可以直接注入主动脉腔静脉间淋巴结。

钩突：钩突前后表面的淋巴结经过肠系膜上动脉及其根部周围到达主动脉腔静脉间淋巴结。少数情况下，钩突后表面的淋巴管可以直接注入主动脉腔静脉间淋巴结。

胰颈：从胰颈和部分胰体的上部分发出的淋巴注入肝固有动脉、胃左动脉以及脾动脉起始部周围的淋巴结，下半部则注入肠系膜上动脉周围淋巴结。

胰体尾：胰体尾的淋巴回流途径有两条：一条沿着脾动静脉周围淋巴结流向腹腔干周围，另一条沿着胰体尾的下沿、胰下动脉周围淋巴结到达肠系膜动静脉周围，该处的淋巴结可与结肠中动脉、肠系膜淋巴结相联系。

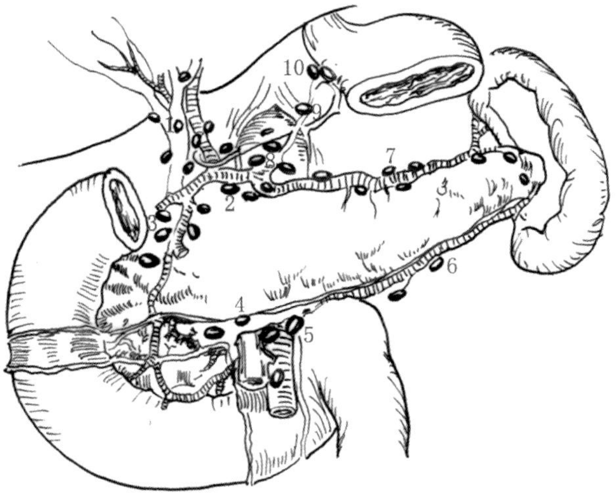

1. No. 12b；2. No. 8a；3. No. 6；4. No. 14V；5. No. 14a；6. No. 18；7. No. 11；8. No. 9；9. No. 7；10No. 1

图 21－1　胰腺腹侧淋巴结

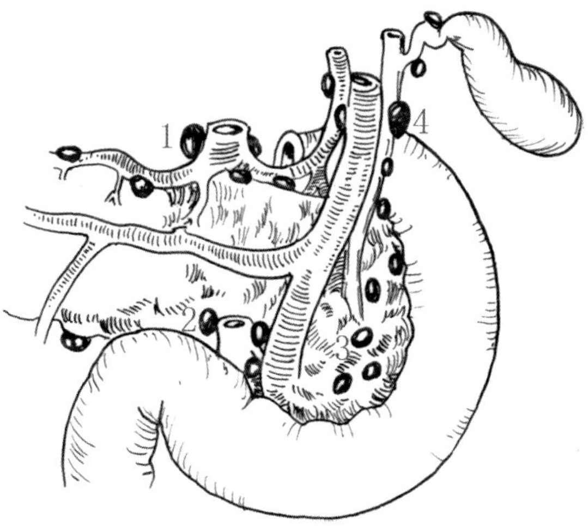

1. No. 9；2. No. 14a；3. No. 13；4. No. 12b

图 21－2　胰腺背侧淋巴结

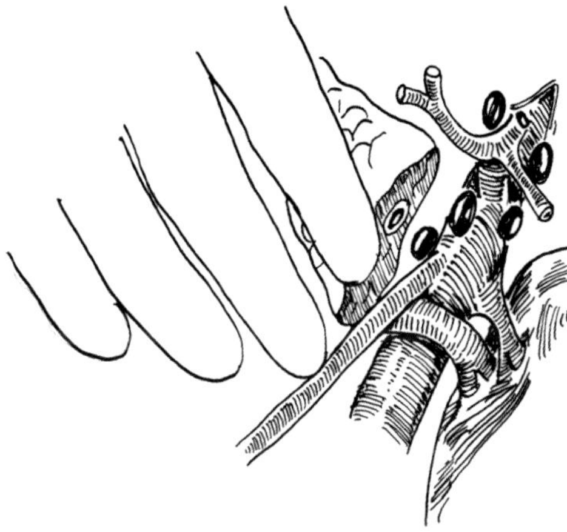

图 21－3　胰腺腹腔干组淋巴结

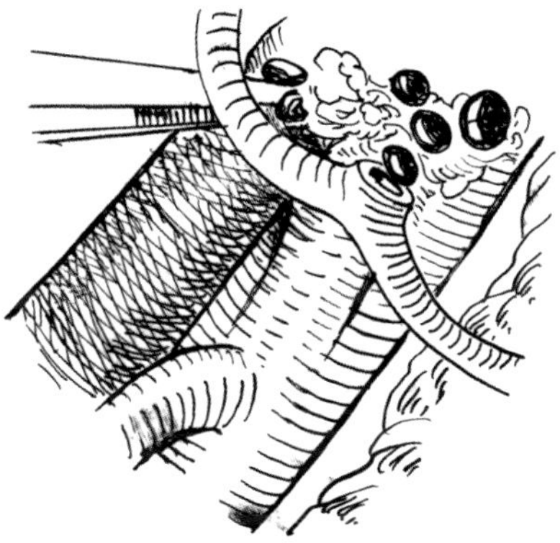

图 21－4　胰腺主动脉周围淋巴结

二、胰腺癌淋巴结清扫范围与争议

1. 胰腺癌预后极差，主要是其早期即发生淋巴结转移和沿神经束膜扩散至胰外。迄今唯一有可能治愈胰腺癌的方法仍是根治性切除。20 世纪 40 年代开始即以胰十二指肠切除术（PD，Whipple 手术）治疗胰头癌，但切除率不高，为 10%～15%，且手术死亡率 10%～44%，5 年存活率<5%，胰体尾癌的治疗结果更差。为改善 PD 效果，外科界曾从扩大手术适应证与扩大 PD 切除范围两方面入手。扩大 PD 适应证的结果是切除率的显著提高与手术死亡率的直线上升，扩大手术范围为 Fortner 首创的区域性胰切除（RP），开始仅联合区段切除门静脉和（或）肠系膜上静脉（PV/SMV），以后范围不断扩大，甚至切除腹腔干（CA）、肝动脉（HA）和肠系膜上动脉（SMA）等，扩大切除范围明显提高了切除率，但手术死亡率与并发症发生率大增，而存活率却并无改善。不断扩大手术范围的另一后果是难以统计其真实效果，不同国家、地区对“扩大”的概念理解、标准与做法都有区别，手术名称多达十几种，以致其结论存在极大的差别，有的报告 5 年存活率高达 33.5%，有的则报告扩大手术范围后存活率并无改善。在欧洲，1996 年文献报告 5 年存活率

仅0.4%。

2. 胰头癌的淋巴清扫范围　Whipple手术是治疗胰头癌的经典术式，切除范围包括胰头、胰腺钩突、十二指肠、近端空肠、胆囊和远端胆管、远端胃及大网膜的右半部分，清扫胰周和肝十二指肠韧带内淋巴结。随着手术技术的提高，胰十二指肠切除术围术期病死率和并发症进一步降低，但患者远期生存率并不令人满意，术后局部复发仍是导致死亡的重要原因，同时鉴于胰腺癌早期淋巴结转移和神经束扩散等特性，胰十二指肠切除术逐渐进入以淋巴结清扫为目的的根治术，其中包括标准胰十二指肠切除术（SPD）、根治性胰十二指肠切除术（RPD）和扩大根治性胰十二指肠切除术（ERPD）。SPD为在Whipple手术的基础上加行第12b、第12c、第13a、第13b、第14a、第14b、第17a和第17b组淋巴清扫。Adams等在SPD术范围中并未提及第12b、第12c组淋巴结的清扫，反而强调肝总动脉周围淋巴结（第8组）的清扫，而第8组淋巴结清扫一般认为在RPD的范围之内。也有学者认为，幽门上、下淋巴结（第5组和第6组）也应包括在内，也有保留幽门胰十二指肠切除术（PPPD）在保留幽门的情况下清扫幽门上、下淋巴结，但淋巴结清扫的彻底性仍有待进一步研究证实。国内彭淑牖认为PPPD不能作为胰头癌根治切除的常规术式，特别是已发生幽门上、下淋巴结转移时。Hatori也提出PPPD的适应证为癌肿未直接浸润十二指肠球部及胃周第3～7组淋巴结无转移。RPD则在SPD的基础上清扫第8、第9、第12、第14组及第16a1、第16b1组淋巴结，肝总动脉、腹腔干和肠系膜上动脉的骨骼化。但是清扫全部第14组淋巴结往往导致患者术后发生严重腹泻和营养吸收障碍，影响生活质量，故对于胰头癌患者一般只清扫肠系膜上动脉右侧的淋巴结，而胰体尾癌一般清扫肠系膜上动脉左侧的淋巴结。也有学者认为，RPD的淋巴清扫范围包括右侧肾门到腹主动脉左缘，上起门静脉到肠系膜上动脉起始区域的淋巴结清扫，而第8、第9组及第14组淋巴结的清扫则不包括在内。ERPD在RPD的基础上包括上至主动脉裂孔，下至髂总动脉分叉，右起十二指肠外缘3cm至左肾动脉中点范围内的所有神经、淋巴结和结缔组织的清扫，包括全部的第16组淋巴结。但也有学者提出清扫第16组淋巴结并不能延长患者的生存时间，故把第16组淋巴结的转移视为远处转移，对于有第16组淋巴转移的患者，手术达不到根治的目的。也有将ERPD中第16组淋巴结清扫定义在腹腔干到肠系膜下动脉，两侧为两肾肾门。目前，前瞻性的随机对照试验结果表明，ERPD与PD组间术后生存期的差异无统计学意义，但是淋巴结转移阳性的ERPD组的平均生存时间较PD组显著延长，故认为ERPD可延长已存在淋巴结转移者的生存时间，这也肯定了淋巴结清扫在胰腺癌根治性手术中的重要地位。

3. 胰体尾癌的淋巴结清扫范围　胰体尾的淋巴回流按胰长轴分体尾上、下两部分，胰体尾上半部的淋巴从局部淋巴结经脾动脉淋巴结或经肝总动脉干淋巴结到腹腔动脉周围淋巴结，再进入腹主动脉周围淋巴结；胰体尾下半部的淋巴经胰下动脉周围淋巴结达肠系膜根部淋巴结或直达肠系膜根部淋巴结。胰体尾的淋巴管还可与脾门淋巴结和胃淋巴管（沿胃短动脉）相联系。另外，胰体尾淋巴可逆行到胃左动脉干淋巴结、肝门部淋巴结及胰头前后淋巴结。胰体尾癌的淋巴结转移主要集中在腹腔干到肠系膜上动脉的淋巴结和腹主动脉左侧的腹膜后区域，因此胰尾部癌第1站的淋巴结（第8，第9、第10、第11、第14及第18组）必须切除，连同肿瘤、后腹膜瘤床以及周围软组织整块切除。主要的适应证包括，可以切除的胰体尾癌（无远处转移；腹腔干和肠系膜上动脉周围脂肪清晰；肠系膜上静脉或门静脉通畅，无浸润）和可能切除的胰体尾癌（肾上腺，结肠或结肠系膜，或肾脏侵犯；手术前胰周淋巴结活组织检查呈阳性）。关于胰体尾切除术的淋巴结清扫范围目前尚无统一意见，胰体尾癌手术一般包括两种即标准胰腺胰尾部切除术（SLP）和根治性胰腺体尾部切除术（RLP）。SLP手术范围为：切除胰体尾和脾脏（或保留脾脏）的同时做腹腔干、脾门、脾动脉及胰体尾下缘区域淋巴结的整块切除（即第9、第10、第11、第18组）。RLP则在SLP的基础上加做肝动脉的前上侧、主动脉与胰十二指肠下动脉间的肠系膜上动脉及包括肾筋膜在内的主动脉与下腔静脉前侧面淋巴结清扫（即第8a、第14、第16a2、第16b1组）。关于胰体尾癌手术中第7组淋巴结清扫与否还没有明确的说法。Goh等回顾性分析了31例SLP和8例RLP的手术相关情况后发现，两组间手术并发症发生率、病死率、住院天数、输血量和长期存活率的差异均无统计学意义。目前，尚缺乏该方面大样本的前瞻性随机对照试验，因此对于RLP是否能提高胰体尾癌患者的长期生存率仍存争议。由于胰体尾癌的恶性程度高，淋巴转移早，不能手术切除者的平均中位生存时间<6个月，故对于无远处转移、可切除的病例仍应该首选手术治疗。

三、术前评估与准备

（一）术前评估

1. 可切除标准　不论胰头、胰体还是胰尾癌，符合以下条件者可评估为可以切除：无远处转移；无肿瘤延伸浸润腹腔干和肠系膜上动脉；腹腔干和肠系膜上动脉周围脂肪间隙清除；肠系膜上静、门静脉通畅，无浸润。

2. 可能切除标准

（1）对于胰头、胰体癌，符合以下条件者可评估为可能切除：单纯的肠系膜上静脉、门静脉侵犯；肿瘤邻近肠系膜上动脉；肿瘤包绕胃十二指肠动脉；肿瘤无浸润包绕下腔静脉；肠系膜上静脉闭塞，但近侧和远侧的静脉通畅；结肠和结肠系膜侵犯。

（2）对于胰尾癌，符合以下条件者可评估为可能切除：肾上腺，结肠或结肠系膜，或肾脏侵犯；手术前胰腺周围淋巴结活检阳性；另外，由于手术范围较广，对患者损伤较大，行根治性切除的患者一般情况应良好，术前评估可以耐受手术。

3. 不可切除标准　存在以下情况者为不可切除的胰腺癌。

（1）胰头癌：远处转移，包括腹腔干和（或）主动脉旁淋巴结；肠系膜上动脉、腹腔干的包绕；肠系膜上静脉、门静脉闭塞；主动脉、下腔静脉的侵犯或包绕；横结肠系膜以下的肠系膜上静脉侵犯。

（2）胰体癌：远处转移，包括腹腔干和（或）主动脉旁；肠系膜上动脉、腹腔干、肝动脉的包绕；肠系膜上静脉、门静脉闭塞；腹主动脉侵犯。

（3）胰尾癌：远处转移，包括腹腔干和（或）主动脉旁淋巴结；肿瘤包绕肠系膜上动脉、腹腔干；肿瘤侵犯肋骨、椎骨。

（二）术前准备

1. 心、肺、肝、肾等重要器官功能检查及胸部 X 线摄片以排除转移性病灶，同时向患者解释手术必要性，取得患者同意，解除对手术的种种顾虑，患者对术者的信任和配合对手术的成功至关重要。

2. 术前纠正水、电解质、酸碱平衡紊乱及营养不良状况。

3. 加强营养，术前少量多次输新鲜血液、白蛋白和血浆，改善贫血，提高血浆白蛋白，白蛋白最好达 30g/L 以上，血红蛋白达 100g/L 以上较为适宜。

4. 加强保肝治疗，术前每天口服或静滴注射高渗葡萄糖液，给予补充多种维生素。

5. 肌注维生素 K，使凝血酶原值接近正常，以纠正出血倾向。

6. 对长时间高度黄疸，血胆红素＞225μmol/L，或有胆管感染者，应先行减黄手术，2～3 周后再行根治性切除术。

7. 术前 30min 注射广谱抗生素，以治疗或预防感染。

8. 因有联合切除结肠的可能，应行肠道清洁准备。

9. 手术日晨放置胃管，术后需要肠内营养时，放置胃管时同时带入直径 3mm 的硅胶管。

10. 备同型浓缩红细胞 6～10U，同型血浆 600～1 000mL。

四、麻醉与体位

采用气管内插管全身麻醉，禁止用对肝脏有毒药物，采取仰卧位，右腰背部垫高，以利于术野显露。

五、胰十二指肠切除术

本术式要求切除胃远端50%～60%、十二指肠、胆囊、部分胆总管、胰头（颈）、起始部10～15cm空肠等（图21－5）。4个主要步骤：①一般性探查，检查有无远隔转移和局部活动癌瘤，从而初步判断肿瘤来源，断定是否可切除。②试行分离，主要是显露肿瘤的部位、大小、活动度。肿瘤与下腔静脉、腹主动脉、门静脉和肠系膜上静脉等之间有无浸润，判定肿瘤能否切除。③切除病变：切除胆囊，切断胆总管或肝总管、胃远端、胰腺、空肠上段，切断或完全切除钩突。④重建消化道，需按胰、胆、胃或者胆、胰、胃的顺序与空肠进行吻合。详细步骤请参见本书第二十章相关内容。

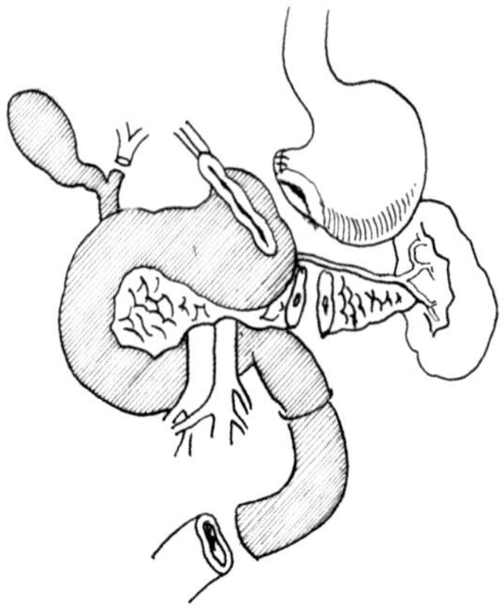

图21－5　切除范围

六、保留幽门的胰十二指肠切除术

胰腺癌采用保留幽门的胰十二指肠切除术，行十二指肠空肠端侧吻合，吻合口位置低，肠管通畅，立位或排空时食糜顺行而下，不冲击空肠壁，且不切断空肠的环状肌而不影响其收缩功能，使酸性食糜在吻合口停留时间短，减少胃排空障碍及吻合口溃疡，内翻吻合间隔瓣可防止食糜反流入胃，避免反流性胃炎和食管炎的发生。

1. 切口选择、手术探查、胰腺及胰周血管处理等同PD。

2. 处理大网膜　保护左、右胃网膜动静脉的交通支，在胃窦下方切断结扎胃网膜右动脉（图21－6）。

3. 解剖、切断、结扎胃十二指肠动脉和胃右动脉，完全游离幽门及十二指肠壶腹部，幽门下2cm切断十二指肠（图21－17）。

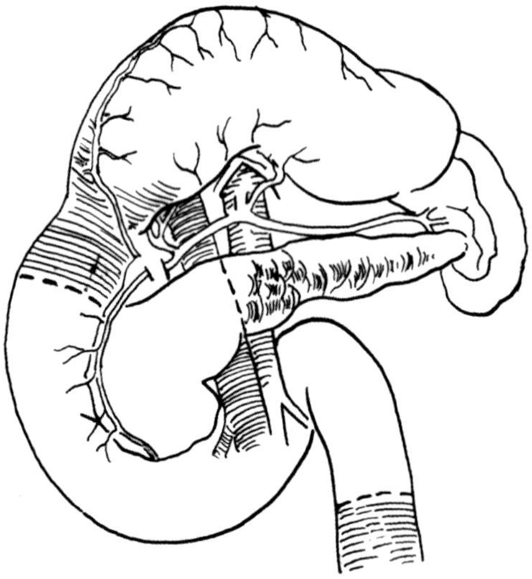

图21－6　十二指肠和胰腺切线

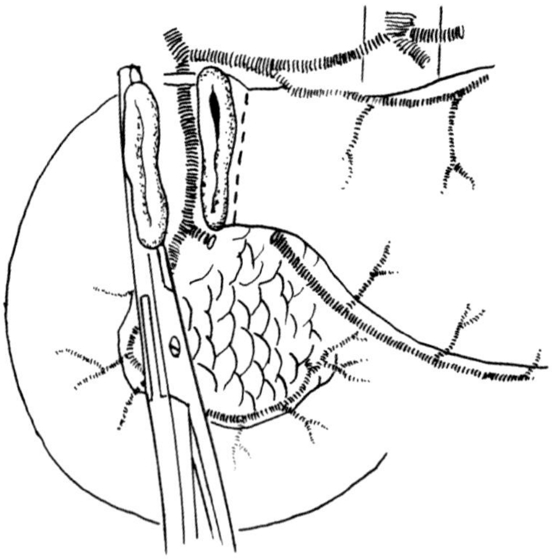

图21－7　切断十二指肠

4. 切除胆囊、胆总管、胰头和十二指肠及消化道重建的方法同PD。

5. 十二指肠空肠端侧吻合　扩张幽门括约肌；行十二指肠空肠浆肌层间断缝合，切开空肠，做十二指肠空肠全层缝合，前壁亦行浆肌层缝合。

6. 该术式可发生胃排空障碍，鼻胃管放置时间长，老年患者易诱发呼吸道感染，行胃造瘘颇有裨益（图21－8）。

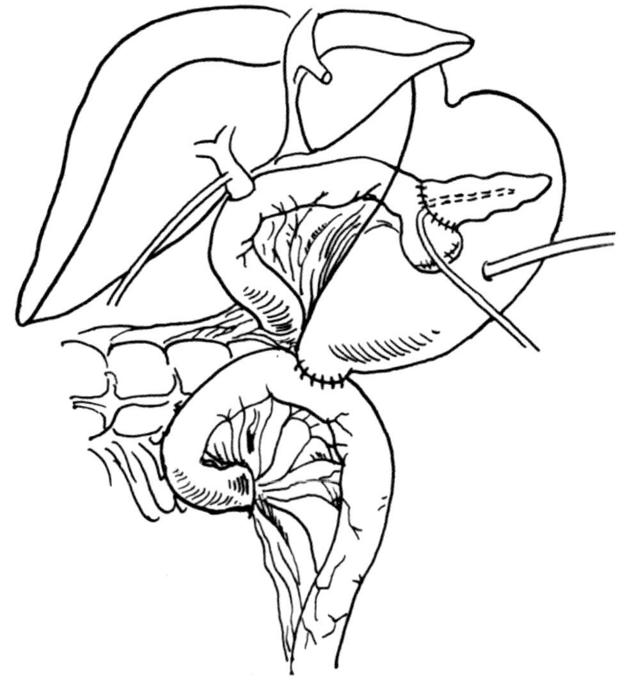

图 21-8　消化道重建

七、联合部分门静脉切除的胰十二指肠切除术

1. 开腹、探查同 PD。在合并门静脉切除可达到根治性切除并能血管重建者，可行胰腺癌合并门静脉切除术（图 21-9）。

2. 切断胃、切断胆管与胰腺、切断空肠等同 PD。

3. 切断门静脉　于胰腺上、下缘，游离门静脉及肠系膜上静脉，靠近胰腺上、下缘上持 Satinsky 钳，结扎、切断门静脉及肠系膜上静脉；将胰腺头侧向右侧牵引，于胰腺钩突部下缘结扎切断胰十二指肠下动脉及其周围神经丛。

4. 吻合门静脉　把持 Satinsky 钳使门静脉与肠系膜上静脉断端靠近，用肝素生理盐水洗净血管内腔，准备行血管重建术：在门静脉两端或门静脉与肠系膜上静脉后壁中央以 5-0 prolene 线行外里、里外进针顺序缝合 1 针，线结打在腔外，缝线的一端以钳夹牵引，用另一端采用连续缝合，一针缝合吻合口一半。由于缝线始终围绕吻合口，注意缝线不能混乱。如果手技娴熟，可以在短时间内完成吻合。如果门静脉切除＞5cm，需要行血管移植，以自体大隐静脉或颈内静脉为佳，可先与门静脉吻合，再与肠系膜上静脉吻合。

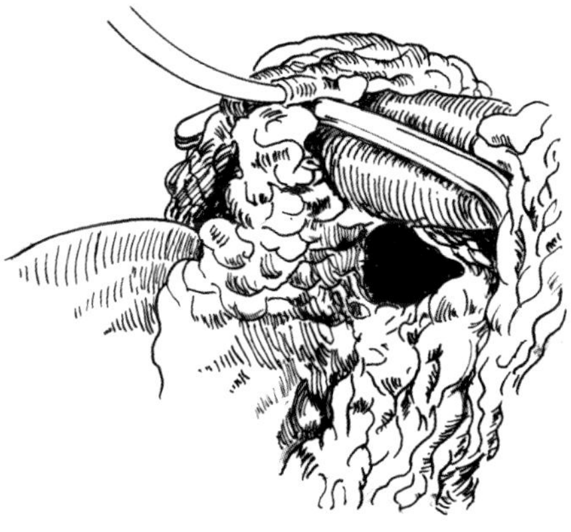

图 21-9　门静脉受侵

5. 重建消化道　同 Child 术。

八、胰体尾联合脾脏切除术

1. 游离横结肠系膜前叶，切除胰头部胰腺被膜，解剖脾结肠韧带，予以分段结扎切断（图 21-10）。

2. 将大网膜、横结肠系膜前叶用大弯钩拉向右上方，显露胰腺上、下缘（图 21-11）。

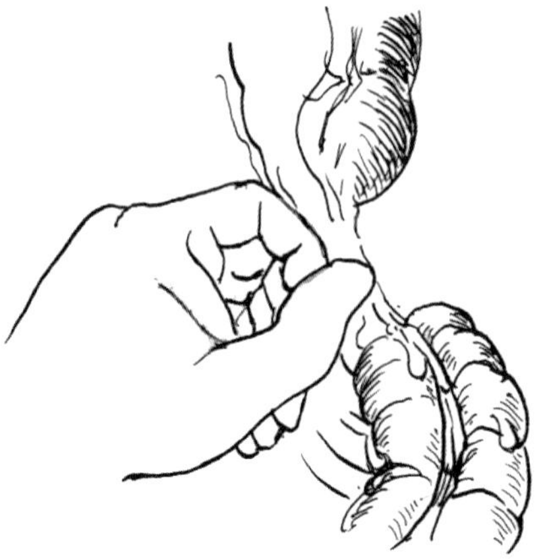

图 21－10　解剖脾结肠韧带

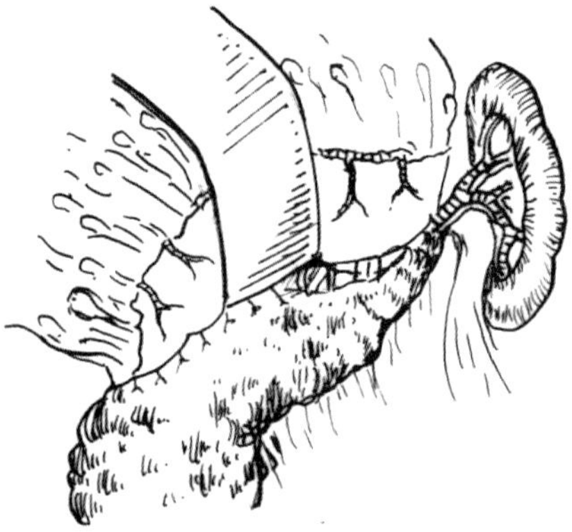

图 21－11　显露胰腺下缘

3. 游离胰腺下缘后腹膜，切断、结扎 Treitz 韧带，直至肠系膜上动脉左侧。同法切开胰腺上缘的后腹膜（图 21－12）。

4. 术者左手将脾脏适度拉向右下方，紧张脾膈韧带，可用电刀切开，多无出血（图 21－13）。

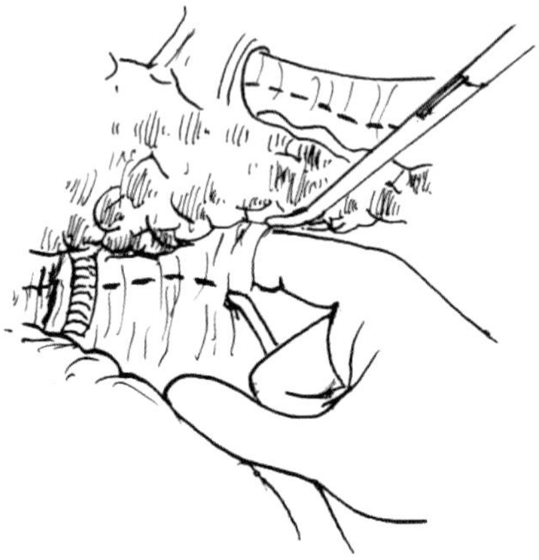

图 21－12　游离胰腺下缘

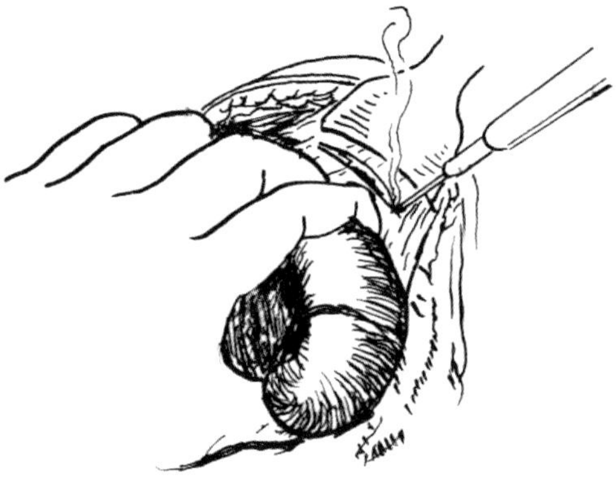

图 21－13　切开脾膈韧带

5. 向下方延伸脾膈韧带切口，至脾肾韧带，予以分段结扎切断，至此脾外侧、胰腺下缘游离完毕（图 21－14）。

6. 分段结扎切断胃脾韧带，每次钳夹组织宽度不超过 1.5cm（图 21－15）。

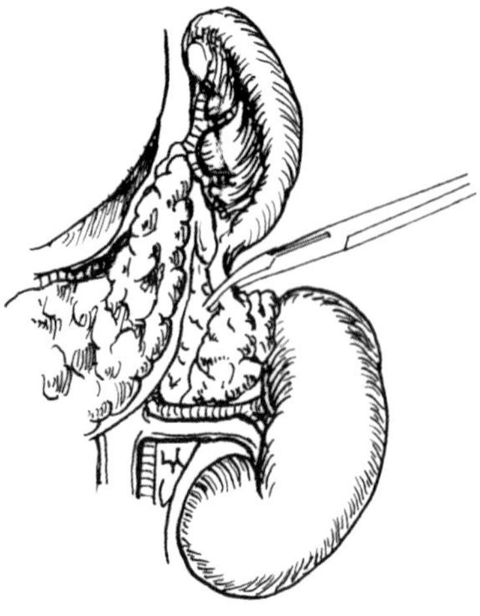

图 21－14　切断脾肾韧带

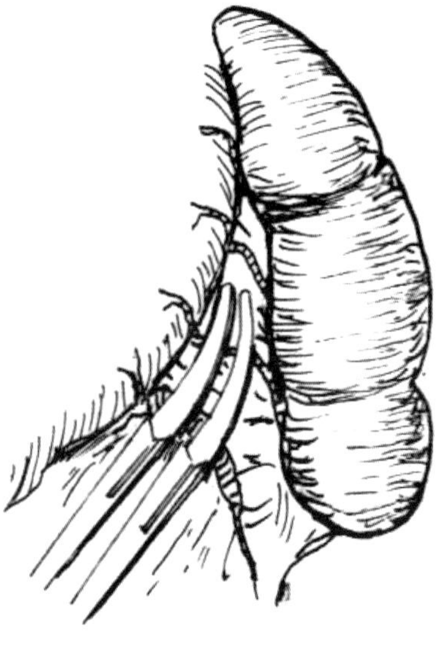

图 21－15　切断胃脾韧带

7．于脾动脉根部切断，近心端结扎及缝扎各一道，至此胰体尾完全游离（图 21－16）。

8．将脾脏、胰体尾部和胃一并翻向右上方，显露肠系膜下静脉。纵行切开脾静脉覆盖的筋膜，于肠系膜下静脉左侧将脾静脉切断结扎（图 21－17 至图 21－19）。

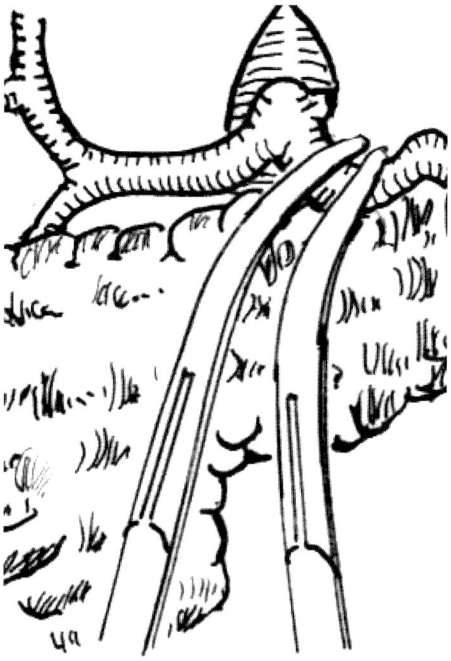

图 21－16　切断脾动脉

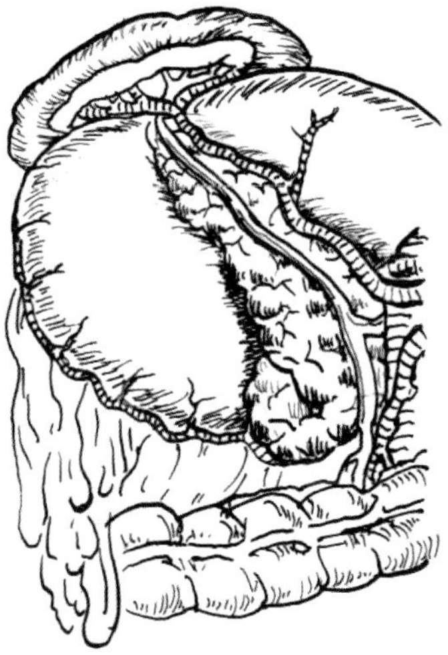

图 21－17　游离胰腺

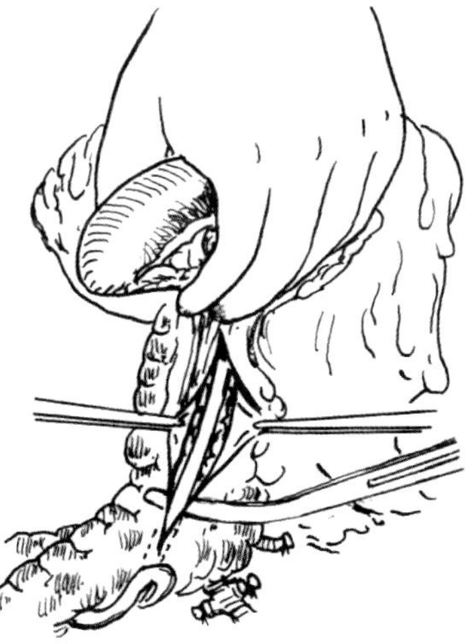

图 21－18　显露脾静脉

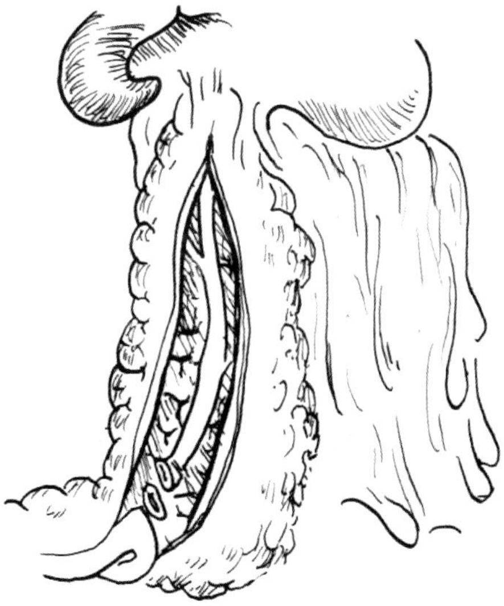

图 21－19　结扎脾静脉

9．胰腺切断线大致在肠系膜下静脉和脾动脉根部连接线附近，用肠钳夹持切断线右侧胰腺，电刀逐步切断胰腺组织，注意寻找胰管。肠钳有两种作用，一为控制胰腺断端出血且不损伤周围组织；二为胰腺切除撤除肠钳后，胰腺断端呈鱼口状，便于对拢缝合，至此完全切除胰体尾和脾脏（图 21－20、图 21－21）。

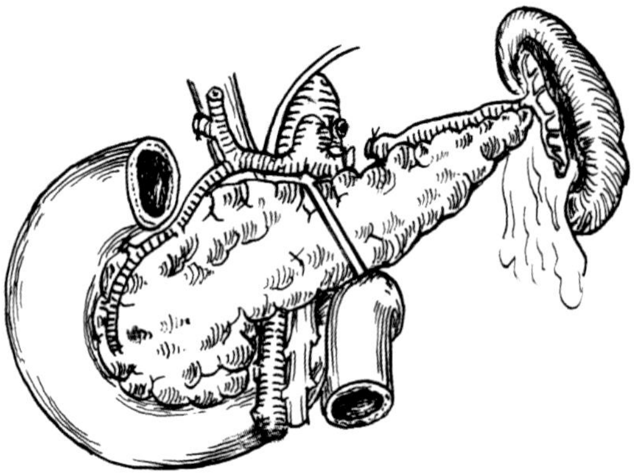

图 21－20　切断胰腺

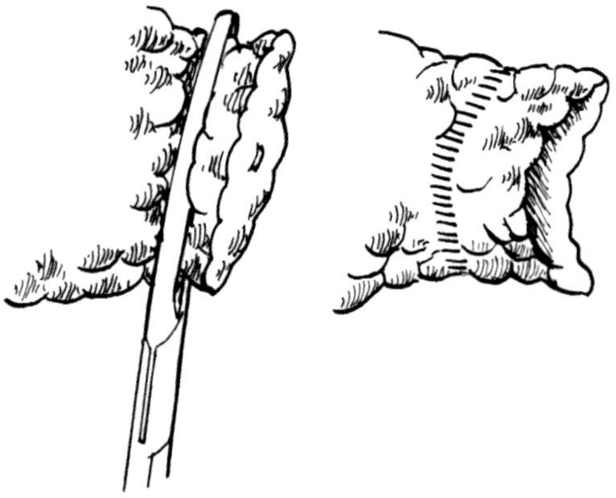

图 21－21　胰腺断端

10. 胰管用 4 号丝线缝扎胰管，然后环绕胰管部位，距离胰腺断端约 1cm，4 号丝线 U 形缝合，确切结扎胰管，以防胰漏发生。4 号丝线间断缝合胰腺断端，于胰腺断端放置多功能引流管，以备胰漏引流之用（图 21－22）。

九、全胰切除术

1. 切口、术中探查、胃切除同 PD。

2. 先结扎切断脾动脉，然后切开脾结肠韧带、脾肾韧带及胃脾韧带。

3. 逐步钳夹切断胰腺上、下缘腹膜与结缔组织，将胰腺和脾脏向右侧翻转，上缘达脾动脉起始处，下缘则至肠系膜下静脉汇入脾静脉处。

4. 在肠系膜下静脉汇入处的远侧切断脾静脉，近端用血管线缝合关闭，远端结扎。

5. 结扎切断胰十二指肠上、下静脉和汇至门静脉及肠系膜上静脉的小静脉属支。

6. 胰头、十二指肠、胃和胆管的游离切断同前述。

7. 切断空肠上端及钩突部系膜，移除脾脏、胰腺及十二指肠。

8. 胃肠道的重建方法同 Child 术。

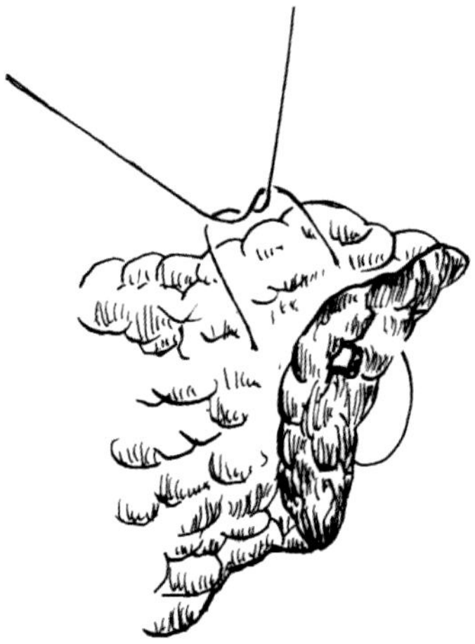

图 21－22　胰腺断端缝合

十、姑息性胆肠内引流术

（一）胆囊空肠吻合术

1. 多采用右上腹经腹直肌切口。

2. 胆囊空肠袢式吻合术

（1）距屈氏韧带 45～50cm，经横结肠后将空肠上提至胆囊底部。切开胆囊底部，吸尽胆汁，检查胆总管张力，若比胆囊减压前明显降低，表明胆囊管与胆总管想通，可行胆囊空肠吻合术；否则不能行胆囊空肠吻合术。

（2）切除胆囊底部约 2cm × 1cm，切开空肠壁，用 4 号丝线间断缝合胆囊壁与空肠壁，针距边距均为 0.25cm。

（3）关闭横结肠系膜裂隙。

（4）为防止食糜进入胆囊引起胆管感染，距离胆囊空肠吻合口约 40cm，行空肠输入袢与输出袢的侧侧吻合，吻合口直径>4cm；亦可在侧侧吻合口远侧输入袢缩扎空肠，以减少食糜进入胆囊的可能性。

3. 胆囊空肠Y式吻合术

（1）距十二指肠悬韧带约15cm处横断空肠及其系膜。

（2）将空肠远侧段自横结肠前或后上提，与胆囊行端侧吻合，或将远侧空肠断端缝合关闭，行胆囊空肠侧侧吻合。

（3）距离胆囊空肠吻合口约40cm处，行切断的近端空肠与远端空肠端侧吻合。

（二）胆总管空肠吻合术

1. 多采用右上腹经腹直肌切口。

2. 切除胆囊，显露胆总管，用空针穿刺抽出胆汁证实，切开胆总管长约2.5cm，胆管壁上的出血点用1号丝线逐一结扎。

3. 提起空肠，找到十二指肠悬韧带，距十二指肠悬韧带10～15cm处切断空肠及其系膜。

4. 横结肠后上提空肠袢至胆总管处，与胆总管行端侧吻合术。

5. 距胆肠吻合口约40cm处，行空肠－空肠端侧吻合。

十一、胰腺癌疼痛的外科处理

胰腺癌是一种恶性程度极高的肿瘤，就诊时大部分已失去根治性切除的机会，疼痛困扰约85%的胰腺癌患者。胰腺癌疼痛机制：肿瘤对胰周神经压迫或直接侵犯；胰管或（和）胆管梗阻；合并慢性胰腺炎症及胰腺包膜张力增加；肿瘤压迫周围血管致组织缺血。胰腺的神经支配：腹腔神经丛发出的交感神经；发自右腹腔神经节及肠系膜上丛的胰头丛；胰尾接受左腹腔神经节发出神经纤维。胰腺痛觉纤维主要经过胰头丛、胰支及腹腔神经传入中枢神经系统。关于胰腺癌疼痛评估和药物治疗参阅本书有关章节。

术中对不能切除的胰腺癌，可行胰头丛切除术或于腹腔内脏神经周围注射无水酒精等药物，一般在腹腔动脉两侧分别注射无水酒精5mL，约1/3患者可有效缓解疼痛。对于未开腹的患者采用超声内镜、B超、X线、CT、MRI导向下腹腔神经节注射无水乙醇等药物的方法也是治疗胰腺癌顽固性疼痛的有效措施。目前，尚有胸腔镜直视下胸内脏神经切除术控制胰腺癌疼痛的报道，对患者损伤更小。另外，硬膜外镇痛、冷冻治疗、高能聚焦超声热疗、放射治疗和介入化疗等对胰腺癌疼痛都具有一定的疗效。

十二、术中应急处理

1. 术中血管损伤与大出血　发生大出血后，应立即用手指压迫出血点，或用心耳钳钳夹止血，必要时用组织钳夹闭血管裂口，如系门静脉或肠系膜上静脉损伤，可将左手示指与中指伸至胰腺后间隙向上抬举阻断血管，再将拇指对压在出血部位。同时快速输血、输液补充血容量。待血压回升至正常，在充分暴露下辨清出血来源，静脉分支出血则给予缝扎，大血管裂口出血应自上而下移动按压手指，用4－0或5－0无损伤缝合线进行缝合；如果静脉缺损较大，>0.5cm可考虑应用静脉补片进行修补。若为门静脉、肠系膜上静脉的横断伤，损伤长度不超过5cm可做端端吻合；若血管损伤过长或有肿瘤浸润，可切除一段肠系膜上静脉，然后间置一段自体血管，或人工血管进行吻合，最好使用自体血管（如大隐静脉）。必要时行肠系膜上静脉与下腔静脉端侧吻合。对于肠系膜上动脉的损伤、裂伤应给予修补，横断伤则必须吻合，并注意肠系膜血栓形成。

2. 慢性胰腺炎误行切除　重在预防，细针穿刺或切取胰腺活体组织时，要深达病变实质，否则可能做出错误诊断。如活体组织检查与临床诊断不一致时，可进行多次活组织检查，以免出现误切。

十三、术后常见并发症防治

胰瘘、腹腔内出血、腹腔感染、术后胃肠道出血、应激性溃疡、胆肠吻合口漏、胃肠吻合口漏、乳糜漏、术后胃排空障碍、门静脉、肠系膜上静脉栓塞、消化功能障碍及脾切除术后门静脉系统血栓形成等参见本书第二十章相关内容。

(山东大学齐鲁医院　曲　辉　智绪亭)

第四节　胰腺癌化疗

手术目前仍然是唯一根治胰腺癌的手段，随着放疗和化疗以及靶向药物治疗胰腺癌的研究不断深入，胰腺癌的治疗效果有了一定提高，化疗起了重要作用。

一、胰腺癌术后辅助化疗

胰腺癌根治术后局部和全身的复发转移率极高，80%的患者会在术后12个月内复发。行根治术的患者术后5年生存率不超过25%。

有关术后辅助治疗有多个临床试验。第1个临床前瞻性随机试验是GITSG试验，研究方案为静脉推注5-Fu（500mg/m^2，每个放疗疗程开始后前3天）联合分割放疗（总量40Gy，分2个疗程进行），并在同步放化疗结束后给予静脉推注5-Fu（500mg/m^2，每周1次）维持治疗2年。提示术后含5-Fu的辅助化放疗比术后单纯观察组显示出生存优势，中位生存期为20个月 vs 11个月，2年生存率分别为43%和18%（$P<0.03$），5年生存率为18% vs 8%。欧洲29个研究中心随后进行的欧洲癌症研究与治疗组织（EORTC）研究进一步观察了胰腺癌术后辅助放化疗的效果。方案为5-Fu持续静脉滴注联合分割放疗（总量40Gy），但不再给予5-Fu维持治疗，给药方式由静脉推注改为持续静脉滴注。入组114例胰头癌和93例壶腹癌患者，随机分入放化疗组（104例）和观察组（103例），两组的中位生存期分别为24.5个月和19.0个月，2年生存率分别为51%和41%。去除壶腹癌，进行胰头癌的亚组分析，放化疗组和观察组的中位生存期分别为17.1个月和12.6个月，2年生存率分别为37%和23%。欧洲因此并不推荐胰腺癌术后辅助放化疗。2001年，欧洲胰腺癌研究组1（ESPAC-1）组织11个国家66家研究中心共同开展的一项大规模前瞻性随机对照研究，共入组541例胰腺癌术后患者，进行3种随机分组。进行临床试验的结果也表明，单纯化疗可作为胰腺癌术后标准治疗，同步放化疗则有害无益。该研究与EORTC研究结果一样，证实术后辅助同步放化疗不能改善胰腺癌患者生存。对于术后辅助化疗的合适药物，有待进一步临床试验证实。

美国放射治疗肿瘤学协作组（RTOG）9704研究比较了5-Fu和吉西他滨（健择）联合放疗在胰腺癌辅助治疗中的疗效。该试验入组538例已行根治术患者，分为GEM组（221例）和5-Fu组（230例），两组各行3周治疗后都开始同步放化疗，其后再分别行吉西他滨和5-Fu化疗12周。其中胰头癌的388例患者中，吉西他滨组显示出更佳的中位生存（20.5个月 vs 16.9个月），3年生存率为31% vs 22%，经多变量分析后HR=0.80。当胰体尾癌算入在内时则无明显差异。2007年Oettle等公布了一项多中心Ⅲ期随机对照研究（CONKO-001研究，1998~2004年）的结果，入组368名患者随机分配到吉西他滨化疗组和观察组6个月，结果显示吉西他滨组在无病生存上有显著的统计学优势，无进展生存时间（PFS）为13.4个月 vs 6.9个月，5年无病生存率为16.5% vs 5.5%，吉西他滨辅助化疗组还有延长总生存期（OS）的趋势（OS为22.1个月 vs 20.2个月），这一结果与ES-PAC-1试验一致。2008年CONKO-001更新后的数据显示，吉西他滨组和观察组的中位生存期分别为22.8个月和20.2个月，5年生存率分别为21%和9%，均有显著性差异。CONKO-001研究是第一项将吉西他滨与单纯观察组进行对比的大规模Ⅲ期随机研究，在RTOG 9704研究基础上进一步确认了吉西他滨在胰腺癌术后辅助治疗中的地位。至此，吉西他滨辅助化疗已经被接受为胰腺癌术后推荐辅助治疗。ESPAC－3 试验是一项多中心国际合作的开放的随机对照的Ⅲ期临床试验，入组了 1 088 例胰腺癌 R_0 和 R_1 切除术后患者。随机分入 5－Fu/LV 组和吉西他滨组，吉西他滨在总生存期上并无明显优势（23.6 个月 vs 23.0 个月），5－Fu 的黏膜炎、腹泻等不良反应明显高于吉西他滨，但吉西他滨引起的血小板降低更为多见。总体来讲，从安全性、患者顺应性、剂量强度和不良反应发生率的考虑，吉西他滨更胜一筹。2010 年 Marten 等报告了一项胰腺癌切除术后辅助放化疗联合干扰素 α_{2b} 对比 5－Fu 单药辅助化疗开放的多中心随机Ⅲ期临床试验的最终结果。试验入组了 110 名 R_0 或 R_1 切除的胰腺癌患者，随机分组，CRI 组（放化疗联合干扰素 α_{2b} 组）和 5－Fu 单药辅助化疗组。CRI 组在中位生存期上并无统计学优势（32.1 个月 vs 28.5 个月）。对于高危患者（R_1 切除、术后开始治疗的时间＞8 周等）CRI 组有优势趋势。CRI 组可显著降低局部复发率（29.3% vs 55.6%）。

综上所述，对于 R_0/R_1 切除的胰腺癌患者，应予术后辅助化疗，5－Fu/LV 与吉西他滨在用于术后辅助化疗时总生存无明显差异，吉西他滨的耐受性更好，剂量强度更高。术后同步放化疗的疗效还需更多临床试验的验证。

二、局部晚期胰腺癌化疗

1. 局部晚期不可切除的胰腺癌定义为肿瘤包绕肠系膜上动脉、腹腔干或肠系膜上静脉或门静脉汇合处，同时无远处转移。对于局部晚期有潜在手术切除可能的胰腺癌通过新辅助治疗，可能使肿瘤降期，增加根治性切除的机会。关于新辅助治疗目前缺乏大规模的随机Ⅲ期对照试验结果。Spitz 等比较了术前和术后基于 5－Fu的放化疗方案，在毒副反应和生存期方面未观察到差异，同时术后治疗组因手术并发症有 25% 的患者未接受术后辅助治疗。在另一项Ⅱ期临床试验中，81 例术前吉西他滨＋放疗治疗的患者中有 71 例接受了手术，其中 74% 的患者进行了根治性切除，其中位生存期为 36 个月，而未切除的患者中位生存期仅有 7 个月。目前对于潜在可切除的胰腺癌行新辅助治疗的价值还有待大规模的临床试验来验证。以吉西他滨为基础的新辅助同期放化疗或联合新辅助化疗具有一定的血液学和非血液学毒性，但是可以耐受。与以吉西他滨为基础的新辅助同期放化疗或术后辅助化疗研究相比较，新辅助化疗并没有增加疗效，但新辅助治疗获益并接受 R_0切除的患者其生存期延长。

2. 大约 26% 的胰腺癌患者在诊断时已是局部晚期胰腺癌，5 年生存率仅 8.7%。Moertel 等的 GITSG 试验对比了高剂量单纯放疗、中等剂量放疗联合氟尿嘧啶及高剂量放疗联合氟尿嘧啶对于局部晚期胰腺癌的疗效，结论是联合氟尿嘧啶的 2 个联合治疗组比单纯放疗组有明显生存优势，中位生存为 10 个月 vs 5.5 个月，1 年生存率为 40% vs 10%。Cohen 等的 ECOG8282 试验则提示了相反的结果，5－Fu 和丝裂霉素同步放化疗对比单纯放疗未见统计学优势，PFS 为 8.4 个月 vs 7.1 个月，中位生存期为 5.1 个月 vs 5 个月，但同步放化疗组不良反应发生率增加。故放疗基础上增加氟尿嘧啶能否获得生存优势仍有争议。Chauffert 等进行了 2000－01FFCD－SFRO 试验对比单纯化疗组（吉西他滨单药）和同步放化疗组（氟尿嘧啶联合顺铂）对局部晚期胰腺癌的作用，结果显示吉西他滨单纯化疗组有更好的生存，中位生存期13 个月 vs 8.6 个月。ECOG4201 试验入组了 74 名局部晚期胰腺癌患者，对比了吉西他滨单药化疗同吉西他滨联合 50.4Gy 的放疗后以吉西他滨维持治疗两种方案。结果显示，同步化放疗组中位生存稍占优势（11.0 个月 vs 9.2 个月）。由上述试验可以看出，吉西他滨单药化疗可能优于含氟尿嘧啶的同步放化疗，并且吉西他滨可能有潜在的放疗增敏作用，含吉西他滨的同步放化疗疗效可能更好。

总体来说，对于局部晚期胰腺癌的患者，同步放化疗较最佳支持治疗改善了生存，同步放化疗优于单纯放疗。对一般情况较差的胰腺癌患者，应考虑到病情分期较晚，同时同步放化疗毒性增加。因此，目前单纯化疗被推荐为局部晚期胰腺癌的标准治疗。同步放化疗对于一部分 PS 评分较好，远处转移可能性小的胰腺癌患者可能有益。

一项荟萃分析对于原发不可切除的胰腺癌行同步放化疗后的可切除率和生存情况进行了系统回顾，共整理了 2000 年以来 13 项临床试验共 510 例符合入选标准，结果是手术切除率为 8.3% ~64.2%（中位切除率 26.5%）。在行手术的患者中，57.1% ~100%（中位 87.5%）为 R_0 切除，多数文献报告偶有完全缓解

(CR, 3.0% ~8.8%), 中位生存为9~23个月（平均13.3个月），比文献报告的单纯行同步放化疗的生存情况（8.6~13.6个月）稍有增加。

三、晚期胰腺癌化疗

1. 现在对于晚期胰腺癌的标准一线治疗为吉西他滨单药或吉西他滨联合厄洛替尼。基于多项临床试验，NCCN指南推荐吉西他滨单药方案（1 000mg/m^2, 30min, q1w×3周，每4周为1个疗程）为晚期胰腺癌患者的标准一线治疗方案，尤其是体力状况评分较差者。

2. 有关吉西他滨联合方案的研究是目前的热点。Heinemann等报告了一项荟萃分析，评价了15项随机临床试验（4 465例患者）结果，比较了吉西他滨单药以及与细胞毒性药物联合用于晚期胰腺癌患者的疗效。结果显示，与吉西他滨单药相比，联合化疗方案具有显著的生存益处，总风险比（HR）为0.91。吉西他滨与铂类联合的HR为0.85，与氟尿嘧啶联合的HR为0.90。不过，吉西他滨与伊立替康、依沙替康、培美曲塞等联合不能使患者获益（HR=0.99）。其中5项研究有完整的患者基线体能状态评分（PS）资料。荟萃分析发现，初始PS较好的患者联合化疗生存获益更显著，而PS较差的患者不能从联合化疗获益。研究者认为，吉西他滨与铂类或氟尿嘧啶联合化疗能改善PS较好患者的治疗有效性，而PS较差的患者可能更适宜接受吉西他滨单药治疗。Cunningham等进行了一项吉西他滨单药和吉西他滨联合卡培他滨治疗局部晚期和晚期胰腺癌的Ⅲ期随机对比试验，试验入组了533例经病理证实的局部晚期或晚期的ECOG评分<2的胰腺癌患者，单药组予吉西他滨；联合化疗组予吉西他滨和卡培他滨。两组用药均用至疾病进展或毒性不能耐受。结果提示联合化疗组可显著提高目标缓解率（19.1% vs 12.4%），并在无进展生存上也有统计学优势（中位PFS为5.3个月vs 3.8个月），此外，联合用药组有延长总生存期的趋势（中位生存期为7.1个月vs 6.2个月）。联合用药组与吉西他滨单药组均耐受良好，除手足综合征较单药组明显增多外，余不良反应发生率无明显差异。故该试验提出可以考虑将吉西他滨联合卡培他滨纳入局部晚期和晚期胰腺癌的一线治疗。2010年ASCO报道仅有胰腺癌家族史的患者应用以铂类为基础的化疗可以获得较大的生存优势，对于具有遗传危险因素（如BRCA或PALB2突变）的患者，吉西他滨联合顺铂可能是个较好的选择。

3. 法国Conroy等进行的一项多中心Ⅱ期研究证实，晚期胰腺癌患者接受Folfirinox方案（奥沙利铂+伊立替康+叶酸+5-Fu）治疗，生存期延长，生活质量显著提高。结果显示，46例患者接受化疗，其中35例（76%）有转移病灶，每例患者疗程的中位数为8个（1~24个），中位随访时间为33个月。无毒性死亡事件发生，52%患者出现3~4度中性粒细胞减少症，包括2例粒细胞减少性发热。其他相关的毒性反应包括3~4度恶心（20%）、呕吐（17%）、腹泻（17%）以及3度神经病变（15%）。确证的缓解率为26%，其中完全缓解率为4%。疾病进展的中位时间为8.2个月，中位总生存期为10.2个月。与基线相比，治疗结束时除认知功能外，生活质量的各项功能指标均有改善。化疗有效者总体生活质量改善更为显著。2011年NCCN指南中，对于体力状态好的局部进展不可切除或转移性胰腺癌患者，Folfirinox方案被推荐为一线治疗方案。

综上所述，对于体力状态良好的局部进展不可切除或转移性胰腺癌患者，可以选择Folfirinox方案、吉西他滨、以吉西他滨为基础的联合方案（包括厄洛替尼、卡培他滨、顺铂或S-1）；对于体力状态不佳的可以选择吉西他滨单药化疗或最佳支持治疗。

4. 对胰腺癌一线治疗失败者，仍有50%的患者可以保持较好的体力状态从而适合接受二线治疗。Hwang等应用常用于结肠直肠癌化疗的FOLFOX方案和FORFIRI方案用于吉西他滨一线失败的一般情况较好的胰腺癌患者，6个月总生存率分别为25%和20%，基于患者身体状态评分、之前化疗药物毒性等，可酌情选择上述两方案进行二线治疗。2008年CONCO-003研究入组了对吉西他滨一线治疗失败的胰腺癌患者，研究组为FF方案+奥沙利铂（OFF方案），对照组为FU+亚叶酸钙（FF方案）。结果显示，OFF组和FF组的OS分别是26周和13周，PFS分别为13周和9周。分层分析显示，KPS评分>90分更能从OFF方案中获益。因此，OFF 方案对吉西他滨耐药的晚期胰腺癌患者是一个可行的二线治疗方案。XELOX 二线治疗 39 例胰腺癌患者的结果显示，DCR 为 28%，PFS 为 9.9 周，OS 为 23 周。

目前，一些疗效预测相关指标成为研究的热点。最新的研究评价了 564 例胰腺癌患者的临床症状，结果表明疲乏和疼痛是独立的生存预测指标，这两种症状的改善能使胰腺癌患者从治疗中更多的获益。RTOG 9704 研究的结果显示，胰腺癌术后 CA19-9 的低水平（＜180 或≤90）均提示患者预后较好。人类扩展型核苷转运蛋白（human equilibrative nucleoside transporter，hENT）和人类富集型核苷转运蛋白（human concentrative nucleoside transporter，hCNT）的高表达，核糖核苷酸还原酶 M1（ribonucleoside reductase subunit M1，RRM1）低表达有使患者从吉西他滨治疗中获益的趋势。

总之，胰腺癌的化疗仍有待进一步研究。早期胰头癌应直接行根治性切除，根治术后应积极行术后辅助治疗，吉西他滨和 5-Fu 的疗效相当，前者更易耐受；局部晚期、手术不可切除的患者，可考虑先行同步放化疗为基础的治疗，如有切除机会应及时手术；晚期患者体力状态佳者可行以吉西他滨为基础的联合化疗，或者 Folfirinox 方案化疗，而体力状态差者应行吉西他滨单药治疗，二线治疗可酌情选择 FOLFOX 或 FORFIRI 方案化疗。

第五节　胰腺癌的放疗

胰腺癌放疗机制：射线主要作用于胰腺癌细胞核内的 DNA，造成细胞即刻死亡、增殖性死亡及凋亡。胰腺癌放疗的适应证：①局部晚期胰腺癌；②胰腺癌术后肿瘤切缘阳性或肿瘤残存者；③晚期胰腺癌的姑息止痛。由于胰腺位置较深，周围有胃、小肠、十二指肠、肝脏、肾脏及脊髓等重要脏器，由于这些器官的放射耐受性较低，因此胰腺肿瘤病灶放疗剂量受一定限制，总体放疗效果较差。近年来由于放疗技术的提高，多种放疗方法的运用及放射增敏剂的应用，使胰腺癌患者的放疗受益增加，一定程度上提高了患者的生活质量，延长了部分患者的生存期。目前放疗的方式：普通放疗、三维适形放疗（3D-CRT）、调强放疗（IMRT）、影像引导下的调强放疗（IGRT）等。

一、不能切除胰腺癌的放疗

1. 局部晚期胰腺癌的放疗　局部晚期且无远处转移的胰腺癌是放疗的主要适应证。通过一些临床试验及一系列前瞻性随机分组研究得出结论：同步放化疗疗效好于单纯放射治疗或单纯化疗，同步化疗的药物一般为 5-Fu 或吉西他滨。通过外照射胰腺癌的一般放疗剂量 DT=45~54Gy，1.8~2.5Gy/次，或 DT=36Gy，2.4Gy/次，目前欧美国家把以 5-Fu 或吉西他滨为主的同步放化疗作为局部晚期胰腺癌的标准治疗，但给药的最佳途径、剂量及时间尚不明确。

2. 不能手术切除胰腺癌的术前放化疗　由于手术是胰腺癌的唯一治愈手段，一些学者对不能手术的胰腺癌采用术前放化疗的方法缩小原发肿瘤，降低分期，从而争取手术机会。Sandy 等对 68 例术前估计不能切除的胰腺癌患者进行术前放化疗，随后 30 例患者进行剖腹探查，20 例（29%）进行了手术切除，无围手术期死亡，中位生存期为 23 个月，同期比较 91 例常规手术切除组中位生存期为 14 个月，二者相比有明显差异，有统计学意义。临床上一般采取通过诱导化疗（2~4 周期）后予 5-Fu 或吉西他滨为基础的放化疗，若通过放化疗能有手术切除机会，建议在放疗结束后 6~8 周左右行外科手术治疗。

二、可切除的胰腺癌的放疗

1. 术前放化疗　对于可手术切除的胰腺癌，术前放疗有一定的优势：①可减少手术操作造成的腹腔内种植概率；②可降低肿瘤局部分期，提高切除概率；③提前了放疗时间，增加了局部控制效果。临床上多种因素影响导致术前放疗开展较少。CA19－9可作为观察胰腺癌术前放化疗疗效的指标之一，增高提示病变进展；对于估计可以切除的肿瘤，CA19－9降低提示预后良好；但对估计肿瘤不能手术切除者，CA19－9降低并不能说明肿瘤缩小，也不提示可转化不能切除的肿瘤为可切除。

2. 胰腺癌根治术后放疗　通过一些前瞻性及回顾性随机分组研究，术后辅助治疗组的患者中位生存期显著高于观察组。John　Hopkins医院对173例胰腺癌患者行标准胰十二指肠切除术，均未行扩大腹腔淋巴结清扫，术后120例接受胰腺癌瘤床＋5－Fu增敏放疗，73例未行任何辅助治疗，临床观察。术后放化疗组中位生存期为19.5个月，观察组为13.5个月。一般胰腺癌术后照射剂量为50Gy左右，若患者体质允许放疗期间可同步应用化疗药物，如5－Fu、吉西他滨、多西紫杉醇等，目前临床上应用有效率较高的化疗药物为5－Fu及吉西他滨。一般胰腺癌术后放射治疗需包括瘤床、吻合口及邻近淋巴结引流区，剂量为45～46Gy，1.8～2.0Gy/次，若患者耐受性好，可行瘤床及吻合口加量5～9Gy。

3. 术中放疗　由于腹部许多脏器如肝脏、胃、小肠等对放疗敏感，耐受剂量为45～54Gy，而此剂量对胰腺癌的作用有限，所以胰腺癌的常规外照射放疗效果较差。术中放射治疗包括放射性粒子植入和术中电子束放疗。术中电子束放疗是将高能加速器产生的高能电子线通过限光筒照射需要照射的部位，一般为1次大剂量照射。术中照射的优点：对肿瘤集中照射，保护周围正常组织。临床上术中放疗开展较少，无法从统计学意义评价术中放射治疗的价值。

4. 放射性I^{125}粒子植入配合外照射是胰腺癌的又一治疗方法。当然一些医院尝试应用重粒子治疗胰腺癌。Thomas等对49例局部进展期胰腺癌患者进行光子、中子混合放疗，总剂量相当于光子60～64Gy，生存率及局控率无差异，未显示出中子治疗的好处。

三、胰腺癌放疗增敏剂

放疗增敏剂有5－Fu、吉西他滨、紫杉醇等，Crane等对114例局部进展期胰腺癌患者进行放疗并分别配合吉西他滨及5－Fu同期化疗，1年生存期无差别，但健择组毒副作用较重，健择配合放疗较5－Fu似乎无优势。紫杉醇干扰细胞的有丝分裂，阻滞细胞于G_2/S期，这是细胞周期中放疗最敏感的时期，理论上放疗配合紫杉醇同期化疗更有局部控制及生存优势。

四、胰腺癌放疗镇痛

尽管放化疗对延长局部进展期胰腺癌患者的生存期有限，但在减轻患者临床症状方面疗效较佳，放化疗一般可减轻患者50%～80%的疼痛，在减轻恶心、梗阻症状及虚弱等方面亦有较好疗效。

五、常用胰腺癌放疗技术

1. 普通外照射　模拟定位前需充盈胃部，一般采取喝等量水的方法使胃的充盈度相似。照射常规使用3野或4野盒式照射技术，肿瘤剂量45～50Gy，每次1.8～2.0Gy。外照射的照射靶区与病灶的位置有关，胰头部病灶除包括原发肿瘤外，还应包块胰十二指肠、肝门、胰上淋巴结（肿瘤病灶以外3～5cm的周围淋巴结）。胰尾部或胰体部肿瘤除包括原发灶外，还需要包块胰腺周围及脾门淋巴结。胰腺癌的照射范围：前后野的上界为T_{11}椎体的上缘；下界为L_2或L_3椎体下缘；内侧界为肿瘤内侧缘向右放2～3cm；外侧界为肿瘤外侧向外（左侧）2～3cm。侧野的边界为上下界与前后野的上下界相同，前界：肿瘤前界前2～3cm，后界：椎体后1/3。但胰体，胰尾部癌位置稍高于胰头癌，模拟定位时需注意包全肿瘤。照射时由于肝脏或肾脏等正常组织剂量限制，侧野的权重要偏低。

2. 三维适形放疗及调强放疗　采用 CT 模拟，静脉及口服应用造影剂，术后辅助性放疗需勾画 CTV 及 PTV。CTV 包括胰腺周围淋巴结、瘤床及吻合口，瘤床一般参考术前影像学检查及术中瘤床标志，PTV 为 CTV 外放所致（外放范围取决于呼吸运动、摆位误差等因素）。对于不能手术切除胰腺癌的放疗：GTV 为胰腺肿瘤病灶及病理性淋巴结（淋巴结最短径＞1cm），CTV 为 GTV 外放 1cm 左右，CTV 再外放 1.0～1.5cm 即为 PTV，一般采用多叶光栅，一般大野照射剂量为 45～50Gy，后缩小照射野到肿瘤边界外 1cm，缩野推量至 54～60Gy。

3. 术中组织间插植　放射性 I^{125} 粒子植入，一般需要做放射治疗计划系统（treatment planning system，TPS），避免周围组织损伤，靶区处方剂量一般可达 120～160Gy。

（济宁医学院附属医院　谷振芳）

第六节　胰腺癌介入治疗

一、胰腺癌灌注化疗

穿刺途径同胃癌介入治疗，多为经股动脉穿刺，部分患者由于股动脉迂曲、狭窄可行经锁骨下动脉或桡动脉穿刺置管。胰腺的动脉血供主要是来自于肝总动脉、脾动脉、肠系膜上动脉等，胰腺头部的血供主要来自胃十二指肠动脉发出的胰十二指肠前上、后上动脉和肠系膜上动脉发出的胰十二指肠前下、后下动脉，并吻合成血管弓。胰腺体尾部的血供主要来自脾动脉发出的胰背动脉、胰尾动脉和胰大动脉。此外，胰头和胰体尾之间常有吻合支连接于胃十二指肠动脉、胰背动脉、胰横动脉。因此，经腹腔干动脉或肠系膜上动脉输注的抗癌药物能覆盖整个胰腺，同时经肝动脉的输注对胰腺癌的肝转移同样有作用。根据胰腺的血供特点，胰头癌通常采用经腹腔干和肠系膜上动脉灌注化疗药物，而胰体尾部癌症通常采用经脾动脉和肠系膜上动脉灌注药物。Ikeda O 等报道应用局部动脉持续性化疗治疗晚期胰腺癌 17 例，有 35% 的患者肿瘤明显缩小，55% 肝脏转移灶明显缩小。国内韩国宏等研究报道采用化疗药盒对 73 例无法切除的胰腺癌患者实施持续区域动脉化疗，完全缓解 4 例，部分缓解 49 例，有效率为 60.2%，治疗效果优于全身化疗组。图 21－23 为 1 例 52 岁男性胰头癌介入化疗：CT 平扫胰头部可见不规则形团块影，内部密度不均匀，可见更低密度区（A），增强扫描病灶实性部分轻度强化，其内更低密度区无强化（B～D），肝内外胆管重度扩张，最大管径约 20mm。经股动脉穿刺，选择性插管至腹腔干进行灌注化疗（E）。为缓解患者梗阻性黄疸症状，行 PTCD 术并放置外引流管（F、G）。

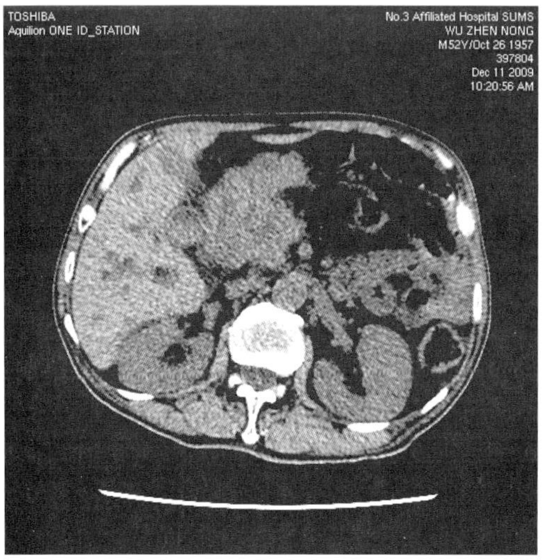

A

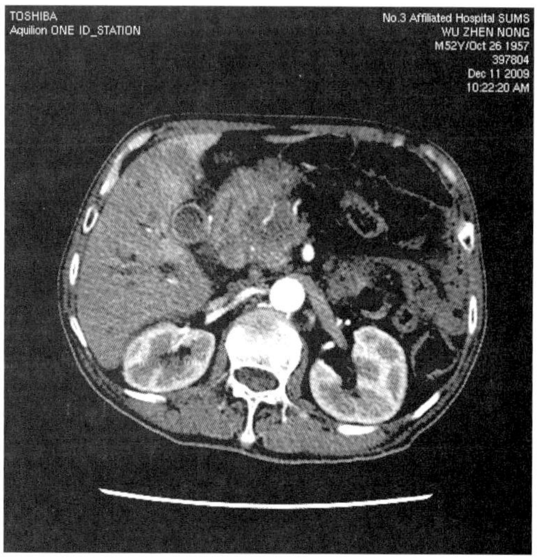

B

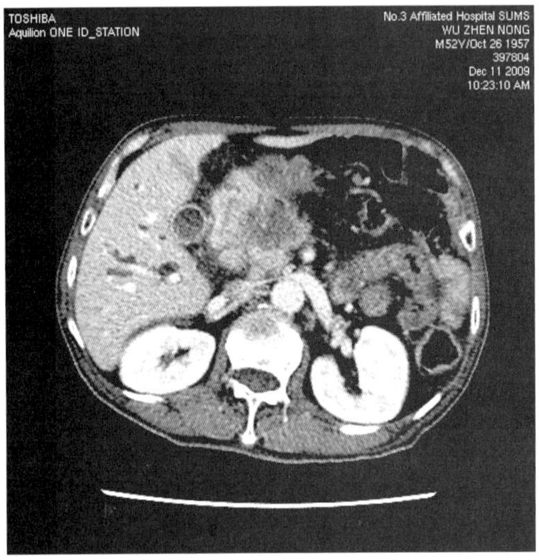

C

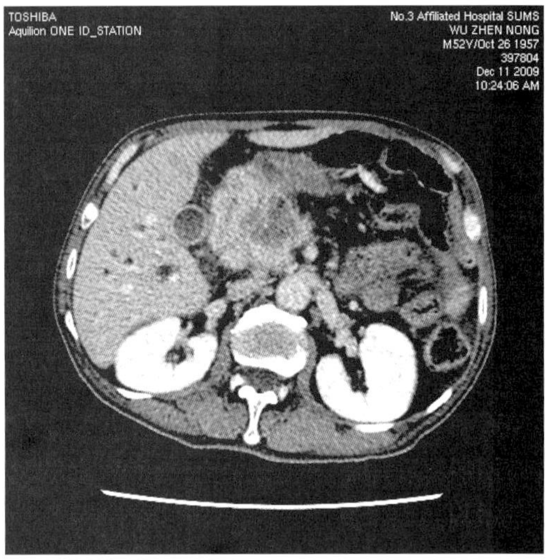

D

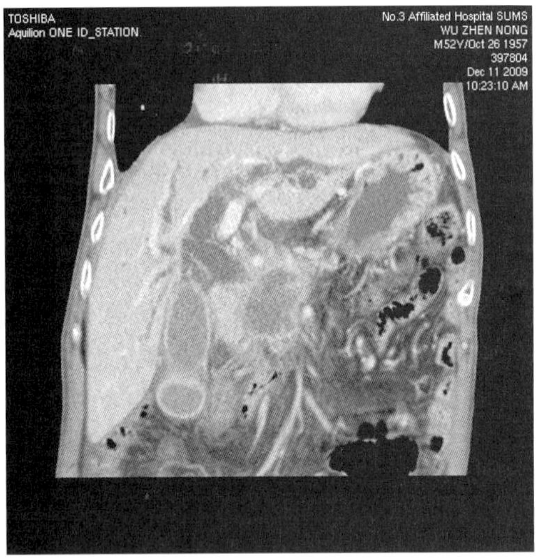

E

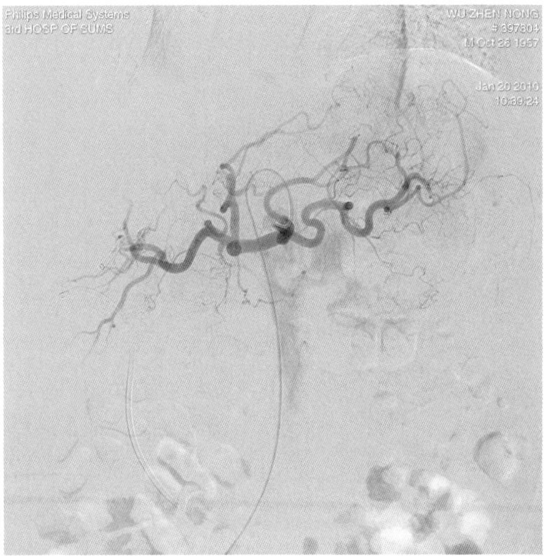

F

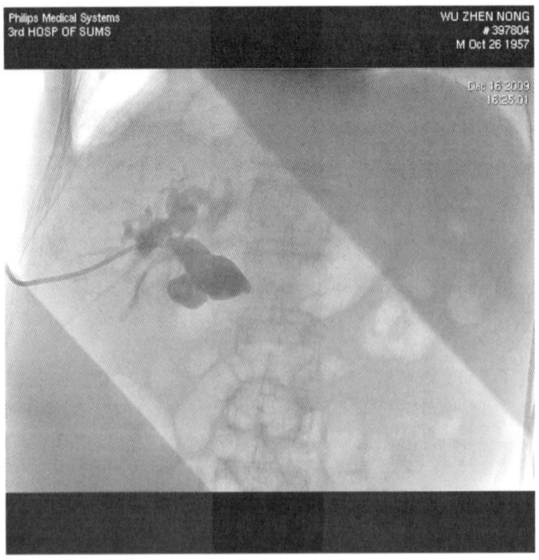

G

图21－23　胰头癌介入化疗

二、胰腺癌肝转移瘤的介入治疗

胰腺癌包膜薄且不完整，胰体布满血管、淋巴管等，故胰腺癌转移出现较早。胰腺癌转移途径主要是淋巴结和直接浸润，其次为血道播散及沿神经鞘蔓延。胰腺癌确诊时，大约90%的患者已发生转移。其中肝脏转移是胰腺癌脏器转移的最重要也最常见的部位。对于肝转移瘤，介入灌注（栓塞）化疗也能取得较好的效果。经左锁骨下动脉植入药盒系统是治疗恶性肿瘤重要的介入治疗手段之一。通过一次性植入药盒建立可反复给药的用药途径，既保证了选择性动脉给药所能提供药物浓度，并且减少了反复手术所致的精神和身体创伤，能够简单、方便的按照化疗药物的药代动力学按需给药，大大提高了临床的治疗效果，减轻了毒副作用。图21－24为1例53岁男性胰腺癌多发肝转移瘤介入化疗：肝实质内可见多个大小不等的类圆形异常信号影，T_1WI呈低信号（A），T_2WI呈高信号（B），增强扫描呈环形强化（C～E）。经股动脉穿刺，选择性插管至肝固有动脉进行灌注化疗（F）。图21－25是1例55岁男性胰腺癌多发肝转移瘤介入化疗：肝实质内可见多个类圆形异常密度影，平扫为低密度（A），动脉期病灶呈环形中度强化（B），门脉期及延迟期病灶强化程度减退（C，D）。经股动脉穿刺，选择性插管至腹腔干了解肝动脉走形情况并进行灌注化疗（E）。经锁骨下动脉穿刺，选择性将药盒导管置于肝固有动脉（F），将药盒埋于左侧胸前区皮下（G），可经药盒进行反复灌注化疗。图21－26为1例55岁男性胰尾癌多发肝转移瘤介入化疗：CT显示胰尾体积增大，形态失常，增强扫描病灶不均匀强化（A～D，长箭头），肝实质内可见多个类圆形异常密度影，平扫为低密度（A，短箭头），增强扫描肝内病灶呈环形强化（B～D）。经股动脉穿刺，选择性插管至腹腔干了解肝动脉走形情况（E），再次选择性插管至肝总动脉进行灌注化疗（F）。

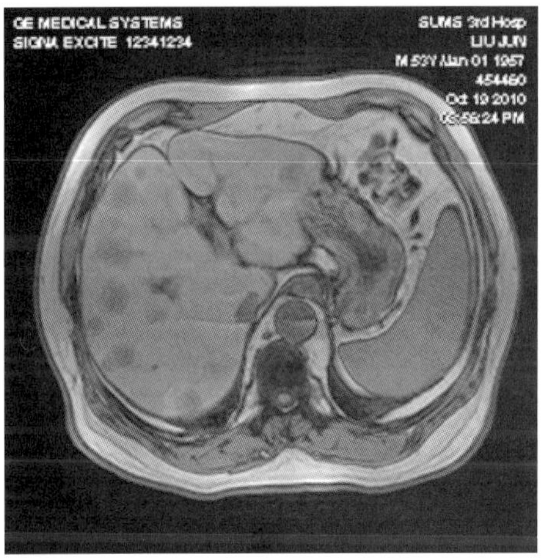

A

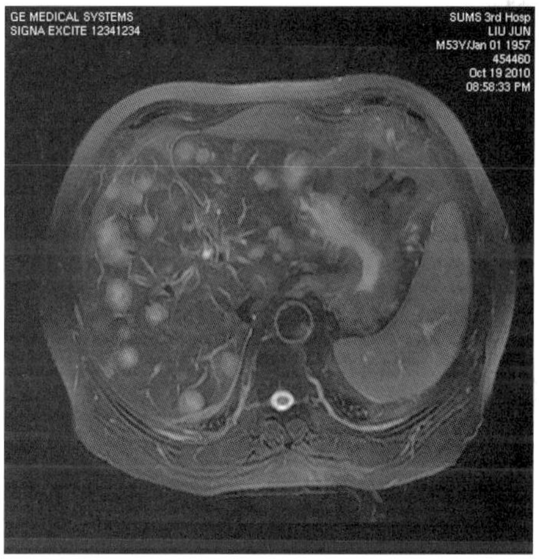

B

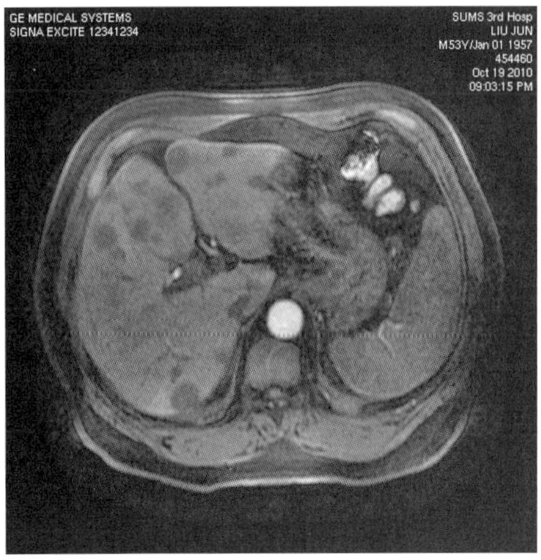

C

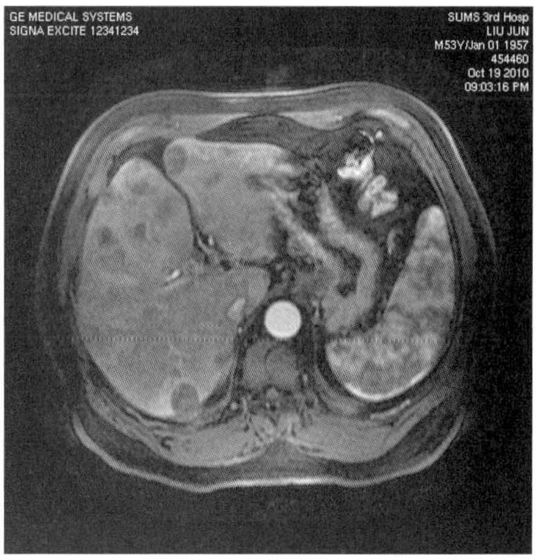

D

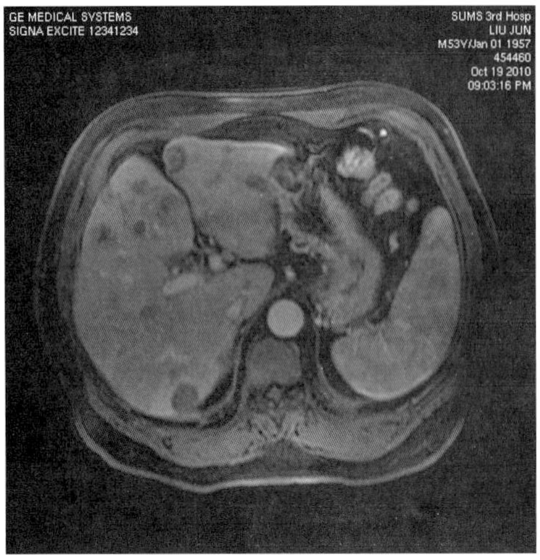

E

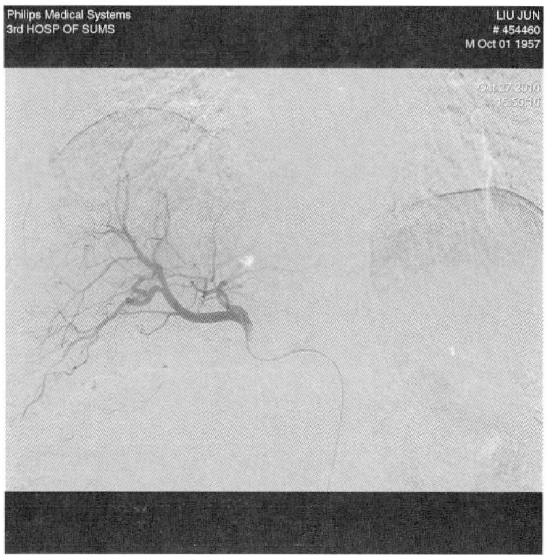

F

图21－24　胰腺癌多发肝转移瘤介入化疗

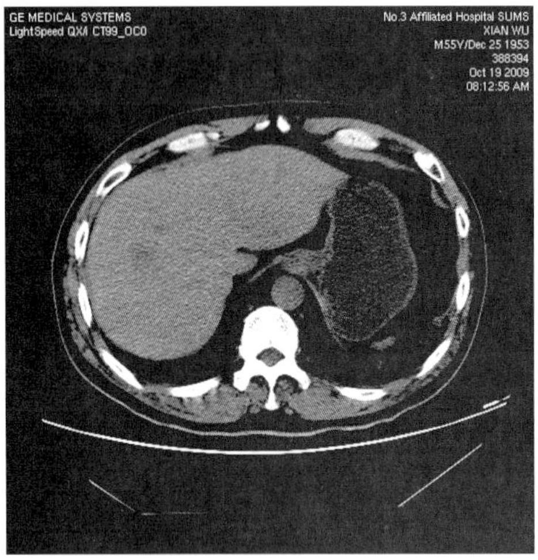

A

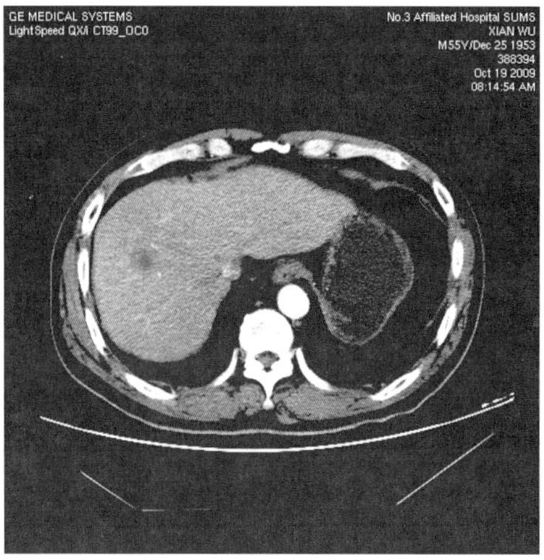

B

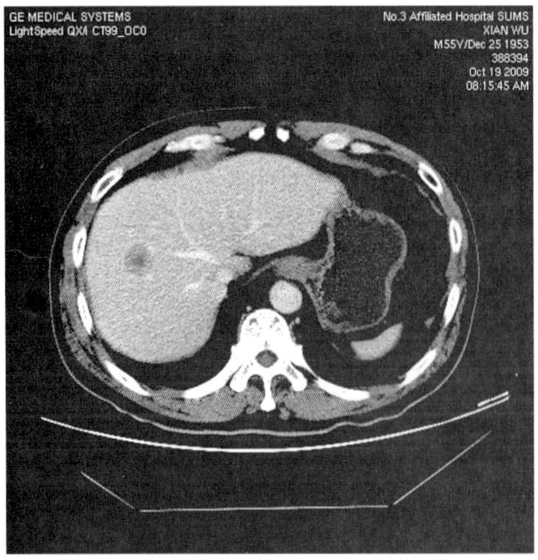

C

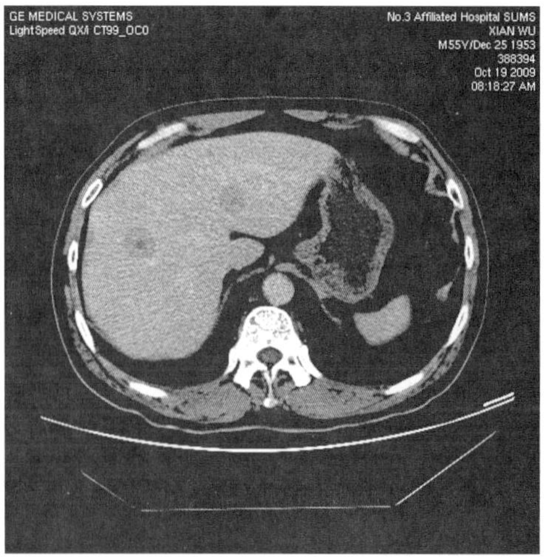

D

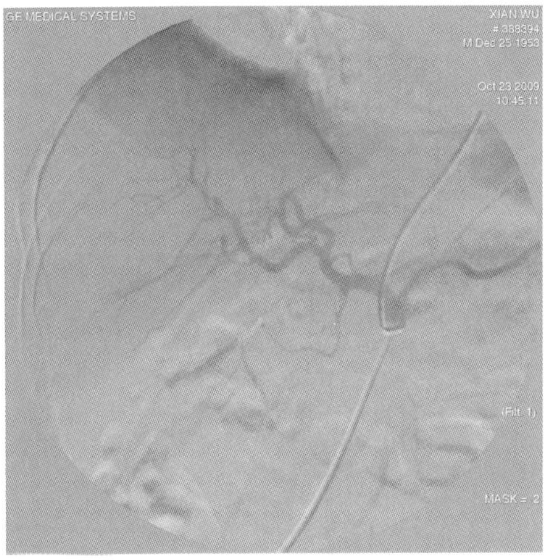

E

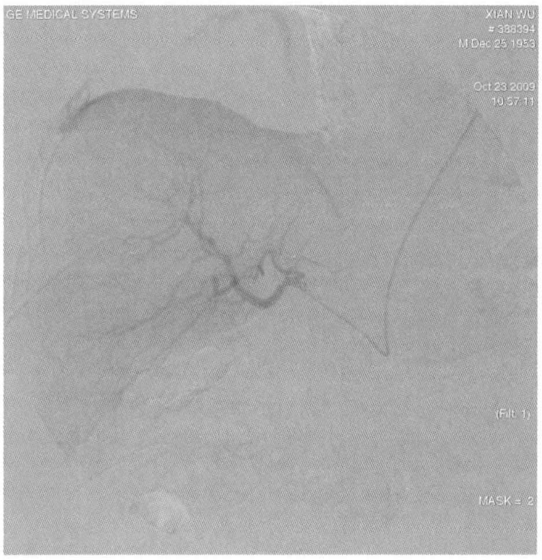

F

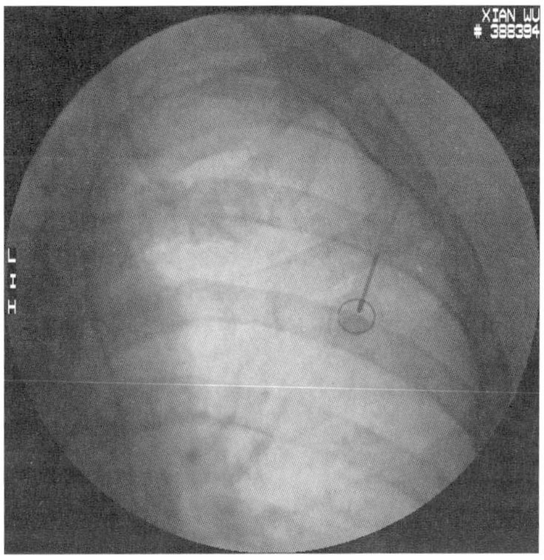

G

图 21 －25　胰腺癌多发肝转移瘤介入化疗

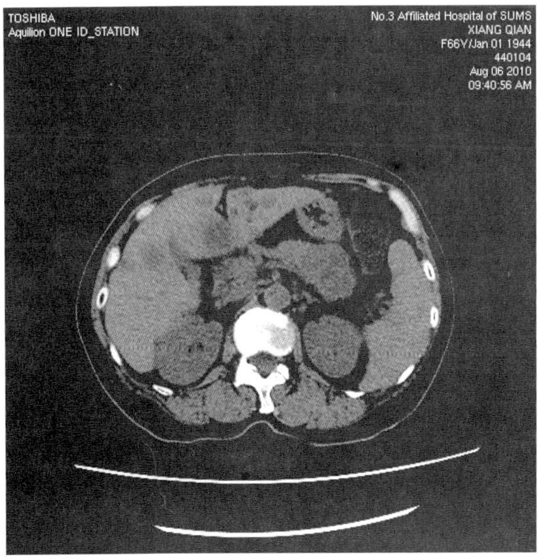

A

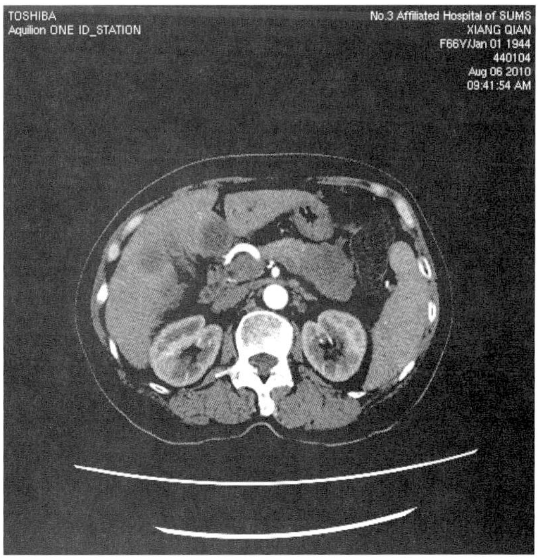

B

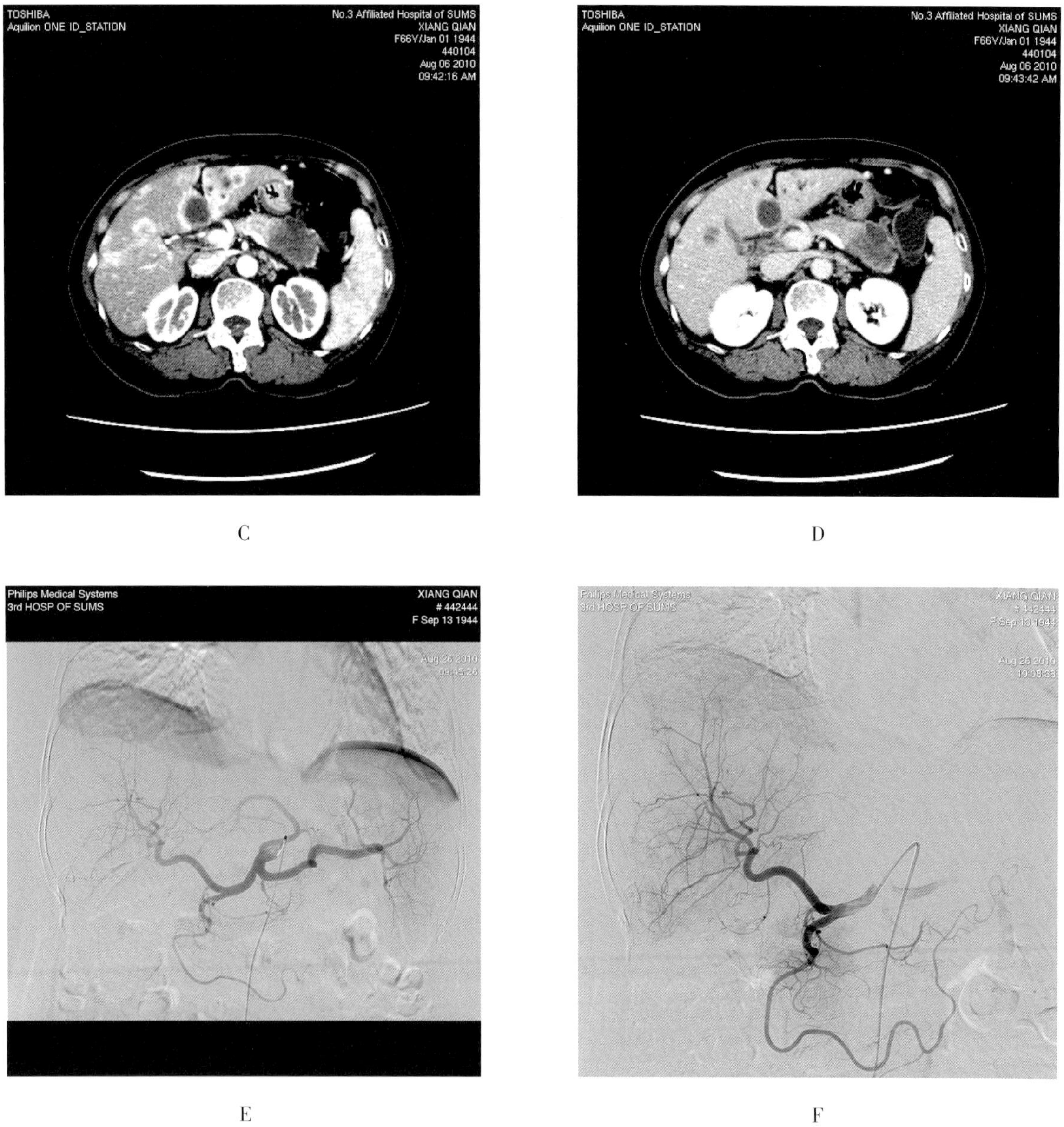

图 21-26　胰尾癌多发肝转移瘤介入化疗

三、胰腺癌引起胆管恶性梗阻的介入治疗

胰腺癌根据癌症发病部位可分为胰头癌、胰体癌、胰尾癌和全胰癌。其中胰头癌在早期即可引起胆总管梗阻，表现为进行性无痛性黄疸与胆囊增大、肝脏肿大，肠管内胆汁极少，以致大便呈灰白色。根据患者情况可选择 PTCD 或胆管支架植入术，手术操作简单、并发症少。图 21-27 为 1 例 62 岁女性胰腺癌并梗阻性黄疸 PTCD 术：MR 显示胰头钩突部可见一类圆形异常信号影，T_1WI 呈低信号（A），T_2WI 呈稍高信号（B），肝内外胆管明显扩张，最大管径约 17mm。为缓解患者梗阻性黄疸症状，行 PTCD 术并放置外引流管（D）。图 21-28 为 1 例 54 岁男性胰腺癌并梗阻性黄疸 PTCD 术：CT 平扫显示胰头体积增大，形态失常（A），动脉期（B）及门脉期（C）病灶轻度强化，边界不清。经皮穿刺肝内胆管造影显示肝内外胆管扩张（D），经穿刺道引入导丝，植入支架（E，箭头），再次造影显示胆管通畅，对比剂顺利进入肠腔（F）。

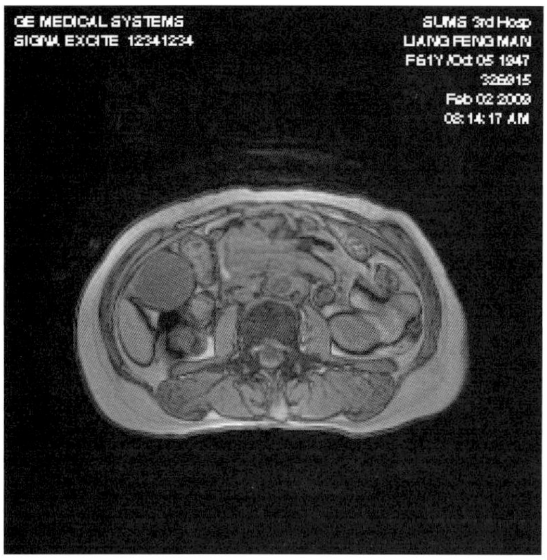

A

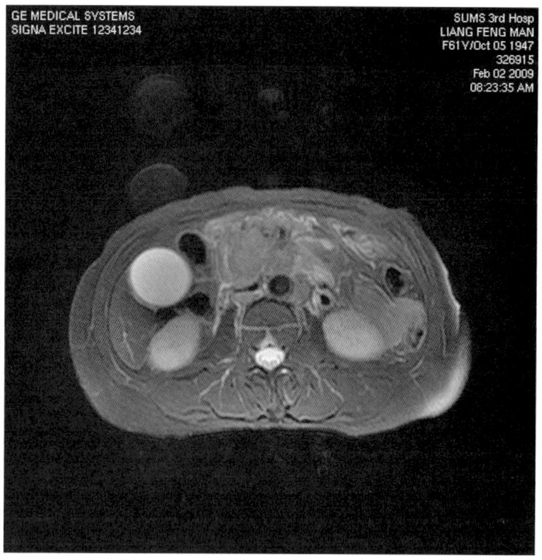

B

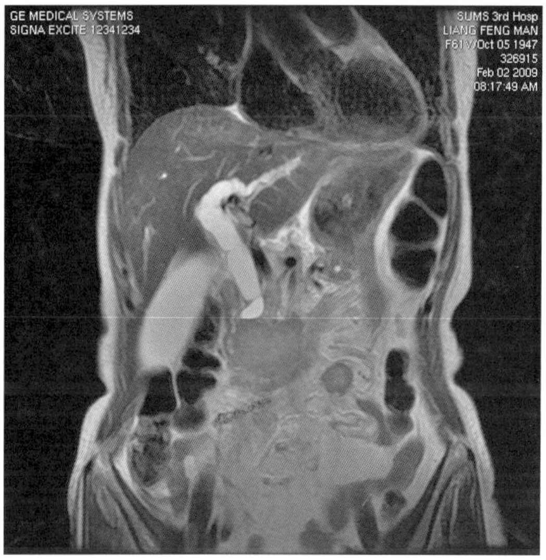

C

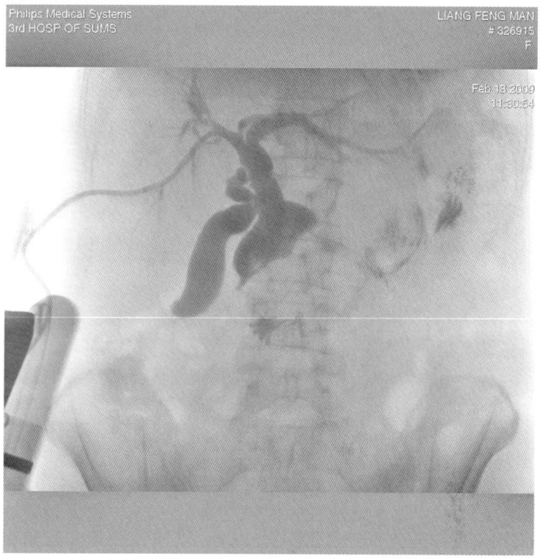

D

图 21－27　胰腺癌并梗阻性黄疸 PTCD 术

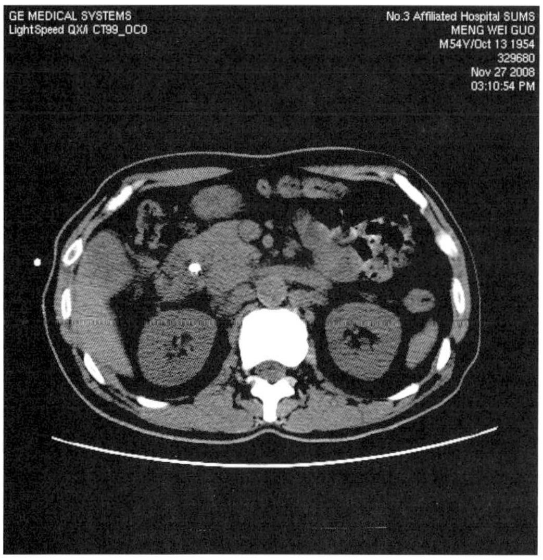

A

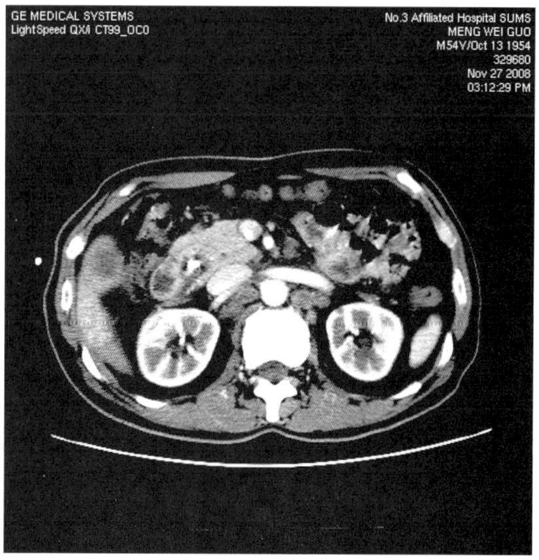

B

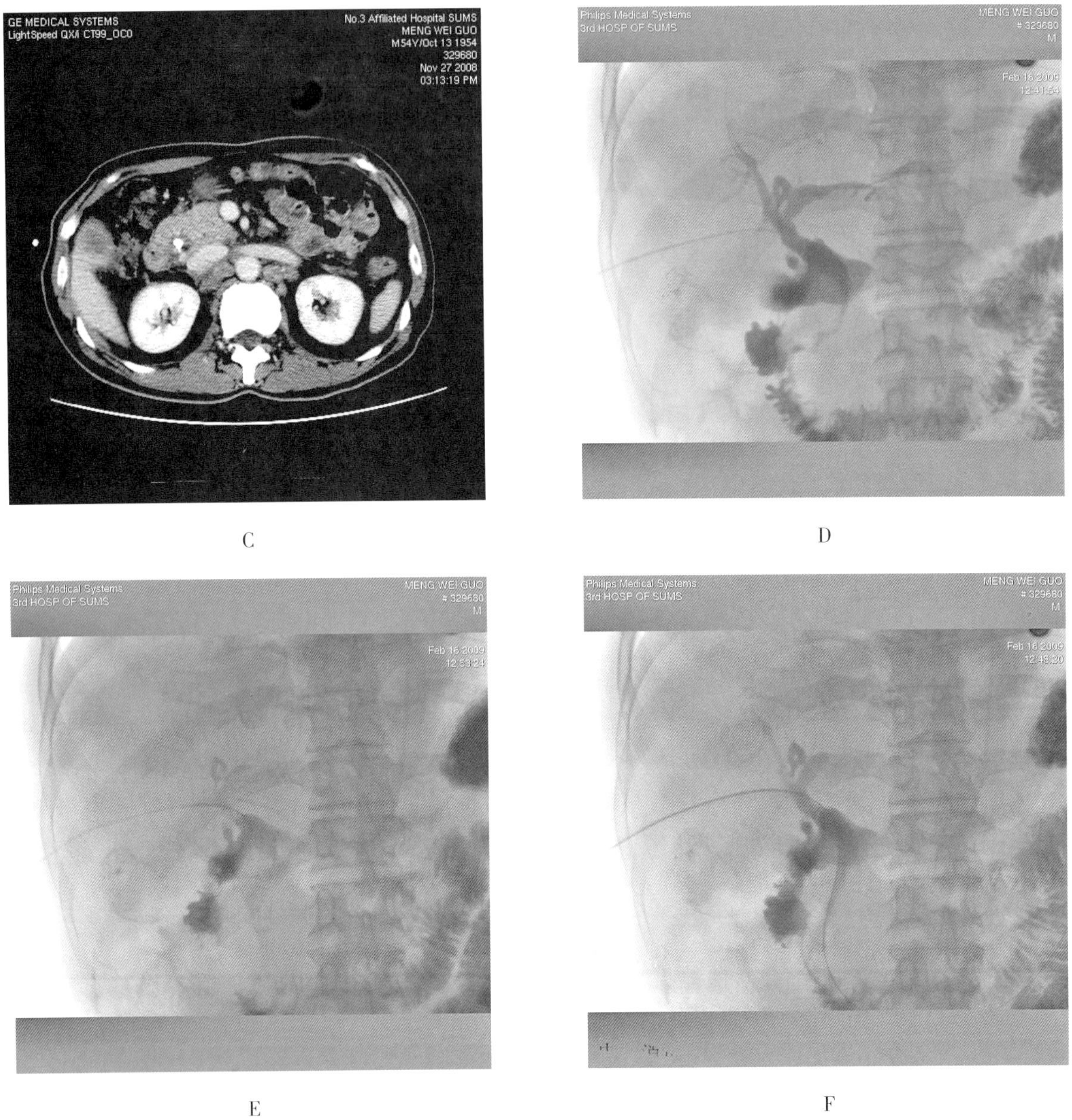

图 21－28　胰腺癌并梗阻性黄疸 PTCD 术

四、胰腺肿瘤术后出血的介入治疗

胰腺肿瘤术后出血是一个较常见且凶险的并发症，可发生于手术后早期或数周以后，可为腹腔内出血或胃肠道出血。术后出血多考虑术中止血不确切、结扎线脱落、胰液消化腐蚀手术区血管等原因，术后大量出血可能需再次手术探查。由于部分患者难以耐受再次手术，介入治疗术后出血创伤性小，疗效确切。图 21－29 为 1 例 41 岁女性胰腺术后出血介入栓塞治疗：术前 CT 平扫显示胰头处可见一卵圆形稍低密度影（A），增强扫描动脉期明显强化（B），门脉期（C）及延迟期（D）病灶密度仍高于周围胰腺组织。患者行胰岛肿瘤切除＋胰腺－空肠 Roux－en－Y 吻合术，术后患者排黑便，血色素持续降低，CT 平扫示十二指肠及胰头术区层次紊乱，密度增高，胰腺后方见片状稍高密度影（E），增强扫描术区可见小团块状高密度影（F～I），考虑为术后出血。急诊行腹腔血管造影。经股动脉穿刺，选择性插管至腹腔干造影显示肝固有动脉、胃左动脉及胃十二指肠动脉走形正常，未见明确出血征象（J），选择性插管至肠系膜上动脉造影显示为术区对比剂外溢并进入肠腔，确诊为术区动脉出血（K～M）。将微导管超选择性插管至出血动脉，再次造影，明确出血位置后（N，O），利用微弹簧圈对出血动脉进行栓塞（P）。栓塞后造影未见对比剂外溢（Q～S），证实出血动脉栓塞成功。

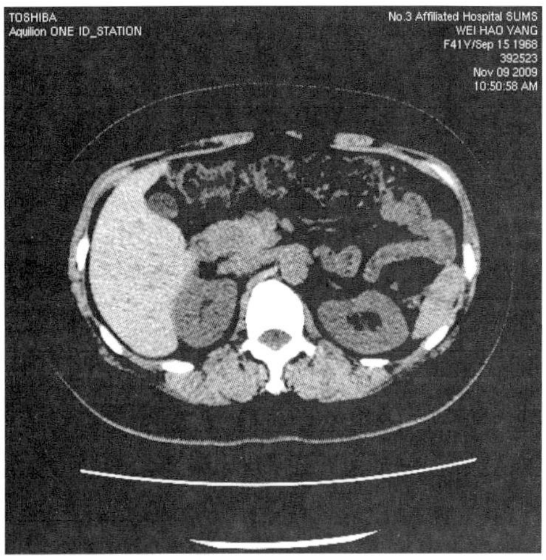

A

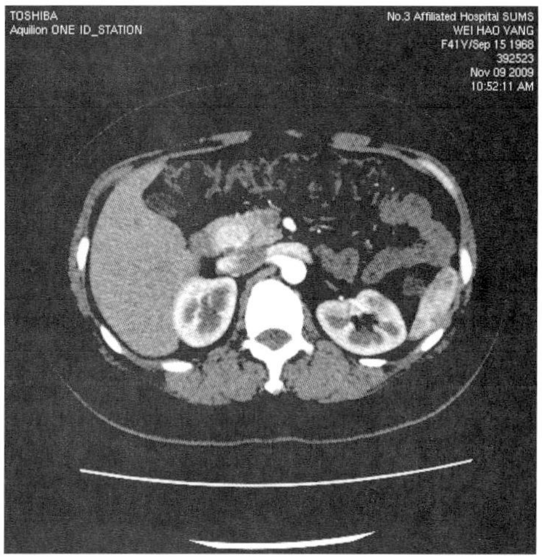

B

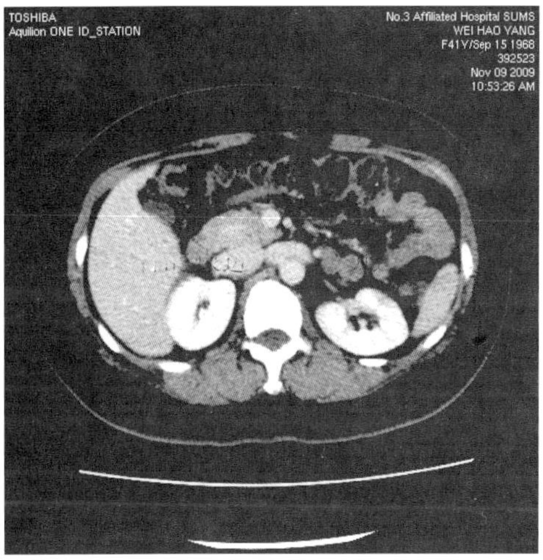

C

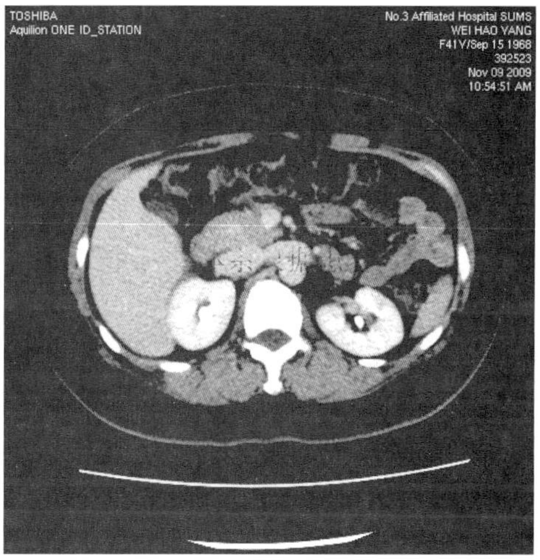

D

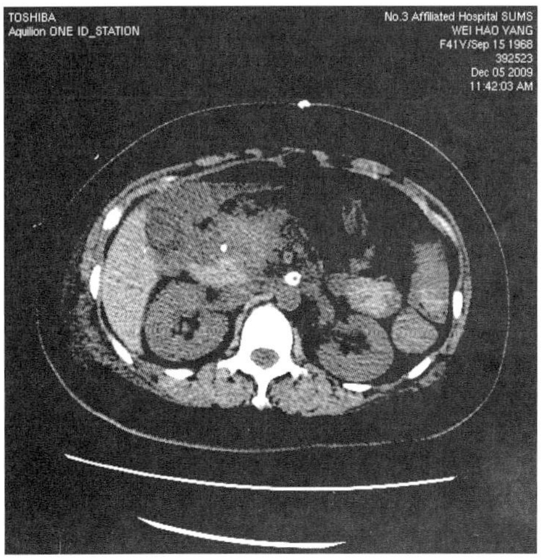

E

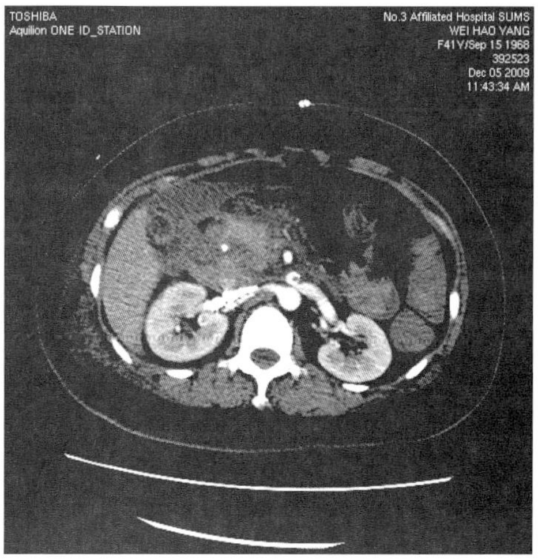

F

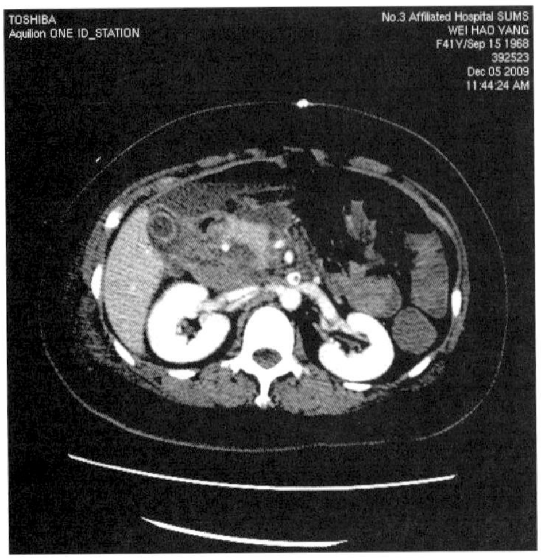
TOSHIBA
Aquilion ONE ID_STATION
No.3 Affiliated Hospital SUMS
WEI HAO YANG
F41Y/Sep 15 1968
392523
Dec 05 2009
11:44:24 AM

G

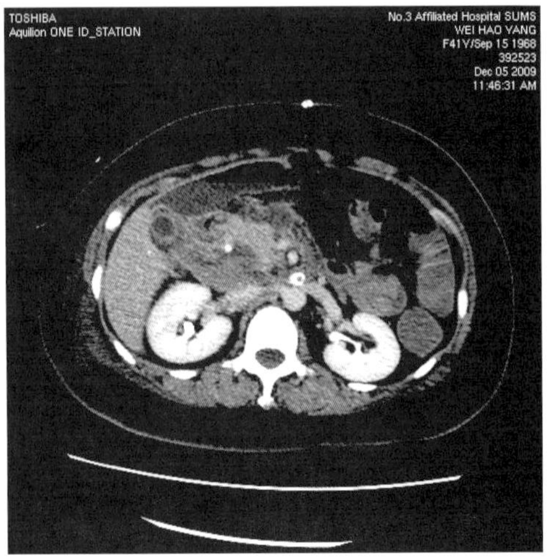
TOSHIBA
Aquilion ONE ID_STATION
No.3 Affiliated Hospital SUMS
WEI HAO YANG
F41Y/Sep 15 1968
392523
Dec 05 2009
11:46:31 AM

H

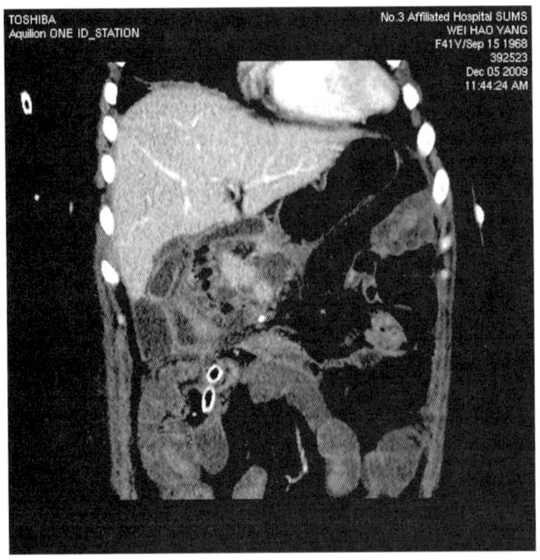
TOSHIBA
Aquilion ONE ID_STATION
No.3 Affiliated Hospital SUMS
WEI HAO YANG
F41Y/Sep 15 1968
392523
Dec 05 2009
11:44:24 AM

I

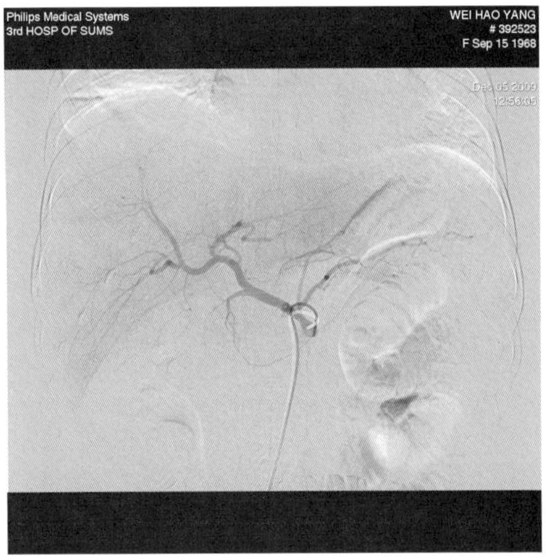
Philips Medical Systems
3rd HOSP OF SUMS
WEI HAO YANG
392523
F Sep 15 1968

J

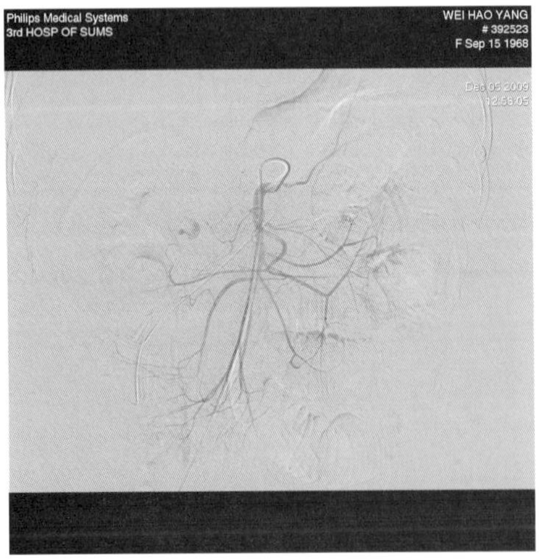
Philips Medical Systems
3rd HOSP OF SUMS
WEI HAO YANG
392523
F Sep 15 1968

K

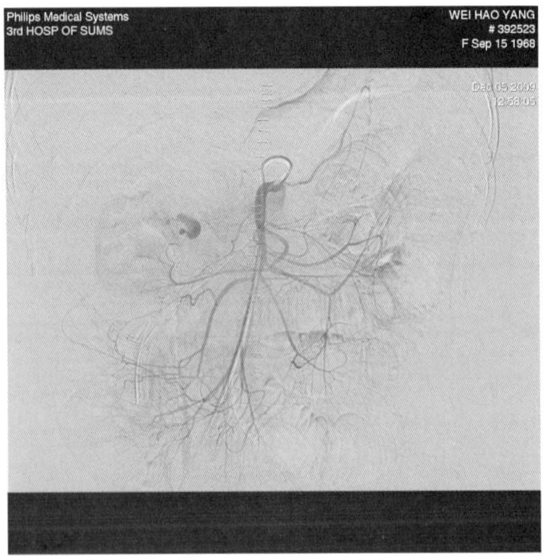
Philips Medical Systems
3rd HOSP OF SUMS
WEI HAO YANG
392523
F Sep 15 1968

L

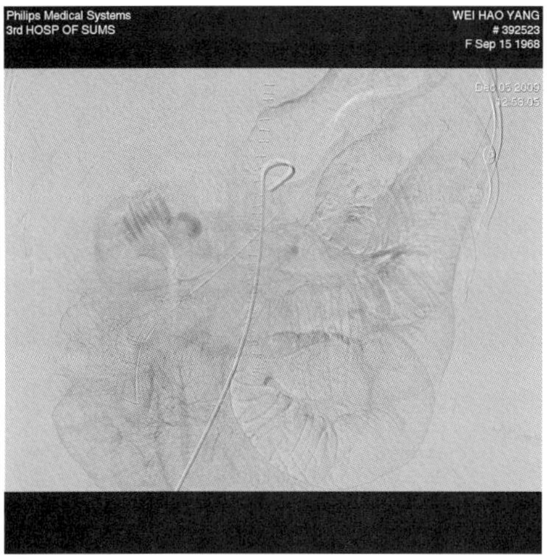
Philips Medical Systems
3rd HOSP OF SUMS
WEI HAO YANG
392523
F Sep 15 1968

M

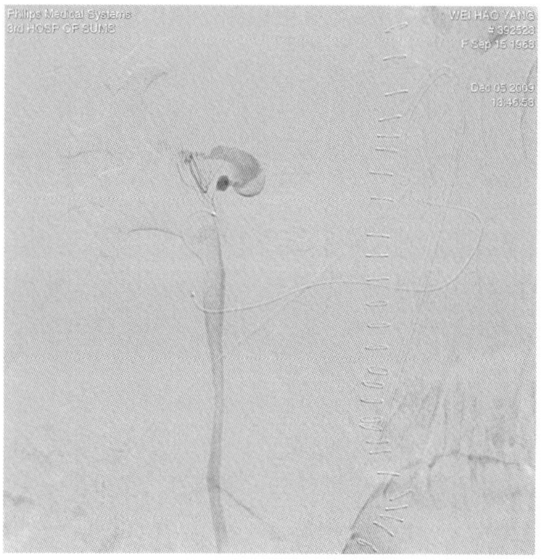

N

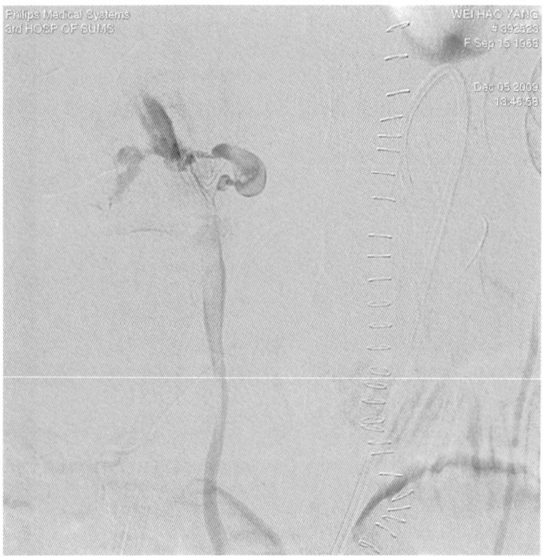

O

P

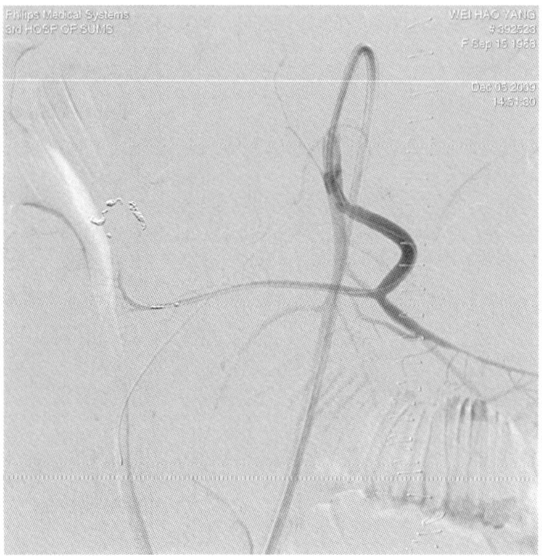

Q

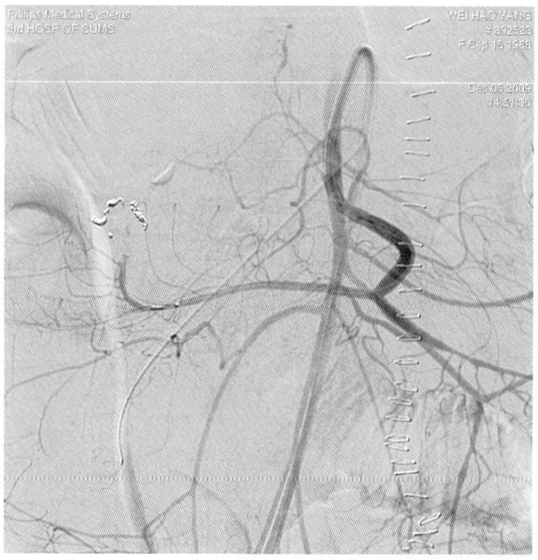

R

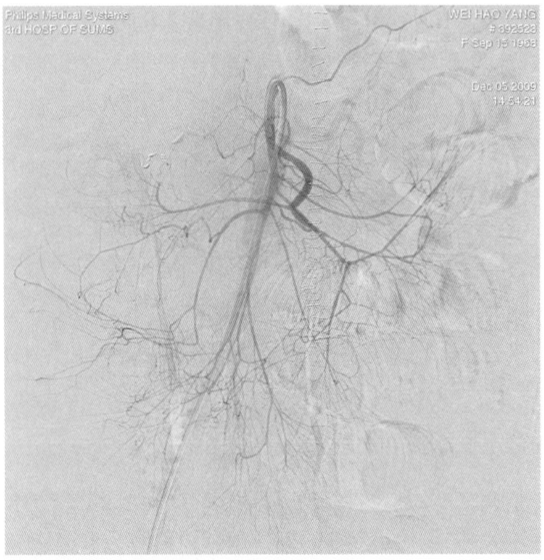

图 21－29　胰腺术后出血介入栓塞

（中山大学附属第三医院　张　波）

第七节　胰腺癌中医中药治疗

中医认为胰腺癌属“伏梁”范畴，历代医籍中亦有“癥积”、“痞块”、“结胸”、“黄疸”等病症加以论述。其病因多为情志失调、饮食不节，烟毒酒湿等因素长期为患，致使肝郁脾虚、湿热蕴蒸、瘀毒内阻而成，晚期常伴有肾气亏损、气血阴液不足。其发病病机乃与肝脾二脏功能失调密切相关，湿热、瘀毒、正虚是胰腺癌发病的基本病理因素，肝脾功能的失调是关键，而中焦脾虚则是最根本的内因。病位在肝、胆、脾、胃，早期以邪实为主，至中晚期胰腺癌则多虚实夹杂。临床表现多以消化系统功能障碍、脾胃气机阻滞功能失调的症状为主，如常见上腹、胁肋胀满疼痛不适，食欲减退、厌油腻、恶心、欲呕、疲乏消瘦、黄疸或陶土色大便等，并因其临床证候类型的不同而有所区别。

一、胰腺癌辨证施治

1. 湿热毒邪型　多见于胰头癌，症见上腹积块，质硬而按则痛剧，发热口干，恶心、呕吐，身目俱黄，小便黄赤，大便干结，皮肤瘙痒，舌苔黄腻而干，质紫红，脉弦数。治拟清热利湿解毒，方用黄连解毒汤合茵陈蒿汤加减：制大黄 6g，炒柴胡 9g，黄连 5g，黄芩 12g，山栀子 9g，郁金 15g，赤芍 15g，薏苡仁 30g，茯苓 15g，蒲公英 15g，茵陈 30g，白花蛇舌草 30g，土茯苓 15g，莪术 10g，壁虎 4 条。

2. 气滞血瘀型　症见上腹积块疼痛，累及肩背，夜间尤甚，或有恶心、呕吐，饮食减少，食后作胀，面色黧黑，舌苔黄腻或燥黄，质紫黯，舌底脉络增粗，脉细涩或弦数。治拟活血消肿，理气散结，方用莪术散加减：三棱 15g，莪术 15g，郁金 12g，枳实 15g，木香 9g，柴胡 12g，蜈蚣 3 条，炙鳖甲 15g，茵陈 30g，黄芩 9g，薏苡仁 30g，焦山楂、焦神曲各 15g。

3. 脾虚湿热型　症见神疲乏力，胸腹胀满，食后更甚，胁下疼痛，纳食呆钝，恶心、呕吐，下肢浮肿，大便溏薄，舌苔白腻，脉细弦或细濡。治拟健脾化湿宽中，方用香砂六君子汤、排气饮加减：党参 15g，苍术、白术各 12g，茯苓 15g，焦谷芽 30g，木香 9g，陈皮 6g，半夏 12g，枳壳 15g，川厚朴 9g，莪术 15g，蜈蚣 2 条，缩砂仁 6g，生甘草 5g。

4. 正虚邪实型　症见形瘦神疲，或伴有长期低热不退，口苦津少，上腹胀满而痛，便坚溲黄，心烦易怒，舌光苔少，脉虚细而数。治拟益气养阴，清热利湿，方用生脉散、沙参麦冬汤加减：太子参30g，北沙参30g，麦冬15g，天花粉12g，生地黄15g，地骨皮12g，焦山楂、焦神曲各30g，木香9g，大腹皮15g，白花蛇舌草30g，土茯苓12g，莪术9g，大黄6g。

二、胰腺癌疼痛中医治疗

疼痛是胰腺癌的主要症状，中医药治疗胰腺癌疼痛的价值在于减少西药吗啡类制剂的用量，增强其镇痛效果，减轻其毒副作用、成瘾性、依赖性并逐渐替代之。

1. 穴位注射　方法：耳穴神门、耳迷根，用一次性皮试注射器抽取哌替啶0.1mL行穴位注射，剩余哌替啶药液行肌内注射。每次取一侧耳穴1个，双耳4穴交替使用。

疗效：取耳穴注射配以肌注镇痛剂治疗癌肿疼痛的效果显著，具有用药量少、镇痛时间长等特点。耳穴神门具有镇痛、安神、止痛、消炎等作用，是耳针麻醉的常用穴；耳迷根穴对内脏疼痛止痛效果较佳。

2. 穴位辐射　其方法与原理是采用高功能密度辐射头，将毫米波导入穴位，再通过经络的循经传导效应对肿瘤起到治疗作用，具有一定缓解癌痛，改善症状及促进白细胞生长等疗效。

3. 外敷　平痛散（由川乌、草乌、蟾酥、胡椒、生天南星、生半夏、麝香、冰片组成）或麝香止痛膏外敷痛点，对于胰腺癌性疼痛具有一定效果。

4. 中成药　痛血康胶囊根据祖传秘方云南曲焕章大药房“重升百宝丹”整理而成，主要药味有草血竭、金龟莲、化血丹、七叶一枝花、附片、金地锁莲、金铁锁、山药、天南星等药物组成，具有止血镇痛，活血化瘀等功效，药理研究发现其具有增强吗啡镇痛持续时间、抗炎、消肿、去瘀及退热等作用，临床研究发现，痛血康胶囊联合美施康定10mg与30mg美施康定效果一致，且镇痛持续时间明显长于单药组。

胰腺癌是临床上较常见的恶性肿瘤之一，发病隐匿，早期多无明显症状，缺乏简单、有特异性的诊断方法，多数病例就诊时已为中晚期。手术切除率低，对化学药物治疗不敏感，加之并发症多，发展迅速，其自然病程一般不超过半年，预后极差。而中医辨证治疗，不但能缓解病情，减轻症状，并能使患者的免疫功能有明显改善，使癌肿缩小，甚至消失，起到延长生存期的作用。

（中山大学附属第一医院　周厚明）

第八节　胰腺癌复发与转移的处理

2000年中国抗癌协会胰腺癌专业委员会统计2 340例根治性手术后中位生存期为17.1个月，5年生存率仅为8.47%，预后不良的主要原因为复发和转移。对于大多数复发或转移的胰腺癌患者，生存期较短，一般不主张二次开腹手术，主要给予姑息性手术、介入治疗、化疗、放疗、物理治疗、生物治疗等综合治疗，以改善患者生活质量为目的。

1. 姑息性手术治疗　为解除消化道梗阻而采取的胃造瘘术、空肠营养性造瘘术；为解除根治性黄疸而采取的PTCD术；治疗肝转移的B超引导下射频消融治疗和介入栓塞化疗等，对改善患者生存质量有一定的帮助。

2. 化疗　胰腺癌单剂化疗有效率较低，多数化疗药的有效率在20%左右，化疗作为胰腺癌综合治疗的重要组成部分，因其近期疗效好，能较明显改善生活质量越来越受到肿瘤专家的重视。

（1）全身化疗：晚期胰腺癌的一线化疗药物主要有5－Fu、丝裂霉素、卡铂、卡培他滨等。长期以来医学界认为在晚期胰腺癌中化疗的效果与最佳支持治疗相比并无优势，直到1983年Andren－Sandberg等发表的研究结果证实了5－Fu化疗较支持治疗可显著延长患者的生存期，此后针对30年内完成的临床研究进行荟萃分析证实了这一结论。现证实吉西他滨疗效较5－Fu有进一步提高，多药联合化疗改善了患者的预后。经典的联合化疗方案有FAM方案和FSM方案。FAM方案：8周为1个疗程，5－Fu 600mg/m^2 于第1、第8、第29、第36天静脉注射，ADM 30mg/m^2 于第1、第29天静脉注射，MMC 10mg/m^2 于第1天静脉注射。FSM

方案：8 周为 1 个疗程，5 - Fu 和 MMC 用量和用法同 FAM 方案，链脲霉素（STZ）1g/m²，于第 1、第 8、第 29、第 36 天静脉注射。

（2）选择性区域化疗：经导管动脉灌注化疗即 TAI，TAI 治疗晚期胰腺癌最大的特点在于化疗药物可直接到达肿瘤所在区域并浓聚，由病灶向外周循环，药物浓度分布梯度与肿瘤细胞的分布梯度相吻合。因此，既可有效控制肿瘤的局部进展，又可防止肿瘤向全身扩散，并减轻了化疗药物对全身其他脏器的不良反应。TAI 的化疗方案基本参照全身化疗方案，目前晚期胰腺癌一线化疗的荟萃分析支持以吉西他滨为基础的联合化疗方案。TAI 的化疗以二氟核苷类抗肿瘤吉西他滨（泽菲）为主（1 000mg/m²），另选两种药物配合，包括 5 - Fu（1 000 ~ 1 500mg）、奥沙利铂（100 ~ 150mg）、表阿霉素（40 ~ 60mg）、丝裂霉素（10 ~ 20mg）等。

3. 放疗　胰腺癌是对放疗敏感性较低的肿块形腺癌，晚期胰腺癌放疗是否能延长生存期，说法尚不一致，但能缓解疼痛。

4. 冷冻治疗　冷冻机利用液氮直接对肿瘤局部降低温度冷冻，使肿瘤产生“冷冻坏死”，刺激机体产生抗肿瘤免疫。

5. 热疗　射频消融治疗使肿瘤产生凝固性坏死，可缓解疼痛，使 CA19 - 9 下降；高能聚焦超声治疗（high intensity focused uitrasound，HIFU）可缓解疼痛，延长生存期。

6. 免疫治疗　国外在临床试用单克隆抗体 + 免疫调节剂治疗胰腺癌，如单克隆抗体 + 化疗药物 + 干扰素或 IL - 2 联用。国内也有加用香菇多糖联合治疗晚期胰腺癌有效的报告。

7. 中医中药　肿瘤是复杂病理机制的全身性疾病，中医的整体观念和机体复杂统一体的观念相一致，中医的辨证和肿瘤的相关性越来越得到人们的认同。中医药的治疗使肿瘤患者改善症状，调节机体功能状态，提高生存质量，抑制和延缓肿瘤生长，延长生存时间。

（山东大学齐鲁医院　曲　辉　智绪亭）

第九节　胰腺癌预后与随访

一、预　　后

与其他消化器官的肿瘤相比，胰腺癌患者的预后较差，确诊后 1 年的生存率约为 10%，5 年生存率为 1% ~3%，中位生存时间仅为 10 ~ 18 个月。不可切除的胰腺癌，即使行姑息性治疗，生存时间一般也不超过 6 个月。

1. 与手术方式的关系　胰腺癌的手术方式主要有胰十二指肠切除术（PD，Whipple）、保留幽门的胰十二指肠切除术（PPPD）、全胰切除术（TP）、扩大根治术等。有研究显示，PD、PPPD、TP 这三种手术方式的中位生存时间分别为 18 个月、16 个月、17 个月，三者之间并没有显著差异。Pedrazzoli 等研究表明，淋巴结阳性的患者经过扩大根治术后生存曲线基本上可以与淋巴结阴性患者的生存曲线吻合，说明了扩大根治性手术能使得淋巴结阳性的患者得到更多的益处。Popiela 报道非进展期的胰腺癌行扩大根治切术后，5 年生存率为 48%，大大优于未行此手术的患者（22%）。但 Farnell MB 等的研究发现扩大切除术和标准 PD 术的中位生存时间无明显差异（19 个月 vs 26 个月）；同时它们之间的 1 年、3 年、5 年生存率也没有显著的统计学差异。手术方式对患者的预后如何还存在很大的争论，仍旧是胰腺外科的热点和难点。

2. 肿瘤大小　有研究表明，肿瘤大小不是决定预后的主要因素，因为部分胰腺肿瘤虽小，但多已有周围脏器的浸润及转移，因此预后也较差。Tsuchiya 分析了 106 例肿瘤直径≤2cm 的胰腺癌病例，其中就只有 44% 属于Ⅰ期。Kedra 等报道 T_1 期（肿瘤直径≤2cm）患者的 5 年生存率为 48%，T_2 期（肿瘤直径＞2cm）为 10. 6%。Janothon 也报道肿瘤直径≤2cm 的患者中位生存时间为 37. 8 月，1 年和 3 年生存率分别为 75. 7% 和 51. 3%，而肿瘤＞2cm 的患者的 3 项指标分别为 14. 8 个月、55. 2% 和 28. 8%。还有研究表明，肿瘤直径＜2. 5cm 者的 5 年生存率为 33%，明显高于直径＞2. 5cm 者（12%）。目前，肿瘤大小与预后的关系仍不明确。

3．肿瘤的分化程度　肿瘤的组织学分化程度影响术后生存时间，多项研究表明分化低的胰腺癌预后差于高分化的胰腺癌。一项396例胰腺癌的报告显示，高分化的胰腺癌患者平均中位生存时间为35.5个月，明显高于低分化肿瘤患者的中位生存时间（14.8个月）。

4．淋巴结转移　几乎所有研究表明，淋巴结转移的胰腺癌患者，预后要比未转移者差。有文献报道淋巴结阴性的患者1年、3年、5年的生存率分别为100%、50%及25%，而淋巴结阳性的患者为40%、13.6%及5.5%。另有研究报道淋巴结阴性的患者中位生存时间为19.9个月，1年、3年的生存率分别为64%与37.9%，而淋巴结阳性组则为15.5个月，1年、3年的生存率分别为56%、21.1%。当淋巴结转移≥4个时，预后更差，以上3项指标分别是10.5个月、43.8%和0。

5．手术切缘　胰腺癌术后切缘是否阳性直接影响着肿瘤局部的复发，它是影响预后及生存率的重要因素。Yeo等报道胰腺癌切缘阳性的患者中位生存时间仅为10个月，5年生存率为8%，远远低于切缘阴性患者的生存时间（18个月）和生存率（26%）。

6．其他因素　国内研究的单因素分析提示，年龄>65岁、CA19－9＞均数、TNM Ⅲ或Ⅳ期、有淋巴结或血管浸润以及2个以上脏器转移、非手术治疗、KPS评分＜60分、体重下降≥15 kg等都是预后不良的因素。Cox多因素分析结果表明，治疗方式、年龄、TNM分期、KPS评分和有无腹水是影响患者预后的独立危险因素。

中国抗癌协会对2 340例胰腺癌病例进行预后分析，单因素分析表明在$\alpha=0.05$水平上有意义的因素有：年龄、职业、病程、肿瘤部位、手术方式、术后胰瘘、术后肝功能衰竭、化疗、TNM分期、免疫治疗、有无肝转移、肠系膜上血管有无侵犯等变量。多因素分析表明在$\alpha=0.05$水平上有意义的因素有：患者年龄、手术方式、术后胰瘘、术后肝功能衰竭、化疗、免疫治疗等，这些变量为影响胰腺癌预后的独立因素，其中根治性手术、化疗、免疫治疗均为保护性因素。

二、随　　访

对于新发胰腺癌患者应建立完整的病案和相关资料档案。治疗后定期随访和进行相应检查。治疗后2年内每3个月、2年后每6个月随访1次，复查血常规、肝功能、肾功能、血清肿瘤标志物、腹部强化CT、胸片，直至5年，以后每年复查1次。介入治疗后3～6周进行随访，疗效判定采用国际通用实体瘤治疗疗效评价标准；治疗间隔通常为1～1.5月，或根据患者再发疼痛时间决定重复介入治疗的时间。

（南方医科大学附属南海医院　檀谊洪　中山大学附属第一医院　王天宝）

参考文献

[1] 张群华，倪泉兴．胰腺癌2340例临床病例分析［J］．中华医学杂志，2004，84：214－218.

[2] 李新建，郑莹，沈玉珍，等．上海市胰腺癌的流行现状和趋势研究［J］．外科理论与实践，2002，7：342－345.

[3] 肖志，石欣．影响胰腺癌患者预后的因素研究进展［J］．实用肿瘤学杂志，2008，22（2）：173－176.

[4] 钱家鸣．胰腺癌［M］//陆再英，钟南山．内科学（7版）．北京：人民卫生出版社，2008：479－482.

[5] 陆星华，刘彤华．胰腺癌［M］//潘国宗，曹世植．现代胃肠病学．北京：科学出版社，1998：1853－1867.

[6] 蒲红，宋彬．胰腺癌胰周淋巴结转移分布特征的螺旋CT表现［J］．放射学实践，2006，（04）：366－369.

[7] 江涛．胰腺癌生物学特性与术前评估可切除性的思考［C］．第十二届全国胰腺外科学术研讨会，2008：91－93.

[8] 刘颖斌，吴文广．胰腺癌淋巴结清扫范围的探讨［J］．上海医学，2010，（11）：986－988.

[9] 黎介寿，吴孟超．普通外科手术学［M］．北京：人民军医出版社，2006：927－943.

[10] 黄志强．腹部外科手术学［M］．长沙：湖南科学技术出版社，2001.

[11] 田雨林．胰腺外科手术学［M］．沈阳：沈阳出版社，1995.

[12] 张建良，曾庆东，傅勤烨．胰腺肿瘤外科学［M］．济南：山东大学出版社，2004.

[13] 李金明，傅德良，倪泉兴，等．应用吉西他滨白蛋白纳米粒进行胰腺癌区域动脉灌注化的可行性［J］．外科理论与实践，2009，14（5）：556－559.

[14] 王建华，刘凌浚. 中晚期胰腺癌的综合介入治疗［J］. 外科理论与实践，2007，12（3）：292 - 294.
[15] 余一祎，刘田舒. 晚期胰腺癌姑息性化疗进展［J］. 中国癌症杂志，2009，19（8）：585 - 589.
[16] 王彬，闫东，刘德忠，等. 胰腺癌不同治疗模式的疗效分析［J］. 介入放射学杂志，2008，17（6）：404 - 407.
[17] 郑家平，俞炎平. 胰腺癌综合性介入治疗的进展［J］. 医学综述，2011，17（10）：1487 - 1490.
[18] 王伟艺，唐文皓，袁祖荣. 预防胰腺癌根治术后复发的治疗进展［J］. 外科理论与实践，2009，14（1）：118 - 122.
[19] 韩国宏，殷占新，孟祥杰，等. 经皮左锁骨下动脉化疗药盒植入治疗胰腺癌的临床研究［J］. 中华消化杂志，2005，25（6）：348 - 350.
[20] 殷蔚伯，余子豪，徐国镇，等. 肿瘤放射治疗学［M］. 北京：中国协和医科大学出版社，2008.
[21] 孙玉冰，周亦农. 和解法配合中药外敷治疗中晚期胰腺癌 22 例临床观察［J］. 中国实用中西医杂志，2003，16（2）：1770 - 1771.
[22] 杨炳奎，霍介格. 中医药治疗中晚期胰腺癌 68 例临床观察［J］. 中国中医基础医学杂志，2002，8（2）：55.
[23] 孔庆志，黄涛. 痛血康合用治疗晚期胰腺癌疼痛的临床观察［C］. 第八届全国中西医结合肿瘤学术会议论文集，2000：109.
[24] 王沛. 中医肿瘤手册［M］. 福州：福建科学技术出版社，2006，22：204.
[25] NCCN Clinical Practice Guidelines in Oncology：Pancreatic Cancer［J］. Version，2011.
[26] Maisonneuve P，Lowenfels AB. Epidemiology of pancreatic cancer：an update［J］. Dig Dis，2010，28（4 - 5）：645 - 656.
[27] Delforge M，Plomteux O，Demoulin JC，et al. Epidemiological aspects，risk factors，and detection of pancreatic cancer［J］. Rev Med Liege，2000，55（2）：74 - 75.
[28] Silverman DT. Risk factors for pancreatic cancer：a case control study based on direct interviews［J］. Teratog Carcinog Mutagen，2001，21（1）：7 - 25.
[29] Ojaiarvi IA，PartanenTJ，AhlbomA，et al. Occupational exposures and pancreatic cancer：a meta analysis［J］. Occup Environ Med，2000，57（5）：316 - 324.
[30] Li D，Tang H，Hassan MM，et al. Diabetes and risk of pancreatic cancer：a pooled analysis of three large case - control studies. Diabetes and risk of pancreatic cancer：a pooled analysis of three large case - control studies［J］. Cancer Causes Control，2011，22（2）：189 - 197.
[31] Tanase CP，Neagu M，Albulescu R，et al. Advances in pancreatic cancer detection［J］. Adv Clin Chem，2010，51：145 - 180.
[32] Buxbaum JL，Eloubeidi MA. Molecular and clinical markers of pancreas cancer［J］. JOP，2010，11（6）：536 - 544.
[33] Wolff RA，Evans DB，Gravel DM，et al. Phase I trial of gemcitabine combined with radiation for the treatment of locally advanced pancreatic adenocarcinoma［J］. Clin Cancer Res，2001，7：2246 - 2258.
[34] van der Gaag NA，Rauws EAJ，van Eijck CHJ，et al. Preop - erative biliary drainage for cancer of the head of the pancreas［J］. N Engl J Med，2009，362：129 - 137.
[35] Baron TH，Petersen BT，Mergener K，et al. Quality indicators for endoscopic retrograde cholangiopancreatography［J］. Am J Gastrointest，2006，23（s4）：29 - 34.
[36] Buanes T，Maurel J，Liauw W，et al. A randomized phase Ⅲ study of gemcitabine（G）versus GV1001 in sequential combination with G in patients with unresectable and metastatic pancreatic cancer（PC）［J］. J Clin Oncol，2009，27（15S）：Abstr 4601.
[37] Mu DQ，Peng SY，Wang GF. Risk factors influencing ecurrence following resection of pancreatic head cancer［J］. World J astroenterol，2004，10（6）：906 - 909.
[38] Shibata K，Matsumoto T，Yada K，et al. Factors predicting recurrence after resection of pancreatic ductalcarcinoma［J］. Pancreas，2009，10（4）：373 - 377.
[39] Bernhardt SL，Gjertsen MK，Trachsel S，et al. Telomerase peptide vaccination of patients with nonresectable pancreatic cancer：A dose escalating phase Ⅰ/Ⅱ study［J］. Br J Cancer，2006，95（11）：1474 - 1482.
[40] Neoptolemos JP，Stocken DD，Friess H，et al. A randomized trial of chemoradiotherapy and chemotherapy after resection of pancreatic cancer［J］. N Engl J Med，2004，350（12）：1200 - 1210.
[41] Oettle H，Post S，Neuhaus P，et al. Adjuvant chemotherapy with gemcitabine vs bservation in patients undergoing curative - intent resection of pancreatic cancer：A randomized controlled trial［J］. JAMA，2007，297（3）：267 - 277.
[42] Ueno H，Kosuge T，Matsuyama Y，et al. A randomized phase Ⅲ trial comparing gemcitabine with surgery - only in patients with resected pancreatic cancer：Japanese Study Group of Adjuvant Therapy for Pancreatic Cancer［J］. Br J Cancer，2009，101（6）：908 - 915.
[43] Regine WF，Winter KA，Abrams RA，et al. Fluoroura - cil vs gemcitabine chemotherapy before and after fluoroura - cil - based chemoradiation following resection of pancreatic adenocarcinoma：A randomized controlled trial［J］. JAMA，2008，304（9）：1019 - 1026.
[44] Neoptolemos J，Buchler M，Stocken DD，et al. A multi - center，international，open - label，randomized，con - trolled phase Ⅲ trial of adjuvant 5 - fluorouracil / folinic acid（5-Fu/FA）versus gemcitabine（GEM）in patients with resected pancreatic ductal adenocarcinoma

[J]. J Clin Oncol, 2009, 27 (18S): Abstr LBA4505.

[45] Marten A, Schmidt J, Debus J, et al. Final results of the open – label, multicenter, randomized phase Ⅲ trial of adjuvant chemoradiation plus interferon – α2b (CRI) ver – sus 5-Fu alone for patients with resected pancreatic adenocarcinoma (PAC) [J]. J Clin Oncol, 2010, 28 (18S): Abstr LBA4012.

[46] Ferlay J, Autier P, Boniol M, et al. Estimates of the cancer incidence and mortality in Europe in 2006 [J]. Ann Oncol, 2007, 18 (3): 581 – 592.

[47] Horner MJ, Ries LAG, Krapcho M, et al. SEER Cancer Statistics Review, 1975 – 2006, National Cancer Institute [M]. Bethesda, MD, USA: 2006.

[48] Colucci G, Labianca R, Di Costanzo F, et al. A randomized trial of gemcitabine (G) versus G plus cisplatinin chemotherapy – naive advanced pancreatic adenocarcinoma: The GIP – 1 (Gruppo Italiano Pancreas – GOIM / GISCAD / GOIRC) study [J]. J Clin Oncol, 2009, 27 (15S): Abstr 4504.

[49] Wilkowski R, Boeck S, Ostermaier S, et al. Final analysis of a multicenter, randomized phase Ⅱ trial comparing three different chemoradiotherapy regimens in the treatment of patients with locally advanced, nonmetastatic pancreatic cancer [J]. J Clin Oncol, 2009, 27 (15S): Abstr 4610.

[50] Viret F, Ychou M, Baey C, et al. A phase Ⅱ study of radiation and docetaxel and cisplatin in the treatment of locally advanced pancreatic carcinoma. FNCLCCACCORD 09 /0201 trial [J]. J Clin Oncol, 2009, 27 (15S): Abstr 4625.

[51] Ben – Josef E, Griffith K, Francis IR, et al. Phase I radiation dose – escalation trial of intensitymodulated radiotherapy (IMRT) with concurrent fixed dose – rate gemcitabine (FDR – G) for unresectable pancreatic cancer [J]. J Clin Oncol, 2009, 27 (15S): Abstr 4602.

[52] Senzer N, Hanna N, Chung T, et al. Updated response and survival data for TNFerade combined with chemoradiation in the treatment of locally advanced pancreatic cancer (LAPC) [J]. J Clin Oncol, 2005, 23 (16S): Abstr 4097.

[53] Chang KJ, Fisher W, Kenady D, et al. Multicenter randomized controlled phase Ⅲ clinical trial using TNFerade (TNF) with chemoradiation (CRT) in patients with LAPC (LAPC): Interim analysis (IA) of overall survival (OS) [J]. J Clin Oncol, 2009, 27 (15S): Abstr 4605.

[54] Hwang JY, Yoo C, Kim T, et al. A randomized phase Ⅱ study of FOLFOX or FOLFIRI. as second – line therapy in patients with advanced pancreatic cancer previously treated with gemcitabine – based chemotherapy [J]. J Clin Oncol, 2009, 27 (15S): Abstr 4618.

[55] Ikeda O, Kusunoki S, Kudoh K, et al. Evaluation of the efficacy of combined continuous arterial infusion and systemic chemotherapy for the treatment of advanced pancreatic carcinoma [J]. Cardiovasc Intervent Radiol, 2006, 29 (3): 362 – 370.

[56] Sperti C, Pasquali C, Piccoli A, et al. Recurrence after resection for ductal adenocarcinoma of the pancreas [J]. World J Surg, 1997, 21 (2): 195 – 200.

[57] Jemal A, Siegel R, Ward E, et al. Cancer statiatics, 2007 [J]. Cancer J Clin, 2007, 57: 43 – 66.

[58] Parkin DM, Bray F, Ferlay J, et al. Global cancer statistics, 2002 [J]. Cancer J Clin, 2005, 55: 74 – 108.

[59] Jemal A, Siegel R, Ward E, et al. Cancer statiatics, 2008 [J]. CA Cancer J Clin, 2008, 58: 71 – 96.

[60] Fung MC, Takayama S, Ishiguro H, et al. Chemotherpay for advanced or metastatic pancreatic cancer: analysis of 43 randomized trials in 3 decades (1974 – 2002) [J]. Clin To Kagaku Ryoho, 2003, 30 (8): 1101 – 1111.

[61] Carr JA, Ajlouni M, Wollner I. Adenocarcinoma of the head of the pancreas: effects of surgical and nonsurgical therapy on survival: a ten – year experience [J]. Am Surg, 1999, 65 (12): 1143 – 1149.

[62] Gebhardt C, Meyer W, Reichel M, et al. Prognostic factors in the operative treatment of ductal pancreatic carcinoma [J]. Langenbecks Arch Surg, 2000, 85 (1): 14 – 20.

[63] Benassai G, Benassai G, Mastrorill M, et al. Significance of lymph node metastases in the surgical management of pancreatic head carcinoma [J]. J Exp Clin Cancer Res, 1999, 18 (1): 23 – 28.

[64] Adams R B, Allen P J. Surgical treatment of resectable and borderline resectable pancreatic cancer: expert consensus statement by Evans et al [J]. Ann Surg Oncol, 2009, 16: 1745 – 1750.

[65] Pedrazzoli S, DiCarlo V, Dionigi R, et al, Standard versus extended lymphadenectomy associated with pancreatoduodenectomy in the surgical treatment of adenocarcinoma of the head of the pancreas: a multicenter, prospective, randomized study. Lymphadenectomy Study Group [J]. Ann Surg, 1998, 228: 508 – 517.

[66] Goh B K, Tan Y M, Cheow P C, et al. Outcome of distal pancreatectomy for pancreatic adenocarcinoma [J]. Dig Surg, 2008, 25: 32 – 38.

[67] Ishikaw O, Ohigashi H, Yamada T, et al. Radical resection for pancreatic cancer [J]. Acta Gastroenterol Belg, 2002, 65 (3): 166 – 170.

[68] Yeo CJ, Abrams RA, Grochow LB, et al. Pancreaticoduodenectomy for pancreatic adenocarcinoma: postoperative adjuvant chemoradiation

improves survival. A prospective, single – institution experience [J]. Ann Surg, 225 (5): 621 –633.

[69] Thomas FJ, Krall J, Hendrickson F, et al. Evaluation of neutron irradiation of pancreatic cancer. Results of a randomized Radiation Therapy Oncology Group clinical trial [J]. Am J Clin Oncol, 1989, 12 (4): 283 –289.

[70] Crane CH, Abbruzzese JL, Evans DB, et al. Is the therapeutic index better with gemcitabine based chemoradiation than with 5 – fluorouracil based chemoradiation in locally advanced pancreatic cancer? [J]. Int J Radiat Oncol Biol Phys, 2002, 52 (5): 1293 –1302.

[71] Snady H, Bruckner H, Cooperman A, et al. Survival advantage of combined chemoradiotherapy compared with resection as the initial treatment of patients with regional pancreatic carcinoma. An outcomes trial [J]. Cancer, 2000, 89 (2): 314 –327.

[72] Furukawa H, Iwata R, Moriyama N. Growth rate of pancreatic adenocarcinima: initial clinical experience [J]. Pancreas, 2001, 22: 366 –369.

[73] FarnellM B, Pears on RK, SarrMG, et al. A prospective randomized trial comparing standard pancreatoduodenectomy with pancreatoduodenectomy with extended lymphadenectomy in resectable pancreatic head adenocarcinoma [J]. Surgery, 2005, 138 (4): 618 –628.

第二十二章　小肠腺癌

第一节　小肠腺癌流行病学与病因

一、流行病学

小肠恶性肿瘤较罕见，全世界发生率＜1/10 万。小肠肿瘤占全部肿瘤和消化系肿瘤在美国分别为 0.42%，2.3%，加拿大为 0.37% 和 1.78%。死亡率更低，仅占全部肿瘤死亡率的 0.2%。小肠肿瘤低发病率有关的因素：① 碱性小肠液不利于肿瘤细胞生长；② 流经小肠的液体每天为 8000～10000mL，稀释致癌物质；③ 小肠内容物通过时间较快，致癌物与小肠黏膜接触时间短；④ 小肠内容物为食糜状，机械性损伤少见；⑤ 小肠细菌较少，减少细菌代谢相关致癌物浓度；⑥ 小肠壁内大量淋巴组织，T 细胞丰富，免疫力高于胃和结肠；⑦小肠 IgA 浓度较高，中和病毒以及致癌物质；⑧ 小肠芘羟化酶的浓度 10 倍于胃和结肠，该酶可以减低某些致癌物的生物活性。

原发小肠腺癌是最常见的小肠恶性肿瘤的病理类型，约占 40%，以男性较多，高发年龄为 60～70 岁。Hong 等报道 53 例小肠腺癌，平均发病年龄为 63 岁（26～84 岁），60.4% 患者年龄在 60 岁以上，54.7% 为男性，小肠腺癌中 73.6% 发生在十二指肠，13.2% 发生在空肠，13.2% 发生在回肠。十二指肠是小肠肿瘤常见发病部位，占全部小肠肿瘤的 40%～50%，并较集中发生于十二指肠降段的近侧段，65% 的十二指肠腺癌发生在 Vater 壶腹部，因此，由空肠到回肠发病率逐渐下降。空肠腺癌主要发生在距 Treitz 韧带 30cm 内，回肠腺癌则 70% 发生在距回盲瓣 100cm 以内。

二、病　　因

小肠腺癌的病因尚不明确，发生有关因素包括克罗恩病、家族性腺瘤样息肉病、乳糜泻、小肠短路手术、Peutz－Jeghers 综合征等。克罗恩病小肠黏膜长期、广泛上皮不典型增生，术后病理常发现小的腺癌病灶。长期克罗恩病可以发生腺癌（发生率 3%～6%），分布部位以回肠为主，长期克罗恩病的癌变危险性比正常对照组高出 300～1 000 倍。肿瘤也可发生于因克罗恩病进行旁路手术的肠段内。Peutz－Jeghers 综合征原发肿瘤为错构瘤，约 2% 的患者继发腺癌。家族性腺瘤性息肉的患者易发十二指肠腺癌。小肠腺癌与结肠癌发病呈正的线性相关。乳糜泻发生腺癌的原因可能与免疫失衡及病毒感染有关。

第二节　小肠腺癌临床表现及鉴别诊断

一、临床表现

起自黏膜上皮的小肠腺癌多呈息肉样肿块向肠腔内凸出，并逐渐浸润肠壁造成环形狭窄，容易转移至区域淋巴结，晚期可造成肝转移并穿透浆膜侵犯邻接脏器。小肠腺癌常见临床表现为腹痛、体重下降、恶性、呕吐、消化道出血、贫血、腹部肿块及肠梗阻等。有时可以引起肠套叠或穿孔。临床表现多与肿瘤所在部位有关，十二指肠壶腹部腺癌 80% 以黄疸为主要症状。以波动性黄疸开始，消化道出血亦较常见。波动性黄疸和大便潜血阳性可提示此病可能。空肠、回肠腺癌往往因肠壁浸润造成狭窄引起梗阻时才注意。1/3 病例可触及肿块，少数情况下可出现肠套叠。便血和贫血在空回肠腺癌亦常见。

二、诊　　断

对以腹痛、肠梗阻、腹部包块和消化道出血为临床表现的患者要提高警惕。如出现以下情况应警惕是否有小肠腺癌的存在：不明原因的脐周或右下腹痛，进食后加重，排便后症状缓解；成人肠套叠；间歇性黑便、便血或腹泻；胃镜及结肠镜未见异常；不明原因的肠梗阻，应详细检查小肠是否有病变。对疑为本病者应综合选择以下多种检查，并尽量获取病理组织明确诊断。

本病 CEA 等肿瘤标志物可以升高。腹部 CT、MRI 可以发现部分小肠腺癌病例，具有无创性的优点，可以作为辅助手段协助诊断。消化内镜是诊断小肠腺癌的主要方法之一。系统研究表明，胶囊内镜发现小肠病变的敏感性可达到88.9%、特异性为95%、阳性预测值为97%、阴性预测值为82.6%，胶囊内镜整体的诊断准确率为91.1%。胶囊内镜可完成全小肠检查，漏诊率显著降低，但无法进行活检和内镜下治疗，如果存在肠梗阻、狭窄或瘘管的可能，则会引起胶囊滞留。目前的双气囊或单气囊小肠镜具有直观、操作可控性和同时进行活检、治疗的优点，但也存在检查时间长，部分患者耐受较差的不足，同时小肠镜检查也存在一定的盲区，如肠黏膜皱襞后方，肠瓣后方等，但它仍是目前小肠肿瘤最为可靠的诊断方法。

三、鉴别诊断

小肠腺癌需要与其他表现为消化道症状、发生于小肠的良恶性肿瘤加以鉴别，结合内镜表现和病理可以明确鉴别。本病应与克罗恩病等良性病变鉴别，克罗恩病是病因未明的胃肠道肉芽肿性炎性疾病，病变多位于末端回肠和邻近结肠，常呈节段性、局限性、跳跃性分布。临床主要表现以腹痛、腹泻、腹块、瘘管形成及肠梗阻为特点伴有发热、贫血等。发病年龄多为青壮年。其具有特征性 X 线征象：回肠末端肠腔狭窄、管壁僵直呈一细条状，称线样征。纤维结肠镜检见肠壁残存黏膜在大溃疡之间突出呈铺路石状外观，呈节段性，病变之间的肠管黏膜正常。病理活检是非干酪样肉芽肿性改变。应该注意的是小肠腺癌可以发生在克罗恩病的基础上，因而当出现克罗恩病本身难以解释的症状和体征时，应该想到进行进一步的检查，排除或发现有无小肠腺癌等恶性病变。

（中山大学附属第三医院　陶　力　尉秀清）

第三节　小肠腺癌手术治疗

一、基本原则

同其他胃肠道肿瘤一样，手术切除是目前治疗小肠腺癌的主要手段和有效措施。由于小肠腺癌发病位置的不确定性及癌肿可在腹腔内游走导致其位置不定等因素的存在，术前定位非常重要，其中影像学检查或者内镜检查则是较为常用且有效的定位措施。在腹腔镜手术开展较为成熟的医院，对较早期尚未发生广泛腹腔转移的小肠腺癌进行腔镜探查并适时进行手术治疗也成为众多学者推荐的措施。传统的开放手术则多采用右侧旁正中切口，首先进行腹腔探查以决定能否行根治性切除手术并决定相应的手术方法。

一般认为，只要患者对手术的耐受性良好，就应尽可能选择手术治疗并尽量切除癌肿。即使术前影像学检查显示肠系膜淋巴结肿大并不应视为手术禁忌，因淋巴结肿大并不意味着一定出现转移。此外，即使相关检查或术中探查发现肿瘤转移，也应在患者身体状况允许的情况下尽可能手术，以解除已经出现或者即将出现的肠道出血、梗阻等非手术不能解决的并发症。相应的手术治疗原则及注意事项如下：

1. 将病变肠管尽可能切除，切除范围包括距离肿瘤上下缘各 10cm 的肠管及相应的 V 形肠系膜并清扫可能出现转移的淋巴结。

2. 不能切除者则根据患者情况考虑在病变上、下端正常肠袢间侧侧吻合，以预防或者解除即将出现或者已经出现的肠梗阻。

3. 位于空肠近端靠近 Treitz 韧带或者回肠末端近回盲瓣的腺癌需根据具体情况决定切除范围及吻合方式。位于十二指肠者宜行胰十二指肠切除术。因位于回盲部的小肠癌淋巴引流范围广，癌需要行右半结肠切除术。近端的肿瘤进行广泛切除后往往存在端端吻合困难，此时可以考虑行十二指肠与空肠的侧侧吻合。

4. 仔细检查每段肠管，如发现肿瘤多发，且位置较为集中，则切除相应肠管及系膜。如位置分散，则根据情况尽可能予以分段切除。

5. 保证吻合口良好的血供　空肠、回肠本身血供丰富，但由于手术操作不规范等问题导致的吻合口血供不足而出现吻合口漏或愈合不良的情况并不鲜见。为避免人为因素的不良影响，术中可通过手指触摸肠管断端系膜的动脉搏动来判断血供情况，同时注意避免吻合口附近系膜中出现血肿。

6. 吻合时精确对合浆肌层　良好的愈合需要肠壁各层的正确对合。吻合的肠壁之间不应该有脂肪或者其他组织，浆肌层缝合必须包含黏膜下层，因为大部分肠管张力位于此处。另外，吻合时要特别注意吻合肠壁系膜侧，将终末血管及脂肪从肠壁上分离清除约 1cm 宽度，以便创造充足的视野及良好的浆膜面对合，也不必担心血供不良。

7. 避免吻合处存在张力　吻合口存在张力也是导致吻合口愈合不良或者吻合口漏等问题出现的常见原因，吻合前需将吻合肠段的近远端肠袢充分游离，保障吻合口不存在张力。

8. 注意缝合针距及打结的力度　缝合时针距以 0.3cm 为宜，针距过小则会影响吻合口血供。打结过松可导致吻合不严密而引起肠漏，过紧则可以影响血供甚至切割肠壁导致肠漏。

手术虽然是目前治疗小肠腺癌的有效手段，但由于小肠腺癌的诊断、治疗不及时，即使进行广泛切除，其预后仍然不佳。一般认为，小肠腺癌的切除率为 70% ~80% ，手术死亡率为 5% ~10% ，术后 5 年生存率仅为 20% ~30% 。

二、术前准备

1. 术前签字　向患者及患者家属（应患者家属要求可对患者采用保护性治疗原则）解释病情，手术必要性及存在的风险，术中、术后可能出现的问题征得患者家属和（或）患者同意，签署手术知情同意书。取得家属及患者的信任。

2. 术前处理　针对患者营养及水、电解质紊乱等问题进行积极处理。必要时术前可以应用肠外营养支持治疗。

3. 对患者进行详细全面的术前评估　包括心、肺、肝、肾等重要脏器功能的评估，对年老合并心、肺、肝、肾等功能障碍的患者请相关科室会诊进行评估，对拟采用腹腔镜探查及手术治疗的患者，上述评估尤为重要。

4. 肠道准备　术前 3 天进食半流质，1 天流质。术前 1 天下午口服 50% 硫酸镁 50mL 及 5% GNS 1 500mL，并静脉输注 5% GNS 1 000mL，10% KCL 30mL。伴有不完全性肠梗阻者可用石蜡油或温盐水灌肠。完全梗阻者仅可温盐水灌肠。

5. 手术区域准备　体毛多者，剔除手术区域毛发；麻醉后留置胃管、尿管；根据情况决定是否建立深静脉补液通道。

6. 术前备血　备血量根据患者病情及手术情况估算。一般情况下可备同型浓缩红细胞 2U，血浆 600mL。

三、麻醉与体位

采用气管内插管全麻，取平卧位。

四、手术步骤

1. 消毒范围　上至乳头、外侧达腋中线、下方达大腿上2/3。

2. 切口　腹部正中切口、旁正中切口或者经腹直肌切口均可获得良好的暴露。如采用腹腔镜探查，则需在脐下或脐上0.5～1.0cm做长约1cm弧形切口，作为观察孔，继之根据探查情况决定主操作孔和辅操作孔的位置及数量。

3. 病变肠段及系膜切除　腹腔探查确定肿瘤位置后，切除线位于距离肿瘤20～30cm处。将预切除肠管远、近端用纱带结扎，将病变肠管提出腹腔外（注意切口保护），周围以盐水纱布隔开，在预定切除范围行V形切开肠系膜，分离结扎拟切除范围内肠系膜之主干血管，继之逐步切断肠系膜。在小肠拟切除处用有齿血管钳夹住肠管，离断并移除出待切肠段（图22－1至图22－3）。

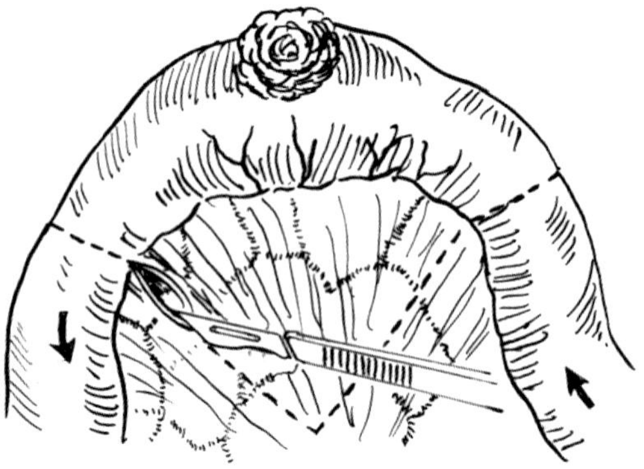

图22－1　切开系膜

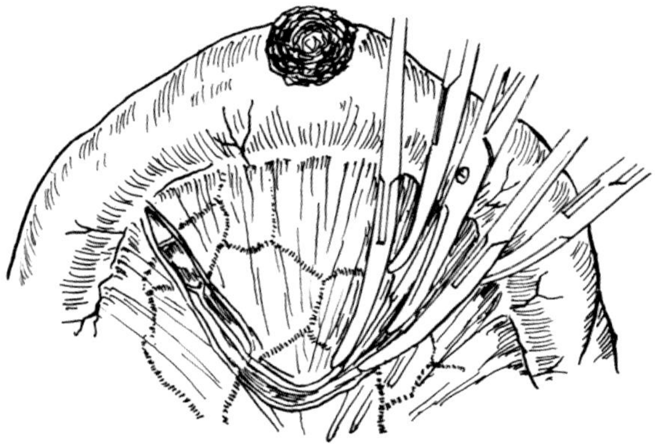

图22－2 结扎、切断系膜血管

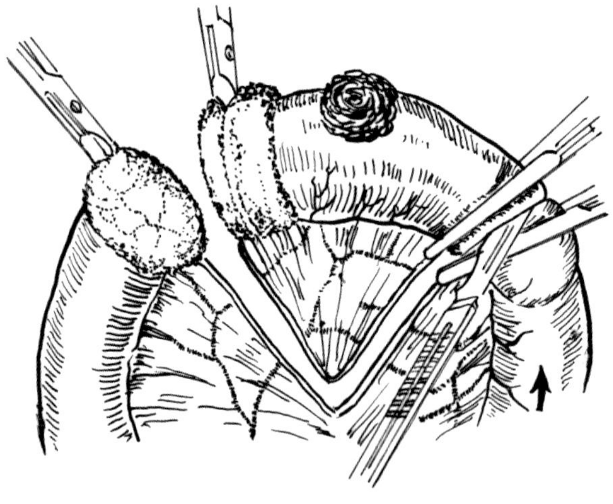

图22－3　离断并移除肠管

4. 小肠吻合　目前小肠吻合可以分为手工吻合和器械吻合两大类。其中手工吻合分为开放双层吻合法以及开放单层吻合法，器械吻合分为吻合器吻合及吻合环吻合。因为小肠直径多较结肠小，且容易暴露，在小肠吻合时笔者建议首选手工吻合法。

（1）手工小肠端端吻合法：将近、远端肠管内容物推向两侧，距离断端5cm处用肠钳夹闭肠管，避免肠内容物流向吻合处（注意避免夹闭肠系膜缘血管）。对合小肠断端，周围以盐水纱布保护。距离断缘约0.5cm处间断缝合浆肌层，放松血管钳，剪除被压榨的组织。以连续绞索缝合法缝合后壁全层，转向前壁改为连续内翻缝合。缝合完毕后，移除肠钳，然后间断内翻缝合前壁的浆肌层。缝合完毕并剪除全部缝线后，仔细检查吻合口大小及吻合处有无缺陷。一般情况下，吻合口应能够通过拇指末节（图 22－4 至图 22－9）。

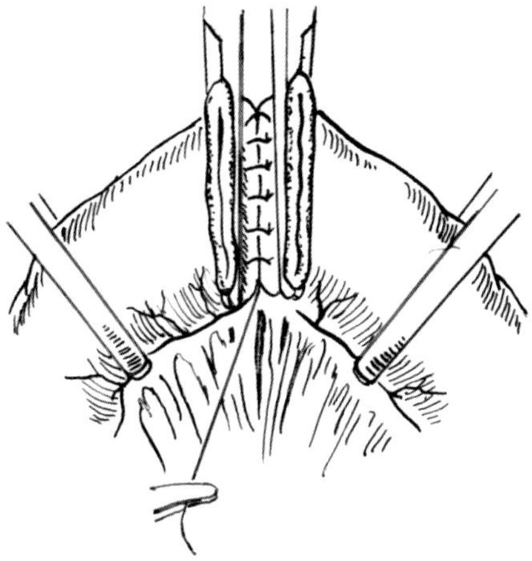

图 22－4　间断缝合小肠后壁

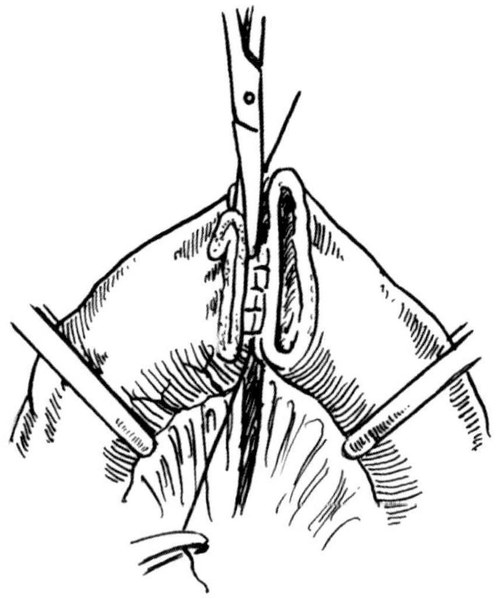

图 22－5　切除受压榨肠壁组织

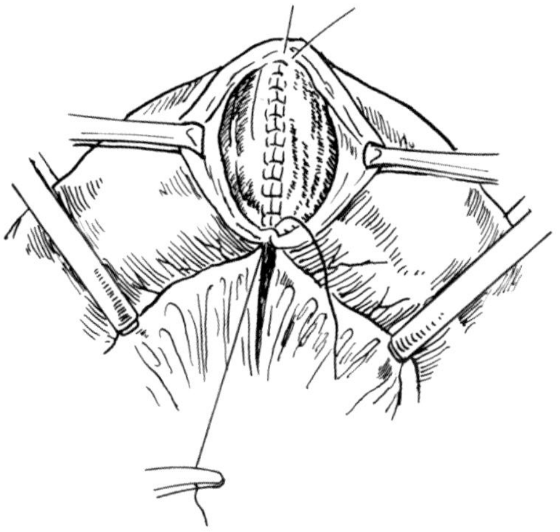

图 22－6　全层缝合小肠后壁

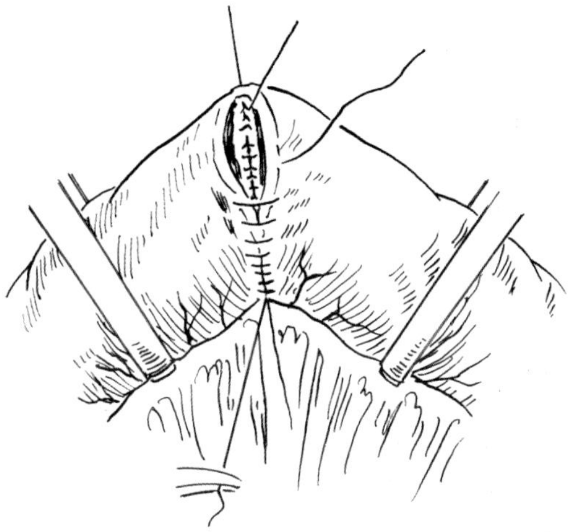

图 22－7　连续缝合关闭小肠前壁

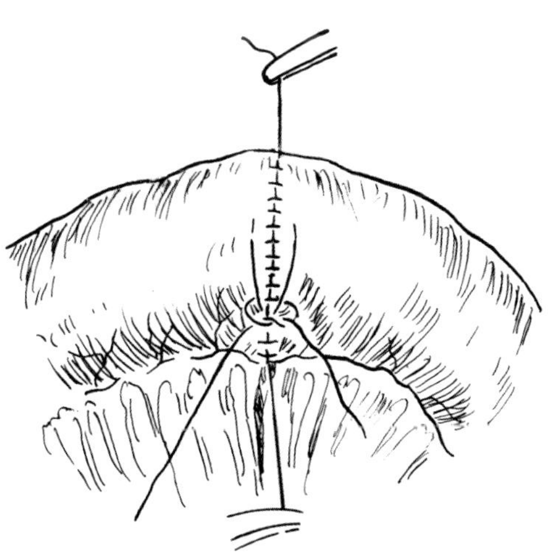

图 22－8　小肠前壁间断缝合包埋

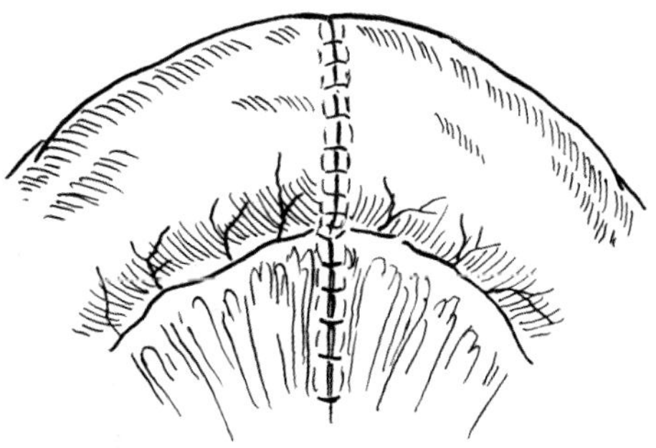

图 22－9　间断缝合关闭系膜裂口

（2）吻合器吻合法：将小肠两断端系膜缘并拢，将胃肠吻合器（GIA 型）两臂插入近、远端小肠进行吻合。吻合后，以 Allis 钳夹住小肠断端两侧并向两侧牵引，另外以 Allis 钳夹住肠壁断端使之关闭，用 TA－30 型吻合器在钳下方钉合关闭肠腔，剪除吻合钉外侧肠壁，电刀灼烧肠黏膜。仔细检查吻合口，1 号线间断缝合关闭系膜缺损（图 22－10、图 22－11）。

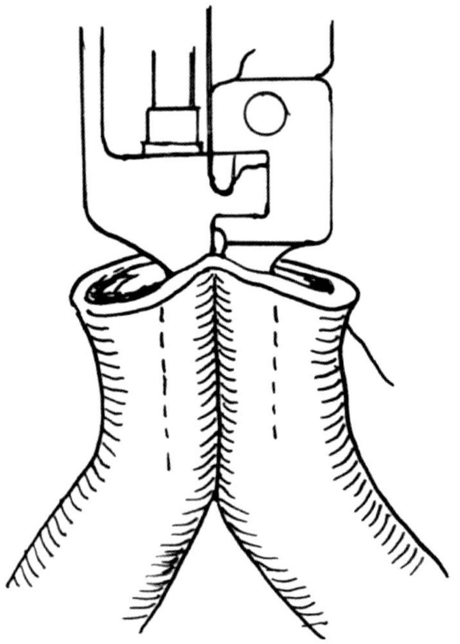

图 22－10　GIA 型吻合器吻合远、近端小肠

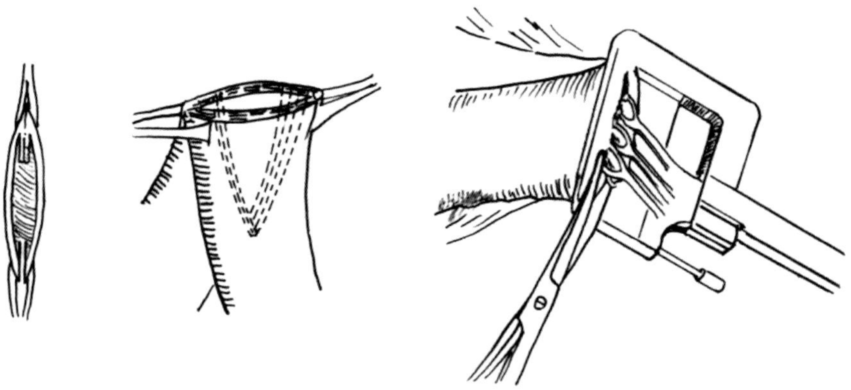

图 22－11　TA－30 型吻合器关闭肠腔

五、术后处理

1. 密切观察患者生命体征，视患者情况决定是否送入 SICU 处理，保持水、电解质平衡，根据患者营养情况应用 PN。如小肠吻合口位于近端小肠，可考虑留置鼻空肠管（空肠管末端需距离吻合口＞30cm），尽早开始肠内营养支持，可减轻患者经济负担并有利于胃肠功能恢复。

2. 尽早拔除胃肠减压管，密切观察腹部体征及切口情况。

3. 注意维护患者心、肺、肾等重要脏器功能，根据具体情况予以强心、利尿、限制液体入量及吸氧、促排痰等处理。

4. 对肝功能欠佳，低蛋白血症或贫血患者注意进行补充白蛋白或输血；注意应用抑酸药物预防应激性溃疡产生。

5. 应用抗生素预防感染，选择针对G－杆菌及厌氧菌的抗生素，合并肺部感染时可用喹诺酮类药物。

六、术后并发症处理

对小肠腺癌来讲，手术主要涉及包括肿瘤在内的部分切除术及为避免梗阻进行的正常肠管的吻合手术，因此，除了腹部手术常有的并发症外，其较为常见且特异性的并发症包括肠瘘和盲袢综合征。

（一）肠漏（瘘）

肠漏（瘘）是小肠部分切除手术后最常见的致死性并发症之一，早期称为肠漏，形成瘘管后称为肠瘘。多见于高龄、营养状况差合并低蛋白血症或者有糖尿病、凝血障碍性疾病等基础疾病患者，术中未及时发现的医源性肠管损伤也是导致肠漏发生的原因之一。因此，术前进行良好的术前准备，术中予以正确、仔细的操作，术后加强全身支持治疗是预防本病发生的关键。小肠漏多发生于术后4～7天，患者术后排气时间延长，出现体温升高、心率加快等感染性症状，体检发现有腹膜炎体征或局限性腹腔积液时要高度怀疑肠漏可能。一旦怀疑肠漏发生，必须尽快借助腹腔穿刺、消化道造影或者超声等检查明确诊断，一旦诊断明确，要及时采取措施处理。治疗的关键是及早通畅的引流，控制感染，同时纠正低血容量和水、电解质及酸碱平衡紊乱，注意保护漏口周围皮肤并选择恰当的手术时机进行适当的手术。

1. 非手术治疗

（1）及早通畅的引流：肠漏诊断一经确定，即应采取措施建立通畅的外引流，将漏出的肠内容物尽量引流出体外，以减轻腹腔内炎症。笔者的经验表明，采用双腔引流管或同时建立两条管道，一条用于利用生理盐水进行持续性腹腔冲洗，另一条用于持续负压吸引以顺利引流对减轻局部炎症的效果更为确切。

（2）纠正低血容量、水、电解质及酸碱平衡紊乱：肠漏患者多存在血管内和组织间液的大量丢失，因此，患者往往存在血容量不足及难以纠正的酸碱、水、电解质紊乱，尤其在建立通畅引流后，更要注意此类问题的发生。引流术后的补液量和组成需要参考肠漏及胃肠减压管引流液的量及性状进行计算，并需要经常根据血液学检测结果（生化及血气分析等）进行及时调整。此外，适当应用抑制消化液分泌的药物（如制酸药潘妥洛克及生长抑素善宁或施他宁）对减轻体液丢失、维护体液代谢平衡及促进漏口愈合具有一定的作用。

（3）合理选用抗生素，加强抗感染治疗：严重的腹腔感染是导致肠漏患者死亡的主要原因。肠漏诊断明确后即应选用强有力的广谱抗生素进行抗感染治疗，如怀疑有厌氧菌感染可加用甲硝唑或替硝唑。必须注意的是，再强的抗生素都不能替代有效的外引流，抗生素只能作为手术治疗和术后的辅助治疗。此外，长期大量应用抗生素也可导致二重感染，在手术引流足够充分，全身性感染症状控制后可考虑停用或者调整抗生素的应用。在强效、广谱抗生素应用较长时间后再次出现高热等感染性症状，排除腹腔内其他感染性病灶出现后，高度怀疑真菌感染可能，要及时调整用药。

（4）加强营养支持治疗：由于消化液丢失及不能经胃肠道补充营养，而患者同时因为感染、应激等存在高分解代谢状态，营养不良的状况迅速产生且严重，相关统计表明，肠漏患者因为营养不良导致的死亡约占死亡率的48%。因此，营养支持治疗对肠漏患者尤为重要。肠外瘘早期及合并严重腹腔感染时，TPN往往是唯一的营养支持手段。由于肠外瘘患者往往合并应激反应，能量消耗与生理状况下存在较大差别，配制肠外营养时要充分考虑应激的影响，注意总热量及各成分间的比率。如可根据104.6～146.44kJ/（kg·d）的标准给予非蛋白热能，糖脂比可为6：4，对高度应激和胰岛素抵抗的患者要适当提高脂肪功能的比例。蛋白质供给量可按照1.0～2.5g/（kg·d）的标准计算。此外，对于长期禁食和危重应激患者还要注意提供谷氨酰胺，为小肠黏膜、骨骼肌和免疫细胞提供能量。

随着对肠漏病理及生理认识的深入及相关技术的进步，肠外营养已经不再是某些肠漏患者唯一可选择的营养支持方法。大量的动物研究表明，进行肠内营养支持可促进肠道黏膜增殖，改善肠道免疫状态，加强肠道屏障功能，有效降低全身感染的发生率。从经济学角度来看，肠内营养制剂价格往往低于肠外营养制剂，有助于对降低患者治疗费用，减轻患者经济负担。然而，肠内营养并非适用所有肠漏患者。只有在肠漏口和腹壁形成完整通道，即形成解剖意义上的肠瘘时，可将空肠营养管置入漏口以远小肠 30～40cm，进行肠内营养支持治疗。可先行瘘口造影和胃肠道造影检查，明确瘘口的位置及瘘口远端胃肠道情况。因胃造口和空肠造口作为有创性操作可能会加重患者应激，故选择时需慎重。此外，有文献报道，进行肠内营养时可通过各种方法暂时封闭瘘口，恢复肠道的连续性而进行肠内营养支持治疗。笔者认为，在外引流充分及瘘管完整的情况下，为行肠内营养进行暂时封闭瘘口的方法并不值得推荐，因不管进行多么简单的封闭工作，都会加重患者应激，而对最终的治疗效果产生不利影响。

2. 手术治疗　小肠手术后发生的肠漏经过上述积极处理后多数患者可逐渐自愈。而对未愈患者进行修补、切除等手术需根据患者的具体情况决定。具体的决定因素主要有腹腔感染及患者的营养情况，只有患者腹腔感染控制、营养状况得以有效改善后方可考虑进行此类手术。一般情况下，手术多在肠漏发生后的 6～12 个月进行。常用的手术方式：肠漏局部肠袢切除吻合术、肠管部分切除吻合术、肠袢浆膜覆盖修补术、带蒂小肠浆肌层覆盖修补术。除了手术时机选择与手术方式是决定肠外瘘手术成功的主要因素外，术后预防粘连性肠梗阻、腹腔感染及术后营养支持也是重要的影响因素。因此，术中除小心操作减少浆膜层损伤，对肠管进行排列外，术后需要大量等渗盐水冲洗腹腔，并根据腹腔污染情况放置引流管。由于肠外瘘手术范围大，术后肠功能恢复需要较长时间，术后仍然需要给予较长时间的肠外或肠内营养支持治疗，直至患者恢复经口进食。

（二）盲袢综合征

1. 盲袢综合征又称小肠污染综合征，是由于肠袢内容物淤滞，细菌繁殖过多而造成的吸收不良综合征。临床主要表现为腹泻、脂肪泻、营养吸收障碍和维生素 B_{12} 缺乏导致的巨细胞性贫血和体重下降。理论上，任何引起肠内容长期淤滞和细菌过度繁殖的肠道病变都可引起本病的发生，但因本病常见于小肠侧侧或端侧吻合手术后盲袢或盲袋的形成，故称为盲袢综合征，这一原因导致的盲袢综合征也是狭义盲袢综合征。

2. 盲袢综合征的临床表现差异很大。病情轻者可没有腹泻或只有轻度腹泻，伴有轻度贫血和消瘦。重者则表现为脂肪、蛋白质和碳水化合物及维生素 B_{12} 等的严重吸收不足，表现为大细胞性贫血、低蛋白血症及重度消瘦。除吸收不良的表现外，因手术后小肠狭窄或盲袢形成导致的盲袢综合征常常表现出肠梗阻的相关症状，如腹痛、腹胀、胃肠型及肠鸣音亢进等。此时，患者仍能进食，并伴有排便次数增多，且便中常常含有未消化完全的食物。

3. 因本病缺乏特异性临床表现，进行诊断时要结合以下因素进行综合判断：①小肠手术病史。②吸收不良的实验室检查：粪便中脂肪含量测定发现 24h 大便中中性脂肪的含量增高；维生素 B_{12} 吸收试验表现为非内因子缺乏性吸收障碍；肠内容物检测细菌浓度＞10^7/mL；C_{14}－胆甘氨酸呼吸试验及 C_{14} 木糖呼吸试验发现肠腔内游离胆酸明显增加。③影像学检查消化道造影发现吻合口附近有扩大肠袢。④在对该病做出诊断前还需要与长期大量应用广谱抗生素导致的菌群失调、短肠综合征以及胃大部切除手术后并发症相鉴别。

4. 对本病的治疗分为非手术治疗及手术治疗两方面。非手术治疗主要包括纠正水、电解质、酸碱平衡失调、营养不良，给予敏感抗生素抑制肠道细菌生长，控制腹泻。手术治疗的目的主要在于切除产生症状的肠袢，确保输入肠袢的排空畅通。需要指出的是，从盲袢形成到肠管出现扩张，细菌在肠腔内大量繁殖，一般需要 2～3 年时间，此间不需手术治疗。实验室检查证实有细菌的过度增生并非一定要治疗。做出治疗决定前，临床医生必须把检查结果与患者的临床表现结合起来考虑，只有当细菌过度生长已经在临床造成明显的吸收不良时才考虑手术治疗。

第四节　小肠腺癌化疗、中医中药治疗及复发与转移的处理

一、化　疗

2011NCCN 指南指出小肠腺癌化疗同结肠癌。

二、中医中药治疗

小肠腺癌中医辨证施治参照结肠癌有关内容。

三、复发与转移的处理

症状的非特异性和有效诊断手段的缺乏导致小肠腺癌的诊断常常被延误，大大降低了根治性手术切除率，而由于诊断延误，肿瘤分期较晚，即使接受了根治性手术，小肠腺癌的复发率仍然较高。统计学表明，初次确诊小肠腺癌的患者中接受根治术者只占67%，而即使接受根治性手术后，仍然有39%的患者复发。虽然小肠腺癌具有较高的复发和转移率，但到目前为止尚无有效的预防手段。只能做到早发现、早处理，改善患者生活质量，尽量延长其生存时间。进行定期检查对于早期发现小肠腺癌复发具有重要的意义。除了针对肿瘤进行定期复查的常规项目外，针对小肠腺癌的常用定期检查项目包括：血 CEA、CA19－9 检查，超声检查，消化道钡餐造影，CT 或 MRI，小肠镜及胶囊内镜检查和 PET 检查等。

1．肿瘤标志物检查　因只有部分小肠腺癌患者会出现血清 CEA 及 CA19－9 升高，这两项指标并不是定期检查的必需指标，但对于术前已经存在血清 CEA 及 CA19－9 升高的患者而言，术后 CEA 和或 CA19－9 的再次升高则往往预示肿瘤的复发。因此，对于术前存在这两项指标升高的患者，术后需要密切注意其变化，当其血清浓度明显升高时，要警惕腺癌复发可能，及时借助影像学检查明确病灶部位，并尽早进行处理。

2．超声检查　与结直肠癌一样，小肠腺癌最常见的转移器官也是肝脏。进行超声检查的主要目的是明确是否存在肝脏转移灶。因此，术后定期复查要包括肝脏的超声检查，一旦发现转移病灶，即可根据情况对转移或复发的病灶进行局部处理，如手术切除，射频消融治疗或介入治疗。

3．消化道造影检查　X 线全消化道钡餐检查，尤其是低张造影及气钡对比造影不仅是小肠腺癌主要的诊断手段，也是术后明确肿瘤是否复发的常用手段，对于明确是否出现原位尤其是吻合口的复发有一定的帮助。

4．CT 及 MRI 检查　CT 及 MRI 检查对腹腔内种植性转移灶的发现及定位具有重要的参考价值。统计表明，CT 对小肠腺癌诊断的敏感性、特异性及准确性分别为100%、95%、97%；MRI 分别为86%、98%、97%，因此，对于实验室检查发现术后 CEA 和或 CA19－9 升高患者，在除外腹腔外脏器转移复发的情况下即可进行腹腔 CT 或 MRI 检查，以明确病灶大小、性质及部位。

5．胶囊内镜和小肠镜检查　胶囊内镜检查及小肠镜检查对小肠腺癌的诊断及原位或小肠腔内复发诊断具有决定性的意义。但二者的应用均存在一定的适应证及禁忌证，定期复检中是否需要采取这两种检查手段要结合患者具体情况而定。

6．PET 检查　PET 检查是近年来广泛使用的新技术。它可以较早的发现复发或者转移病灶，帮助确定原发病灶及转移灶的位置，估计手术范围，但其价格过于昂贵而限制其广泛应用。

由于小肠腺癌并不多见，目前尚无针对小肠腺癌复发及转移的标准治疗和大样本的随机对照研究，文献报道的各种治疗方法的效果也不尽相同。目前关于化疗及减瘤手术治疗小肠腺癌复发或晚期小肠腺癌的文献较多，且认为这两种方法能够在一定程度上延长患者生存时间，但对具体的化疗方案尚未达成一致认识。

Yamano T 等报道了采用云芝多糖 K 联合 FOLFOX/FOLFIRI 方案以及减瘤手术成功治疗小肠腺癌复发病

例。他们认为在包括壁腹膜切除术在内的减瘤手术联合腹腔内温热灌注化疗的方法对小肠腺癌的腹膜转移是有效的，并提出在确定小肠腺癌标准治疗之前，有必要由结直肠癌疗法进行外推和延伸来寻找小肠腺癌的治疗方法。针对晚期小肠腺癌化疗问题，Zaanan A 等进行了一项被认为是目前样本量最大的多中心的 AGEO 研究发现，FOLFOX 化疗方案可能是目前最有效的以铂类药物为基础的化疗方案。在另外一项针对晚期小肠腺癌和壶腹部腺癌化疗的研究中发现，患者对卡培他滨与奥沙利铂联合耐受良好，肿瘤受到了明显地抑制作用。因此，他们认为，可将卡培他滨与奥沙利铂的联合作为一个新的标准化疗方案用于晚期小肠腺癌和壶腹部腺癌的治疗。

总之，由于小肠腺癌本身发病率不高以及发病隐匿等特点，关于小肠腺癌及复发转移处理的文献并不多见，也无标准的处理措施，多数情况下只能通过借鉴结直肠癌复发的处理经验进行探讨性处理，具体效果还需要进一步验证。

（香港中文大学威尔斯亲王医院　胡宝光　中山大学附属第一医院　王天宝）

第五节　小肠腺癌预后与随访

一、预　　后

小肠腺癌的治疗以手术切除肿瘤为主，但多数患者明确诊断时病变较晚，无法行根治性切除术，因此预后较差。文献报道小肠腺癌患者总的 5 年生存率为 14% ~34%，可切除者的生存率稍高，可达 40% ~60%。中山大学肿瘤防治中心报道自 1985 ~2005 年期间共收治 50 例原发性小肠腺癌患者。患者随访中位生存时间 13.5 个月（11 ~120 个月）。Kaplan - Meier 生存分析结果，总的中位生存期为 16 个月（95% 可信区间 11 ~21 个月），总的 1 年、3 年、5 年生存率分别为 57.3%、36.4% 和 32.8%。行根治性手术治疗、姑息性手术治疗和未行手术治疗的患者的 5 年生存率分别为 66.9%、12.8% 和 0。单因素分析表明，手术方式对 5 年生存率的影响有统计学意义，而年龄、性别、肿瘤部位、分化程度、病理分期、术后化疗对 5 年生存率无影响。Howe 等回顾性分析了 1985 ~1995 年美国国家癌症数据库 4 995 例小肠腺癌病例，发现在多因素分析中，影响生存率的因素包括年龄、肿瘤部位、肿瘤分期和能否行根治性手术。Dabaja 等对 217 例小肠腺癌进行多因素分析显示，能否行根治性手术切除和淋巴结转移率是总生存率的独立预后因素。有报道 298 例小肠腺癌的手术治疗，能进行根治性切除术者仅占 50.7%，姑息性切除术占 10.7%，旁路手术为 16.8%，其余只能单纯开腹探查。Zar 报告 923 例小肠腺癌，肿瘤位于十二指肠者 5 年、10 年生存率分别为 39%、37%，位于空回肠者分别为 46%、41%，女性患者的 5 年生存率稍高于男性。Hong SH 报道 53 例小肠腺癌，26 例（49%）接受根治性切除，其余病例姑息性化疗，中位生存时间 12 个月（8.5 ~15.1 个月）。根治性切除后 3 年生存率是 66.1%，姑息化疗的中位生存时间为 8 个月。文献报道的 5 年生存率见表 22 -1。

表 22 -1　小肠腺癌 5 年生存率

	病例数	5 年生存率（%）
Adler	338	17
Martin	87	21
Barclay	74	22
Williamson	68	14
Ouriel	65	30
Wilson	48	15
Frosta	42	32

续表

	病例数	5年生存率（%）
Bauer	40	23
Marcilla	26	34
Awrich	26	26
Zollinger	18	17

注：10年生存率24%。

二、随 访

术后2年内每3个月、2年后每6个月随访1次，直至术后5年，以后每年复查1次。复查血常规、粪便常规及潜血、肝功能、肾功能、腹部强化CT、胸片，监测CA19－9和CEA水平对了解有无复发的意义尚不明确。

（南方医科大学附属南海医院 檀谊洪 中山大学附属第一医院 王天宝）

参考文献

[1] 黎介寿. 小肠肿瘤［M］//吴孟超，吴在德. 黄家驷外科学（7版）. 北京：人民卫生出版社，2008：1530－1532.
[2] 何尔斯泰. 小肠恶性肿瘤［M］//王吉甫. 胃肠外科学. 北京：人民卫生出版社，2000：633－643.
[3] 尹路. 小肠肿瘤［M］//张启瑜. 钱礼腹部外科学. 北京：人民卫生出版社，2006：317－323.
[4] 黄水清，张诚华. 小肠肿瘤的手术［M］//姜小清，邢春根，施星辉. 肿瘤外科手术图谱. 北京：华夏出版社，1999：283－290.
[5] 丁友成，朱正纲. 胃肠道肿瘤腹膜转移的基础与临床［M］//朱正纲. 胃肠道肿瘤外科综合治疗新技术. 北京：人民军医出版社，2002：317－333.
[6] 王天翔. 小肠手术并发症［M］//吴孟超. 现代手术并发症学. 西安：世界图书出版西安公司，2003：686－690.
[7] 郭光华，孙淑明，吴名耀. 原发性小肠肿瘤60例［J］. 世界华人消化杂志，1998，6（8）：734.
[8] 王志强，张力，张海鸥，等. 原发性小肠腺癌50例临床分析［J］. 临床肿瘤学杂志，2006，11（5）：358－360.
[9] 周志祥. 原发性小肠腺癌29例临床分析［J］. 实用癌症杂志，2000，15（1）：94.
[10] Dabaja BS，Suki D，Pro B，et al. Adenocarcinoma of the small bowel：presentation，prognostic factors，and outcome of 217 patients［J］. Cancer，2004，101（3）：518－526.
[11] Awrich AE，Irish CE，Vetto RM，et al. A twenty－five year experience with primary malignant tumors of the small intestine［J］. Surg GynObst，1980，151：9－14.
[12] Barclay THC，Schapira DV. Malignant tumors of the small intestine［J］. Cancer，1983，51：878－881.
[13] Sook Hee Hong，Yoon Ho Koh，Sang Young Rho，et al. Primary Adenocarcinoma of the Small Intestine：Presentation，Prognostic Factors and Clinical Outcome［J］. Jpn J Clin Oncol，2009，39（1）：54－61.
[14] Hara Y，Kawasaki T，Yabata E，et al. Adenocarcinoma of the ileum producing carbohydrate antigen 19－9：report of a case［J］. Surg Today，2000，30：928－931.
[15] Guadagni S，Catarci M，Ventura T，et al. Primary adenocarcinoma arising in the jejunal limb of a Roux－en－Y esophagojejunostomy：a case report［J］. Jpn J Clin Oncol，1993，23：59－63.
[16] Delaunoit T，Neczyporenko F，Limburg PJ，et al. Small bowel adenocarcinoma：a rare but aggressive disease［J］. Clin Colorectal Cancer，2004，4（4）：241－248.
[17] Hong SH，Koh YH，Rho SY，et al. Primary Adenocarcinoma of the Small Intestine：Presentation，Prognostic Factors and Clinical Outcome［J］. Jpn J Clin Oncol，2009，39（1）：54－61.
[18] Dossett LA，White LM，Welch DC，et al. Small bowel adenocarcinoma complicating Crohn's disease：case series and review of the literature［J］. Am Surg，2007，73（11）：1181－1187.
[19] Jemal A，Siegel R，Ward E，et al. Cancer statistics，2009［J］. CA Cancer J Clin，2009，59：225－249.
[20] Zollinger RM，Ellison EC. Resection of small intestine，stapled［M］//Zollinger's Atlas Of Surgical Operations. Mcgraw Hill Medical，2010.
[21] Etala E. Atlas of Gastrointestinal Surgery［M］. Williams & Wilkins，2008.

[22] Evers BM. Small intestine [M] //Townsend C. Sabiston Textbook of Surgery. W. B. Saunders Company, 2007.

[23] Koo DH, Yun SC, Hong YS, et al. Systemic chemotherapy for treatment of advanced small bowel adenocarcinoma with prognostic factor analysis: retrospective study [J]. BMC Cancer, 2011, 27 (11): 205.

[24] Yamano T, Morii E, Arai I, Takada T, et al. Successful treatment of recurrent small bowel adenocarcinoma by cytoreductive surgery and chemotherapy: a case report and review of the literature [J]. J Med Case Reports, 2010, 17 (4): 213.

[25] Zaanan A, Gauthier M, Malka D, et al. Second - line chemotherapy with fluorouracil, leucovorin, and irinotecan (FOLFIRI regimen) in patients with advanced small bowel adenocarcinoma after failure of first - line platinum - based chemotherapy: a multicenter AGEOstudy [J]. Cancer, 2011, 117 (7): 1422 - 1428.

[26] Zaanan A, Costes L, Gauthier M, etal. Chemotherapy of advanced small - bowel adenocarcinoma: a multicenter AGEO study [J]. AnnOncol, 2010, 21 (9): 1786 - 1793.

[27] Singhal N, SinghalD. Adjuvant chemotherapy for small intestine adenocarcinoma [J]. Cochrane Database Syst Rev, 2007, 18 (3): CD005202.

[28] Dasari BV, Gardiner KR. Management of adenocarcinoma of the small intestine [J]. Gastrointest Cancer Res. 2009, 3 (3): 121 - 122.

[29] OvermanMJ. Recent advances in the management of adenocarcinoma of the small intestine [J]. Gastrointest Cancer Res, 2009, 3 (3): 90 - 96.

[30] Ogata Y, Yamaguchi K, SasatomiT, et al. Treatment and outcome in small bowel cancer [J]. GanTo Kagaku Ryoho, 2010, 37 (8): 1454 - 1457.

第二十三章　小肠平滑肌肉瘤

第一节　小肠平滑肌肉瘤流行病学与病因

小肠平滑肌肉瘤大多数起源于小肠壁的平滑肌组织，少数亦可来源于血管平滑肌。多为圆形或分叶状，边界清楚，呈膨胀性生长，向周围组织浸润少见。

一、流行病学

目前尚缺乏普通人群的小肠平滑肌肉瘤的流行病学资料。小肠平滑肌肉瘤占小肠恶性肿瘤的20%～25%，但仅占小肠平滑肌肿瘤的5%～10%。大多数来源于小肠平滑肌，少数亦可来源于血管平滑肌。男女之比为3∶1，以40～50岁组最多。可以发生于小肠各部，多数报道以空肠最多（40%），十二指肠发生最少（15%～20%）。Deck KB等报道20例小肠平滑肌肉瘤，其中空肠6例（30%），回肠11例（55%），十二指肠3例（15%）。

二、病　因

小肠平滑肌肉瘤病因尚不明确，可继发于或并发其他来源于间叶组织的肿瘤，如纤维瘤、平滑肌瘤、骨肉瘤等。其中有多篇文献提及小肠平滑肌肉瘤与神经纤维瘤病（von Recklinghausen's disease）具有密切的关系。

第二节　小肠平滑肌肉瘤临床表现及鉴别诊断

一、临床表现

小肠平滑肌肉瘤症状与肿瘤发生部位和位置有关。自肿瘤发生至确诊平均时间十二指肠肉瘤23个月、空回肠肉瘤14个月。早期瘤体小，常无症状，肿瘤生长到一定体积或出血才有症状。主要临床症状有腹痛、腹胀、腹部肿块和消化道出血，可有贫血、消瘦、乏力、食欲减退、发热等。部分患者因肿瘤刺激，小肠分泌过多而有腹泻、发热或恶病质。有的因肿瘤破裂而有腹膜刺激征。

1. 消化道出血　最常见，Onye等报道约53%十二指肠平滑肌肉瘤患者表现为胃肠道大出血，30%空、回肠平滑肌肉瘤表现为鲜红色血便。十二指肠和近端空肠平滑肌肉瘤可出现呕血，长期慢性失血可引起贫血。

2. 腹痛　腹痛是小肠平滑肌肉瘤的第二常见的主诉，疼痛的性质不定，可表现为上腹部烧灼样疼痛、绞痛、钝痛、饱胀感，腹痛无明显规律性。疼痛部位常难以提示肿瘤的生长部位。

3. 腹部肿块　虽然肿瘤较大，但仅25%小肠平滑肌肉瘤可触及肿块，以腔外型多见。初起时由于小肠活动度大，系膜游离，肿瘤位置不固定，多可推动，伴有反复肠套叠时肿瘤可时隐时现。随着肿瘤增大，活动度越来越小，甚至完全固定。肿块由增大肿瘤、粘连聚积大网膜和增大成团淋巴结组成。

4. 肠梗阻　由于肿瘤常向外凸出，发生肠梗阻较少见。部分患者可发生肠套叠，而引起反复肠梗阻，可自行缓解，并可反复发作，呈间歇性。平滑肌肉瘤以腔外型多见，且体积较大，易引起肠扭转，造成绞窄性肠梗阻，出现持续性腹痛，阵发性加重，明显腹胀、呕吐频繁、肛门停止排气及排便。

5. 其他症状　十二指肠平滑肌肉瘤或小肠平滑肌肉瘤肝转移可导致黄疸。部分患者肿瘤溃疡导致肠间脓肿、内瘘或游离腹腔穿孔，后者导致弥漫性腹膜炎。

6. 体征　查体时可发现贫血貌。腹部可触及肿块，其大小不一，可推动，伴有轻度压痛。十二指肠平滑肌肉瘤常可触到位于右上腹的肿物。空肠起始部的肿瘤在左上腹有时可触及边界不清的肿块。其余空肠和回肠的肿物因其活动度大而部位不定。

7. 转移　小肠平滑肌肉瘤倾向于血行转移、腹膜内种植转移及局部浸润，淋巴结转移少见。

二、诊　　断

小肠平滑肌肉瘤的诊断较为困难，临床上常误诊为其他疾病。40岁以上，临床有原因不明的腹痛、腹胀、腹部肿块和（或）消化道出血，或有贫血、消瘦、乏力、食欲减退、腹泻、发热或恶病质等，应想到本病的可能。腹部CT检查对诊断十二指肠和空肠始部的平滑肌肉瘤有相当重要的意义。CT表现为与肠管相连的、偏心性不规则软组织肿块，直径通常≥5cm，伴周围肠曲的推移，肿块内还可见到坏死造成的低密度区、溃疡和瘘管形成等。由于肿瘤血管丰富，增强后呈明显不均匀强化。由于胶囊内镜及小肠镜的应用，此病的诊断率得到明显的提高。临床确诊主要依据组织病理学诊断。由平滑肌来源的肿瘤，从病理上判断其为良性或恶性，有时较为困难，主要依据石蜡切片。小肠平滑肌肉瘤的诊断，除了肉眼观察到肿瘤体积较大，与周围组织粘连浸润及形成转移外，其主要依据为镜下可观察到每10个高倍视野下有5个以上核分裂像，肿瘤细胞异型性明显，有时还可见到幼稚肿瘤细胞及明显的坏死区域和出血灶。

三、鉴别诊断

1. 小肠平滑肌肿瘤良恶性的鉴别　平滑肌瘤和平滑肌肉瘤的预后截然不同，但两者的鉴别有时相当困难。黄宗海等建议小肠平滑肌肿瘤恶性标准为：①瘤细胞核分裂数≥2/25HPF，超过5个则可诊断为小肠平滑肌肉瘤；②瘤细胞轻度以上的异形性；③细胞密度在中度以上；④瘤细胞对周围组织浸润；⑤瘤体直径≥6cm；⑥肿瘤伴坏死及囊性变。有①加上后面任何1项，或无①而有后面3项则要考虑恶性的可能。

2. 空肠类癌的鉴别　空肠类癌常合并类癌转移症状，可与小肠平滑肌肉瘤鉴别。有报道空肠类癌表现类似小肠平滑肌肉瘤，亦可表现为外凸形肿物，中央溃疡形成，其鉴别主要是通过病理活检鉴别。

3. 间质瘤　既往曾误认为间肌瘤为平滑肌瘤或平滑肌肉瘤，目前根据免疫组化检查CD117及DOG1等特异性的标志物，容易诊断间质瘤。

（中山大学附属第三医院　陶　力　尉秀清）

第三节　小肠平滑肌肉瘤手术治疗

手术切除是小肠平滑肌肉瘤首选且有效的治疗方法。由于平滑肌肉瘤呈膨胀性生长，往往有较为完整的包膜，故虽然侵犯周围组织，但并非浸润性生长，多可完整切除。大约5%的患者存在淋巴结转移，所以其手术原则要求切除距离肿瘤至少10cm的肠管及其系膜，以清除潜在转移的淋巴结，减少术后复发，而且并不增加术后并发症和死亡率。当发现瘤体与周围组织粘连或者已经穿透周围脏器时，不要强行分离，应在确保安全的情况下将受侵犯脏器一并切除，以避免分破瘤体包膜引起肿瘤种植和复发。此外，术中还需要注意避免过度挤压肿瘤致肿瘤破裂造成医源性扩散，因此，游离肿瘤或移除病灶时将肿瘤用纱垫或专门的肿瘤保护袋包裹，术后用热（42.5～43.5℃）无菌蒸馏水浸泡腹腔，以减少肿瘤种植性转移可能。需要指出的是，如果术中发现瘤体较大，侵犯周围脏器较大而患者情况不允许而不能将肿瘤完整切除时，只行囊内切除，对综合治疗也是有益的。对确实不能切除者，则往往需要做肿瘤上下端肠袢间的侧侧吻合以解除梗阻。其余术前准备、麻醉与体位、手术步骤及术后处理和并发症处理可参见第二十二章“小肠腺癌手术治疗”部分。

第四节　小肠平滑肌肉瘤化疗、中医中药治疗及复发与转移的处理

一、化　　疗

小肠平滑肌肉瘤对化疗不敏感。目前的各类广谱抗癌药物单药化疗有效率（RR）<20%，联合化疗 RR 为 30% ~40%。联合化疗多采用含阿霉素的方案。对于一些难以手术的患者用多柔比星、环磷酰胺、长春新碱联合用药进行化疗，也有用丝裂霉素、多西环素和顺铂联合用药化疗。近年来研究证实吉西他滨对平滑肌肉瘤治疗更敏感。

二、中医中药治疗

小肠腺癌中医辨证施治参照第二十五章有关内容。

三、复发与转移的处理

小肠平滑肌肉瘤较少有淋巴结转移，因此，其腹腔外远隔部位转移者较为少见。该肿瘤易发生肝转移、腹膜和瘤床的种植性转移或者复发，转移或者复发的肿瘤常常有完整的包膜，较易切除。统计学表明其腹膜种植率约为 10% ~15%，肝转移率为 7%。因小肠平滑肌肉瘤对放疗及化疗不敏感，手术切除后复发率较高，预后不佳。因其发病率低，临床缺乏大样本的对照研究，有关其复发、转移处理的文献不多，故目前除再次手术切除外并无其他获得广泛认可的标准有效的诊疗方案。

小肠平滑肌肉瘤的在腹膜腔内的局部复发病灶与原发病灶一样，具有生长相对缓慢，生物学行为温和，呈膨胀性生长等特点，虽然其可侵犯周围组织，但并非浸润性生长，并很少有淋巴结转移，故其再次切除率较高。因此，针对局部复发或者转移的小肠平滑肌肉瘤，即使是较晚期的复发病例，只要患者情况许可，仍可积极行姑息性切除，减少肿瘤负荷。对于多发或者种植范围广者，可手术切除较大或较集中病灶后，腹腔置管化疗。

肝脏的转移并非手术切除禁忌。对于孤立的肝脏转移灶可行不规则肝叶切除，对病灶较大不能切除或者多发病灶者，可行射频消融或门静脉插管化疗、选择性动脉插管化疗或者栓塞治疗。彭淑牖报道手术切除可与介入化疗联合治疗小肠平滑肌肉瘤合并肝脏广泛转移，对于小肠平滑肌肉瘤复发、转移的治疗具有重要的借鉴意义。

（香港中文大学威尔斯亲王医院　胡宝光　中山大学附属第一医院　王天宝）

第五节　小肠平滑肌肉瘤预后与随访

一、预　　后

国外文献报道小肠平滑肌肉瘤手术切除后，患者的中位生存时间为 13.0 ~21.3 个月，1 年生存率为 75%，2 年生存率为 66%，术后有高达 54% 的转移率，而转移是预后不良的危险因素。国内翟岱垠报道小肠平滑肌肉瘤行局部切除，随访 16 例，1 年生存率 87.5% （14/16 ），2 年生存率 78.5% （11/14），5 年生存率 58.3% （7/12）。林秉勋报道小肠平滑肌肉瘤术后随诊 17 例，术后死亡时间 7 个月至 5 年半，中位死亡时间为 31.2 个月，生存最长的 2 例为 7 年半和 11 年，5 年生存率为 25%。

国外文献报告多数小肠平滑肌肉瘤诊断时伴有淋巴结转移，与普遍发生淋巴结转移的小肠癌相比，切除率高、预后相对较好。本病的死因主要是肿瘤复发和肝、肺转移，术前、术中、术后的化疗是减少复发和血行播散的值得探索的方法。研究表明，根治性切除是影响小肠平滑肌肉瘤患者预后的独立相关因素，但平滑肌肉瘤组织极易在术中脱落种植，因此术后复发的机会较大。平滑肌肉瘤复发再切除同样可取得根治效果，笔者报道1例因平滑肌肉瘤复发而行4次手术，但多次小肠肿瘤手术应避免发生短肠综合征。

国内尹同治报道家族性多发性小肠平滑肌肉瘤3例，1例术后1年因便血再次入院，B超提示肝内3个肿瘤转移灶，患者放弃治疗，半年后死亡；1例因呕血、黑便于术后2年再次入院，经剖腹探查见十二指肠降部前壁有外向性生长肿瘤。将十二指肠降部连同肿瘤楔形切除，术后病理诊断：十二指肠平滑肌肉瘤。术后第11年因黑便第3次入院，B超示右中上腹多个大小不等结节，经非手术治疗后出院，随访11年健在；1例术后未出现腹痛、呕血、黑便，随访10年仍健在。

二、随　　访

小肠平滑肌肉瘤患者手术治疗后需定期进行随访和检查。一般治疗后2年内每3个月、2年后每6个月随访1次，直至术后5年，以后每年复查1次。复查血常规、粪便潜血、肝功能、肾功能、全腹强化CT、胸片，发现局部复发者可考虑再次手术切除。

（南方医科大学附属南海医院　檀谊洪　中山大学附属第一医院　王天宝）

参考文献

[1] 黎介寿. 小肠肿瘤［M］//吴孟超，吴在德. 黄家驷外科学. 北京：人民卫生出版社，2008.

[2] 何尔斯泰. 小肠恶性肿瘤［M］//王吉甫. 胃肠外科学. 北京：人民卫生出版社，2000.

[3] 尹路. 小肠肿瘤［M］//张启瑜. 钱礼腹部外科学. 北京：人民卫生出版社，2006.

[4] 董新舒，王锡山，夏国杰，等. 消化道平滑肌肉瘤的诊断及治疗［J］. 中华普通外科杂志，2000，15（7）：395.

[5] 刘永峰，董明. 小肠恶性肿瘤的病理学特点及与预后的关系［J］. 临床外科杂志. 2008.16（8）：513－514.

[6] 彭淑牖，牟一平，章士正，等. 小肠肉瘤肝脏广泛转移手术治疗的有关问题讨论［J］. 中国实用外科杂志，1999，19（10）：631－633.

[7] 许龙堂，郑樟栋，曾天定，等. 小肠肿瘤并发症的诊断和治疗［J］. 中华普通外科杂志，2003，18（1）：28－30.

[8] 王天宝. 小肠平滑肌肉瘤20例［J］. 中国现代普通外科进展，2002，5（2）：127.

[9] 尹同治，樊启明，罗万红. 家族性多发性小肠平滑肌肉瘤3例［J］. 临床外科杂志，2004，12（12）：776.

[10] 林秉勋. 小肠平滑肌肉瘤17例临床分析［J］. 癌症，1990，9（5）：417－418.

[11] Akwari OE，Dozois RR，Weiland LH. Leiomyosarcoma of the small and large bowel［J］. Cancer，1978，42：1375－1384.

[12] Yoshidai Y，Endoi T，sasaki Y，et al. Jejunal carcinoid tumor mimicking leiomyosarcoma：preoperative diagnosis by endoscopic biopsy［J］. J Gastroenterol，2001，36（1）：39－43.

[13] Turan M，Karadayi K，Duman M，et al. Small bowel tumors in emergency surgery［J］. Ulus Travma Acil Cerrahi Derg，2010，16（4）：327－333.

[14] Deck KB，Sdilbermamnd H. Leiomyosarcomas of the small intestine［J］. Cancer，1979，44：323－25.

[15] Akwari OE，Dozois RR，Weiland LH. Leiomyosarcoma of the small and large bowel［J］. Cancer，1978，42：1375－1384.

[16] Deck KB，Sdilbermamnd H. Leiomyosarcomas of the small intestine［J］. Cancer，1979，44：323－325.

[17] Ishizaki Y，Tada Y，Ishida T，et al. Leiomyosarcoma of small intestine as sociated with von Recklinghausen's disease：report of a case［J］. Surgery，1992，111（6）：706－710.

[18] Coco C，Rizzo G，Manno A，et al. Surgical treatment of small bowel neoplasms［J］. Eur Rev Med Pharmacol Sci，2010，14（4）：327－333.

[19] Blanchard DK，Budde JM，Hatch GF，et al. Tumors of the small intestine［J］. World J Surg，2000，24（4）：421－429.

[20] Piovanello P，Viola V，Costa G，et al. Locally advanced leiomyosarcoma of the spleen. A case report and review of the literature［J］. World Journal of Surgical Oncology，2007，5：135－138.

[21] Coco C，Rizzo G，Manno A. Surgical treatment of small bowel neoplasms［J］. Eur Rev Med Pharmacol Sci，2010，14（4）：327－333.

[22] Howe JR，Karnell LH，Conner CS. Small bowel sarcoma：analysis of survival from the national cancer data base［J］. Annals of Surgical

Oncology, 2001, 8 (6): 496 -508.

[23] Blanchard DK, Budde JM, Hatch GF, et al. Tumors of the Small Intestine [J]. World J Surg, 2000, 24 (4): 421 -429.

[24] Gustafsson BI, Siddique L, Chan A, et al. Uncommon cancers of the small intestine, appendix and colon: An analysis of SEER 1973 - 2004, and current diagnosis and therapy [J]. International Journal of Oncology, 2008, 33: 1121 -1131.

第二十四章 阑尾腺癌

第一节 阑尾腺癌流行病学与病因

阑尾可以发生一系列上皮恶性肿瘤，如腺癌、神经内分泌肿瘤及两种细胞类型混合的肿瘤。阑尾腺癌是阑尾恶性肿瘤中主要的组成部分，但是由于其发病率低，目前尚无针对其病因、诊断、治疗、预后的系统性临床及基础研究，主要研究方法为病例报道和回顾性研究。

一、流行病学

阑尾腺癌较为罕见，于1882年由Berger首次报道，大部分病例是在阑尾切除术后病理检查偶然发现的，其发生率约为阑尾切除术的0.05%～0.8%。在美国，阑尾恶性肿瘤发病率为0.12/100万，其中阑尾腺癌占阑尾恶性肿瘤的4%～37%，占消化道肿瘤的0.5%左右。阑尾腺癌发病年龄多为50岁左右，男性患者较多。

二、病因

阑尾腺癌的病因尚不明确。粪石、炎症后瘢痕、子宫内膜异位症、类癌及黏液囊肿等都造成的阑尾管腔堵塞，可能是部分患者的发病原因。目前认为阑尾黏液腺癌与阑尾黏液上皮不典型增生有关（癌前病变）。最多见的为阑尾黏液囊腺瘤和阑尾囊肿，其发生率为阑尾切除标本的0.2%～0.3%。阑尾黏液囊腺瘤与常见的结肠管状腺瘤不同，一般为绒毛状腺瘤或者锯齿状腺瘤，并且常常侵犯阑尾全周。

第二节 阑尾腺癌临床表现及鉴别诊断

一、临床表现

阑尾腺癌的主要临床表现包括：右下腹痛、急性阑尾炎、早饱、大便习惯改变和腹胀。部分病例表现为其他系统症状，如膀胱占位及盆腔占位导致输尿管梗阻与肾盂积水、阴道出血及贫血等。上述临床表现特异性较差，和急性阑尾炎、功能性胃肠病及慢性阑尾炎等较难区分。

囊肿性腺癌，亦称恶性黏液囊肿，约占阑尾黏液囊肿的15%～25%。早期阑尾肿大，成囊性，内含黏液，囊壁内上皮细胞可见乳头状突起，并向浆膜层浸润，分泌黏液入腹腔，可形成腹膜假性黏液瘤，此种病变和卵巢的假黏液性囊性乳头状癌极为相似。结肠型阑尾腺癌则类似结肠癌，可有溃疡或不规则肿物，晚期可出现淋巴结及远处转移。其临床表现类似于急性阑尾炎或右半结肠癌。

由于难以早期诊断，大部分阑尾腺癌诊断时已有局部侵犯或者远处转移。有学者发现64%的阑尾黏液性肿瘤存在阑尾破裂或者腹腔转移。印戒细胞癌诊断时93%已有转移，黏液腺癌诊断时有71%发生转移，结肠样腺癌诊断时83%已发生转移。

二、诊　断

由于阑尾腺癌发病率低，症状特异性低，往往不能在术前明确诊断，往往是在阑尾切除术后的病理检查中偶然发现。CT、MR、超声等影像学检查可能发现局部占位等信息，可能对术前诊断有一定的提示价值。结肠镜一般情况下不能够发现阑尾腺癌，仅有少部分病例经结肠镜确诊，具体表现为阑尾开口附近存在伴有黏液覆盖的黏膜下肿物，经活检确诊。

阑尾腺癌的确诊主要依靠病理检查。阑尾上皮肿瘤与阑尾正常上皮有一定的相似度，而且和小肠、大肠的常见腺癌也类似，但是也包含特殊的病理类型，如黏液腺癌和杯状细胞类癌。其病理分型大致为 4 种：黏液腺癌、印戒细胞癌、杯状细胞癌和结肠样腺癌。

三、鉴别诊断

如果病理检查可以明确发现阑尾上皮恶性增生的证据，诊断阑尾腺癌一般不困难。鉴别诊断的难点在于部分阑尾切除术中，发现阑尾周围存在和阑尾憩室或阑尾穿孔无关的无细胞黏液，由于此类黏液内无恶行上皮的依据，因此不能明确诊断为阑尾腺癌。此类情况命名为良、恶性未明的黏液性肿物。虽然仅局限于阑尾周围区域的无细胞黏液进展为腹膜假黏液瘤的可能性很小，但是部分高分化黏液腺癌也可能分泌无细胞黏液，并由于病理采样过程中可能错过了微小的肿瘤病灶而导致漏诊。面对此类无细胞黏液应当做到以下几点，尽可能明确诊断：①完整切除阑尾及周围病灶；②全面细致检查大体标本；③切取多个阑尾全层并且仔细检查不同深度的阑尾结构；④术中仔细检查阑尾周围潜在病灶，如卵巢、结肠等。

（中山大学附属第三医院　万香波　尉秀清）

第三节　阑尾腺癌手术治疗

手术切除是阑尾腺癌目前最为有效的治疗措施，但由于阑尾腺癌的临床表现与急、慢性阑尾炎相似，半数以上的患者是在阑尾切除术中或术后发现的。多数患者在发现时已经属于晚期，不但存在局部浸润，并已经出现远处转移，失去了理想手术时机。因此，对每一位阑尾切除术患者，除术中仔细探查腹腔外，还需将切除阑尾纵行切开探查，发现可疑病例要及时进行冰冻病理学检查，争取一期行根治性右半结肠切除术。对术中未发现可疑者，术后也需常规进行阑尾病理学检查以免造成误诊，耽误治疗。若术中未发现阑尾腺癌而仅行阑尾切除术，则应该于术后 2 周内行根治性右半结肠切除术，术后尚需加强放疗、化疗等辅助治疗。据统计，阑尾腺癌约占阑尾切除标本的 0.2%，单纯阑尾切除术后患者 5 年生存率为 20%，而一期行右半结肠切除术后为 63%，且一期行根治性手术较二次手术的预后明显要好。

根据肿瘤的病理学类型，阑尾腺癌可分为黏液腺癌和结肠型腺癌两大类。不同类型腺癌扩散转移的途径不同，从而会影响手术方式选择。研究发现结肠型腺癌倾向于经淋巴和血行转移，而黏液腺癌往往是腹腔的种植性转移。因此，曾有学者主张针对结肠型腺癌采用根治性右半结肠切除术，而黏液腺癌仅仅需要单纯阑尾切除术治疗。但是，近年来文献表明，不管是黏液腺癌还是结肠型腺癌，采用根治性右半结肠切除术治疗患者的总体预后往往优于单纯阑尾切除术。有鉴于此，笔者建议只要患者身体状况许可，黏液腺癌一经确诊，即可考虑行根治性右半结肠切除术。阑尾腺癌根治性右半结肠切除术的原则与升结肠癌右半结肠切除术原则基本相同，详见本书第二十五章“右半结肠肿瘤的手术治疗”。需要指出的是，阑尾黏液腺癌常常伴有黏液囊肿形成，而囊肿破裂会导致肿瘤的广泛扩散，尤其是腹膜腔的种植性扩散。因此，手术中务必尽可能保证囊肿的完整性，尽可能减少人为引起扩散的可能。由于阑尾腺癌极易种植转移至卵巢，因此，对女性患者而言，手术时还要进行盆腔、卵巢等处的仔细探查，必要时快速活检，如有转移则一并切除。此外，对术中瘤体破裂或者已经出现腹腔种植性转移的患者，尤其是黏液腺癌患者进行术中腹腔温热灌注化疗对减少肿瘤复发、转移具有一定的价值。

不管是单纯的阑尾切除术，还是根治性右半结肠切除术，其术前准备、麻醉方式、体位、切口及手术原则、方式、术后并发症处理等均与右半结肠癌的根治性手术无本质差异，本章不再重复阐述。

（香港中文大学威尔斯亲王医院　胡宝光　中山大学附属第一医院　王天宝）

第四节　阑尾腺癌化疗、放疗及中医中药治疗

一、化　　疗

2011NCCN指南建议阑尾腺癌化疗同结直肠癌化疗方案。

二、放　　疗

对于原发性阑尾腺癌辅助放疗的报告较少，Gary于1997年报告治疗23例原发性阑尾腺癌，采用单纯手术、术后辅助放疗±化疗的治疗方法，通过分析局部控制率、远处转移率以及无病生存率（DFS）和总生存率（OS）判断疗效，结果显示行术后辅助治疗改善了局部控制率和OS。但近年研究主要集中在寻找可以早期发现疾病的因素与手术治疗上，研究结果显示Ⅰ期、Ⅱ期阑尾肿瘤5年生存在75%以上，右半结肠切除术可以改善Ⅲ期、Ⅳ期患者的疗效，没有进一步关于辅助放射治疗研究的报告。原发性阑尾腺癌辅助性放疗主要针对Ⅲ期、Ⅳ期患者，由于肿块较大，预后不佳，加之腹腔内器官受照剂量的限制，一般不考虑给予高剂量的根治性放疗，辅助放疗主要采用局部姑息照射，目的是缩小肿瘤体积以便提高肿瘤切除率。照射靶区为肿瘤外放0.5～1.0cm的范围，照射剂量45～50Gy/25F，在制定治疗计划时注意控制50%小肠受照剂量限制在20Gy之内。

三、中医中药治疗

小肠腺癌中医辨证施治参照第二十五章有关内容。

第五节　阑尾腺癌复发与转移的处理

SEER资料表明局限的结肠型腺癌和黏液腺癌的5生存率分别是95%和80%，而一旦出现远处转移，其5年生存率则分别降为为0和51%。因此，针对阑尾腺癌患者，尤其是合并远处转移患者的进行随访，早期发现肿瘤复发和转移并及时采取相关措施进行处理具有重要的意义。

Carmignani等报道肿瘤标志物CEA和CA19－9对阑尾腺癌除了具有辅助性诊断价值外，对判断术后有无腹腔种植性转移方面也有重要的参考价值。影像学检查手段同其他类型肿瘤一样，主要包括腹部超声、CT、MRI等得检查，目的是发现腹腔内转移灶，对黏液腺癌而言，影像学检查对复发及转移更具诊断价值。需要指出的是，PET－CT对阑尾腺癌腹腔内转移、复发的诊断价值不比CT好，且其检查费用远远高于CT检查，笔者不建议对阑尾腺癌患者进行PET检查以明确有无腹腔内转移复发情况。

由于本病发病率低，临床病例数不多，与本病诊疗有关的文献较少，对本病复发转移处理的可借鉴方法不多。一般认为，阑尾的结肠型腺癌复发转移的处理，可参考结肠癌复发转移的处理方法进行。由于黏液腺癌的复发转移多局限于腹腔内，对黏液腺癌复发患者进行转移灶的再次手术切除及腹腔内温热灌注化疗已得到多数认同。再次手术要求在保证手术安全性前提下尽可能完整切除复发转移病灶，酌情切除其他受累脏器，术中及术后使用温热灌注化疗。术中及术后温热灌注化疗的具体实施在不同文献中的表述并不一致，但

对温度及药物选择和剂量已经达成了一些共识。其中，温热化疗的最佳温度是42.5～45℃，<41℃无明显疗效，>45℃又可能导致正常组织的不可逆损伤。腹腔化疗药物选择需要考虑以下几个方面：①药物能够直接通过组织代谢杀灭肿瘤细胞；②药物具有较低的腹膜通透性；③药物在血浆内能够被迅速清除；④药物和腹腔肿瘤有剂量－药物效应。目前常用的药物及剂量为5－Fu 750～1 000mg，顺铂60～100mg，MMC10～20mg，卡铂400～600mg，VP－16 100～200mg以及白介素－2（IL－2）100～200万U等。除腹腔灌注化疗外，有研究也认为联合全身化疗对延长患者生存时间也有一定作用。Sugarbaker等研究认为手术期间以丝裂霉素C，术后应用氟尿嘧啶腹腔灌注联合化疗能够有效延长患者生存时间，同时提出，术后参考结肠癌治疗方案选择适当的化疗方案进行全身化疗对提高治疗效果具有一定的作用。Glehen等也认为，减瘤手术及手术过程中给予丝裂霉素C和5－Fu非常适合腹膜转移的黏液腺癌患者。

（香港中文大学威尔斯亲王医院　胡宝光　中山大学附属第一医院　王天宝）

第六节　阑尾腺癌预后与随访

一、预　　后

文献记载阑尾腺癌的平均存活期为2.5年，10年生存率<10%。张子城等统计国内1956～1992年文献报道的80例阑尾腺癌，随访时间最长的21年，存活有48例，死亡32例。Veyrières报道100例小肠腺癌随访资料，总的5年生存率为38%，姑息性手术为0，根治性手术为54%。根治性切除患者中，5年生存率在无淋巴结转移组为63%，伴有淋巴结转移组为52%；浆膜未侵犯组为57%，侵犯组为53%；中、高分化组为56%，低分化组为40%；伴有贫血组为78%，不伴有贫血组为35%，与贫血者较早诊断有关。

1. 分类、分期与预后　一般认为阑尾腺癌中腹膜假性黏液瘤的预后较差。黏液腺癌转移率大于低分化腺癌。根据肿瘤分期阑尾腺癌的转移率为：Ⅰ期5.6%，Ⅱ期13.9%，Ⅲ期31.9%，Ⅳ期为48.6%，分期越高转移率越高、预后越差。张子城报道在有临床分期的24例死亡病例中，Ⅰ～Ⅳ期的死亡率分别为0、10%、21.7%、51.4%。印度报道从1976～1992年94例阑尾腺癌，总的5年生存率为55%，其中A期100%，B期为67%，C期52%，D期6%。

2. 并发症与预后　阑尾腺癌伴穿孔者死亡率最高达75%，伴腹水者为50%，包块者31.3%，无并发症死亡率最低为21.6%。腹水与穿孔者预后较差，可能与阑尾腺癌伴穿孔易引起肿瘤远处转移和广泛种植，腹水者死亡率亦较高。

3. 术式与预后　文献报道单纯行阑尾切除术后的死亡率为48.1%，转移率为20%，而二次手术行右半结肠切除者死亡率为21.4%。仅行右半结肠切除者死亡率为21.4%，与后者一致。右半结肠切除术后5年生存率是单纯阑尾切除术的2倍。单纯阑尾切除及部分盲肠切除5年生存率仅为20%，而右半结肠切除5年生存率为45%。

二、随　　访

手术后2年内每3个月、2年后每6个月随访1次，直至术后5年，以后每年复查1次。复查血常规、粪便潜血、肝功能、肾功能、血清肿瘤标志物、十二指肠镜、结肠镜、全腹部强化CT及胸片。

（南方医科大学附属南海医院　檀谊洪　中山大学附属第一医院　王天宝）

参考文献

［1］黎介寿．小肠肿瘤［M］//吴孟超，吴在德．黄家驷外科学（7版）．北京：人民卫生出版社，2008．
［2］李兆亭．阑尾肿瘤［M］//王吉甫．胃肠外科学．北京：人民卫生出版社，2000．
［3］尹路．阑尾的其他病变［M］//张启瑜．钱礼腹部外科学．北京：人民卫生出版社，2006．

[4] 朱正纲. 胃肠道肿瘤的区域性化疗 [M] //朱正纲. 胃肠道肿瘤外科综合治疗新技术. 2002.

[5] 胡继康，陈维鹏，韩乃刚. 现代肿瘤外科学 [M]. 北京：中国科技出版社，1994.

[6] 张子诚. 阑尾腺癌双卵巢转移 [J]. 中华外科杂志，1989，10：508.

[7] 张子诚. 影响阑尾腺癌预后的因素 [J]. 普外临床，1996，11 (5)：312 -313.

[8] Pai RK, Longacre TA. Appendiceal mucinous tumors and pseudomyxomaperitonei: histologic features, diagnostic problems, and proposed classification [J]. AdvAnatPathol, 2005, 12 (6): 291 -311.

[9] Trivedi AN, Levine EA, Mishra G. Adenocarcinoma of the appendix is rarely detected by colonoscopy [J]. J Gastrointest Sur, 2009, 13 (4): 668 -675.

[10] Ahmed K, Hoque R, El -Tawil S, et al. Adenocarcinoma of the appendix presenting as bilateral ureteric obstruction [J]. World J Surg Oncol, 2008, 6: 23.

[11] Guraya SY, Almaramhy HH. Clinicopathological features and the outcome of surgical management for adenocarcinoma of the appendix [J]. World J Gastrointest Surg, 2011, 3 (1): 7 -12.

[12] Hu CC, Chang JJ, Chen TC, et al. Colonoscopic feature of primary adenocarcinoma of the appendix [J]. Intern Med, 2008, 47 (4): 255 -257.

[13] Umemoto M, Shiota M, Shimaoka M, et al. Definitive diagnosis of primaryadenocarcinoma of the appendix by laparoscopic appendectomy [J]. J Obstet Gynaecol Res, 2007, 33 (4): 590 -594.

[14] Tang LH. Epithelial neoplasms of the appendix [J]. Arch Pathol Lab Med, 2010, 134 (11): 1612 -1620.

[15] Rockwood E, Brecher FR. Primary adenocarcinoma of the appendix with metastasis to the fifth lumbar vertebra: report of a case and review of the English -language literature [J]. J Am Osteopath Assoc, 1971, 70 (7): 681 -685.

[16] Topkan E, Polat Y, Karaoglu A. Primary mucinous adenocarcinoma of appendix treated with chemotherapy and radiotherapy: a case report [J]. Tumori, 2008, 94 (4): 596 -599.

[17] Leo Francis Tauro, et al. Primary adenocarcinoma of the appendix [J]. Indian Journal of Surgery, 2003, 65 (4): 375 -376

[18] Misdraji J, Yantiss RK, Graeme -Cook FM, et al. Appendiceal mucinous neoplasms: A clinicopathologic analysis of 107 cases [J]. Am J SurgPathol, 2003, 27: 1089 - 1103.

[19] Sugarbaker PH. New standard of care for appendiceal epithelial neoplasms and pseudomyxomaperitoneisyndrome? [J]. Lancet Oncol, 2006, 7: 69 -76.

[20] Glehen O, Mohamed F, Sugarbaker PH. Incomplete cytoreduction in 174 patients with peritoneal carcinomatosis from appendiceal malignancy [J]. Ann Surg, 2004, 240: 278 -285.

[21] Rohani P, Scotti SD, Shen P, et al. Use of FDG -PET imaging for patients with disseminated cancer of the appendix [J]. Am Surg, 2010, 76 (12): 1338 -1344.

[22] Olivier Glehen, Francois N. Gilly, FlorentBoutitie, et al. Toward curative treatment of peritoneal carcinomatosis from nonovarian origin by cytoreductive surgery combined with perioperative intraperitoneal chemotherapy [J]. Cancer, 2010, 116: 5608 -5618.

[23] Gustafsson BI, Siddique L, Chan A, Anthony Chan, et al. Uncommon cancers of the small intestine, appendix and colon: An analysis of SEER 1973 -2004, and current diagnosis and therapy [J]. International Journal of Oncology, 2008, 33 (6): 1121 -1131.

[24] Paul H. Sugarbaker, Lana Bijelic, David Chang, et al. Neoadjuvant FOLFOX chemotherapy in 34 consecutive patients with mucinous peritoneal carcinomatosis of appendiceal origin [J]. Journal of surgical oncology, 2010, 102: 576 -581.

[25] Laura H. Tang. Epithelial neoplasms of the appendix [J]. Arch Pathol Lab Med, 2010, 134 (11): 1612 - 1620.

[26] Joseph Misdraji. Appendiceal mucinous neoplasms controversial issues [J]. Arch Pathol Lab Med, 2010, 134 (6): 864 -870.

[27] Lydia Deschamps, Anne Couvelard. Endocrine tumors of the appendix: A pathologic Review [J]. Arch Pathol Lab Med, 2010, 134 (6): 871 -875.

[28] Abdu B, Hobgood D, Stallings S, et al. Incidental finding of pseudomyxomaperitonei at primary cesarean section [J]. Am J Perinatol, 2009, 26 (9): 633 -635.

[29] Veyrières M, Baillet P, Hay JM, et al. Factors influencing long -term survival in 100 cases of small intestine primary adenocarcinoma [J]. Am J Surg, 1997, 173 (3): 237 -239.

[30] Gary M, Proulx MD, Christopher G, et al. Appendiceal carcinoma: patterns of failure following surgery and implications for adjuvant therapy [J]. Journal of Surgical Oncology, 1997, 66 (1): 51 -53.

[31] Englehardt RK, Durrani NK, Mittal VK. Management and outcomes in primary tumors of the appendix [J]. Journal of Cancer Therapy, 2010, 1: 174 -180

第二十五章　结　肠　癌

第一节　结肠癌流行病学与病因

结肠癌是常见的消化道恶性肿瘤。近年来，我国结肠癌的发病率迅速上升，位于长江中下游东南沿海的上海、浙江、江苏、福建为结肠癌高发区。中山大学附属第一医院10年胃癌与结直肠癌随访资料，结直肠癌手术例数是胃癌的1.98倍，提示结直肠癌发病率在广东已远远超过胃癌，但确切数据有待大量流行病学研究。结肠癌发病与饮食方式、遗传和结肠腺瘤等关系密切。

一、流行病学

1. 人群分布　结肠癌发病率增长迅速，特别在男性黑人患者，白人结肠癌总体发病率有下降趋势。随着年龄的增大，结肠癌发病率和死亡率均增长，平均发病年龄20世纪70年代为58岁，80年代末为64岁，90年代为65岁。20世纪90年代与70年代比，上海市男性结肠癌增加104%，女性增加99%，平均每年增加4%左右；1982～1997年15年间，北京地区结肠癌、直肠癌男性标化发病率分别上升53.30%、23.8%，女性分别上升16.9%、15.3%。全国癌症登记结果显示我国结直肠癌发病率由2003年25/10万上升到2008年31/10万。

2. 地域分布　尽管结肠癌年度新增病例数在全球快速增长，但分布并不均衡，在北美、西欧以及澳大利亚和新西兰等地，发病率仍处于高水平，而在亚洲印度和非洲国家的发病率则较低。中国经济较发达地区发病率较高，上海结肠癌发病率男女分别为33.3/10万和32.1/10万。农村中浙江嘉善县的结肠癌发病率男女分别为21.7/10万和18.2/10万。上世纪90年代与70年代相比，我国结直肠癌的发病率在城市上升31.95%，在农村上升8.51%。据2012年广州市疾病预防与控制中心死因与肿瘤监测资料表明，广州居民结直肠癌发病率高达45/10万，在全国31个肿瘤登记点中发病率位居第一；广州市越秀区对辖区内3万居民的初步筛查，并完成800余例肠镜检查，发现大肠腺瘤和大肠息肉240例，结直肠癌7例；目前广州市癌症发病率达到265/10万，死亡率156/10万；其中位居发病前5位是肺癌、结直肠癌、肝癌、乳腺癌、鼻咽癌；死亡前5位则分别是肺癌、肝癌、结直肠癌、胃癌、鼻咽癌；在所有癌症中，结直肠癌上升最快，发病率由10年前的第5位上升到第2位，死亡排名则在10年间从第5位升到第3位，均高于国际平均水平，接近欧美等发达国家。

3. 病变分布　结肠癌发生部位有向近段肠管增加的趋势，可能与全结肠镜检查的逐渐普及和诊断准确性提高有关。1972～1989年，上海市结肠癌发病率增为11.2/10万，年平均上升4.2%，而直肠癌发病率为9.4/10万，年增长率仅为0.6%，提示结肠癌数量已经超过直肠癌。我国大部分地区以往以左半结肠癌多见，20世纪80年代末期开始，右半结肠癌有所增长，可能与人群老龄化有关。

二、病　　因

1. 饮食方式　饮食方式在结肠癌发病中有重要作用，高脂肪、高蛋白、低纤维素饮食对结直肠癌的发生具有促进作用。世界范围调查发现，高脂肪饮食增加结肠癌发病率。高脂饮食促进结肠癌发生的机制可能为：①食物脂肪引起胆汁胆固醇浓度升高，后者可引起肠黏膜上皮损伤和上皮过度增生；②脂肪酸在氧化过程中产生较多的自由基，后者具有促癌作用；③脂肪酸结合于细胞膜，使后者通透性增加，促进细胞酶活性，产生致癌物，细胞对致癌物反应性增加；④脂肪摄入过多，导致某些前列腺素合成增加，后者可促进结肠癌的发生；⑤食物脂肪影响肠道菌群的性质，结直肠癌高发区与低发区人群，在肠道菌群构成方面有明显不同，某些肠道致癌物不能诱发无菌小鼠产生肠道癌肿，因此，肠道菌群及其代谢物与结直肠癌发生关系密切；⑥ 高脂肪与高糖饮食导致的高热量供给与肥胖，二者均与结直肠癌发生有关。肉类食物在油煎或熏烤等烹饪过程中可能产生杂环胺、多环芳烃等致癌物，此类氨基酸和蛋白质的热解产物，可能诱发肠黏膜损伤。长期饮用受微囊藻毒素污染的水亦为高危因素。饮用啤酒与结直肠癌发生关系较密切，可能是啤酒中某些成分本身为启动或促进因子，或者为间接因子。摄入不饱和脂肪酸可能对结肠癌的发生有抑制作用。高纤维素饮食抑制结肠癌发生的机制为：通过吸附水分，增加大便容积、促进肠道排空等作用使致癌物与肠道接触时间缩短；改变肠道菌群，降低肠道胆汁酸浓度；加强肠黏膜屏障，减少致癌物对肠黏膜的损伤；结合致癌物，降低其浓度；纤维素代谢物短链脂肪酸降低结直肠 pH，后者导致脂肪酸和胆汁酸去离子化，进而降低二者致癌性。摄入维生素 B_2、维生素 C、维生素 D、维生素 E，降低结肠癌的危险度。葱、蒜类对肿瘤有抑制作用。高钙对结肠癌的发生有保护作用。

2. 遗传因素　遗传因素具有重要作用，20% ~30% 结肠癌患者与遗传因素密切相关。结肠癌患者的子女患结肠癌的风险比一般人群高 2 ~4 倍。家族性腺瘤性息肉病（FAP）患者发生结直肠癌的平均年龄为 42 岁，30 岁时大约 50% 出现恶变，60 岁时恶变率几乎 100%，恶变部位多为左半结直肠。遗传性非息肉性结直肠癌（HNPCC，Lynch 综合征）亦是一种呈常染色体显性遗传家族性肿瘤综合征，外显率高达 80%。美国 HNPCC 的发生率占结直肠癌的 4% ~13%。值得注意的是，Lynch 综合征患者亦可见单发肠道息肉。Lynch 综合征临床病理特点：①结肠癌多见于右半结肠；②同时性或异时性结直肠癌发生率高达 40%；③多为黏液癌、低分化腺癌或印戒细胞癌；④肠外恶性肿瘤多见：子宫内膜癌、胃癌、卵巢癌、胰腺癌、输尿管癌、肾盂癌、皮肤癌、淋巴和血液系统恶性肿瘤及各种肉瘤；⑤平均发病年龄约为 45 岁，而且逐代提前。

3. 结肠腺瘤性息肉　多数研究认为 80% 的结肠癌源自结肠腺瘤的癌变。从结肠腺瘤演变至结肠癌，需要 10 ~15 年。腺瘤可分为管状腺瘤、绒毛状腺瘤、管状绒毛状腺瘤，其中绒毛状腺瘤最易癌变，最高达 40%。锯齿状腺瘤是一种同时具有增生性息肉形态学特征和腺瘤性息肉组织学特点的息肉，为一类独特的结直肠上皮源性肿瘤，具有一定的恶变潜能。锯齿状腺瘤总体上较增生性息肉大，其大小分布情况类似腺瘤性息肉。锯齿状腺瘤组织轻度及中度异型增生概率分别为 66. 2% 和 30. 9%，介于管状腺瘤和绒毛状腺瘤之间，与管状绒毛状腺瘤较接近，并且有 2. 82% 的癌变率。

4. 疾病因素　中国炎症性肠病协作组报道 3 100 例溃疡性结肠炎并发结肠癌的概率为 0. 4%，明显高于普通人群。克罗恩病主要累及小肠，结肠也可受累，反复慢性炎性刺激亦可诱发结肠癌的发生。胆囊切除的男性患者结肠癌的危险增加，尤其是近段结肠癌；但在女性患者未见此种相关性。

5. 分子生物学因素　随着分子生物学技术的发展，已在分子水平上证实结肠癌的发生是一个多阶段、涉及多基因改变积累的复杂过程。涉及的基因改变有：APC、MCC 基因的突变，MMR 基因失活，K - ras 基因突变，抑癌基因 DCC 的缺失，抑癌基因 p53 的突变与缺失，以及 nm23 的改变等。结肠癌的癌变过程如图 25 - 1 所示，结肠黏膜上皮经致癌物（启动子）多次打击作用下，最初发生 DNA 甲基化、DNA 损伤。如损伤未及时修复则进一步发生突变，包括显性作用的原癌基因和隐性作用的抑癌基因。原癌基因 K - ras 为显性作用癌基因。抑癌基因 APC 突变发生在转化的早期阶段，与 DDC、MCC 均为隐性作用基因，在单个等位基因缺失时，另一个染色体上的相应基因能维持细胞的正常表型，在启动子多次打击下，导致此等位基因失活时即可出现该基因的功能失调、表型紊乱，以致恶性转化而癌变。

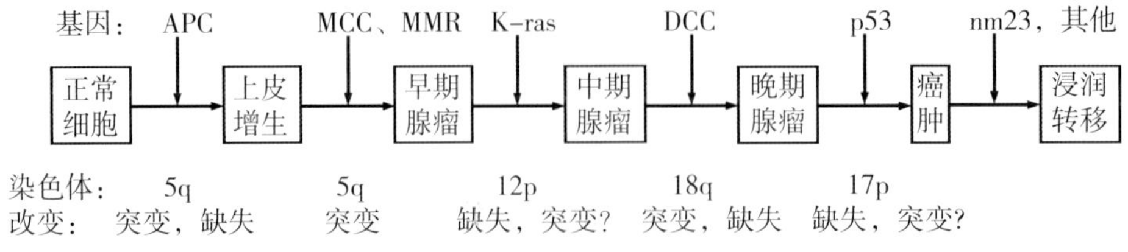

图 25 -1　结肠癌发生发展的分子遗传学模式图

6. 肿瘤干细胞学说　既往认为，所有存在于癌组织中的瘤细胞都具有致瘤能力，但新近的研究证据显示，这种能力仅局限于一种被称作肿瘤干细胞的癌症起始细胞之中。研究表明表达干细胞标志物 CD133 的结肠癌细胞，作为一种未分化的球状体肿瘤细胞而生长。并且，它们是启动肿瘤在免疫缺陷小鼠中生长的必需因素。进一步的研究分析显示，CD133 阳性表达的细胞可以通过产生并利用 IL－4 阻止自身凋亡。与此相符的临床实践也显示，在治疗中应用 IL－4Rα 拮抗剂或者抗 IL－4 中和抗体，能够通过选择性地作用于敏感的 CD133 阳性细胞而显著增强常规化疗药物的抗癌作用。仅占癌组织细胞总数 2.5% 的 CD133 阳性结肠癌干细胞以一种未分化的形式在浆液缺乏的介质中成指数增长 1 年以上，并且保持产生与其原始肿物具有相同形态学和抗原特性的癌组织的能力。原发性结肠癌异种种植体中分离得到的 CD44 高表达的肿瘤干细胞，在免疫缺陷的小鼠体内有较高的致肿瘤发生能力，而 CD44 阴性的细胞此种能力明显低下。

7. 生活环境与职业　移民流行病学调查显示，移居美国的第 1 代和第 2 代日本人结直肠癌发病率是日本本土人的 2.5 倍；移居美国的中国人结直肠癌患病率为本土人的 7 倍，但与美国人相近，提示环境因素与生活方式在结直肠癌发生过程中具有重要作用。经常接触石棉、重金属、各种毒性化学物质，增加结直肠癌等恶性肿瘤的发病率。以静坐为主的职业人群较体力活动较大的职业人群罹患结肠癌的风险增加 1.4 倍，适度体力活动具有降低结肠癌发生风险的作用。

总之，结肠癌发病的病因与发病机制是一个多因素，多步骤的过程，但并未发现某个单一明确的病因。饮食、环境、遗传、基因与体力活动等因素共同参与结直肠癌的发生发展，防治结直肠癌必须从多方面干预，才能降低结直肠癌的发病风险。

第二节　结肠癌临床表现及鉴别诊断

一、临 床 表 现

早期结肠癌常无症状，随着肿瘤的进展逐渐出现临床症状。主要症状如下：

1. 排便习惯和粪便性状改变　常早期出现，表现为大便带血、黏液血便或脓血便，左半结肠癌 74.8% 可见便血，右半结肠便血少见，但可有黑便，大便潜血实验阳性。也可表现为腹泻、便秘，腹泻与便秘交替，里急后重、粪便变细等。由于肿瘤表面与正常肠黏膜不同，与粪便摩擦后容易出血，加上肿瘤本身分泌物增多，如果继发感染，肠黏膜的分泌增多，表现为黏液与血液混合的黏液血便，便次增加。便秘则主要因为急慢性的梗阻造成，较为少见。

2. 腹痛　早期癌肿不引起腹痛，这也是延误诊断的原因之一。出现腹痛往往表明癌肿侵犯至肌层或穿透肠壁引起肠腔部分或完全性梗阻、肠周炎或继发肠道感染，可表现为阵发性或持续隐痛或绞痛，伴有腹胀等。

3. 腹部包块　以右腹多见，质硬，固定。压痛肿块表示周围存在炎症反应或脓肿形成，回盲部癌有时合并阑尾炎和阑尾周围脓肿，易于误诊。结肠癌恶性程度相对较低，腹部肿块并不代表不能根治性切除，其中 2/3 患者尚可行根治性手术。

4. 结肠梗阻表现　多见于晚期左半结肠癌，不完全性肠梗阻常见，多表现为腹胀及腹痛，完全梗阻时，肛门停止排气、排便。肠镜检查发现肠腔狭窄或闭塞，镜身难以通过。

5. 穿孔症状　癌肿向深层浸润可致穿孔，造成肠腔与游离腹腔相通，可导致弥漫性腹膜炎，表现为腹肌紧张、压痛及反跳痛，腹穿可见结肠内容物。穿透至附近的空腔脏器，可形成内瘘，如胃结肠瘘患者呕吐粪便样物。穿透至腹壁形成腹壁脓肿及外瘘。

6. 全身症状　肿瘤导致的长期慢性失血、摄入障碍和胃肠功能紊乱，肿瘤本身生长导致的营养掠夺和代谢异常，晚期肿瘤对造血系统的破坏和抑制，均可导致患者出现贫血、消瘦、乏力及低热，部分患者出现恶液质。

7. 肿瘤扩散症状　扩散至盆腔引起腰骶部酸痛、坠胀感，直肠指诊可触及肿瘤结节。肿瘤可通过血行转移、淋巴转移、播散种植等方式转移至肝、肺、骨、腹腔等，以肝脏转移最为多见，10% ~15% 患者诊断时已有肝转移，而且右半结肠多转移至右半肝，左半结肠癌多转移至左半肝，这与肠系膜上、下静脉血液回流有关。患者出现右上腹痛、黄疸、浮肿、癌性腹水、恶液质等。锁骨上淋巴结转移可触及肿大淋巴结，多见于左侧，称为魏尔啸（Virchow）淋巴结。结肠印戒细胞癌转移至卵巢则称为 Krukenberg 瘤，其基本组织学特征为肉瘤样间质中可见印戒细胞。

8. 由于癌肿部位不同，临床表现可有差异

（1）右半结肠癌：右半结肠肠腔较大，粪质稀薄，故极少出现肠梗阻，而主要表现为腹部包块、腹痛、进行性贫血等全身症状。患者自己常可触及右腹部包块，70% ~80% 右半结肠癌患者出现腹部隐痛，50% ~60% 患者血红蛋白 < 100g/L。

（2）左半结肠癌：左侧结肠肠腔较小，特别是乙状结肠与直肠交界处形成锐角，且粪便在左侧结肠已成形，因此，左半结肠癌容易产生慢性进行性肠梗阻。患者常表现为腹胀、腹痛、肠鸣亢进；发生绞窄性肠梗阻时可引起剧烈腹痛、肠管坏死、肠穿孔及腹腔内脓肿形成等。约 70% 的左半结肠癌出现黏液血便。左半结肠癌较易有排便习惯的改变，可有腹泻或腹泻与便秘交替出现。另外，乙状结肠癌亦常见左下腹肿块。

二、诊　　断

结肠癌早期症状不典型，易延误诊治，凡 40 岁以上出现以下表现者即为高危人群：①直系亲属具有结直肠癌患者；②有肠道腺瘤性息肉、息肉病或恶性肿瘤病史；③大便潜血实验阳性；④消瘦；⑤以下表现中 2 项：黏液血便、慢性便秘、慢性腹泻、慢性阑尾炎及精神创伤史。对此高危人群应进行进一步检查，以早期诊断或排除结直肠癌。

1. 结肠镜和超声内镜检查　结肠镜检查可仔细观察全段结肠，直达回肠末端，可在直视下对病变进行认真、全面的观察并行病理学检查，是确诊结肠癌的首选检查。检查前进肠道准备充分，方便观察，以免遗漏病变。超声内镜能显示肠壁 5 个层次，清晰观察各层次形态、厚度及均匀与否，提示肿瘤的范围、大小、有无浸润至肠腔外，并可扫描临近器官。放大内镜观察腺管开口分型、染色内镜观察染色状态、超声内镜观察病变深度等新技术的合理应用可以协助提高结肠癌的分期诊断准确率。

2. 钡灌肠 X 线检查　不能耐受或不愿意行结肠镜检查者可行钡灌肠，结肠癌 X 线表现错综复杂，变化多端。综合归纳为以下几个方面：肠道充盈缺损、腔内龛影、肠腔狭窄、肠套叠及肠道移位。应用气钡双重造影技术，可清楚显示黏膜破坏、肠壁僵硬、结肠充盈缺损、肠腔狭窄等病变，可提高诊断率。钡灌肠 X 线检查不及结肠镜检查准确，容易漏诊早期病变，更重要的是不能提供病理标本。

3. CT 和 MRI 扫描　CT 和 MRI 对结直肠诊断有较大的意义，可了解肿瘤肠管外浸润程度、有无淋巴结、肝脏、肺、脑及骨转移有重要意义，对结肠癌复发的诊断亦较为准确。肠壁增厚、肠腔肿块及狭窄、癌性溃疡、浸润、转移、肠梗阻、肠壁异常强化等是结肠癌 CT 诊断的主要表现形式。肠壁增厚是结肠癌发生的前兆，一般超过 6mm 时应确认已发生病变；当超过 20 ~30mm 时，CT 检查可发现肿块。MRI 对诊断肠管周围脂肪内浸润情况存在优势，可弥补 CT 诊断的不足。

4. 大便潜血检查　无创、方便易行，可作为大规模普查或对一定年龄组高危人群进行筛查，阳性者再行结肠镜、CEA 等检查。

5. 血清癌胚抗原（CEA）检测　CEA 为细胞膜糖蛋白，在结肠癌组织中 CEA 含量明显高于正常组织，

但在胃癌、肺癌、乳腺癌、胰腺癌、甲状腺癌等肿瘤亦可存在CEA，CEA虽非结肠癌特有，但结肠癌患者有一定的阳性率（60%），多次检查观察其动态变化对结肠癌预后估计、疗效评估，特别是监测术后复发有一定的意义。

6. 胸部正侧位片　了解有无肺转移，可疑者行胸部强化CT检查。

7. 超声造影　可发现肝脏转移灶，尤其在检测1cm以下病灶方面，与CT具有同样的敏感性，但声学造影安全性好、无过敏反应、实时性、检查费用相对较低。在超声定位下亦可行肝脏转移灶穿刺活检或射频治疗。

三、鉴别诊断

1. 阑尾脓肿　慢性化的阑尾脓肿，可表现为右下腹部包块、腹痛及发热等，应与右半结肠癌的鉴别。本病往往有阑尾炎的病史，腹部包块边界不清楚，质地不硬，压痛明显；腹部B超CT或MR检查提示为结肠外的脓肿而非实性包块；结肠镜检查无明显病灶或见阑尾开口脓性分泌物。

2. 肠结核　虽然肠结核的好发部位在回肠末端，但可有结肠受累，也可表现为腹痛、腹泻、发热、消瘦等。主要的鉴别点为肠结核病常有肺结核病史，有结核中毒症状，PPD皮试强阳性，结肠镜下溃疡周边或肿物组织的脆性不及癌性组织高，不容易出血；病理检查无癌细胞，出现嗜酸肉芽肿或干酪样坏死病灶等典型表现时易于鉴别。

3. 血吸虫病肉芽肿　可以表现为腹泻，甚至有大便潜血或血便，有疫水接触历史，结肠镜下见多发结节，活检见肉芽组织而无癌肿，抗血吸虫可治愈本病。

4. 结肠淋巴瘤　淋巴瘤患者常表现为发热、腹泻、消化道出血等，与结肠癌难以在普通镜下简单分开区分，主要靠活检或术后病理并结合免疫组化检查进行鉴别，本病为淋巴系细胞的单克隆病。血LDH的升高有助于本病的诊断，可惜特异性和敏感性较低。

（中山大学附属第一医院　王天宝　中山大学附属第三医院　林显艺）

第三节　结肠癌手术治疗

一、根治术原则

手术切除作为治疗结肠癌最主要和有效的方式已经具有较长的历史，随着人们对结肠癌生物学行为认识的加深，手术治疗也在很多方面得以逐步改进。但是，到目前为止，除了腔镜技术以及机器人手术的引进改变了人们进行手术的途径或者工具，传统的手术方式和主要的手术原则并没有发生根本的变化。结肠癌的手术治疗应遵循如下原则：

1. 癌肿局限于肠壁者，需切除病变肠段及其淋巴引流区方可达到彻底根治之目的。

2. 对癌肿已经穿透肠壁或者伴有区域淋巴结转移的病例，要尽量按照根治性手术切除的要求和范围手术，但是必须加强手术前后的综合治疗。

3. 原发癌肿尚可切除，而已有远处转移的病例，应尽量争取切除原发灶。如转移灶为单发或者虽为多发而病变较为集中，则视患者情况进行一期或者分期切除；如转移灶多发，则应该在切除原发肿瘤后进行综合治疗，并争取再次手术切除。

4. 肿瘤局部较为固定，但无远处转移的病例，除非有重要结构或者器官受累，仍尽量争取切除原发肿瘤后进行综合治疗。

5. 对局部病灶无法切除的病例，为解除或防止即将发生的梗阻，首选内转流手术；无法内转流者，可选用近端造口减压术。

6. 合并肝、肺转移者，应该在综合治疗下采用更为积极的处理。在原发灶可根治性切除情况下，肝、肺部分切除是可切除转移瘤的首选治疗方法，而消融技术可单独应用或者与手术切除相结合，但要求所有病变的原始部位均可消融或者切除。

7. 术中发现肿瘤已经穿透肠壁浆膜或已有临近组织结构浸润者，手术切除后可于腹膜腔内放置化疗药物或留置化疗泵以供术后腹腔化疗使用。

结肠癌根治性手术方式有右半结肠切除术、横结肠切除术及左半结肠切除术、乙状结肠切除术。手术切除范围应该包括病变肠段远近端 10cm 及其系膜和供应血管及引流淋巴区和血管根部淋巴结的清扫。由于个体差异，具体切除范围尚需要根据术中发现的病变情况和患者年龄、身体状况及对手术耐受程度等方面进行适当调整。一般情况下，不同部位肿瘤的切除范围可参考以下图示（图 25－2 至图 25－6），具体的手术方式详见后述。

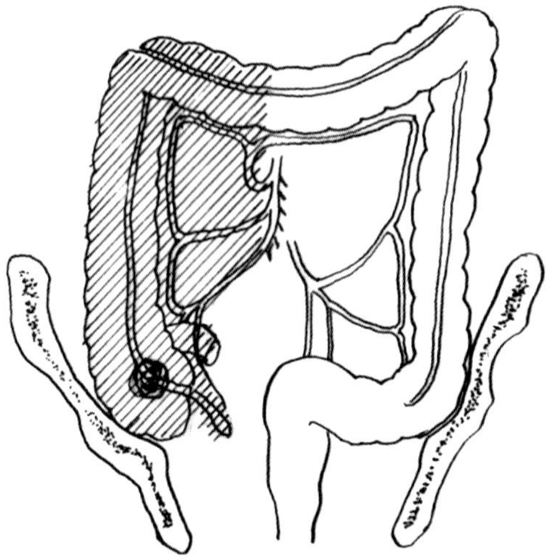

图 25－2　回盲部肿瘤切除范围

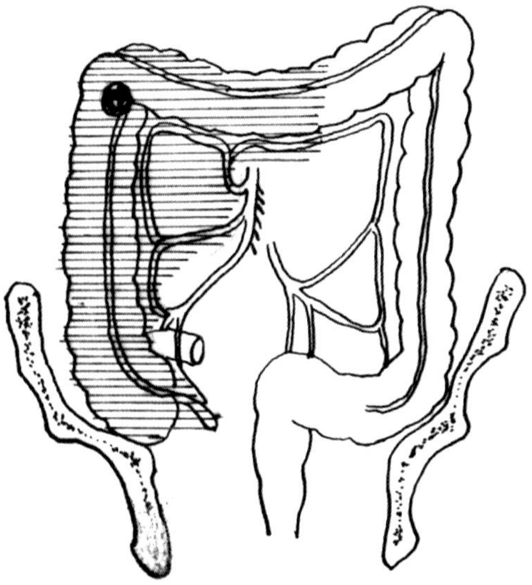

图 25－3　结肠肝曲癌切除范围

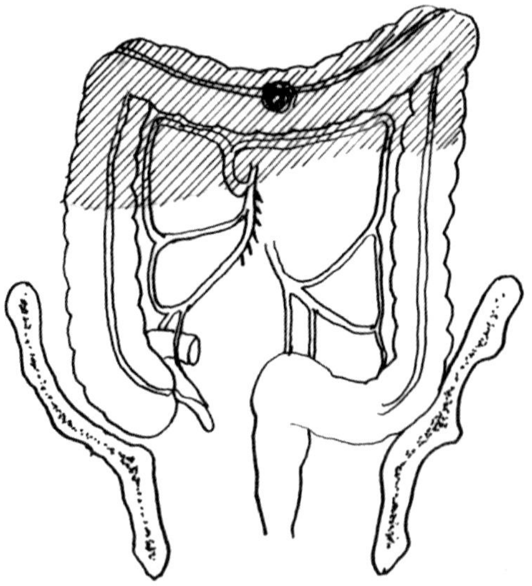

图 25－4　横结肠癌切除范围

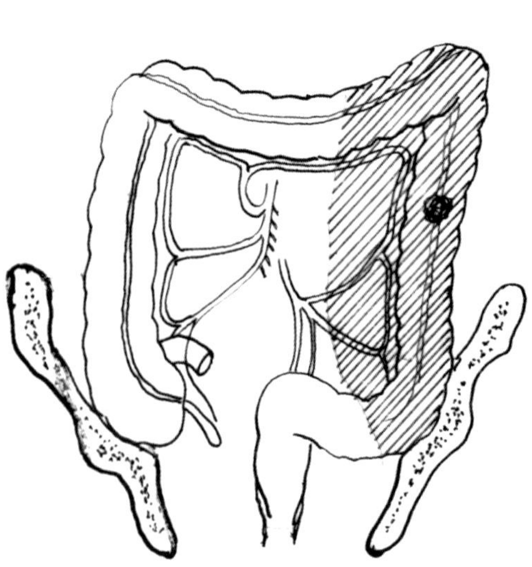

图 25－5　降结肠癌切除范围

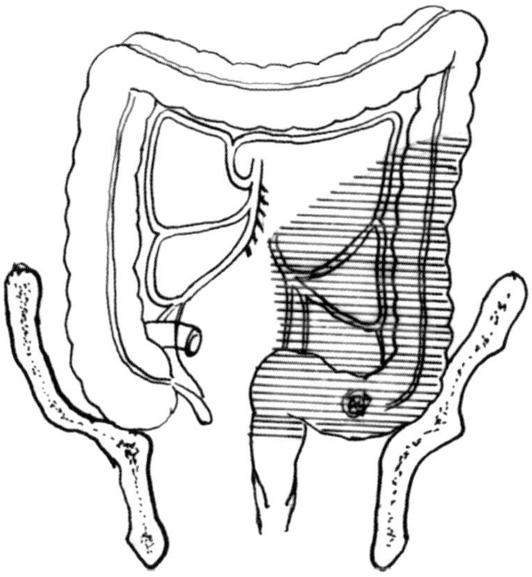

图 25－6　乙状结肠癌切除范围

二、术前准备

1．对患者进行详细全面的检查，了解肿瘤的部位、大小，与周围脏器的关系，判断有无远处转移，明确手术方式及术中、术后早期可能出现的问题，制定详细、周密的处理措施。如术前检查怀疑肿瘤侵犯输尿管，可行泌尿系造影或输尿管镜检查，必要时放置输尿管支架管等。

2．全面了解重要脏器功能，包括心、肺、肝、肾功能和凝血功能，有无合并糖尿病、贫血、营养不良等问题，判断有无手术禁忌并进行风险评估。

3．根据对患者情况的全面了解，纠正各种存在的缺陷和失衡，如低蛋白血症、贫血、酸碱平衡紊乱等；如合并其他疾患，及时请相关科室会诊处理，并协助进行风险评估，提高手术安全性。

4．术前向患者或家属讲明病情、手术风险、术后可能出现的不适及并发症，鼓励患者树立信心，增进医患互信，使之更好配合治疗，以获得较好的疗效。

5．肠道准备是肠道手术极其重要的部分，虽然近期快速康复外科理论对进行常规肠道准备的必要性提出了质疑，但因其尚存在较大争议，笔者认为在绝大多数学者认同前，国内医疗形势下仍然需要进行全面、充分的肠道准备。术前 3 天进食半流质，1 天流质。术前 1 天始，庆大霉素 8 万 U，口服，3 次；甲硝唑 0.4g，口服，3 次。术前 1 天下午复方聚乙二醇电解质散 137.15g 溶于 2 000mL 温水口服，并静脉输注 5% GNS 2 000mL，10% KCl 30mL，术前晚清洁灌肠。伴有不完全性肠梗阻者可用石蜡油或温盐水灌肠。完全梗阻者仅可温盐水灌肠。

6．手术区域准备　剔除手术区域毛发，留置胃管、尿管，建立深静脉补液通道。

7．术前备血　备血量根据患者病情及手术情况估算。一般情况下可备同型浓缩红细胞 6U，血浆 600mL。

三、麻醉与体位

采用气管内插管全麻，取平卧位。为便于使用端端吻合器进行远、近段肠管吻合，开放的乙状结肠癌手术可采用截石位。如采用腹腔镜手术也可采用截石位，具体参见本节“腹腔镜辅助结肠切除术”内容。

四、右半结肠切除术

1. 切口　取右侧经腹直肌切口或旁正中切口，注意切口要足够大，且要加以保护以防止种植性转移（图 25－7、图 25－8）。

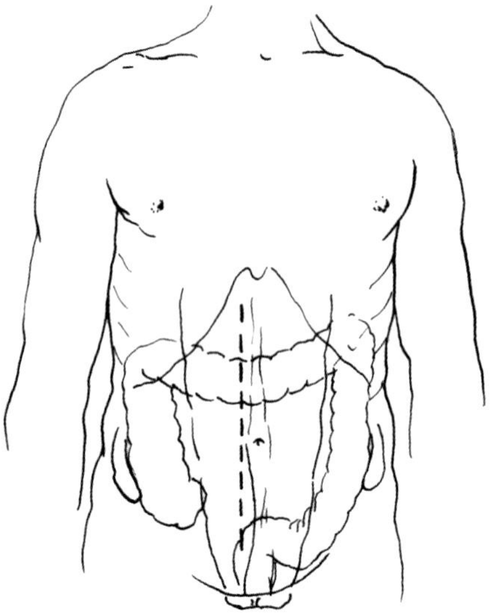

图 25－7　右半结肠切除术切口

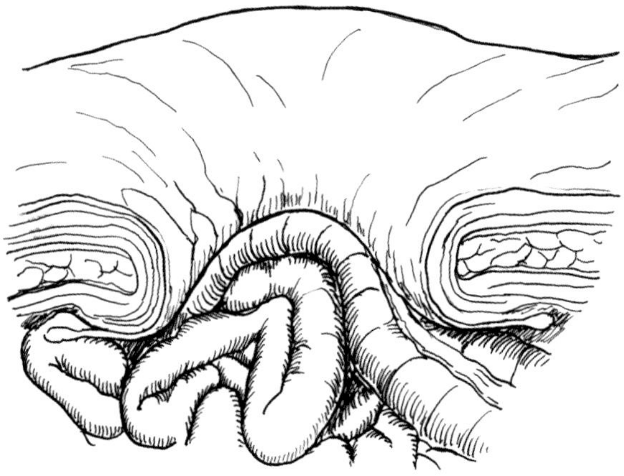

图 25－8　保护切口

2. 探查　遵循肿瘤不接触原则。先探查有无肝脏、盆腔及淋巴结转移，再探查原发病灶位置、大小、活动度及与周围脏器的关系（如术前留置输尿管支架，先探明其与肿瘤关系），同时注意是否存在多发病灶，判断切除病灶的可行性。

3. 结扎主要血管　提起大网膜，于横结肠拟切断处纵行切开大网膜（注意对较大血管进行结扎）、胃结肠韧带直至胃大弯，分离结扎胃网膜右动、静脉，沿胃大弯于胃网膜血管弓内侧结扎切断并直至幽门下，清除幽门下组淋巴结。显露横结肠和右半结肠系膜，沿着肠系膜上静脉向下结扎、切断结肠右动、静脉和回结肠动、静脉，再于根部结扎、切断结肠中动、静脉或其右支（根据肿瘤位置决定是否自结肠中动、静脉根部结扎）。较大血管的保留侧行双重结扎，结扎同时将肠系膜离断，清扫血管根部淋巴结（图 25－9 至图 25－12）。

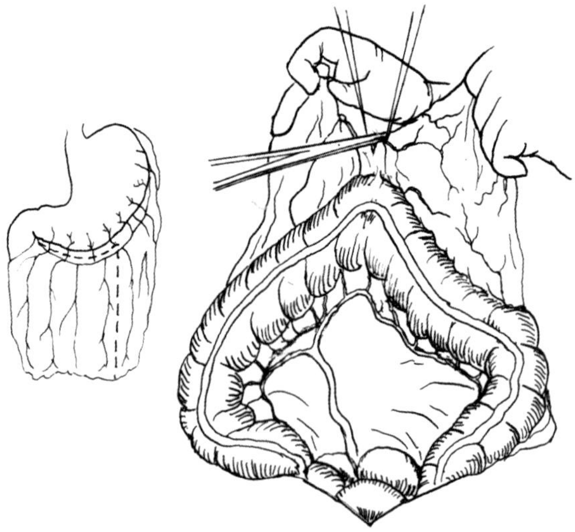

图 25－9　确定切除范围

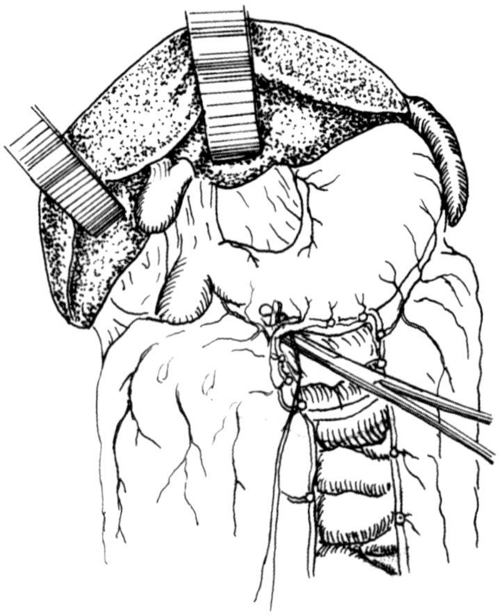

图 25－10　切断胃网膜右血管

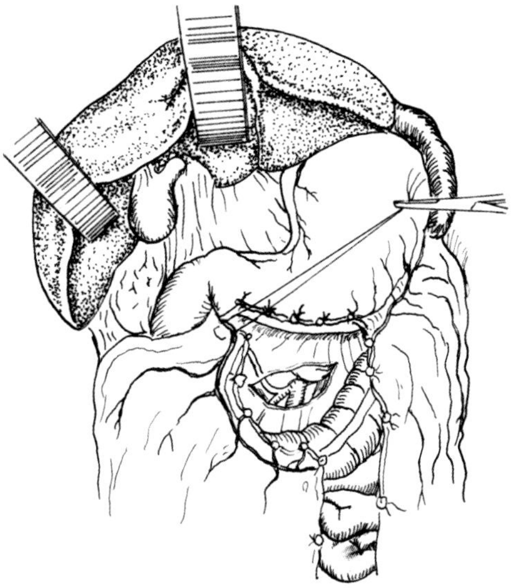

图 25－11　清除幽门下淋巴结

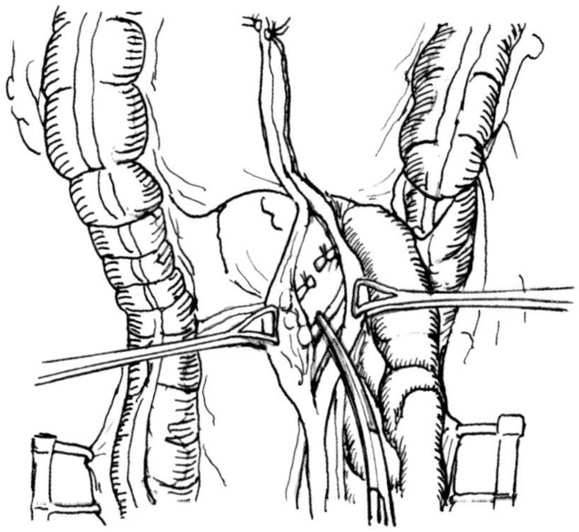

图 25－12　切断结肠及回结肠血管

4. 结扎肿瘤远、近端肠管　将小肠和大网膜推向左侧，用温盐水纱布包好。借助拉钩，暴露右半结肠及横结肠右段，分别在横结肠右段（距离肿瘤 10～15cm 处）和回肠末段距离回盲部 10～20cm 处对应系膜的无血管区穿纱布条，结扎后闭合病灶所在肠段远、近端。肠腔内注意抗肿瘤药物（5－Fu，30mg/kg）以杀灭肠腔内脱落的肿瘤细胞（图 25－13）。

5. 游离右半结肠　沿升结肠外侧自髂窝至肝曲剪开侧腹膜，向内下牵拉结肠肝曲，暴露结扎并切断肝结肠韧带。打开侧腹膜后将升结肠向内侧推开，钝、锐性交替自上而下分离右半结肠与腹膜后脂肪、淋巴组织。注意保护十二指肠第 2 段及第 3 段外侧、右肾下极和右侧输尿管及生殖血管（图 25－14、图 25－15）。

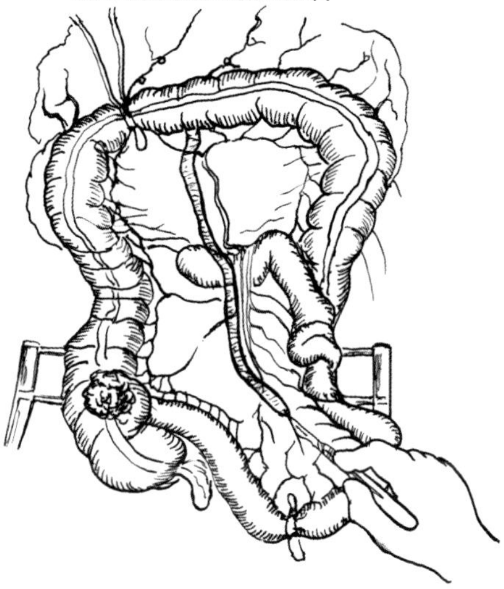

图 25－13　结扎肠段

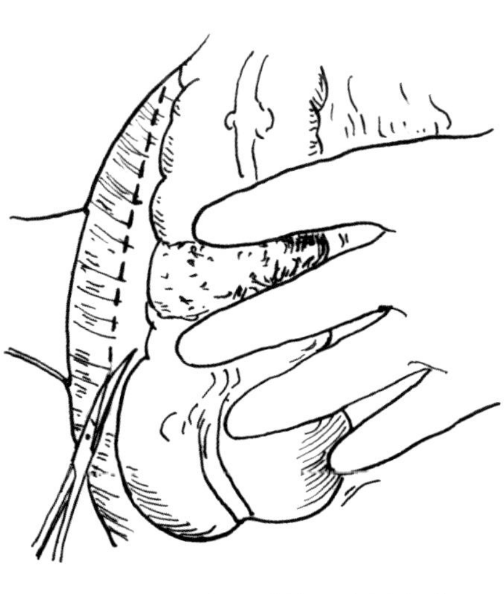

图 25－14　打开升结肠外侧腹膜

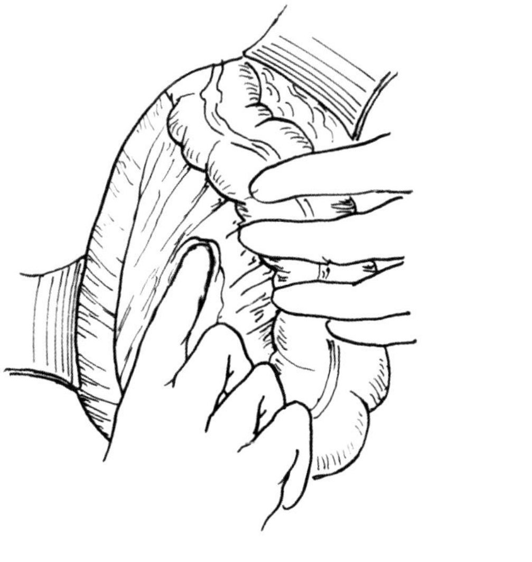

图 25－15　游离结肠

6. 切断肠管，移除标本　在横结肠距离肿瘤 10cm 处和回肠末段距离回盲瓣 20cm 处以 Kocher 钳夹、距离该钳5cm处肠管以肠钳钳夹，自Kocher钳之间切断肠管，将末段回肠、盲肠、升结肠、右半结肠连同肠系膜、右半部大网膜、腹膜后脂肪组织、淋巴组织一并切除。切断肠管时肠管下方置纱布保护，防止肠内容物溢出而污染腹腔，肠管残端予以消毒（图25－16）。

7. 吻合肠管　回肠与横结肠可行端端或端侧吻合。吻合前要仔细检查肠管切缘血运及系膜，防止系膜扭曲。肠管吻合后注意间断缝合回肠与横结肠系膜切缘，以免发生内疝。因回肠直径与结肠不一致，进行端端吻合时可将回肠对系膜侧多切除1～2cm，使其与横结肠内径相符合（图25－17）。

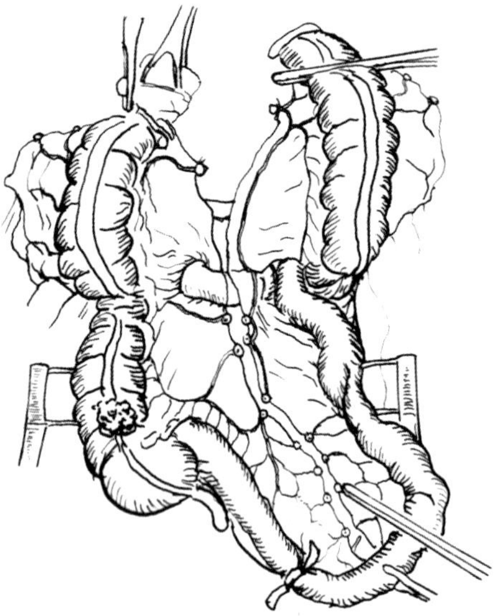

图25－16　切断肠管

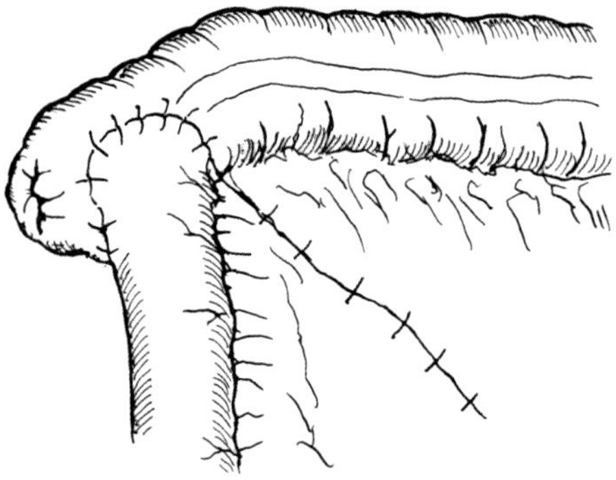

图25－17　回肠横结肠端侧吻合

8. 冲洗并检查腹腔　蒸馏水反复冲洗腹腔，仔细检查创面并彻底止血后，洗净腹腔积液，放置缓释化疗药物或5－Fu溶液冲洗腹腔后，留置腹腔引流管，分层缝合关闭腹腔。

五、横结肠切除术

1. 体位、切口及腹腔探查同“右半结肠切除术”（图25－18）。

2. 结扎肿瘤远、近端肠管分别在结肠肝曲、脾曲（距离肿瘤10～15cm）用纱条结扎肿瘤所在肠腔。经结肠带向肠腔内注入抗肿瘤药物（5－Fu，30mg/kg）（图25－19）。

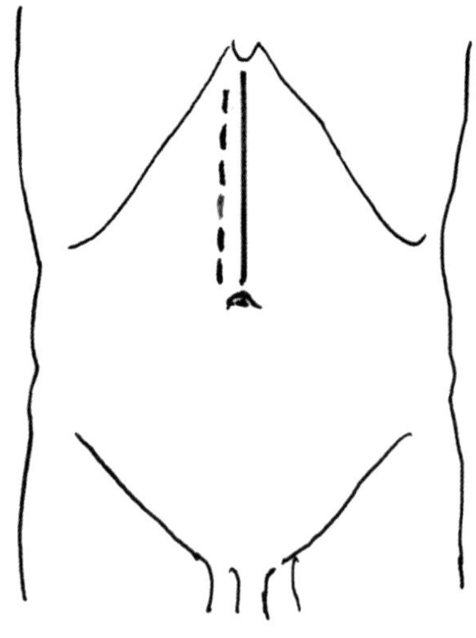

图25－18　横结肠癌根治术切口

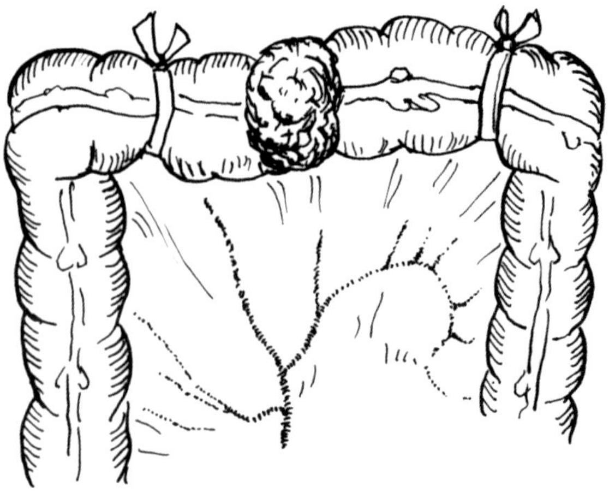

图25－19　结扎闭合病灶所在肠段

3. 结扎血管　提起胃体，沿胃大弯结扎切断胃网膜左、右动脉胃壁支，游离胃结肠韧带，并分别向两侧游离、切断脾结肠韧带、肝结肠韧带，剪开升、降结肠侧腹膜。将横结肠向上牵拉，显露结肠中动、静脉，剪开横结肠系膜后叶，自结肠中动、静脉根部进行结扎、切断（图 25－20、图 25－21）。

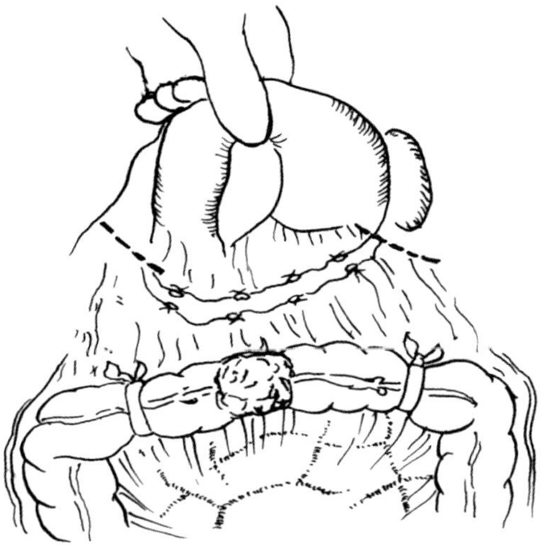

图 25－20　结扎切断胃网膜左、右血管壁支，游离胃结肠韧带

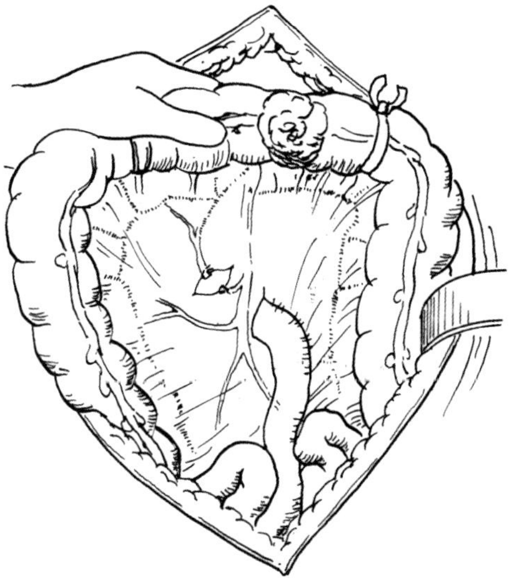

图 25－21　结扎切断结肠中血管

4. V 形切开横结肠系膜　自肠系膜根部向两侧 V 形切开横结肠系膜。由内向外清除腹膜后淋巴及脂肪组织（图 25－22）。

5. 离断肠管，移出病灶　分别于结肠肝曲近侧和结肠脾曲的远侧切断结肠，将大网膜、横结肠及其系膜等完整移除。

6. 吻合肠管结肠远、近两端　行端端吻合，封闭系膜缺损，具体方法同“右半结肠切除术”。吻合后注意吻合口张力，如张力太大则要适当游离近、远端肠管（图 25－23）。

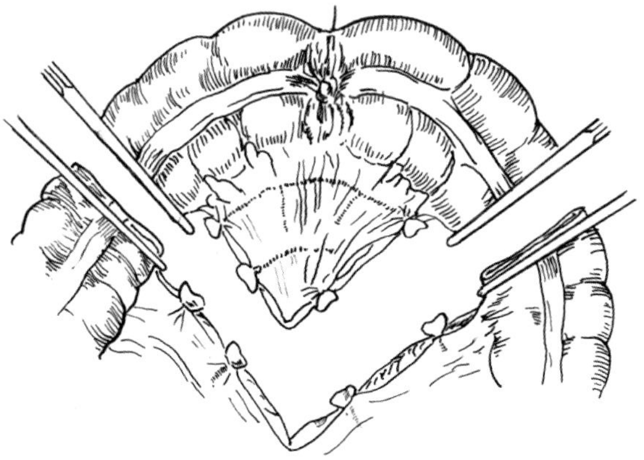

图 25－22　V 形切开横结肠系膜

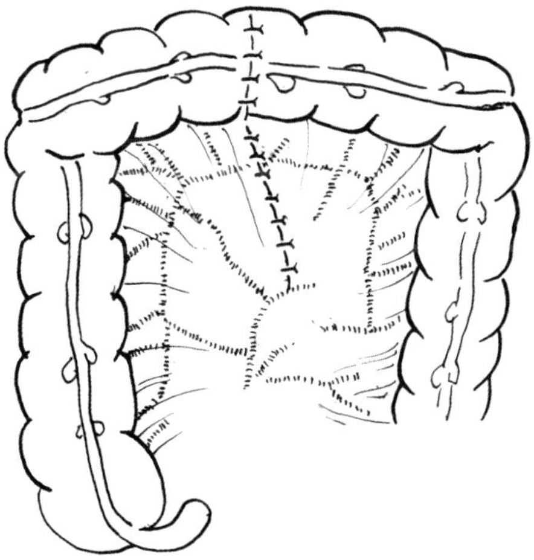

图 25－23　吻合肠管

六、左半结肠切除术

1. 取左侧经腹直肌切口或旁正中切口，由剑突下 4cm 至耻骨上缘，注意切口保护（图 25－24）。

2. 腹腔探查，确定切除范围　进入腹腔后依次探查肝、盆腔、腹主动脉旁和结肠系膜有无转移、种植病灶及肿大淋巴结，同时注意检查肠管有无多发病灶。探查过程注意肿瘤不接触原则（图 25－25）。

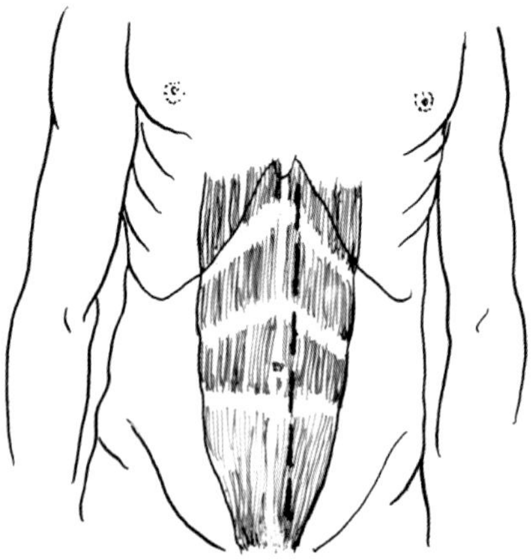

图 25－24　切口

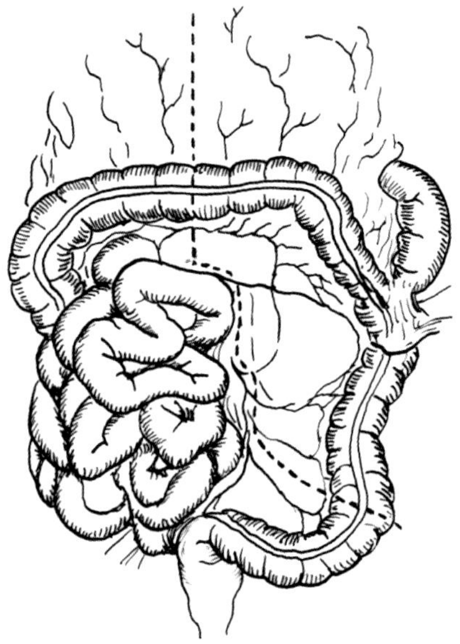

图 25－25　确定切除范围

3．结扎血管　提起胃和横结肠，在胃网膜左血管下方沿着胃大弯侧切断左侧 1/2～1/3 的胃结肠韧带至结肠脾曲，向右下方拉开结肠，显露、结扎并切断脾结肠韧带（牵拉要轻柔，防止撕裂脾包膜，造成难以处理的出血，必要时向上延长切口）。将小肠及大网膜推向右上方，分离结扎结肠中动、静脉左支。提起十二指肠，自 Treitz 韧带左下方剪开后腹膜，进入腹膜后 Toldt 间隙，在胰体尾交界处下缘寻找肠系膜下静脉，予以结扎切断。沿腹主动脉左侧向下延长后腹膜切口直至骶岬水平。沿腹主动脉依血管搏动情况予以确认肠系膜下动脉，于距离其根部约 1cm 处双重结扎、切断，清除周围淋巴、脂肪组织。在清除腹主动脉周围淋巴脂肪组织时不要剥光其前壁，结扎肠系膜下动脉时也不要紧靠根部，否则可损伤腹主动脉周围神经，引起排尿和（或）性功能障碍（图 25－26、图 25－27）。

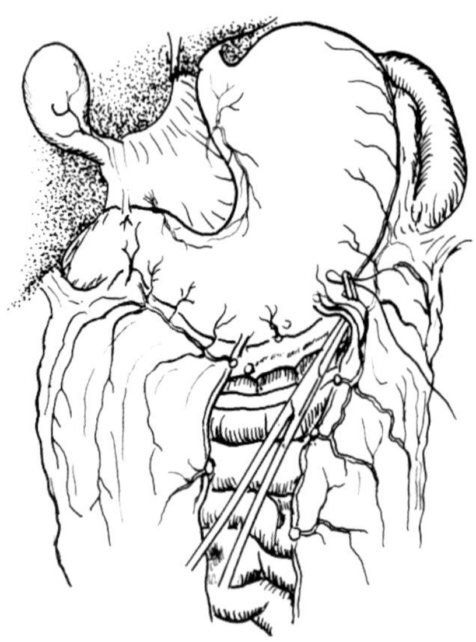

图 25－26　切断胃网膜血管

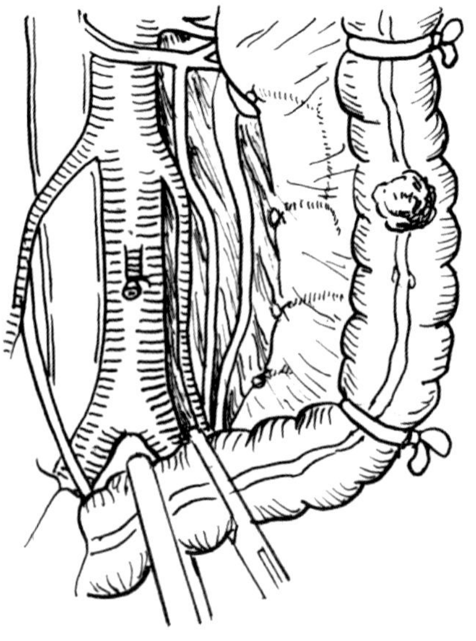

图 25－27　切断肠系膜下血管

4．结扎肠管　暴露左半结肠，距离肿瘤 10～15cm 处远、近端肠管用纱带结扎，经结肠带注入抗肿瘤药物（5－Fu，30mg/kg）（图25－28）。

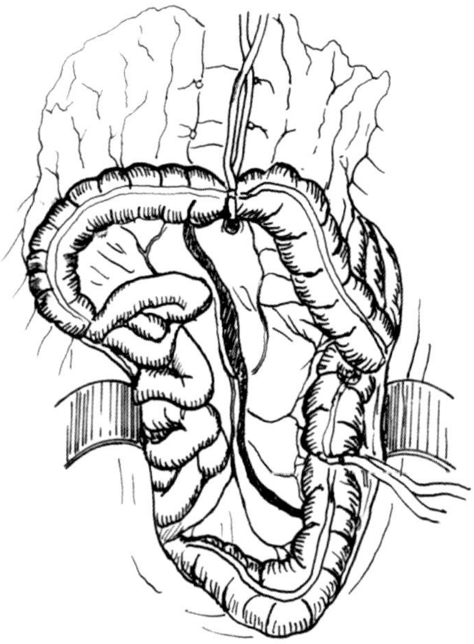

图25－28　结扎病灶所在肠段

5．游离结肠　沿左侧结肠旁沟，剪开降结肠、乙状结肠外侧腹膜，提起降结肠及乙状结肠，在系膜后方钝、锐性交替分离，连同腹膜后淋巴、脂肪组织及左半结肠一直游离至腹主动脉左侧后腹膜切开处；再有乙状结肠下端开始分束结扎、切断乙状结肠系膜，向横结肠中1/3处分束结扎、切断横结肠系膜，使左半结肠完全游离。分离时注意避免损伤左肾、输尿管及生殖血管（图25－29至图25－31）。

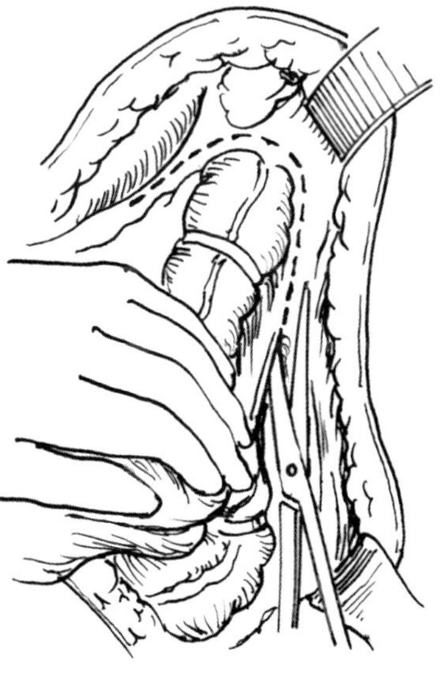

图25－29　沿结肠旁沟剪开侧腹膜

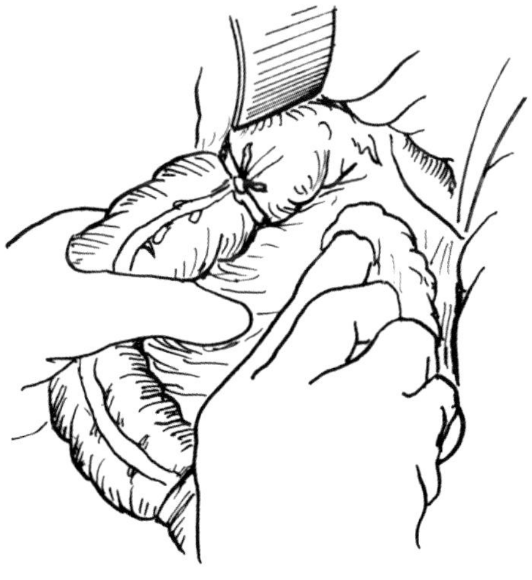

图25－30　游离结肠后方

6．离断肠管，移除标本　左半结肠完全游离后，在横结肠拟切断处，近侧置肠钳，远侧3～5cm处置止血钳，然后于两者之间切断。同法离断乙状结肠，移除左半结肠及病灶。为防止肠内容物污染腹腔，可于离断肠管两端以生理盐水纱布包裹保护（图25－32）。

7．吻合肠管　将两断端靠拢，行端端或端侧吻合，间断缝合横结肠系膜和乙状结肠系膜切口，吻合完毕，检查吻合口大小及通畅情况。注意吻合口不要存在较大张力，必要时充分游离近端横结肠及远端乙状结肠（图 25－33）。

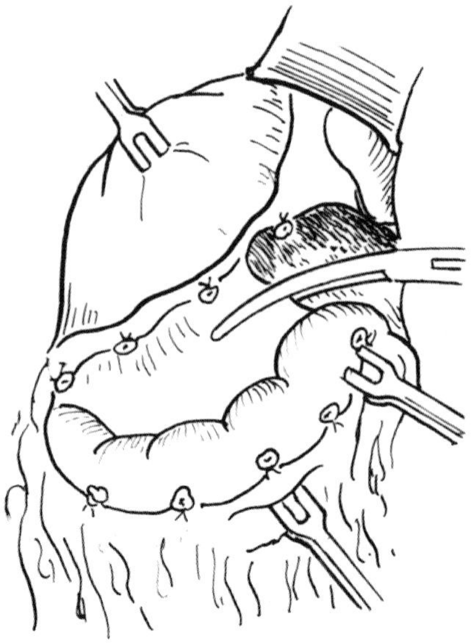

图 25－31　切断横结肠系膜

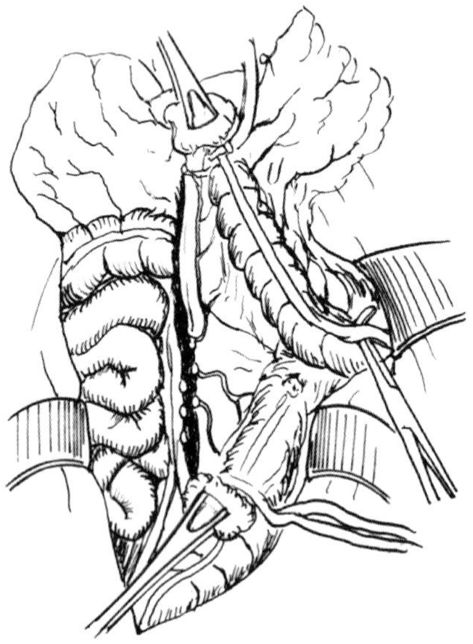

图 25－32　移除标本

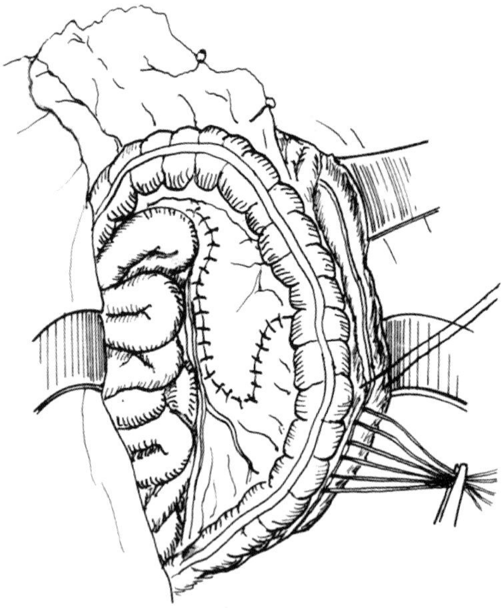

图 25－33　结肠吻合

七、乙状结肠切除术

1. 手术麻醉、体位及切口与降结肠癌手术方法类似，如肿瘤位置偏低，手术切口要偏下，类似于直肠癌手术切口，如术中使用端端吻合器，采用截石位。注意切口保护。

2. 探查腹腔　遵循肿瘤不接触原则，探查肝脏及腹腔其余部分，最后探查肿瘤大小及浸润情况，确定切除范围（图 25－34）。

3. 结扎闭合肠管　距离肿瘤上下约 10cm 处结扎肠管，经结肠带穿刺注入抗肿瘤药物于肠腔内（5－Fu，30mg/kg），杀灭脱落的肿瘤细胞（图 25－35）。

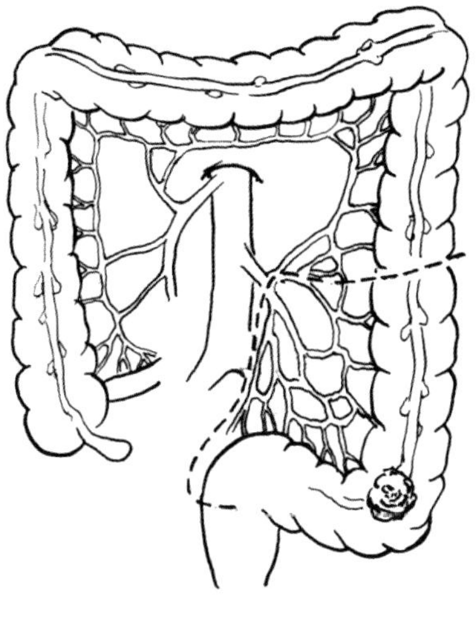

图 25－34 切除范围

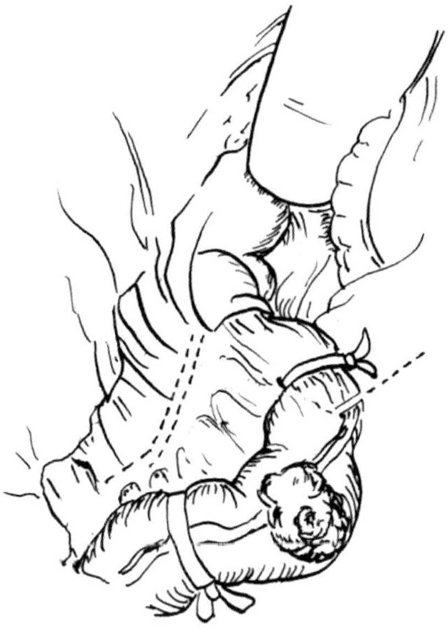

图 25－35 结扎肠管

4. 结扎血管 提起乙状结肠，自肠系膜与后腹膜交界处剪开乙状结肠内侧后腹膜，游离肠系膜下动、静脉，在左结肠动、静脉分出后远端予以结扎切断，处理乙状结肠血管弓，清除腹主动脉和髂血管周围淋巴、脂肪组织。此处操作易损伤左侧输尿管，为免损伤，可先将输尿管分离并加标志便于保护（图 25－36）。

5. 游离肠管 沿结肠旁沟，分别向上、下游离降结肠、直肠上段，并进一步清除腹主动脉和髂血管周围的淋巴、脂肪组织（具体参见“左半结肠切除术”）。

6. 离断肠管 在拟切除部位切断直肠、降结肠，移除标本（图 25－37）。

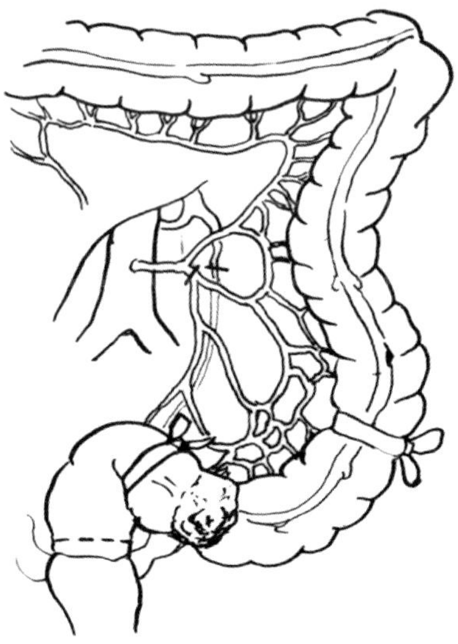

图 25－36 切断乙状结肠下血管

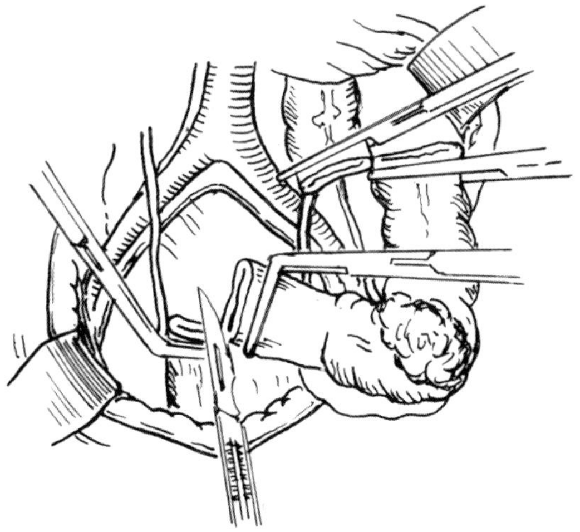

图 25－37 切除病灶

7. 吻合肠管 可行肠端端吻合，吻合后注意仔细探查腹腔并止血，留置盆腔引流管并关闭后腹膜及盆底腹膜，逐层关腹。注意尽量避免吻合口存在较大张力，以防止产生吻合口瘘。术中如发现肠管张力较大，可游离松解降结肠，必要时离断脾结肠韧带。分别于远近端肠管做荷包缝合，近端置入吻合器砧头，收紧荷包线并打结固定。将吻合器自肛门进入置远端肠管残端，其穿刺锥尖端露出后收紧荷包线并固定，将吻合器中心杆嵌合，将两断端缓慢收紧后击发，退出吻合器，检查吻合口，术毕（图 25－38 至图 25－40）。

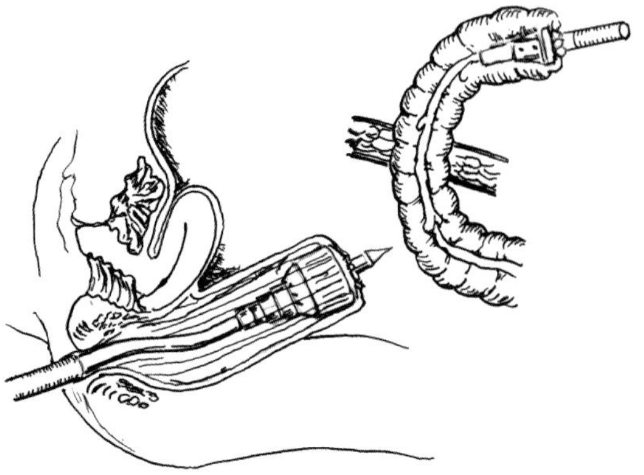
图 25－38　置入吻合器

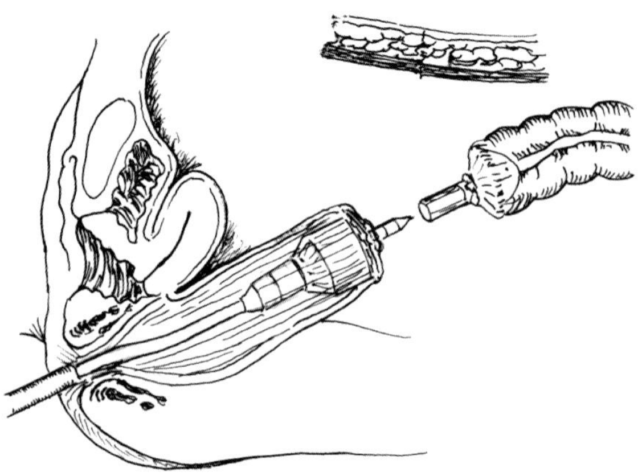
图 25－39　对合中心杆

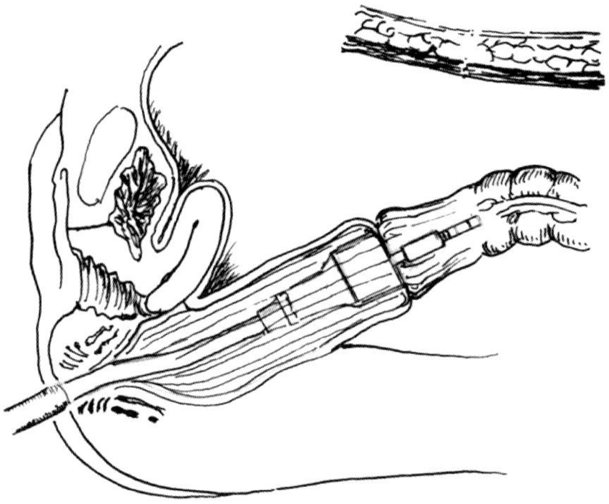
图 25－40　击发吻合

八、结肠梗阻的术中全结肠灌洗

对于结肠癌并发不完全性或完全性肠梗阻，术前无法口服泻药，肠道准备不佳或无法准备，需要术中全结肠灌洗，清除近段结肠内容物，方可实行一期吻合。笔者的方法：肿瘤、预切除结肠及其系膜游离完毕，肿瘤远侧切断结肠；将近端结肠拉出腹腔外，周围放置大纱布垫，减少术中污染；距离肿瘤上缘 8～10cm 横断结肠，移除标本；将口径适宜的螺纹管置入结肠近断端，双 7 号丝线距离结肠断端 1cm 处绑扎，以防粪便溢出；再用大纱布垫围绕结肠断端和螺纹管；螺纹管另一端延伸至手术台旁套叠三层的污物袋（容积＞10L）中，结扎污物袋口；围绕阑尾根部缝置 2 圈荷包缝线，切除阑尾，将 20 号 Foley 导尿管经阑尾断端置入升结肠，双荷包线收紧打结，充气囊注水 10mL；将小肠内容物排入结肠内，肠钳夹持末端回肠；将装有 3L 温生理盐水的 3L 袋高挂于手术台旁；1.2mm 穿刺针穿刺 3L 袋并用无菌输血用管道连接至导尿管；以最大速度滴注生理盐水，冲洗结肠，术者向肛侧逐段适度加压，协助将其内容物排除，直至流出液无粪渣为止，一般需要生理盐水 5～10L；拔除导尿管，结扎阑尾残端，妥善包埋；剪除结肠末端结扎线，移除螺纹管，修剪结肠，备吻合之用。

（香港中文大学威尔斯亲王医院　胡宝光　中山大学附属第一医院　王天宝）

九、腹腔镜辅助右半结肠切除术

腹腔镜结肠、直肠切除在技术上是可行的，但不能在没有进行充分论证的情况下广泛开展腹腔镜手术。因为，腹腔镜手术能否用于结直肠癌手术治疗绝不能仅仅在于它能够减少出血量、减轻术后疼痛，患者可较早的恢复胃肠功能、进食及缩短住院时间等这些因素。对恶性肿瘤来讲，其长期治疗效果才是治疗的重点所在。当前，已有不少文献对结直肠癌腹腔镜手术与开放手术的预后进行了分析比较，但研究结果并非完全一致，孰优孰劣尚需结合肿瘤的分期、医生的操作水平等因素进行综合判断。另外，鉴于我国经济发展的地区不平衡性以及因此出现的各医院技术水平及硬件设备差异等原因，结直肠癌腹腔镜手术治疗需广大医生结合实际情况进行选择。

参考2011结直肠癌治疗NCCN指南、腹腔镜结直肠癌根治手术操作指南（2008版）并结合自己经验，笔者认为对结直肠癌患者进行腹腔镜手术治疗必须由具备丰富腹腔镜操作经验的医生进行；术前必须结合CT、MRI或者腔内超声技术了解肿瘤的分期，尤其是局部浸润及转移情况；术中必须进行全面的腹腔探查。对肿瘤较大或者粘连严重、腔镜下难以分离者及时中转开腹手术。下述情况可以视为腹腔镜手术的相对或绝对禁忌证：①肿瘤直径>6cm和（或）与周围组织广泛浸润；腹部严重粘连、重度肥胖、急性梗阻、穿孔以及心肺功能不良者为相对手术禁忌证。②全身情况不良，经过治疗仍不能纠正或者改善者；有严重的心、肺、肝、肾疾患而不能耐受手术者。

同传统的开放手术相比，结直肠癌腹腔镜手术对设备的要求要高得多。设备或者器械多为进口产品而价格不菲，导致结直肠癌腹腔镜手术的费用也要高得多，这在很大程度上限制了该手术在全国范围的广泛开展。一般而言，进行该手术需要的常规设备包括高清晰度摄像与显示系统、全自动高流量气腹机、冲洗吸引装置、录像和图像储存设备；常用手术器械有气腹针（Vitress针）、不同规格的穿刺套管（又称Trocar，有5mm、10mm等多种规格）、分离钳、无损伤肠钳和持钳、剪刀、持针器、血管夹（钛夹、Hemnlock）和施夹器、牵开器和腹腔镜拉钩、标本袋等。特殊设备有超声刀（Ultracision）、结扎束高能电刀（LigasureTM血管封闭系统）、双极电凝器、各种型号的肠道切割缝合器和吻合器。

对熟练的腹腔镜手术医生来讲，所有结直肠癌的传统手术都可在腹腔镜下完成，甚至由于腹腔镜技术某些优点，某些在开放情况下难以完成的操作也可以借助腹腔镜完成。根据术中对腹腔镜的依赖程度，常用的腹腔镜结直肠癌手术方式包括：①全腹腔镜结直肠癌手术，肠段的切除和吻合均在腹腔镜下通过吻合器或者直接缝合完成；②腹腔镜辅助结直肠癌手术，肠段的游离在腹腔内进行，而肠段的切除或吻合是通过腹壁小切口完成的，这是目前应用最多的手术方式；③手辅助腹腔镜结直肠癌手术，在腹腔镜手术操作过程中，借助某种特殊器械（蓝蝶）建立手进出的通道，将手直接伸入腹腔进行辅助操作完成手术。

根据肿瘤部位及需切除肠段分类，腹腔镜结直肠癌手术的种类：①腹腔镜经腹、会阴直肠联合切除术；②腹腔镜直肠前切除术；③腹腔镜乙状结肠切除术；④腹腔镜左半结肠切除术；⑤腹腔镜横结肠切除术；⑥腹腔镜右半结肠切除术。

结直肠癌腹腔镜手术原则与开放手术大体相同，但需要特别指明的有以下两点：①肿瘤定位，因腹腔镜手术缺少手的触觉，对瘤体较小的病例需进行详细的术前辅助检查，如钡灌肠、CT等进行定位，必要时需借助术中肠镜进行定位。②中转开放手术，影响手术中转的因素众多，中转开放手术也是每次腹腔镜手术都可能遇到的情况。除术中发现肿瘤在腹腔镜下不能切除或肿瘤切缘不充分需要中转开腹外，患者对CO_2的耐受情况及对手术时间的耐受情况也是影响手术中转的重要因素。术者需根据术中具体情况及时正确的做出中转开腹的决定。

结直肠癌腹腔镜手术治疗的术前准备基本与开放手术术前准备相同。由于腹腔内高压及二氧化碳本身影响，腹腔镜手术对患者呼吸功能影响较开放手术大，对患者体液平衡影响更是开放手术所不具备的，因此，除术中仔细检测患者呼吸及酸碱平衡外，术前更需要对呼吸及肾脏功能进行更加详细的评估，必要时要对患者进行呼吸功能测定。

结直肠癌腹腔镜手术的麻醉方式与传统开放手术相同，但体位存在较大不同。因为术者及助手的站立位置需要，腹腔镜手术对体位的要求比传统结直肠癌手术要更高。为了方便术者操作以更好地完成手术，除了需要根据手术方式不同选择不同体位外，术中还常常需要根据手术情况对体位进行调整。一般而言，左半结肠及直肠、肛管手术多采用膀胱截石位；横结肠及右半结肠手术可采用“人”或“大”字形平卧位。术中为了更好暴露手术视野，常常还要求对手术台进行调整，如头低足高30°位，左侧或右侧倾斜30°位等。因此，进行结直肠癌腹腔镜手术需要可移动手术台，同时为避免手术台调整过程中患者滑脱等意外发生，术前需将患者妥善固定于手术台上。

Trocar的型号、位置和数量选择在结直肠癌腹腔镜手术中占有比较重要的地位。恰当的选择、放置合适Trocar能大大提高手术速度和质量，对手术起到事半功倍的作用。一般情况下，手术需要直径10mm及12mm Trocar各1个（根据手术器械要求，也可两个均为10mm或12mm），5mm Trocar 3～5个。作为观察孔的10mm Trocar（如腔镜直径为5mm，也可选用5mm Trocar）的位置相对固定，位于脐下（或脐上）1～2cm处，该Trocar是腔镜进出腹腔的观察通道，往往也是建立气腹的供气通道，通过该通道向腹腔内输入CO_2气体并将腹内压维持在12～15mmHg。作为主、副操作孔的其他Trocar的型号和位置需要根据不同手术方式进行选择（具体参见不同部位的结直肠癌腹腔镜手术）。需要指出的是，Trocar的具体位置及术者和助手的站立位置并非固定不变，术者可以根据个人习惯及术中具体所见进行调整。

1. 气管内插管全身麻醉，Trocar选择及穿刺点参考图25-42。

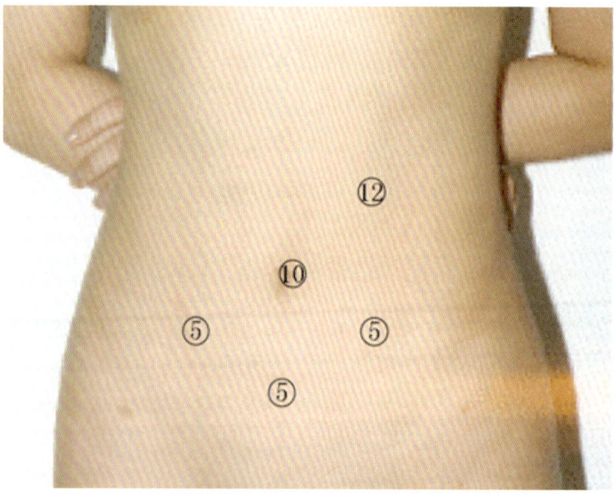

图25-42 Trocar位置

2. 体位 术者及助手位置一般采用“大”或“人”字形体位，头部抬高30°并适当向左侧倾斜以免小肠阻挡视野，术中还可根据手术进程不断调整体位。术者位于患者左侧或足侧两腿之间，一助位于患者右侧，扶镜者位于术者左侧或者两腿之间。

3. 腹腔探查 是手术中必不可少的步骤之一，用于确定肿瘤的位置、大小、浸润深度及有无淋巴结转移和盆腔转移以及能否进行腹腔镜手术等情况。需要指出的是，虽然腹腔镜的放大功能使术者能够看清更加微小或者难以暴露位置的病变，但由于腔镜视野的局限性及缺少触觉感受等因素，腔镜下进行腹腔探查时需要比开放手术更加仔细。为避免遗漏，探查应该按照由远及近，缓慢有序的方式逐段对肠管进行探查，必要时借助其他手段进行。如可借助腹腔镜超声探查肝脏有无转移病灶，借助内镜确定肠管内病灶位置等。探查时仍然需要遵循肿瘤不接触原则，防止导致肿瘤的医源性扩散。

4. 结扎、切断血管 将大网膜及横结肠推向上方，小肠及系膜推向左下方，暴露右结肠系膜及回肠远端及系膜。沿肠系膜血管投影处打开肠系膜（可根据血管搏动确定），沿肠系膜上血管依次向上或下解剖，分离出回结肠、右结肠及中结肠血管，自根部结扎、切断并同时清扫血管根部淋巴结。将右结肠系膜提起，在Toldt间隙内自下往上、由内向外游离（也可以由外侧往内侧游离），直至升结肠后方、右侧腹壁与腹后壁交界处，锐、钝性分离交替进行，注意避免损伤右侧输尿管、生殖血管及十二指肠（图25-43、图25-44）。

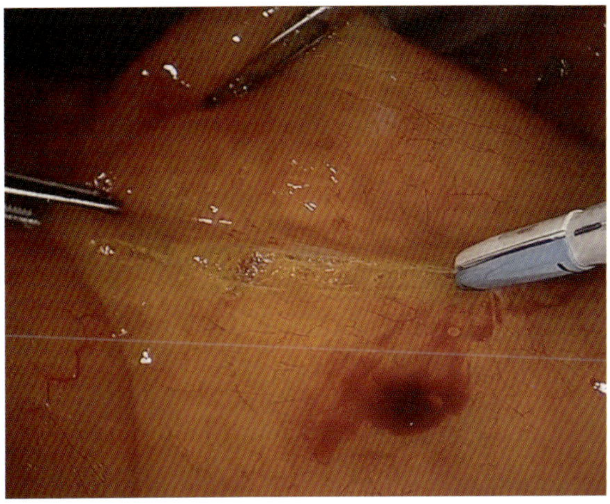

图 25－43　沿肠系膜血管投影切开肠系膜

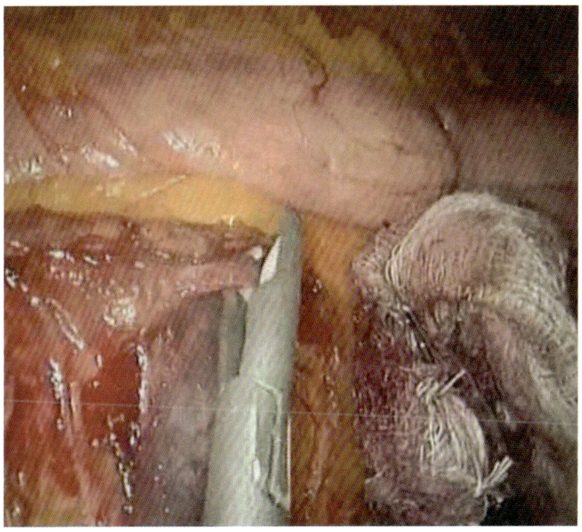

图 25－44　结扎右结肠血管

5. 离断胃结肠韧带将大网膜及横结肠向下方牵拉，在胃网膜血管弓外侧切断暴露胃结肠韧带。如为结肠肝曲癌或横结肠肿瘤则需要切断胃网膜右血管分支，切除幽门下方淋巴结群（图 25－45）。

6. 沿结肠外侧自髂窝至结肠肝曲，切开后腹膜及肝结肠韧带，在升结肠后方自下而上、由外向内逐步分离，将右半结肠完全游离（图 25－46）。

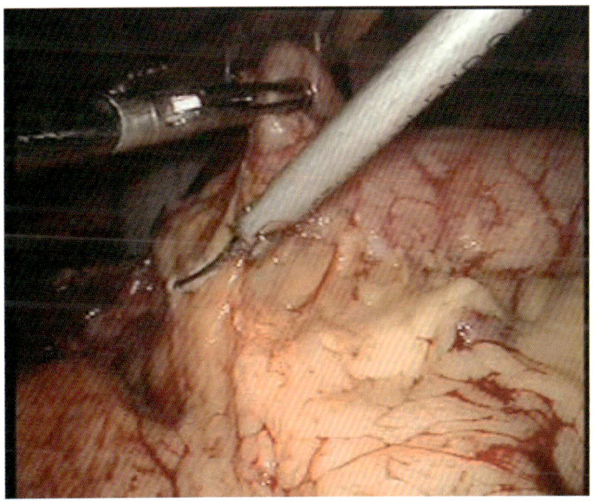

图 25－45　离断胃结肠韧带

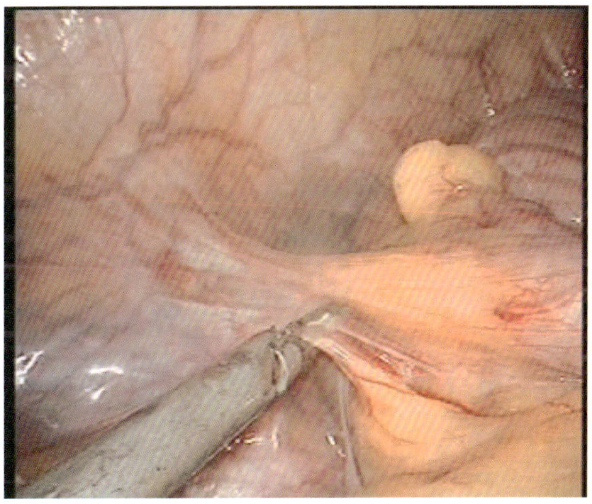

图 25－46　自外侧游离右半结肠

7. 根据结肠肿瘤的位置及大小，将戳孔扩大成 5cm 左右的切口。周围做切口保护，完成后将肿块及相应肠段由切口拉出体外，在体外切除右半结肠，包括肿瘤、足够肠段及结肠系膜，做回肠横结肠端端吻合后回纳腹腔。

8. 检查无腹腔出血，确认无误后放置引流管，逐层关腹。

十、腹腔镜辅助横结肠切除术

1. 麻醉方式同“腹腔镜辅助右半结肠切除术”，Trocar 选择及穿刺点参考图 25－47。

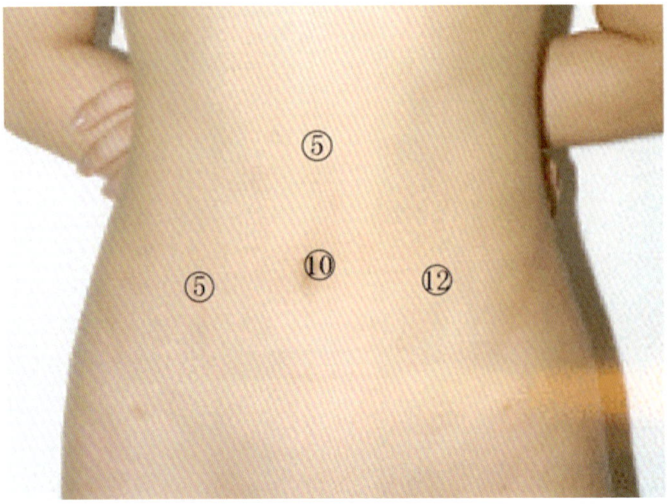

图 25－47　Trocar 位置

2．体位、术者及助手位置　一般采用仰卧位，双腿分开 30°～45°，头高足低位 15°～20°，可根据手术需要而调节手术台倾斜方向和角度。术者分离右半胃结肠韧带时站于患者左侧，分离左半胃结肠韧带时术者站于右侧，持腹腔镜者站位于患者两腿间，助手站位于手术者对侧。

3．腹腔探查　镜头经脐下切口入腹探查腹腔，暴露横结肠癌肿所在部位、大小，是否侵出浆膜，与周围器官粘连的情况，肿瘤大小及其与周围器官的关系，了解周围淋巴结转移情况及其他脏器的情况，同时大体确定肠管切除范围。

4．游离横结肠　横结肠中部癌，可以随着中结肠动脉的左右支向肠系膜上动脉淋巴结区转移，手术应将大网膜、横结肠及其系膜、周围淋巴结全部切除，再游离升结肠和降结肠，做结肠的对端吻合。将小肠及系膜推向右下方，助手向下牵拉大网膜或者将胃大弯侧推向上方。沿胃大弯网膜血管弓下方切开左侧胃结肠韧带、脾结肠韧带，松解结肠脾曲。继之向右侧切开右侧胃结肠韧带、肝结肠韧带，松解结肠肝曲。为便于更好游离结肠脾曲、肝曲，必要时可分别从左侧、右侧结肠旁沟由下往上将腹膜切开。另外，切断右侧胃结肠韧带时要避免损伤十二指肠与胆管（图 25－48 至图 25－50）。

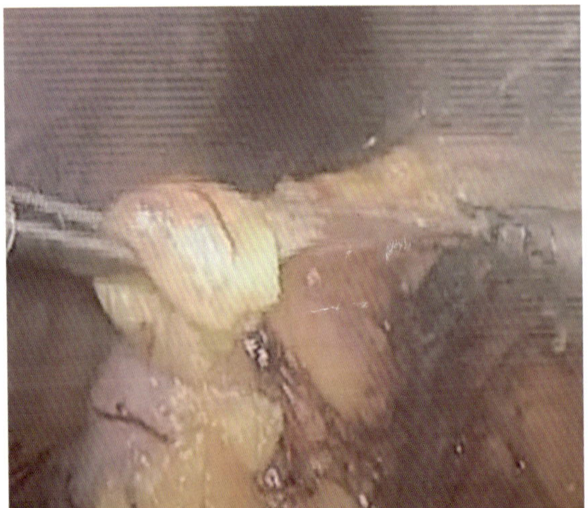

图 25－48　切断左侧胃结肠韧带

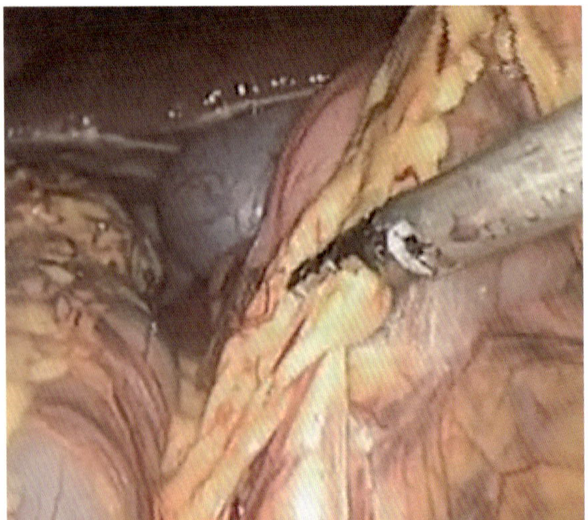

图 25－49　切断右侧胃结肠韧带

5．结扎切断血管，扇形切开横结肠系膜　结肠脾曲、肝曲游离后，将横结肠及系膜推向上方，将小肠及系膜推向左下腹，辨认横结肠系膜血管，分离横结肠系膜根部，在结肠中动脉根部结扎切断，并逐步扇形切断横结肠系膜（图 25－51 至图 25－53）。

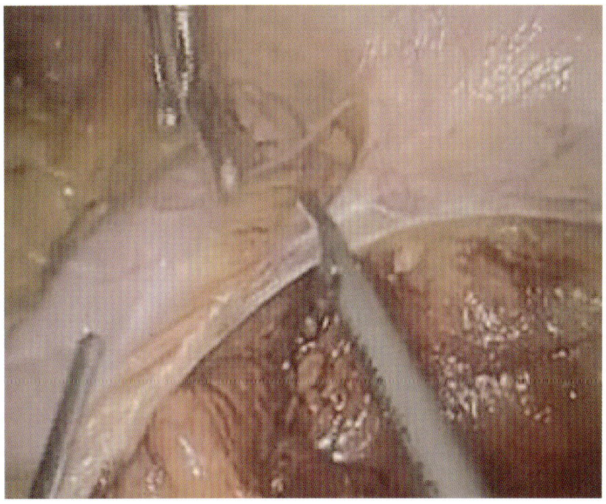

图 25－50　自降结肠外侧游离结肠脾曲

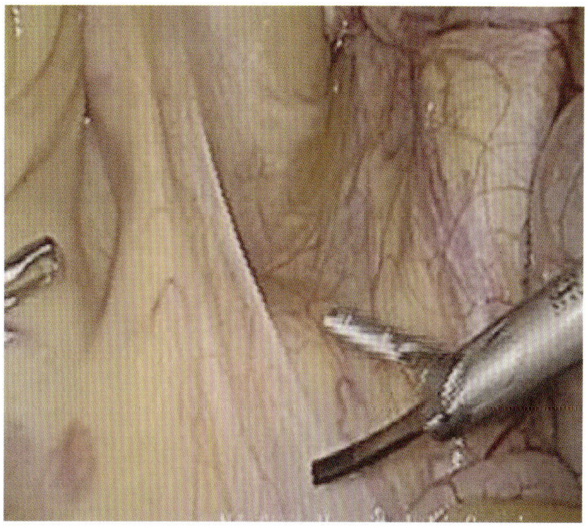

图 25－51　打开横结肠系膜根部

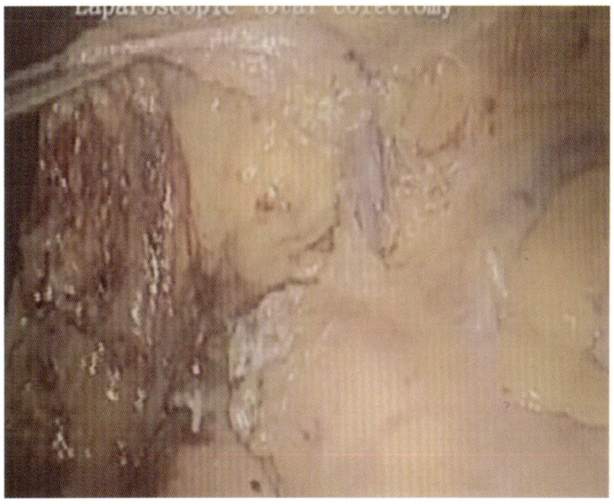

图 25－52　结肠中血管

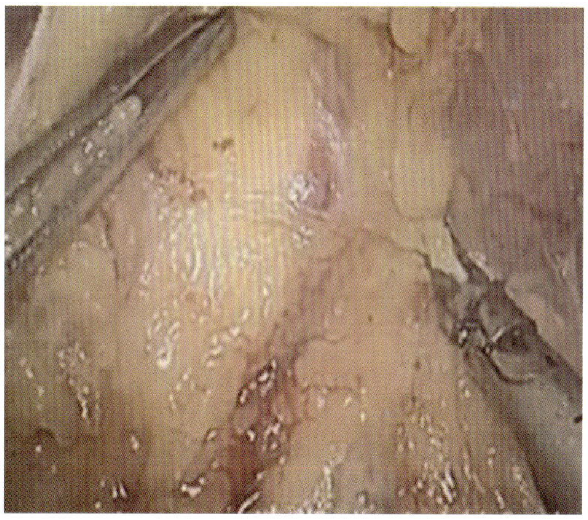

图 25－53　切断横结肠系膜

6．体外切除横结肠及病灶，吻合肠管　将位于上腹正中的戳口扩大至相应大小，取出病变肠段，体外距离肿瘤 10～15cm 切除肠段并行端端吻合，并缝合肠系膜裂孔（图 25－54）。

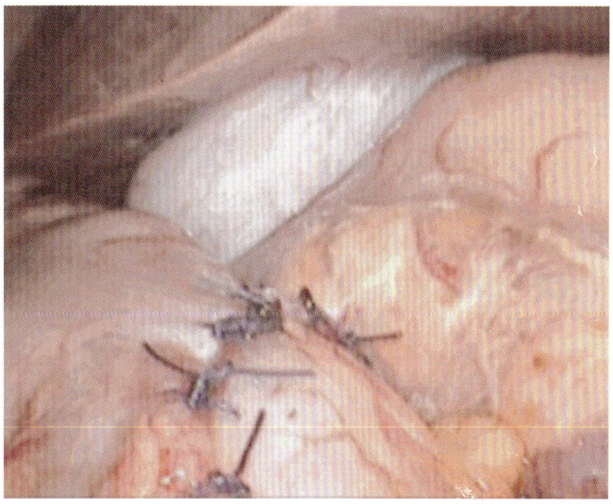

图 25－54　结肠吻合口

7. 关闭小切口后，重新建立气腹，冲洗腹腔，查无出血后，放置引流管，关腹后结束手术。

十一、腹腔镜辅助左半结肠切除术

1. 麻醉方式同“腹腔镜辅助右半结肠切除术”，Trocar 选择及穿刺点参考图 25－55。

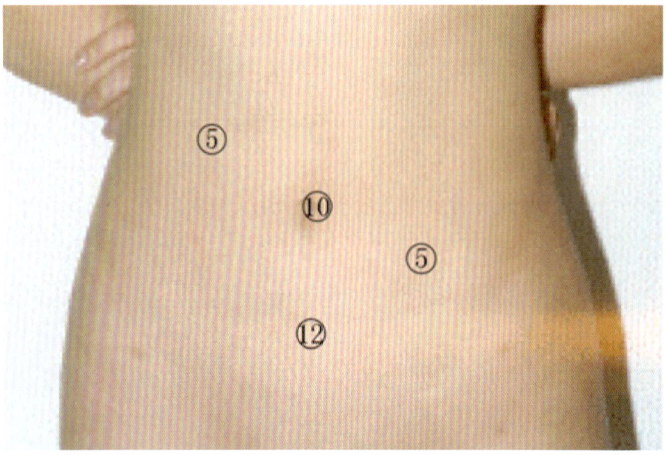

图 25－55 Trocar 位置

2. 体位、术者及助手位置 通常患者取截石位，头低足高 15°～20°，同时向右倾斜 15°～20°。术者及扶镜助手站位于手术台的右侧，第一助手站位于患者两腿间。

3. 腹腔探查同“腹腔镜辅助右半结肠切除术”。

4. 结扎、切断左结肠及乙状结肠血管 将大网膜及横结肠推向头侧，小肠及系膜推至右上腹，沿腹主动脉右外侧打开后腹膜，并逐步向头侧寻找肠系膜下动脉根部，距肠系膜下动脉 4～8cm 的距离内发现左结肠和乙状结肠动脉的 1～2 分支，予以结扎切断，进而沿肠系膜下动脉水平面向左侧分离，发现肠系膜下静脉，予以分离后结扎切断（图 25－56 至图 25－59）。

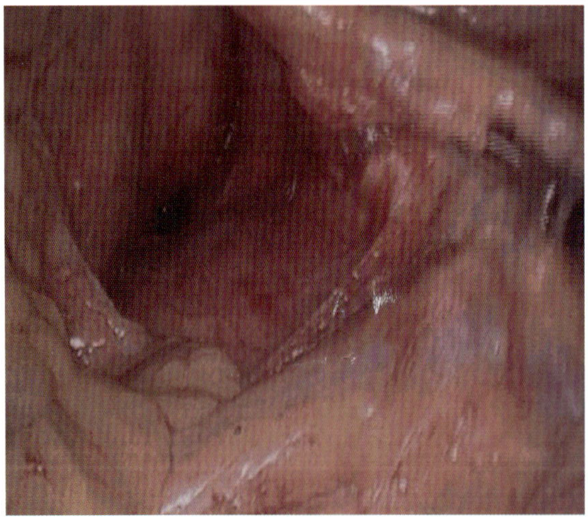

图 25－56 寻找肠系膜下血管

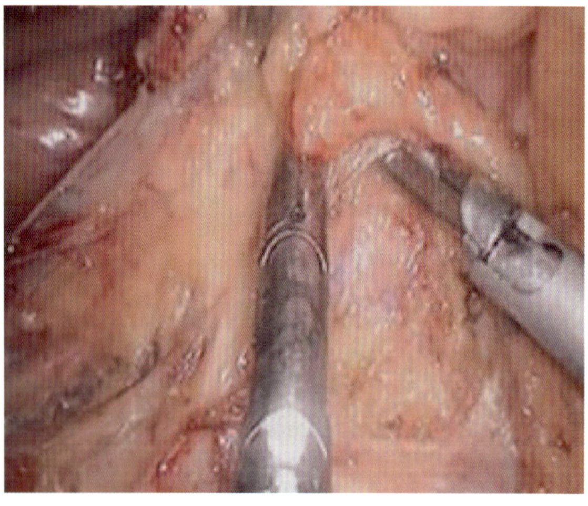

图 25－57 分离左结肠动脉

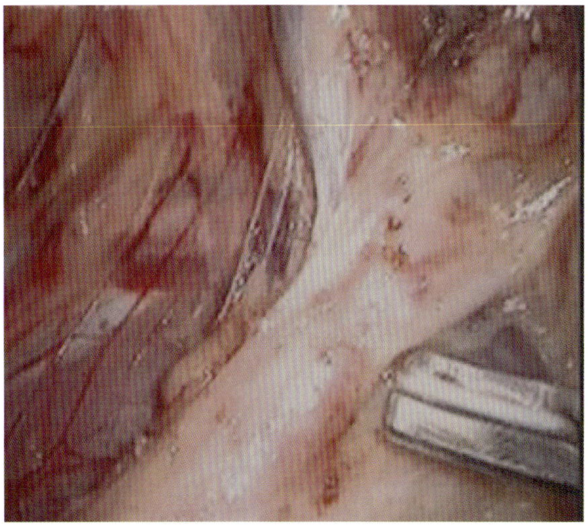

图 25－58 分离乙状结肠动脉第 1 支

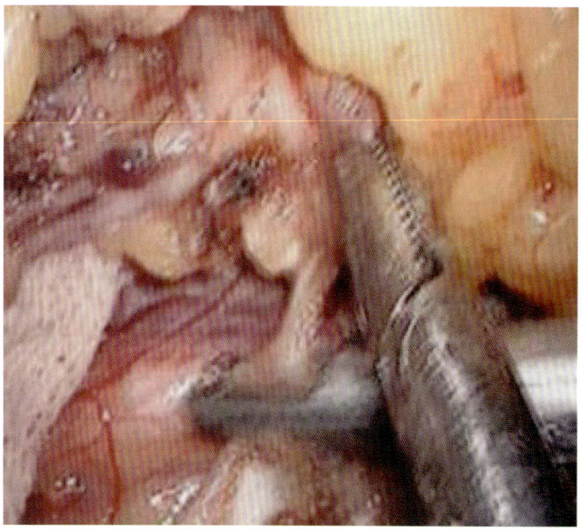

图 25－59 分离乙状结肠动脉第 2 支

5．自外侧分离左半结肠 在乙状结肠的肠壁外侧缘或系膜与左侧腰大肌筋膜和腹膜之间，往往存在固定的粘连带，沿着此粘连带向头侧寻找，可以发现黄白交界的 Toldt 线，此线为乙状结肠和降结肠系膜与左侧腹壁之间的纵向融合线。沿此线打开结肠左侧腹膜向上分离直至结肠脾曲，向下分离直至直肠上段，就可进入 Toldt 间隙，并可以发现其后面的肾前筋膜。将左半结肠及其系膜向中线侧翻转，可以发现结肠后面疏松结缔组织间隙，即 Toldt 间隙。辨认肾前筋膜和 Toldt 间隙具有重要意义，这样在分离结肠系膜的过程中，能够避免损伤输尿管、精索内（或卵巢）血管（图 25－60 至图 25－62）。

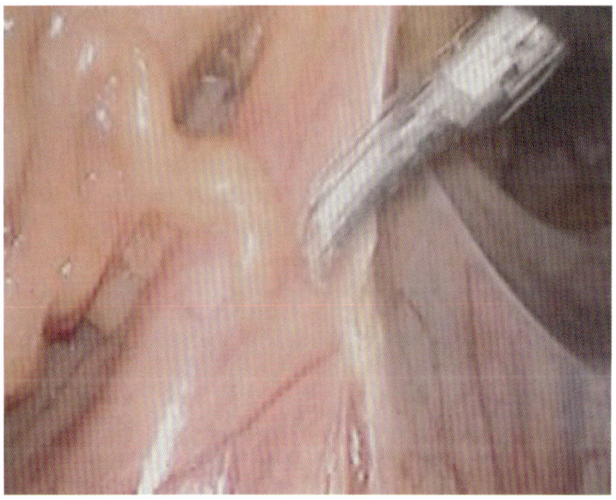

图 25－60 沿 Toldt 线打开侧腹膜

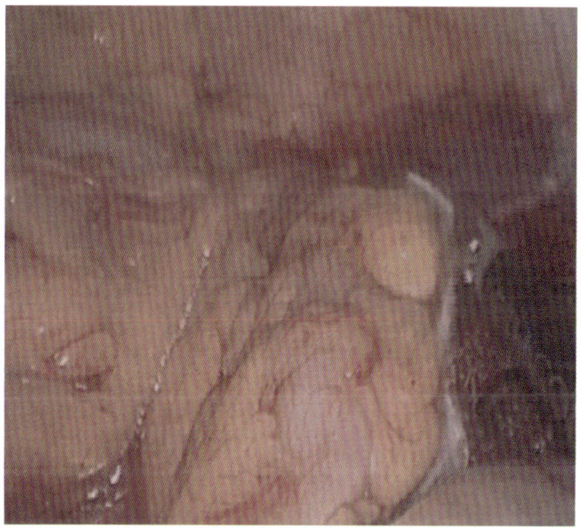

图 25－61 沿左结肠旁沟分离

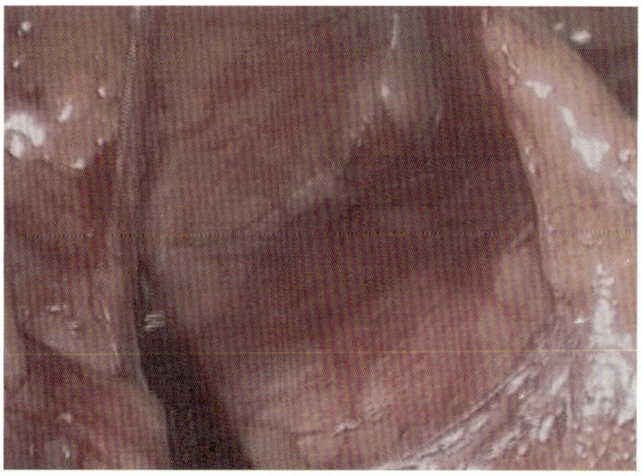

图 25－62 沿 Toldt 间隙分离

6. 游离结肠脾曲　游离结肠脾曲时候，可以采用头高足低的位置，这样腹腔的脏器可以在重力的作用下有向脚侧移动的趋势，可以有效地暴露结肠脾曲结构，有利于完全游离。助手向右下牵拉横结肠和大网膜，采用 Endo - GIA 切断胃结肠韧带、脾结肠韧带和大网膜左侧，从而完全游离出结肠脾曲。应注意在向上分离的过程中，避免强行牵拉系膜等暴力操作，尤其是靠近脾门的位置，避免损伤脾脏包膜下极，造成术中出血。切断附着于胰腺体、尾部下缘的横结肠系膜根部，注意勿损伤中结肠血管和胰尾（图 25 - 63 至图 25 - 66）。

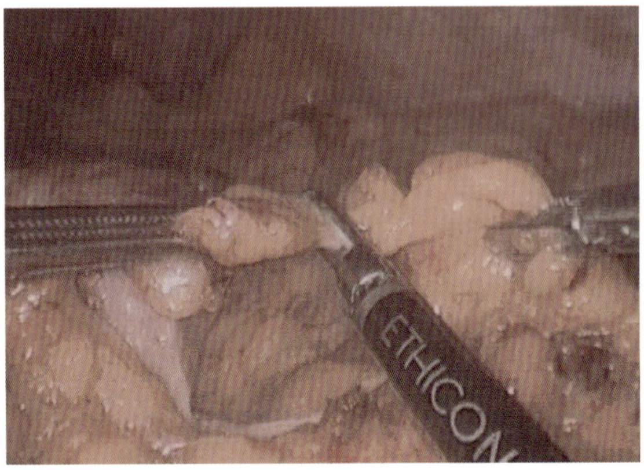

图 25 - 63　离断胃结肠韧带

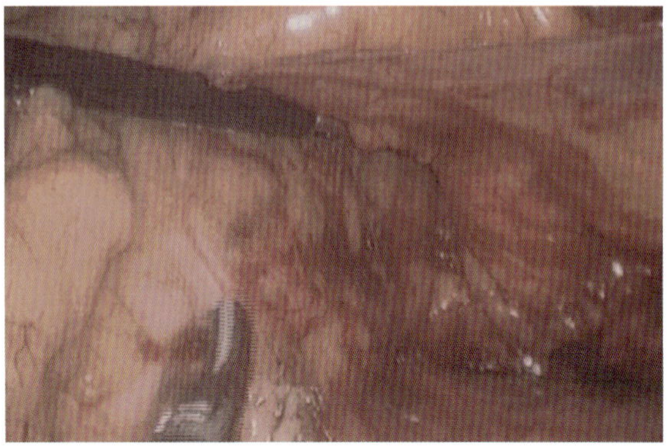

图 25 - 64　分离横结肠系膜

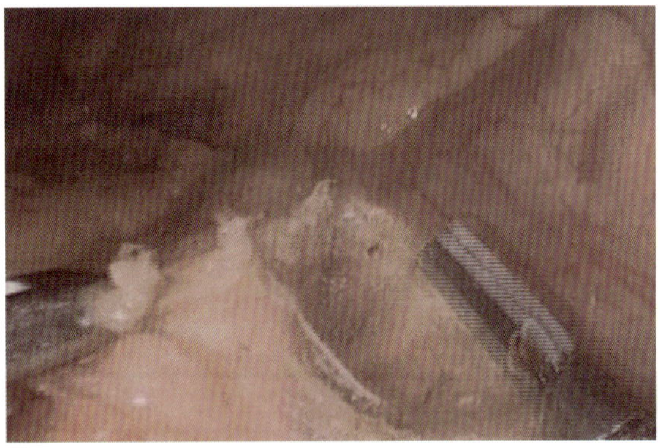

图 25 - 65　沿胰尾分离横结肠系膜（勿损伤胰尾）

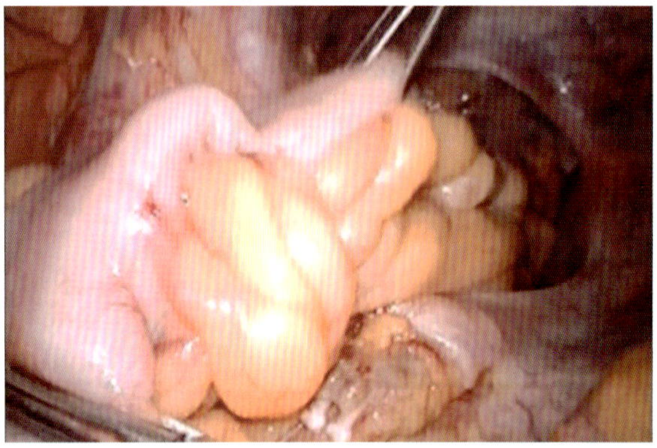

图 25 - 66　完全游离降结肠及结肠脾曲

7. 根据结肠肿瘤的对应位置将左下腹戳孔扩大成 5cm 左右的切口。周围做切口保护，完成后将肿块及相应肠段由切口拉出体外，在体外切除左半结肠，包括肿瘤、足够肠段及结肠系膜，做横结肠、乙状结肠端端吻合后回纳腹腔（图 25 - 67）。

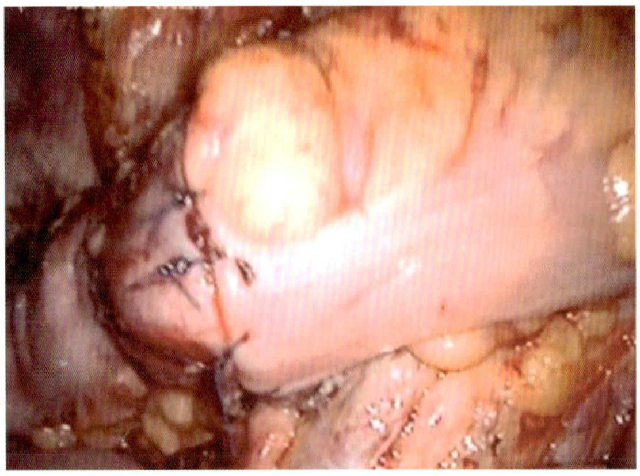

图 25 - 67　端端吻合

8. 关闭小切口后，重新建立气腹，冲洗腹腔，查无出血后，盆腔放置引流管，自右下腹引出，关腹后结束手术。

（天津市南开医院　王　帅　张坤杰）

十二、术后处理

1. 密切注意患者基本生命征变化　结肠癌手术范围较大，对身体各系统功能影响明显，对年老体弱，合并心肺功能不全者尤其如此。因此，笔者建议，结肠癌术后应将患者送外科重症监护室，24h 监护心率、血压、血氧饱和度、呼吸、体温、尿量。在患者清醒后，体位改为低的半卧位，以利于维持呼吸循环功能，腹腔及盆腔渗液亦可及时流到盆腔或骶前间隙而经引流管排出体外。

2. 准确记录各引流物的量及性状变化　记录胃肠减压管、盆腔引流管、腹腔引流管所引流的颜色和量，判断有无胃出血、盆腹腔出血或尿外渗。

3. 适当补液，及时纠正患者体液及电解质平衡紊乱　根据患者体重、心肺功能情况、循环动力学指标、尿量以及引流液的情况，调整补液量和质，切勿超负荷补液，造成心肺功能受损，组织水肿，反而不利于患者康复。

4. 预防性应用抗生素　术后 3 天内，给予针对 G^- 杆菌及厌氧菌的抗生素。

5. 积极处理基础病变，维护心、肺、肝、肾等重要脏器功能　手术创伤引发的应激反应往往会导致患者原有基础疾病加重，针对患者的基础疾病予以积极处理，有助于患者平稳度过应激期。如根据监测血压、血糖结果调整血压、血糖在理想水平，给予心肌营养药物如二磷酸果糖、极化液等；对术前合并肺部感染或者老年患者，加强呼吸功能维护，协助患者翻身拍背，鼓励患者咳嗽排痰，必要时支气管镜冲洗吸痰；限制补液量；雾化吸入（NS 10mL + 地塞米松 5mg + α - 糜蛋白酶 4 000U + 庆大霉素 8 万 U + 沐舒坦 30mg）每天 2 次；静脉给予稀释痰液如沐舒坦等药物；术后补充胶体如代文、新鲜血浆；白蛋白＜25g/L 时，应予以补充；血红蛋白＜90g/L 时应补充浓缩红细胞，避免缺氧对呼吸功能的不良影响。

6. 预防应激性溃疡　已有研究明确，手术应激可能引起应激性溃疡并引发或加重感染，对应激性溃疡的预防同样值得注意，一般可在术后 3 天内给予洛赛克或奥美拉唑 40mg，每天 1 次，必要时可予每天 2 次。

7. 加强营养及支持治疗　术后早期患者胃肠功能尚未恢复，可予以肠外营养（PN）支持治疗。如条件允许，可逐步给予肠内营养支持治疗。进行肠内营养支持治疗早期先试行给予生理盐水以 50mL/h 持续缓慢滴入肠内，后根据情况逐步变为无渣肠内营养制剂，再改为有渣肠内营养制剂。研究证明，早期进行肠内营养，能够促进胃肠功能恢复，缩短禁食时间。

8. 早日拔除各引流管　一般情况下，患者肛门排气即可拔除胃管。腹腔引流管及盆腔引流管在明确无尿外渗和继续出血的情况下也应尽早去除，一般 2 ~ 3 天为宜。无尿道损伤等情况下，尿管也宜早期拔除。

9. 切口处理　术后 3 天应每天检查切口，及时更换敷料，有血肿或脂肪液化者应彻底排出。

10. 预防下肢静脉血栓形成　这是经常发生但临床医生易于忽视的问题，结肠癌手术范围大，可反复刺激动、静脉，术后患者卧床，下肢活动较少，所以极易诱发下肢静脉血栓形成。笔者认为患者清醒即可建议其进行双下肢的主动或被动活动；在保证安全的前提下，术后早期下床活动。

十三、术后并发症的处理

1. 吻合口漏　结肠癌术后吻合口漏发生常见原因：全身情况差，存在低蛋白血症、糖尿病等影响组织愈合；术前肠梗阻，未能行术中全结肠灌洗；吻合肠管血管受损或缝合过于紧密，吻合口缺血坏死；吻合口存在张力；肛侧肠管梗阻等。术后 3 ~ 7 天患者明显腹痛、腹胀、引流管内流出粪液，可有局限性或弥漫性腹膜炎症状。

吻合口漏一旦确诊，在无弥漫性腹膜炎而且引流十分通畅的前提下，可暂予以非手术治疗；多数情况下应予以剖腹探查：清除腹腔积存粪汁，修补或切除吻合口再次吻合，近侧回肠失功能造瘘，造瘘远侧肠袢浆肌层缝合一周并适度结扎，以防止粪便继续进入吻合口；大量温生理盐水冲洗腹腔，于吻合口、肝下、膈下及盆腔放置多功能引流管，确保术后引流通畅；肠外营养支持，舒普深等抗生素的应用，维护心肺功能，控制血糖。一般于吻合口漏愈合后3~6个月，再回纳回肠造口。

2. 吻合口狭窄　即可见于回结肠吻合，也可见于结肠端端吻合，多由于内翻过多有关。也与患者自身体质有关，吻合钉导致吻合口慢性炎症，瘢痕形成，易于形成吻合口狭窄（图25-41）。一般无需处理，重度狭窄导致肠梗阻者，应再次手术，切除吻合口，游离肠管，再次吻合：笔者建议采用侧侧吻合，吻合口直径可达5~8cm，即可有效防止吻合口狭窄。

3. 腹腔感染、粘连性肠梗阻、输尿管损伤、出血及术后复发等参见相关章节内容。

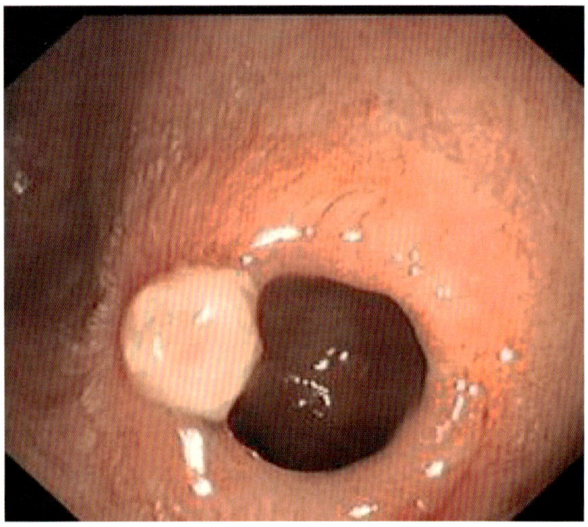

图25-41　结直肠吻合口狭窄，肠镜不能通过

（香港中文大学威尔斯亲王医院　胡宝光　中山大学附属第一医院　王天宝）

第四节　结肠癌化疗

直至今日，结直肠癌的治疗主要是以手术切除为主的综合性治疗。但是3/4的患者在诊断时就已经有转移，能够接受根治性手术切除者，亦有半数患者最终发生远处转移。因此，大多数结直肠癌都需要进行化疗。近年来随着化疗药物和化疗方案的改进，靶向治疗药物的应用大大提高了结肠癌的治疗效果。基于循证医学的证据，使得结肠癌的化疗方式发生了很大的变化。

一、结肠癌辅助化疗

在结肠癌辅助化疗中被验证的药物和方案主要是氟尿嘧啶类（静脉/口服）、奥沙利铂及伊立替康等的联合方案。

1. 静脉推注5-Fu/醛氢叶酸（LV）　20世纪80年代后期联合辅助化疗较单纯手术的生存优势得到认可。1988年，NSABP C-01试验首次证实采用含5-Fu的辅助化疗能改善结肠癌的术后生存；在随后的NSABP C-03、QUASAR及其他一些欧洲试验中，进一步评价了推注5-Fu/LV及5-Fu/Lev（左旋咪唑）在结肠癌辅助化疗中的作用；而0089试验则比较了5-Fu与Lev、不同剂量组的LV联合对结肠癌辅助化疗的疗效，各治疗组间未见明显差别。基于上述试验，总结出：①术后5-Fu/LV辅助化疗优于单纯手术；②作为生物调节剂的LV，其低剂量（20mg/m^2）与高剂量（200~500mg/m^2）疗效相当；③5-Fu/LV辅助化疗，6个月的疗程疗效等于12个月疗程；④12个月的5-Fu/Lev疗效优于6个月的5-Fu/Lev；⑤Lev不再额外增加5-Fu/LV的疗效；⑥推注5-Fu/LV的两种最常用给药方法（Mayo方案与Roswell Park方案），并不会带来疗效上的差异。作为单药治疗，5-Fu/LV（Mayo或Roswell Park）仍然是结肠癌辅助化疗方案的一个选择，美国NCCN也将此列为结肠癌辅助化疗的标准方案之一。

2. 5-Fu持续静脉输注　与静脉推注5-Fu比较，持续静脉输注不但可减少血液学毒性，还可提高化疗效果。PETACC-2试验比较了Mayo方案与其他5-Fu的静脉输注方案（LV5FU2、AIO、TTD）在结肠癌辅助治疗中的作用，3种输注方案的疗效是等效的，双周方案LV5FU2安全性和耐受性最佳，因而在欧洲该方案成为结肠癌辅助化疗新的标准方案。

3. 氟尿嘧啶口服制剂　5 - Fu 持续静脉输注须要埋置输液泵，带来了置管并发症，也增加了治疗的成本，给患者带来不方便，降低了治疗依从性。而氟尿嘧啶口服制剂包括 UFT（优福定，成分为尿嘧啶/替加氟）、卡培他滨（希罗达）和 S - 1 的应用，则有望解决这些问题。

NSABP C - 06 试验对比了 UFT/LV 与 Mayo 方案在结肠癌辅助化疗的疗效，结果发现二者疗效相当。日本学者荟萃分析结果表明术后口服 UFT 改善了Ⅲ期结肠癌的总生存。优福定在我国市场上已经使用了多年，而且比较经济，在一些经济和医疗条件较落后的地区不失为一种有效的治疗选择，但应注意，与静脉使用 5 - Fu/LV 一样，该药也宜联合应用口服醛氢叶酸来起到生物调节作用。

卡培他滨是近年来开发的新型的氟尿嘧啶前体药物的口服制剂。与 Mayo 方案相比，卡培他滨在Ⅲ期结肠癌的辅助化疗中已经显示出优越性，已经被很多机构如美国 FDA、欧盟、中国 SFDA 等批准作为结肠癌辅助化疗的标准用药，NCCN 指南也将卡培他滨推荐为结肠癌辅助化疗的标准方案。

S - 1 是由 FT - 207 加 5 - 氯 - 2，4 - 羟吡啶（CDHP）和 Oxonic 酸组成，CDHP 能够抑制在二氢嘧啶脱氢酶作用下从 FT 释放出来的 5 - Fu 的分解代谢，有助于长时间维持血和肿瘤组织中 5 - Fu 有效进而延长 5 - Fu血浓度维持时间，从而取得与 5 - Fu 持续静脉输注类似的疗效。Oxonic 酸能够阻断 5 - Fu 的磷酸化，口服给药之后，Oxonic 酸在胃肠组织中具有很高的分布浓度，从而影响 5 - Fu 在胃肠道的分布，进而降低 5 - Fu的消化道毒性。抗癌作用超过 5 - Fu，与顺铂有高度协同作用。Ohtsu 报道日本初治结直肠癌 62 例临床Ⅱ期研究结果，有效率 35.5%（无 CR），中位生存期 12 个月。毒副反应：Ⅲ ~ Ⅳ度中性粒细胞减少 12.9%、Ⅳ度血小板减少 8.1%。

4. 联合化疗　近些年全球有 5 个著名的随机对照临床试验来评价奥沙利铂和伊立替康在结肠癌辅助化疗的作用。欧洲 MOSAIC 试验是结肠癌辅助化疗的一个里程碑式的临床试验，共入组 2 248 例Ⅱ期（40%）和Ⅲ期（60%）结肠癌，随机分别采用 LV5FU2 双周方案或 LV5FU2 联合奥沙利铂（FOLFOX4）进行 12 周期、为期 6 个月的辅助化疗，结果表明联合奥沙利铂后，显著延长了患者的 DFS（78.2% vs 72.9%）。美国 NSABP C - 07 试验也证明在 5 - Fu/LV 基础上引入奥沙利铂显著延长了患者的 DFS（76.5% vs 71.6%）。这两个试验确立了 5 - Fu/LV/奥沙利铂作为结肠癌辅助化疗新标准的地位。进一步的亚组分析表明，奥沙利铂加入辅助化疗的临床获益主要发生在Ⅲ期患者，而且淋巴结转移数目（N 分期）越多，临床获益越大，而且在随访超过 5 年后奥沙利铂带来的这种生存优势依然存在，2007 年 ASCO 报道了 MOSAIC 试验 6 年的随访结果，奥沙利铂加入后带来的 DFS 绝对获益仍有 5.9%；分组分析显示Ⅲ期的 DFS 获益为 7.5%，而Ⅱ期的 DFS 获益仅为 3.8%；2008 年 ASCO 报道了 C - 07 试验的最新结果，FLOX 带来的 5 年 DFS 获益 5.2%，这些获益也主要发生在Ⅲ期患者。另外，不管是 MOSAIC 还是 C - 07 试验，从所有的治疗人群来看，已经显示出总生存（OS）获益趋势。MOSAIC 随访 6 年的 OS 绝对获益为 2.6%，但在Ⅲ期患者，FOLFOX4 带来的 OS 获益是 4.4%；C - 07 试验中 FLOX 带来的 6 年 OS 获益为 4.2%，也是Ⅲ期患者获益为主。这些结果均强烈提示，伴有淋巴结转移的Ⅲ期结肠癌，能从含奥沙利铂的辅助化疗（FOLFOX）中得到显著的生存获益。

2009 年公布的 16968/XELOXA 研究是早期结肠癌辅助化疗领域中又一项里程碑式的研究。它是一项随机Ⅲ期临床试验，旨在比较 XELOX 方案与静脉推注 5 - Fu/LV 方案治疗Ⅲ期结肠癌的疗效与安全性。入组患者随机分为 XELOX 组（共 944 例患者）和静脉推注 5 - Fu/LV 组（共 942 例患者）。结果显示，XELOX 组的 DFS 较 5 - Fu/LV 组显著延长。RFS 较 5 - Fu/LV 组显著延长。而且获益在长期随访过程中始终得以维持，随访时间越久，获益越明显。5 年 OS 率 XELOX 组比 5 - Fu/LV 组高 3.4%，显示出延长患者 OS 的趋势。交叉研究提示在Ⅲ期结肠癌的治疗中，XELOX 和 FOLFOX - 4 的疗效相当。与 5 - Fu/LV 组相比，XELOX组患者的骨髓抑制明显减低，而神经毒性和手足综合征发生率相对高。与 FOLFOX 方案交叉对照的安全性比较显示，XELOX 方案具有明显的减少骨髓抑制的优势，而手足综合征发生率的增加是可以通过调整剂量和对症治疗来控制的。XELOX 成为结肠癌辅助化疗的新方案。

与奥沙利铂的阳性结果相反，有关伊立替康用于辅助化疗的3个临床试验均得出阴性结果，无论是推注或是输注的5－Fu/LV，加入伊立替康后均不能带来有意义的生存获益，DFS无明显延长，而且化疗毒性的风险增加，包括治疗相关死亡。因此，伊立替康不应常规用于结肠癌的辅助化疗。

5. 辅助化疗的适应证　辅助化疗的目的在于杀灭手术无法清除的微小病灶，减少复发，提高生存率。UICC/AJCC的TNM分期系统是目前选择化疗适应证的最主要依据。Ⅰ期（$T_{1\sim2}N_0M_0$）结肠癌单纯手术切除的5年生存率一般在90%以上，目前认为无需行辅助化疗。Ⅲ期结肠癌（$T_{1\sim4}N_{1\sim2}M_0$）是辅助化疗的主要适应证和绝对适应证。最有争议的当属Ⅱ期结肠癌该不该给予辅助化疗。

2004年ASCO（美国临床肿瘤协会）荟萃分析了14项大型Ⅲ期随机对照临床试验，发现与单纯手术切除相比，术后5－Fu为基础的辅助化疗并不能为Ⅱ期结肠癌带来生存的好处。当然，也有些试验出现了不同的结果。在中位随访4.6年后，QUASAR试验（病例数为3 238，92%为Ⅱ期）发现与单纯手术相比，术后5－Fu/LV辅助化疗显著减少了复发（5年复发率22.2% vs 26.2%），明显延长生存（5年OS 80.3% vs 77.4%），在Ⅱ期患者中，辅助化疗的生存获益也是有显著性意义的。2009年ACCENT数据库发表了一项大宗荟萃分析，综合18个实验，20 898例，结果表明与单纯手术相比，以5－Fu为基础的化疗使Ⅱ期结肠癌的8年OS延长了5.4%，而且生存获益是在4～5年后才体现出来并逐渐得到巩固。

综合上述资料，对Ⅱ期结肠癌患者常规给予辅助化疗的争议将逐渐减少。对于那些具有复发转移高风险的所谓“高危Ⅱ期”结肠癌（肿瘤细胞分化差、T_4病灶、伴有穿孔或梗阻、神经血管浸润或淋巴结送检＜12个）而言，ASCO及NCCN均推荐应予术后辅助化疗。MOSAIC试验的亚组分析结果FOLFOX在“高危Ⅱ期”MMR或MSI，如为dMMR或MSI－H，不推荐氟尿嘧啶类药物的单药辅助化疗。MOSAIC试验的数据表明70岁以上患者从FOLFOX得到的3年DFS获益与70岁以下者相似，两组患者接受的化疗平均疗程数及剂量强度均无显著性差异，在安全性方面，70岁以上患者更容易出现3/4度的中性粒细胞减少和血小板减少，而其他的毒性则无明显差异，表明老年人也和年轻人一样，能从含奥沙利铂的辅助化疗中获得同样的疗效，而且是安全的。因此，只要患者的身体状况允许，年龄不应该成为选择辅助化疗的禁忌。

6. 辅助化疗时机及疗程　在一项瑞典的临床试验中发现Ⅲ期结肠癌患者手术8周之后才开始辅助化疗的患者，预后明显比那些在8周内开始化疗的差，而且实际的生存率与单纯观察组相当。在SAFFA试验中也观察到相似的结果。因此，辅助化疗应在术后患者体力状况恢复以后但不超过8周内进行。至于辅助化疗的疗程，在目前尚缺乏更多证据的情况下，为期6个月的辅助化疗仍然是标准，除非患者出现不可耐受的毒性。

二、转移性结肠癌化疗

就转移性结肠癌（mCRC）而言，姑息性化疗与最佳支持治疗相比，在延长生存期和提高生活质量方面均显示出优势。20世纪90年代以前化疗药物局限于氟尿嘧啶类，其中位生存期为10～14个月。近10年来新的细胞毒药物以及生物靶点药物的发展，中位生存期＞2年。

1. 单药化疗和联合化疗　1989年Poon等报道5－Fu/LV方案（Mayo方案）较5－Fu单药或5－Fu/MTX在反应率和生存期方面有优势。1997年De Gramont等报道了持续滴注5－Fu/LV在有效率和中位无进展生存期方面优于Mayo组，两组的总生存期没有差别，但前者的毒副反应明显少于Mayo组。中位生存期10～14个月。奥沙利铂和伊立替康的出现使晚期结直肠癌患者的治疗进入一个新的时代。2000年Giachetti等报道了一项Ⅲ期临床试验的结果，对比5－Fu/LV±奥沙利铂治疗，结果显示奥沙利铂组反应率和无进展生存期均较对照组高，分别为53% vs 16%和8.7个月vs 7.4个月，但两组的中位生存期没有差别。其后De Gramont等进行的Ⅲ期临床研究亦表明FOLFOX4方案与5－Fu/LV方案比较，中位生存期提高了1.5个月。

Ⅱ期临床试验显示伊立替康单药用于初治的结直肠癌患者的有效率可达26% ~32%。Cunningham 等在一项Ⅲ期临床实验中证实了对5 - Fu 耐药后的结直肠癌患者使用单药伊立替康较最佳支持治疗1 年生存率提高了22% （36% vs 14%）。2000 年 Saltz 比较了 IFL 、Mayo 方案和伊立替康单药作为转移性结直肠癌一线化疗方案的疗效，结果显示联合化疗组较单药组在反应率、肿瘤进展时间和总生存期方面均有优势，中位生存时间提高了2 个月。2005 年 Seymour 等报道了 FOCUS 试验的结果：5 - Fu、伊立替康、奥沙利铂序贯或联合使用的疗效比较，结果显示联合组较序贯组在无进展生存期和总生存期方面有一定的优势。

综上所述，奥沙利铂或伊立替康联合 5 - Fu/LV 与 5 - Fu/LV 单药相比可提高反应率，延长生存期。NCCN指南也将 FOLFOX 或 FOLFIRI 联合方案作为晚期结直肠癌可耐受化疗患者的一线化疗方案。当然，临床中也可以考虑应用5 - Fu 单药治疗，特别是针对老年人、有合并症及一般状况差的患者。

2. 化疗方案选择　Tournigand 等在欧洲进行的一个直接比较 FOLFIRI 和 FOLFOX 6 方案的研究，所有患者在治疗进展后可交叉到另一组中，其结果显示，两组的反应率分别为56% 和54%，总生存期分别为21.5 个月和20.6 个月。两组患者的中位生存期均超过20 个月，较既往的两药联合方案都要高，该试验说明了 FOLFIRI 和 FOLFOX 方案在有效率和生存期方面没有差异，但毒副反应谱不同，前者以腹泻为主，后者主要是神经毒性和中性粒细胞缺乏。

Falcone 比较了 FOLFOXIRI 三药方案和 FOLFIRI 方案的疗效，显示三药方案优于两药方案（OS 22.6 个月 vs 16. 7 个月），但三药方案毒副作用明显增加。综合以上分析，IFL 和 IROX 方案不推荐作为常规化疗方案，FOLFOX 和 FOLFIRI 均可作为晚期结直肠癌患者的一线化疗方案，疾病进展后可互换作为二线方案。

奥沙利铂可特异性地上调肿瘤中的 TP 酶，因此在增强卡培他滨效能的同时并没有增加毒副反应。多项研究表明 XELOX 方案作为一线化疗方案的有效率为37% ~55%。Cassidy 等报道了 96 例转移性结直肠癌患者使用 XELOX 方案的Ⅱ期临床研究结果，显示有效率达55%，随访2 年后其中位疾病进展时间和中位生存期分别为7.7 个月和19.5 个月。此外亚组分析时还发现该方案在<65 岁和>65 岁患者中表现出相似的安全性。法国 Bennouna J 等报道的一项Ⅲ期临床研究结果显示 XELOX 方案和 FOLFOX6 方案用于转移性结直肠癌患者的一线化疗有效率分别为42% 和46%，其中 XELOX 方案的 CR 率达2%，FOLFOX6 为0.5%，中位无进展生存期分别为9.1 个月和9.7 个月，总生存期为18.8 个月和19.5 个月，均没有统计学差异。Hurwitz 等负责的 NO16966 试验共入组634 名患者，随机分为2 组，分别接受 XELOX 方案或 FOLFOX4 方案化疗；比较两组的无进展生存期，证实 XELOX 方案疗效不劣于 FOLFOX 方案。XELOX 方案主要的毒副反应是腹泻和手足综合征，而 FOLFOX 方案在中性粒细胞缺乏和粒细胞缺乏性发热方面的副作用更明显。

Fuchs 等在 BICC - C 临床试验中比较了3 种不同化疗方案在初治的转移性结直肠癌患者中的疗效和安全性。430 例患者随机分入 FOLFIRI、改良的 IFL 方案和 XELIRI 组。结果显示 FOLFIRI 组较其余两组在疾病进展时间和总生存期方面均有优势，XELIRI 方案恶心、呕吐、腹泻、脱水和手足综合征等副作用的发生率较其他两个方案高。该临床试验表明卡培他滨与伊立替康联合较 FOLFIRI 方案的毒副作用大，有效率和生存期差，不是一个理想的方案。

GERCOR 试验比较了奥沙利铂和 CPT - 11 联合方案序贯应用的效果，以确定哪一种方案的优先应用更有利。结果显示，CPT - 11 - 奥沙利铂组的中位生存期为21.5 个月，奥沙利铂 - CPT - 11 组为20.6 个月，两种化疗药物联合方案的用药顺序并无定论。初始选择取决于患者具体情况，对有基础神经病变者，选择以 CPT - 11 为主的联合方案；对有基础肠道功能障碍，特别是术后肠功能紊乱者，以奥沙利铂为主的联合方案更为安全。一项荟萃分析显示，晚期结直肠癌患者的总生存期与接受这3 种药物治疗的比例有关。CAIRO 研究采用卡培他滨 - CPT - 11 - 卡培他滨/奥沙利铂的序贯方案与联合化疗方案（卡培他滨/CPT - 11 - 卡培他滨/奥沙利铂）进行比较。结果发现毒副反应在联合方案组略高，而疗效和总生存期无明显差异，在提高生活质量方面，单药序贯治疗有一定优势。

综上所述，对于高龄体弱、一般情况欠佳、肿瘤负荷小、发展缓慢、非重要脏器转移，无症状者可以采用单药序贯；对于一般情况良好、肿瘤负荷大、发展迅速、重要器官转移、存在肿瘤引起的症状时宜采用两药联合、序贯；对于年轻体壮、急需控制肿瘤、肝转移潜在可切除者，可以考虑采用三药联合，但要注意不良反应。

3. 化疗间歇　奥沙利铂神经毒性是剂量累积性的，在使用一定疗程后患者可能由于无法耐受的神经毒性需要暂停化疗或减量，因此临床上出现了需要中断化疗的问题，这是否会影响患者的疗效以及生存期？Maughan 等将 354 例接受了 12 周 5 - Fu 或 raltitrexed 化疗的患者随机分成继续化疗至疾病进展组和停止化疗，待疾病进展后重新采用原方案化疗组，结果显示两组之间的总生存期没有差别，持续化疗组的无进展生存期较长（4.9 个月 vs 3.7 个月），但持续化疗组的毒副反应和不良事件的发生率明显提高。Tournigand 等的 OPTIMOX1 临床试验比较了 6 个疗程的FOLFOX7 方案化疗后以 5 - Fu/LV 维持化疗 12 个疗程后再次以 FOLFOX7 化疗 6 个疗程，和持续使用 FOLFOX4 直至肿瘤进展两者之间的疗效，其有效率分别为 58.3% 和 58.5%，无进展生存期分别为 9.2 个月和 9.0 个月。总生存期分别为 21.6 个月和 20.0 个月，后者的Ⅲ度神经毒性明显增多。该试验的结果提示 6 个疗程的 FOLFOX7 治疗足够达到最佳的临床疗效，但由于 FOLFOX7 组的奥沙利铂剂量强度较 FOLFOX4 提高了约 37%，还不能充分确信中断奥沙利铂的治疗对生存及疗效没有影响。

Maindrault - Goebel 等的 OPTIMOX2 研究比较了 6 个疗程的 FOLFOX7 化疗后以 5 - Fu/LV 维持至进展后重新使用 FOLFOX7 化疗和没有 5 - Fu/LV 维持之间的疗效，结果显示维持组较观察组的无进展生存期和总生存期长，分别为 9 个月 vs 7.3 个月和 26 个月 vs 19 个月，尽管该研究的结果未达到统计学差异，但仍提示着 5 - Fu/LV 维持可以提高无进展生存期。正在进行的 OPTIMOX3 试验尝试着探索使用贝伐单抗 ± 厄洛替尼作为维持治疗的疗效。Labianca 等的 GISCAD - T 临床试验比较了 FOLFIRI 方案使用 2 个月后休息 2 个月再重复与每个月给药方案的疗效，中位随访 27 个月后，两组患者的中位生存期分别为 16.9 个月和 17.6 个月，有效率分别为 29% 和 35%，中位无进展生存期分别为 8.8 个月和 7.3 个月，而两组患者的毒副反应相似，这提示着 FOLFIRI 间断给药的方案可以取得与连续给药相似的效果，前者可减少经济费用以及对患者生活的影响。

综上分析，在转移性结直肠癌的化疗中不建议完全停止化疗，可考虑使用 5 - Fu/LV 单药维持，而且在此之前患者必须接受足够的化疗。

三、结肠癌肝转移化疗后手术切除

对于原先不可切除的肝转移患者给予含有奥沙利铂或伊立替康的新辅助化疗可能使肿瘤降期，进而使 15% ~30% 的不可切除患者能够接受挽救性手术。

Gennaro Nuzzo 等报道了 FOLFIRI 方案可使 37.5% 的原先不可手术的肝转移患者重新获得手术机会，且行挽救手术患者的中位生存期达到 46 个月，与原先可以手术的患者相当（47 个月）。Masi 等报道了 FOLFOXIRI 方案作为不可切除的转移性结直肠癌患者的新辅助化疗方案，其有效率高达 72%，并且有 26% 的患者因此获得肝转移灶切除的机会，经过新辅助化疗后可切除的患者中位生存期达 36.8 个月，4 年生存率为 37%，而化疗后仍不能切除肝转移病灶患者的中位生存期为 22.2 个月，两者有统计学差异。这提示这对于不可切除的肝转移结肠癌患者采用有效的化疗方案后若能获得手术机会对改善生存有意义。Geva 等在 2007 年 ASCO 会议上报道了结直肠癌仅发生肝转移的高危复发患者（MSKCC≥2）经过含有奥沙利铂或伊立替康的新辅助化疗后手术可延长生存期，取得与低危患者相同的生存期。Parks 等回顾性分析了 518 例结直肠癌肝转移切除转移灶后未行辅助化疗的患者 274 例与采用以 5 - Fu 为基础的方案辅助化疗之间的生存差异，结果显示辅助化疗可提高生存期，是一个独立的预后因子。Pawlik 总结了 212 例经结直肠癌肝转移行肝病灶切除患者的临床资料，其中有 153 例术前行新辅助化疗，结果发现术前是否化疗并不影响围手术期并发症的发生率，而且与术后 60 天内的死亡率没有关联。因此对不可切除的直肠癌肝转移患者可考虑给予含奥沙利铂或伊立替康的方案化疗后争取手术机会，进而提高生存期。切除肝转移灶后再给予辅助化疗可进一步改善生存期。

四、结肠癌新辅助化疗

目前，针对结直肠癌的新辅助化疗主要包括经静脉的全身化疗（systemic chemotherapy）、术前动脉灌注化疗（preoprative arteria infusion chemotherapy，PAIC）也称为介入化疗（interventional chemotherapy，IC）、术前经腹腔灌注化疗（intra abdominal perineal chemotherapy，IAPC）和淋巴结靶向化疗（lymph noded targeted chemotherapy）也称为药物性淋巴清扫 4 种途径。其中全身化疗最为常用，应用日趋成熟，但也存在全身毒副作用强、肿瘤局部药物浓度低、定位能力差等缺点、术前介入化疗使肿瘤区域药物浓度达到最高，疗效满意，全身毒副作用轻等优点，近年开展较多淋巴结靶向化疗是利用淋巴结系统具有吞噬大分子物质和微粒的特性，将其作为载体通过与化疗药物形成共价结合、物理包裹或吸附等形式，共同构成淋巴靶向给药系统，能够有效杀伤淋巴系统内的癌细胞，抑制淋巴结转移和减少肿瘤复发，此方法逐渐引起人们的重视。经腹腔灌注化疗主要用于预防腹腔种植转移和恶性腹水的治疗，多于术中或术后早期应用，可发生粘连性肠梗阻和化学性腹膜炎等并发症，现今术前新辅助化疗较少采用。

NCCN 临床实践指南对结肠癌术前新辅助治疗限定在术前分期局部 T_3 和不论局部浸润程度但淋巴结 N_1 的患者。当然也可先手术然后采用术后辅助化疗和（或）辅助放疗。对于发生远处转移（肝转移或肺转移）的结肠癌患者，特别是那些不可切除转移病灶，可通过术前新辅助化疗使其由不可切除病灶变为可切除病灶，进以提高晚期患者的生存期并改善预后。

目前新辅助化疗的方案一般依据转移性结肠癌的化疗方案，或依据结肠癌辅助化疗研究所得出的结论。结直肠癌新辅助化疗疗效的评价方法主要采用国际惯用的实体瘤化疗的临床评估方法。随着病理学和分子生物学辅助检查技术的发展，新辅助化疗疗效的评价有了更科学的依据，并通过分子生物学指标检测肿瘤细胞对化疗的敏感性，有选择地进行新辅助化疗，避免无效化疗。

（中山大学附属第一医院 戴强生）

第五节 结肠癌放疗及介入治疗

一、放　疗

请参见“直肠癌的放射治疗”。

二、介入治疗

结肠癌与胃癌的介入灌注化疗方法相同，常用经股动脉穿刺途径，对于股动脉迂曲、狭窄患者可行经锁骨下动脉或桡动脉穿刺，选择性插管至肿瘤相应供血动脉，经导管进行灌注化疗。结肠癌最常见的转移部位是肝脏，与消化道其他部位来源的肝转移瘤介入治疗方法相同，主要包括经肝动脉化疗（栓塞）术及射频、微波、冷冻及酒精消融术。文献报道结肠癌通过术前动脉灌注化疗，其病理组织学有效率达到 95.83%，介入化疗组比对照组术后2周的血清肿瘤标志物下降更快，介入化疗组根治性切除率86. 66%明显高于对照组73. 33%。结肠癌肝转移瘤介入治疗有效为60%左右，1年、3年生存率分别为63%和13%。图25－68为1例30岁男性结肠癌肝转移射频消融术：CT显示左肝S2段新发转移瘤，平扫呈等密度（A），增强扫描呈环形强化（B～D）。经CT引导下对肝内病灶进行射频消融术（E～H），术后病灶呈低密度，内部可见消融过程中产生微小气泡（I、J）。

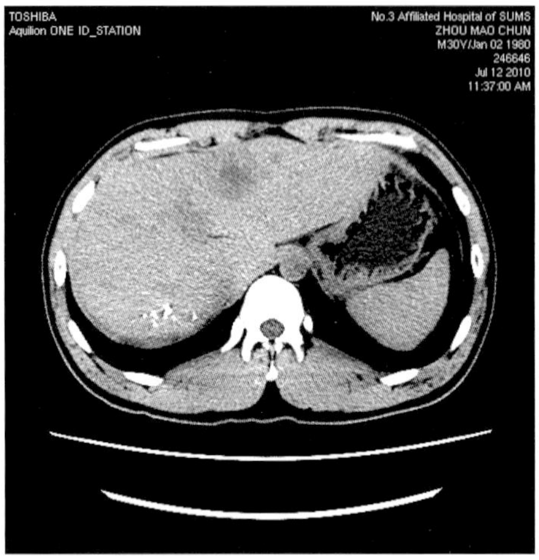

A

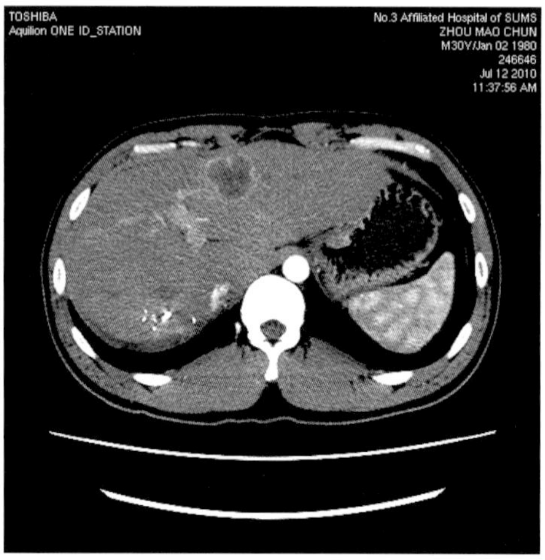

B

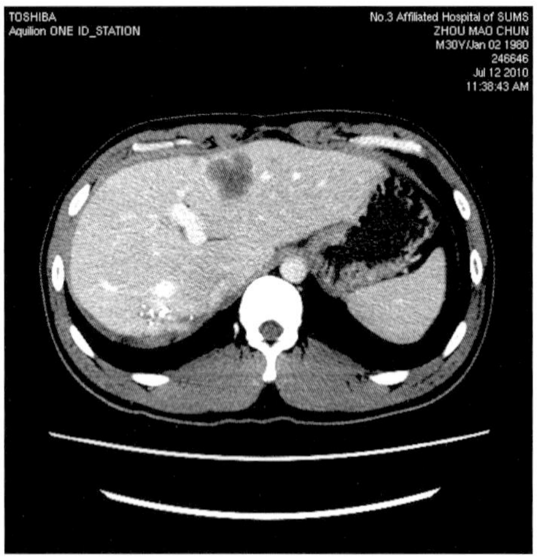

C

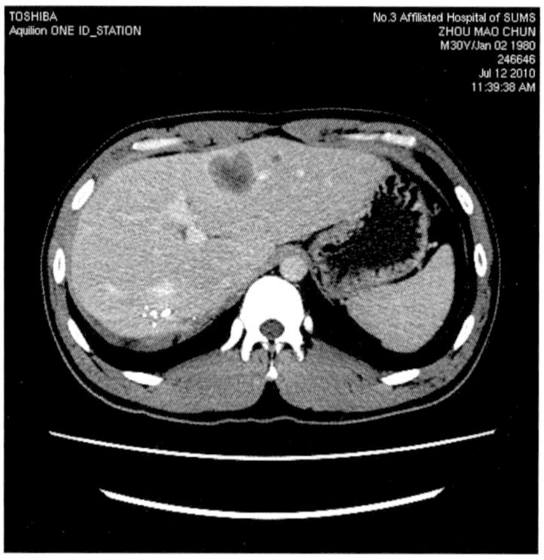

D

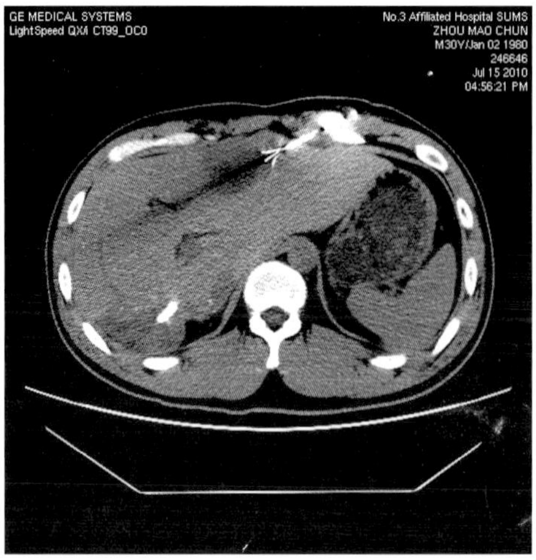

E

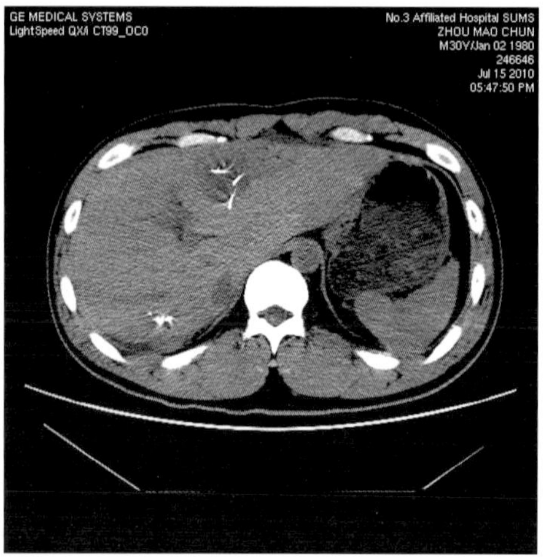

F

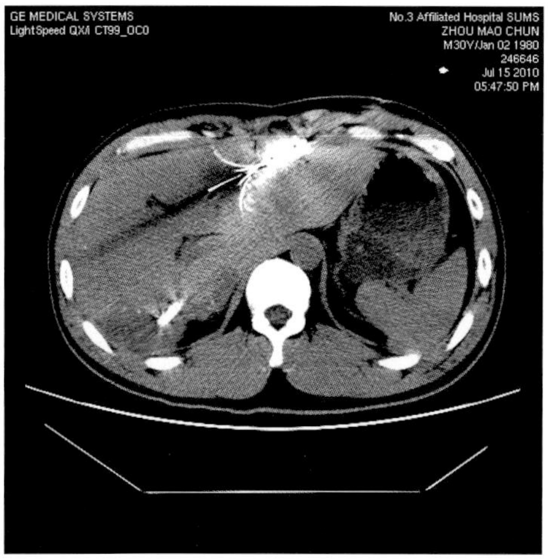

G

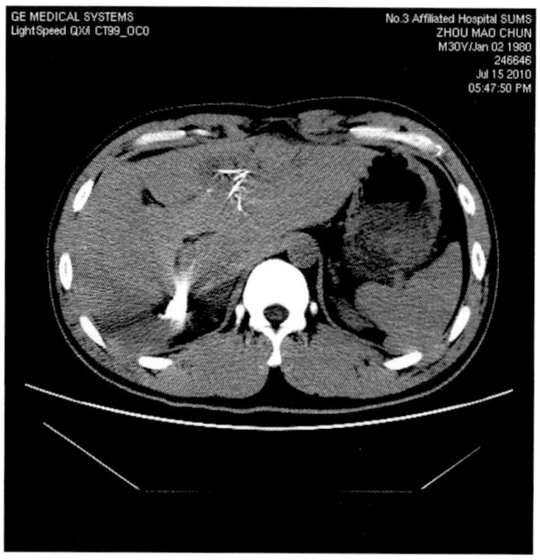

H

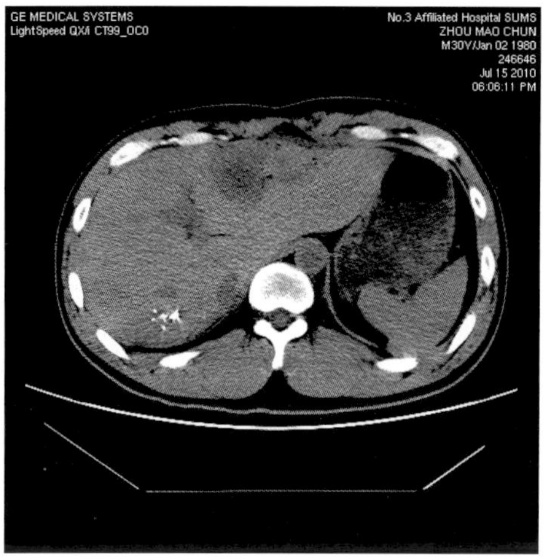

I

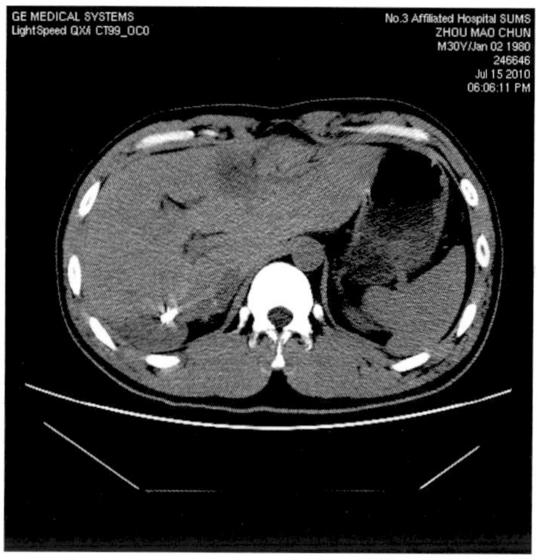

J

图 25－68　结肠癌肝转移射频消融术

（中山大学附属第三医院　张　波）

第六节　结肠癌中医中药治疗

结肠癌属于中医“肠覃”、“癥瘕”、“积聚”等范畴。中医学对于肿瘤的认识源远流长。《灵枢·水胀》说：“肠覃者，寒气客于肠外，与卫气相搏，气不得营，因有所系，癖而内著，恶气乃起，息肉乃生。其始也，大如鸡卵，稍以益大，至其成如杯子状，久者离岁，按之则坚，推之则移，月事以时下，此其候也。”隋代巢元方在《诸病源候论》云：“癥者，寒温失节，致脏腑气血虚弱而饮食不消，聚结在内，逐渐生长块段而成。”金元四大家之一的朱丹溪在其《丹溪心法》中云：“坐卧湿地，醉饮房劳，生冷停寒，酒面积热，以致荣血失道，渗入人肠，此肠风脏毒之所由作也。”

结肠癌的发生以正气虚损为内因，邪毒入侵为外因，两者相互影响，正气虚损，易招致邪毒入侵，更伤正气，且正气既虚，无力抗邪，致邪气留恋，气、瘀、毒留滞大肠，壅蓄不散，大肠传导失司，日久则积生于内，发为结肠癌。

1. 外感湿热久居湿地，外感湿邪，导致水湿困脾，脾失健运，则内外之水湿日久不去，可引发本病。

2. 饮食不节恣食膏粱厚味、酒酪之品，或过食生冷，或暴饮暴食，均可损伤脾胃，滋生水湿，水湿不去化热而下迫大肠，与肠中之糟粕交阻搏击或日久成毒，损伤肠络而演化为本病。

3. 情志所伤所愿不遂，肝气郁结，肝木太过克伐脾土，脾失健运，水湿内生，郁而化热，湿热合邪，下迫大肠，也可诱生本病。

4. 正气亏虚先天不足或年高体虚之人，脾虚肾亏。肾为先天之本，脾为后天之本，两者与水湿的运化也有密切的关系，两脏虚损，导致水湿内停，日久也可导致本病的发生。

本病病位在肠，但与脾、胃、肝、肾的关系尤为密切。其病性早期以湿热、瘀毒邪实为主，晚期则多为正虚邪实，正虚又以脾肾（气）阳虚、气血两虚、肝肾阴虚多见。外感湿热或脾胃损伤导致水湿内生，郁久化热，是发病的重要原因，湿热久羁，留连肠道，阻滞气机，热渐成毒，热伤脉络，致使气滞、湿热、毒聚、血瘀，在肠道结积成块是发病的主要病机环节。

一、结肠癌辨证施治

1. 湿热蕴结型

（1）症状：腹部阵痛，便中带血或黏液脓血便，里急后重，或大便干稀不调，肛门灼热，或有发热、恶心、胸闷、口干、小便黄等症，舌质红，苔黄腻，脉滑数。

（2）治法：清热利湿，化瘀解毒。

（3）方药：白头翁汤加减。药用：白头翁30g，秦皮15g，黄连3g，黄柏9g，红藤15g，败酱草15g，苦参15g，马齿苋15g，白槿花12g，藤梨根30g。

2. 瘀毒内阻型

（1）症状：腹部拒按，或腹内结块，里急后重，大便脓血，色紫暗，量多，烦热口渴，面色晦暗，或有肌肤甲错，舌质紫暗或有瘀点、瘀斑，脉涩。

（2）治法：活血化瘀，清热解毒。

（3）方药：膈下逐瘀汤加味。药用：桃仁9g，红花9g，赤芍9g，当归9g，川芎6g，五灵脂9g，香附9g，延胡索15g，莪术15g，甲珠9g，土茯苓30g。

3. 脾虚气滞型

（1）症状：腹痛绵绵，或腹内结块，肛门重坠，大便带血，泄泻，面色苍白，唇甲不华，神疲肢倦，心悸气短，头晕目眩，形瘦纳少，苔薄白，舌质淡，脉沉细无力。

（2）治法：补气健脾，疏肝理气。

（3）方药：香砂六君子汤加减。药用：木香6g，砂仁3g，党参15g，白术12g，茯苓12g，陈皮6g，八月札12g，枳壳9g，乌药9g，绿萼梅9g，沉香9g。

4. 脾肾阳虚型

（1）症状：腹痛喜温喜按，或腹内结块，下利清谷或五更泄泻，或见大便带血，面色苍白，少气无力，畏寒肢冷，腰酸膝冷，苔薄白，舌质淡胖有齿痕，脉沉细弱。

（2）治法：温补脾肾。

（3）方药：理中汤加减。药用：党参15g，炒白术12g，炮姜炭3g，肉豆蔻9g，补骨脂12g，五味子6g，吴茱萸3g，附子6g，肉桂3g

二、抗结肠癌中药

1. 薏苡仁　健脾，渗湿，止泻，排脓。具有效抗癌活性物质，能诱导肿瘤细胞凋亡；影响肿瘤细胞基因表达，能明显抑制肿瘤新生血管生成。

2. 白花蛇舌草　败毒抗癌、消炎退肿、清热利湿。临床药理研究表明具有抗肿瘤成分，能偶增强免疫、对抗化学毒副作用。

3. 败酱草　具有清热解毒、活血止痛的功效，临床应用较为广泛。现代药理研究：表明败酱草有抗病毒及抗肿瘤作用。

4. 冰片　有清热止痛、通诸窍等作用，还有抑菌、抗炎作用，体外实验表明，较高浓度的冰片（0.5%）有抑菌作用。在许多中成药中常作为“药引”，以增加其他药物的治疗效果。

结肠癌多发于中年以上男性，病变早期症状不明显，易被忽视。便血、痢下赤白等症状又易被误诊。发现往往已为结肠癌晚期，故而早发现、早诊断、早治疗成为治疗结肠癌关键，而大量的临床研究证明，用中医药治疗中晚期结肠癌患者，在改善肿瘤患者症状，提高生存率，改善生活质量，增强体质，减少放化疗的毒副作用等方面，显出了独特的优势。

（中山大学附属第一医院　周厚明）

第七节　结肠癌复发、转移及预后与随访

一、复发、转移

参见“直肠癌复发与转移”的处理。

二、预　　后

文献报道，结肠癌患者术后平均5年生存率约为50%，约20%患者出现症状时已属Ⅳ期，5年生存率仅为5%。研究显示患者的年龄、围手术期输血量、病程、肿瘤部位、肿瘤最大径、肿瘤大体类型、病理分级、组织学类型、淋巴结转移、远处转移、Dukes分期、切除的彻底程度与预后相关，而性别、血型与预后无关。

1. 年龄　研究表明年龄为结肠癌的保护性因素，患者的年龄越小，预后越差，可能与年青患者的肿瘤病理类型差、分化差、容易出现早期转移相关。欧洲报道30岁以下的青年结肠癌患者5年生存率仅为25%~30%，60%~67%的青年人结肠癌患者诊断时已属Ⅲ期、Ⅳ期，且多数为低分化癌或黏液癌。国内有研究显示，与60岁以上的患者相比，40岁以下患者前10年生存率低。但60岁以上患者的后10年生存率较40岁以下的为低，可能是随年龄增加机体免疫力下降有关。

2. 性别　Wichmann等报道894例结肠癌患者，其中男性和女性分别为500例和394例，男性患者年龄（平均64.7岁）显著小于女性患者（平均66.1岁）。结果显示，女性患者的总生存期和无瘤生存期（57.8个月和51.6个月）均显著长于男性（52.0个月和46.0个月）。

3. 输血量　输血造成的术后感染性并发症可影响到患者的远期生存。Amato A等认为输血是影响到结肠癌患者预后的一个独立危险因素。围手术期输血对40岁以下患者的预后影响尤其显著，可能与免疫抑制有关。从肿瘤的分期来看，输血对Ⅳ期患者的预后影响不大，可能与改善患者的一般状况，有利于提高生存率有关。有学者建议，40岁以下的患者、右半结肠癌、早期病例、第1站淋巴结受累及无肝转移的患者，需避免在围术期输血，而对晚期病例及有远处转移者，输血不影响预后。

4. 肿瘤部位　多数文献报道右半结肠癌较左半结肠癌预后好，这可能与右半结肠癌的病理类型多为隆起型，恶性程度相对较低有关。

5. 肿瘤最大径　一些研究认为肿瘤越大，预后越差，这可能与肿瘤过大容易形成局部浸润，生长时间较长容易发生远处转移等有关，此外较大的肿瘤难以做到R_0切除，这也是关键因素。

6. 肿瘤病理类型　结肠癌的病理分级越低，就越容易产生转移和复发，预后越差。结肠癌绝大多数病理类型为腺癌，其中低分化腺癌的恶性程度较高，特别是黏液腺癌和印戒细胞癌，预后比一般腺癌要差。美国国家肿瘤登记中心164 628例结肠癌病例数据显示，印戒细胞癌患者的预后最差。

7. 淋巴结转移　淋巴结转移是影响Ⅳ期结直肠癌患者预后的独立危险因素，有研究显示，淋巴结转移组与无淋巴结转移组中位生存时间分别为11个月和21个月。

8. 远处转移 肿瘤转移范围决定了手术可根治切除的程度，是Ⅳ期结直肠癌患者预后的独立影响因素之一。研究表明，对转移灶局限于一侧肝叶或转移到肝脏两叶、转移灶数目≤4个者采取根治性切除，与多脏器转移不能行联合脏器切除者相比，其中位生存时间分别为28个月和9个月，而姑息切除或减症手术后患者的5年生存率仅为0～12.3%。但近年来随着手术技巧、肠外营养等方面的进展，联合脏器切除可达到根治目的，有较好预后。

9. 肿瘤分期 研究表明，Dukes A期患者的5年生存率可达到84.21%，而Dukes C期仅为19.44%。这可能与结肠黏膜层无淋巴管，局限于黏膜层的结肠癌不发生淋巴结转移有关。癌细胞一旦突破黏膜肌层进入黏膜下层，则有发生淋巴结转移的可能。Tominag等对279例结肠癌单纯切除手术患者的复发和预后因素进行多因素分析，结果显示对判断预后有意义只有Dukes分期。

10. 肿瘤根治程度 肿瘤的根治度程度是影响到结肠癌预后的重要因素。有研究显示，R_0切除的患者3年生存率约为75%，R_1切除的为16%，而R_2切除的3年生存率仅为4%。Jagoditsch等报道590例结肠癌患者行R_0根治切除，5年生存率为83.8%，10年生存率为78.8%。

11. 术后早期再手术 结肠癌患者术后1月内，若是因为吻合口漏或脓肿、大量出血、肠梗阻或伤口并发症而再次手术者，其预后较差。研究显示再次手术组的5年OS和DFS明显低于未再次手术组，5年OS分别为55.3%和66.4%，DFS分别为50.8%与60.8%。

12. 腹腔镜手术 腹腔镜结肠癌手术已作为NCCN推荐的手术方式，文献报道美国和加拿大的48家医院对这两种手术进行了比较，共872例结肠癌患者被随机分组，分别接受开腹结肠切除术或腹腔镜结肠切除术，随访时间中位数为4.4年。结果显示，两组患者的肿瘤复发率相似，3年生存率几乎完全相同，腹腔镜辅助切除术组为86%，开腹结肠切除术组为85%。

三、随　访

2011 NCCN指南建议结直肠癌随访计划：每3～6个月进行1次病史采集和体检，持续2年，以后每6个月1次，共计5年。检测CEA基线水平，每3～6个月检测1次，共计2年，以后每6个月1次，再持续5年。术后1年进行肠镜检查（如术前因肠梗阻未行肠镜检查，应于术后3～6月检查肠镜），3年内重复1次，以后每5年1次；如果发现绒毛状腺瘤、直径>1cm或重度不典型增生等晚期腺瘤，则切除后1年复查肠镜；50岁以前发病的结直肠癌患者，应增加肠镜检查频率。术后3～5年内，每年1次胸部、腹部和盆腔强化CT检查。

（南方医科大学附属南海医院　檀谊洪　中山大学附属第一医院　王天宝）

参考文献

[1] 郁宝铭. 结肠肿瘤［M］//吴孟超，吴在德. 黄家驷外科学（7版）. 北京：人民卫生出版社，2008：1558－1570.
[2] 郑树. 结直肠手术前肠道准备［M］//王吉甫. 胃肠外科学. 北京：人民卫生出版社，2000：940－943.
[3] 郑树. 结肠癌手术［M］//王吉甫. 胃肠外科学. 北京：人民卫生出版社，2000：960－967.
[4] 汪建平. 结直肠癌［M］//张启瑜. 钱礼腹部外科学. 北京：人民卫生出版社，2006：481－512.
[5] 郑民华. 腹腔镜结直肠癌根治手术操作指南（2008版）［J］. 中华胃肠外科杂志，2009，12（3）：310－312.
[6] 结肠切除术［M］//曹华，李桂心，黄雄飞译. 腹腔镜手术图谱解剖与进路. 福州：福建科学技术出版社. 2004：244－250.
[7] 杨金坤. 现代中医肿瘤学［M］. 上海：上海中医药大学出版社，2004：205－212.
[8] 陈刚. 中西医结合治疗大肠癌37例［J］. 浙江中西医结合杂志，2001，11（5）：291.
[9] 李猛. 中西医结合治疗晚期大肠癌的临床观察［J］. 中国医药指南，2008，12（6）：344－345.
[10] 卢震海，万德森，王国强，等. 1126例结肠癌患者的临床病理特征及预后分析［J］. 广东医学，2007，28（6）：908－910.
[11] 梁寒，郝希山，王晓娜. 40岁以下青年人结肠癌的预后因素分析［J］. 中国肿瘤临床，2007，34（15）：853－856.
[12] 郑树. 大肠肿瘤［M］//萧树东，许国铭. 中华胃肠病学. 北京：人民卫生出版社，2008：485－500.
[13] 陈世耀，罗忠芬. 大肠癌［M］//陈灏珠. 实用内科学（12版）. 北京：人民卫生出版社，2005：1920－1926.
[14] 张振书，马强. 结肠癌的流行病学［J］. 胃肠病学，2001，6（4）：231－232.
[15] 唐云强，谭志明，王嘉康，等. 术前区域动脉化疗治疗进展期结直肠癌的临床价值［J］. 中国热带医学，2008，8（6）：

953－955.
［16］周大勇，王建华，钱晟，等. 肝动脉化疗栓塞术对富血供肝转移瘤的疗效分析［J］. 介入放射学杂志，2007，16（3）：165－167.
［17］Nicum S，Midgley R，Kerr DJ. Colorectal cancer［J］. Acta Oncol，2003，42（4）：263－275.
［18］Walsh JM，Terdiman JP. Colorectal cancer screening：scientific review［J］. JAMA，2003，289（10）：1288－1296.
［19］Boyle P，Langman JS. ABC of colorectal cancer：Epidemiology［J］. BMJ，2000，321：805－808.
［20］Munkholm P. Review article：The inidence and prevalence of colorectal cancer in inflammatory bowel disease［J］. Aliment Pharmacol Ther，2003，18 Suppl 2：1－5.
［21］Boyle P，Langman JS. ABC of colorectal cancer：Epidemiology［J］. BMJ，2000，321：805－808.
［22］Hiranyakas A，Ho YH. Surgical treatment for colorectal cancer［J］. Int Surg. 2011，96（2）：120－126.
［23］Champagne BJ，Makhija R. Minimally invasive surgery for rectal cancer：are we there yet［J］? World J Gastroenterol. 2011，17（7）：862－866.
［24］Wasserberg N. Laparoscopic colectomy for colorectal cancer［J］. Isr Med Assoc J. 2010，12（9）：572－576.
［25］Bracale U，Barone M，Pema F，et al. Laparascopic colon resection for cancer：evidence based results［J］. ActaChirIugosl，2010，57（3）：37－40.
［26］Patriti A，Ceccarelli G，Bartoli A，et al. Perspective of robotic rectal surgery［J］. MinervaChir，2010，65（2）：153－159.
［27］Robert M，Zollinger E，Christopher E. Colectomy［M］. Zollinger's Atlas of Surgical Operations，19th edtion. 2011：142－155.
［28］Colon，Rectum and Anus. Schwartz's Principles of Surgery［M］. 18th edition. 2007.
［29］Valerie J，Halpin ME，Klingensmith. Minimally Invasive Surgery［M］. Washington Mannual of Surgery，4th edition. 2005：152－155.
［30］Jagoditsch M，Lisborg PH，Jatzko GR，et al. Long term prognosis for colon cancer related to consistent radical surgery：multivariate analysis of clinical，surgical，and pathologic variables［J］. World J Surg，2000，24（10）：1264－1270.
［31］Kang H，O'connell JB，Maggard MA，et al. A 10－year outcomes evaluation of mutinous and signet－ring cell carcinoma of the colon and rectum［J］. Dis Colon Rectum，2005，48（6）：1161－1168.
［32］Ikenaga M，Tomita N，Sekimoto M，et al. Use of microsatellite analysis in young patients with colorectal cancer to identify those with hereditary nonpolyposis colorectal cancer［J］. J Surg Oncol，2002，79（3）：157－165.
［33］Ratto C，Sofo L，et al. Accurate lymph－node detection in colorectal specimens resected for cancer is of prognostic significance［J］. Dis Colon Rectum，1999，42：143 － 158.
［34］Amato A，Pescatori M. Perioperative blood transfusion for the recurrence of colorectal cancer［J］. Cochrane Database Syst Rey，2006，25（1）：25－33.
［35］Khoury W，Lavery IC，Kiran RP. Impact of early reoperation after resection for colorectal cancer on long－term oncologic outcomes［J］. Colorectal Dis，2011，sep3：2189－2193.
［36］Clinical Outcomes of Surgical Therapy Study Group. A comparison of laparoscopically assisted and open colectomy for colon cancer［J］. N Engl J Med，2004，350：2050－2059.
［37］Grothey A，Sargent D. Overall survival of patients with advanced colorectal cancer correlates with availability of fluorouracil，irinotecan，and oxaliplatin regardless of whether doublet or single－agent therapy is used first line［J］. J Clin oncol，2005，23：9441－9442.
［38］Rothenberg Ml，Oza am，BIGELOW RH，et al. Superiority of oxaliplatin and fluorouracil－leucovorin compared with dither therapy alone in paarients with progressive colorectal cancer after irinotecanand fluorouracil－leucovorin：interim results of a phase III trial［J］. J Clin Concol，2003，21：2059－2069.
［39］Koopman M，Antonini NF，Douma J，et al. Sequential versus combination chemotherapy with capecitabinem irinotecan，and oxaliplatin in advanced colorectal cancer（CAIRO）：a phase III randomized controlled trial［J］. Lancet，2007，370：134－142.
［40］Souglakos J，Androulakis N，syrigos K，et al. FOLOFOXIRI（folinic acid，5－fluorouracil and irinotecan）vs FOLFIRI（folinic acid，5－fluorouracil and irinotecan）as first line treatment in metastatic colorectal cancer（MCC）：a multicentrerandomized phase III trial from the Hellenic Oncology Research Group（HORG）［J］. Br J Cancer，2006，94（6）：798－805.
［41］Falcone A，Ricci S，Brunetti I，et al. Phase III trial of infusional fluorouracil，leucovorin，oxaliplatin，and irinotecan（F0PF0X9R9）compared with infusional fluorouracil，leucovorin，oxaliplatin，and irinotecan（FOLFOXIRI）cpmpared with infusional fluorouracil，leucovorin，and irinotecan（FOLFIRI）as first－line treatment for metastatic colorectal cancer：the Gruppo Oncologico Nord Ovest［J］. J clin Oncol，2008，26（13）：1670－1675.
［42］Fuchs CS，Marshall J，Mitchell E，et al. Randomized，controlled trial of irinotecan plus infusional，bolus，or oral fluoropyrimidines in first－line treatment of metastatic colorectal cancer：results from the BICC－C Study［J］. J Clin Oncol，2007，25（30）：4779－4786.
［43］Giantonio BJ，Catalano PJ，Meropol NJ，et al. Bevacizumab in combination with oxaliplatin，fluorouracil，and leucovorin（FOLGOC4）for

prevopis; untreated metastatic colorectal cancer: results from the Eastern Cooperative Oncology Group Study E3200 [J]. J Clin Oncol, 2007, 25 (12): 1539 –1544.

[44] Kishi Y, Zorzi Dm, Contreras CM, et al. Extended preoperative Chemotherapy Does not improve pathologic response and increases postoperative liver insufficiency after hepatic resection for colorectal liver metastases [J]. Ann Sug Oncol, 2010, 17: 2870 –2876.

[45] Folprecht G, Gruenberger T, Bechstein WO, et al. Tumour response and secondary respectability of colorectal liver metastases following neoadjuvant chemotherapy with cetuximab: the CELIM randomized phase 2 trial [J]. Lancet Oncol, 2010, 11 (1): 38 –47.

第二十六章　家族性息肉病恶变

第一节　家族性息肉病恶变流行病学与病因

家族性息肉病，又叫家族性腺瘤性息肉病（familial adenomatous polyposis，FAP），是一种常染色体显性遗传性病，由5号染色体长臂上（5q21）的结肠腺瘤性息肉病基因（adenomatous polyposis coli，APC）突变引起。1847年，Corvisart首次描述FAP的临床表现，1925年证实本病具有恶变倾向。本病罕见，大概占结直肠癌的1%，其结直肠息肉数目多超过100个，自几百个至几千个不等，大部分直径<0.5cm，病理为腺瘤性息肉，肠外表现多见，随年龄增长必然恶变。目前外科主要治疗方法有两种：回肠直肠吻合术和回肠贮袋肛管吻合术，前者需终生密切检测，一般适用于伴发恶变并远处转移的患者。

一、流 行 病 学

本病新生儿发病率为（1∶10 000）至（1∶30 000），男女大致相等，无明显的地区和种族差异。大部分病例具有家族史，外显率高达95%，患者后代发病风险约为50%，未发病的子女的后代发生FAP的可能性极小，另外，尚有20%患者无家族史，提示基因突变所致。腺瘤发生平均年龄为25岁，但即使患者胃肠道几百个息肉亦可无任何症状；症状发作年龄约为33岁，主要症状为腹痛、腹泻、便血和缺铁性贫血。发生结直肠癌的平均年龄为42岁，30岁时大约50%出现恶变，60岁时恶变率几乎100%。FAP合并先天性视网膜色素上皮增生（congenital hypertrophy of retinal pigment epithelium，CHRPE）的发生率为87%，其家族成员伴发CHRPE的概率为50%。

二、病　　因

本病病因为抑瘤基因APC基因突变，40%～77%突变基因集中于15号外显子的5′端。APC蛋白对细胞迁移、黏附、生长周期和凋亡调节具有重要作用。突变导致APC基因形成无功能的截短蛋白。APC蛋白通过与膜内黏附分子β－catenin结合来影响细胞黏附、细胞骨架和细胞分裂；β－catenin还可与DNA结合蛋白控制细胞的增殖与凋亡。APC基因突变是结直肠癌发生的必要条件，相继发生K－ras和C－myc等基因激活、DDC和p53等基因失活，这些突变通顺序发生并逐渐累积效应，最终导致腺瘤癌变。非甾体类抗炎药可抑制其癌变。所谓恶变并非全部腺瘤均发生恶性转变，多见于体积较大、绒毛状成分较多和伴有不典型增生的腺瘤。FAP除了胃肠道内出现大量腺瘤性息肉外，还有许多其他肠外表现，如合并十二指肠壶腹周围癌（1%～12%），甲状腺乳头状癌，肠系膜纤维瘤（10%）等。

第二节　家族性息肉病恶变临床表现及鉴别诊断

一、临 床 表 现

FAP临床表现主要与腺瘤大小和是否恶变有关，分为临床前期、腺瘤期和癌肿期。早期FAP多无症状，随着息肉增大及恶变可出现以下症状：不同程度的腹痛、便频、便稀、大便带血与黏液性腹泻；晚期肠道出血，全身乏力，消瘦，贫血，肛门坠胀，里急后重；少数较大的息肉可导致部分或完全性肠梗阻。FAP 主要肠外表现：骨瘤、皮肤软组织瘤、纤维瘤及 CHRPE 等。

（1）CHRPE：其与 FAP 的合并发生率为87%，其家系成员可能伴发 CHRPE 者的概率为50%，该类患者眼底视网膜可见卵圆形或圆形的暗黑色斑块。CHRPE 可作为 FAP 早期诊断的特征性体征，其预测值达 100%。

（2）多发性腹腔纤维瘤病：家族性息肉病伴发硬纤维瘤的概率为 4% ~20.6%，其中 80% 发生在腹腔内，且多半在腹部手术后 2 年内出现。腹内病变经常累及小肠系膜，并与系膜血管关系密切。多发性腹腔纤维瘤病相关发病因素：遗传易感性（APC 基因密码子 1444 ~1578 间突变）、外伤或手术和激素因素。结直肠术后，硬纤维瘤更易发生。FAP 合并硬纤维瘤主要好发于腹部，大多数位于腹腔内（小肠系膜上），也可以发生在腹壁（切口瘢痕处）；10% 发生在腹部意外的部位。由于硬纤维瘤发生部位不同，其症状各异。大多数患者无特异性症状，多为疼痛及胃肠道不适。肠系膜上的硬纤维瘤可以引起小肠梗阻、输尿管压迫、小肠缺血、腹腔内脓肿、小肠穿孔以及内瘘形成。本病呈浸润性生长，但不转移；5% ~10% 患者能自愈，30% 患者进展缓慢，50% 患者病灶稳定；另外，10% 患者可快速增长并浸润邻近组织。

本病目前仍无统一治疗规范，当肿瘤引起症状、浸润邻近器官及影响美容时，应及时手术切除病灶。对于腹腔内的硬纤维瘤，手术不作为一线治疗方法，而首选非甾体类抗风湿药舒林酸或他莫昔芬治疗。手术切除后极易复发，术后有较多的并发症，如腹腔内出血、短肠综合征及围手术期的死亡。内科药物治疗失败后，巨大的肠系膜硬纤维瘤患者，可以考虑手术治疗。对于腹部以外部位的硬纤维瘤，主张手术切除；而腹壁硬纤维瘤是否手术目前仍有争议，术后复发是讨论的焦点所在。图 26 -1 为一名 24 岁男性 FAP 合并腹腔多发性纤维瘤病患者，FAP 术后 1 年，发现腹部肿瘤，探查见腹腔内多个大小不等肿瘤，最大者约 20cm × 15cm × 12cm，包绕肠系膜上血管，镜下见肿瘤为梭形细胞构成，异型性不明显，免疫组化染色：Actin（+），β -catenin（+），S -100（-），CD34（-），Desmin（-），DOG1（-），CD117（-），诊断为腹腔纤维瘤病。

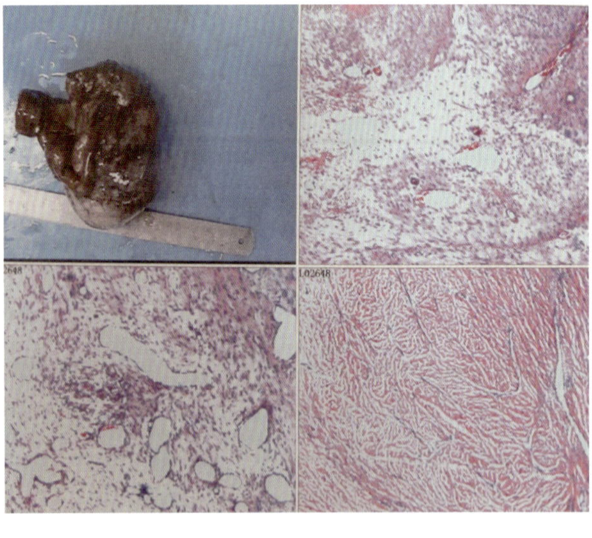

图 26 -1　腹腔纤维瘤病

二、诊　　断

具有下列条件之一即可诊断家族性息肉病：①腺瘤性息肉>100 个；②腺瘤数目>20 个并且有家族史或遗传倾向。恶变的息肉内镜表现大致同结直肠癌，确诊需要病理学检查。常用诊断方法：直肠指检、钡灌肠、电子肠镜、胃镜和十二指肠镜、眼底镜、X 线、CT 或 MRI 及外周血 APC 基因检测。衰减型家族性腺瘤性息肉病为轻度病程的 FAP，其主要特征：结直肠腺瘤数<100 个且直肠腺瘤稀少；腺瘤、肠道症状和结直

肠癌出现晚；死于结直肠癌的年龄晚，比率低；结肠外特征少见，但胃和十二指肠腺瘤常见。

三、鉴别诊断

1. Peutz－Jeghers综合征 亦称色素沉着息肉综合征。1921年，Peutz首先报道，1949年Jeghers对此病予以全面介绍。本病是一种少见的常染色体显性遗传病，特点为皮肤黏膜黑斑合并消化道息肉。临床出现腹痛、腹泻、黏液血便、便秘或呕血等，亦可导致贫血、肠梗阻或肠套叠。色素沉着于面部、口唇周围、颊黏膜、指、趾、手掌及足底部皮肤等处；黑色、棕色或黑褐色；可为圆形、椭圆形、梭形等；不高于皮肤及黏膜表面。胃肠道息肉常多发，可累及整个胃肠道，空肠最为多见，其次为回肠和结肠，直肠少见。息肉大小自数毫米至数厘米不等，多为0.2～0.5cm。息肉表面光滑或呈分叶状，可见裂沟，质偏软，小病变无蒂，大者可有亚蒂或长蒂，粗细不一，也可无蒂。组织学为错构瘤，由树枝状增生的黏膜肌和腺体组成。合并腺瘤性息肉时，可出现恶变。符合下列条件之一者即可诊断Peutz－Jeghers综合征：①3个以上的Peutz－Jeghers息肉；②任何数量的Peutz－Jeghers息肉并有家族史；③特征性皮肤黏膜色素沉着并有家族史；④任何数量的Peutz－Jeghers息肉并有特征性皮肤黏膜色素沉着。

2. Cronkhite－Canada综合征（CCS） 又称胃肠道息肉病－皮肤色素沉着－秃发－指（趾）甲萎缩综合征。Cronkhite－Canada于1955年首先报告而命名。该综合征是指胃肠道息肉病合并皮肤黑斑、指甲萎缩和脱发等病变，累及全消化道，以胃多见，其次为结直肠。息肉为非肿瘤性，为错构瘤性息肉，类似于幼年性息肉或炎性息肉，无异型性，癌变少见。息肉形态多种多样，结直肠息肉弥漫散在或聚集，直径多<1cm，无蒂者多见，表面光滑，充血常见，可有分泌物，质地软。本病多在中年以后发病，临床表现除胃肠道多发性息肉、指（趾）甲萎缩、脱发及皮肤色素增多外，尚有慢性腹泻、体重减轻和营养不良等。

3. Gardner综合征 本综合征具有胃肠道多发腺瘤性息肉、皮肤软组织瘤、骨瘤三大特征表现。本病罕见，1952年因Gardner首先发现本病呈家族性显性遗传而获名。现证实Gardner综合征与位于染色体5q21－q22的APC基因1395～1578密码的突变有关，但仍有部分的病例属于自发突变。胃肠道息肉多发生在结直肠，多为管状、绒毛状和管状绒毛状腺瘤，肠道腺瘤发生迟，数目较FAP少，恶变年龄较迟。硬纤维瘤罕见，生长缓慢，在普通人群发病率极低，但在Gardner综合征患者则高达30%，为APC等位基因种系突变所致，如前所述多在外科手术后。硬纤维瘤源于肌肉或筋膜组织，无真正的被膜，局部侵犯周围组织，能导致严重的并发症，如肠梗阻、肠缺血、输尿管梗阻等，临床处理极为棘手。约50%的Gardner综合征患者伴发骨瘤，而且骨瘤发病时间早于肠息肉和硬纤维瘤。多数骨瘤由松质骨组成。临床一般无症状，局部肿胀，多出现在面颅骨。其他症状包括皮脂腺囊肿、先天性视网膜色素上皮肥大及其他部位的恶性肿瘤。治疗同FAP和单独骨瘤和皮肤软组织肿瘤的处理原则。

4. Turcot综合征 1959年，Turcot报道此综合征而命名，该综合征除外结直肠腺瘤病外，尚有中枢系统肿瘤。结直肠腺瘤发生早，恶变早，但数目一般不超过200个。中枢系统肿瘤除外脑膜瘤、恶性淋巴瘤和转移性脑肿瘤，病理为成胶质细胞瘤、成神经管细胞瘤、星形细胞瘤或髓母细胞瘤。临床症状包括神经系统症状如头痛、晨吐、复视，以及由结肠息肉引起的腹泻、便血等。内镜诊断Turcot综合征要点：息肉沿全结肠分布，20～100个；直径>3cm多见；30岁时恶变率可达100%。

5. 多发性腺瘤 又称为散发性腺瘤病，往往有结直肠癌或腺瘤家族史，发病年龄较大，腺瘤数目自几个至几十个不等，一般不超过100个，组织学以管状腺瘤和管状绒毛状腺瘤多见，单纯绒毛状腺瘤较少。同一病例往往各种病理类型共存，个别腺瘤恶变。

6. 幼年性息肉病 分为遗传性和非遗传性，可局限于结肠或累及全消化道。息肉数目虽不及FAP，但亦可达数百个，息肉组织学为错构瘤，但部分息肉含有腺瘤成分或合并腺瘤存在。幼年性息肉病诊断标准：不伴有Cowden病或Bannayan－Riley－Ruvalcaba综合征的肠外表现，并至少有下列条件之一：结直肠有5个以上的幼年性息肉；有幼年性息肉家族史的患者发生的任何数目的错构瘤性息肉；有结肠外的幼年性息肉。

7. Lynch综合征（家族性非息肉病性结直肠癌，HNPCC） 是一种呈常染色体显性遗传家族性肿瘤综合征，外显率高达80%。美国HNPCC的发生率占结直肠癌的4%～13%。值得注意的是，Lynch综合征患者亦可见单发肠道息肉。Lynch 综合征临床病理特点：① 结肠癌多见于右半结肠；② 同时性或异时性结直肠癌发生率高达40%；③ 多为黏液腺癌、低分化腺癌或印戒细胞癌；④ 肠外恶性肿瘤多见：子宫内膜癌、胃癌、卵巢癌、胰腺癌、输尿管癌、肾盂癌、皮肤癌、淋巴和血液系统恶性肿瘤和各种肉瘤；⑤ 平均发病年龄约为45 岁，而且逐代提前。

阿姆斯特丹 HNPCC 诊断金标准：① 家系中3 人患结直肠癌，其中1 人为另外2 人的一级亲属；② 结直肠癌涉及2 代人；③ 其中1 人诊断年龄＜50 岁。

Jass 等提出 Lynch 综合征初步诊断标准：① 患者亲属特别是一级亲属中有结直肠癌患者；② 年龄＜50 岁；③ 右侧癌多见；④ 同时性和异时性多原发结直肠癌；⑤具有结直肠癌以外器官的恶性肿瘤。凡具有①，并有其余4 项中之一者可初诊为 Lynch 综合征。直肠癌患者，根据肿瘤下缘和齿状线的距离决定是否保留肛门，但结肠应全部切除，术后随访同结直肠癌。已绝经或不考虑生育女性可考虑子宫、双侧卵巢、输精管切除术。

（中山大学附属第一医院　王天宝）

第三节　家族性息肉病恶变手术治疗

FAP 未经治疗诊断后15 年左右发生恶变，恶变率可达100%。到目前为止，最有效的措施仍是预防性手术治疗。手术方式的选择仍有争论，但各种手术方式都有一定的并发症，故术式选择对治疗本病极为重要。应结合大肠息肉的大小、数目、生长部位和分布情况，以及患者的年龄、工作性质、患者及家属对术式的要求、医院本身技术条件等因素综合考虑决定。目前常选用的术式：①全结肠直肠切除 + 末端回肠造口术，是直肠内多发性息肉、直肠息肉癌变或疑有癌变者首选；其优点是切除彻底，并发症少，可避免息肉癌变及术后复发；其缺点是患者的生活质量受到影响。目前随着国内手术技术的提高和改进，术前心理护理和术后心理教育的完善，造口用品使用方便等，都可以减轻或消除患者心理压力，明显提高生活质量。该术式已经被越来越多的医生和患者所接受。②结肠切除、回肠直肠吻合术，此术式适合于直肠息肉较少者；其优点是手术操作简单，术后肛门功能保持完整，手术并发症少，易被患者接受；缺点是对残留直肠病变进行肠镜电灼切除时，很难彻底电灼，不能防止直肠内息肉残留及复发。③全结肠直肠切除、回肠储带肛管吻合术，该术式的优点是切除全部大肠黏膜，去除癌变的危险，由于基本保留了肛门括约肌的排便功能，故避免了人造肛门给患者带来的痛苦；缺点是手术操作较复杂，术后常有盆腔感染、吻合口漏及狭窄、排便次数增多及腹泻等并发症。为了使患者在回肠肛管吻合口术后愈合良好，有时需分期手术，先行临时性回肠造口，待回肠肛管吻合口愈合后再关闭回肠造口，增加患者的痛苦。

FAP 的手术指征：①全结肠直肠切除、末端回肠造口术，适于息肉恶变，弥散性息肉病如伴直肠黏膜高度增生和溃疡，愿意接受腹部造瘘或自己能护理造瘘口，不能按照计划进行严密随访，要求彻底治疗者。②结肠切除、回肠直肠吻合术，适于无大肠癌，直肠无或有少量息肉，能接受反复内镜检查，仅结肠息肉，不愿接受腹部造瘘或不能自己护理造瘘口者。③全结肠直肠切除、回肠储带肛管吻合术，适于不愿接受腹部造瘘或自己不能护理造瘘口者，其余手术指征同全结肠直肠切除、末端回肠造口术。

一、术前准备

1. 术前营养不良者，应予以纠正，可进食高蛋白、高热量、富含维生素的食物。

2. 合并水、电解质紊乱的患者，术前应予以纠正，必要时可以输血、血浆以恢复血容量。

3. 肠道准备　术前3 天进食半流质，1 天流质。术前1 天开始，庆大霉素8 万 U，口服，3 次；甲硝唑0. 4g，口服，3 次。术前1 天下午复方聚乙二醇电解质散137. 15g 溶于2 000mL 温水口服，并静脉输注5% GNS 2000mL，10% KCL 30mL，术前晚清洁灌肠。

4. 麻醉生效后，插胃管、导尿管。

5. 术区、会阴部备皮。

6. 必须测定肛门括约肌的功能；另外，需做直肠镜检查，进一步了解直肠、肛管内是否存在病变。

二、麻醉与体位

采用气管内插管全身麻醉，取骶部垫薄垫的臀高头低之截石位，与水平面夹角约20°，从而使小肠移向上腹部，利于显露下腹部及盆腔器官。

三、手术步骤

家族性息肉病手术方式繁多，以全结肠直肠切除、回肠储带肛管吻合术介绍其手术步骤。

1. 切口　可取腹部正中切口或旁正中切口（图26－2）。

2. 探查　进入腹腔全面探查，肝、胆、胰、脾探查之后，自小肠开始，逐段检查小肠、结肠有无其他病变存在，尤其小肠，排除有无Crohn病，此病为本手术的禁忌证。

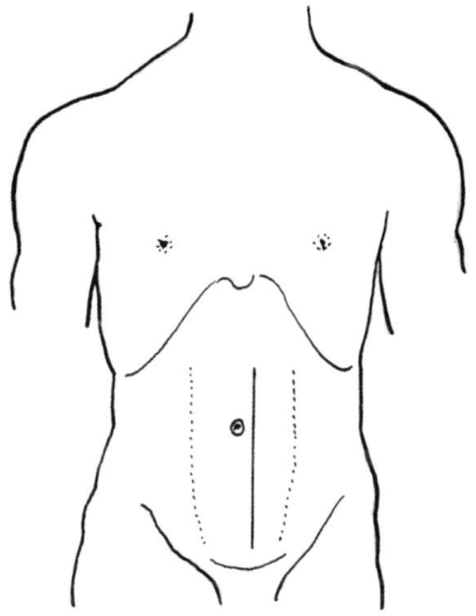

图26－2　旁正中切口

3. 切除全结肠　探查完毕以后，确定可以手术，将全结肠切除。①游离结肠：用自动腹腔拉钩将腹壁撑开，用塑料袋或纱布垫将小肠包裹，并推向左下方。首先分离升结肠，将升结肠拉向左侧，显露出右侧结肠旁沟，自盲肠开始，用剪刀剪开右侧侧腹膜，向上达结肠肝曲（图26－3）。②将盲肠提出切口外，切断回肠末段的系膜，使盲肠、阑尾和末段回肠充分游离（图26－4）。③继续钝性分离升结肠和后腹壁之间的疏松结缔组织。注意右侧输尿管的走行，不可将其与疏松结缔组织一起分离出来，以免误伤、误扎。④分离结肠肝曲，切断肝结肠韧带。注意勿伤及此处结肠后面的十二指肠的第3段（图26－5）。⑤将大网膜向上翻并提起，沿结肠上方大网膜返折处自右向左分离，切断、结扎大网膜（图26－6）。⑥继续向左分离至脾曲，切断脾结肠韧带。注意分离此韧带时勿过度用力，以免撕裂脾下极，引起出血（图26－7）。切断脾结肠韧带要尽可能离脾远一些，以留有余地（图26－8）。⑦沿左结肠旁沟自脾曲向下剪开侧腹膜，分离至乙状结肠，并将降结肠自腹后壁上分离下来，同时注意保护左侧输尿管。此时除乙状结肠、直肠以外，大部分结肠

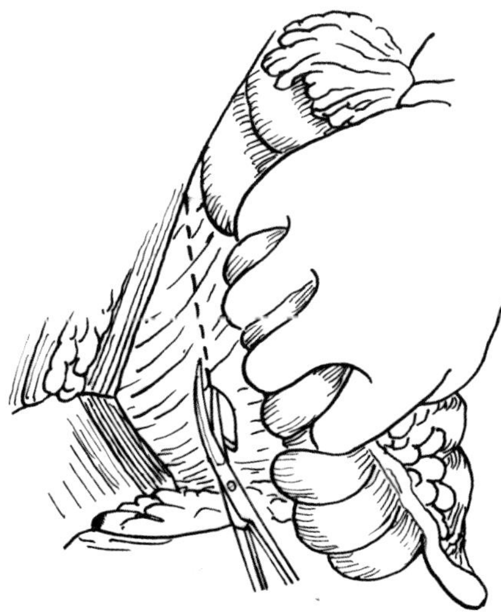

图26－3　剪开结肠右侧腹膜

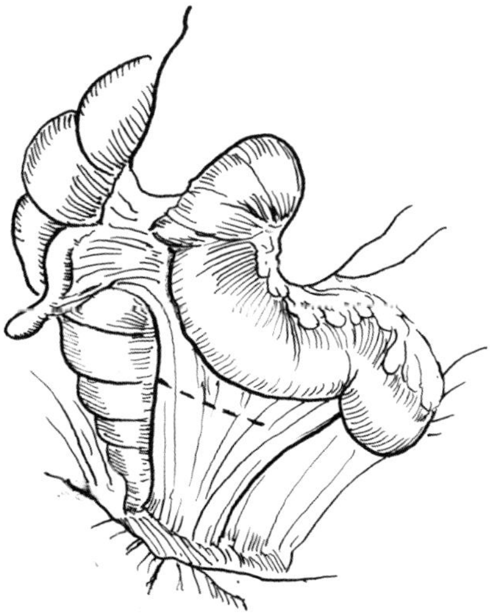

图26－4　切断回肠末端系膜

已分离。⑧将右侧结肠与横结肠提出腹外，辨认结肠系膜内的血管，在靠近肠管处分离、切断，并用7号线结扎。较大的血管还需用4号线贯穿缝扎，以防线结脱落出血（图26-9）。分离结扎血管时，仍需注意保护双侧输尿管。⑨病变累及回肠末端者，依具体情况切除10～100cm的末段回肠。

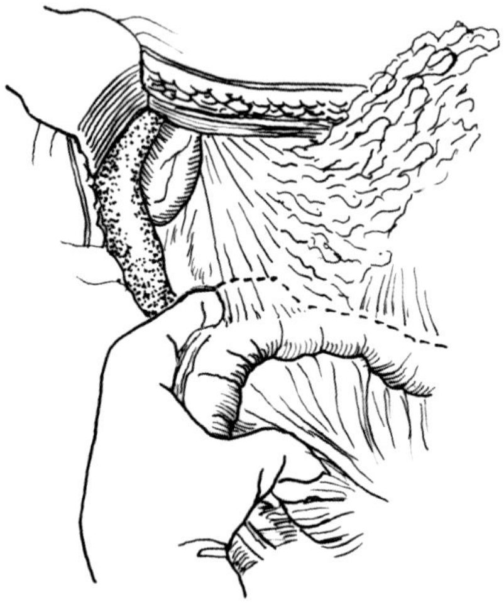

图26-5　切断肝结肠韧带

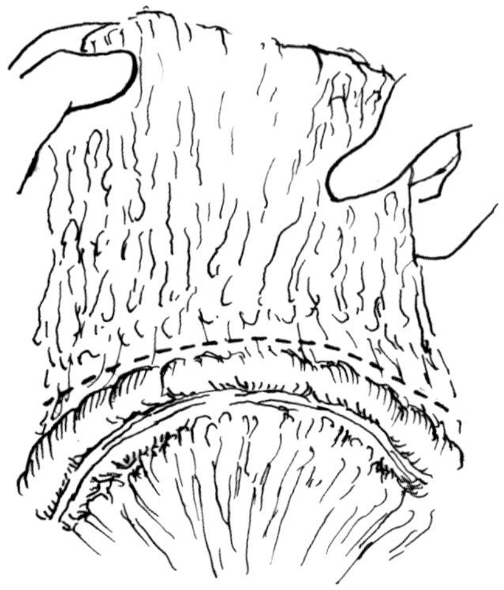

图26-6　切断胃结肠韧带

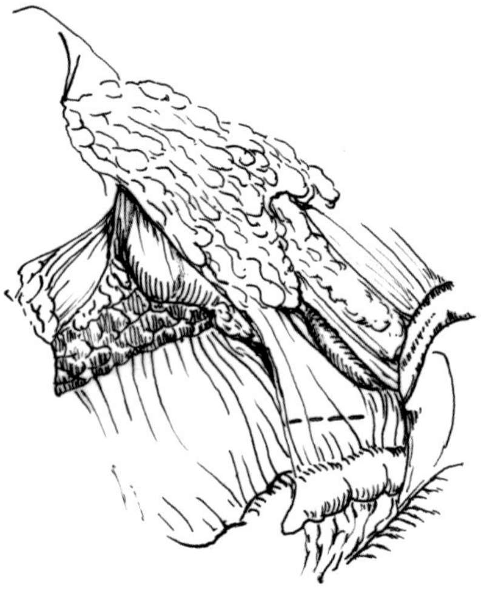

图26-7　显露脾结肠韧带

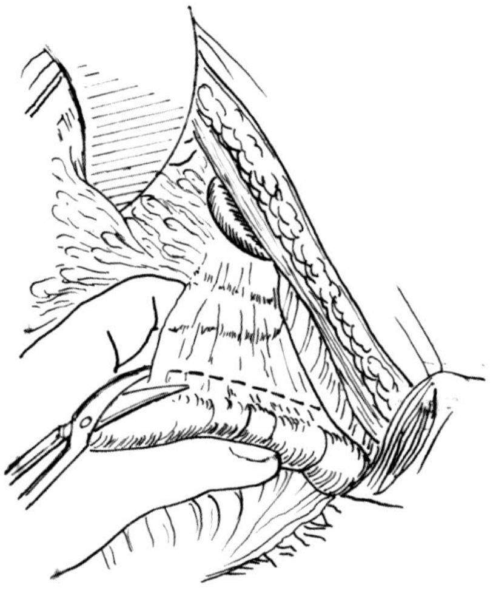

图26-8　远离脾脏切断脾结肠韧带

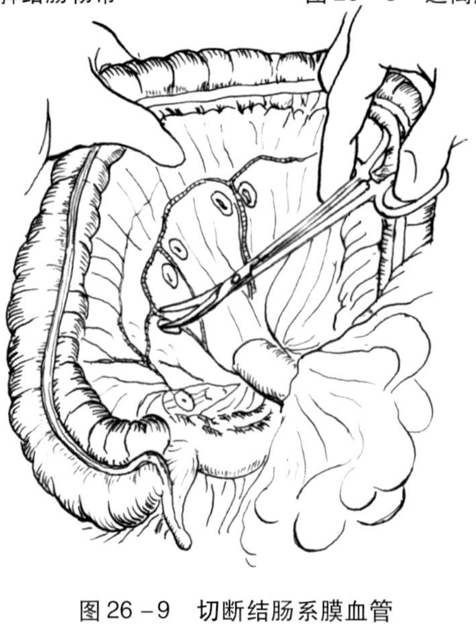

图26-9　切断结肠系膜血管

4. 游离回肠末段，制作回肠袋　将回结肠血管距根部较近的位置将其分离、切断，用7号线结扎（图26－10），4号线缝扎；分离小肠系膜，但不能损伤近肠管处的血管弓，以免影响游离回肠的血液供应。一般游离长约50cm的回肠。如果小肠的活动度受限，可以将限制小肠活动的纤维束、韧带予以分离、切断（图26－11）。

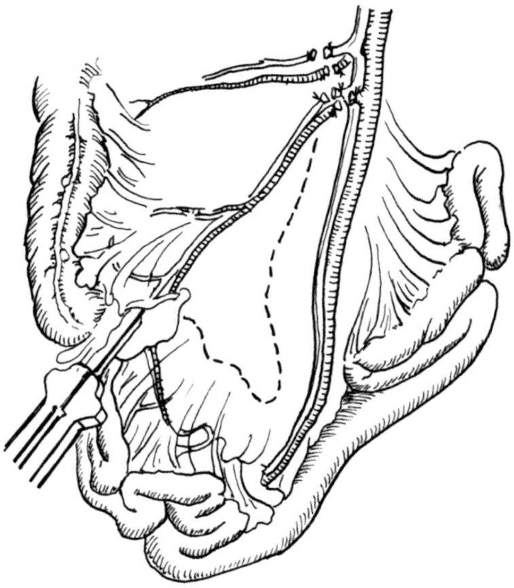
图26－10　切断回结肠血管

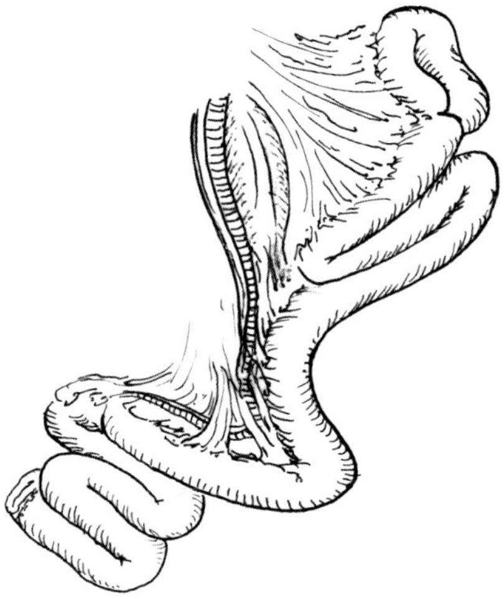
图26－11　切断小肠纤维束及韧带

5. 游离直肠　分离直肠要紧贴肠壁，以免损伤上腹下神经丛和副交感神经，影响术后肛门括约肌的功能。一般直肠在其和肛管交界处切断，残端可留3～4cm，以便分离直肠黏膜。回肠与肛管的吻合可选在齿状水平或肛柱上端水平（图26－12）。

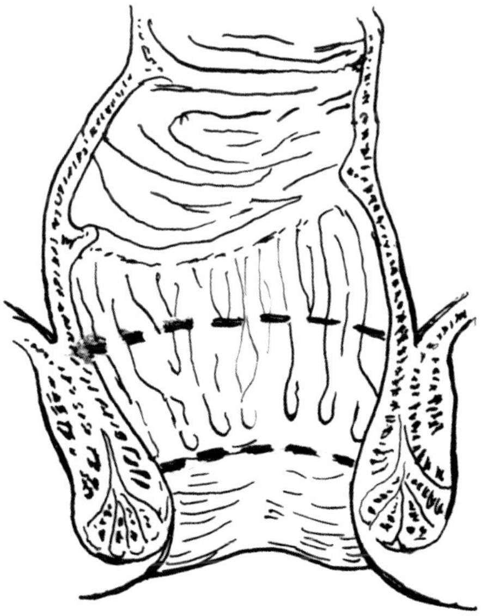
图26－12　选定吻合口（齿状线水平或肛柱上端）

6. 回肠袋的类型可多种多样，如图26－13所示：A为丁型形，B为三袢S形，C为侧方顺行蠕动回肠袋，D为4袢W形袋。以4袢W形袋为例，将4个回肠袢用Babcock钳夹住，每一肠袢长约12cm，左侧的回肠袢较右肠袢短约3cm。用小圆针、1号线于右侧肠袢系膜对缘的最低点浆肌层缝一针，以作标志和牵引之用（图26－14）。

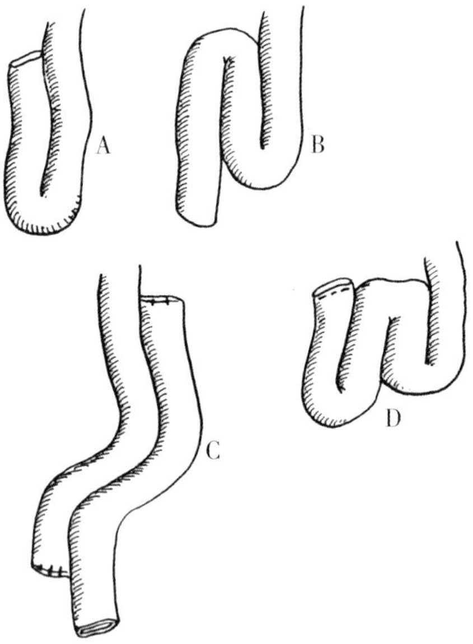

图 26－13　回肠储袋外形

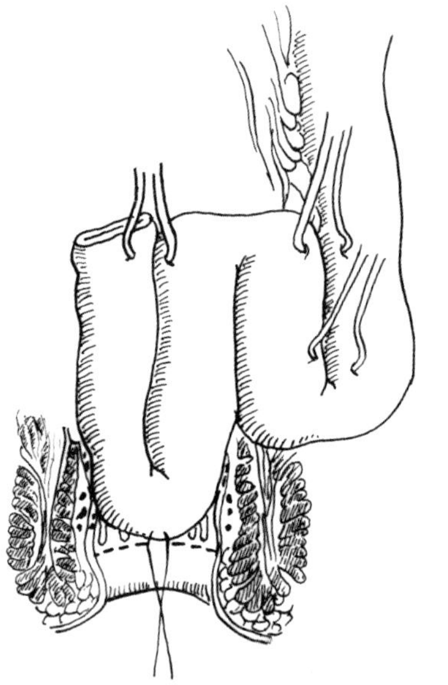

图 26－14　Babcock 钳固定回肠袢

7. 用 Babcock 钳将 4 个肠袢排列固定成 W 型，沿 4 个肠袢对系膜缘全层切开（图 26－15），黏膜用 1 号线连续内翻缝合，回肠断端切开以后，予以修剪，按图 26－15 中箭头所示将回肠末端切口的下方留取 2 横指的开口待以后吻合用。回肠袋的前壁用 1 号线连续内翻缝合封闭（图 26－16）。

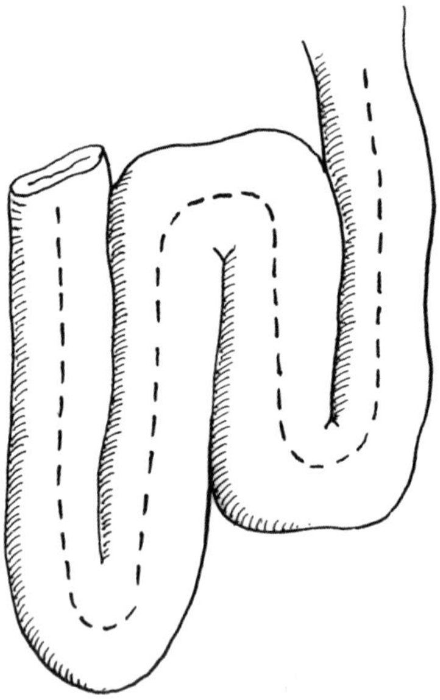

图 26－15　对系膜缘全层切开回肠袢

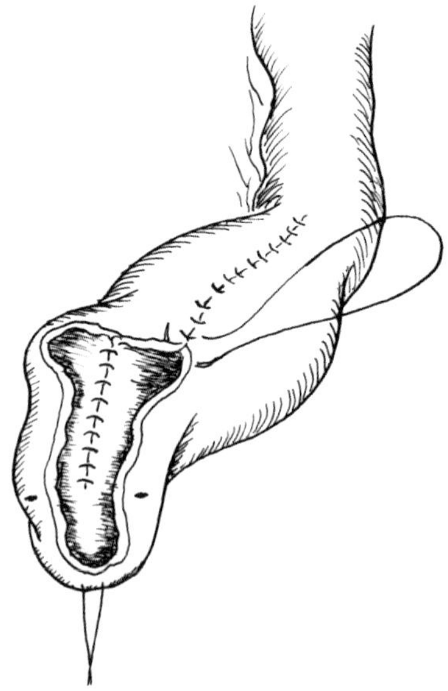

图 26－16　连续内翻缝合黏膜、前壁，留取 2 横指开口

8. 剥离直肠肛管黏膜　用拉钩将肛门部拉开，先用电刀将齿状线处的直肠黏膜切开，轻提黏膜，于黏膜下注射肾上腺素盐水（图 26－17），一方面可抬起直肠黏膜，使剥离容易，另一方面可以减少剥离过程中的出血。用止血钳轻提黏膜，小心、仔细地将其和肌层分离，切除全部直肠黏膜（图 26－18）。分离过程中注意勿伤及黏膜下的神经、肌肉。亦可将直肠残端自盆腔翻出肛门外（图 26－19），直视下将直肠黏膜剥除（图 26－20）。

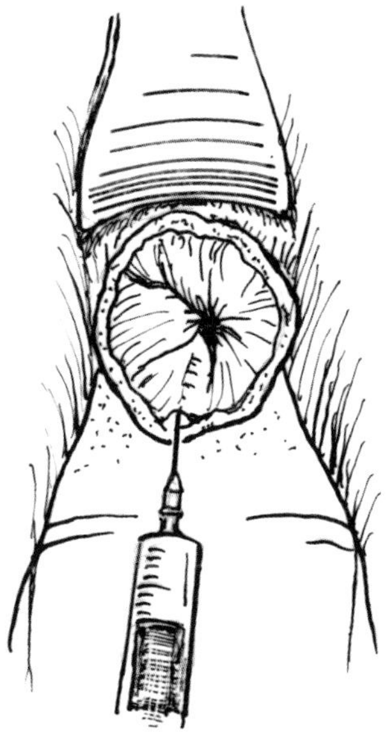

图 26－17　直肠黏膜下注射肾上腺素盐水

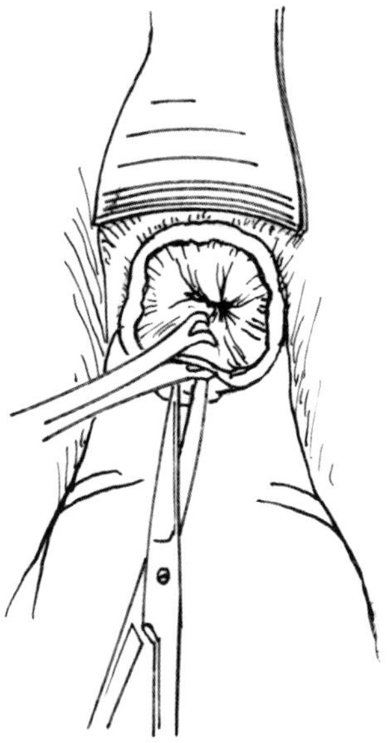

图 26－18　分离、切除直肠黏膜

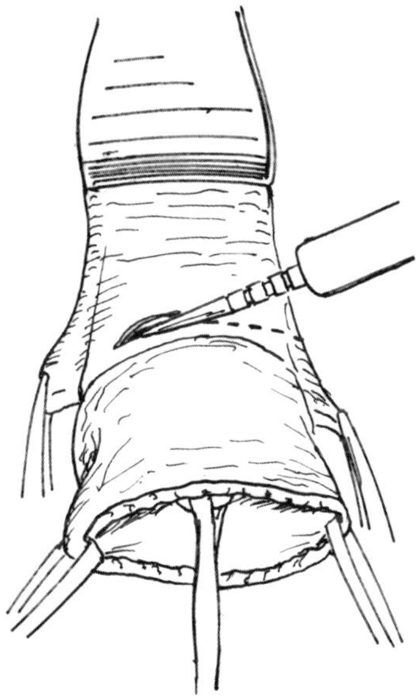

图 26－19　直肠残端自盆腔翻出肛门外

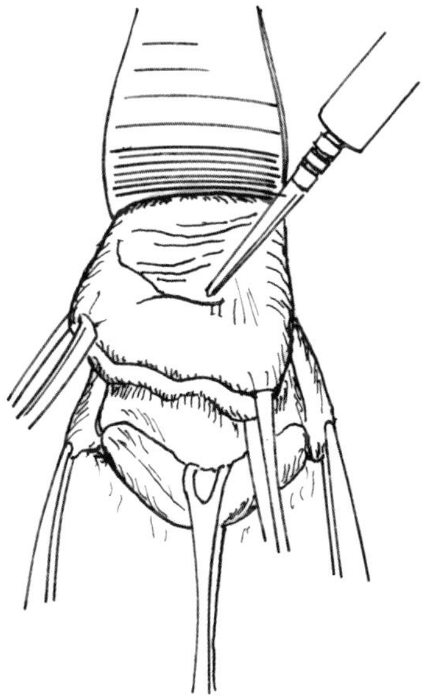

图 26－20　直视下剥离直肠黏膜

9. 回肠肛管吻合　用小圆针 1 号线于回肠袋开口的两侧分别缝 2 针（图 26－21），不移走缝针，带针自盆腔递出肛门，分别将两边的缝线和齿状线两侧的肛管黏膜合固定，之后用 1 号线将回肠袋开口处全层和肛管齿状线缝合，固定 1 周，包括部分肛门内括约肌（图 26－22、图 26－23），回肠袋开口和肛门齿状线吻合在一起。

10. 用 1 号线缝合小肠系膜切口，盆腔腹膜可在回肠袋周围缝合，以防回肠袋扭转或移位。有时为减少术后并发症，可行临时性回肠造瘘。一般经右下腹造瘘，造瘘的肠段距回肠袋至少 40cm，可行双腔造瘘（图 26－24 至图 26－26），待身体状况改善后，将临时性回肠瘘口切除关闭，断端行回肠吻合。

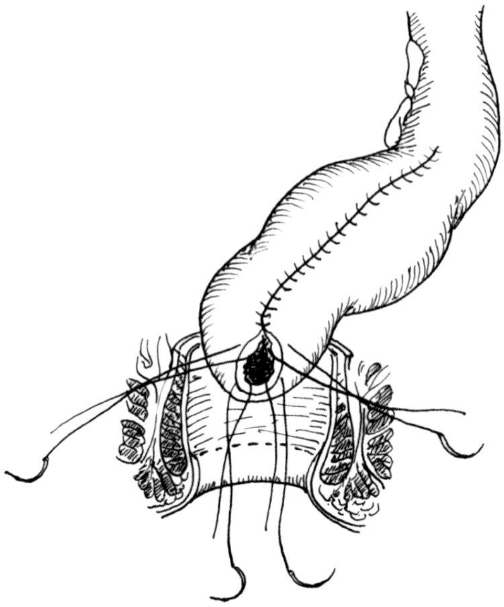

图 26－21　回肠储袋两侧带针缝线固定

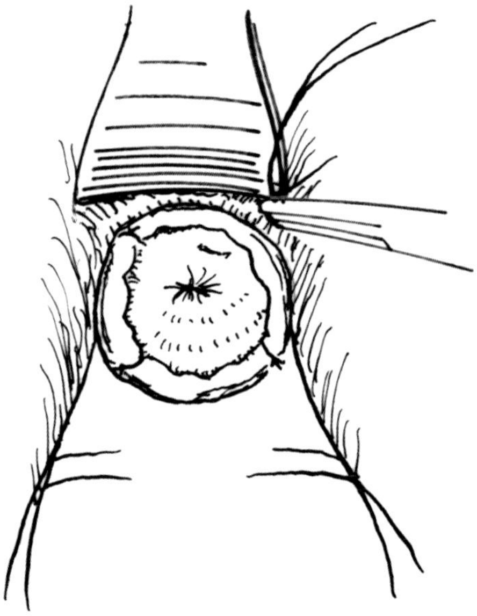

图 26－22　回肠储袋开口全层与肛管齿状线缝合

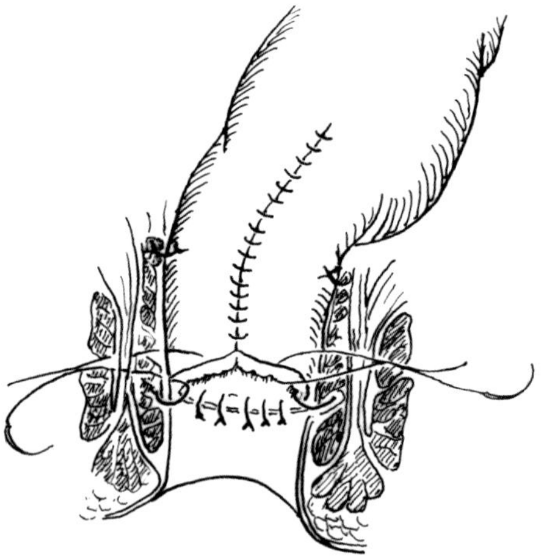

图 26－23　回肠储袋开口与肛管齿状线缝合

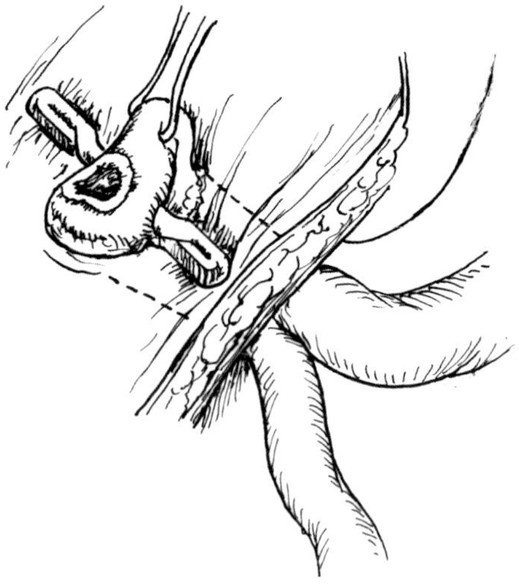

图 26－24　经右下腹托出小肠造瘘

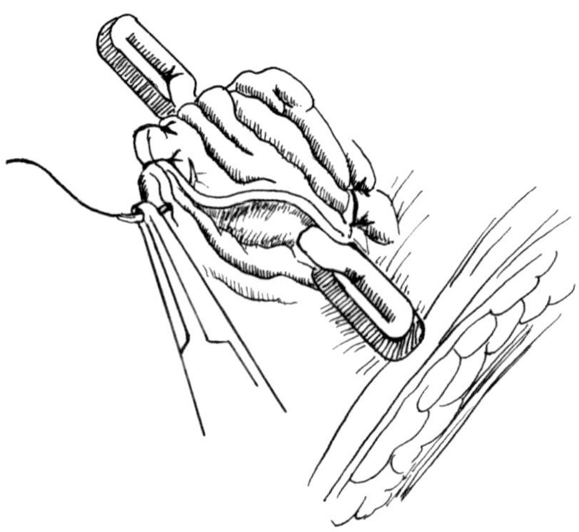

图 26－25　开放造瘘口

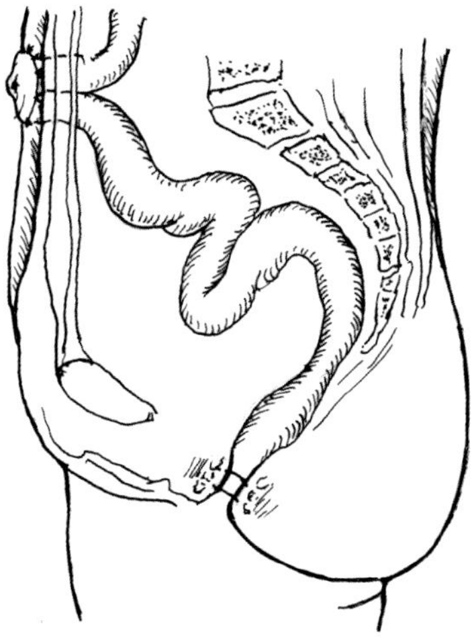

图 26－26 造瘘口距储袋 40cm

11. 关腹 清理腹膜，清点器械、敷料，按常规关闭腹壁切口。

四、术中应急处理

1. 输尿管损伤

（1）原因：输尿管损伤多由于手术者缺乏经验，对输尿管走行及局部解剖不熟悉而造成的误伤，发生率 2%～3%。损伤类型：部分或全部结扎、部分或全部切断、钳夹伤等。

（2）处理：如果术中发现输尿管损伤，一般后果不甚严重，根据不同损伤类型给予相应处理。

1）输尿管挫伤：多为钳夹伤，一般大段输尿管挫伤少见。如果输尿管血运、蠕动功能良好，需放置输尿管旁引流管；如果出现血运障碍、丧失蠕动功能，则应切除后行端端吻合、内支架引流术，同时放置输尿管旁引流管。

2）输尿管结扎：此种情况术中如能及时发现，需立即松开结扎线，检查输尿管损伤程度，血运、蠕动良好可不予以处理，但关腹前应再次予以检查，确保输尿管无坏死。如高度怀疑输尿管已坏死，则行输尿管部分切除吻合＋内支架引流术最为安全。

3）输尿管横断性损伤：手术时术野有尿外渗情况，应高度怀疑输尿管损伤。此时应即刻行输尿管端端吻合术，将两端端剪成斜面，4－0 可吸收线黏膜外翻间断缝合，内支架引流，输尿管旁放置引流管。

4）输尿管远端损伤：可行内支架引流＋端端吻合术或损伤输尿管与对侧输尿管吻合术。距离膀胱＜3cm 者，可作一膀胱瓣管道与输尿管吻合。

5）双侧输尿管损伤：此种情况罕见，实为缺乏责任心之故，应绝对杜绝发生。术中发现可采用上述方法处理。术后马上发现者，应再次开腹处理损伤之输尿管；如未能及时发现，出现尿毒症等情况，应在 B 超引导行下双侧肾盂置管引流术，待日后患者情况好转后，行二期手术。

2. 十二指肠损伤

（1）原因：游离结肠肝曲时，对十二指肠解剖不熟悉或者局部有粘连，分离过程中不经意的误伤；最常见的损伤部位是十二指肠第 3 段。

（2）处理：对于医源性十二指肠损伤，早期发现和及时处理是降低十二指肠病死率的关键所在；大多能在术中发现并处理。医源性十二指肠损伤有别于外伤性十二指肠损伤，其损伤破口一般不大且比较规则，可采用单纯缝合修补术。缝合时必须细密，缝合后利用周围的网膜、腹膜再作一层加强缝合，并于破口附近放置引流管；术后持续胃肠减压 7～10 天。必要时可作空肠造瘘，以备术后营养支持。

3. 脾脏损伤

（1）原因：主要原因是对结肠和脾脏的毗邻关系，脾门解剖部位不熟悉而盲目操作所致，游离脾曲时过度牵拉而引起撕裂出血。此外，探查时动作过于粗暴，不恰当使用深部拉钩，盲目钳夹或大块结扎脾周围组织，导致脾损伤。另外，术中麻醉效果欠佳，或过于肥胖，手术视野难于暴露充分，均易引起脾损伤。

（2）处理：临床上结肠手术偶有损伤脾脏，切脾、保脾需酌情而定，原则是抢救生命第一，保脾第二。

1）脾修补术：适用脾被膜撕裂伤，浅表性脾实质破裂，及脾下极边缘型破裂。对于脾包膜撕裂伤或<0.5cm的脾实质裂口，可采用电凝、大网膜覆盖，表面涂以凝血酶等处理，可以止血。缝合修补：对以上方法难以奏效者，充分游离脾脏，捏住脾蒂，控制出血，用1号肠线呈贯穿缝合；如伤口较深，脾脏质地较脆，打结时可用大网膜或明胶海绵作为衬垫。

2）脾切除：如术中遇到损伤较严重，面积较广，或脾蒂撕裂，出血量较多，合并生命体征不稳定者，则以抢救生命为主，行脾切除术。

五、术后处理

1. 取半坐位。
2. 持续胃肠减压，肠蠕动恢复以后，肛门或回肠造瘘口功能恢复以后，可以拔除，一般3～5天。
3. 静脉输液，可以给予葡萄糖溶液、盐水、维生素C和维生素B等，亦可给予全血、血浆、白蛋白；需行肠道外营养，可以给予PN等。
4. 饮食，拔除胃管以后可以进少量流质饮食，以后根据排便的性状和量调整饮食。
5. 全身、联合、大剂量使用广谱抗生素。
6. 若无并发症，可在术后4～6个月关闭临时性回肠造瘘。

六、术后并发症防治

术后储袋炎

1. 原因　目前对储袋炎的发生原因仍未明确。大多学者认为肠道菌群变化是导致储袋炎发生的原因。研究发现，储袋炎急性期，厌氧菌及溶血性大肠埃希细菌的总量增多，总需氧菌减少；但储袋炎的发生与储袋的形状、是否分期手术、是否腹腔镜手术无关。另有研究报道，在储袋黏膜中存在环氧合酶-2以及血管内皮生长因子的过度表达，并认为其可能参与了储袋炎的发生。

2. 临床表现　主要表现为储袋功能不良，如大便次数增多（4～8次/天）、便质稀烂、腹部绞痛、里急后重和大便失禁；个别患者有发热和直肠出血等。也可有肠外表现，主要为关节痛。

3. 处理　目前储袋炎主要为药物治疗。

（1）抗生素：急性期患者主要使用抗生素治疗。常选用环丙沙星500mg，每天2次，或甲硝唑250mg每日3次，2～3天后可见效。明确诊断后应采用甲硝唑加环丙沙星二联抗生素治疗或更换抗生素（如克拉霉素、阿莫西林、四环素或红霉素等）；3～4种抗生素隔周轮替使用可对部分患者有效。抗生素无效可尝试使用口服或局部使用布地奈德、美沙拉秦栓剂或灌肠；还可以使用铋剂、别嘌醇、6-巯基嘌呤、英夫利昔单抗等。严重腹泻可用洛派丁胺（loperamide）或苯乙哌啶（diph enoxylate），无效时可考虑使用长效生长抑素如长效善得定（sandostatin LAR）。临床上对1年内至少复发3次或抗生素停用1个月内复发的患者即应给予缓解期维持治疗。可长期使用抗生素、水杨酸制剂（栓剂或灌肠）、激素、免疫调节剂和益生菌等维持治疗。对于难治性储袋炎（甲硝唑、环丙沙星等常规抗生素治疗无效而又确诊为储袋炎者）应考虑有无巨细胞病毒性储袋炎、难辨梭菌性储袋炎的可能，目前这两种情况极为罕见，黏膜活检做DNA测定以及细菌学检查可以明确诊断。

（2）益生菌：是活细菌，与人类胃肠道细菌大致相同。使用益生菌后粪便中乳酸杆菌、双歧杆菌以及唾液链球菌数量增多。益生菌目前尚属于初步应用阶段，但已经在缓解期的维持治疗上取得良好效果。

（3）储袋炎的再手术：确诊为储袋炎，各种治疗均宣告无效后，应考虑再次外科手术切除储袋。切除病变部位，重新吻合，也可改做永久性回肠造口。

第四节　家族性息肉病恶变癌化疗、放疗、中医中药治疗

一、化　　疗

请参见第二十五章“结肠癌的化疗”。

二、放　　疗

请参见第二十五章“结肠癌的放疗”。

三、中医中药治疗

家族性息肉病恶变中医中药治疗参见“结直肠癌”有关内容。

第五节　家族性息肉病恶变复发与转移的处理

对于家族性息肉病，目前最佳手术方式为IPAA，术后可获得良好的功能。然而，IPAA术后回肠储袋息肉复发与恶变越来越受到重视；另一方面，家族性息肉除了结肠内布满息肉外，常伴有结肠以外的脏器病变，这些病变也具有恶变可能。FAP局部复发与远处转移的处理可参见结肠癌有关章节。

一、回肠储袋息肉复发及恶变

目前临床上对IPAA手术是否做直肠黏膜剥除有争议，越来越多的研究表明IPAA患者术后回肠储袋可以再发息肉及癌变的可能。因此有必要对回肠储袋息肉再发及癌变进一步的了解和认识。

1. 形态学及流行病学　家族性息肉病患者IPAA术后回肠储袋复发息肉无论在大小、数目和组织学上不尽相同。其大小由微腺瘤（肠镜不可视）到直径＞3cm不等；数目从单发到成百上千不等，甚至储袋黏膜被息肉代替，即地毯式效应；息肉可以向储袋上方小肠发展。组织学上主要有管状腺瘤、绒毛状息肉和管状绒毛样息肉。肠镜随访发现IPAA术后储袋息肉发生随时间的延长而增加，5年、10年及15年发生息肉率分别为7%，35%和75%。患者年龄是储袋息肉数目的独立因素，一般认为患者年龄越大，发生息肉的数目越多。目前对APC基因突变与储袋息肉及癌变的发生，尚无相关研究。

2. 病因学　目前，FAP患者IPAA术后储袋息肉的再发及癌变的病因尚未明确。APC基因突变可能是其发生的病因之一；另外，储袋内粪便滞积、厌氧菌数目增多、脱氧胆酸和石胆酸含量增加也可能是其致病因素。

3. 治疗　对储袋息肉及癌变目前尚无共识性治疗方案。相关的治疗主要有4种：内镜下息肉切除术（或电凝术）、经肛管直视下切除术、回肠储袋切除术及药物治疗。其中内镜下切除术应用最为广泛，操作简单易行，可以在少量镇静剂的作用下，达到确切切除息肉的治疗效果。然而，对于多发性息肉或储袋黏膜呈息肉地毯样改变时，内镜下不可能完全切除；而且会增加储袋穿孔的危险。经肛管直视下息肉切除术主要的适应证为储袋肛管吻合口及储袋远端的息肉。非甾体类抗炎药物，如舒林酸（sulindac）对结肠或直肠息肉有一定的效果；其作用机制不明，可能与抑制前列腺素的合成，从而抑制息肉细胞阻碍周期的进展，进而促进其凋亡有关。对于上述方法均无效时，可以选择储袋切除术；但再次手术风险较大，需要医生具有丰富

的临床经验，术中盆腔出血、输尿管损伤及术后性功能障碍较为常见。

二、结肠外恶性肿瘤

家族性息肉病患者，除了肠内多发性息肉病变外，常伴有其他器官病变。

1. 家族性息肉病与甲状腺癌

（1）流行病学：家族性息肉病患者合并甲状腺癌最早在1949年报道。大规模的临床研究报道FAP并发甲状腺癌的发生率为1%～2%，女性高于男性，男女比例1∶17。诊断时平均年龄为27岁，15岁以前不易发现。35岁以下女性更易发生甲状腺癌，比常人高160倍。

（2）诊断及治疗：FAP合并甲状腺癌患者，乳头状癌最为常见，早期无特异症状，主要表现为甲状腺单发无痛性肿块；常为多发性病灶，伴有淋巴结转移。其他病理类型甲状腺癌极少见。细针穿刺活检（FNA）或术中快速冰冻切片检查可以帮助确诊。治疗上以甲状腺全切术＋颈部淋巴结清扫为主，术后需口服甲状腺素，抑制TSH。预后良好，术后无瘤生存可达15年以上。

2. 家族性息肉病与肝母细胞瘤

（1）流行病学：1983年Kingston首次报道家族性息肠肉病合并肝母细胞瘤患者，至今已有50例报道。肝母细胞瘤是一种胚胎性肿瘤，多种分化能力的上皮组织来源的恶性肿瘤。0.5～3岁的儿童多发，但诊断年龄一般在16岁左右。肝母细胞瘤常伴有18号染色体三倍体基因异常和Beckwith－Wiedemann畸形综合征。家族性息肉病患儿同时患肝母细胞瘤的发生率约为2%，较普通儿童高750～7 500倍；95%患儿APC基因5′端密码子141～1715间基因有突变。

（2）诊断及治疗：FAP合并肝母细胞瘤主要临床症状为腹部肿块。早期无特异性表现，随着肿瘤病程进展，出现便秘、腹痛、呕吐、体重下降、贫血及血小板增多症等非特异性症状；90%患者AFP增高，需穿刺活检确诊。手术是最佳治疗方案，完整切除病灶的患者有较好的预后；新辅助化疗有一定的疗效，可以将不能切除的病灶缩小，达到完整切除，但仍有25%患者预后不佳。术后随访，尚无统一共识。

3. 家族性息肉病与脑肿瘤

（1）流行病学：1959年Turcot首次报道，随后，家族性息肉病合并原发性脑肿瘤称为Turcot综合征。根据临床特点及分子学改变分为Turcot综合征Ⅰ型及Turcot综合征Ⅱ型。Turcot综合征Ⅰ型常伴有DNA错配突变和Lynch综合征（遗传性非息肉病性结直肠癌），脑部肿瘤以高级别的星形细胞瘤及恶性胶质瘤最为常见。Turcot综合征Ⅱ型常为髓母细胞瘤合并家族性息肉病，约占80%，其他的有高级别星形细胞瘤和室管膜瘤。髓母细胞瘤恶性度高，70%的患儿在16岁前发病。家族性息肉病患者并发Turcot综合征的发生率约为1%～2%。

（2）诊断及治疗：髓母细胞瘤好发于小脑正中，临床主要表现为脑积水、小脑共济失调，症状可持续数周至数月不等。典型症状有呕吐、复视、共济失调。目前，手术切除病灶仍为最佳治疗方案，根据年龄、切除范围和是否转移酌情放化疗。5年的总体生存率为50%～70%。

4. 家族性息肉病与胰腺肿瘤

（1）流行病学：家族性息肉病患者并发胰腺肿瘤较少见。Johns Hopkins统计1391例家族性息肉病，仅4例伴发胰腺肿瘤；但分层分析FAP患者及其亲属胰腺肿瘤的发生率高于普通人群4.5倍；胰腺肿瘤的病理类型有：导管内乳头状癌、囊性乳头状癌、腺泡细胞癌和胰岛细胞癌。

（2）诊断及治疗：早期无特异性，肿瘤进展中常出现腹痛、体重下降、黄疸、腹泻（脂肪泻）、糖尿病、胰腺炎、血栓性静脉炎等症状。胰腺癌预后不良，治疗方法主要有手术和化疗。

5. 家族性息肉与肾上腺肿瘤

（1）流行病学：家族性息肉病患者肠外病变常见的是肾上腺腺瘤，约占7%。自首次报告的100年来，文献先后报道约50例，大多数患者无症状，仅在尸体解剖中发现并诊断。不同年龄均有发病，平均发病年龄在40～50岁。随着CT和MRI成像技术的发展，提高肾上腺肿块的发现率，增加腺瘤的确诊率。尽管，家族性息肉病患者较普通人群更易患肾上腺腺瘤（约2∶1～4∶1），但其临床症状及肿瘤生物学特性并无差异；大多数肾上腺腺瘤不分泌肾上腺激素（如：皮质醇、醛固酮及其混合激素）。肾上腺其他病变较少见，迄今为止，可见6例肾上腺腺癌及1例嗜铬细胞瘤的病例报道。

（2）诊断及治疗：肾上腺腺瘤早期无特异性症状，一般为CT或MRI无意中发现。少数腺瘤有自主分泌肾上腺激素功能，腺癌一般自主分泌肾上腺激素。FAP合并肾上腺腺瘤尚无共识性治疗方案，目前，仍以手术治疗为主。一般认为，肿块直径＜4cm，不需要手术切除；直径4～6cm的肿块，不伴有肾上腺激素过表达，良性影像学病变特征，可以手术切除，或者随访；肿块直径＞6cm，有恶性倾向，主张手术切除。

6．家族性息肉病与骨瘤及牙齿异常

（1）流行病学：家族性息肉病患者发生骨瘤的概率高于普通人群10倍，APC基因突变位点位于密码子767～1578之间；约17%的患者牙齿异常。相对于其他肠外病变，骨瘤和牙齿异常可发生在结肠病变之前。

（2）诊断及治疗：骨瘤是良性肿瘤，好发于颅骨和下颚骨，大小不等；随着肿瘤的生长，出现骨骼畸形。牙齿异常主要是婴幼儿时期，乳牙数目增多及牙齿囊性改变，并影响新生牙齿的生长。额外的牙齿一般在10岁以前出现，而牙齿囊性病变任何年龄发生。牙釉质退变，继而形成牙齿囊性改变；可以进一步导致颌骨囊性变。对影响新生牙齿生长的乳牙及囊性变的牙齿主张手术拔除。

家族性息肉病是APC基因突变引起的一种疾病，结直肠的息肉最终发展结直肠癌，手术切除结直肠能够预防癌变的发生。然而，术后储袋炎及储袋息肉复发的病因和机制有待于进一步深入研究。实际上，家族性息肉病是一种综合征，除了肠内息肉病变外，同时还伴有着其他肠外疾病。有些肠外疾病（如肝母细胞瘤、牙齿异常及脑肿瘤）早于肠内息肉形成之前发生，将有助于早期诊断家族性息肉病；早期肠内息肉尚未形成之前，能否药物预防干预治疗，值得进一步的探讨。

（安徽省池州市人民医院　李忠山　中山大学附属第一医院　王天宝）

第六节　家族性息肉病恶变癌预后与随访

一、预　　后

家族性息肉病恶变患者的治疗方式，通常是采用结肠切除回直肠吻合术，影响患者术后生存率的主要因素为术后直肠癌的发生。文献报道术后直肠残端癌的发病率为7.1%～32.1%。来自一项大规模调查研究显示：术后20年残端直肠癌的发病率是9%，25年是13%。日本报告1 050名家族性息肉病患者，术后10年直肠残端癌的发病率是13%，20年是37%。许多报道提示残端癌与患者年龄、性别、手术时息肉数和癌的存在、直肠残端长度等均有关系，吻合口在齿状线处比在壶腹部残端癌发病率明显下降。

贮袋肛管癌发病较少，来源可能系残留在直肠肌鞘上的黏膜或肛管残端的黏膜，只要术中有残留，都会有发生癌的可能；此外，回肠贮袋的适应性改变，回肠黏膜逐渐向直肠黏膜化生，也可能导致癌变。Axel等曾报道1例33岁女性患者，术后8年发展成腺癌。

据De Cosse报道，结肠切除回肠直肠吻合后的患者，术后15年内因直肠癌死亡者占2%。Nug ent研究表明，残留直肠癌变率从50岁的10%上升至60岁的29%，回肠直肠吻合后患者死亡率比同年龄性别的普通人群高3～4倍，最常见的死因是胃肠道恶性肿瘤、硬纤维瘤和围手术期并发症。

二、随　　访

家族性息肉病恶变患者的子代患病的可能性为50%，积极的随访并发现临床前患者非常重要。患者及高危人员应该接受遗传学检查。患者的术后随访应包括每1～3年的胃镜检查，最好加用侧视镜检查十二指肠壶腹。肠外检查如女性患者的甲状腺检查也应包括。在随访中，可综合运用各种检查和分析方法，如体检、结肠镜检、眼科检查、牙齿和下颌骨放射学积分、分子遗传学检测等。近来利用螺旋CT进行的二维和三维结肠息肉显像（CT colonography）可能成为新的更安全、创伤更小的随诊方法。

患者接受回肠直肠端端吻合术后，应每3~6个月复查结肠镜，以期早期发现癌变，直径>5mm的息肉随时电凝切除。但由于难以彻底电灼，不能防止残留及复发，因此必须终身随诊。具体随访计划同结直肠癌，并根据具体术式予以调整。

（南方医科大学附属南海医院　檀谊洪　中山大学附属第一医院　王天宝）

参考文献

[1] 北京协和医院. 普通外科诊疗常规 [M]. 北京：人民卫生出版社，2003：184.

[2] 侍立志，王有德，谭毓铨. 家族性息肉病21例诊治分析 [J]. 中国实用外科杂志，2004，24（7）：429－430.

[3] 潘其英，李德春. 结肠息肉及肠道息肉综合征 [M] //潘国宗，曹世植. 现代胃肠病学. 北京：科学出版社，1998：1260－1273.

[4] 井清源. 用脾修补术与脾部分切除术治疗脾外伤 [J]. 实用外科杂志，1991，7：378.

[5] 沈雄山，李卫民. 腹部手术中十二指肠损伤的预防和处理 [J]. 腹部外科，2005，18：159－160.

[6] 黎沾良. 十二指肠损伤 [M] //吴孟超，吴在德. 黄家驷外科学：中册（7版）. 北京：人民卫生出版社，2008：1332－1337.

[7] Standards Practice Task Force American Society of Colon and Rectal Surgeons. Practice parameters for the surgical treatment of ulcerative colitis [J]. Dis Colon Rectum，2005，48：1997－2009.

[8] Kamm MA. Antagonist：Early surgical intervention in ulcerative colitis [J]. Gut，2004，53：308－309.

[9] Lim M，Sagar P，Finan P，et al. Dysbiosis and pouchiitis [J]. Br J Surg，2006，93：1325－1334.

[10] Romano M，Cuomo A，Tuccillo C，et al. Vascular endothelial growth factor and cyclooxygenase－2 are overexpressed in Ileal Pouch－Anal Anastomosis [J]. Dis Colon Rectum，2006，29：230－239.

[11] Lahat G，Halperin D，Barazovsky E，et al. Immunomodulatory effects of ciprofloxacin in TNBS－induced colitis in mice [J]. Inflamm Bowel Dis，2007，25：347－350.

[12] Gullichisen R. Long－acting octreotide in the treatment of diarrhea after pelvic pouch surgery [J]. Tech Coloproctol，2006，10：346－349.

[13] Shen B，Goldblum JR，Hull TL，et al. Clostredium difficile－associated pouchiitis [J]. Dig Dis Sci，2006，51：2361－2364.

[14] Pavlovic－Calic N，Muminhodzic K，Zildzic M，et al. Genetics，clinical manifestations and management of FAP and HNPCC [J]. Med Arh，2007，61（4）：256－259.

[15] Trainer AH. Extra－colonic manifestations of familial adenomatous polyposis coli [J]. Adv Exp Med Biol，2009，656：119－127.

[16] Groen EJ，Roos A，Muntinghe FL et al. Extra－intestinal manifestations of familial adenomatous polyposis [J]. Ann Surg Oncol，2008，15（9）：2439－2450.

[17] Half E，Bercovich D，Rozen P. Familial adenomatous polyposis [J]. Orphanet J Rare Dis，2009，12：4－22.

[18] Jarvinena HJ，Peltomakib P. The complex genotypephenotype relationship in familial adenomatous polyposis [J]. Eur J Gastroenterol Hepatol，2004，16（1）：5－8.

[19] Miyaki M，Konishi M，KikuchiYanoshita R，et al. Characteristic of somatic mutation of the adenomatous polyposis coli gene in colorectal tumors [J]. Cancer Res，1992，54：3011－3020.

[20] Peifer M. Regulating cell proliferation：As easy as APC [J]. Science，1996，272（5264）：974－975.

[21] Miyaki M，Seki M，Okasmoto M，et al. Genetic change and histopathological types in colonrectal patients with familial adenomatous polyposis [J]. Cancer Res，1990，50：7166.

[22] DeCosse JJ，Blow S，Neale K，et al.：Rectal cancer risk in patients treated for familial adenomatous polyposis [J]. Br J Surg，1992，79：1372－1375.

[23] Iwama T，Mishima Y. Mortality in young first－degree relatives of patients with familial adenomatous polyposis [J]. Cancer，1994，73，2065－2068.

[24] Jang Y－S，Steinhagen RM，Heimann TM. Colorectal cancer in familial adenomatous polyposis [J]. Dis Colon Rectum，1997，40：312－316.

[25] Kinzler KW，Vogelstein B. Lessons from hereditary colorectal cancer [J]. Cell，1996，87：159－170.

[26] Powell SM，Petersen GM，Krush AJ，et al. Molecular diagnosis of familial adenomatous polyposis [J]. New Eng J Med，1993，329：1982－1987.

[27] Bulow S，Alm T，Fausa O，et al. Duodenal adenomatosis in familial adenomatous polyposis：DAF profect group [J]. Int J Colorectal Dis，1995，10：43－46.

[28] Strong SA. Surgical treatment of inflammatory bowe l disease [J]. Curr Opin Gastroenterol，2002，18：441－446.

[29] Church J. Ileoanal pouch neoplasia in familial adenomatous polyposis：an underestimated threat [J]. Dis Colon Rectum，2005，48：

1708 – 1713.

[30] Beveridge IG, Swain DJ, Groves CJ, et al. Large villou adenomas arising in ileal pouches in familial adenomatou polyposis: report of two cases [J]. Dis Colon Rectum, 2004, 4: 123 – 126.

[31] Moussata D, Nancey S, Lapalus MG, et al. Frequency and severity of ileal adenomas in familial adenomatous polyposis after colectomy [J]. Endoscopy, 2008, 40: 120 – 125.

[32] Groves CJ, Beveridge G, Swain DJ, et al. Prevalence and morphology of pouch and ileal adenomas in familial adenomatous polyposis [J]. Dis Colon Rectum, 2005, 48: 816 – 823.

[33] Schulz AC, Bojarski C, Buhr HJ, Kroesen AJ. Occurrence of adenomas in the pouch and small intestine of FAP patients after proctocolectomy with ileoanal pouch construction [J]. Int J Colorectal Dis, 2008, 23: 437 – 441.

[34] Das P, Smith JJ, Tekkis PP, et al. Quality of life after indefinite diversion/pouch excision in ileal pouch failure patients [J]. Colorectal Dis, 2007, 9: 718 – 724.

[35] Wong RF, Tuteja AK, Haslem DS, et al. Video capsule endoscopy compared with standard endoscopy for the evaluation of small – bowel polyps in persons with familial adenomatous polyposis (with video) [J]. Gastrointest Endosc, 2006, 64: 530 – 537.

[36] Gallagher MC, Phillips RK, Bulow S. Surveillance and management of upper gastrointestinal disease in Familial Adenomatous Polyposis [J]. Fam Cancer, 2006, 5: 263 – 273.

[37] Hirota WK, Zuckerman MJ, Adler DG, et al. ASGE guideline: the role of endoscopy in the surveillance of premalignant conditions of the upper GI tract [J]. Gastrointest Endosc, 2006, 63: 570 – 580.

[38] Links TP, van Tol KM, Jager PL, et al. Life expectancy in differentiated thyroid cancer: a novel approach to survival analysis [J]. Endocr Relat Cancer, 2005, 12: 273 – 280.

[39] Sigurdson AJ, Ronckers CM, Mertens AC, et al. Primary thyroid cancer after a first tumour in childhood (the Childhood Cancer Survivor Study): a nested case – control study [J]. Lancet, 2005, 365: 2014 – 2023.

[40] Cooper DS, Doherty GM, Haugen BR, et al. Management guidelines for patients with thyroid nodules and differentiated thyroid cancer [J]. Thyroid, 2006, 16: 109 – 142.

[41] Frates MC, Benson CB, Charboneau JW, et al. Management of thyroid nodules detected at US: Society of Radiologists in Ultrasound consensus conference statement [J]. Radiology, 2005, 237: 794 – 800.

[42] Hirschman BA, Pollock BH, Tomlinson GE. The spectrum of APC mutations in children with hepatoblastoma from familial adenomatous polyposis kindreds [J]. J Pediatr, 2005, 147: 263 – 266.

[43] Aretz S, Koch A, Uhlhaas S, et al. Should children at risk for familial adenomatous polyposis be screened for hepatoblastoma and children with apparently sporadic hepatoblastoma be screened for APC germline mutations? [J]. Pediatr Blood Cance, 2006, 47: 811 – 818.

[44] Sanders RP, Furman WL. Familial adenomatous polyposis in two brothers with hepatoblastoma: implications for diagnosis and screening [J]. Pediatr Blood Cancer, 2006, 47: 851 – 854.

[45] Sudo T, Murakami Y, Uemura K, et al. Development of an intraductal papillary – mucinous neoplasm of the pancreas in a patient with familial adenomatous polyposis [J]. Pancreas, 2005, 31: 428 – 429.

[46] Chetty R, Salahshor S, Bapat B, et al. Intraductal papillary mucinous neoplasm of the pancreas in a patient with attenuated familial adenomatous polyposis [J]. J Clin Pathol, 2005, 58: 97 – 101.

[47] Gupta C, Mazzara PF. High – grade pancreatic intraepithelial neoplasia in a patient with familial adenomatous polyposis [J]. Arch Pathol Lab Med, 2005, 129: 1398 – 1400.

[48] Pho LN, Coffin CM, Burt RW. Abdominal desmoid in familial adenomatous polyposis presenting as a pancreatic cystic lesion [J]. Fam Cancer, 2005, 4: 135 – 138.

[49] Lockhart AC, Rothenberg ML, Berlin JD. Treatment for pancreatic cancer: current therapy and continued progress [J]. Gastroenterology, 2005, 128: 1642 – 1654.

[50] Canto MI, Goggins M, Hruban RH, et al. Screening for early pancreatic neoplasia in high – risk individuals: a prospective controlled study [J]. Clin Gastroenterol Hepatol, 2006, 4: 766 – 781.

[51] Pines Corrales PJ, Gonzalez – Albarran O, Peralta M, et al. Clinically inapparent adrenal mass in a patient with familial adenomatous polyposis [J]. Horm Res, 2006, 66: 207 – 210.

[52] Latchford AR, Sturt NJ, Neale K, et al. A 10 – year review of surgery for desmoid disease associated with familial adenomatous polyposis [J]. Br J Surg, 2006, 93: 1258 – 1264.

第二十七章　直　肠　癌

第一节　直肠癌流行病学与病因

一、流 行 病 学

我国在世界上属结直肠癌发病率较低的国家之一，但其发病率却有逐年上升趋势。从世界各地统计分析资料看，结直肠癌高发地区结肠癌比直肠癌多见，而低发地区直肠癌比结肠癌多见。美国结直肠癌病人中，直肠癌比例20世纪40年代为55%，60年代降为23%。我国近10年来的流行病学研究表明，结直肠癌的发病比例亦有类似的变化趋势，即直肠癌比例逐渐下降，而结肠癌比例逐步增高，甚至有超过直肠癌的迹象。与欧美国家不同，我国直肠癌男性患者略多于女性，男女比例为（1.3∶1）～（1.4∶1）。

我国直肠癌一个特点是肿瘤部位约70%位于腹膜返折以下，直肠指诊多可触及，如何在保证手术根治性效果的前提下保留肛门功能是我国胃肠外科医生面临的挑战。我国直肠癌的另一个特点是发病年龄明显提前，患者平均年龄较西方国家小10岁左右。我国青年（<40岁）结直肠癌患者比例高达11.8%～22.3%。青年组以直肠为主（56.3%），而老年组以结肠为主（60.0%）。青年期结直肠癌临床表现为：腹痛（65%），体重减轻（57%），便血（49%），恶心与呕吐（35%），便秘（24%），大便性状改变（19%），腹部包块（14%）。肠梗阻多为慢性低位不完全梗阻，多属晚期症状，表现为腹胀和便秘，可有贫血、全身乏力、饮食下降、体重减轻等全身症状。青年期结直肠癌黏液腺癌与印戒细胞癌比例分别为17.4%和5.5%，而老年组为12%及0.6%；进展期青年结直肠癌占81.9%，老年组为75.1%。因此，早期诊断就显得尤为重要。关于青年结直肠癌患者预后争议颇多，多数资料认为不及中老年结直肠癌，但确切的结论有待大宗的随访资料以资佐证。我国直肠癌发病与血吸虫病有关，血吸虫病流行地区如浙江嘉善也是直肠癌高发区。血吸虫卵沉积于结直肠黏膜导致慢性炎症，反复刺激导致慢性肉芽肿，长此以往导致恶变发生。我国血吸虫病疫区，结直肠癌合并血吸虫病的比例可高达96.1%，现有资料显示血吸虫病可能是结直肠癌发生的促进因素。

二、病　　因

直肠癌的病因参见第二十五章。

第二节　直肠癌临床表现及鉴别诊断

一、临 床 表 现

早期直肠癌无明显症状，患者多未引起足够重视。随着肿瘤的生长形成破溃或溃疡时，逐渐出现症状：便血（80%～90%）、便频（60%～70%）、便细（40%）、黏液便（35%）、里急后重（20%）、肛门痛（20%）及便秘（10%）等。

1. 便血　直肠癌表面为大便刺激或破溃后即可出现便血，血液鲜红或暗红色，与大便混合或敷在大便表面，甚至血性大便。直肠癌早期一般便血少见，大便潜血实验可呈阳性反应，粪便镜检可见红细胞。

2. 便频　便频的含义指次数增多，粪便性状如常或变化不大，与腹泻不是同一概念。便频的同时，患者多有排便不尽感，大便后很快又感便意，却无大便排出或仅排出少量大便。

3. 便细　直肠癌肿物可导致大便形态改变，较正常大便为细小，而且可有压痕，失去柱状特性。直肠癌导致肠腔梗阻时大便困难，排便时间延长，粪便更为细小。

4. 黏液便　直肠癌表面破溃、肿瘤坏死并发感染时，患者出现黏液血便，具有腥臭味，黏液血便可单独或与大便一起排出。

5. 里急后重　当直肠癌破溃，分泌物持续分泌，不断刺激肛管直肠，患者出现里急后重、排便急迫的同时尚有排便不尽感，往往仅为带血脓液而无真正大便。

6. 肛门痛　大部分为肿瘤侵犯肛管及其括约肌所致，同时可有大便失禁或排便困难。

7. 便秘　直肠癌导致不完全性肠梗阻，粪便积聚于肿瘤口侧结直肠，水分逐渐吸收，随至便秘发生，表现为大便干结、排便困难、便次减少及排便时间延长。

8. 肠梗阻表现　多慢性肠梗阻，表现为腹胀、阵发性腹痛、肠鸣音亢进及便后减轻等。完全性直肠梗阻则腹胀、腹痛、肛门停止排气排便，但恶心、呕吐少见。

9. 局部侵犯症状　晚期直肠癌侵及骶丛神经或骶骨可导致会阴部、骶尾部剧烈疼痛。侵犯膀胱与前列腺可诱发尿频、尿急、尿痛，直肠膀胱漏者小便可有大便或气体排出。阴道后壁受侵而致直肠阴道漏者可见大便与气体自阴道排出。肿瘤压迫输尿管导致梗阻可致肾积水与腰部疼痛。肿瘤压迫髂外静脉或淋巴转移导致淋巴管回流障碍，可致下肢水肿。

10. 远处转移　肿瘤可通过血行转移、淋巴转移、播散种植等方式转移至肝、肺、骨、腹腔等。患者出现右上腹痛、黄疸、浮肿；癌性腹水；胸痛及胸腔积液；锁骨上及腹股沟淋巴结肿大；卵巢肿瘤种植包块。值得一提的是低位直肠癌肺转移可早于肝转移，原因为低位直肠癌静脉回流可经髂内静脉直接进入体循环而至肺脏所致。

11. 全身症状　贫血、消瘦、乏力、恶液质及低热等。

二、诊　　断

1. 直肠指诊　约70%的直肠癌可在直肠指诊范围之内，直肠指诊对直肠癌的诊断准确率高达95%，临床医生务必予以足够重视，以免延误治疗。直肠指诊可采用膝胸位或左侧卧位，后者双腿屈曲向胸腹部。观察肛门外观，注意有无血迹、肿物及肛门有无变形。用石蜡油润滑手套及肛门，示指轻压肛门并适度按摩，斜向缓慢伸入肛门，注意括约肌张力、有无狭窄或肿块。继续伸入示指，注意直肠四壁有无肿块、压痛、柔韧度及狭窄等。如触及肿物应记录：位置（前壁或后部、肿瘤下缘距离肛门缘距离）、大小、质地、活动度（后方与骶骨或前方与前列腺或子宫阴道是否固定）、形态、狭窄与否及指套有无血染。肿瘤沿横向生长侵犯1/4肠壁约需6个月时间，全周受累一般已罹患直肠癌1.5～2年时间。直肠膀胱凹陷或直肠子宫凹陷有无种植结节。已婚妇女需做妇科检查有了解肿瘤与阴道的关系和是否存在卵巢转移的情况。

2. 直肠镜检查　最好用带刻度的硬质肛肠镜检查，可准确测量肿瘤下缘和齿状线的距离，对选择能否保留肛门具有重要意义，因为直肠指诊和结肠镜检查不能提供确切的距离，因此，结肠镜检查不能代替肛门镜检查。肛门镜检查由手术医生亲自操作，掌握第一手临床资料，对诊断和手术方法的选择至关重要。肛门镜检查应记录：肿瘤下缘与齿状线距离、肿瘤位置、形态、大小、活动度、有无破溃或溃疡，同时需多点取肿瘤组织送病理检查以明确诊断。

3. 结肠镜检查　直肠癌患者必须行结肠镜检查，除非直肠癌导致肠腔狭窄肠镜不能通过。一方面，肠镜可发现其他部位疾病，如腺瘤性息肉、克罗恩病、溃疡性结肠炎等；另一方面，结直肠癌具有同时多发的特性，因此术前及术中均需检查全部结直肠。文献报道228例结直肠癌患者中有45.6%的病例同时存在其他疾病，11.0%需要扩大切除范围；同时多原发性结直肠癌的发生率为4.9%，多原发性结直肠癌手术范围必须扩大，腹腔内仅有一个吻合口。结肠镜检查主要描述肿瘤离肛门缘的距离、大小、形态、质地、表面情况、有无梗阻等，多点钳取肿瘤组织送病理检查。值得注意的是，在结肠镜检查中，具有标志性定位意义的结构为直肠 Houston 瓣、肝曲、回盲瓣和阑尾口，而进镜深度、半月襞有无和肠腔形态均不具有定位意义，肠镜报告的肿瘤位置仅作为临床处置的参考。

4. 超声内镜　超声内镜检查对直肠癌术前分期及手术设计具有重要意义。正常直肠壁超声图像呈5层结构，3层高回声中夹杂2层弱回声，从内至外分别为：①黏膜层，呈高回声层；②黏膜肌层，呈弱回声层；③黏膜下层，呈高回声层；④固有肌层，呈弱回声层；⑤直肠外膜层，呈高回声层。超声内镜下肿瘤呈低回声，可累及一层或多层，层次紊乱、结构不清；可发现局部转移的淋巴结；周围脏器组织是否受累。超声内镜直肠癌浸润深度分期：uT_1，肿瘤侵犯不超过黏膜下层；uT_2，固有肌层受累；uT_3，直肠周围脂肪组织受累；uT_4，直肠周围脏器侵犯。文献报道超声内镜对浸润深度判断准确率高达95%，转移淋巴结识别率为80%，成为直肠癌术前重要的检查方法之一。

5. 腹部B超、CT、MRI　B超对诊断肝脏转移有重要价值，方便和经济是其优点，但对原发病灶诊断困难。CT和MRI可判断肿瘤肠管浸润程度、有无淋巴结或肝脏转移以及周围脏器有无侵犯，对术前肿瘤分期和选择治疗方式具有较重要的价值。MRI对诊断周围脂肪内浸润情况及复发灶准确率高，优于CT检查。

6. 钡灌肠　不及结肠镜检查准确，容易漏诊早期病变，且不能提供病理标本，不作为直肠癌的常规检查手段。

7. 大便潜血检查　是一种无创、方便易行的筛查方法，阳性者再行结肠镜等检查。

8. CEA　CEA升高多见于结肠癌患者，但亦见于胃癌、肺癌、乳腺癌、胰腺癌、病毒性肝炎及妊娠等。直肠癌患者CEA可正常，术前升高者复发率较高（50%）。术前CEA升高者，在根治性切除术后1～4个月内逐渐恢复正常水平；术后不降或再次升高者，预示肿瘤残留或术后复发可能，需行肠镜、CT或PET－CT检查以寻找复发病灶。

9. PET－CT检查　PET－CT将正电子发射计算机断层显像与CT融为一体。由PET诊断肿瘤的分子功能与代谢等变化，CT提供肿瘤原发灶和转移灶的解剖定位。具有灵敏、准确、特异及定位准确等优点，对怀疑多发远处转移的直肠癌患者的诊断颇有价值，但费用昂贵，尚难普及。

三、鉴别诊断

1. 直肠平滑肌肉瘤　直肠平滑肌肉瘤可发生于直肠，肉瘤体积较大，可达数厘米。具有黏膜下肿瘤特性，肉瘤可并发肚脐样溃疡，类似溃疡型结直肠癌，但肉瘤溃疡外侧肿瘤表面尚覆盖有正常黏膜可资鉴别诊断。

2. 直肠孤立性溃疡综合征　本病是一种直肠前壁良性孤立性的急慢性溃疡所引起的消化道紊乱综合征，临床表现为血便、黏液便、排粪困难及肛门胀痛。溃疡多位于齿状线上3～15cm的前壁，单个多见，直径2cm左右；外形为不规则卵圆形或直线形。溃疡大部分较浅，界清，底披污苔，周围黏膜呈轻度隆起或结节状。

3. 直肠息肉及息肉病　分为肿瘤性和非肿瘤性。单发多见，多发也不少见。早期病变多为丘状，逐渐成为半球状，出现亚蒂或长蒂。息肉表面多光滑，也可出现浅沟致使息肉成为分叶状。息肉性质取决于活检病理学检查。

4. 缺血性结肠炎　是因肠壁血供减少或回流不畅导致肠壁营养障碍的一种临床综合征，多见于50岁以上男性，伴有高血压病、动脉硬化、冠心病及糖尿病。临床特点为急性腹痛、血性腹泻及发热。结肠镜检查见病变与正常黏膜分解尚清，黏膜充血、水肿、血管像消失；极度水肿的皱襞可呈类似肿瘤的假瘤征；黏膜质脆，触之易于出血，可见纵行或匍形溃疡，底披污苔。

第三节　直肠癌手术治疗

一、直肠癌手术热点问题

（一）直肠癌淋巴引流及侧方淋巴结清扫

淋巴结转移是直肠癌主要的转移方式，但就淋巴结清扫范围国内外学者一直争论不休，重点是扩大淋巴结清扫，或说侧方淋巴结清扫临床意义何在。日本学者首先提出直肠癌具有上方、侧方及下方淋巴转移途径并应用于临床实践，认为直肠癌手术应在3个间隙内廓清淋巴及脂肪组织：A间隙位于指直肠系膜固有筋膜（盆腔筋膜脏层）、Denonvillier筋膜和直肠之间；B间隙位于盆腔筋膜壁层和脏层之间，内有直肠侧韧带、直肠中动脉及下腹下神经丛；C间隙位于盆腔筋膜壁层之外，包括髂内、外血管和闭孔等结构（图27－1）。

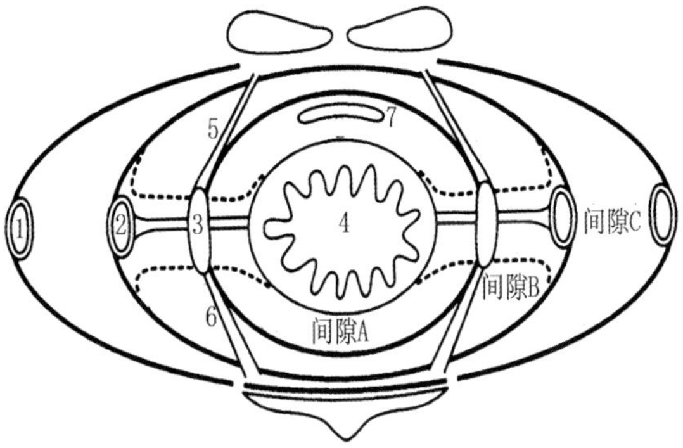

1. 髂外动脉　2. 髂内动脉　3. 下腹下神经丛　4. 直肠
5. 膀胱神经分支　6. 骶副交感神经　7. Denonvillier筋膜

图27－1　直肠周围间隙示意图

与直肠肛管有关的淋巴结见图27－2至图27－4所示。直肠癌具体转移途径：上方为A. 肠旁淋巴结→直肠上动脉周围淋巴结→肠系膜下动脉周围及根部淋巴结；侧方为B. 肠旁淋巴结→直肠中动脉周围淋巴结→闭孔动脉周围淋巴结→髂内动脉周围淋巴结→髂总动脉周围淋巴结；下方为C. 肠旁淋巴结→腹股沟浅淋巴结→髂外动脉周围淋巴结→髂总动脉周围淋巴结，以上3条途径共同汇入腹主动脉淋巴结。上段直肠癌引流途径为A；下段直肠癌为A＋B；齿状线附近直肠和肛管癌的引流途径为A＋B＋C（图27－5）。

关于直肠癌侧方淋巴结转移率日本和欧洲资料大相径庭。日本文献报道腹膜返折以下直肠癌上方转移率：肠系膜下动脉根部、直肠上动脉根部、直肠旁淋巴结分别为4.8%、17.9%及48.5%；侧方转移率：直肠中动脉根部、髂内淋巴结及闭孔淋巴结分别为7.1%、6.0%及3.0%，合计为16.1%，而直肠肛管癌直肠中动脉根部、髂内淋巴结及闭孔淋巴结分别为11.2%、12.4%及16.7%。其他资料显示侧方淋巴结转移率为12%～24%，不做侧方淋巴结清扫大约会导致15%患者术后残留淋巴结转移灶。与之不同的是欧美资料仅有1.9%侧方淋巴结转移率，并且认为侧方淋巴结转移的患者多已有远处转移，即使清扫侧方淋巴结也无益于提高患者5年生存率，反而因扩大清扫导致性功能及排尿功能障碍，因此不主张侧方淋巴结清扫术。董新舒研究侧方淋巴结清扫资料显示，实施扩大根治术543例，52例发生了侧方转移，转移率为9.6%；49例发生在闭孔及髂内淋巴结，占全部病例的9.0%，其中腹膜返折以下359例中有50例（13.9%）发生侧方转移，而腹膜返折以上直肠癌仅为1.1%；分化差的低分化腺癌及黏液腺侧方淋巴结转移率为21.6%，明显高于高中分化腺癌；侧方淋巴结清扫总的5年、10年生存率为68.0%、47.0%，而一般根治术的5年、10年生存率为54.1%、46.4%。基于以上资料，董新舒总结国人直肠癌淋巴转移规律：直肠癌确实存在着上方、侧方及下方转移途径；侧方淋巴转移的特点是侧方淋巴转移与上方转移分别属不同的途径，侧方转移并非沿上方途径进行，也绝非只在上方发生转移，淋巴引流途径受阻时才会发生侧方转移，因此主张需行彻底的侧方淋巴结清除，否则将影响约10%的患者生存率。

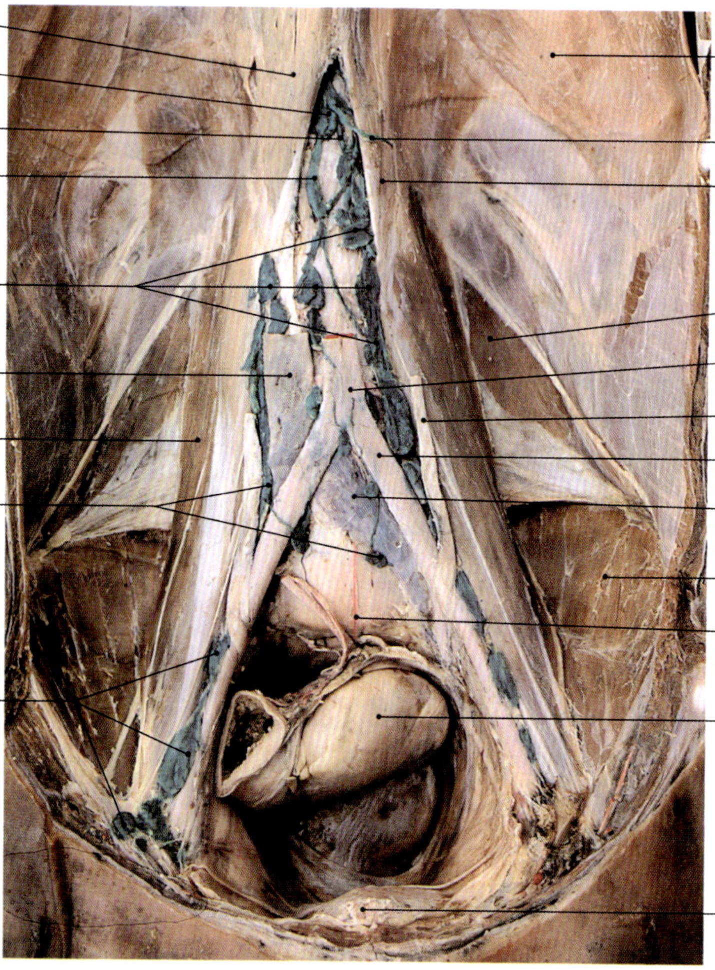

图27－2　腰淋巴结

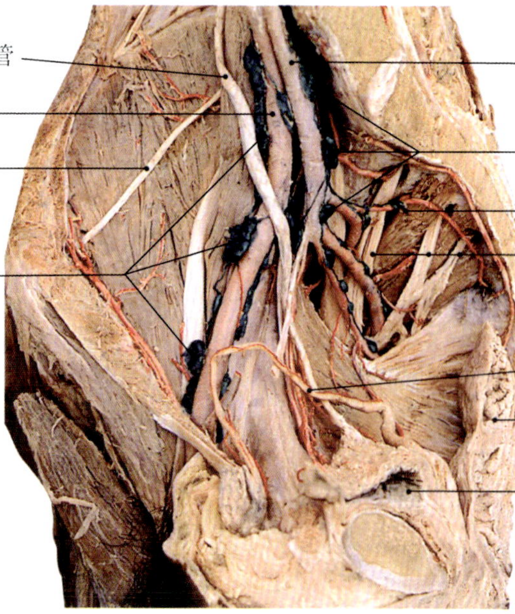

图27－3　盆腔血管周围淋巴结

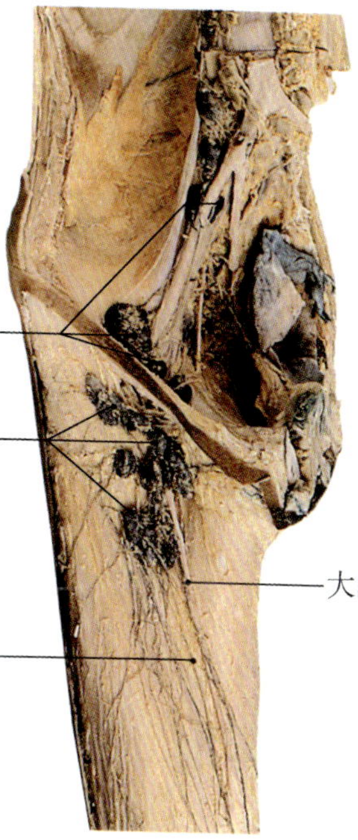

图 27－4　腹股沟浅组淋巴结

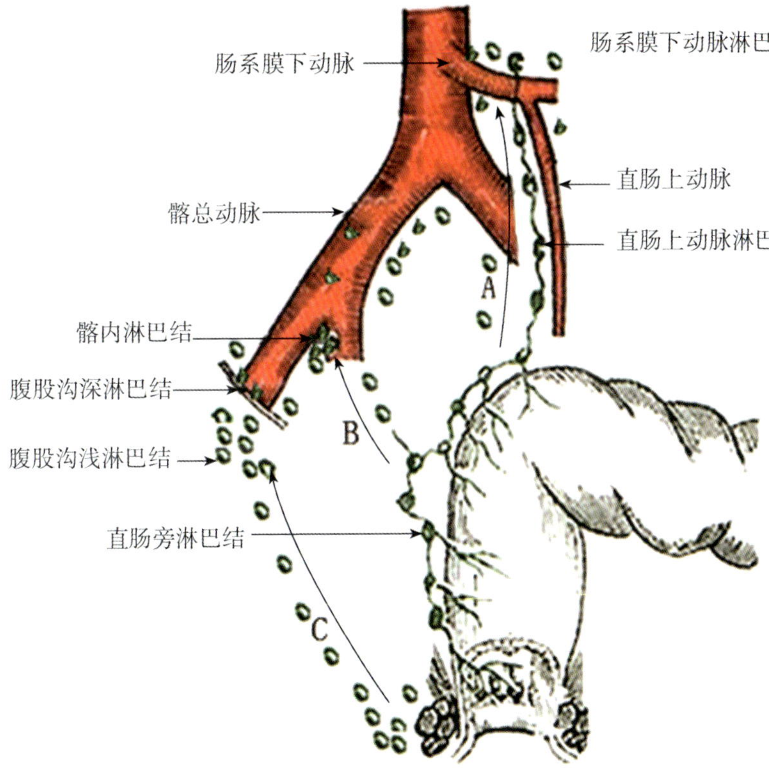

图 27－5　直肠肛管的淋巴引流途径

常规的侧方淋巴结清扫必然导致下腹下神经丛损伤，从而导致性功能和排尿功能障碍。下腹下神经丛发的支配各个器官非常纤细的神经纤维，无法解剖显露并保护之，极易损伤。术中神经的过度牵拉及高频电刀热损伤等可能是部分患者虽然保留了神经但术后功能差强人意的原因。有文献显示男性患者直肠癌扩大根治术后仅有8%可正常射精，导致患者生活质量明显下降，而对提高5年生存率效果不确定的前提下，对侧方淋巴结清扫的临床价值提出质疑。为解决上述问题，国内外学者相继开展保功能的扩大直肠癌根治术，意即术中保护上腹下神经丛及下腹下神经丛，清除闭孔淋巴结。汪建平报道直肠癌扩大根治术后63.5%男性患者阴茎可正常勃起，董新舒的研究结果为79.5%可勃起，74.5%获得满意射精快感。因此，保留盆腔自主神经功能的侧方淋巴结清扫术是无远处转移的低位进展期直肠癌的理想术式。

扩大直肠癌根治术与TME是两个不同概念，前者侧重侧方淋巴结清扫，其手术步骤包含TME，意即把整个间隙A内的组织全部切除；后者是指完整切除直肠系膜，减少残留系膜内肿瘤灶引起的局部复发。换句话说是基于不同解剖理念的两种手术方式，其切除范围相同，但清扫淋巴结程度有所差异。将TME、盆腔自主神经保护以及侧方淋巴结清扫三者有机结合为一体，将对无远处转移的中低位直肠癌患者改善预后带来福音，也是胃肠肿瘤外科医生必须面对的临床课题。

（二）直肠系膜解剖与手术的关系

直肠不像结肠一样，具有明显的系膜结构，直肠系膜是手术医生在临床实践中为减少术后局部复发、减少出血、降低神经损伤而提出的包含直肠周围血管、淋巴管、淋巴结、脂肪及筋膜的组织结构。1982年英国学者Heald等提出全直肠系膜切除术（total mesorectal excision，TME），近30年的实践证实TME在降低局部复发率方面功不可没，从而成为中低位直肠癌根治手术的“金标准”。TME减低术后局部复发的原因在于清除了系膜内的转移淋巴结以及肿瘤结节。Dorothy等发现14.8%的结直肠癌患者伴发系膜肿瘤结节，与Dukes’C期预后类似。Tateishi等报道结直肠癌伴有系膜肿瘤结节的概率为17%，其预后意义等同于淋巴结转移。另一项研究显示约30%的直肠癌患者出现系膜肿瘤结节；在无肿瘤远处转移的患者中，亦有22.7%标本存在系膜肿瘤结节。笔者解剖105例结直肠癌标本，共计13（12.4%）例患者出现系膜内转移结节，结直肠癌伴有系膜肿瘤结节患者预后不良，其临床意义更类似于淋巴结转移。直肠系膜后界为骶前间隙，此间隙前方为盆腔脏层筋膜，后为盆腔壁层筋膜（骶前筋膜），一直向下，在S_4水平，骶前筋膜与骶直肠韧带（又称Waldeyer韧带）融合。骶前间隙，Heald医生命名为“Holy plane”，是一个无血管的疏松组织间隙，是TME手术进入盆腔的第一步。直肠系膜前界为Denonvillier筋膜，上起自Douglas窝处腹膜，下达会阴体，富含纤维，在女性前方为阴道后壁，男性有精囊腺、前列腺被膜，后方为直肠脏层筋膜并与其紧密粘连，手术时自阴道后壁或精囊腺、前列腺被膜后方无血管区锐性分离，将Denonvillier筋膜一并切除。直肠系膜的两侧界往往被称为直肠侧韧带，然而与其他韧带不同，侧韧带的概念缺乏解剖学支持，实质上是将直肠固定于盆壁的致密结缔组织，内可含直肠中动脉、淋巴管和自主神经，而且直肠中动脉大约有20%个体存在，临床意义在于是进展期中低位直肠癌根治性手术淋巴结清扫的范围之一，也是直肠癌手术保护阴茎勃起和排尿功能的重点区域。直肠癌远侧系膜的转移灶也可远达4cm，包括肿瘤结节、淋巴管侵犯、淋巴结转移、血管侵犯以及孤立肿瘤细胞等，残留转移灶是术后局部复发的罪魁祸首。因此，为防止直肠癌术后局部复发，单独强调最少切除肿瘤肛侧2cm肠管是远远不够的，TME还要求保证直肠周围及远端至少5cm系膜的完整切除，如此则可最大限度减少术后局部复发率（图27-6）。

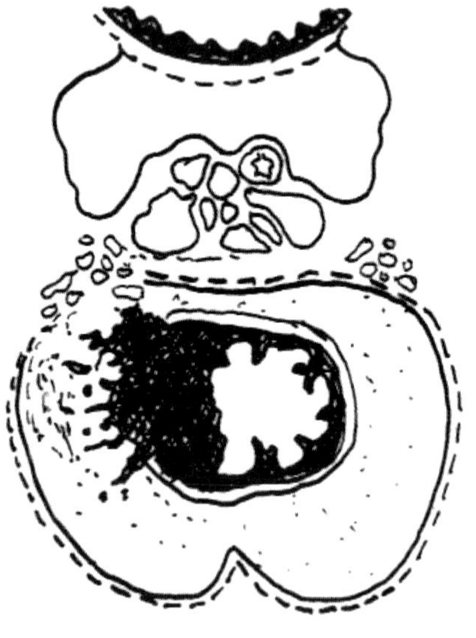

图27-6　TME切除线

中下段直肠癌是TME主要适用适应证；上段直肠癌要求切除肿瘤远侧5cm直肠系膜，即行宽直肠系膜切除术（wide mesorectal excision，WME）。对肿瘤侵及盆壁壁层筋膜和周围脏器等局部进展期直肠癌，已超出 TME 手术设计理念，即使行 TME 手术，也不会降低术后复发风险。手术要点：①后方分离，直视下电刀沿盆筋膜脏层和骶前筋膜（下方为 Waldeyer 筋膜）之间的无血管区（骶前间隙）锐性分离，保护盆筋膜脏层完好无损；②前方分离，在前列腺或子宫、阴道后壁间直视下沿间隙电刀锐性分离，一并切除 Denonvillier；③侧方切除，处理直肠侧韧带时电凝切开止血并靠近盆壁锐性分离，为保护自主神经（autonomic nerve preservation，ANP）功能，避免损伤下腹下神经丛，笔者于距离直肠壁 1～1.5cm 处切断侧韧带，Mastery of surgery 指出自“直肠侧韧带”中间切断可减少下腹下神经丛损伤，而且电刀切断安全可靠，结扎反而易于损伤此神经丛（图 27－7 至图 27－9）；④肿瘤远侧肠管切除，松弛状态下切除至少 2cm 直肠，病灶肛侧直肠系膜切除至少 5cm，或沿肛提肌表面将所有直肠后方系膜一并切除。

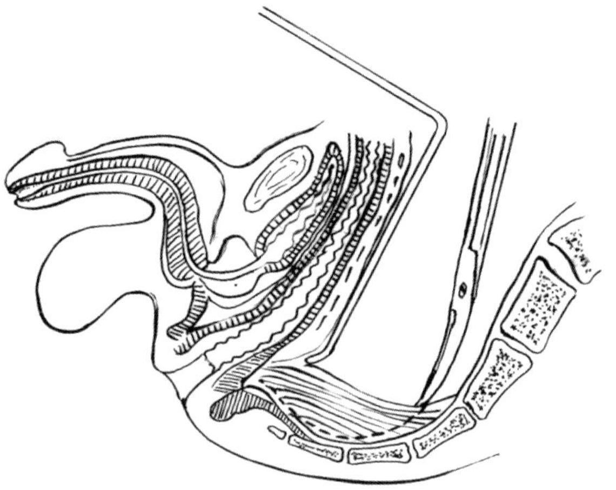

图 27－7　锐性切开 Waldeyer 筋膜

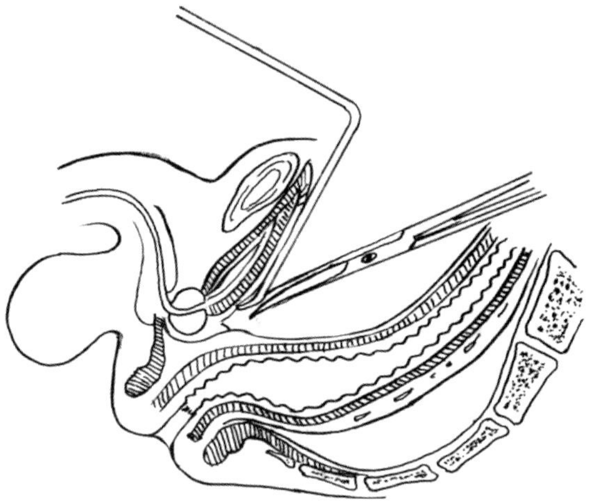

图 27－8　锐性切开 Denonvillier 筋膜前方

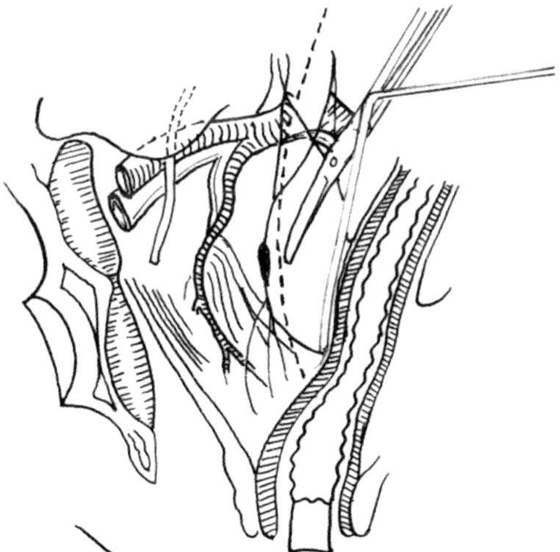

图 27－9　锐性切开直肠侧韧带

1993 年 Heald 报道行 TME 治疗 135 例 Dukes’C 期的直肠癌患者，在术后未行其他任何辅助治疗的情况下，局部复发率仅 5%。1998 年他又报道行 TME 的 407 例直肠癌患者随访资料，5 年、10 年存活率分别为 68% 和 66%，5 年和 10 年的局部复发率仅为 6% 和 8%，显示 TME 在中低位直肠癌外科治疗领域不可撼动的地位。文献总结报道1 033例直肠癌TME术后局部复发率平均为7.1%。近30年临床实践，证实TME术后局部复发的发生率为3%～12%，远低于非TME术后13.5%～47%的局部复发率。值得注意的是TME只是保肛手术必须遵守的原则之一，TME减少因局部复发而行二次手术切除肛门的概率，与首次手术是否保留肛门无关，后者主要依靠标本移除后残留直肠在肛提肌平面以上的长度，因此二者概念不同，不可混淆。另一个问题是TME能否提高5年生存率，换句话讲，TME降低局部复发率能否改善直肠癌患者的5年生存率，目前资料尚不能回答此问题，前瞻性随机对照研究对解答此问题有所帮助，问题是对照组的生命安全可能受到威胁，临床可操作性不高。

（三）低位保肛手术的依据、选择及其方法

1. 低位保肛手术的临床与理论依据

（1）肿瘤下缘距离齿状线的距离：目前病理研究证实直肠癌向远端肠壁内的扩散超过2cm者不足3%，在欧美及日本等国家已将直肠癌远端肠段切除的安全长度定为无牵拉张力状态下切除2cm已经足够。在根治性切除术后肛门直肠环保留完好者，均有机会保留肛门功能。既往总是讲肿瘤下缘与肛门缘的距离，由于个体肛管长度差异很大，缺乏科学的指导意义。目前，均采用距离齿状线的距离作为术前评估能否保肛的指标。术者术前亲自肛门指诊，了解肿瘤部位、大小、活动度、表面形态，然后用带有刻度的硬质肛窥镜测量肿瘤下缘和齿状线具体距离。美国强生公司弧形切割闭合器凯图（CONTOUR™ Curved Cutter Stapler）的应用，使超低位双吻合技术更加普及，另外改良Bacon手术、Parks手术以及经括约肌切除手术（intersphincteric resection，ISR）等极大拓展保肛手术适应证。邱辉忠认为根据患者性别和肿瘤在直肠的部位不同，下述情况可考虑行保肛手术：男性直肠癌位于后壁时，肿瘤下缘距离齿状线长度应＞3cm，而侧壁和前壁癌则需4～5cm（因术中将直肠游离至盆底后直肠后壁可延长2～3cm，而直肠前壁只能游离至前列腺上方）；女性患者后壁直肠癌需2～3cm，前壁和侧壁癌则需3～4cm。这些术前的初步估计均应以术中将直肠完全游离至盆底后，最终探明肿瘤下缘距盆底的长度作为能否保肛的最后标准，若残端长度＞2cm，则可采用双吻合技术行保肛手术，如＜2cm，则可采用一些特殊的保肛手术，如Parks手术或ISR。

（2）全直肠系膜切除术（TME）：TME技术问世将低位直肠癌术后局部复发率自13.5%～47%降低至10%以内，从而减少因局部复发而导致保肛手术失败的窘境。目前，TME作为直肠癌根治术金标准的地位已经确立，将直肠系膜内的转移结节一并切除必将减少局部复发的可能性，笔者资料证实结直肠癌大约有13.5%患者系膜内存在肿瘤结节，其临床意义大致等同于淋巴结转移。参照TME手术要求，必须保证盆腔脏层筋膜完整，并在直视下锐性切开骶直肠韧带，将直肠后壁完全游离，然后判断肿瘤下缘与肛提肌平面的距离。盆腔脏层筋膜破损或高度怀疑环周切缘肿瘤阳性的患者不宜行保肛手术。TME与保肛手术是两个不同的概念，前者为后者的实施提供技术保障，只有行TME之后，才能保证保肛手术不因日后局部复发而失败，换言之，TME提升的是远期保肛手术的成功率，对首次保肛手术无影响。

（3）侧方淋巴结清扫术及保留自主神经功能手术：正如前述，低位直肠癌侧方淋巴结转移率为9.6%～24%，是术后局部复发的原因之一，同时也是导致保肛手术失败的因素。目前在第1间隙切除基本无难度，关键是第2与第3间隙的淋巴结清扫目前尚未普及。上腹下神经丛经盆腔侧壁下行，于第2间隙内与骶副交感神经会合为下腹下神经丛，然后再发出分支支配临近器官（图27－10）。在第2间隙内清扫淋巴组织极易损伤下腹下神经丛及其分支，特别是男性患者，骨盆狭小，操作困难，易于导致排尿和阴茎勃起、射精困难，严重影响患者术后生活质量。为此国内外学者开展保留盆腔自主神经的扩大直肠癌根治术，使63.5%～74.5%的患者性功能得以保护，因此保功能的低位直肠癌扩大根治术也为保肛手术提供保障，唯其手术难度较大，目前开展此手术的胃肠肿瘤外科医生数量有待提高。

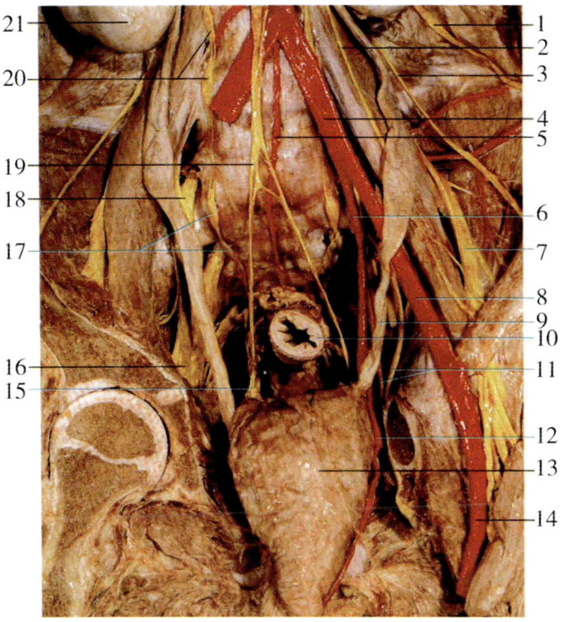

1. 髂腹股沟神经　2. 生殖股神经　3. 股外侧皮神经　4. 髂总动脉　5. 骶正中动脉　6. 髂内动脉　7. 股神经　8. 髂外动脉　9. 输尿管　10. 直肠　11. 闭孔神经和动脉　12. 脐动脉　13. 膀胱　14. 股动脉　15. 下腹下神经丛　16. 骶丛　17. 骶神经节　18. 腰骶干　19. 上腹下神经丛　20. 腰神经节　21. 右肾

图 27－10　下腹下神经解剖

（4）直肠癌辅助术前放化疗：术前辅助放化疗主要适用于中低位直肠癌，特别是Ⅱ期及Ⅲ期患者，其疗效包括：肿瘤缩小、分期下降、分级降低、根治性切除率增加、保肛率上升、长期生存率增加、术前放疗较术后更为有效且毒副作用降低。关于详细放化疗有关问题，请参阅本章有关内容。

（5）术前与术中综合评价保肛手术的可行性：术前肛门指诊发现肿瘤已固定者，说明已侵犯周围组织器官，保肛手术需谨慎；距离齿状线不足 2cm 或已侵犯齿状线者亦不能实施保肛手术；占据＞1/2 肠腔者，特别是前壁肿瘤，侧方淋巴结转移率增加，需行扩大直肠癌根治术；隆起型病变易于保肛，而浸润型要求切除肿瘤以远肠管较长。术前病理检查为高、中分化腺癌者，向四周及远侧肠壁浸润程度较轻，利于保肛；低分化、黏液腺癌、印戒细胞癌等恶性程度高，沿肠壁和向周围组织浸润较广，是保肛手术的不利因素。术前 CT、直肠腔内 BUS、MRI 等可大致确定肿瘤浸润深度、系膜淋巴结有无转移以及侧方淋巴结，但仅供术者参考。最后的判定是在肿瘤切除后检查：直肠系膜完整性；术中快速病理证实直肠残端有无残留癌细胞；对大体观察怀疑有环周切缘阳性之处，应行术中快速病理检查以排除之；术中还应行侧方淋巴结清扫以减少术后局部复发而导致保肛手术失败。

2. 低位保肛手术的适应证　早期直肠癌局部切除术保肛指征是参照 NCCN 指南，局部切除适应证：肿瘤占据肠腔＜30%；直径＜3cm，切缘阴性（边距＞3mm），活动不固定；距离肛门缘在 8cm 以内；T_1 期肿瘤。如果手术后标本进行病理检查发现存在切缘阳性、有脉管浸润、分化不良、肿瘤浸润深度超过 T_2，则需要进行经腹手术。进展期直肠癌的保肛适应证：在保肛术式日益丰富的今天，直肠残端长度不再是限制保肛手术的桎梏，汪建平教授报道保肛手术的适应证原则上为肿瘤下缘距齿状线 2 cm 以上，病理分化为高、中分化，未侵及肛门括约肌及肛提肌的低位直肠癌；对于高度恶性的低分化直肠癌建议远端肠管需切除 5cm，如能满足该要求，可行保肛手术，术后注意密切随访；对于经术前放疗、化疗后，达到上述标准者也可实施保肛手术。郁宝铭教授报道对具有下列情况者依然是腹会阴切除术的绝对指征：肿瘤与括约肌之间无间隙；肿瘤已侵及括约肌；肿瘤与盆底固定；患者原有排便控制能不全。

3. 低位保肛手术中质量控制　真正意义上的保肛手术要求肛门有完好的感觉及控便功能，不增加局部复发率而降低 5 年生存率。为达到上述目的，术中应严控以下指标：①术中无瘤技术；②环周切缘阴性，如怀疑阳性者，必须行术中快速病理检查排除之；③环周切缘完整；④快速冰冻病理检查远切端阴性；⑤括约肌功能未受损；⑥排便控制功能正常；⑦侧方淋巴结清扫；⑧为改善患者术后性功能及排尿功能，还应包括盆腔自主神经保护完好。符合上述 8 项标准者才可能获得令患者和术者均满意的具有真正临床意义的保肛手术。

4. 低位保肛手术的基本术式　大体分为两类：局部切除和根治性切除。局部切除包括经肛门局部切除、经骶入路局部切除、经内镜切除术及经肛门内镜微创手术（transanal endoscopic microsurgery，TEM）。根治性切除包括低位及超低位前切除术、改良 Bacon 手术、Parks 手术以及经括约肌切除术，对女性患者行后盆腔切除术后参照上述术中质量控制标准决定是否保肛以及具体术式。

5. 低位保肛手术后肛门功能的评价及改善方法　直肠癌保肛手术后，患者常常出现大便次数增多、大便急迫、气液失禁等症状。Ortiz 称之为前切除综合征，可能机制：括约肌的损伤、自主神经损伤、术前的放疗、新“直肠”功能性容量降低和对充盈协调性功能不全。德国 Matzel 等按低位直肠癌术后的“新直肠”吻合口离肛缘高低分为<3cm、3 ~ 6cm、7 ~ 10cm、>10cm4 组，发现吻合口越低，便次、控制、延迟排便和排空功能损害越明显，静息压与收缩压无明显改变，60% 患者直肠肛门反射消失；新直肠容量越低，便急感和最大耐受功能越差。通过采用结肠贮袋成形术能够增加重建直肠的容量，明显改变早期肛门直肠排便的功能，但汪建平教授报道对 67 例低位前切除的中下段直肠癌患者的排便功能进行评估，发现行结肠 J 形贮袋直肠（肛管）吻合者的定性排便控制能力和直肠测压指标在术后第 1 年内均优于直接吻合者，且不增加手术并发症；在术后 1.5 年，两组排便功能已无差别，认为结肠 J 形贮袋在短期内作用较有优势，长期效果不明显。

（中山大学附属第一医院　王天宝）

二、早期直肠癌内镜切除术

随着内镜技术的进展，特别是近年来内镜下黏膜切除术（endoscopic mucosal resection，EMR）技术的应用，通过内镜治疗早期直肠癌得到广泛的重视。内镜黏膜下剥离术（endoscopic submucosal dissection，ESD）的出现使更多的早期癌灶能够一次性地在内镜下切除。现有研究结果表明，对局限于黏膜层的早期直肠癌利用 EMR 或 ESD 完全可以达到根治目的，无需再行根治切除术。内镜下治疗具有损伤小、安全、可靠和简便的优点，但对黏膜下层早期直肠癌的内镜治疗应严格选择适应证，对年龄大、有手术禁忌、癌浸润局限于黏膜下层、癌组织分化程度较高、有蒂息肉型且完全切除者可不追加外科手术，但须密切随访。若癌组织浸润黏膜下层深层、癌分化程度差、淋巴管或静脉内有癌栓者必须追加根治性切除术。

内镜治疗方法：对部分Ip或Isp息肉样隆起病灶可以行高频电凝息肉切除术，对Ⅰs、Ⅱa、Ⅱa + Ⅱc、粗蒂或亚蒂大息肉型病灶应采用 EMR。于病灶周围采用黏膜下层一点或多点注射 0.005% 肾上腺素盐水2 ~ 6mL，使病变组织连同周围黏膜隆起，再将圈套器置于隆起边缘，将病变及少许周围正常黏膜套入，行高频电切除。切除标本每 2mm 间隔进行连续切片，并进行组织学检查，以癌灶边缘距切缘≥2mm 定义为完全切除，而<2mm 为不完全切除，当断端仍有癌细胞残留时，则为残留切除（图 27 - 11 至图 27 - 14）。

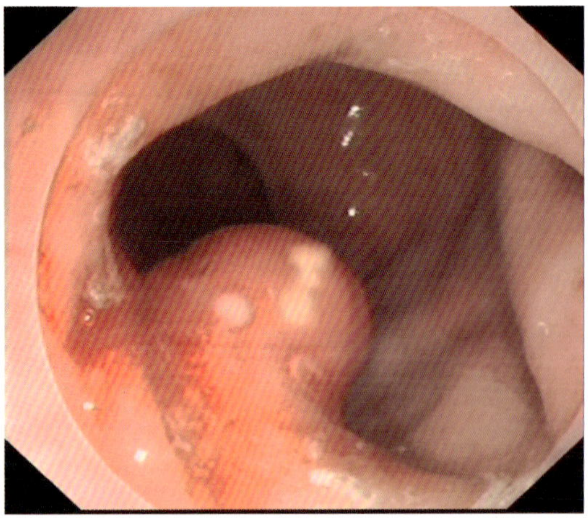

图 27 - 11　肿瘤标志

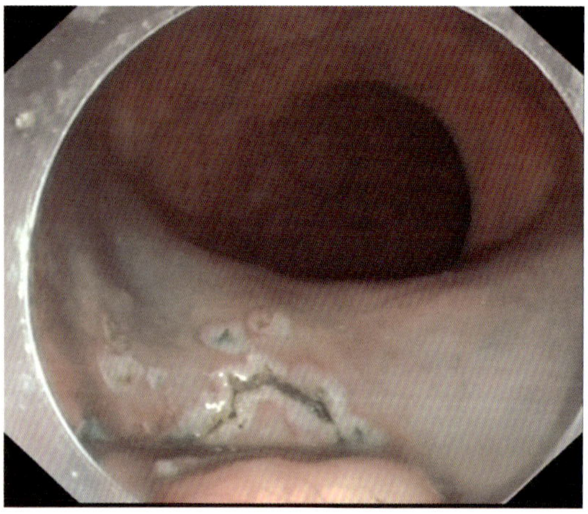

图 27 - 12　环周切开

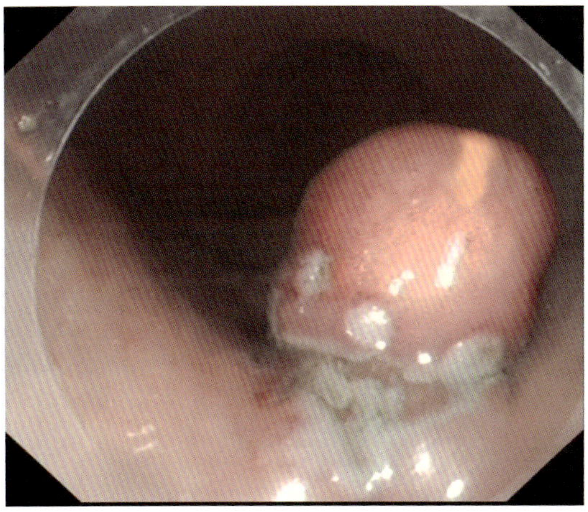

图 27－13　黏膜下剥离

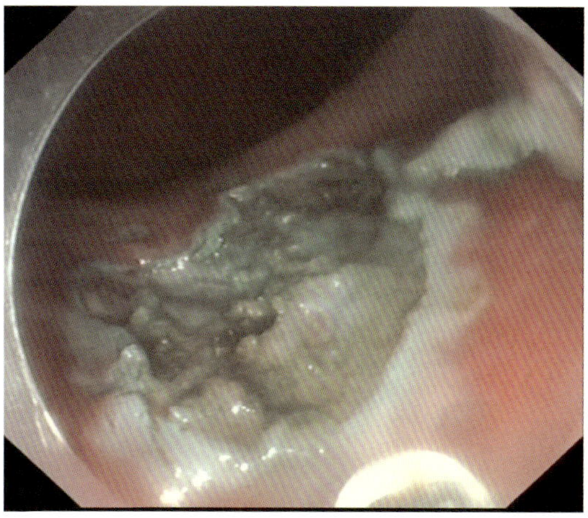

图 27－14　创面止血

（中山大学附属第三医院　尉秀清）

三、早期直肠癌经肛门局部切除术

对于直径＜3cm、外生型、可移动、高分化的恶性直肠肿瘤可行经肛门局部切除术，其依据为当肿瘤局限在直肠壁以内时淋巴结转移的概率约为 10%，本术式可以完整切除标本供病理学评价。如果病理证实标本切缘及深部无癌细胞浸润、肠壁肌层未受浸润、癌组织为高或中等分化，就不追加根治性切除术。对于由于高龄等原因而施行本术式者，术后放疗、化疗可增加局部切除的疗效。文献报道局部切除 76.9% 无局部复发，局部复发率为 20.9%，转移率为 2.1%，5 年生存率为 90%，因此只要手术适应证选择正确，依然可以取得根治性切除效果。

（一）适应证

肿瘤必须同时满足以下 8 个条件方可施行局部切除：直径＜3cm、隆起性病变、局限于 1/4 象限、距离肛缘＜9cm（最好不足 6cm）、可移动、高分化、直肠腔内 B 超显示 $T_1N_0M_0$、CT 未见肌层浸润、淋巴结转移或远处转移。对于年老体弱等不能耐受根治性切除者，本术式可作为姑息性手术，以改善局部症状，提高生存质量，延长患者生命。

（二）禁忌证

如果肿瘤直径＞3cm、溃疡型、低分化、已固定、超过 1/4 象限、腔内 B 超或 CT 提示肌层浸润或淋巴结、远处转移等均不适宜采用本手术。

（三）术前准备

1. 向患者解释手术必要性，取得患者同意，患者对术者的信任和配合对手术的成功至关重要。
2. 术前纠正水、电解质、酸碱平衡紊乱及营养不良状况。
3. 白蛋白＜20g/L 应输注白蛋白制品，最好达 30g/L 以上。血红蛋白＜80g/L 应补充浓缩红细胞，达 100g/L 以上较为安全。
4. 肠道准备：术前 3 天进食半流质，1 天流质。术前 1 天开始，庆大霉素 8 万 U，口服，每天 3 次；甲硝唑 0.4g，口服，每天 3 次。术前 1 天下午将复方聚乙二醇电解质散 137.15g 溶于 2 000mL 温水口服，并静脉输注 5% GNS 2 000mL，10% KCl 30mL，术前当晚清洁灌肠。
5. 术前手术区域剃除毛发，麻醉后留置胃管及导尿管，建立上腔静脉补液通路。

6. 备同型浓缩红细胞 6 ~ 10U，同型血浆 600 ~ 1 000mL。

7. 麻醉后即给予第 2 代头孢菌素静脉滴注。

（四）麻醉与体位

全身麻醉以备术中追加根治性切除术，后壁、侧壁肿瘤取膀胱截石位，前壁肿瘤取折刀俯卧位。

（五）手术步骤

1. 扩肛 4 指，以利于手术操作（图 27 – 15）。

2. 肛门拉钩拉开肛门，显露肿瘤，于其四周及基底部注射 1∶300 000 的肾上腺素生理盐水溶液，可减少术中出血（图 27 – 16）。

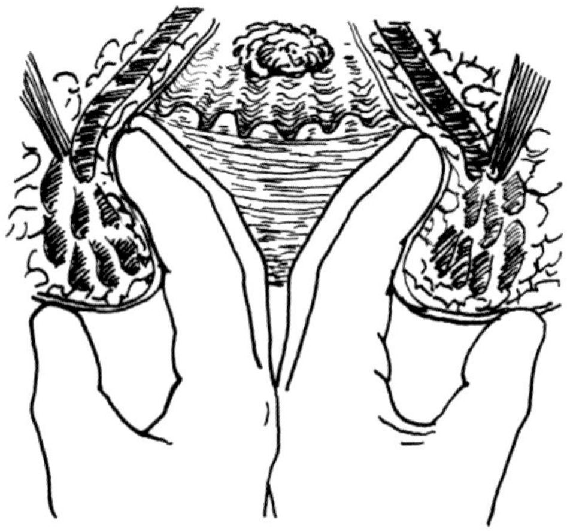

图 27 – 15　扩肛 4 指

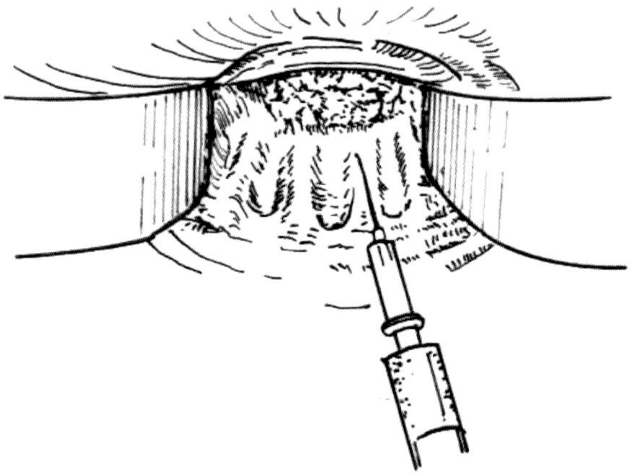

图 27 – 16　注射肾上腺素

3. 首先在距离肿瘤边缘 1cm 处用电刀勾画出切除范围后，完全用电刀切除整个肿瘤，包括全层直肠壁（图 27 – 17）。

4. 冲洗创面，彻底止血，Dexon 线连续横行缝合肿瘤切缘（图 27 – 18）。

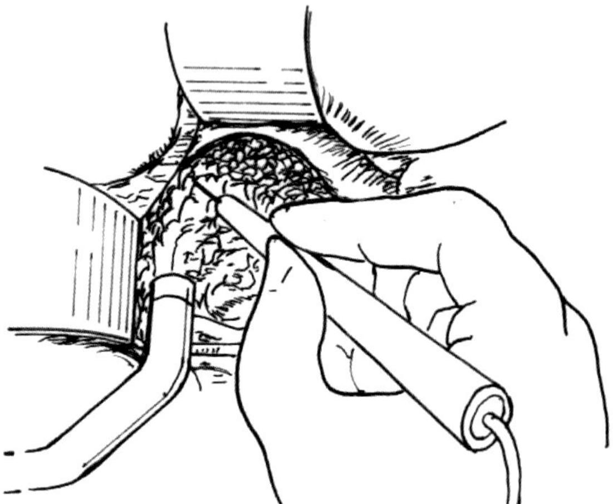

图 27 – 17　切除肿瘤

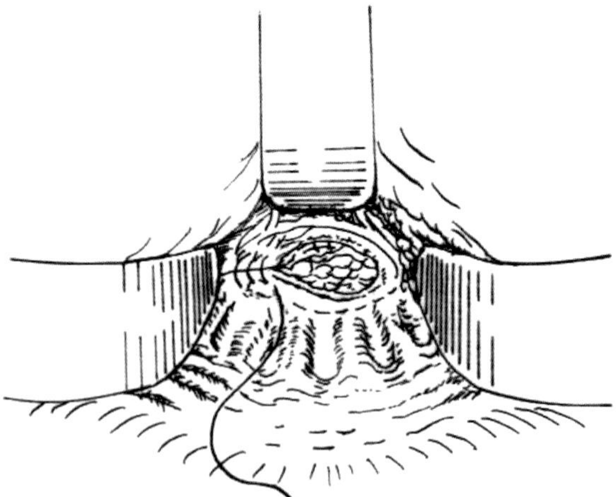

图 27 – 18　缝合切口

（六）术中意外的应急处理

1. 有时直接电切困难，此时可采用边切边缝的方法，这也利于获得足够安全的手术切缘，同时减少术中出血。于肿瘤远侧 0.5cm 缝置牵引线，在于此线远侧 0.5cm 电刀切开直肠壁全层，随即用 Dexon 线全层缝合，逐步向上切除肿瘤并妥善缝合切缘。此法最后为纵行缝合，但一般不至于造成直肠狭窄。

2. 如果术中肠道准备欠佳，切除肿瘤后可放置骶前引流管及肛管，一般不需近端结肠粪便转流术。

（七）术后处理

1. 术后给予抗生素，禁饮食 3～4 天，肛门排气后可给予流质饮食。

2. 重点为术后随访，术前即应对患者讲明术后随访的重要性。术后复查 3 年内每 3 个月 1 次，3～5 年内每半年 1 次，5 年以后每年 1 次。每次复查必须行肛门镜检查，如能及时发现局部复发，尚可行根治性切除术。

（八）术后并发症的处理

1. 术后出血

（1）原因：大多由于术中止血不彻底，术后过早肛门内用药如开塞露也有引起吻合口黏膜损伤而继发出血的可能性。

（2）处理：少量出血可行压迫止血，局部给予肾上腺素稀释液，必要时予以手术止血。

2. 肛周感染

（1）原因：术前肠道准备欠佳，全层切除直肠壁后，直肠周围脂肪组织感染，在年老体弱、糖尿病患者更易发生。

（2）处理：强调术前重的准备充分。粪便污染术野者可经肛旁放置骶前引流管；留置肛管可降低直肠内压力、减少粪便污染周围脂肪组织的可能性；推迟进食时间，肠外营养支持等处理。

四、早期直肠癌经骶骨后路局部切除术

由于经肛门局部切除术在特制的直肠镜辅助下可完成距离肛缘 9cm 的肿瘤；腹腔镜直肠癌切除术对于腹膜返折以上肿瘤切除并发症少，恢复也迅速；且经骶骨后路直肠癌局部切除术后较多的吻合口漏、伤口感染以及肿瘤复发，因此笔者不推荐此术式。对于骶前肿瘤采取经腹骶骨后路联合切除术则属于另外手术范围，不在本节讨论之内。

（一）适应证

符合经肛门直肠癌局部切除术适应证，但位置较高经肛门操作困难者。

（二）禁忌证

同“经肛门局部切除术”禁忌证。

（三）术前准备

1. 向患者解释手术必要性，取得患者同意，解除对可能行人工肛门的种种顾虑。

2. 术前定位造口位置　请造口师协助术前造口定位并向患者宣教造口康复护理。具体参见本书第三十七章相关内容。

3. 其余参见本节“早期直肠癌经肛门局部切除术”有关内容。

（四）麻醉与体位

全身麻醉，取折刀俯卧位或侧卧位。

（五）手术步骤

1. 骶尾部纵向切口，距离肛门 2cm，长 8～10cm。

2. 逐层切开皮肤、皮下脂肪组织达骶尾骨（图 27－19）。

3. 切开骶尾骨两侧缘腱膜，用咬骨钳去除尾骨及 $S_4 \sim S_5$ 骶骨，如咬除 S_3，至少需保护一侧骶$_3$神经完好无损，切开 Waldeyer 筋膜（图 27－20）。

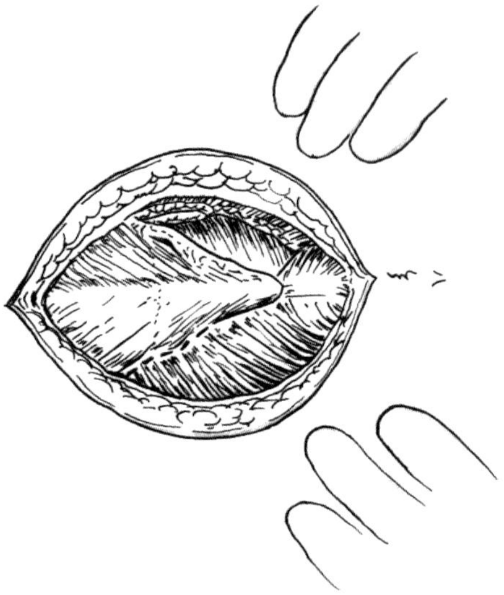

图 27－19 切开

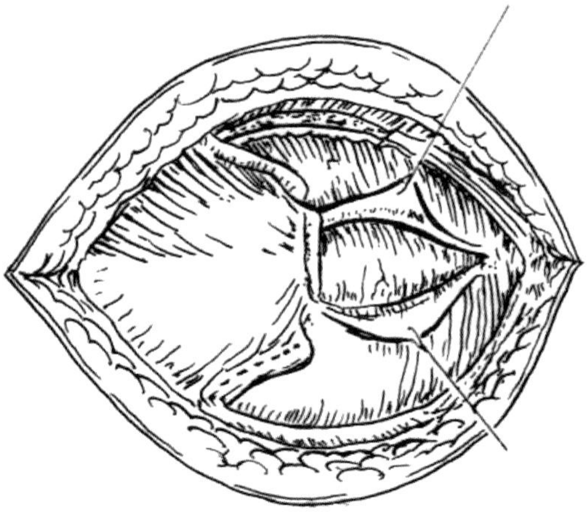

图 27－20 切开 Waldeyer 筋膜

4. 结扎、切断骶正中血管，骶骨断面骨蜡止血（图 27－21）。

5. 清除直肠周围脂肪组织，充分显露直肠（图 27－22）。

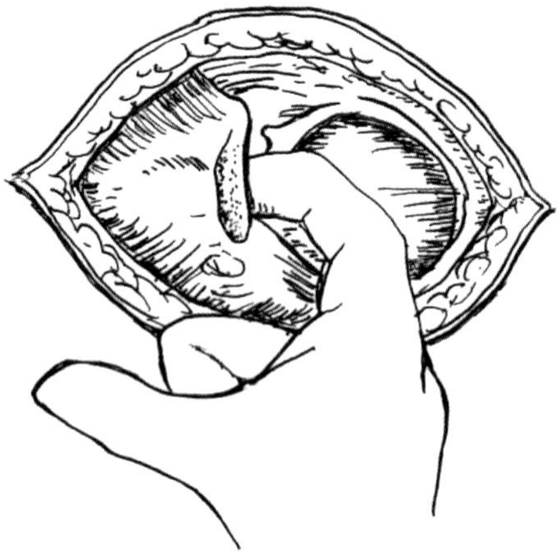

图 27－21 骶骨断面骨蜡止血

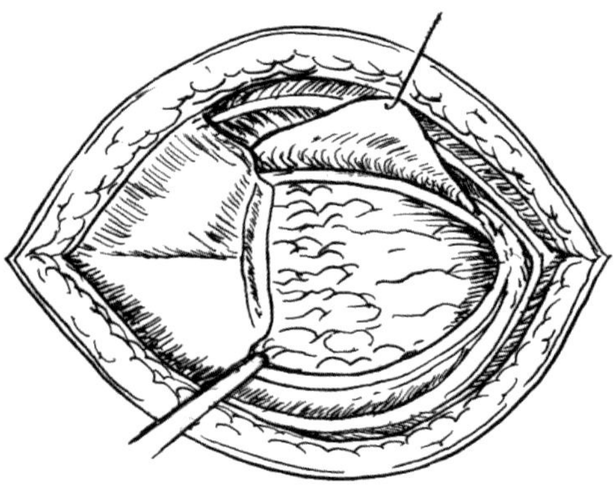

图 27－22 显露直肠

6. 可按本节“早期直肠癌经肛门局部切除术”所述方法盘状切除直肠癌组织。

7. 也可行包括肿瘤在内的直肠部分切除后对端吻合（图 27－23 至图 27－25）。

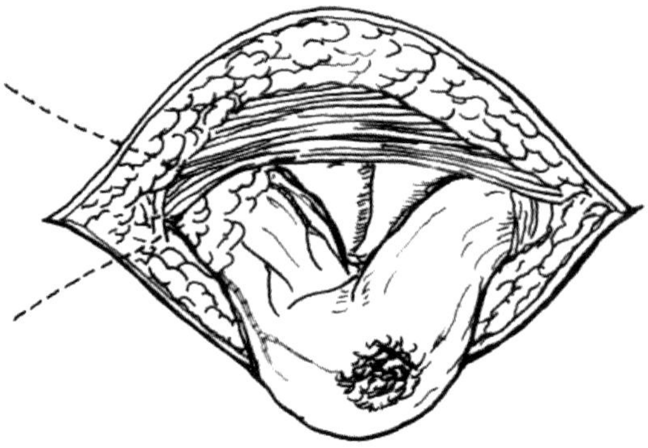

图 27－23 游离直肠

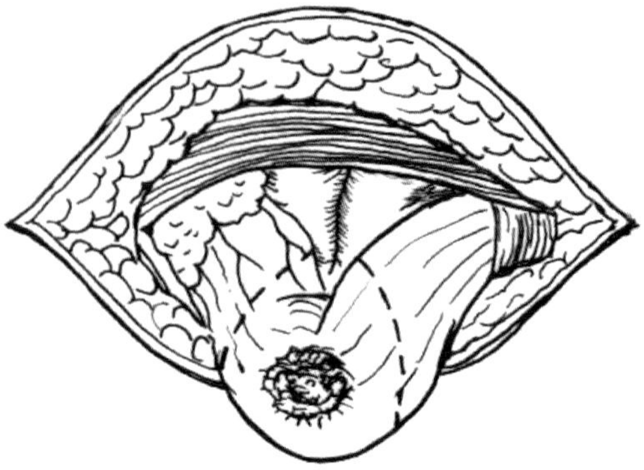

图 27－24 切断线

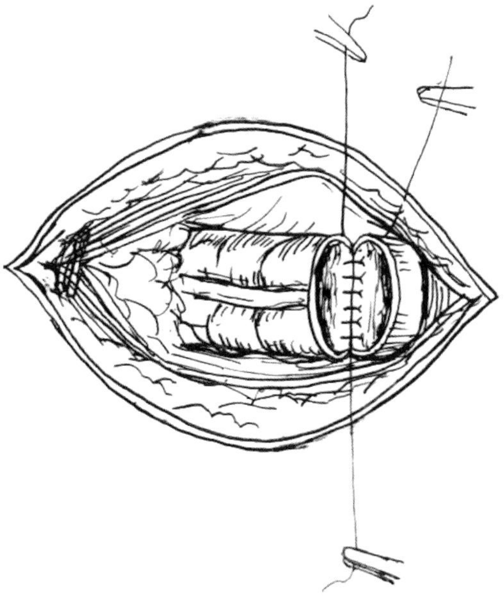

图 27－25　吻合

8．骶前置引流管，缝合 Waldeyer 筋膜及肛提肌，肛管直肠环损伤者应予以修补（图 27－26）。

9．皮肤、皮下脂肪以及骶骨膜一层缝合（图 27－27）。

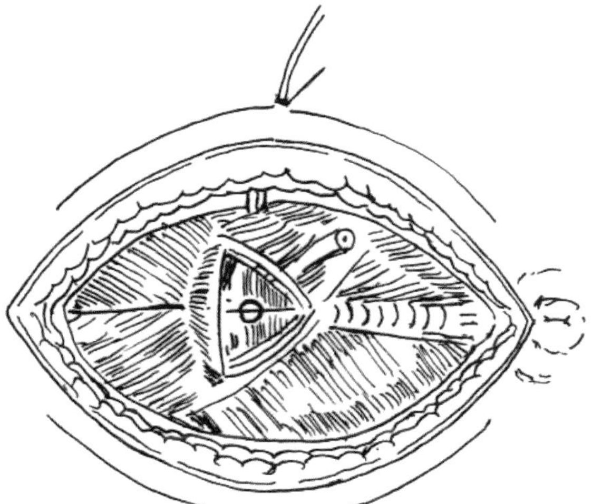

图 27－26　缝合 Waldeyer 筋膜

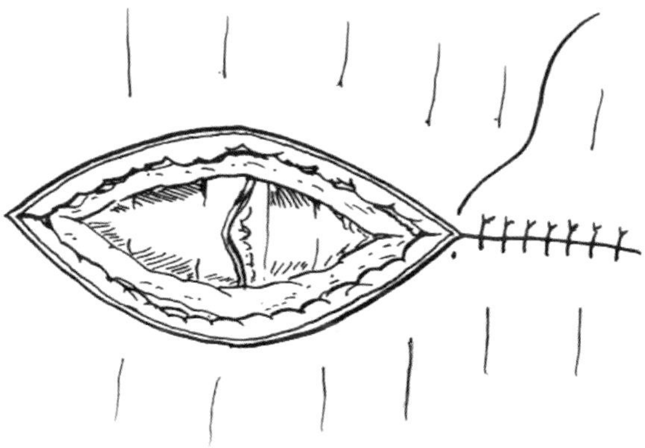

图 27－27　关闭切口

（六）术中意外的应急处理

如术中快速病理发现需要追加根治性手术，可改行直肠癌 Dixon 手术。至于术中大出血等参见本章“保留自主神经的直肠癌经腹会阴切除术＋双侧闭孔淋巴结清扫术及骶尾骨切除术”。

（七）术后处理

1．平卧位 6h，以利于伤口压迫止血，此后每 3～4h 变换侧卧位。

2．骶前引流管充分引流，直至 5～6 天后无引流液、未发现直肠周围感染表现时才可拔出。

3．禁饮食 5～6 天，肠外营养支持，肛门排气后可给予肠内营养以减少粪便形成。

4．尽早拔除导尿管。

5．切口拆线时间最少 14 天。

（八）术后并发症的处理

1. 大便失禁

（1）原因：切除直肠过多，结肠与肛管直肠环吻合；术中不慎切断肛管直肠环亦可导致本并发症，因此术中如发现肛管直肠环损伤应立即缝合修补。

（2）处理：局部理疗；温水坐浴；每天行提肛训练2～3次；口服减缓结肠蠕动、减少大便水分药物如易蒙停等均可获得较为满意的肛门控便效果。必要时行括约肌修补术或肛提肌修补术。

2. 局部皮肤麻木、坐位不适、局部隆起等无需处理。

五、经肛门内镜显微直肠癌切除术

经肛门内镜显微手术（transanal endoscopic microsurgery，TEM）综合内镜、腹腔镜和显微手术的特长，具有显露良好、切除精确、微创及可切除高位的早期直肠癌的优点。本术式主要适用于T_1期以下的直肠癌，T_2期直肠癌术后必须予以放疗，否则复发率高达50%。Floyd ND报道历时13年TEM治疗53例T_1期直肠癌的资料显示，病灶距肛缘平均距离为7cm，肿瘤直径平均为2.4cm，术前均未行放疗、化疗，51例随访时间超过2年，复发率为7.5%，均得以治愈性补救措施处理，建议TEM术后每3个月复查1次，持续2年，以后每6个月复查1次，以早期发现复发并给予根治性手术处理。Middleton PF对TEM手术予以系统分析，结果显示TEM和局部直接切除术后并发症无差别，生存率及复发率和前切除术大致相同，TEM局部复发率中位数为8.4%（0～50%），与直接局部切除和前切除术相比，TEM费用最低。Doornebosch PG资料显示88例T_1期直肠癌行TEM术后局部复发率为20.5%（18/88），平均复发时间为10个月，2例因同时出现远处转移而未手术，16例补救性手术无需联合脏器切除，无术后死亡，二次术后平均随访20个月（2～112个月），1例（5.7%）再次局部复发，7例（39%）出现远处转移，TEM术后局部复发患者3年肿瘤相关生存率为58%，总生存率仅为31%，因此，复发患者补救手术后必须给予其他的治疗措施。由德国的Gerhard Buess设计发明，Richard Wolf公司生产的TEM Instrument System主要包括以下组件（图27－28至图27－37）：

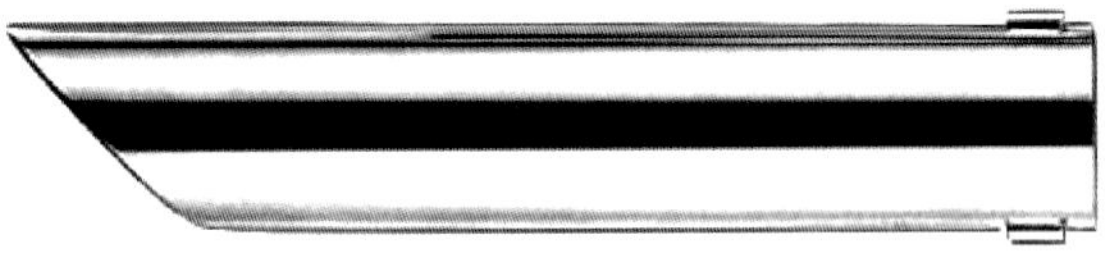
图27－28　直肠镜

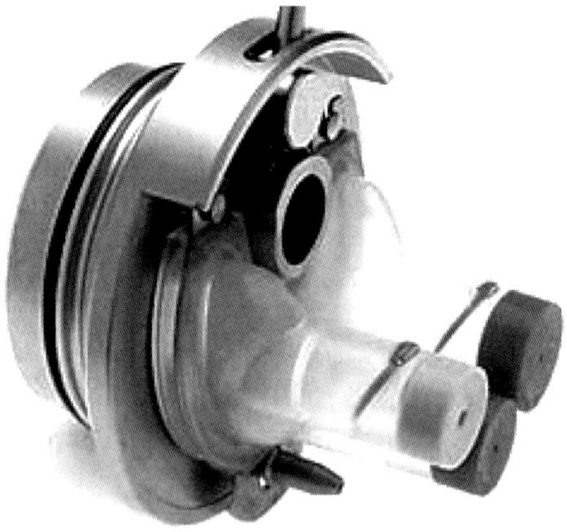
图27－29　操作面板

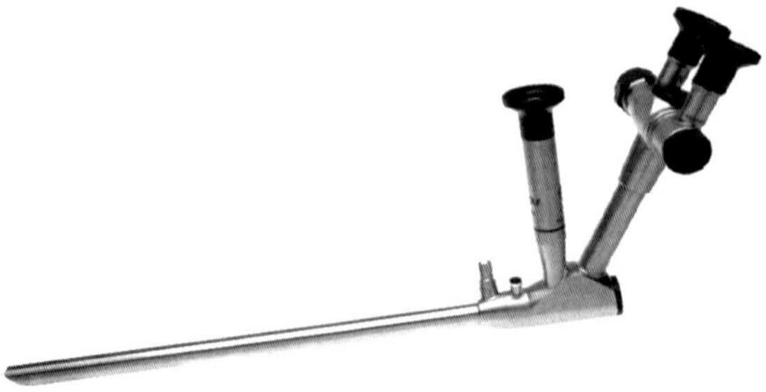
图27－30　立体视镜

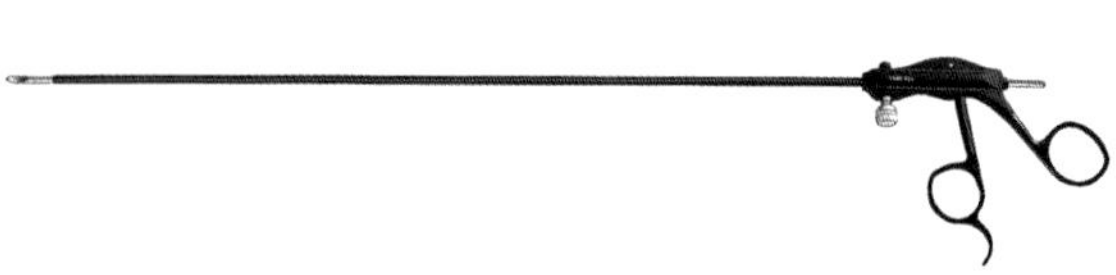
图27－31　抓取钳

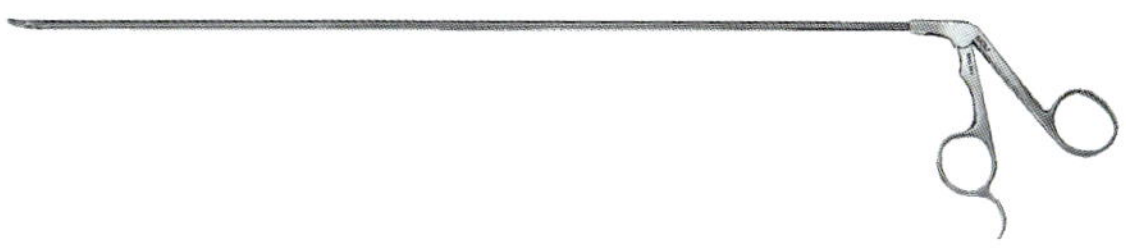

图 27－32　剪刀

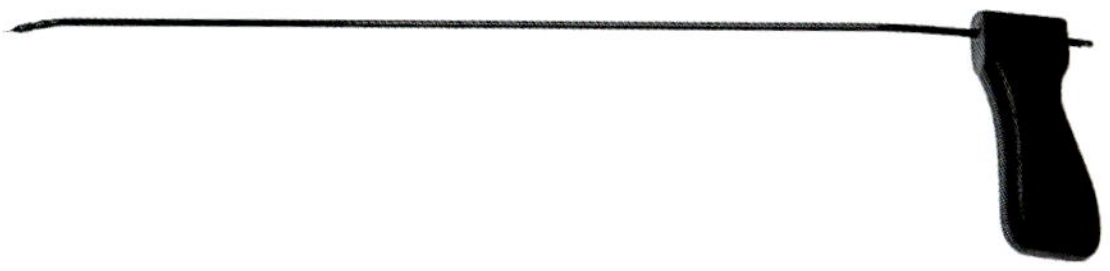

图 27－33　单极电刀

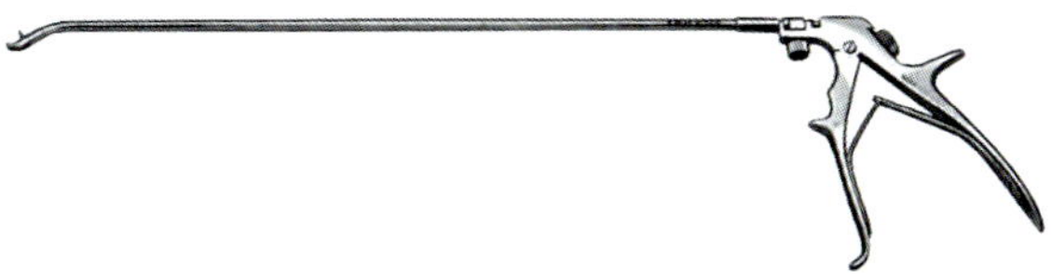

图 27－34　持针器

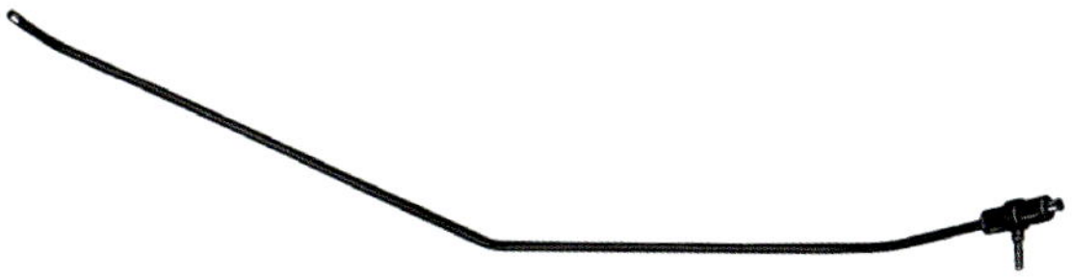

图 27－35　吸引器

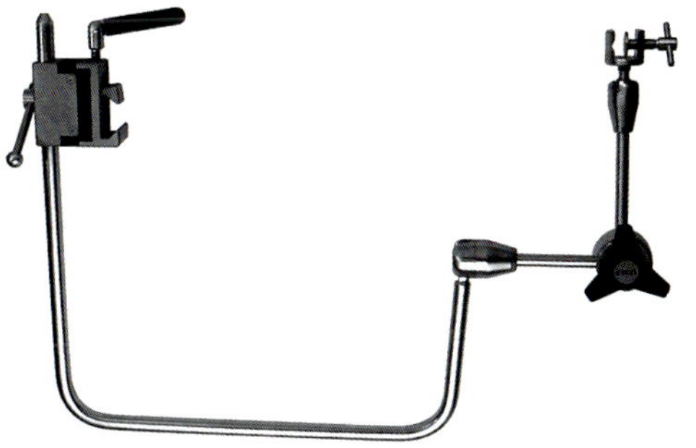

图 27－36　U 形固定臂

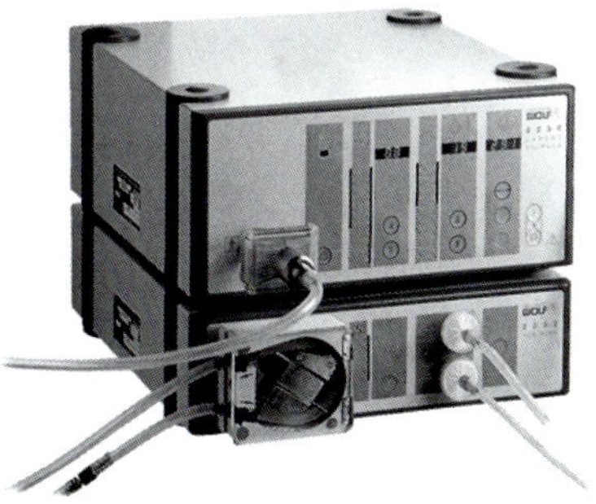

图 27－37　TEM 组合系统

（一）适应证

T_{is}及 T_1期且无高复发危险因素的直肠癌患者。

（二）禁忌证

T_2期以上的进展期直肠癌。

（三）术前准备

1. 硬质直肠镜确定肿瘤位置、距齿状线距离。

2. 直肠内超声、CT、MRI 了解肿瘤浸润深度、系膜淋巴结有无转移。

3. 其他术前准备同本节“早期直肠癌经肛门局部切除术”。

（四）麻醉与体位

全身麻醉或硬膜外麻醉，体位以将肿物置于肛门内镜视野的右下方为准。

（五）手术步骤

1. 器械连接　长度合适的外径 4cm 直肠镜与操作面连接，置入肛门，自操作面板主通道插入立体视镜，由注气孔充入 CO_2（流量＜6L/min），压力在 11mmHg 上下。U 形固定臂将直肠镜及操作面板固定于手术床，自操作面板上 3 个用特制橡胶袖套密封

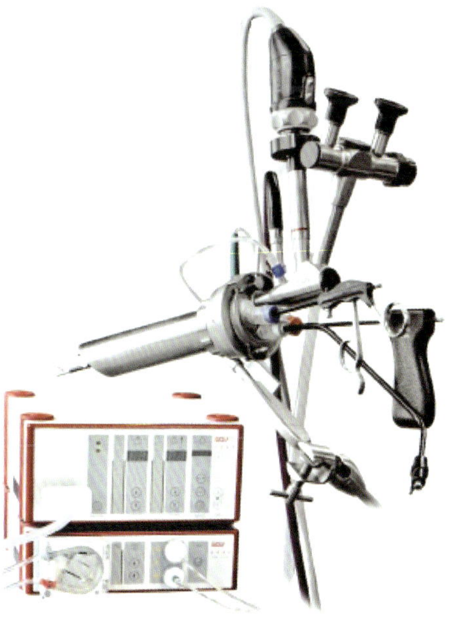

图 27－38　TEM Instrument System

的插孔置入各种特制手术器械（图 27－38）。

2. 观察肿瘤大小、部位、形态，亚甲蓝肿瘤蓝色，使肿瘤边缘更为清晰。

3. 肿瘤基底部注射 1∶300 000 的肾上腺素生理盐水溶液，以减少术中出血。

4. 利用针形电刀距肿瘤边缘至少 10mm 做一切除标志线。

5. 超生刀全层切除标志线内的肿瘤及其周围肠壁，标本立即送冰冻快速病理检查，了解肿瘤浸润深度。

6. 在带缝针的长约 10cm 可吸收缝线尾端夹一银夹，将其经直肠镜送入肠腔内，行单层连续缝合，缝线另一端亦用一银夹固定。

（六）术中应急处理

在腹膜返折以上腹侧或乙状结肠做全层切除时必然导致肠破裂，可在内镜下缝合修补。

（七）术后处理

同本节“早期直肠癌经肛门局部切除术”。

（八）术后并发症防治

同本节“早期直肠癌经肛门局部切除术”。

六、开放直肠癌低位前切除术

直肠癌前切除术或低位前切除术是目前外科治疗直肠癌的主要术式，占全部直肠癌手术的 70%～80%。目前，直肠分段标准不一，主要有以下标准：直肠上段（肿瘤下缘距肛门 10～15cm）、中段（肿瘤下缘距肛门 5～10cm）、下段（肿瘤下缘距肛门不足 5cm）；腹膜返折以上及以下直肠癌；高位直肠癌（肿瘤下缘距齿状线 5cm 以上）及低位直肠癌（肿瘤下缘距齿状线不足 5cm）。

（一）适应证

如前所述，保肛手术的适应证原则上为肿瘤下缘距齿状线 2cm 以上，病理分化为高、中分化，未浸及肛门括约肌及肛提肌的低位直肠癌；对于高度恶性的低分化直肠癌建议远端肠管需切除 5 cm，如能满足该要求，可行保肛手术，术后注意密切随访。

（二）禁忌证

具有下列情况者依然是保肛手术禁忌证：肿瘤与括约肌之间无间隙；肿瘤已侵及括约肌；肿瘤与盆底固定；患者原有排便控制能力不全。

（三）术前准备

1. 伴有不完全性肠梗阻者可用缓泻剂石蜡油及温盐水灌肠。完全梗阻者仅可温盐水灌肠，必要时行术中结肠灌洗（参见本书第二十五章有关内容）。

2. 女性患者术前 2 天行阴道冲洗，术前 1 天下午阴道涂龙胆紫以利于术中识别。

3. 术前行泌尿系造影及膀胱镜检查了解输尿管等有无侵犯，如肿瘤较大，可于术前放置输尿管支架，便于术中保护输尿管。

4. 术前定位造口位置　参见本书第三十七章有关内容。

（四）麻醉与体位

全身麻醉，膀胱截石位，先消毒腹部，再消毒会阴部，留置导尿管接引流袋。

（五）手术步骤

1．截石位，取下腹正中切口，右侧或左侧绕脐（图 27－39 至图 27－41）。

2．依据由远及近的原则，依次探查：有无腹水、肝转移、胆囊、胃十二指肠、脾脏、大网膜、胰腺、小肠及其系膜、腹主动脉周围、结肠及其系膜、子宫及其附件，最后探查直肠，明确肿物大小、质地、活动度、与周围脏器的关系、肠系膜下动脉根部有无肿大淋巴结。手术切除范围如图 27－42 所示。

3．距肿瘤上缘 5cm 处用纱布条结扎，注入 5－Fu 1.0g，行腔内化疗。然后，用大圆针 7 号丝线缝扎直肠上血管及乙状结肠血管，以减少术中肿瘤细胞血液播散（图 27－43）。

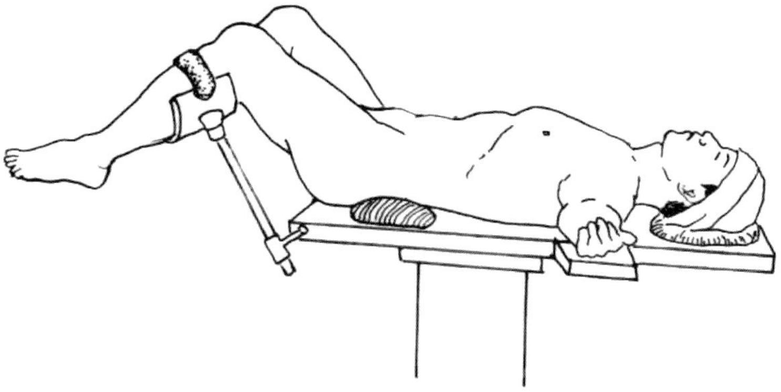

图 27－39　截石位

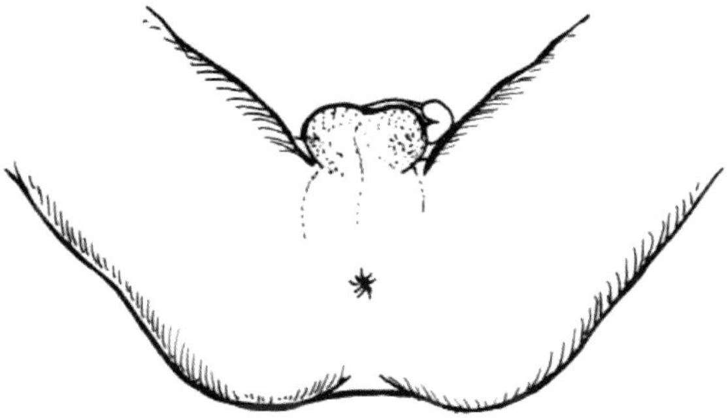

图 27－40　截石位

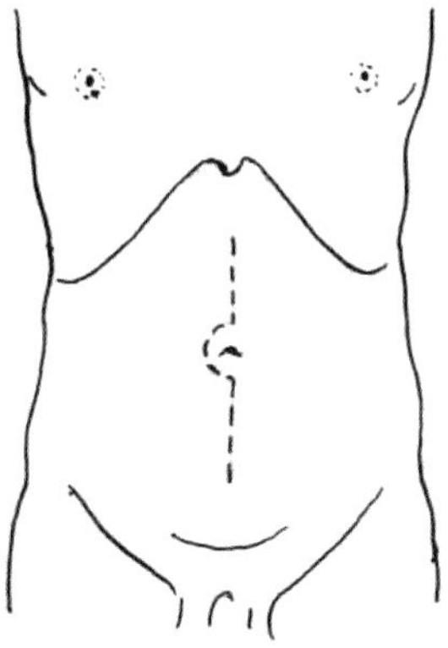

图 27－41　腹部正中切口

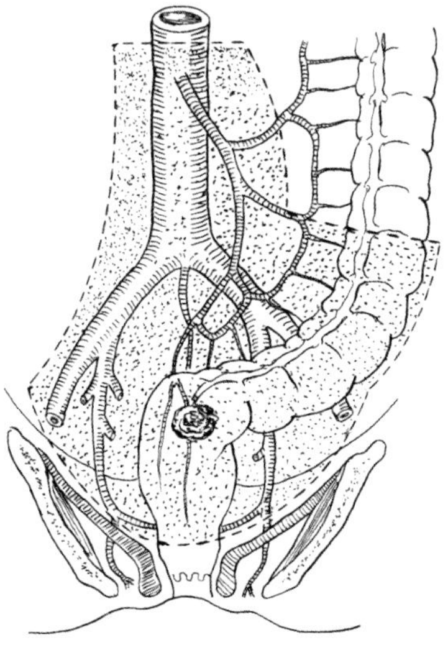

图 27－42　切除范围

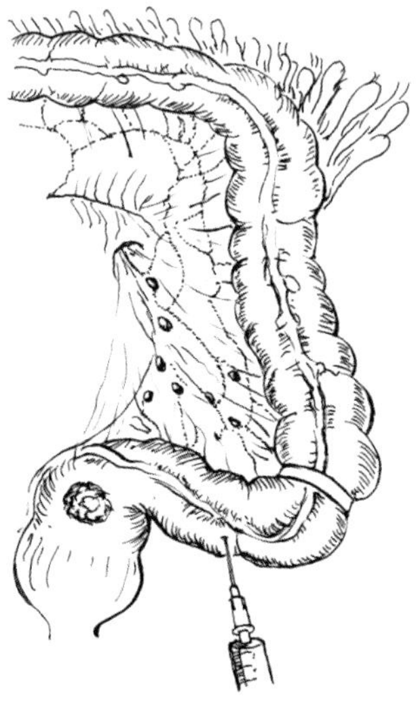

图 27－43　注射 5－Fu

4. 助手向右侧牵拉乙状结肠及直肠，于结肠系膜根部锐性切开系膜左侧叶，显露左侧输尿管，笔者习惯用小儿尿管将其暂时悬吊，以减少副损伤。系膜切口下方达腹膜返折处，上方延续至乙状结肠预切断处（图27-44）。

5. 同法锐性切开系膜右侧叶根部，下方在腹膜返折处与左侧切口汇合，上方延续至乙状结肠预切断处，一般而言，右侧输尿管可不予以游离悬吊（图27-45）。

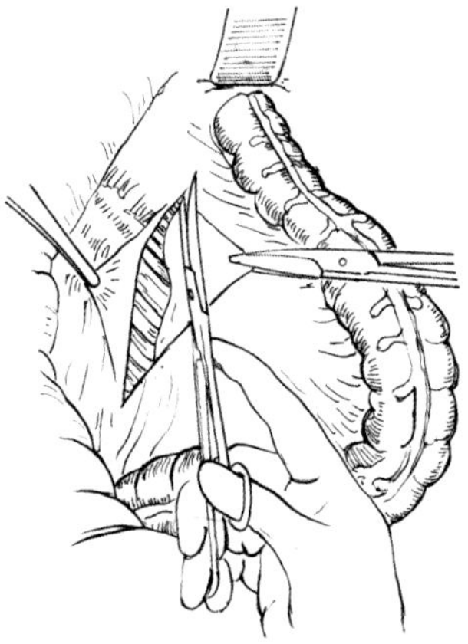

图27-44 切开乙状结肠系膜左侧叶

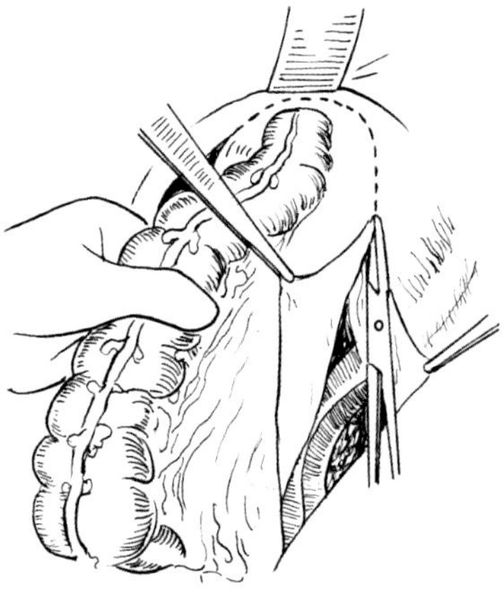

图27-45 切开乙状结肠系膜右侧叶

6. 分段结扎切断乙状结肠系膜 自十二指肠水平部下方，切开腹主动脉前方后腹膜，清除其周围淋巴脂肪组织，游离肠系膜上动脉，清除表面的脂肪组织，此处勿损伤上腹下神经丛。如果吻合口位置较低，可在肠系膜下动脉根部结扎切断，保留侧双重结扎或结扎并缝扎；如果吻合无困难，也可在乙状结肠动脉或直肠上动脉根部结扎切断，但残留肠系膜动脉干务必脉络化，避免残留肿瘤细胞（图27-46）。

7. 将直肠及乙状结肠拉向前方，在骶前间隙，直视下锐性分离直肠系膜，笔者习惯用电刀分离，主要是出血少，术野干净，进展迅速。向下达距离肿瘤下缘5cm处（高位直肠癌）或直至切开骶直肠韧带，直达尾骨尖平面（低位直肠癌）。注意保证直肠系膜完好无损，否则因易于术后局部复发而不能行保肛手术（图27-47至图27-49）。

8. 将直肠向上及骶骨方向牵引，靠近阴道或精囊、前列腺一侧，切开Denonvillier筋膜，向下锐性分离，一般不会出血，直达肛提肌平面（图27-50）。

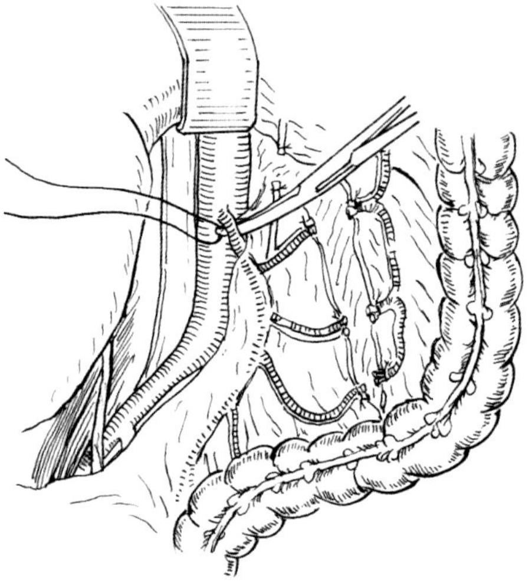

图27-46 结扎肠系膜下动脉

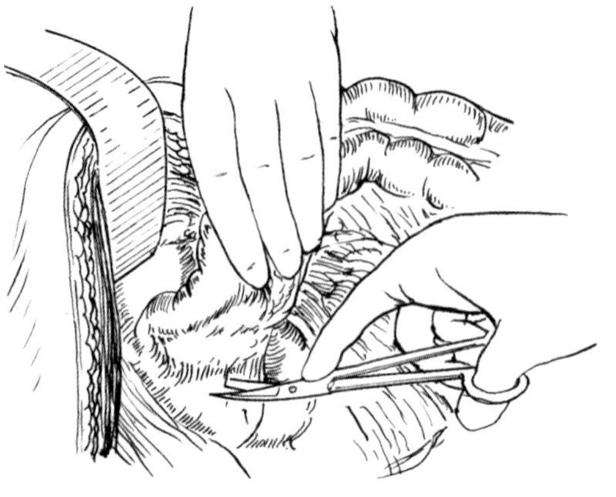

图27-47 锐性分离骶前间隙

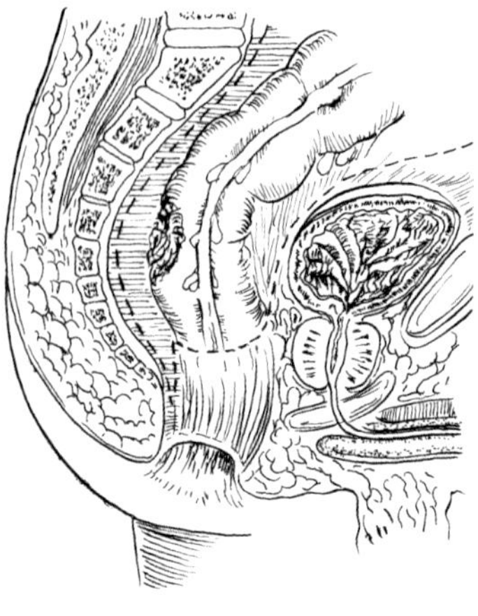

图27-48 切断线

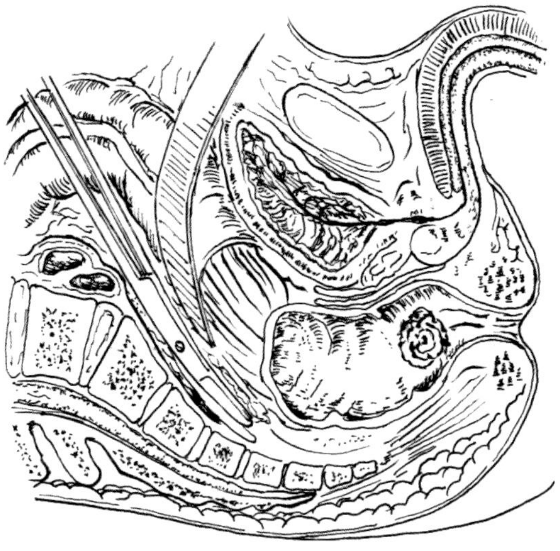

图 27－49　继续锐性分离骶前间隙

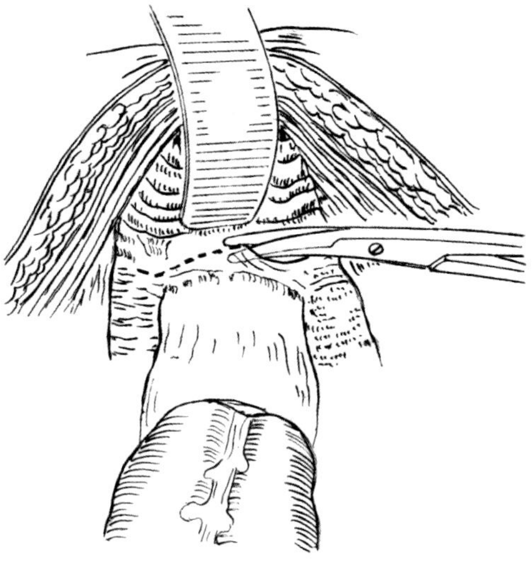

图 27－50　切开 Denonvillier 筋膜

9. 显露两侧的直肠侧韧带，此部位即为日本学者所说的间隙 B 区域，内有下腹下神经丛，如将其损伤，将出现性功能及排尿功能障碍，但术中又不能将该神经丛解剖出来，至于在何处切断最为合适，即达到根治性切除，又不损伤下腹下神经丛，目前尚未有一个距离直肠壁的数值供参考。Mastery of surgery 指出应自直肠侧韧带中间切断，笔者通常采用在距离直肠壁 1～1.5cm 处，用电刀切断此韧带，无需结扎，未出现大出血情况，术后性功能及排尿功能尚好（图 27－51 至图 27－53）。

10. 紧靠肿瘤下缘上置无损伤钳，安尔碘 500mL 自肛门直肠冲洗，以清除脱落的癌细胞，减少吻合口复发（图 27－54）。

11. 在距离肿瘤下缘 2cm 处再上置一把无损伤钳，在两钳之间用电刀切断之，同法在乙状结肠预切断线处切断乙状结肠（图 27－55）。

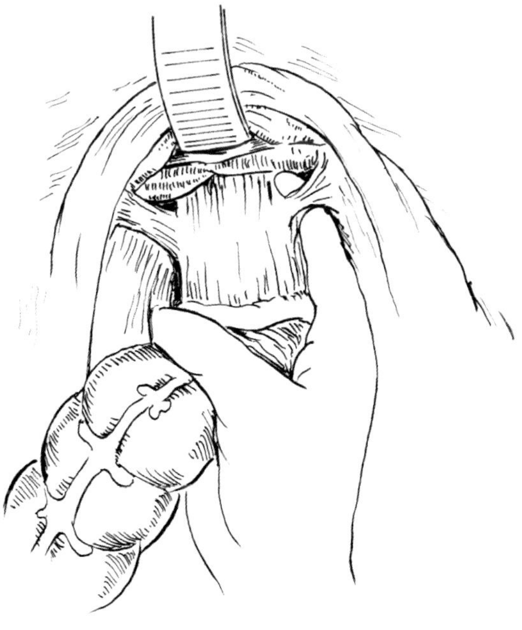

图 27－51　游离直肠侧韧带

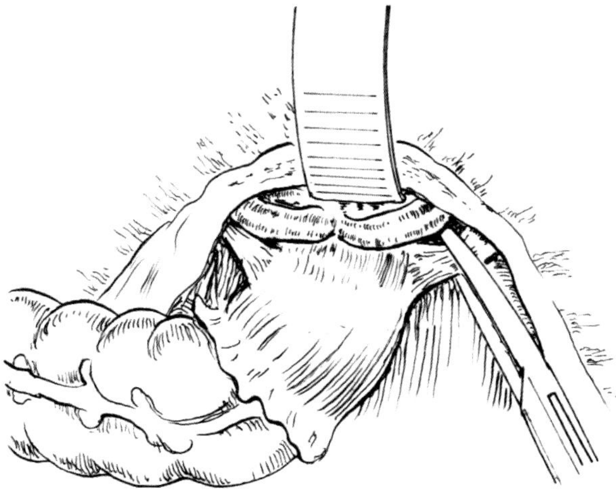

图 27－52　切断右侧直肠侧韧带

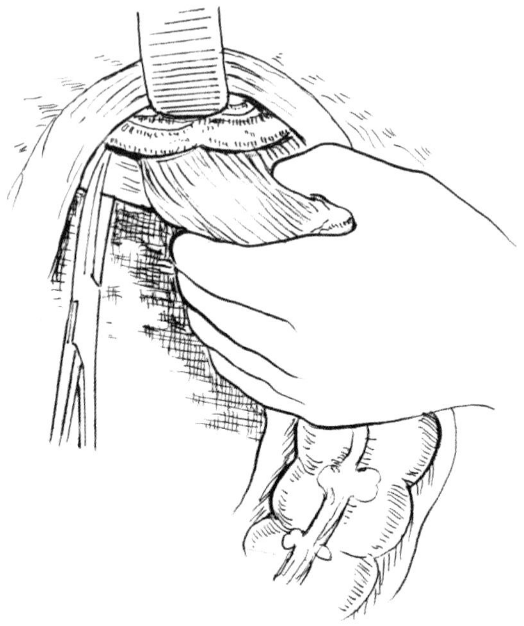

图 27－53　切断左侧直肠侧韧带

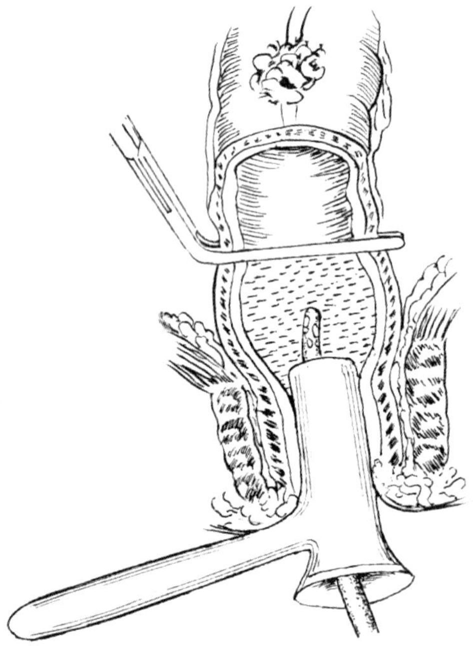

图 27－54　直肠冲洗

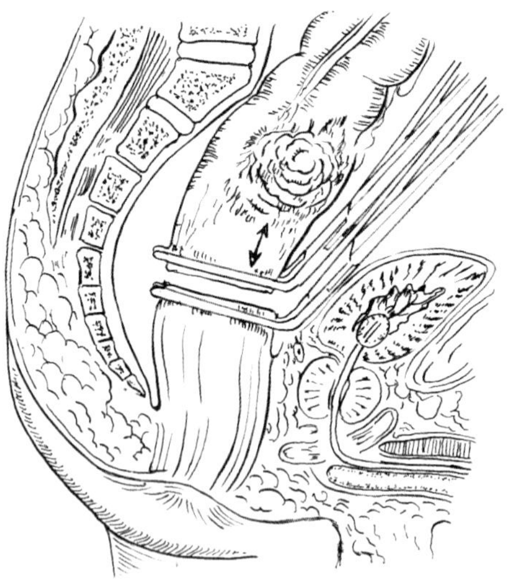

图 27－55　离断直肠

12．标本检查　标本取出后，立即检查直肠系膜是否完整；有无可疑环周切缘阳性之处，必要时送快速病理检查以明确之；远切缘送快速病理，以排除残留癌细胞。

13．手工缝合法　1－0 丝线间断缝合后壁“浆肌层”，继用 3－0 可吸收线自中间向两侧连续缝合后壁及前壁，至前壁中间打结，然后用 1－0 丝线间断缝合前壁“浆肌层”（图 27－56 至图 27－58）。

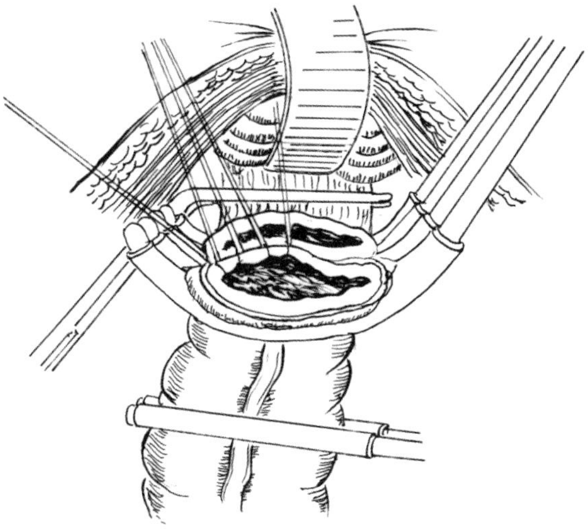

图 27－56　端端吻合后壁

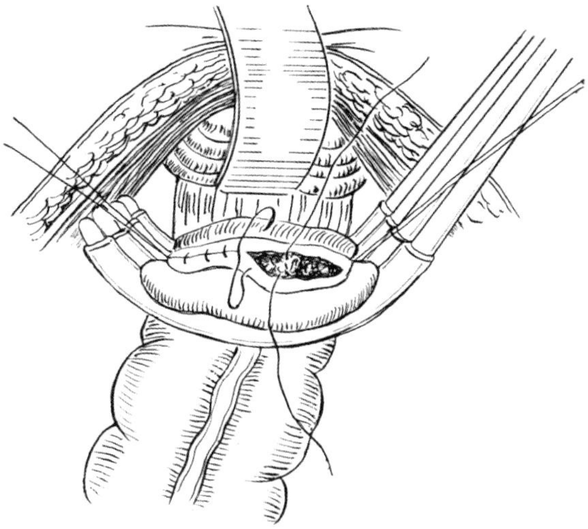

图 27－57　端端吻合前壁

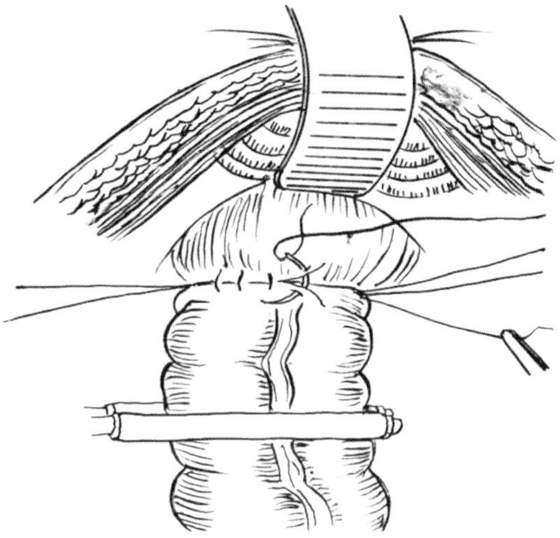

图 27－58　加用浆肌层缝合包埋

14. 单吻合器法　适用于位置较高的直肠癌，直肠残端及乙状结肠断端可用手工 4 号丝线绕边荷包缝合，亦可用荷包缝合钳做一荷包缝合（图 27－59、图 27－60）。

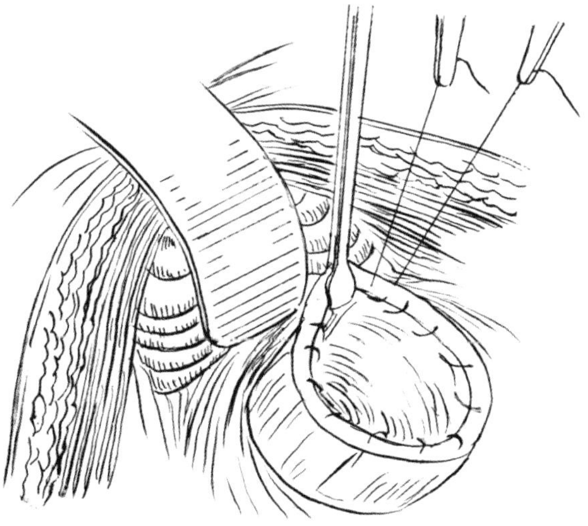

图 27－59　直肠残端荷包缝合

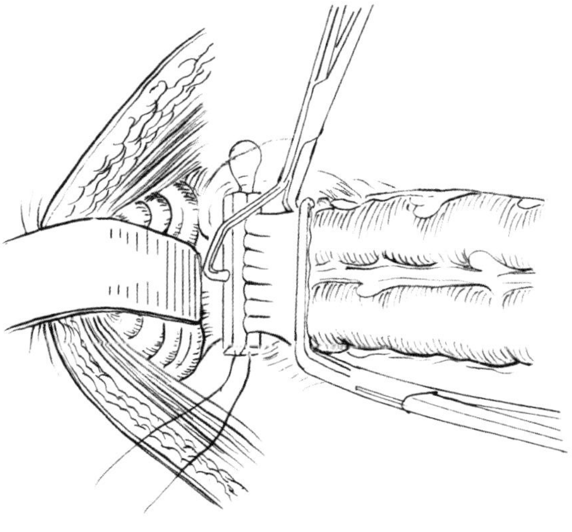

图 27－60　上置荷包钳

15. 将抵针座置入乙状结肠断端，收紧荷包打结。吻合器自肛门置入，释放中心杆，荷包线打结。将抵针座与中心杆对合，逐渐收紧，检查无周围组织嵌入时即可击发，同时完成切割与吻合。回旋调节旋钮两周，取出吻合器（图 27－61 至图 27－65）。

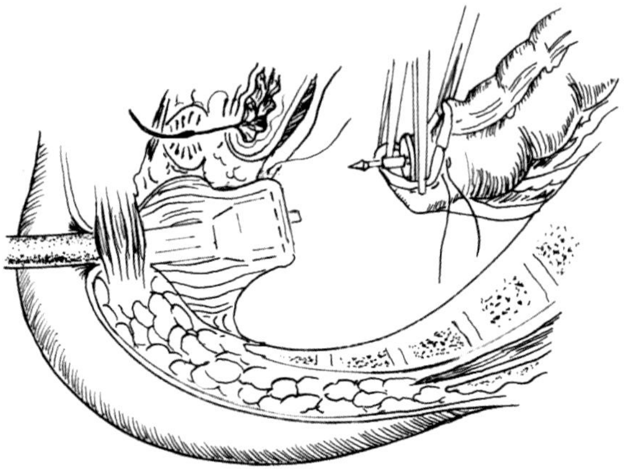

图 27－61　结肠残端置入抵针座

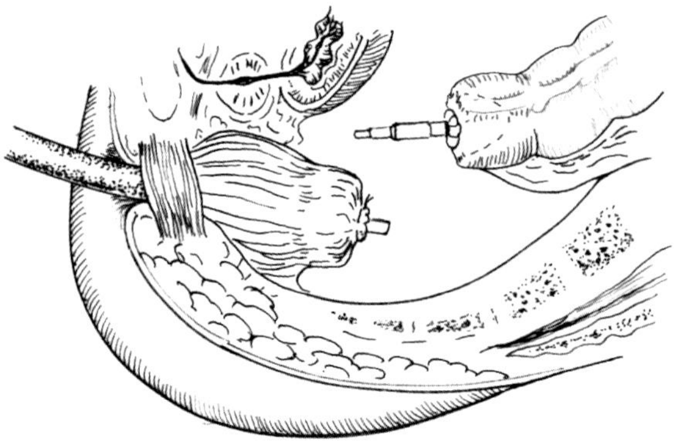

图 27－62　收紧荷包线

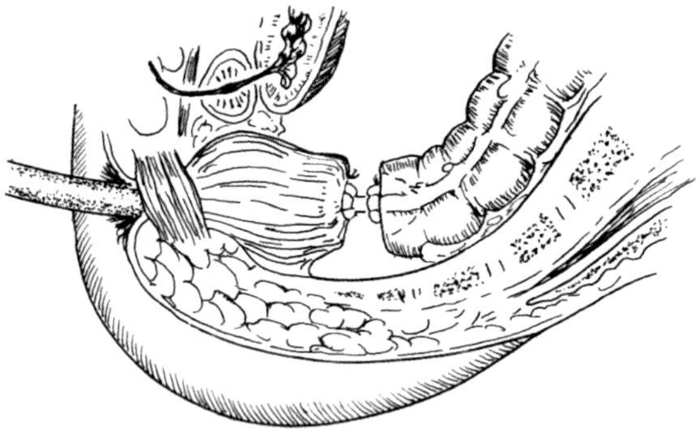

图 27－63　对合吻合器

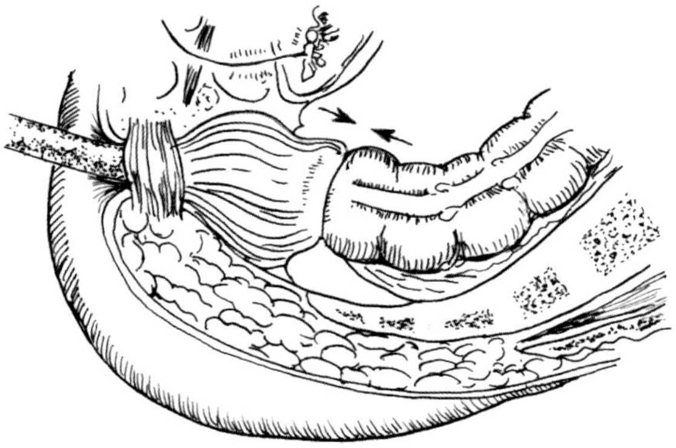

图 27－64　击发

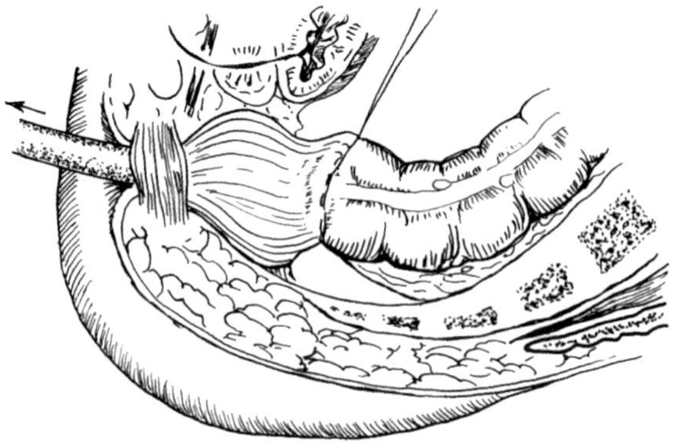

图 27－65　取出吻合器

16. 原位检查远、近切缘是否完整，必要时予以缝合修补（图 27－66）。

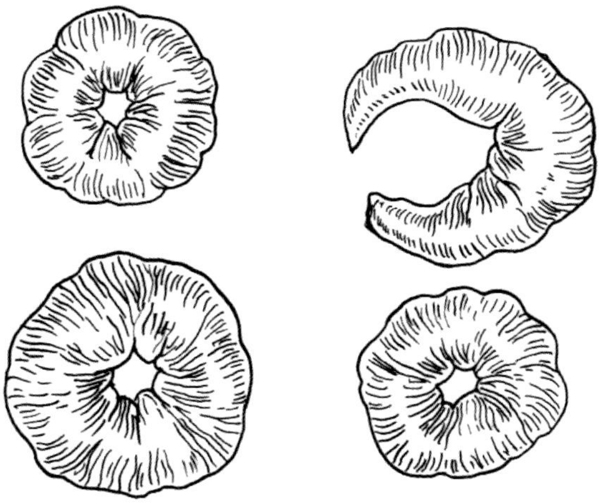

图 27－66　检查远、近切缘

17. 盆腔内倒入 500mL 生理盐水，肠钳夹闭降结肠下段，自肛门注入空气，直至吻合肠袢鼓起，检查有无吻合口漏，完成吻合（图 27－67、图 27－68）。

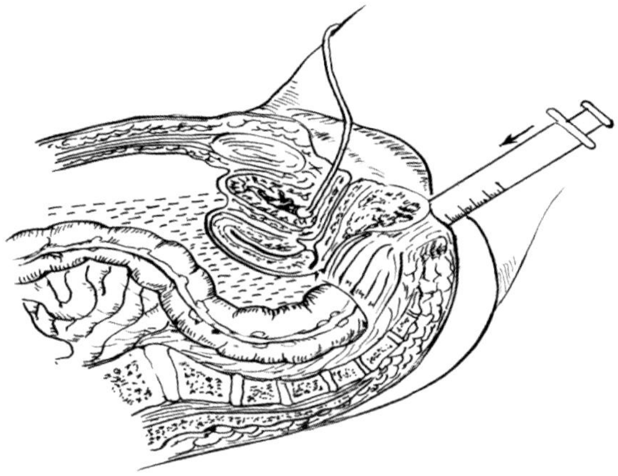

图 27－67　检查有无吻合口漏

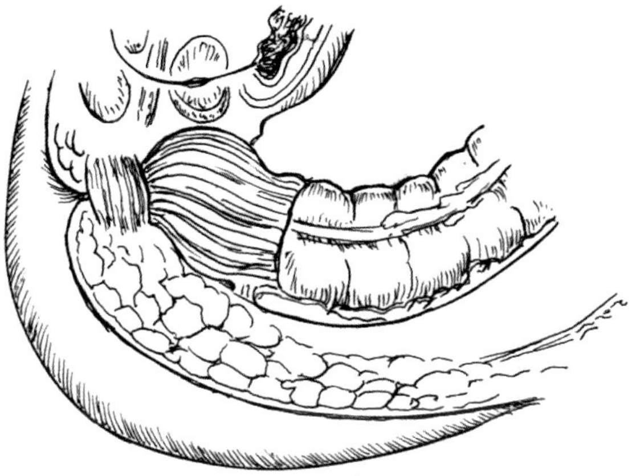

图 27－68　吻合完毕

18. 双吻合器吻合法　适用于吻合口较低，荷包缝合困难的患者。用可曲式闭合器距离肿瘤下缘 2cm 处夹持肠管，近侧上置直角钳，击发闭合器，在其近侧用电刀切断直肠。也可用美国强生公司弧形切割闭合器凯图（CONTOUR™ Curved Cutter Stapler）一次完成切割闭合。乙状结肠断端处理同前述（图 27－69、图 27－70）。

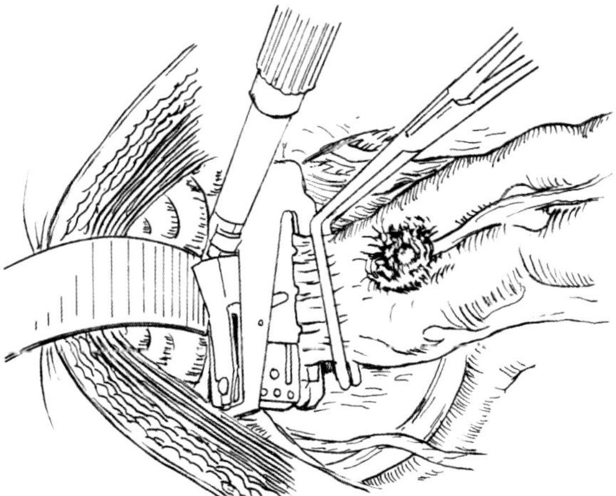

图 27－69　闭合切断直肠

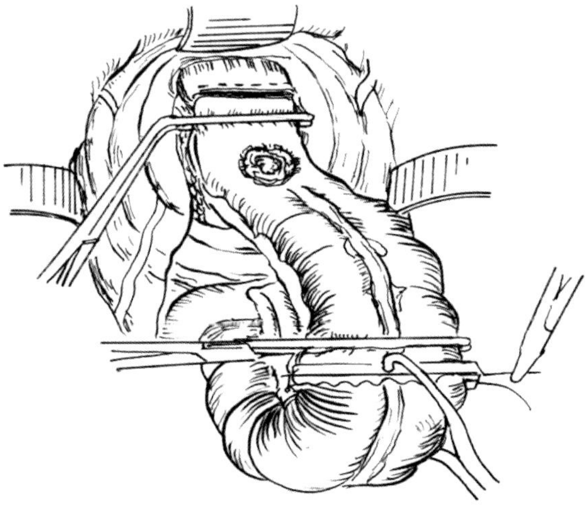

图 27－70　近切缘上置荷包钳

19. 吻合器自肛门置入，其中心杆穿刺锥自闭合线中心点穿出，然后与抵针座中心管对合，收紧后击发吻合，检查远、近切缘是否完整，并做测漏实验，完成吻合（图 27 - 71 至图 27 - 73）。

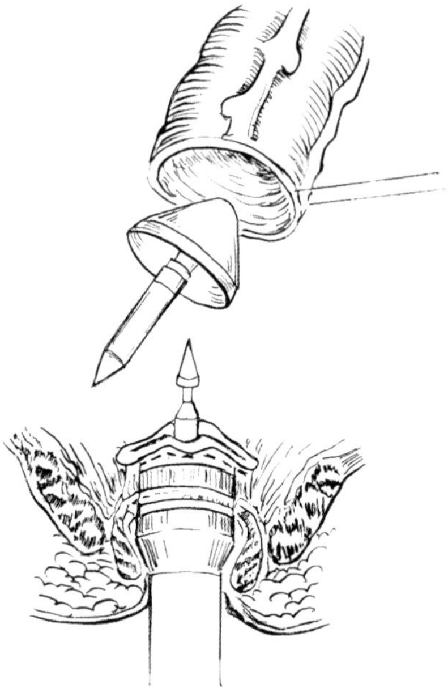

图 27 -71　置入抵针座

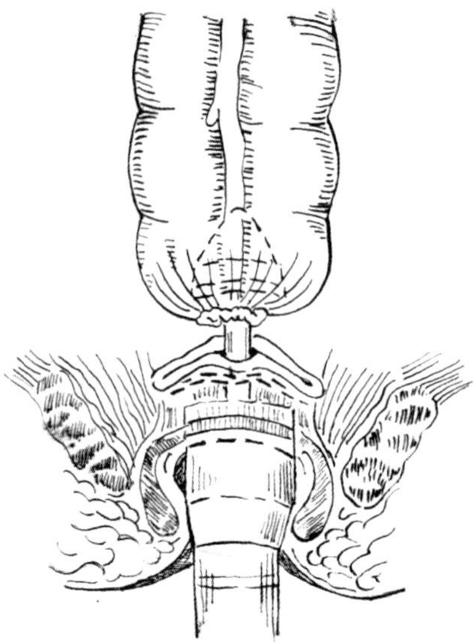

图 27 -72　收紧吻合器

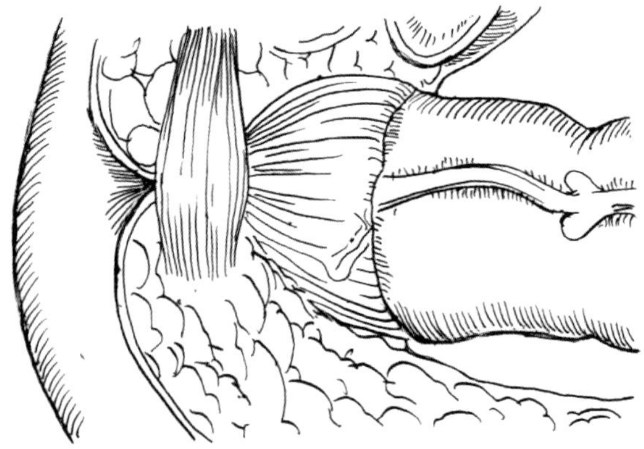

图 27 -73　吻合完毕

20. 清点纱布器械，关闭盆底腹膜，放置双腔引流管。笔者将双腔引流管置于腹膜外，目的在于一旦发生吻合口漏，不至于引起弥漫性腹膜炎，无需二次手术，大多可经非手术治疗而痊愈。

（六）术中意外的应急处理

1. 输尿管损伤

（1）原因：输尿管损伤多由于手术者缺乏经验，对输尿管走行及局部解剖不熟悉而造成的误伤，发生率 2% ~3%。损伤类型：部分或全部结扎、部分或全部切断、钳夹伤等。游离乙状结肠左侧后腹膜，特别是肿瘤局部粘连时，易于损伤左侧输尿管；误将左侧输尿管当作肠系膜下动脉、乙状结肠动脉或生殖血管而切断结扎；分离膀胱或子宫颈时，由于较靠近输尿管而使后者损伤；在结扎子宫动脉时最易损伤输尿管；有时输尿管紧靠盆腔腹膜游离缘，在关闭盆腔腹膜时将输尿管结扎；腹腔手术组游离直肠未达肛提肌平面，会阴组在暴露欠佳情况下勉强切除标本，可损伤输尿管；盆腔多次手术，导致输尿管解剖位置变异。需指出的是，输尿管损伤多由于术者麻痹大意，而且高年资医生过于自信时更易于损伤输尿管。

（2）处理：如果术中发现输尿管损伤，一般后果不甚严重，根据不同损伤类型给予相应处理。

1）输尿管挫伤：多为钳夹伤，一般大段输尿管挫伤少见。如果输尿管血运、蠕动功能良好，可放置输尿管旁引流管；如果出现血运障碍、丧失蠕动功能，则应切除后行端端吻合、内支架引流术，同时放置输尿管旁引流管。

2）输尿管结扎：此种情况术中如能及时发现，需立即松开结扎线，检查输尿管损伤程度，血运、蠕动良好可不予以处理，但关腹前应再次予以检查，确保输尿管无坏死。如高度怀疑输尿管已坏死，则行输尿管部分切除吻合 + 内支架引流术最为安全。

3）输尿管横断性损伤：手术时术野有尿外渗情况，应高度怀疑输尿管损伤。此时应立刻行输尿管端端吻合术，将两端剪成斜面，4－0 可吸收线黏膜外翻间断缝合，内支架引流，输尿管旁放置引流管。

4）输尿管损伤性缺损：此种情况多由于输尿管本身已受侵犯，为根治性切除而不得已牺牲部分输尿管。术前已明确损伤侧肾脏丧失功能，则可将无功能肾一并切除；如肾脏依然有功能，则将损伤侧输尿管与对侧肾盂或输尿管吻合。如果不能确定伤侧肾脏的功能是否良好，可行输尿管造口术，日后根据原发病以及造口肾脏功能状况，决定是否二期手术处理。

5）输尿管远端损伤：可行内支架引流 + 端端吻合术或损伤输尿管与对侧输尿管吻合术。距离膀胱＜3cm 者，可作一膀胱瓣管道与输尿管吻合。

6）双侧输尿管损伤：此种情况实为罕见，实为缺乏责任心之故，应绝对杜绝发生。术中发现可采用上述方法处理。术后发现者，应马上再次开腹处理损伤之输尿管；如未能及时发现，出现尿毒症等情况，应在 B 超引导下行双侧肾盂置管引流术，待日后患者情况好转后行二期手术。

2. 膀胱和尿道损伤

（1）原因：男性患者直肠前壁肿瘤侵犯膀胱三角，行姑息性手术时，易于损伤膀胱及输尿管进入膀胱处。在腹部手术组分离直肠前壁未达前列腺尖部平面，会阴手术组在显露欠佳的情况下，强行切断肿瘤前壁与尿道膜部组织，此时易于损伤之。

（2）处理：姑息性直肠癌切除术损伤膀胱三角时，经导尿管注入亚甲蓝稀释液，了解膀胱损伤部位及程度，可用 Dexon 线全层缝合。由于位置深在，暴露困难，难以准确缝合，可打开膀胱前壁，了解双侧输尿管喷尿情况。如发现输尿管进入膀胱处损伤，则应将其离断后行膀胱顶部移植术，并行输尿管支架引流及耻骨上膀胱造瘘术。尿道膜部损伤可用 Dexon 线间断缝合修补，同时行耻骨上膀胱造瘘引流，术后导尿管留置 2 周，保持术后尿液引流通畅。后期尿道狭窄者，可行尿道扩张术。

3. 骶前大出血

（1）原因：骶前静脉丛血管丰富，在 Waldeyer 筋膜深面形成横行排列的静脉窦，其两端有纵行静脉连通，静脉壁与骶骨骨膜紧密相连。在 Waldeyer 筋膜与直肠系膜间为骶前间隙，内有疏松结缔组织，没有明显的血管。在骶前间隙采用电刀或剪刀锐性分离，出血极少。如果有肿瘤浸润或分离平面错误或采用暴力分离或端式吸引器吸引力较大，都有可能造成静脉窦破裂，引起术中大出血。因静脉壁与骶骨骨膜相连，出血不会自止，因此术者务必熟悉骶前间隙解剖，骶前游离时锐性分离可获得清晰的操作平面，并可保护骶前神经丛及静脉丛。

（2）处理：低位直肠癌术中骶前大出血并非罕见，处理极为棘手，因此反复强调预防的重要性。文献报道各种方法都不甚理想，目前尚未有一种简单实用方法供术者参考。因骶前静脉系统与椎管静脉系统相交通，单纯结扎双侧髂内动脉对骶前大出血并无明显效果。发生出血时，切忌慌乱而盲目钳夹，缝扎止血很难奏效。应充分显露术野，选用明胶海绵、止血纱布、自身肌肉组织或无菌图钉等压迫于出血部位，再用热盐水纱布加压 5～10min，一般可以止血。当出血位置较低，显露困难时，特别是多处骶前静脉破裂时，反复止血有延误时机，导致更为严重的大出血，甚至出血性休克。因静脉窦压力较低，纱布条填塞压迫止血是一简单可行高效的处理策略，将 100～200cm 长的无菌纱布条依序填塞，观察 15～20min，沿盆侧壁将纱布条经切口下端引出腹外，盆腔放置双腔引流管以观察有无继续出血；如果标本已移除，纱布条亦可经会阴部切口引出，此时应缝合会阴部切口以保障足够的压力；如病灶尚未切除，伴有梗阻者应行结肠造口术，没有肠梗阻情况下可行关腹，待日后行二期手术。术后 7 天，逐段拔出压迫纱布条。

4. 前列腺出血

(1) 原因：低位前壁直肠癌可侵犯前列腺，分离时损伤前列腺造成出血。或者为直肠前壁分离层次错误，直接损伤前列腺。

(2) 处理：可试用电凝、缝扎以及压迫止血等方法，如因前列腺肥大而止血极为困难，万不得已才行前列腺摘除术。如肿瘤已侵犯前列腺，联合脏器切除可获得根治性效果，笔者建议行联合脏器切除反而减少出血，且利于患者预后。

5. 阴道后壁出血

(1) 原因：直肠前壁肿瘤侵犯阴道或者会阴手术组分离平面错误，导致阴道后壁损伤出血。如在腹腔分离时损伤阴道壁，虽大出血少见，但因暴露不佳，需反复止血。

(2) 处理：侵犯子宫颈及阴道后壁者，可行后盆腔脏器清扫术。经会阴部切口，充分暴露阴道后壁，直视下 Dexon 线妥善缝扎止血。

6. 髂内静脉损伤出血

(1) 原因：未在直视下锐性分离闭孔及对此区解剖不熟悉，或未掌握闭孔淋巴结清扫的手术要点。

(2) 处理：结扎髂内静脉对脏器影响甚少，可切断结扎之。如出血凶猛、难以止血和血源匮乏，应停止分离肿瘤，行双侧髂内动脉、静脉结扎和缝扎止血或纱布条压迫止血，待二期切除直肠肿瘤。

7. 侵犯骶骨或髂内血管　当肿瘤侵犯 S_2 以上，手术即为姑息性切除，此时应尽量减少创伤，残留少许肿瘤于骶骨，银夹标志，待日后放疗、化疗处理。肿瘤侵犯 S_3 以下骶尾骨，依然可行连同受侵骶骨在内的根治性手术。肿瘤侵犯髂内血管均可一并切除，不增加手术并发症，同样取得根治性效果。

8. 盆腔神经损伤

(1) 原因：多为不熟悉盆腔神经解剖所致，盆腔神经丛主要由上腹下神经丛和下腹下神经丛构成。上腹下神经丛位于后腹膜和腹主动脉之间，偏向左侧，多数发出 1 ~ 2 支腹下神经经左髂总动脉前方进入盆腔，分为 2 支或原有 2 支沿髂血管走行汇入下腹下神经丛，与后者一起经直肠两侧及侧韧带发出分支支配直肠、子宫、前列腺、膀胱以及阴茎海绵体等，调控相应器官功能。值得注意的是，在直肠癌根治性切除中如果自主神经已受侵犯，应毫不犹豫切除之，切勿因小失大，影响手术预后。

(2) 处理：盆腔神经损伤即为永久性损伤，关键在于预防。在清扫腹主动脉前方淋巴结以及结扎肠系膜下动脉时，最好解剖出上腹下神经丛；暴露腹下神经后，再进一步于骶前间隙锐性分离直肠系膜；切断直肠侧韧带时，距离直肠壁 1 ~ 1.5cm 离断较为安全，可避免损伤盆腔神经丛，如用超声刀离断侧韧带，可减少大块结扎造成的神经损伤；会阴组横行切开盆膈上筋膜进入盆腔时，切勿分离过高或误入盆筋膜深面，造成神经或血管损伤。一侧盆腔神经损伤对功能尚无大害，双侧损伤多出现程度不等的性功能及排尿功能障碍。

9. 吻合口有张力

(1) 原因：乙状结肠切除过多；乙状结肠系膜过短；未游离脾曲结肠；未在肠系膜下的脉根部切断。因此术中强调距离肿瘤上缘 12 ~ 15cm 切断结肠、肿瘤下缘 3cm 切断直肠即可达到根治性效果，无需过多切除结直肠；乙状结肠系膜过短者，可采用乙状结肠直肠侧端吻合；笔者认为吻合前游离脾曲结肠可有效降低吻合口张力，避免吻合口漏的发生；在肠系膜的脉根部切断，可使乙状结肠更易于延伸。

(2) 处理：游离松解脾曲结肠并放置肛管，使其末端 10cm 在吻合口上方结肠内，多剪几个侧孔，有利于引流和直肠内减压，降低吻合口漏的发生率。

（七）术后处理

1. 本手术创伤较大，对身体干扰较重，特别是对年老体弱合并心肺功能不全者而言，应送外科重症监护室，24h 监护心率、血压、血氧饱和度、呼吸、体温、尿量。全麻患者清醒或硬膜外麻醉术后 6h 后，最好改为低的半卧位，以利于维持呼吸循环功能，腹腔及盆腔渗液亦可及时流至盆腔或骶前间隙而经引流管排出体外。

2. 记录胃肠减压管、盆腔引流管、腹腔引流管等引流液的颜色和量，判断有无胃出血、盆腔和腹腔出血或尿外渗。胃管应尽早拔出而无需等待肛门排气排便，拔除前自胃管注入石蜡油 50mL 以润滑肠道促进胃肠蠕动恢复，但进食应在排气之后。腹腔引流管及盆腔引流管在明确无尿外渗和继续出血的情况下也应尽早去除，一般 2～3 天为宜。

3. 根据患者体重、心肺功能情况、循环动力学指标、尿量以及引流液的情况，调整补液量和质，切勿超负荷补液而造成心、肺功能受损和组织水肿，反而不利于患者康复。

4. 根据笔者经验，术后呼吸功能维护至关重要　限制补液量；雾化吸入（NS 10mL + 地塞米松 5mg + α－糜蛋白酶 4 000U + 庆大霉素 8 万 U + 沐舒坦 30mg），每天 2 次；协助患者翻身拍背，鼓励患者咳嗽排痰，必要时支气管镜冲洗吸痰；静脉给予稀释痰液如沐舒坦等药物；术后补充胶体如代文、新鲜血浆；白蛋白＜20g/L时，应予以补充；血红蛋白＜80g/L 时应补充浓缩红细胞，避免缺氧对呼吸功能的不良影响。

5. 循环功能维护至关重要，给予心肌营养药物如二磷酸果糖、极化液等；参照患者平时血压水平，高血压以硝酸甘油或亚宁定调节，低血压在补充血容量充足的情况下首选多巴胺，必要时加用阿拉明；心率过速，依情况给予西地兰或可达龙等。

6. 低浓度持续吸氧对老年以及贫血患者改善心肺功能至关重要。

7. 术后 3 天给予洛赛克可预防应激性溃疡。

8. 术后循环动力学稳定后，可应用肠外营养，以卡文（1 440mL）为首选。

9. 术后 3 天，给予针对 G^- 杆菌及厌氧菌抗生素。

10. 该手术有可能损伤盆腔神经，术后排尿功能多有障碍，应加强术后尿管护理。

（1）每天尿道口护理，严格无菌操作，预防尿路感染。

（2）术后 3 天起，给予膀胱训练，白天夹闭导尿管，每 2～3h 开放 20min，晚上入睡前开放导尿管，以免影响患者休息。

（3）术后 7 天，争取拔除导尿管；中医针灸对膀胱功能恢复有一定帮助。

11. 切口处理　术后 3 天应每天检查腹部切口，及时更换敷料，有血肿或脂肪液化者应彻底排出。

12. 预防下肢静脉血栓形成　这是经常发生但临床医生易于忽视的问题，本手术由于截石位时间较长，盆腔操作范围大，可反复刺激动脉和静脉，术后患者长期卧床，下肢活动较少，所以极易诱发下肢静脉血栓形成。笔者认为术后 2 天，如无继发出血，给予复方丹参有益于患者恢复的，可减少血栓形成并改善心、肺功能。鼓励患者早期下床，帮助患者活动下肢同样具有上述作用，不可低估。

（八）术后并发症防治

1. 吻合口漏

（1）吻合口漏的原因：吻合口漏多见于术后 5～7 天，早期表现为体温、白细胞升高，腹膜炎体征，引流液突然增加、持续不减、出现脓液、肠内容物、气体，泛影葡胺或亚甲蓝造影可明确诊断。笔者统计 Dixon术后吻合口漏的发病率为 7.67%（464/6 049），男：女为 1.6：1，71.4% 发生在 1 周内。漏口位置：后壁 54.3%，前壁 17.1%，侧壁 29.6%，其中 83.3% 发生于非转流术，而转流术仅有 16.7%，吻合器（4.86%）明显低于手工吻合（14.4%），88% 患者经非转流术治疗 2～3 周痊愈。吻合口漏的发生与全身和局部因素有关，全身因素包括高龄、营养不良、长期应用激素等药物、伴随糖尿病等其他疾病；局部因素如下：

1）吻合口位置低：低位吻合操作困难，远侧直肠断端血供不良，吻合口张力较大，如有盆腔污染等因素，吻合口漏的发生率增加。

2）吻合口血运不良：如吻合肠管无血管区过长，吻合口止血不彻底，局部血肿，吻合器压榨吻合口时间过长，另外直肠后壁解剖上存在无血管区，均易于导致吻合口漏。

3）吻合口张力过大：腹膜返折以下无浆膜覆盖，吻合口易于撕裂。在游离脾曲的 Dixon 术后，吻合口漏发生率为 9%，未游离脾曲者为 25%。

4）局部感染不利于吻合口愈合，其原因包括术前肠道准备欠佳、术中操作污染、引流不畅导致的盆腔积液。

5）引流管应用不当：位置过高，低于吻合口，负压过大；引流管质地硬，抵穿吻合口。

6）远端梗阻：肛管裂伤导致的肛管括约肌痉挛；耻骨直肠肌肥厚；直肠内大便积存致使肛管内压力增加，特别是肠蠕动恢复时可导致肛管内压急剧上升。

7）吻合口残留疾病：肿瘤、溃疡、结核等。

8）操作失误：吻合完毕后盆腔再次止血；剪破直肠壁未能及时发现；夹入阴道壁等其他组织；吻合器故障等导致切割不全；吻合后过于自信未作注气试验；过早反复肛门指诊等。

9）其他因素：吻合器吻合口漏的发生率明显低于手工缝合；吻合器大小选择不当以及不同制造商的质量差异也与吻合口漏有关。

（2）为预防吻合口漏应采取以下措施：

1）术前尽可能纠正营养不良状态，最好停用正在服用影响愈合的药物，肠道准备充分，有效控制糖尿病、溃疡性结肠炎、克罗恩病等。

2）术中保持吻合肠管无张力，最好游离脾曲；保护结肠残端边缘血管：裸化肠管＜1cm，手工缝合针距与边距均约为0.25cm，电刀断肠时功率不宜太大；吻合口置于腹膜之外，夏穗生教授提出上空、口正、下通的原则；避免肠管破损引起污染；往往是系膜血管过短影响吻合口张力，此时可将肠系膜下动脉根部切断，并采用回头望月式吻合；合理估计需要肠管长度，须知肠管蠕动回复后可能缩短2cm，结肠贮袋或成形术时应估计结肠长度；直肠残端肌层完好保护，密闭充气试验阴性；吻合前，盆腔彻底止血；吻合器操作需培训学习，适宜口径为31～34号，旋紧适度、检查阴道、平稳抓持、快速击发，退出前放松尾端螺旋钮2周，鱼摆尾式退出、避免暴力，吻合口内勿夹入其他组织，医生原位检查远近切缘是否完整，最好使用一次性吻合器；直肠残端无血管区长度最好＜1cm，必要时四周丝线缝合加固；吻合后注气试验；肠道准备不佳者，术中全结肠灌洗，必要时加用结肠转流术；吻合欠满意时，肛管减压，管端置于吻合口以上＞10cm或结肠转流术。放置肛管4～5天可减少吻合口漏的原因：持续减低肠腔内压力，使肠内气体或液体随时排出体外，吻合口肠壁始终保持空虚状态；在肠功能恢复初期，较强的肠蠕动波有时可致吻合口撕裂，肛管对吻合口局部还有支撑作用。预防性造口指征：术后即行局部放疗；吻合不满意，估计吻合口漏可能性大；肠道准备差，肠壁水肿；全身状况差，严重糖尿病，重度营养不良。

3）术后引流管持续低压吸引，保持通畅3～4天，引流液为血浆样（＜50mL），正常进食、大便后拔除引流管，发现吻合口漏时引流骶前积液，冲洗骶前间隙。

（3）吻合口漏处理：

1）手术治疗指征：吻合口漏发生早，弥漫性腹膜炎；漏口大，难于自愈，中毒症状明显；年老体弱、营养严重不良；原置腹腔引流管不能有效引流或已经拔除；合并其他器官的复合型漏；非手术治疗无效。手术方法：横结肠失功能造口术，造口远端结肠清洁灌洗并缝合关闭，重置盆腔双腔引流管。

2）非手术治疗适应证：引流液增加为主，炎症反应不严重者。非手术治疗方法：保持引流管通畅，2～3周后无发热、腹痛和无腹膜炎体征可逐步拔管，拔管前可行引流管泛影葡胺造影；甲硝唑、含有抗生素的NS冲洗引流管；给予TPN、白蛋白、血浆、抗生素；直肠内肛管减压，管端在漏口以上10cm。笔者的经验约90%吻合口漏经非手术治疗可痊愈。

2．术后吻合口出血

（1）原因：术中用吻合器吻合时，将包埋抵针座的近端肠管周围未能游离干净，肠壁上的小支血管结扎不完善。因此术中务必较彻底整洁吻合结肠壁，仔细结扎小血管，吻合后应在直视下或经指诊检查有无活动性出血。

（2）处理：吻合后即发现吻合口出血者可经肛门予以缝扎止血，多能奏效。术后发生者，给予输血及用止血药物、局部应用止血酶等治疗；无效者可在全麻下经肛门缝扎止血或开腹止血，此时行横结肠造口完全性粪便转流有利于患者康复。笔者曾遇到1例术后吻合口大出血近2 000mL，不适宜地试图用肠镜止血，结果造成大范围皮下气肿，又未能有效止血，在全麻下经肛门缝扎止血＋横结肠造口后康复，6个月后关闭造口。

3．术后出血

（1）术后腹腔出血：

1）原因：多因术中止血不彻底、结扎线脱落或术后高血压等引起，腹腔引流管可见鲜红色血液。

2）处理：应给予止血剂如安络血、立止血、PAMBA、维生素 K_1、葡萄糖酸钙等；可经腹腔引流管注入凝血酶2万U；监测生命体征；如持续每小时引流量＞200mL，经迅速补充新鲜同型血浆及浓缩红细胞，血压持续下降或稳定后再次下降甚至休克的患者，应毫不犹豫二次开腹止血，切禁因术者务虚名而使患者处于危险中，导致灾难性结果发生。

（2）骶前静脉丛出血：

1）原因：同样是由于止血不完善、结扎线脱落等引起，如果术中既已发生骶前大出血而未能很好地处理，术后骶前出血的可能性较大。

2）处理：基本处理方法同上。对于大量出血，应在快速补充浓缩红细胞、血浆、胶体液情况下，迅速打开切口，寻找出血点，应给予长纱布条压迫止血，一般电凝、缝扎等多不能奏效。

4. 尿潴留

（1）原因：尿潴留是本手术常见的并发症，往往拔除尿管后不能排尿，或每次排尿时患者必须用力屏气或用手压迫腹部以协助，有排尿不尽感，每次尿量100～200mL，排尿次数增多，甚至出现尿失禁。包括：手术范围广，损伤支配膀胱排尿功能的交感、副交感神经；切口疼痛；不习惯于床上排尿；恶性肿瘤导致老年患者体质虚弱。

（2）处理：术后3天进行膀胱训练，于术后7天患者有明显膀胱充盈感时方可拔管。拔管后如能排尿，每次＞150mL，残余尿不增加，无发热等临床表现，可不予以重插尿管，以免造成泌尿系感染，给予热淋清或尿炎清口服、下腹部理疗、中医针灸均有裨益。如不能排尿或排尿频繁，残余尿不断增加，应重置导尿管，此时应给予呋喃西林膀胱冲洗，会阴部清洁护理，再次膀胱训练，多能于5～7天后拔除尿管。如系神经损伤导致膀胱顽固性排尿困难，应行膀胱造瘘术或前列腺电切术。

5. 急性肠梗阻

（1）原因：本手术后并发的肠梗阻多为机械性，麻痹性少见，常见原因如下：

1）肠粘连：此为最常见原因，可发生在小肠袢之间，更常见小肠粘连于腹壁切口或造瘘口穿出腹壁处。盆腔腹膜未缝合者，也易导致小肠与盆底腹膜外组织粘连；即使缝合后，小肠也可与重建的盆底腹膜粘连为一体。

2）造口结肠旁疝：造口结肠与侧腹壁之间的裂隙务必缝合关闭，否则小肠袢进入其间而不能回纳，造成闭袢性肠梗阻，有绞窄坏死的可能性。

3）盆腔腹膜裂隙小肠疝：小肠通过盆底腹膜裂开或本来缝合针距过大而形成的间隙进入骶前间隙，导致小肠嵌顿性闭袢肠梗阻。发展往往迅速而严重，亦有部分肠壁嵌顿的报道。目前基本上所有患者均予以盆腔腹膜缝合关闭，至于连续缝合还是间断缝合都不重要，关键的是一定要妥善缝合，针距不超过1cm；盆底腹膜缝合后张力不能太大，以防撕裂而造成裂隙疝。

4）腹壁切口愈合不良：术后因腹压增大、咳嗽等，导致切口裂开等并发症，二期愈合后极易导致小肠与腹壁各层粘连而引起肠梗阻。

5）肿瘤复发：术后1～2年出现的慢性肠梗阻，始为不完全性，逐渐发展为完全性肠梗阻，此种情况多为恶性肿瘤复发。复查CEA、CT、肠镜及核素扫描以明确是否为癌复发。

6）术后放疗：放疗可导致小肠浆膜炎而引起粘连性肠梗阻，在有其他引起梗阻因素存在下，更易于导致肠梗阻发生。用可吸收网片将小肠移出盆腔可减少放疗引起的粘连性肠梗阻，补片与骶骨岬、结肠系膜及浆膜、两侧腹膜缝合，然后向前方与前腹壁缝合（图27－74、图27－75）。

（2）处理：

1）非手术处理：禁饮食，胃肠减压，静脉给予抗生素，维持水、电解质平衡，温盐水低压灌肠，胃肠道平滑肌解痉，抑制胃肠道分泌药物如施他宁，不完全梗阻者可于胃管内注入石蜡油50mL以润滑肠道。

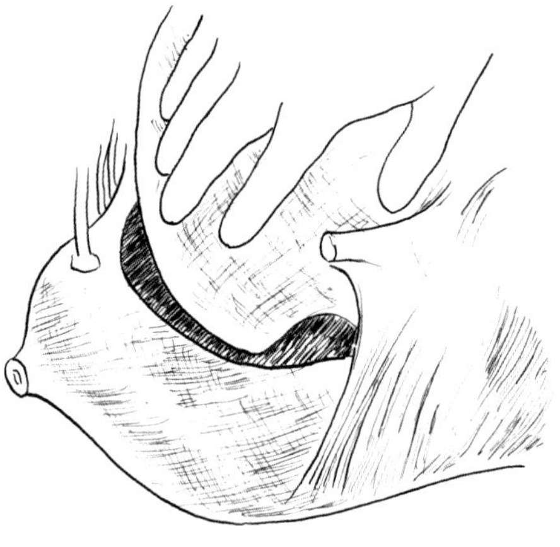

图 27－74　放置补片

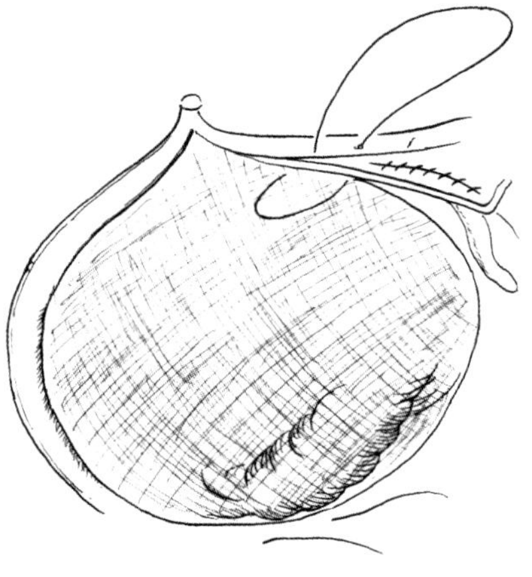

图 27－75　补片固定

2）非手术治疗无效或急性小肠完全性梗阻，病情危重，出现腹膜炎症状，提示肠绞窄可能性，应立即剖腹探查，切勿延迟。根据术中肠梗阻的具体原因采用不同术式：粘连松解术、小肠部分切除术、小肠内疝回纳术以及恶性肿瘤复发姑息性手术等。术中注意事项：避免腹腔污染，特别是肠内容物污染；探查有序，避免粗暴及反复拖出小肠；温盐水纱布保护非手术部位肠管；妥善关闭盆底腹膜以及造口结肠旁裂隙；术后将小肠按自然顺序予以排列。

6. 性功能障碍

（1）原因：扩大的直肠癌手术，清扫腹主动脉及盆壁淋巴结，易于损伤司理射精的上腹下神经丛和调控阴茎勃起的下腹下神经丛，造成勃起与射精障碍。手术创伤、对人工肛门不适应、术后性交有损健康的误论、营养不良、夫妻关系欠佳等均为可能原因。

（2）处理：关键在于预防盆腔神经丛损伤。术前宣教、人工肛门良好护理、增强体质、改善夫妻关系以及男性学的科学指导有望使性功能障碍得以不同程度的改善。

7. 腹壁切口感染

（1）原因：切口感染多发生在皮下或腹壁肌肉层下腹膜外疏松结缔脂肪组织所在部位。感染病原菌多为厌氧菌与需氧菌混合感染，前者以拟杆菌属为主，后者多见于克雷白杆菌属、肠杆菌及大肠杆菌属等，因此直肠癌切除术围手术期选择抗生素应覆盖厌氧菌及需氧菌。手术切口应足够长，因在患者肥胖等情况下显露困难，反复牵拉切口会增加组织创伤，切口感染概率增大，因此切口不宜过小，合适的切口既利于切除肿瘤，又利于减少切口感染的发生。电刀功率太大，造成皮下脂肪组织坏死液化，后者成为细菌良好的培养基，终致切口感染。手术操作不慎使大便污染切口，术后切口感染可能性增加，因此应用切口保护圈妥善保护切口。切断结直肠前，用纱布保护周围组织，以免粪便污染切口。缝合腹膜后，用大量生理盐水冲洗切口，可有效减少切口内细菌数量、血液及坏死组织，从而降低切口感染发生率。切口内出血往往与切口感染相伴随，因此应彻底止血，严密缝合，不留死腔，以减少切口感染的可能。如需放置引流管，切忌经原切口引出，否则很容易引起切口感染，这是因为腹腔引流物污染切口各层组织，引流物作为异物也易于引起感染，因此引流管应另戳孔引出腹外。患者患有恶性肿瘤在放化疗期间，长期应用激素等造成切口愈合及抗感染能力低下，易于发生切口感染。因此缝合切口时彻底止血，严密缝合切口各层，消灭死腔，减少异物残留。切口感染的临床表现：术后数天体温逐日升高，切口胀痛或搏动性疼痛。亦有患者无明显表现，拆线后切口裂开，脓液或脓血水流出。切口红、肿、热及压痛等炎症表现明显，部分患者仅有切口压痛而无红肿表现。可有脓液自切口溢出，脓肿形成时可有波动感。深部感染时，有时仅有局部僵硬感，皮肤凹陷性水肿可伴有深压痛。粗针穿刺可见脓液，恶臭味提示合并厌氧菌感染。BUS 检查可见腹壁内液性暗区，血常规检查可有 WBC 计数升高，中性粒细胞比例增加。

（2）处理：当穿刺见脓液或切口渗液时，应及时拆除几针缝线，引流务必通畅。患者体温有增高趋势时应联合应用抗生素，当创面新鲜、无脓液时可停用。切口每天更换敷料：术后 10 天，务必清除异物包括丝线及坏死组织；局部生理盐水冲洗即可获得与抗生素冲洗一样的效果；冲洗几天后，创面新鲜即可将创面用胶布拉拢，以利愈合；亦可以采用二期缝合，术后换药并应用抗生素。

8. 腹壁窦道形成

（1）原因：腹壁切口感染引流不畅，特别是引流口过小，皮下各层留有死腔。更换敷料有误，未能及时清除感染切口内的坏死组织及线头等异物。引流管经切口引出，可经久不愈合，最终形成腹壁窦道。腹腔内遗留纱布、残余脓肿等，因此手术时注意以下几点：避免切口感染，若发生感染则应拆除缝线，充分引流，彻底切除坏死组织以及各种异物，及时更换敷料；腹腔引流管决不允许经原切口引出。腹壁窦道形成的临床表现：皮肤窦口长期不愈，不断溢出脓性分泌物，大肠杆菌感染者可有少许气泡溢出。探针可了解窦道的深度及走向。窦道造影可资鉴别诊断粪瘘及腹壁窦道。

（2）处理：扩大窦道外口，清除坏死组织，去除线头等异物，充分引流，消灭死腔。长期不愈可切除窦道，二期缝合。

9. 直肠阴道瘘　可由于肿瘤位于直肠前壁与阴道壁浸润；阴道后壁出血时，电刀电凝止血致阴道壁热损伤等。术中在阴道指诊指示下，用电刀完成了自阴道后壁的剥离，可减少此并发症的发生，具体处理详见本节“直肠阴道瘘手术”的有关内容。

七、直肠癌经腹切除结肠造口术（Hartmann 手术）

本术式主要适用于局部进展期直肠癌，肿瘤虽可切除，但术后可能复发，不宜一期吻合者。至于直肠癌并发梗阻者，可采用术中全结肠灌洗，一般可以完成一期吻合。术中灌洗法：肿瘤上缘 10cm 处横断结肠，置入直径相应螺纹管；远端置入手术床边三重塑料袋中，将塑料袋与螺纹管纱布条扎紧；切除阑尾，自阑尾残端置入 18 号导尿管并荷包缝合；温生理盐水 3 000 ~ 6 000mL 快速加压滴入结肠，直至全结肠冲洗干净。至于术前准备、麻醉与体位同直肠癌低位前切除术。

（一）手术步骤

1. 乙状结肠及直肠游离同本节“开放直肠癌低位前切除术”。距离肿瘤上缘 15cm 左右横断乙状结肠如图 27－76 所示。

2. 肿瘤下方 3cm 横断直肠，远断端双层缝合关闭（图 27－77 至图 27－79）。

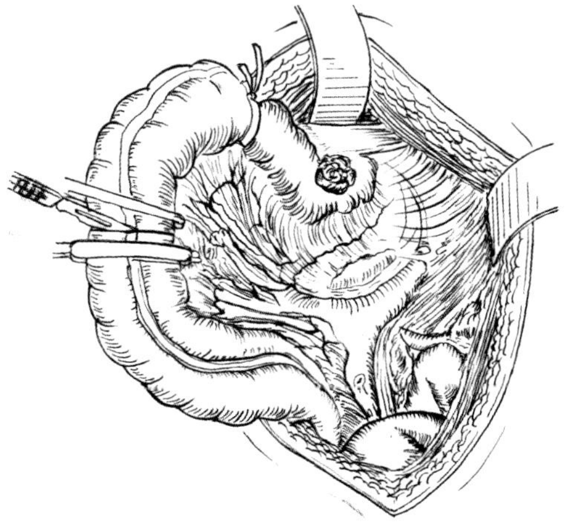

图 27－76　肿瘤上缘 15cm 横断

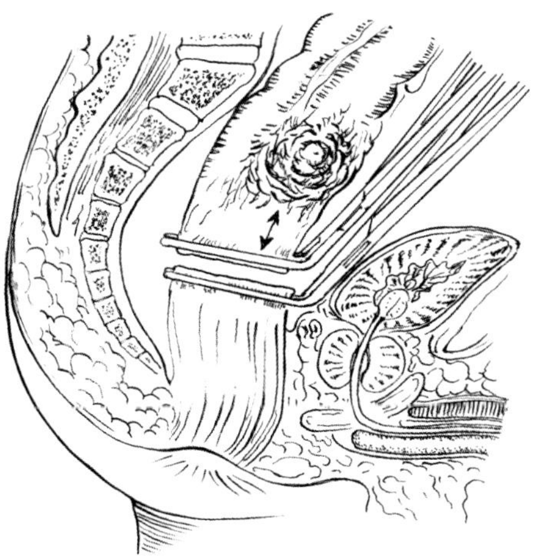

图 27－77　横断直肠

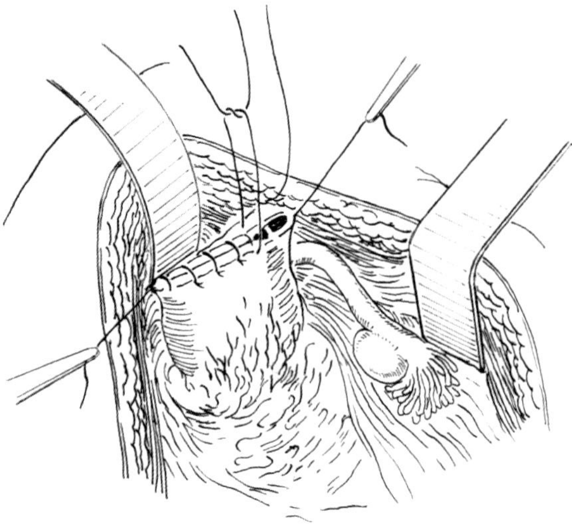

图 27－78　关闭直肠残端

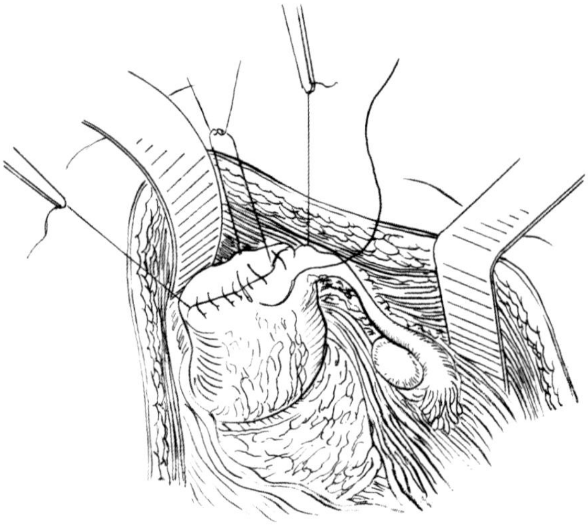

图 27－79　双层包埋

3．远断端亦可用闭合器或美国强生公司弧形切割闭合器凯图完成（图 27－80）。

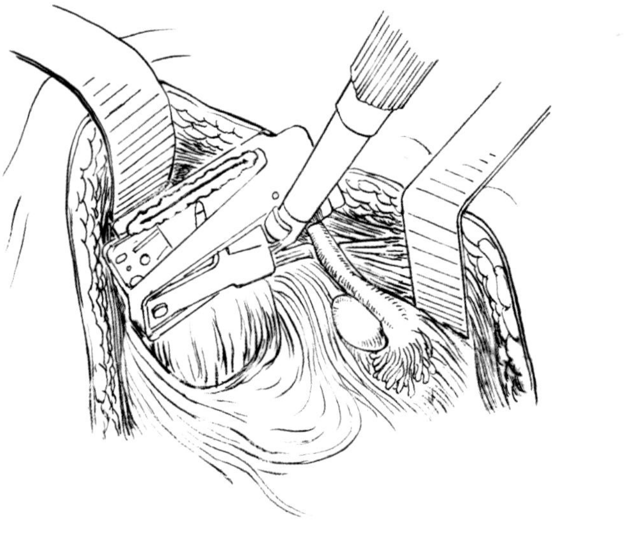

图 27－80　切割闭合器关闭直肠残端

4．于肚脐左下方，经腹直肌做造瘘口，切除直径 1.5cm 皮肤及皮下脂肪；十字切开前鞘，切除四角；纵行钝性分开腹直肌；切开腹膜，将乙状结肠拉出体外距皮肤约 3cm；腹膜层与结肠浆肌层间断固定几针，缝合关闭乙状结肠与侧腹壁间隙，清点纱布器械无误后逐层关腹；可放置盆腔双腔引流管；腹直肌鞘前层与结肠浆肌层间断固定；最后保持皮肤之上结肠残端 3cm，外翻后 3－0 可吸收线间断缝合结肠切缘与皮肤真皮层，完成结肠造瘘（图 27－81 至图 27－87）。

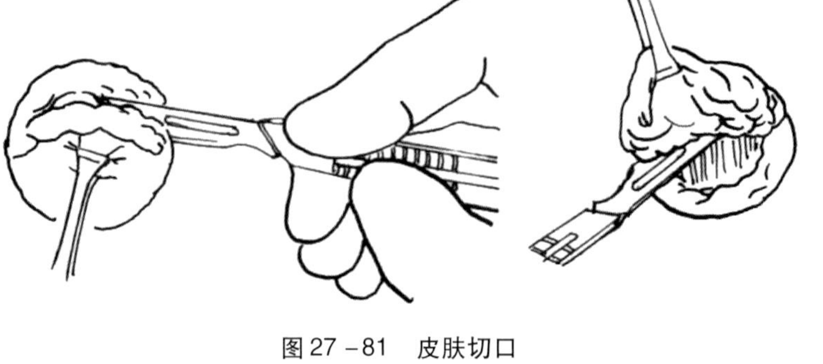

图 27－81　皮肤切口

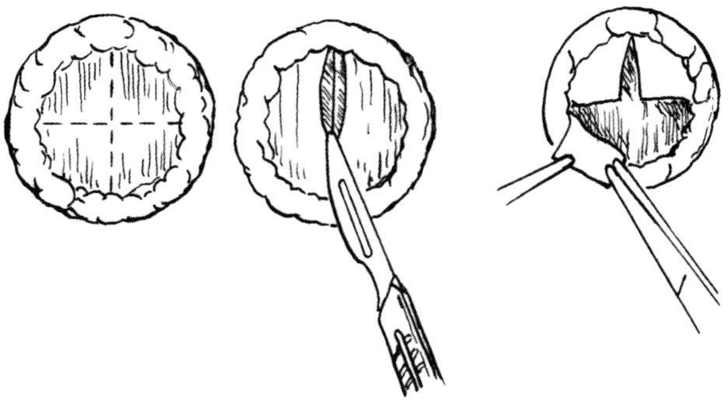

图 27－82　切开前鞘

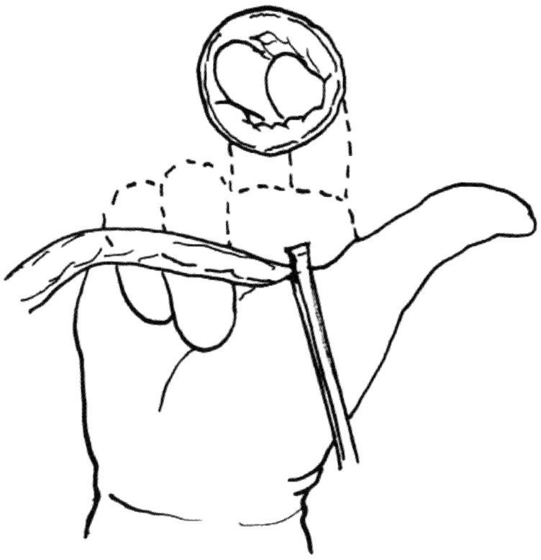

图 27－83　造瘘口通道

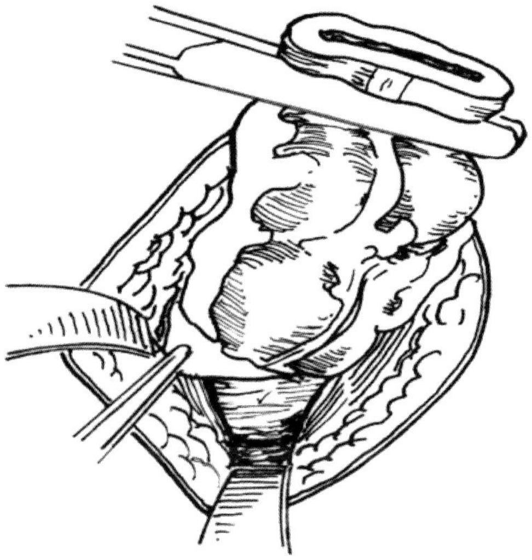

图 27－84　拉出结肠

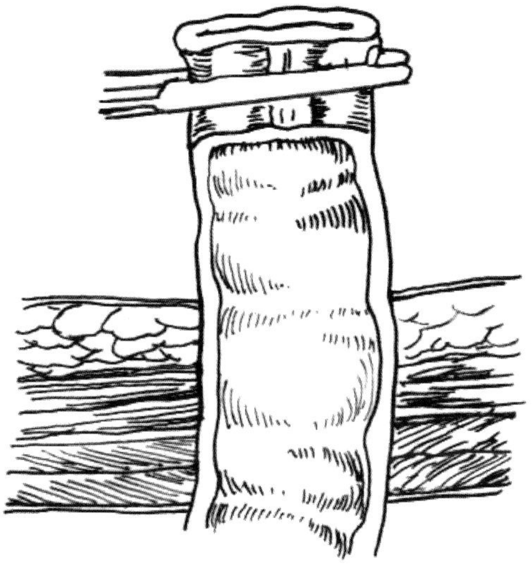

图 27－85　高出皮肤 3cm

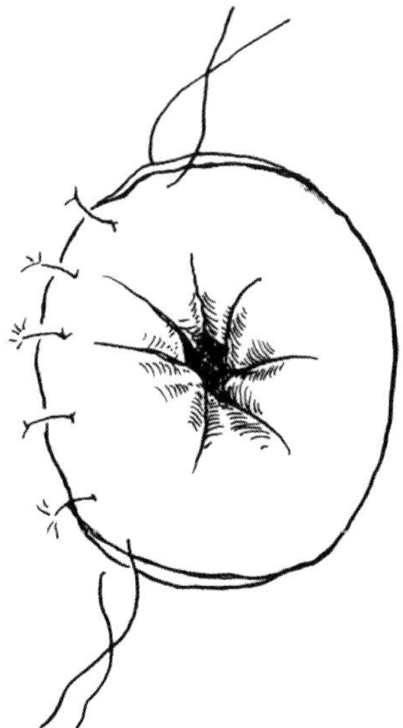

图 27－86　缝合造瘘口

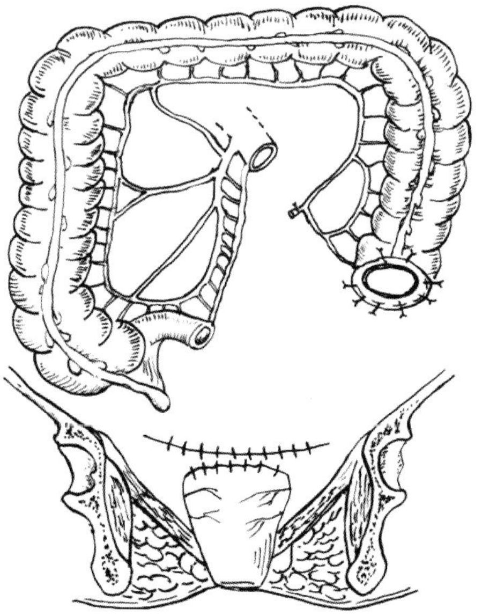

图 27－87　术毕示意图

（二）术中应急处理

同本节“开放直肠癌低位前切除术”。

（三）术后处理

1．术后应密切观察造瘘口，注意有无坏死、脱出或凹陷，少许血运障碍可予以每天更换敷料，大面积坏死应及时手术，切除坏死肠壁，重新缝合，必要时重建造瘘口。

2．其余同本节“开放直肠癌低位前切除术”。

（三）术后并发症

1．术后出血等并发症参见本节“开放直肠癌低位前切除术”。

2．结肠造口并发症　人工肛门操作相对简单，但并发症并不少见，某些甚至需再次手术才可治愈，应予以充分重视。具体内容参见本书第三十七章第四节内容。

（中山大学附属第一医院　王天宝）

八、腹腔镜直肠癌低位前切除术

1990年11月Leahy完成第1例腹腔镜超低位Dixon手术，与开腹手术比较，其优点为疼痛轻、切口小且愈合快、较早下床活动、胃肠功能恢复快、肠梗阻少以及住院时间短；不足之处包括费用高、手术时间长、初期术者手术并发症较多等。对于直肠癌术中淋巴结清扫以及全系膜切除，腹腔镜完全达到开腹手术要求，甚至具有开腹难以达到的优势。术前或术中定位技术可完全弥补腹腔镜术中缺乏触觉反馈的不足。至于戳孔肿瘤种植问题，现在已经降低至1%，和开腹手术已无差别。CO_2导致肿瘤播散和抑制机体免疫功能，目前尚无定论，降低气腹压力以及尽量缩短手术时间肯定对患者有利。目前，虽然腹腔镜直肠癌手术已广为开展，但大宗前瞻性随机对照实验依然罕见，达成理想共识为时尚早。

（一）适应证

Dukes A至C期；肿瘤直径＜6cm；未侵犯周围脏器；保肛手术时，肿瘤下缘距齿状线距离＞5cm；各种姑息性手术。

（二）禁忌证

直肠癌冰冻骨盆者；MODS不能耐受全麻和长时间CO_2气腹者；未能纠正的凝血功能障碍者；腹腔感染者；腹腔内转移或存在腹水者；曾行腹部手术导致腹腔严重粘连者；肿瘤直径＞6cm而难于从小切口取出者。

（三）术前准备

1．术前定位　在准备腹腔镜直肠癌切除术之前，病灶务必明确定位。钡灌肠可提供有用信息，但失之于确切定位。术前肠镜下肿瘤病灶周围注射亚甲蓝将病变所在肠管染色，对术中定位帮助极大。术中肠镜定位最为可靠，注意的是操作时用肠钳阻断乙状结肠，可减少术中肠镜导致的结肠充气或腹胀。

2．术前心肺功能的评估　术中持续气腹可影响呼吸循环功能，术前可行心电图、心脏彩超、胸片、肺功能测定检查。

3．其余参见本节有关内容。

（四）麻醉与体位

气管内插管，全身麻醉。头低脚高之截石位。

（五）手术步骤

1. 术者站位可如图 27－88 所示，具体情况依术者习惯而定。

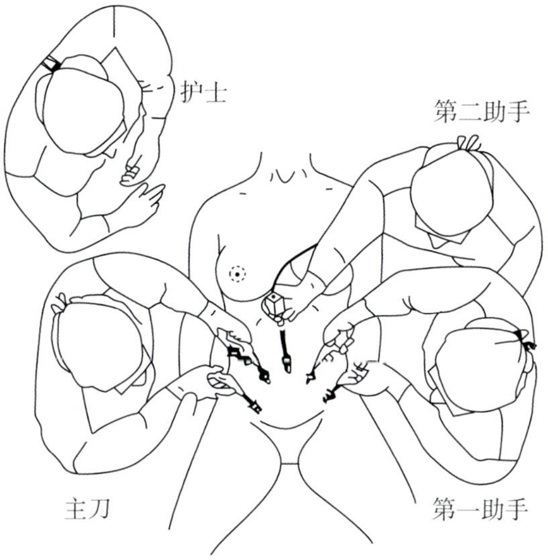

图 27－88　术者站位

2. 脐孔下穿刺，建立气腹，维持腹压在 14～15mmHg，脐孔行 10mm 戳孔安置 30°镜头，左右平脐，于腹直肌外缘行 5mm 戳孔作为辅助操作孔，右侧麦式点行 12mm 戳孔用作主操作孔，如有需要，可于左下腹再做一 5mm 的辅助操作孔。

3. 置入腹腔镜　首先探查腹膜、肝脏、脾脏、胃、十二指肠、大网膜、小肠及其系膜、腹主动脉周围、结肠及其系膜、子宫附件、膀胱、直肠原发病灶，明确有无转移、种植、能否切除等（图 27－89）。

4. 将乙状结肠牵向左侧，于其系膜根部用超声刀切开系膜右侧叶，保护右侧输尿管及右侧髂血管（图 27－90）。

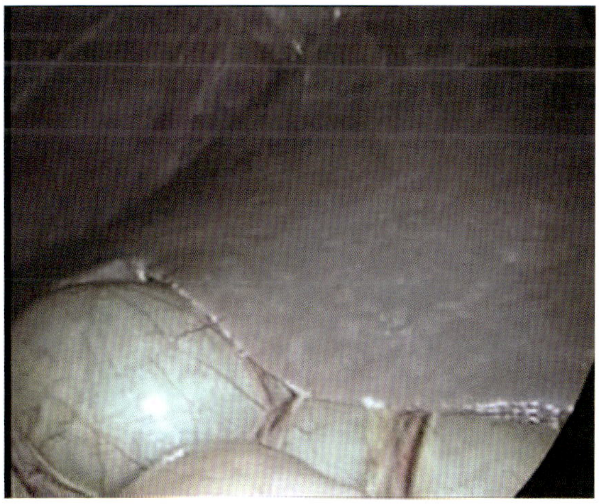

图 27－89　探查

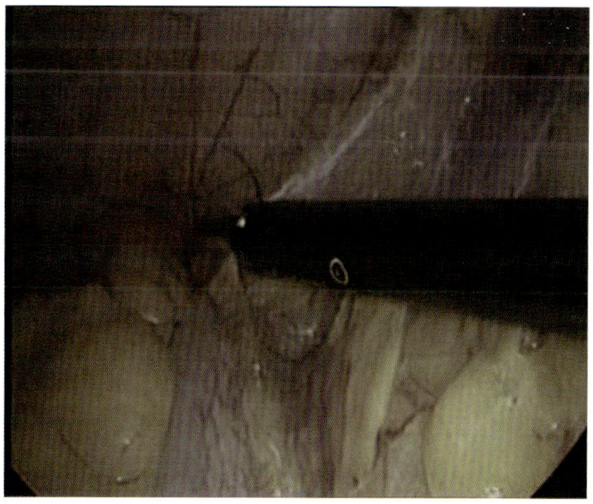

图 27－90　切开乙状结肠系膜右侧叶

5. 进一步扩大系膜游离范围，同法切开乙状结肠系膜左侧根部，注意左侧输尿管在乙状结肠后外方跨过髂血管进入盆腔，沿盆腔侧壁进入膀胱（图 27－91）。

6. 于直肠上端，用纱布带将直肠及其系膜内血管、淋巴管一并结扎阻断（图 27－92）。

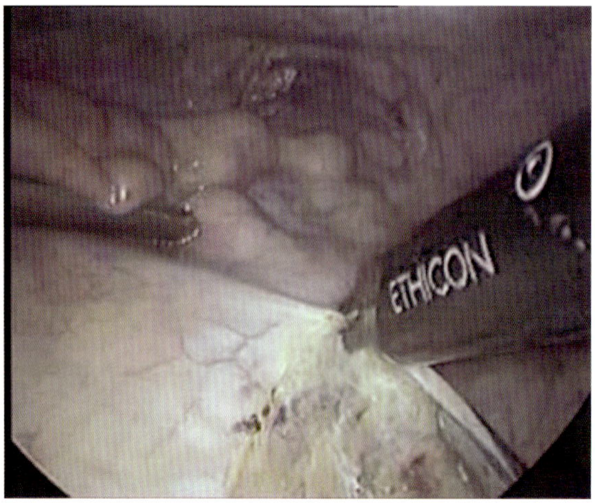

图 27 - 91　扩大系膜切口

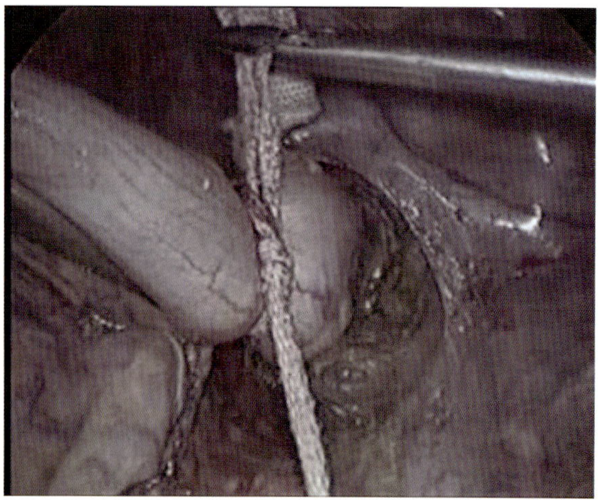

图 27 - 92　结扎直肠

7. 解剖游离肠系膜下动脉，清除其周围脂肪及淋巴组织，距离腹主动脉 1cm 处用钛夹双重结扎或切割吻合器离断之。亦可在直肠上动脉根部结扎切断，如此可保护乙状结肠血供，从而减少吻合口漏的发生（图 27 - 93 至图 27 - 95）。

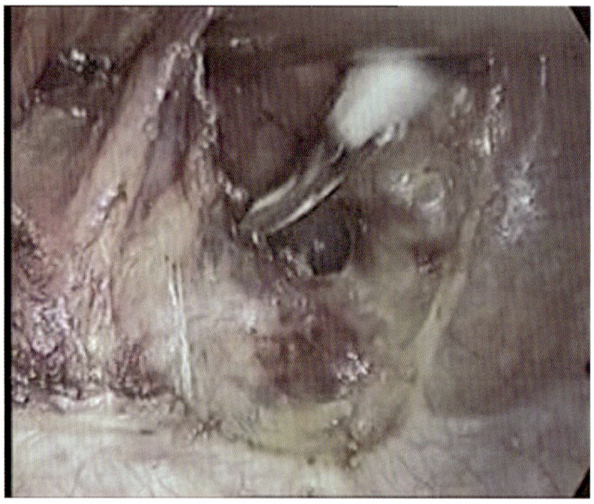

图 27 - 93　游离肠系膜下动脉

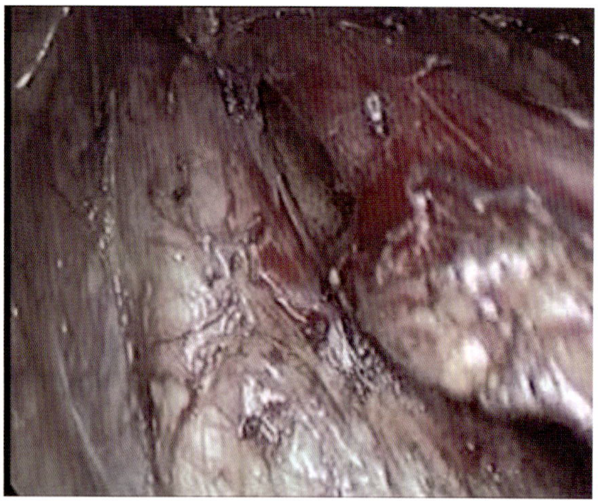

图 27 - 94　肠系膜下动脉根部

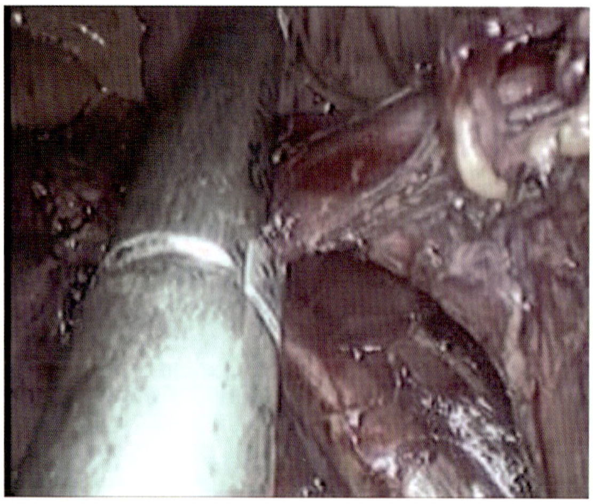

图 27 - 95　肠系膜下动脉根部切断

8. 用超声刀沿直肠系膜筋膜与盆壁层筋膜之间，紧靠前者锐性分离，在此间隙为疏松结缔组织，超声刀处理极少出血。如损伤骶中动脉，可予以钛夹止血。骶前分离应达尾骨尖平面以下，以达到全系膜切除的理想效果。注意解剖上部骶前间隙时，切勿损伤腹下神经，以免导致不能射精（图 27－96）。

9. 将腹膜返折切缘拉起，在 Denonvillier 筋膜前方或前列腺后方（女性为阴道后方），用超声刀锐性分离达会阴体部，此平面因有前列腺等血管网，术中可能出血。另外，分离平面不对，可造成阴道或直肠破裂，前者用可吸收线修补，后者用丝线缝合（图 27－97）。

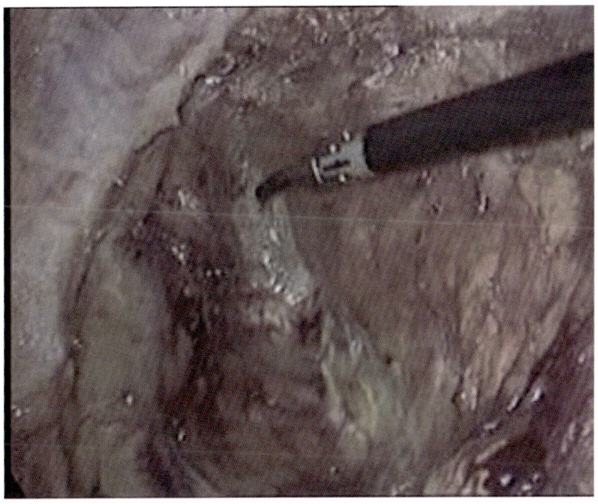

图 27－96 游离骶前间隙

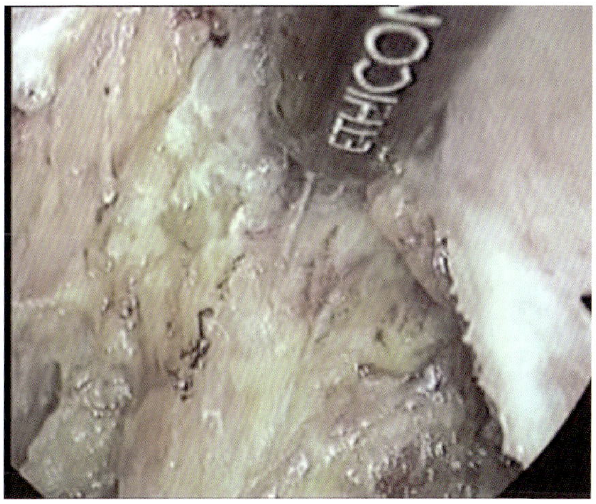

图 27－97 游离直肠前壁

10. 将直肠牵向右侧，紧张左直肠侧韧带，距离直肠壁 1.5cm，超声刀切断侧韧带，直肠中动脉无需再次结扎，同法处理右直肠侧韧带。如此即可保护盆腔神经丛，避免术后勃起功能障碍（图 27－98）。

11. 进一步清洁肿瘤远侧直肠壁，达到“骨骼化”程度，在肿瘤远侧 2cm 处夹持肠钳或用纱布带结扎，安尔碘冲洗远侧直肠。在肿瘤下 3cm 处用一把或两把腹腔镜切割闭合器离断直肠（图 27－99）。

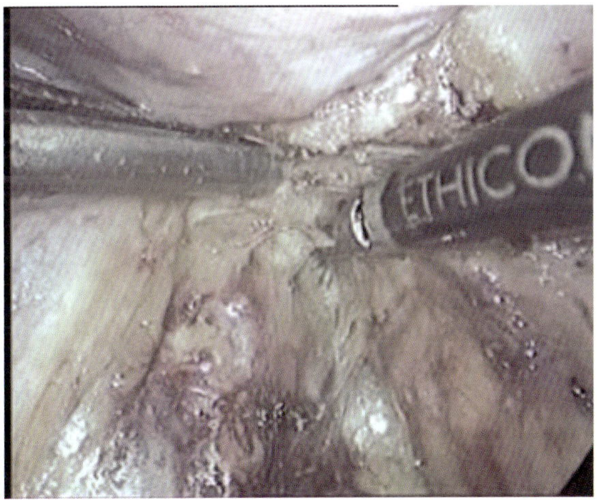

图 27－98 切断直肠侧韧带

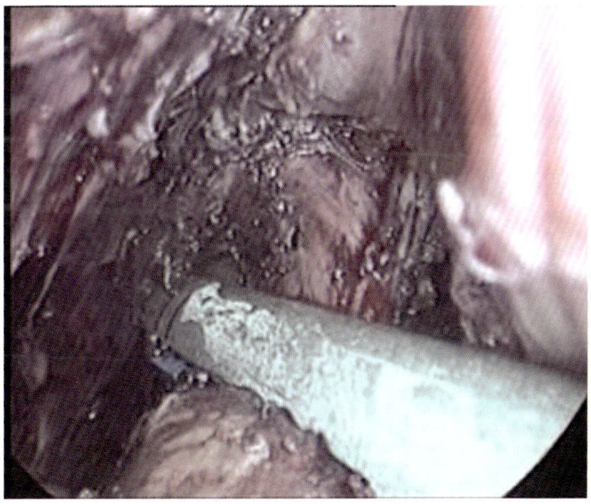

图 27－99 离断直肠

12. 参照肿瘤大小，在左下腹做一长为 4～6cm 切口，置入切口保护用塑料袋，将近断端直肠经此塑料袋拉出腹外，至少距离肿瘤上缘 10cm 切断乙状结肠，清洁保留侧结肠壁，绕边缝置荷包线，置入 29 号抵针座，回纳入腹腔，重建气腹。

13. 盆腔内再次完善止血，肛管内置入管状吻合器，穿刺锥自远端闭合线中点穿出，对合穿刺锥与抵针座中心杆，缓慢旋紧吻合器，检查未夹入的其他组织，迅速击发，切割与闭合同时完成，结肠与直肠残端吻合完毕。回旋两周，退出吻合器，保持原位，检查两切割环是否完整，必要时可经肛门或腹腔予以修补。

14. 大量蒸馏水冲洗腹腔，采用经肛门注气试验检测是否存在吻合口漏。5－Fu 1.0g 置入盆腔，于吻合口侧方骶前间隙放置双腔引流管引流，自主操作孔引出体外。可吸收线连续缝合，重建盆底腹膜。

15. 有作者认为超低位吻合应行预防性完全性粪便转流，包括回肠造瘘术或横结肠造瘘术。以笔者经验，在吻合口位于腹膜外放置双腔引流管者，其吻合口漏的发生率不足5%，即使发生吻合口漏，只要双腔引流管保持通常，绝大多数非手术治疗可获痊愈，因此无需行预防性转流术，除非存在吻合极不理想或吻合后反复盆腔止血的情况。

（六）术中意外的应急处理

1. 输尿管损伤

（1）原因：是腹腔镜结直肠癌手术中较常见的并发症，尤其是左侧输尿管术中易损伤。包括：为清楚观察脏器或组织，腹腔镜过度靠近术野，导致术野局限，不能掌控输尿管全程，因此，术中时刻观察整个术野，关注输尿管的走行；从右侧开始处理乙状结肠系膜，解剖层次过深，解剖到对侧腹壁时将左输尿管连同乙状结肠系膜一起游离，在切断系膜血管时会伤及输尿管；在小骨盆入口处，左输尿管与直肠壁距离很近，于此处处理系膜时易于误损伤输尿管。在腹腔镜手术中游离乙状结肠时，沿侧腹膜和系膜间的疏松组织入路，在左髂外动脉的表面可将输尿管显露，由于输尿管是肌性蠕动的管道，腹腔镜视野下有极其明显的蠕动特征，特别是轻轻触动其管壁时，这一特征就更加明显。

（2）处理：发现输尿管损伤，可借助左下腹辅助切口行输尿管修补或膀胱吻合术，详见本节有关内容。

2. 小肠损伤

（1）原因：多为小肠浆膜损伤，均由于小肠扩张、浆膜水肿造成；术中暂时解除气腹时，可被金属 Trocar 的锐缘划伤。伴有小肠扩张、浆膜水肿时，置入器械要准确、轻柔，切勿暴力；暂时解除气腹时要将 Trocar 适当向外拔出一部分。

（2）处理：如一旦发生损伤应及时发现与修补，可通过辅助切口提出腹腔外处理。

3. 术中出血

（1）原因：解剖变异或由于肿瘤侵犯，导致局部解剖不清晰；术者腹腔镜操作经验欠缺，一旦出现问题过于慌乱；肠系膜下动脉撕裂或骶前静脉丛损伤。应在距离腹主动脉 1cm 处切断肠系膜下血管，因为在肠系膜下血管残端有渗血时，可再于其残端加用钛夹；如肠系膜下动脉残端过短，补用钛夹止血钳夹时，易于损伤腹主动脉而导致术中大出血。

（2）处理：较小出血点，可用超声刀止血或缝扎止血；较大出血应果断中转开腹，寻及血管断端予以结扎，详见本节有关内容。

4. 分离过程中盆腔脏器破裂　解剖层次错误或肿瘤侵犯周围脏器；术中出血，慌乱中损伤。直肠破裂可予以修补，蒸馏水冲洗盆腔后继续手术；如修补失败，应立即中转开腹；膀胱或阴道损伤可用可吸收线缝合。

5. 吻合口有张力

（1）原因：乙状结肠切除过多；乙状结肠系膜过短；未游离脾曲结肠。因此，强调距离肿瘤上缘 12～15cm 切断结肠、肿瘤下缘 3cm 切断直肠即可达到根治性效果，无需过多切除结直肠；乙状结肠系膜过短者，可采用乙状结肠直肠侧端吻合；笔者认为吻合前游离脾曲结肠可有效降低吻合口张力，避免吻合口漏的发生。

（2）处理：游离松解脾曲结肠并放置肛管，使其末端 10cm 在吻合口上方结肠内，多剪几个侧孔，有利于引流和直肠内减压，降低吻合口漏的发生率。

（七）术后处理

由于腹腔镜手术有 2～5h 的 CO_2气腹，术后可有一个短暂的代谢性酸中毒，一般不需处理，但应观察呼吸情况，必要时监测血气分析，严重酸中毒者可给予碳酸氢钠。其他处理基本同传统开腹手术。

（八）术后并发症的处理

1. 吻合口漏、术后出血、排尿功能障碍、性功能障碍、粘连性肠梗阻、直肠阴道瘘以及术后复发参见本节有关内容。

2. 穿刺孔的肿瘤种植转移

（1）原因：曾被认为是腹腔镜结直肠癌手术的特有并发症，目前文献报道穿刺孔的肿瘤种植不是腹腔镜手术本身的问题，而是与术者操作熟练程度有关。预防关键在于腹腔镜结直肠癌手术专业化，术中严格遵循无瘤操作原则：避免钳夹挤压瘤体；取出标本时用无菌袋隔离保护切口；解除气腹拔掉 Trocar 前先放净腹腔内 CO_2气体。

（2）处理：在明确没有腹腔内广泛转移情况下，可行穿刺孔种植肿瘤切除术。

（香港中文大学威尔斯亲王医院　胡宝光　中山大学附属第一医院　王天宝）

九、保留自主神经的直肠癌经腹会阴切除术 + 双侧闭孔淋巴结清扫术

临床实践发现对于直肠癌及肛管癌而言，虽然实行了根治性切除并淋巴结清扫，术后依然存在会阴部或吻合口复发。近 20 年来，直肠癌扩大根治术在减少局部复发率上明显优于常规根治性切除术。目前，直肠肛管癌扩大根治术包括以下含义：首先是彻底的病灶切除术；其次为彻底淋巴结清除术；最后为直肠全系膜切除术。彻底原发病灶切除重点在于肿瘤远切缘距离肿瘤下缘的距离，对于高、中分化直肠癌，遵循 2cm 切缘距离当无大误；低分化浸润性直肠癌最好达 3 ~ 5cm，必要情况下，应以挽救生命为首要目的。腹膜返折以下直肠癌及肛管癌存在上方、侧方及下方淋巴引流途径，因此淋巴结清扫术应包括侧方闭孔淋巴结等清除，有腹股沟淋巴结肿大者应行腹股沟浅组淋巴结清扫术。临床资料表明，保留自主神经手术可使术后排尿及性功能得到明显改善，不增加术后复发率，对 5 年生存率无影响。

（一）适应证

1. Dukes C 进展期低位直肠癌。
2. 肛管癌。
3. 低位直肠癌或肛管癌原发灶和转移瘤可一并根治性切除者。

（二）禁忌证

1. 合并其他脏器功能不全而不能耐受手术者。
2. 局部广泛侵犯其他脏器形成冰冻骨盆而不能手术者。
3. 对于并发脏器转移而失去根治机会者，笔者主张行姑息性原发灶切除术。

（三）术前准备

参见本节有关内容。

（四）麻醉与体位

采用气管内插管全身麻醉，取骶部垫薄垫的臀高头低之膀胱截石位，与水平面夹角约 20°，从而使小肠移向上腹部，利于显露下腹部及盆腔器官。

（五）手术步骤

1. 消毒　腹部消毒上至乳头、外侧达腋中线、下方达大腿上 2/3；会阴部采用碘伏由外向内消毒；女性患者还应消毒阴道。7 号丝线荷包缝合关闭肛门。

2. 切口　取下腹正中切口，自耻骨联合向上、右侧绕脐达脐上 10cm。逐层切开皮肤、皮下脂肪、腹白

线，提起腹膜外脂肪及腹膜，切开进腹，下端绕开膀胱以避免对膀胱的损伤，置切口保护圈或缝无菌巾保护切口。

3. 探查　注意有无腹水，腹膜及大网膜是否存在转移结节，探查肝脏、胆囊、胃、脾脏及胰腺有无转移，女性患者双侧卵巢亦应重点探查，进而探查腹主动脉、肠系膜下动脉、髂血管以及闭孔有无淋巴结转移。最后探查原发灶：位置、大小、有无周围器官浸润、活动度等，大致确定手术方式及清扫范围。

4. 无瘤技术　将小肠用纱布垫推向右上腹，于直肠上端用纱布条结扎之，向远侧直肠注入 5 - Fu 1.0g。

5. 将乙状结肠提向右侧，锐性分离其与腹壁粘连，在系膜附着处剪开，向肠系膜下动脉方向延伸，同法对称切开乙状结肠系膜右侧叶，解剖肠系膜下动脉，清除其表面的淋巴脂肪组织，于其根部或分出乙状结肠动脉后将其结扎切断，保留侧双重结扎（图 27 - 100、图 27 - 101）。

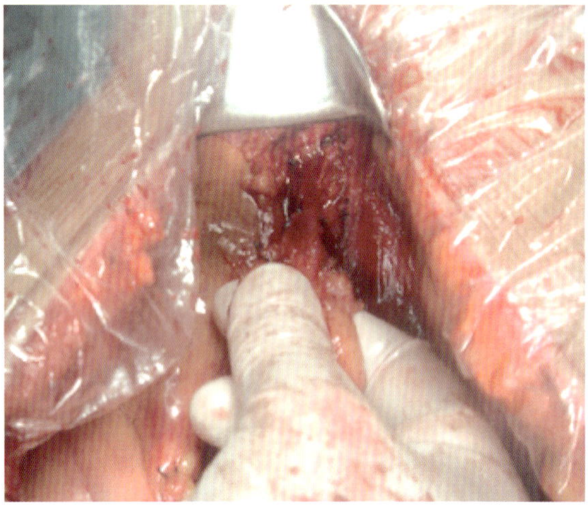

图 27 - 100　游离肠系膜下动脉

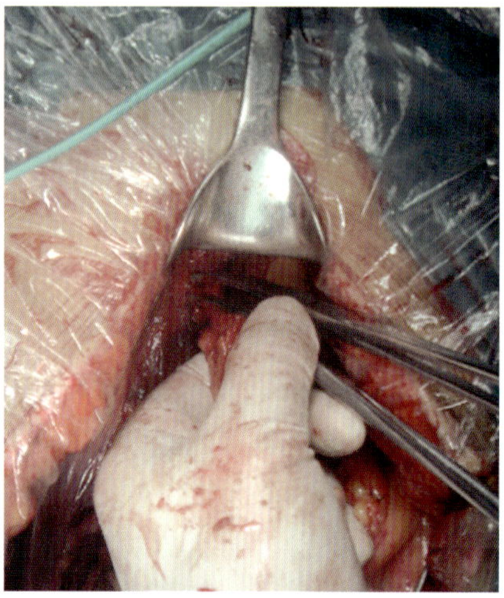

图 27 - 101　结扎肠系膜下动脉

6. 将乙状结肠系膜切口向直肠方向延伸，并于腹膜返折处向对方汇合。提起乙状结肠，显露左侧输尿管，吊带悬吊保护之；同法处理右侧输尿管（图 27 - 102）。

7. 自十二指肠水平部下缘，清除腹主动脉、下腔静脉前方、两侧以及二者之间的淋巴脂肪组织，直达分叉处。直视下采用电刀或剪刀于盆腔脏层、壁层筋膜之间（骶前间隙）游离直肠系膜，直达肛提肌平面（图 27 - 103）。

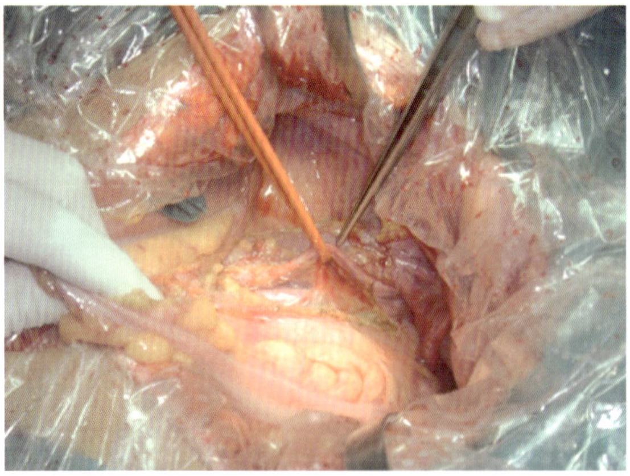

图 27 - 102　显露左侧输尿管

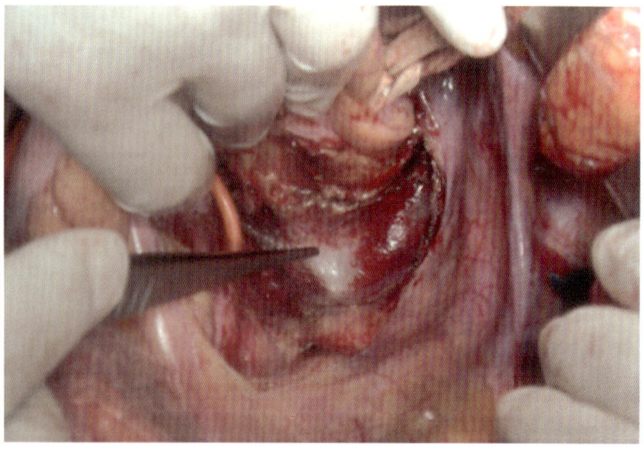

图 27 - 103　游离直肠系膜

8. 于腹主动脉分叉处解剖出上腹下丛下角发出的腹下神经，向两侧方进一步游离其两分支（有时自上腹下丛下角发出两条腹下神经），予以吊带保护以免损伤（图 27 - 104）。

9．向外侧牵开左侧盆壁之侧腹膜切缘，清除左侧髂血管表面淋巴脂肪组织，进而向远侧解剖清除髂外血管周围组织（腹股沟深淋巴结）。同样处理髂内血管周围组织，因腹下神经位于其前内侧，应妥善保护神经以免损伤。然后用血管拉钩将髂外动、静脉拉开，解剖闭孔，保护闭孔神经，清除该区淋巴脂肪组织，闭孔动脉可予以结扎，解剖闭孔神经长度以5cm为宜。清除闭孔淋巴结时，髂内动脉第1分支臀上动脉妨碍该动脉的游离，可将其切断结扎。同法处理右侧髂外血管周围、闭孔以及腹股沟深淋巴结（图27－105、图27－106）。

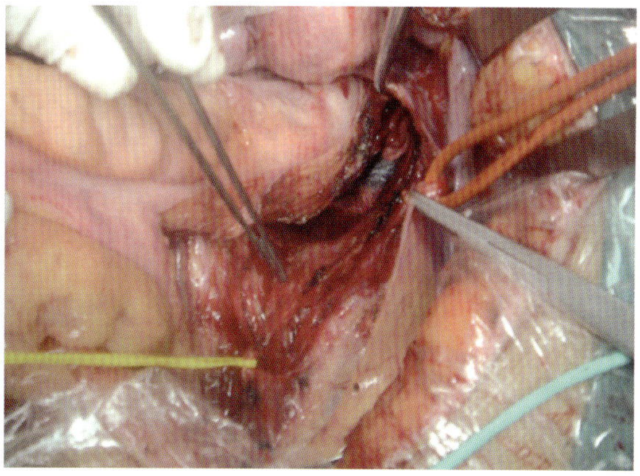

图27－104　保护下腹下神经

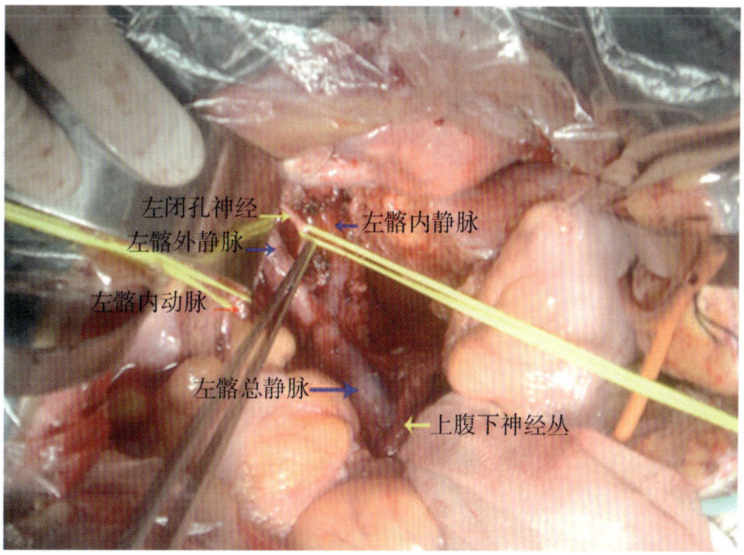

图27－105　清除左闭孔淋巴结

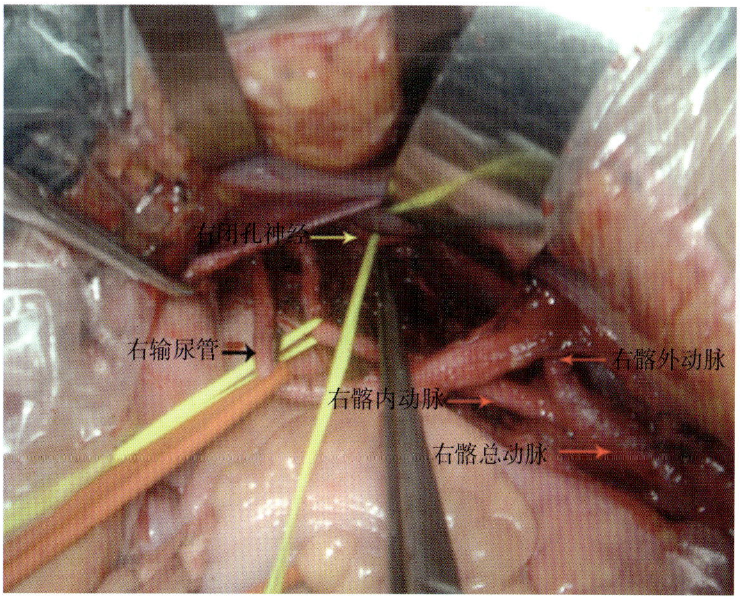

图27－106　清除右闭孔淋巴结

10. 将盆底腹膜返折处钳夹拉起，助手将膀胱或子宫阴道拉向前方，解剖 Denonvillier 筋膜，于其前方锐性分离直肠，直达前列腺下极或达肛提肌平面。

11. 将右侧腹下神经拉向右侧，直肠牵向左侧，距离直肠壁 1.5cm 左右用电刀锐性分离直肠侧韧带，据笔者经验，很少直肠下动脉出血，如用超声刀切断侧韧带，出血可能性更小，而且保护盆腔神经丛免受损伤。同法处理左侧直肠侧韧带。清洁预造口结肠壁脂肪组织，避免损伤结肠主要血管。至此，腹腔内分离完全结束（图 27－107）。

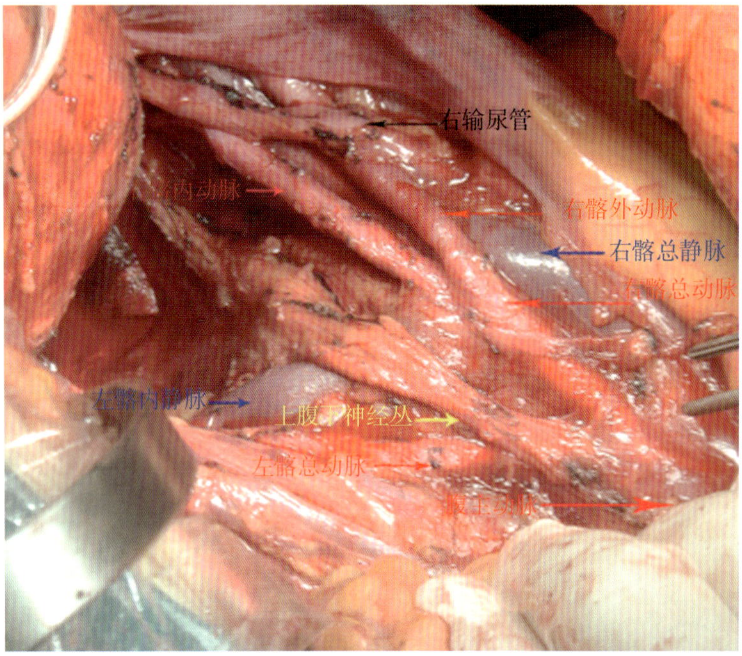

图 27－107　盆腔完全分离

12. 圆形切除造口处直径 2cm 皮肤及相应皮下脂肪组织，十字切开腹直肌鞘前层，纵行分开腹直肌，十字切开腹直肌鞘后层及腹膜。

13. 横断造口结肠，远端缝合关闭，由会阴手术组移除标本（图 27－108）。

14. 乙状结肠近断端拉出造口处切口外 3cm，结肠系膜相对耻骨联合即可防止结肠扭转。腹膜及腹直肌鞘后层、前层与结肠浆膜各层间断缝合 6～8 针，间断缝合造口结肠与侧腹壁之间的间隙，以免形成内疝。关腹后，将结肠断端与皮肤真皮层做一周圆形、外翻间断缝合固定 12～16 针，配戴人工肛袋，减少粪便污染（图 27－109）。

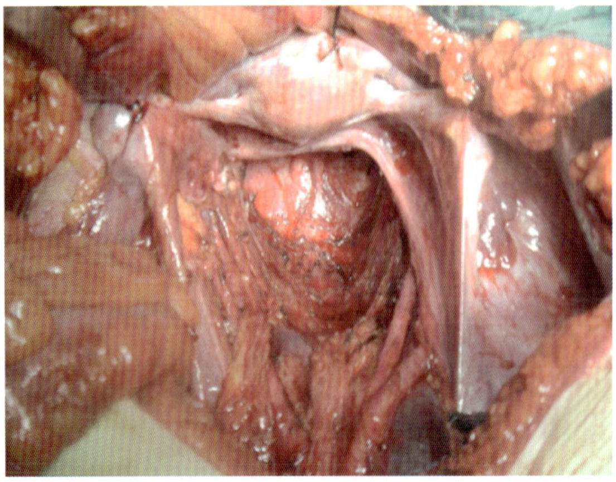

图 27－108　标本移除后盆腔所见

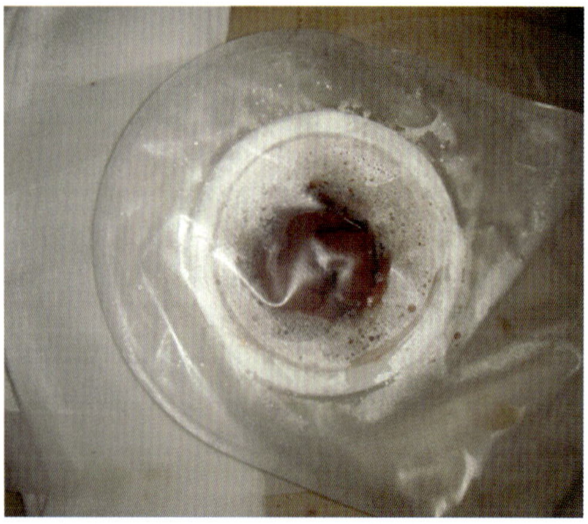

图 27－109　乙状结肠造瘘口

15. 会阴手术组移除标本后，蒸馏水（42℃）浸泡冲洗盆腔，重建盆地腹膜，清点纱布和器械无误逐层关腹。笔者关腹采用以下方式：1号Dexon线连续缝合腹膜及腹白线，边距1cm，针距1cm，间距5cm，加用7号丝线缝合1针，并和Dexon线打结，以免Dexon线一处断裂而造成全长裂开；2-0或3-0 Dexon线连续缝合皮下脂肪层；皮肤钉间断订合皮肤切口。优点为：杜绝切口全层裂开；关腹时间大为缩短；皮肤钉造成切口创伤极小，对血供影响很少，利于切口愈合，且术后瘢痕较传统丝线缝合少许多，值得推广使用。

16. 会阴部切口界限　前为会阴中点，后为尾骨尖，两侧为坐骨节结。切开皮肤，电刀切开皮下脂肪组织，显露臀大肌前缘、坐骨节结内侧面、会阴浅横肌后缘。电刀清除坐骨直肠窝内脂肪组织直达肛提肌平面，结扎切断由外向内走行的肛管血管（图27-110、图27-111）。

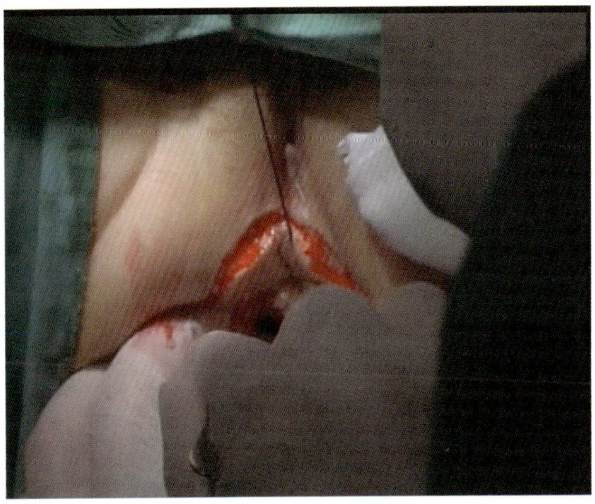

图27-110　会阴部切口

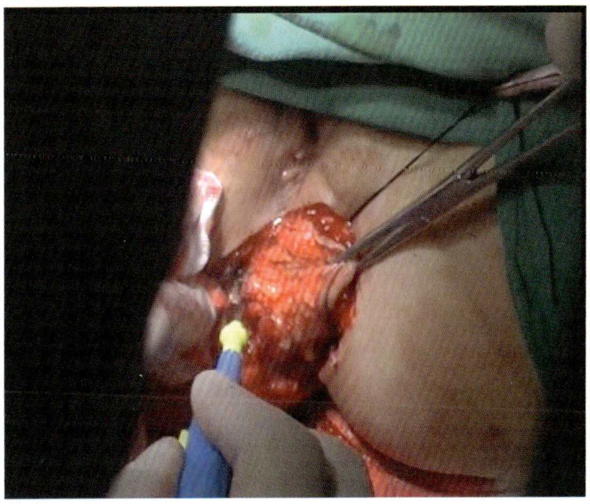

图27-111　切断肛提肌

17. 电刀离断肛尾韧带，于肛提肌止点，切断髂骨尾骨肌、耻骨尾骨肌及耻骨直肠肌，至此会阴部与盆腔相通，腹部手术组协助将标本由会阴部切口拖出（图27-112、图27-113）。

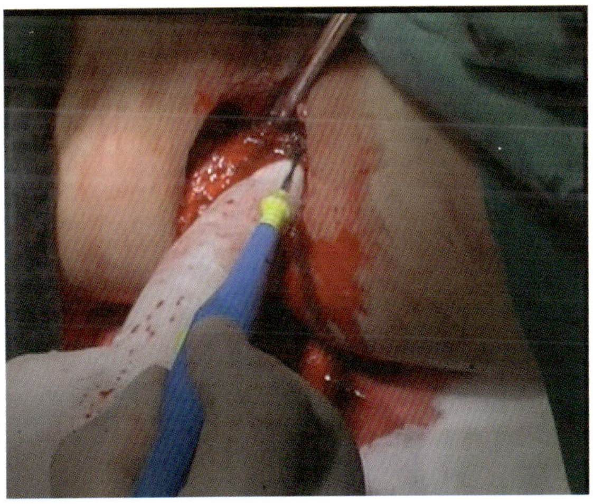

图27-112　切断肛管血管

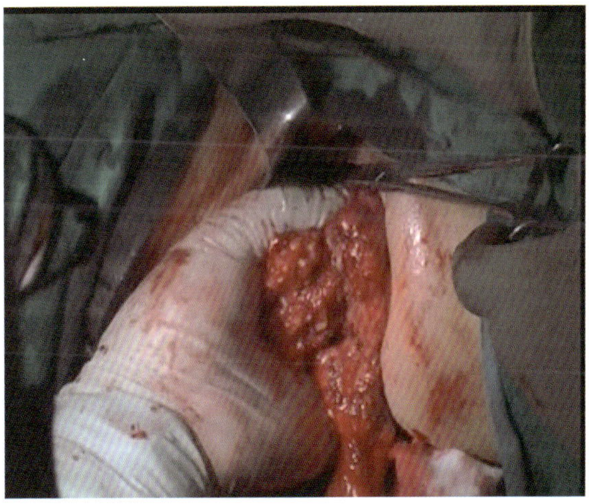

图27-113　切断肛管前方组织

18. 术者左手向前下方牵拉肛管，拇指及示指将直肠前壁与阴道或前列腺残存相连组织夹住，自外向内，电刀解离直肠，于会阴浅横肌及深横肌后缘向内进一步游离，切断耻骨直肠肌、直肠尿道肌和会阴三角韧带，移除整个标本（图27-114、图27-115）。

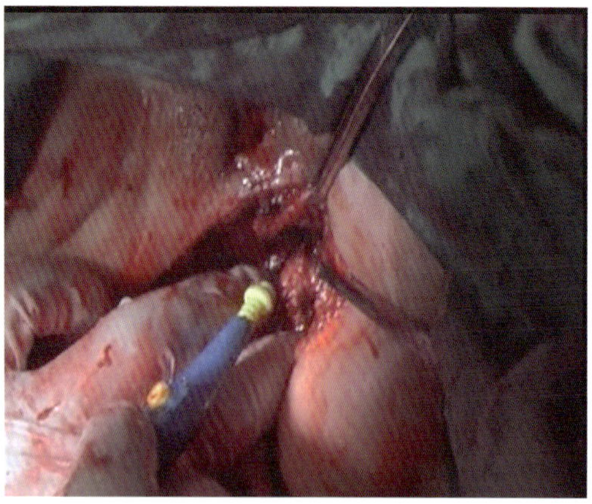

图 27－114 创面止血

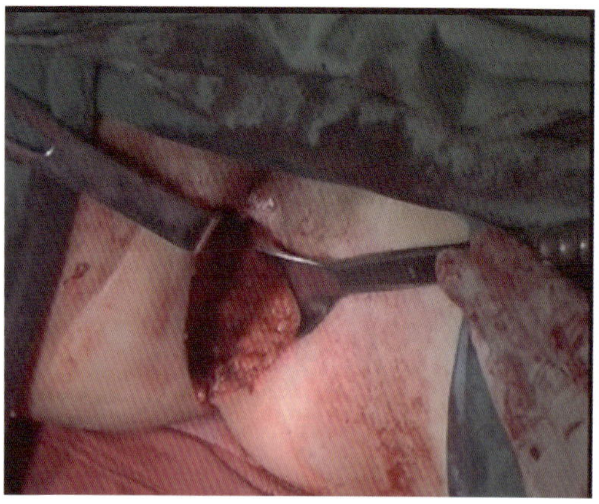

图 27－115 止血完毕

19. 在腹部盆腔冲洗后，骶前间隙放置双腔引流管，由会阴部另戳孔引出。会阴部切口现主张一期缝合，如果确实缝合困难，亦可用纱布暂时填塞处理（图 27－116、图 27－117）。

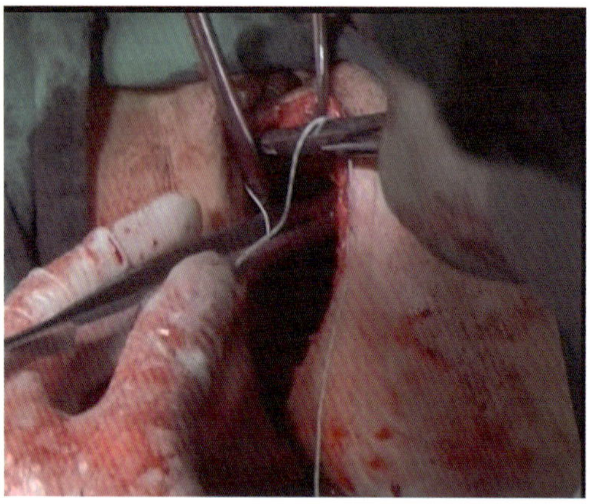

图 27－116 缝合切口

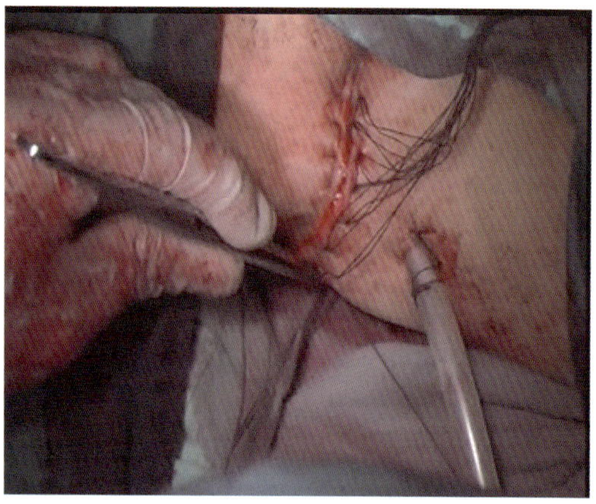

图 27－117 放置引流管

（六）术中意外的应急处理

输尿管损伤、膀胱和尿道损伤、骶前大出血、前列腺出血、阴道后壁出血、髂内静脉损伤出血、侵犯骶骨或髂内血管、盆腔神经损伤参见本节有关内容。

（七）术后处理

1. 术后应密切观察造瘘口　注意有无坏死、脱出或凹陷，少许血运障碍可予以每天更换敷料，大面积坏死应及时手术，切除坏死肠壁，重新缝合，必要时重建造瘘口。

2. 切口处理　术后 3 天应每天检查腹部及会阴部切口，及时更换敷料，有血肿或脂肪液化者应彻底排出。注意会阴部敷料及引流情况，如敷料为血液浸透应引流血性液体，血压下降提示骶前出血，应毫不犹豫打开会阴部切口，再次止血。

（八）术后并发症的处理

1. 术后骶前静脉丛出血

1）原因：同样是由于止血不完善、结扎线脱落等引起，如果术中既已发生骶前大出血而未能很好地处理，术后骶前出血的可能性较大。

2）处理：基本处理方法见本节相关内容。对于大量出血，应在快速补充浓缩红细胞、血浆、胶体液情况下，迅速打开会阴部切口，寻找出血点。如为肛门血管等出血，可予以缝扎止血；如为骶前静脉丛出血，应给予长纱布条压迫止血，一般电凝、缝扎等多不能奏效，然后将切口间断缝合几针以形成一定的压力；如果打开会阴部切口未发现出血点和暴露困难者，应打开腹部切口，充分暴露术野，妥善止血。

2. 会阴部切口愈合延迟

（1）原因：会阴部切口不缝合者，由于术后长期换药而增加感染机会，而且腔隙较大，愈合必然迟缓，如果换药不及时或填塞物不当对切口愈合不利。目前很少采用敞开不缝合的处理方法。同时并发糖尿病、动脉硬化或营养不良甚至恶液质者，本身组织愈合能力较差，术后应控制血糖，给予肠外营养以改善其营养状态。术后并发切口或骶前大出血，再次打开切口止血，一是增加组织创伤程度，二是导致患者全身抵抗力下降，易于引起切口感染，均可导致切口长久不愈。术中骶前大出血，采用无菌图钉止血或纱布条压迫止血后未能完全将其取出造成异物残留，引起反复感染，窦道形成。在缝合关闭会阴部切口时采用不可吸收丝线，在并发切口裂开、出血等并发症时，丝线即为异物而引起长久不愈。骶前未采用双腔引流管引流，导致骶前积液或血肿，必将影响切口愈合。有术者将盆腔引流管经会阴部切口引出体外，笔者认为很不妥，有诱发切口裂开及形成慢性窦道的可能性，自切口外另戳孔引出即可避免上述不妥之处。术前或术后患者应用激素，癌组织残留等亦是导致愈合延迟的原因之一。

（2）处理：改善患者全身营养状况，纠正重度贫血，进食高营养饮食，不能进食者可给予肠外营养。控制血糖<11.1mmol/L，但避免低血糖发生。局部切口每天换药，去除丝线等异物，清除血肿及坏死组织，敞开切口，生理盐水或安尔碘纱布松松地填塞于切口内，避免形成内大外小的腔隙，多在2～3周内愈合。如形成窦道或窦腔，数月甚至数年不愈，则需行窦道切除术或搔刮引流术治疗。

3. 结肠造口等并发症参见第三十七章第四节相关内容。

十、经肛管括约肌间径路低位直肠癌切除术

当肿瘤位置较低，为达到远离肿瘤切缘2cm的无瘤切缘，必须将直肠下段、肛管尽量上提后夹闭切割，有可能切割部分肛管括约肌，降低其功能。经肛管括约肌间径路低位直肠癌切除术（intersphincteric resection，ISR）是在直视下将内括约肌、肿瘤与外括约肌环分离，避免括约肌环受损，从而成为低位直肠癌保肛手术方式之一。肛管内括约肌是直肠平滑肌的延续，在直肠末端增厚为环形肌，止于齿状线下1.5cm，位于肛管肌间沟内上侧；其外侧为外括约肌、耻骨直肠肌以及肛提肌。在两部分之间存在一解剖间隙，是为ISR低位直肠癌切除术的解剖学依据。以往认为肛管黏膜与内、外括约肌及肛提肌是维持正常排便功能所必需，然而目前研究认为上述结构不是必需的，损伤或切除后可代偿而恢复近似正常的排便功能。低位直肠癌ISR术后吻合口复发率为8.3%～13%，大多数患者能维持接近正常的排便功能。

（一）适应证

TME联合ISR用于低位直肠恶性肿瘤保肛主要适用于：MRI和直肠指诊评估肿瘤没有侵犯肛管直肠环；肿瘤下缘距肛缘距离3～5cm；中、高分化腺癌。

（二）禁忌证

肛门括约肌明显松弛者或低分化和黏液腺癌患者。

（三）术前准备

参见本节有关内容。

（四）麻醉与体位

全身麻醉，膀胱截石位。

（五）手术步骤

1．参照低位直肠癌切除术 TME 标准游离直肠达肛提肌平面。

2．扩肛 4 指，利用肛门拉钩，充分暴露直肠肛管。

3．距离肿瘤下缘 2cm 处横行切开肛管一周，其下方即为肛门内括约肌，该肌肉外观呈粉白色；继续向深层切开，可见纤维粗大，呈牛肉样红色的肛门外括约肌；沿内、外括约肌之间的潜在间隙向头侧用电刀分离；在肛提肌平面，与腹部手术组会师，切除标本；远切缘送快速病理检查，如为阳性，改行 Miles 手术；进而行结肠肛管吻合，由于 J 形贮袋肛管吻合术后易于出现严重的吻合口漏，应尽量不用（图 27－118）。

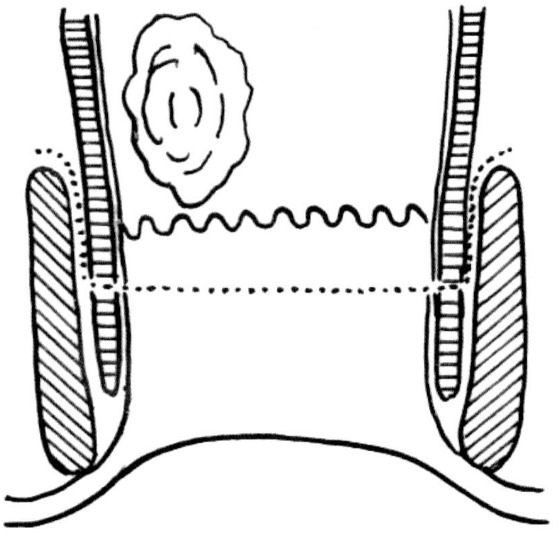

图 27－118　保留部分内括约肌

4．如将内括约肌全部切除，术后患者肛门感觉和控便功能不佳；可仅在肿瘤下缘附近保持 2cm 切缘，其他象限切除线可上移，从而保留较多的齿状线和肛管皮肤，进而保存肛门感觉及控便功能（图 27－119、图 27－120）。

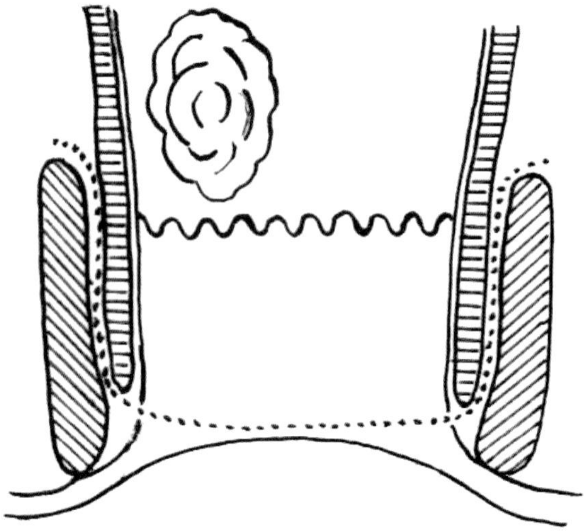

图 27－119　切除全部内括约肌

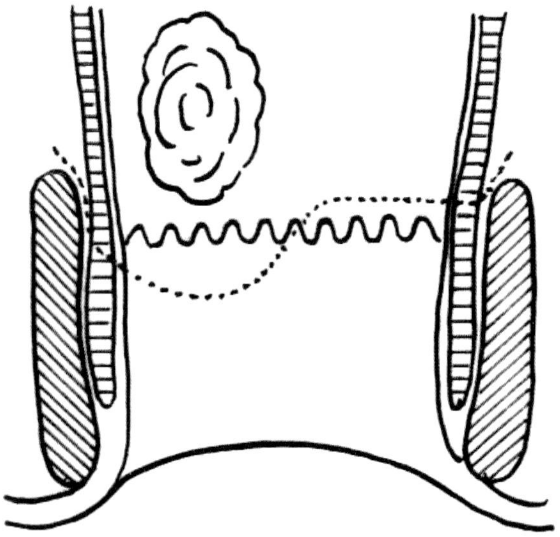

图 27－120　调整切除线

（六）术中应急处理

内、外括约肌辨别困难：有时术中寻找确切的内括约肌较为困难，特别是刚开始行 ISR 手术时，易于误将直肠黏膜肌层作为肛门内括约肌。手术时肛管切除线垂直于肛管纵轴；大体所见内括约肌纤维紧密、纤细，呈粉白样，而外括约肌纤维粗大，呈红色，二者均为肌膜包裹，其间存在解剖间隙；沿此间隙向腹部游离与腹部手术汇合，即可将标本移除。

（七）术后处理及并发症防治

同“直肠癌低位切除术”。

十一、超低位直肠癌保肛门功能手术——Parks 手术

目前对低位直肠癌行保肛手术越来越受到胃肠外科医生的普遍关注，Parks 于 1982 年提出了经腹直肠癌切除术，即经肛门结肠肛管吻合的术式。Parks 手术因保存了肛管直肠环，故控制排便功能得以保存，术后加强提肛运动等锻炼，患者大便失禁问题可以解决。后经许多学者应用证实了该术式在不影响长期疗效的前提下，为更多的直肠癌患者提供了保肛机会，且弥补了双吻合器对中低位直肠癌保肛术的不足。Parks 手术虽是低位直肠癌行保肛手术的有效方法，但仍有争议，尚不能取代 Miles 手术，因此术者务必严格掌握手术适应证，将根治性切除放在第一位，以免发生术后复发等威胁患者生命安全的并发症。

（一）适应证

中下段直肠癌切除后肛提肌以上残留直肠过短，特别是盆腔过度狭小，即使双吻合器也难以完成超低位吻合者；直肠内密集腺瘤，经肛门不能一期切除，近侧结肠无腺瘤者；部分肛提肌平面以上的高位直肠阴道瘘。

（二）禁忌证

直肠癌广泛浸润无法根治性切除者；肿瘤根治性切除后肛管直肠环已受损者；年老体弱不能承受本手术者；肛门极度狭窄，不能扩张至 4 指者。

（三）术前准备

参见本节有关内容。

（四）麻醉与体位

全身麻醉，截石位。

（五）手术步骤

1. 腹腔内手术

（1）下腹正中切口，进腹探查，肿瘤近端直肠结扎并注入 5 - Fu，游离乙状结肠系膜，结扎直肠上血管，保护双侧输尿管，进入骶前间隙锐性分离直达肛提肌平面（图 27 - 121 至图 27 - 124）。

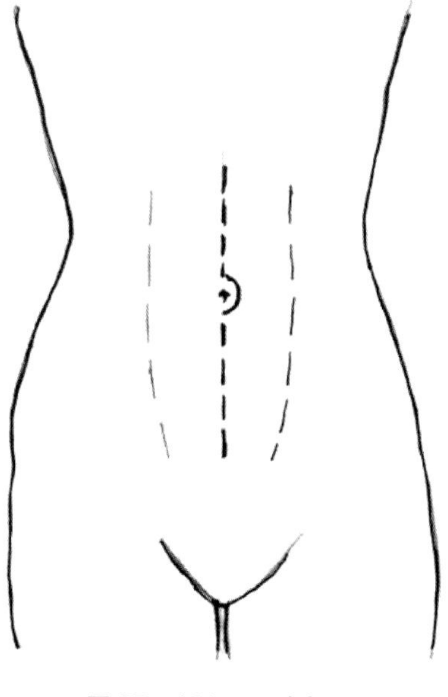

图 27 - 121　正中切口

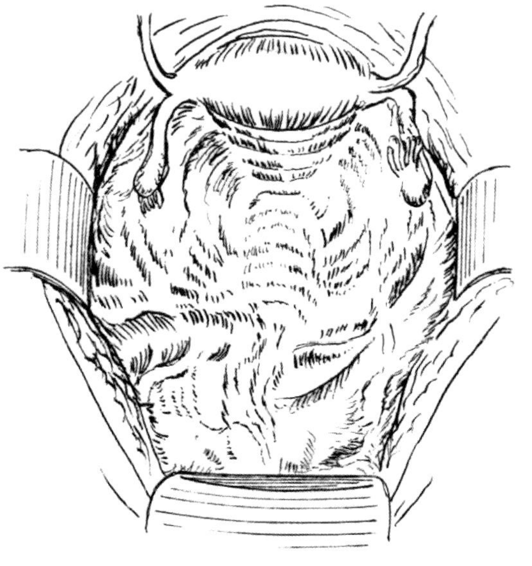

图 27 - 122　显露

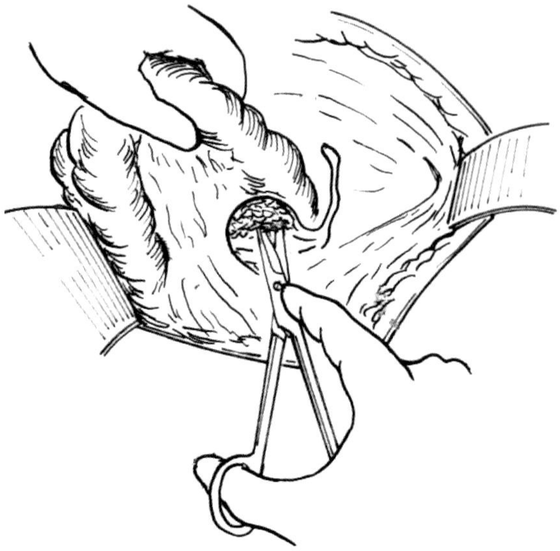

图27－123　切开乙状结肠系膜

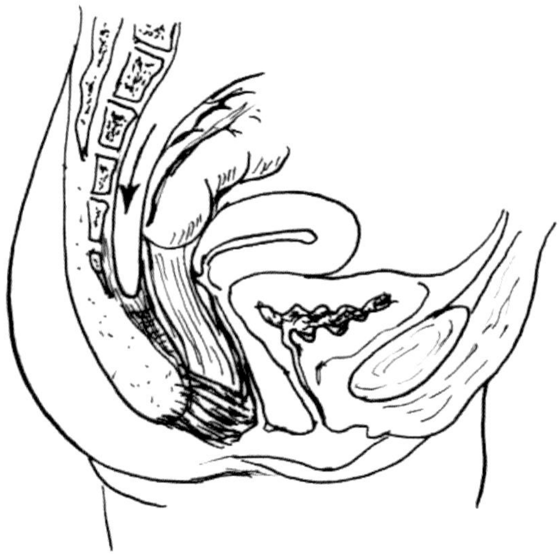

图27－124　分离骶前间隙

（2）切开直肠膀胱凹陷或直肠子宫凹陷，沿Denonvillier筋膜与前列腺或阴道之间锐性分离直达会阴体（图27－125）。

（3）距离直肠壁1～1.5cm，切断结扎直肠侧韧带，一并处理直肠中动脉（图27－126）。

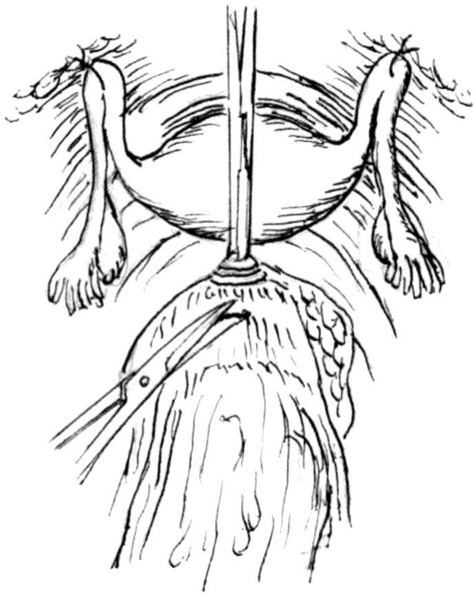

图27－125　分离直肠前间隙

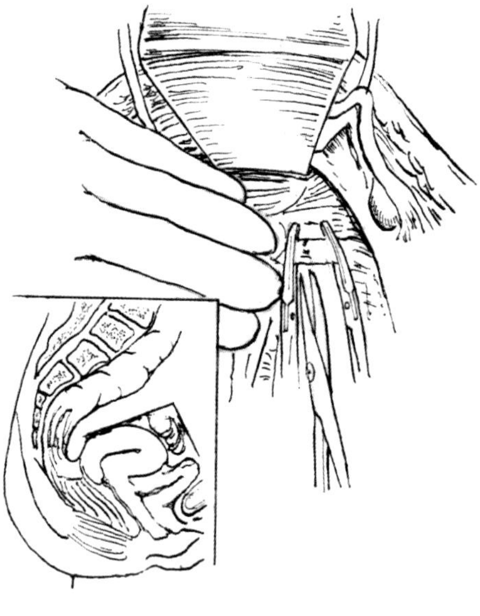

图27－126　切断直肠侧韧带

（4）与会阴组配合，肛提肌平面离断直肠，并于直肠上端切断后移除标本。

（5）近端结肠内置入直径2cm螺纹管10～12cm，外露4～6cm，系膜缘和对系膜缘结肠断端丝线固定并标志。蒸馏水浸泡盆腔，将螺纹管和乙状结肠经肛门拉出，以备会阴组行结肠肛管吻合术（图27－127）。

2．会阴组手术

（1）肛管扩张4～6指，维持5min，安尔碘冲洗直肠。肛门缝合4针固定于腹部拉钩或特制肛管拉钩之上，自齿线向上黏膜下注入1：300 000肾上腺素盐水，黏膜隆起达肛管直肠环平面（图27－128）。

（2）于齿线上0.5cm环形切开并剥离直肠黏膜直达肛提肌平面以上，由腹腔手术组离断移除标本（图27－129、图27－130）。

（3）将结肠断端与肛管齿状线上切缘缝合固定8～12针，再将螺纹管固定于肛门两侧皮肤之上（图27－

131 至图 27－134）。

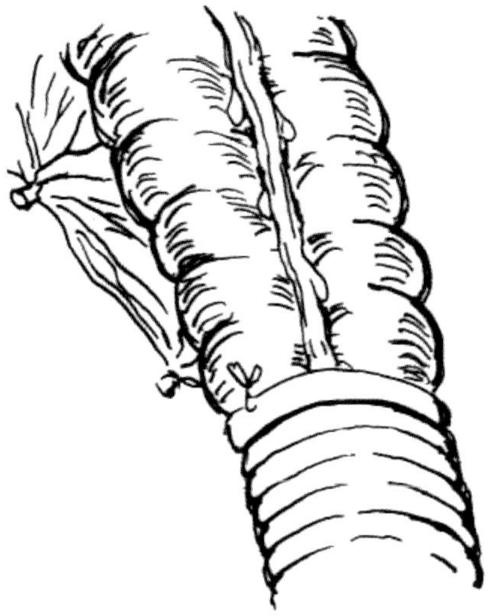

图 27－127　近切端置入螺纹管

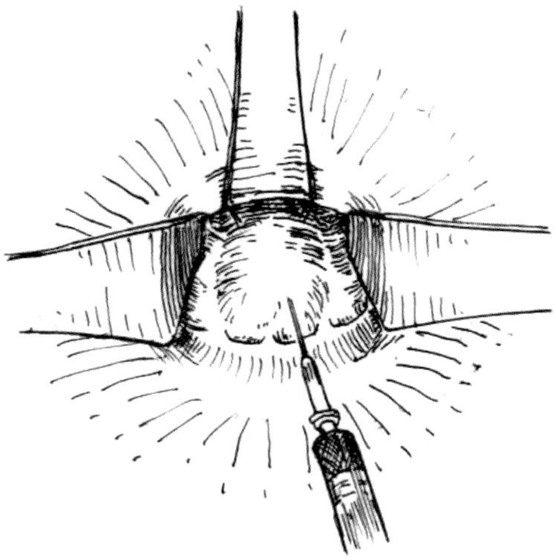

图 27－128　注射肾上腺素

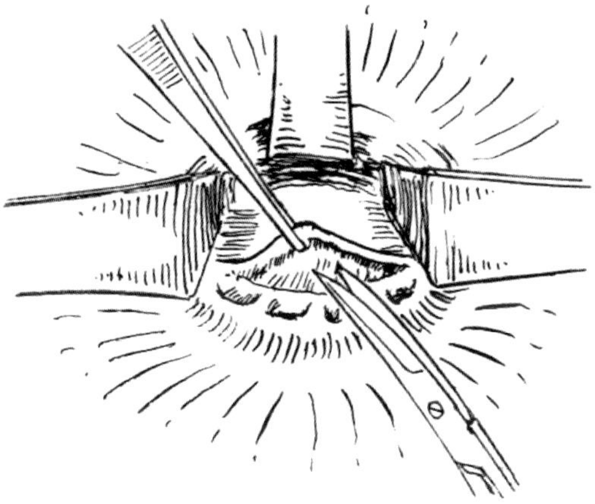

图 27－129　切开直肠黏膜

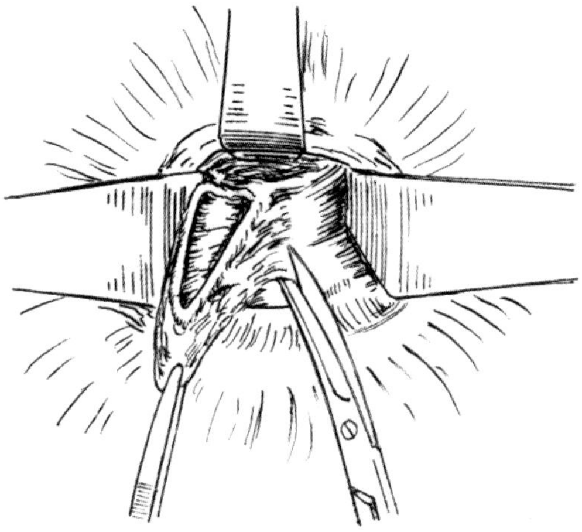

图 27－130　切除直肠黏膜

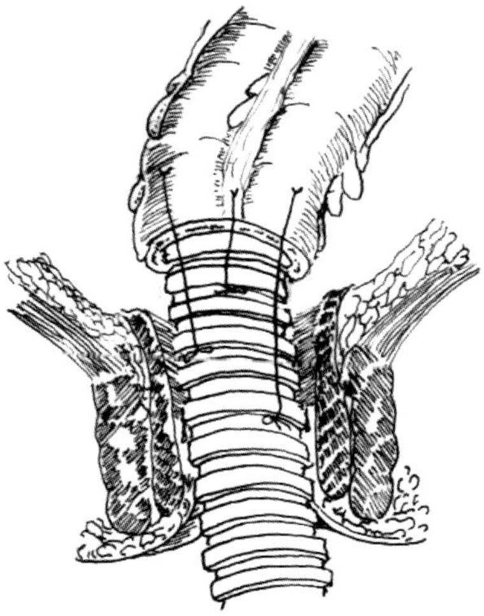

图 27－131　螺纹管引出肛管

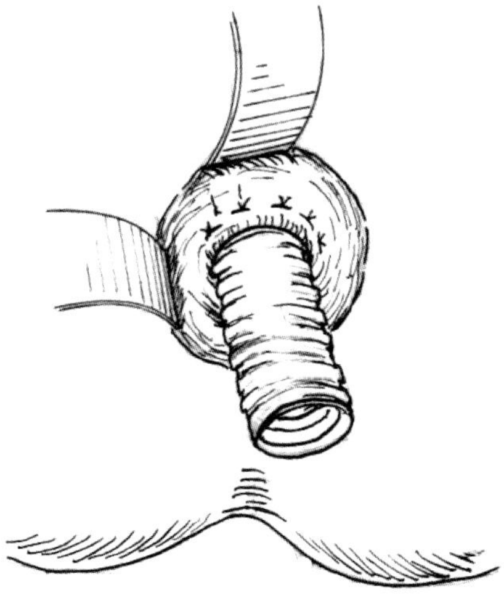

图 27－132　肛管结肠吻合

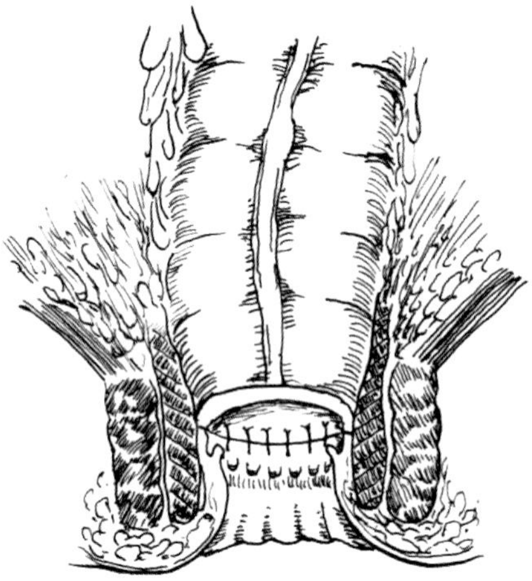

图 27－133　吻合完毕

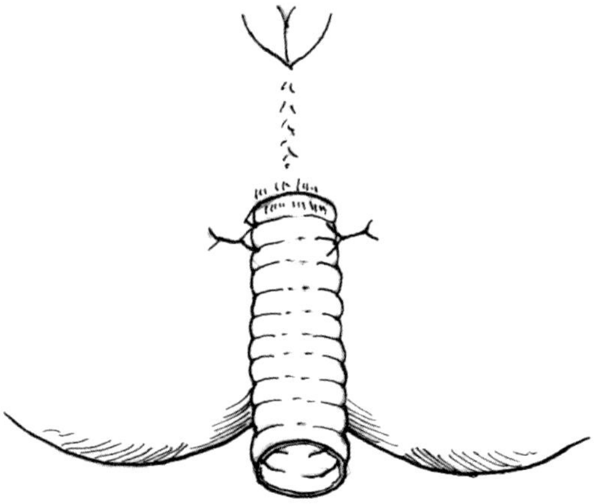

图 27－134　固定螺纹管

（六）术中意外的应急处理

术中大出血及输尿管损伤等意外情况处理参见本书有关内容。术中需注意的是：结扎肠系膜下动脉应在乙状结肠动脉分出平面以下，保留足够的肠管和充分血供；估计结肠肛管吻合有张力者，吻合前游离结肠脾曲是明智之举；在结肠对系膜缘缝合固定螺纹管丝线作为标志，此线位于截石位 3～12 点范围内当无肠扭转之误；近端结肠内螺纹管具有支撑吻合口和替代横结肠粪便转流之功效，因此必须妥善固定于肛周皮肤，杜绝过早脱落；经肛门剥离直肠黏膜前，于黏膜下注射肾上腺素盐水不但利于止血，而且可防止剥离过深。

（七）术后处理

1. 恢复饮食过程相对较慢，肠道功能恢复后可进食流质，术后约 7 天进半流质，9～10 天正常饮食。

2. 肛管内留置的螺纹管于术后 7～10 天剪断固定缝线，剪线前 1 天及当天口服石蜡油 50mL，通常几小时后会自动排除，切勿故意拔出，以免造成吻合口撕裂。

3. 术后 14 天，术者行肛门指诊了解有无狭窄。必要时以示指扩肛，至示指中节进入通畅而无缩窄止。

（八）术后并发症的处理

1. 吻合口漏以及术后盆腔复发等参见本节有关内容。

2. 吻合口狭窄

（1）原因：该并发症是影响术后排便功能的主要因素，多发生在术后 4～6 个月。吻合口狭窄发生与下列因素有关：未掌握好保肛术式要点、口侧结肠套叠形成假宫颈、吻合平面较宽形成面状瘢痕、口侧肠管少量坏死、吻合口显性或隐性瘘后再愈合、口侧有张力影响吻合口血运等；患者营养性低蛋白血症、瘢痕体质等亦有一定关系。吻合口狭窄有线状、面状、膜状、半月状及内套叠型狭窄，临床表现为排便次数增加，排便不尽感，便柱变细，排便困难。吻合口狭窄影响肛管闭合，导致粪液外溢，便意迟钝，肛周湿疹疼痛。

（2）处理：术后早期应定期扩肛，已狭窄病例，给予扩肛、切除瘢痕与内套黏膜，置肛管扩压固定，10 天后可拔出肛管，吻合口狭窄多可解除。非手术治疗无效者，可拆除吻合口行永久性结肠造口术。

3. 结肠缺血坏死回缩

（1）原因：结肠血运障碍；术后由于肛裂等原因导致肛门括约肌剧烈收缩，影响结肠血供；吻合口存在较大张力。

（2）处理：如果结肠缺血范围小、程度轻，可用血管扩张剂或骶管硬膜外注入少量利多卡因，以松弛肛管括约肌；如非手术治疗无效、结肠极度回缩导致排便不能者，应行重新拖出结肠吻合＋粪便转流术，但大多数需行吻合口拆除＋永久性结肠造口术。

十二、超低位直肠癌保肛门功能手术——改良 Bacon 手术

20 世纪 40 年代，由于直肠癌 Dixon 术后吻合口漏发病率较高，为解决此问题，Bacon 于 1945 年试用直肠癌经腹切除 + 结肠经肛门拖出延期吻合术，由于腹腔内无吻合口，可减少吻合口漏的发生。Bacon 手术需要 2 周后切除肛门外结肠，结肠黏膜外翻造成肛门周围常年潮湿，甚至湿疹形成，所以目前临床实践中很少应用原始术式，而采用改良 Bacon 术，减少肛门不适，局部复发率与 Miles 相似，排便控制功能基本达到可接受程度，对于部分患者仍不失为一种理想手术方式。

（一）适应证、禁忌证、术前准备

参见本节“Parks 手术”。

（二）手术步骤

1. 腹腔内直肠标本移除以及经肛管直肠黏膜剥离同“Parks 手术”（图 27 – 135 至图 27 – 141）。

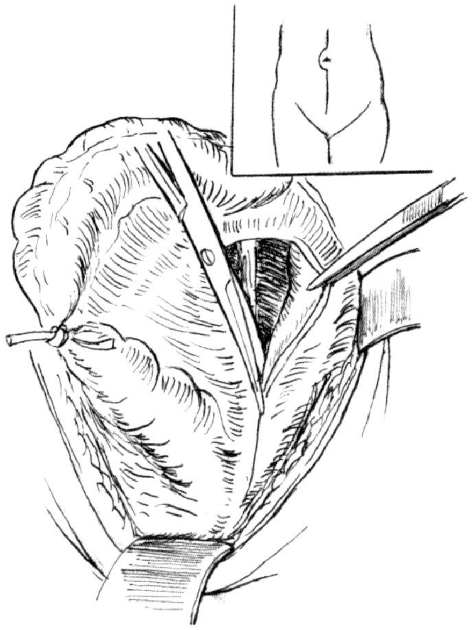

图 27 – 135　切开乙状结肠系膜

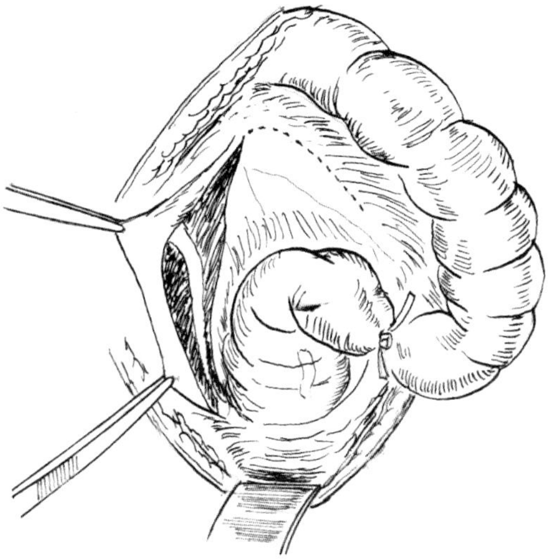

图 27 – 136　保护输尿管

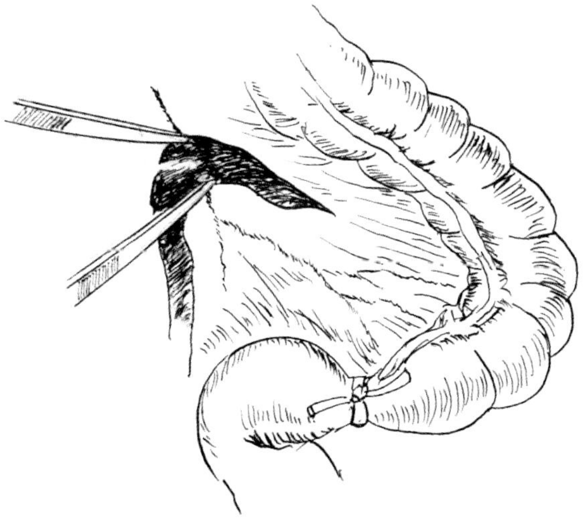

图 27 – 137　结扎肠系膜上动脉

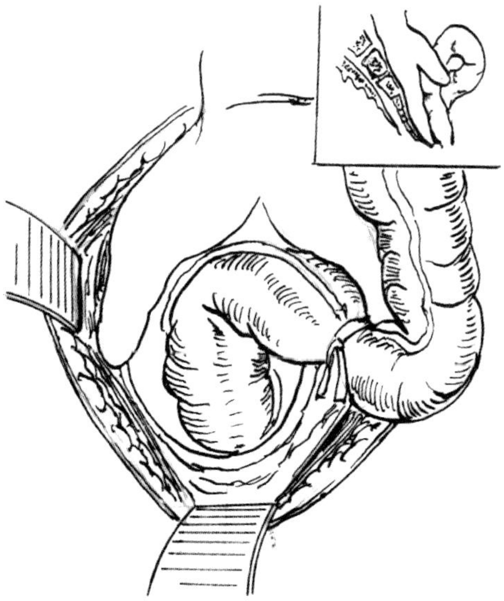

图 27 – 138　游离骶前间隙

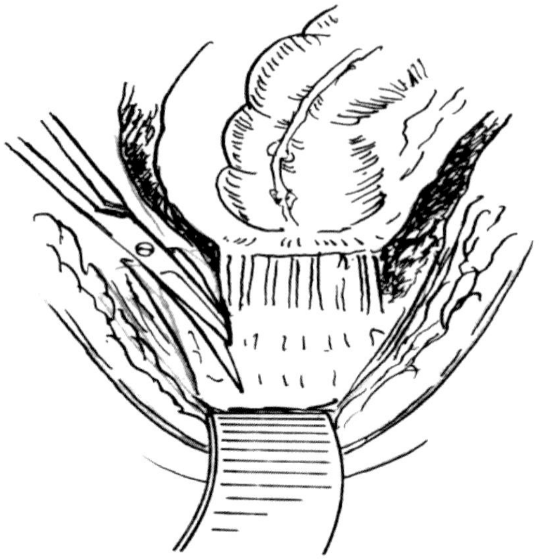

图 27－139 切断直肠侧韧带

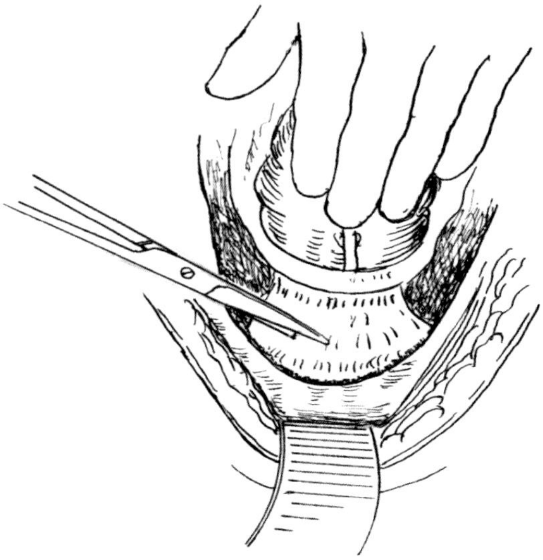

图 27－140 游离直肠前间隙

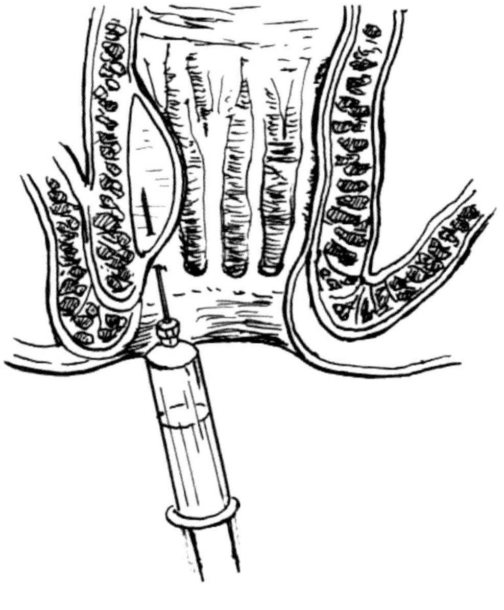

图 27－141 注射肾上腺素

2. 距结肠近切缘 1～2mm 用 7 号丝线做一荷包缝合，插入直径 2cm 螺纹管 10～12cm，外露 4～6cm，收紧荷包线并打结，暂不剪除，作为牵引及标志线（图 27－142）。

3. 将螺纹管连同结肠经肛门拉出，于左、右、前、后 4 点将齿线上切缘直肠全层与荷包线近侧 0.5cm 处结肠全层缝合固定，亦可在两针之间加缝一针。亦有作者将间断缝合改为直肠残端荷包缝合，操作进一步简化（图 27－143）。

4. 在肛门两侧皮肤缝 7 号丝线，固定螺纹管，以免脱落，此管具有支撑吻合口和暂时性粪便转流功效（图 27－144）。

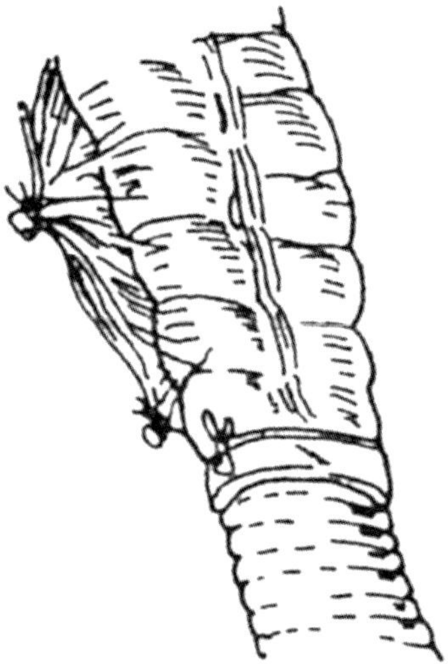

图 27－142　结肠置入螺纹管

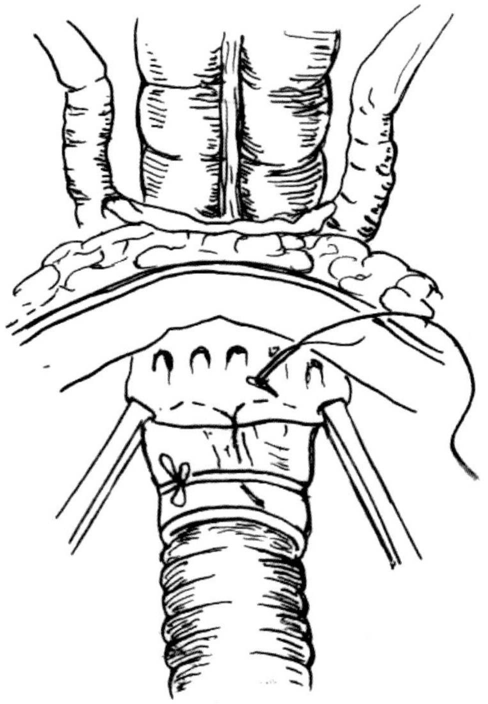

图 27－143　直肠与结肠壁间断缝合固定

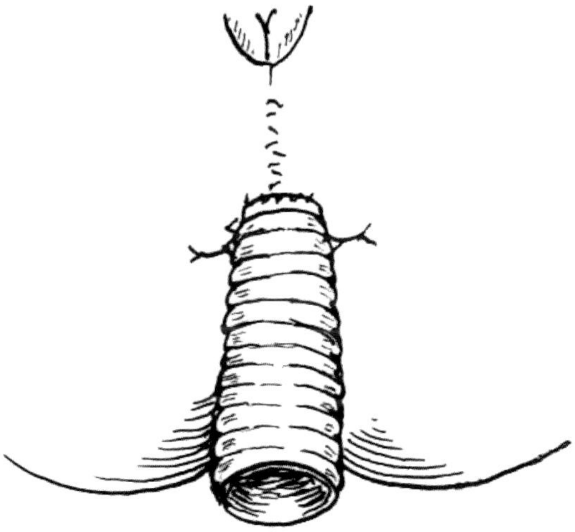

图 27－144　固定螺纹管

（三）术中意外的应急处理、术后处理、术后并发症的处理

参见本节“Parks 手术”。

十三、后盆腔脏器清扫术

后盆腔脏器清扫术（posterior pelvic exenteration，PPE）是基于肛管直肠的局部淋巴引流途径提出的一种女性中下段直肠癌的手术方式。直肠中下段以及肛管的淋巴引流与阴道后壁、直肠阴道隔、直肠子宫陷凹、子宫阔韧带、子宫骶骨韧带相交通，因而直肠中下段癌有向女性盆腔组织器官播散的可能性。为获得手术根治性，对女性低位直肠癌有必要施行包括直肠及其引流淋巴、阴道后壁以及子宫和两侧附件在内的后盆腔脏器清扫术。后盆腔脏器清扫术对降低局部复发率有显著的疗效，可提高患者的5年生存率。

（一）适应证

1. 女性低位直肠癌，病变位直肠前壁浸润全层或侵及肠周径达1/2以上；组织学显示为高度恶性病变，临床判断属 Dukes B、C 期病变者。
2. 术前或术中发现子宫、附件、阔韧带或阴道后壁有癌组织浸润，但可完整切除者。
3. 部分直肠癌 Miles 术后盆腔复发，联合脏器切除可获得较理想的疗效者。
4. 局部扩散的子宫癌，可行根治性切除者。
5. 盆腔腹膜后肿瘤侵犯直肠、子宫及附件可一并切除者。

（二）禁忌证

1. 直肠或子宫颈癌局部扩散导致冰冻骨盆者。
2. 已有广泛淋巴结转移、血行转移或腹膜种植者。
3. 年老体弱、重要脏器功能不全、重度营养不良或已有腹水者。
4. 并发下肢水肿或坐骨神经痛。
5. 骶骨侵犯超过 S_2 水平者。

（三）术前准备

参见本节有关内容。

（四）手术步骤

1. 选用下腹正中切口，右侧或左侧绕脐，足够长的切口利于手术操作，减少副损伤以及肿瘤播散的可能性。
2. 开腹后，置切口保护圈，探查无腹腔脏器转移，初步判断肿瘤可否切除，于肿瘤近侧结扎直肠，远侧肠腔内注入 5－Fu 1.0g（图 27－145）。
3. 在十二指肠水平段下缘向肛侧清除腹主动脉及下腔静脉周围淋巴脂肪组织，在左结肠动脉分支以下结扎切断肠系膜下动脉（图 27－146）。

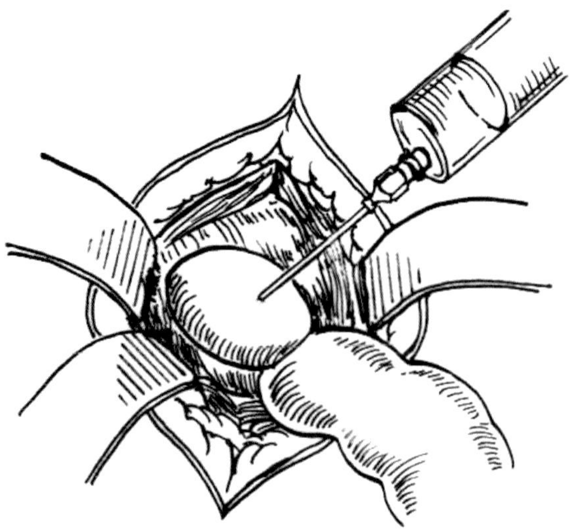

图 27－145　注射 5－Fu

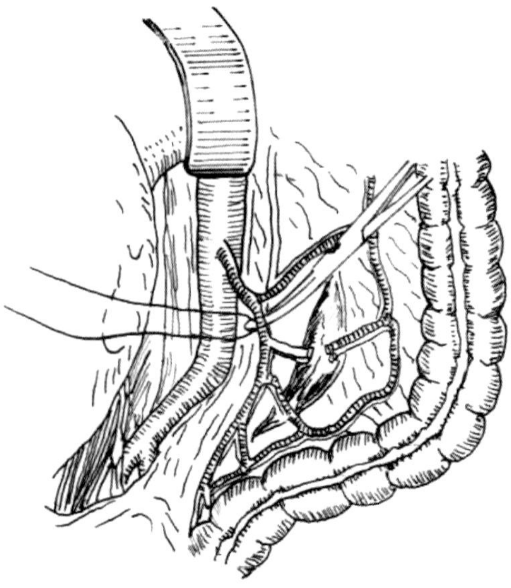

图 27－146　结扎直肠上动脉

4. 沿两侧髂窝剪开侧腹膜，结扎切断两侧卵巢血管，保留侧双重结扎（图 27－147、图 27－148）。

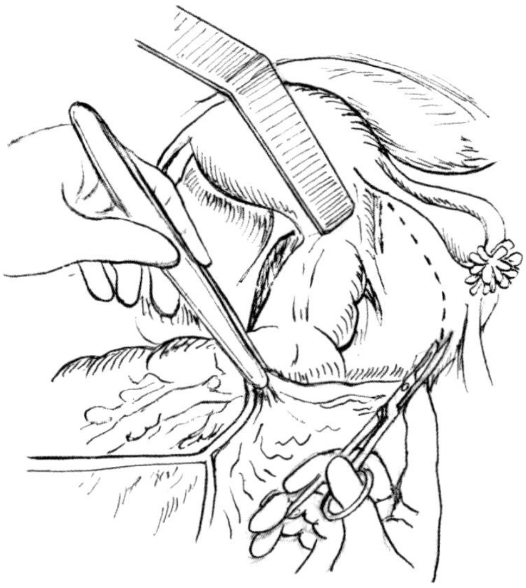

图 27－147　沿髂窝剪开侧腹膜

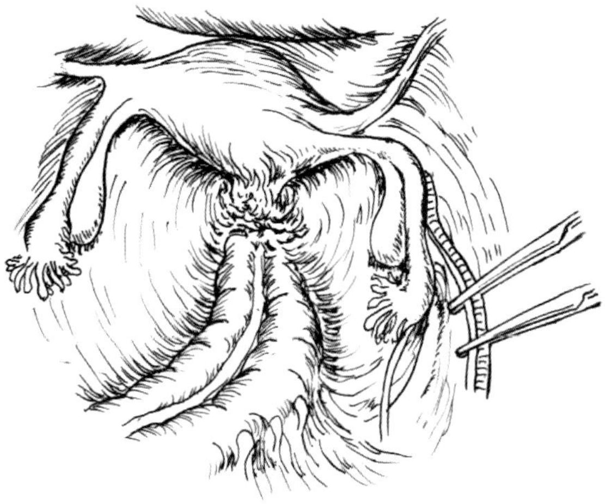

图 27－148　结扎卵巢血管

5. 靠近盆壁结扎切断子宫圆韧带，剪开阔韧带，向下方进一步锐性分离达子宫颈平面（图 27－149、图 27－150）。

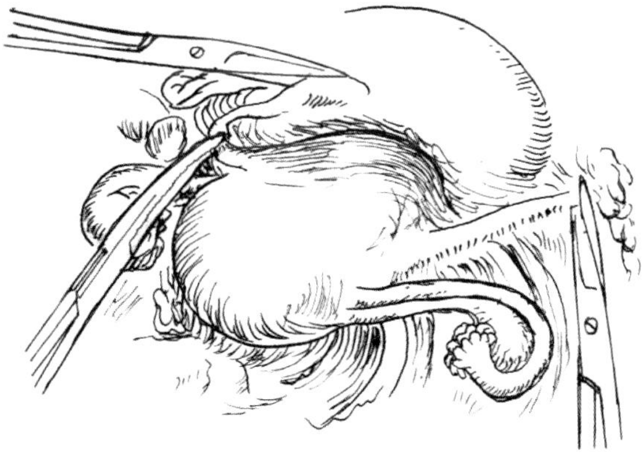

图 27－149　切断子宫圆韧带

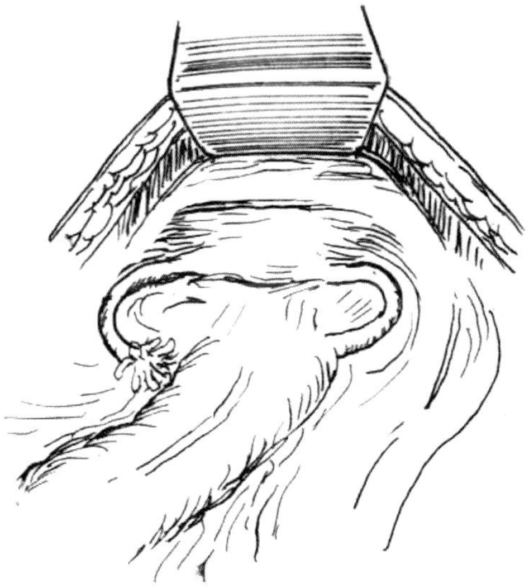

图 27－150　分离达子宫颈

6. 显露输尿管，于其前上方有子宫动脉、静脉，靠近子宫颈结扎切断子宫血管，保留侧双重结扎（图 27－151）。

7. 提起乙状结肠及直肠，沿乙状结肠系膜两侧剪开后腹膜，与髂窝腹膜切开处汇合（图 27－152）。

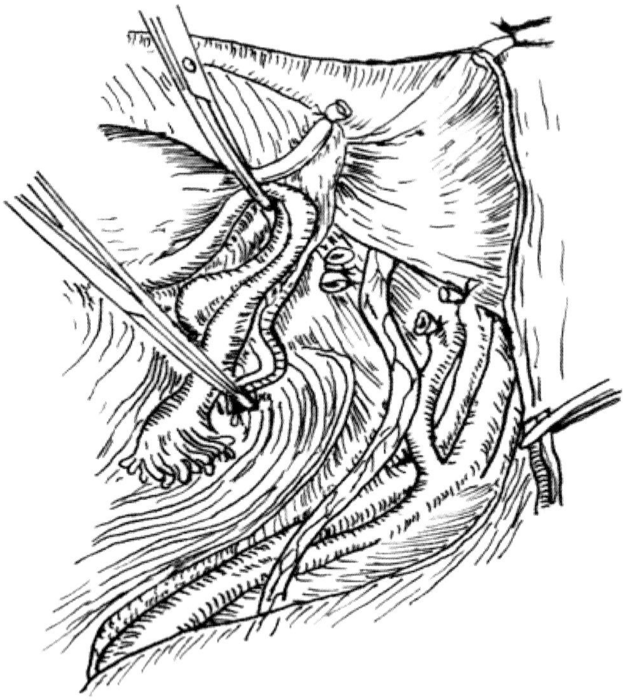

图 27－151　显露输尿管

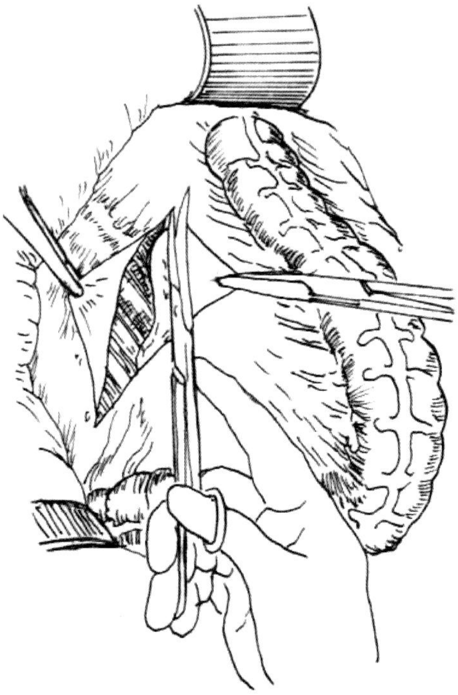

图 27－152　剪开乙状结肠系膜

8. 于直肠系膜和骶前筋膜之间锐性分离直达盆底，超过尾骨尖平面（图 27－153）。

9. 靠近盆壁切断结扎直肠侧韧带，同时结扎位于其中的直肠中动脉、静脉（图 27－154）。

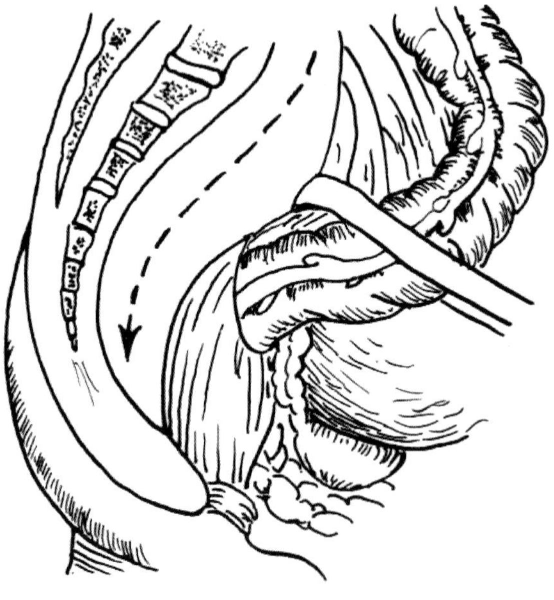

图 27－153　分离骶前间隙

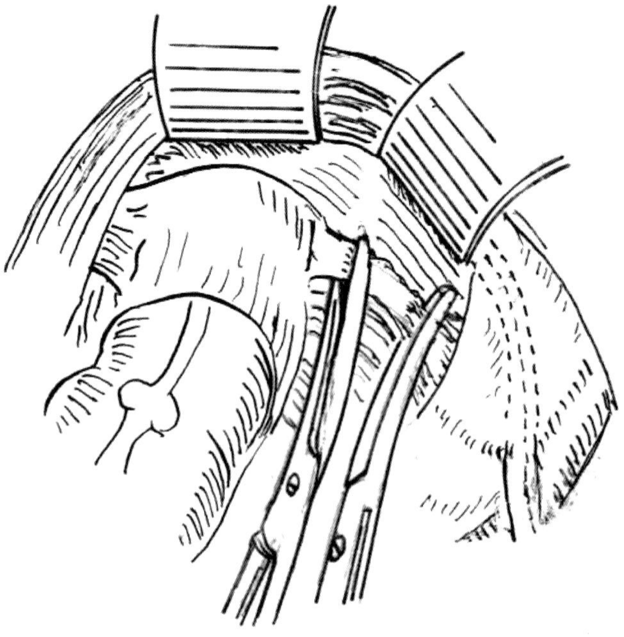

图 27－154　结扎侧韧带

10. 分离、结扎、切断乙状结肠血管，于其中部夹持两把 Kocher 钳，头侧以备于左下腹经腹直肌造口（图 27－155）。

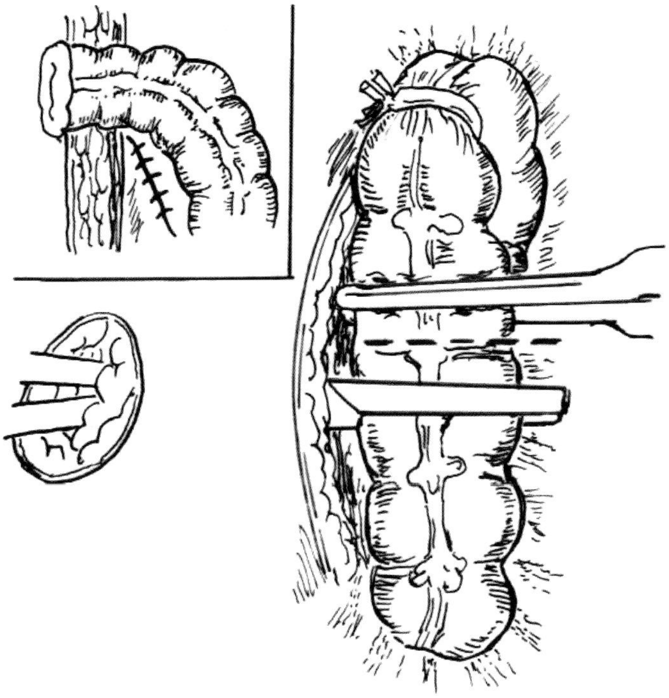

图 27－155　离断结肠

11．横行切开阴道，向两侧延伸，先钳夹止血，而后缝扎，与会阴手术会师，自会阴切口移除标本（图27－156、图 27－157）。闭孔和腹股沟浅、深组淋巴结清扫见前述。冲洗盆腔，完善止血，缝合关闭盆底筋膜。

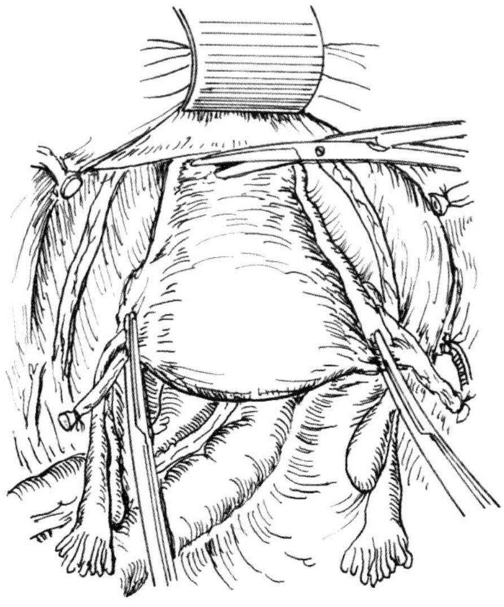

图 27－156　切开阴道

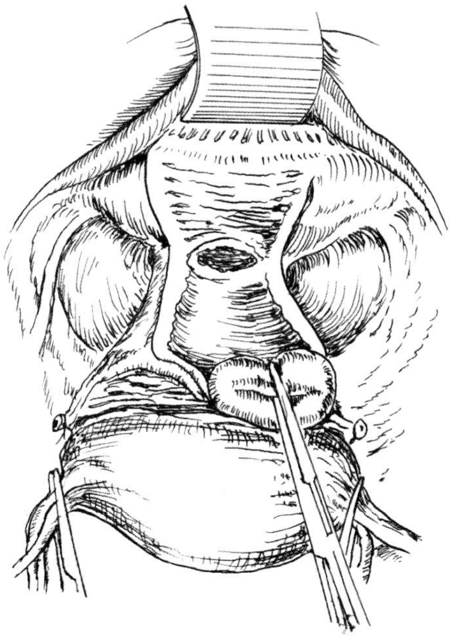

图 27－157　离断子宫颈

12．会阴部手术　缝合肛门，做会阴部椭圆形切口，前起自阴道口两侧壁之中点，后达尾骨尖，两侧达坐骨结节（图 27－158）。

13．切开肛旁筋膜，显露尾骨尖，切断肛尾韧带，进而切开肛提肌进入盆腔（图 27－159）。

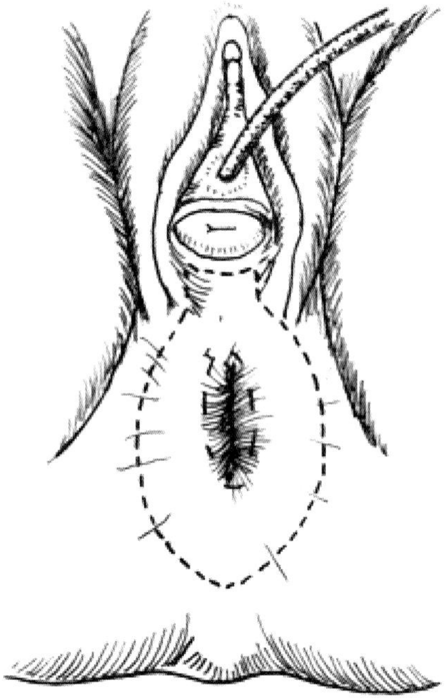

图 27－158　会阴部切口

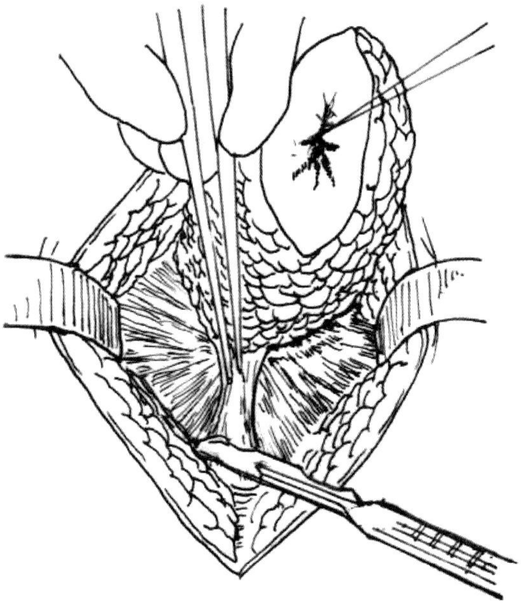

图 27－159　切断肛提肌

14. 清除坐骨肛管窝脂肪组织，扩大肛提肌切口，将标本自会阴切口拖出。沿切除线将阴道后壁钳夹切开直至阴道腹腔内切口处，妥善缝扎止血，移除全部标本（图 27－160）。

15. 冲洗切口，骶前留置双腔引流管，自会阴切口旁引出。缝合阴道两侧壁，重建阴道口，如阴道不能缝合，盆腔引流管亦可经缺损的阴道后壁引出，逐层关闭会阴部切口各层组织（图 27－161）。

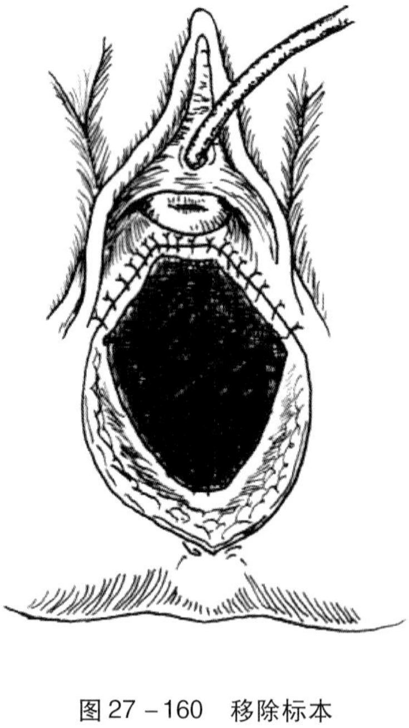

图 27－160　移除标本

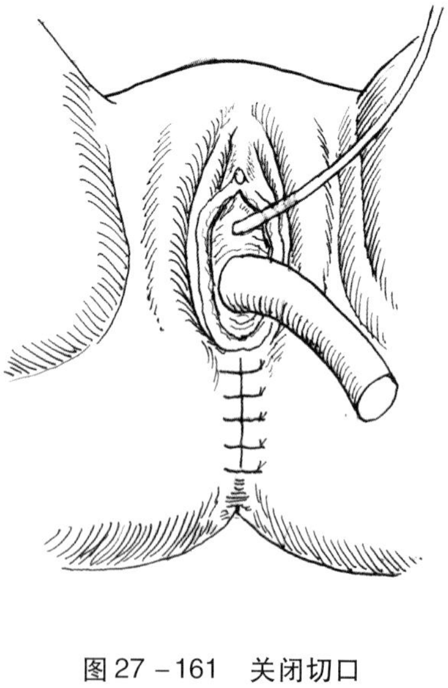

图 27－161　关闭切口

（五）术中意外的应急处理

1. 输尿管损伤、骶前大出血、侵犯骶骨或髂内血管等的处理参见本节有关内容。

2. 如果直肠癌位置较高，只与部分子宫壁浸润粘连，可试行连同子宫一并切除的保肛手术。实际上即使连同子宫一并切除的患者，只要切除足够远的（>3cm）肿瘤远侧直肠，依然可行乙状结肠直肠端端吻合术。因此保留足够长的结肠至关重要，以备保留肛门手术，很多情况下是系膜过短限制吻合结肠下移，游离脾曲有一定作用，亦可考虑直肠残端结肠端侧吻合，对缓解吻合口张力不无益处。

（六）术后处理、术后并发症的处理

参见本节有关内容。

十四、全盆腔脏器清扫术

全盆腔脏器清扫术（total pelvic exenteration，TPE）是基于肛管直肠的局部淋巴引流途径提出的一种中下段直肠癌的手术方式。为获得手术根治性，TPE 要求对女性低位直肠癌施行包括直肠肛管、阴道、子宫、两侧附件、膀胱在内的盆腔脏器清除；对男性患者切除范围包括直肠肛管、膀胱、前列腺及精囊腺。TPE 手术创伤极大，排尿、排便均需于腹壁造瘘，术后丧失性功能，对患者生理及心理均造成重大创伤，因此应严格掌握适应证。

（一）适应证

1. 男性低位直肠癌，病变位直肠前壁浸润全层或侵及肠周径达 1/2 以上者；组织学显示为高度恶性病变；侵犯膀胱三角、前列腺，尚能根治性切除者。
2. 膀胱癌或前列腺癌侵犯直肠。
3. 女性子宫颈癌同时侵犯直肠与膀胱，完整切除可获得根治性效果者。
4. 盆腔腹膜后肿瘤侵犯直肠、膀胱、子宫及附件可一并切除者。

（二）禁忌证

1. 直肠、子宫颈癌、膀胱癌或前列腺癌局部扩散导致冰冻骨盆者。
2. 已有广泛淋巴结转移、血行转移、腹水或腹膜种植者。
3. 年老体弱等原因不能耐受大手术者。
4. 并发下肢水肿、坐骨神经痛或骶骨侵犯超过 S_2 水平者。

（三）术前准备

本手术对身体创伤极大，严重影响患者生活质量，术前务必向患者本人解释手术必要性、切除范围、预后结果以及对日常生活及性生活的影响，只有在患者理解同意下方可手术。术前准备基本同后盆腔脏器清扫术，但应备同型浓缩红细胞 8～12U，同型血浆 800～1 200mL。术前请造口师协助定位人工膀胱及人工肛门造口位置（前者高于后者）。其余参见本节有关内容。

（四）麻醉与体位

气管内插管、静脉复合麻醉，头低脚高之截石位。

（五）手术步骤

1. 选用下腹正中切口，右侧绕脐，足够长的切口利于手术操作，减少副损伤以及肿瘤播散的可能性。
2. 游离乙状结肠系膜，于肠系膜下动脉根部将其切断、结扎（图 27－162）。
3. 显露双侧输尿管，向盆腔及直肠方向切开侧腹膜，暴露髂总血管，清除其表面淋巴脂肪组织，直达腹主动脉分支处（图 27－163）。

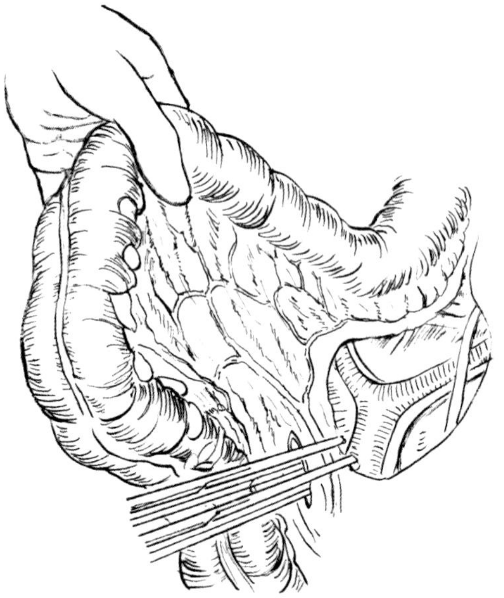

图 27－162　切断直肠上动脉

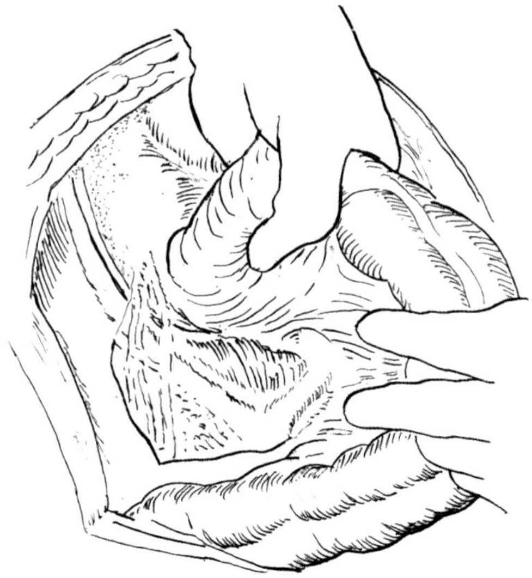

图 27－163　显露输尿管

4．离断乙状结肠系膜至预切断处，横断结肠，游离骶前间隙（图 27－164）。

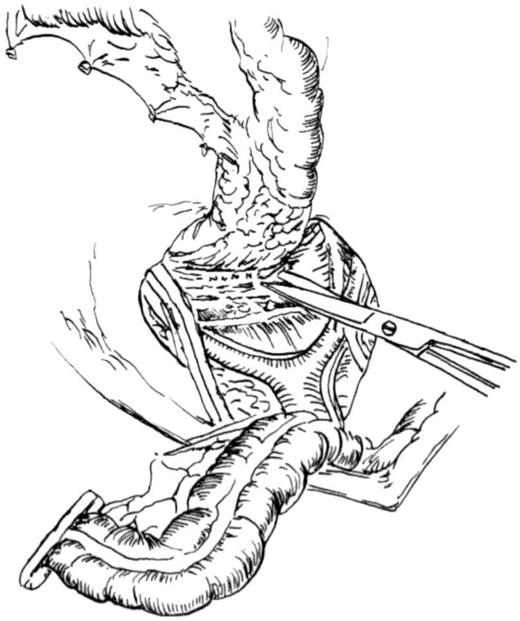

图 27－164　锐性分离骶前间隙

5．继续向前上方剪开盆腔腹膜，于耻骨支处切断脐尿管，钝性游离膀胱，骶骨岬平面切断输尿管，远端结扎，向远方游离膀胱直至尿道膜部，将其切断、结扎（图 27－165、图 27－166）。

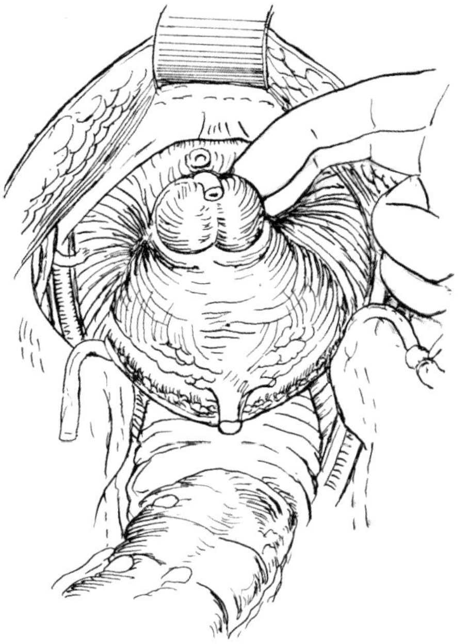

图 27－165　切断尿道膜部

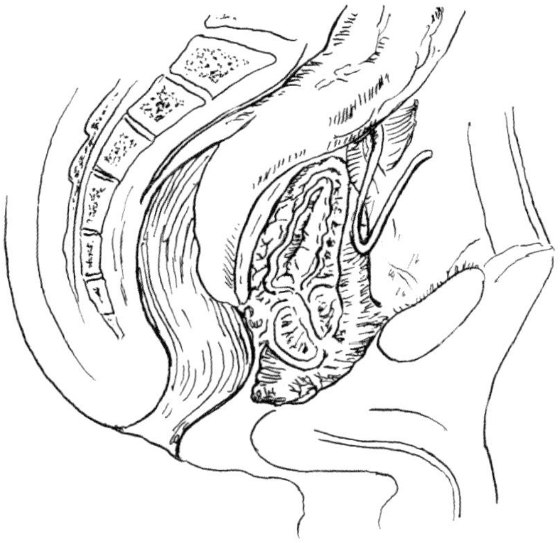

图 27－166　结扎尿道膜部

6. 骶前完全游离直肠系膜，侧韧带近骨盆处切断、结扎，直达肛提肌平面（图 27－167）。闭孔和腹股沟浅、深组淋巴结清扫见前述。

7. 7 号丝线围绕肛门做一荷包缝合，距肛门缘 2～3cm 切开皮肤，清除坐骨直肠窝脂肪组织，结扎肛门动脉，显露并切断肛提肌，移除标本（图 27－168）。

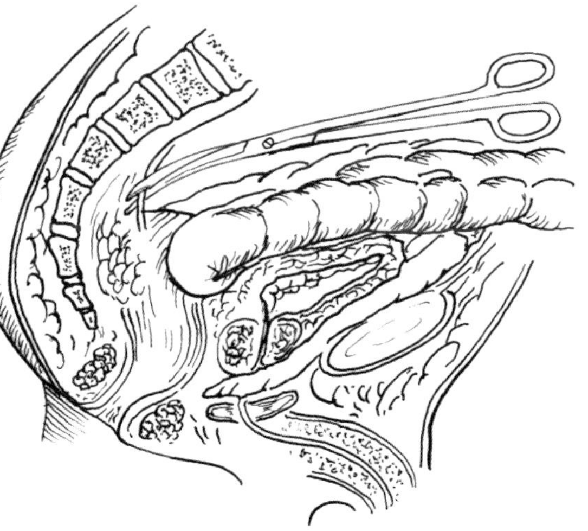

图 27－167　游离骶前间隙

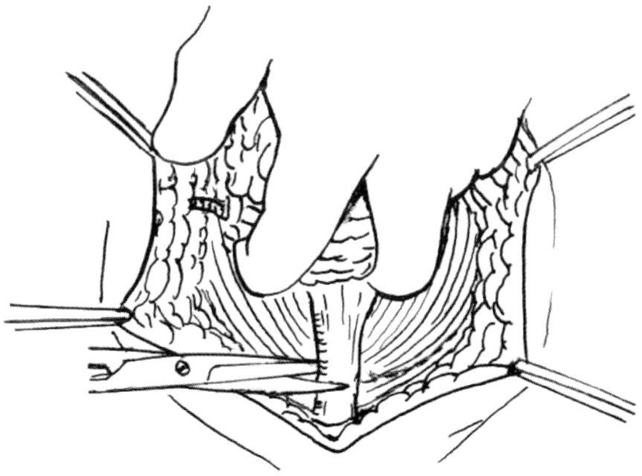

图 27－168　切断肛提肌

8. 距回盲瓣 20cm 切取 20cm 空肠，于该游离空肠的前方吻合空肠两断端，游离空肠左侧端缝合关闭（图 27－169）。

9. 行输尿管空肠端侧双层吻合，内层肠线、外层丝线间断缝合（图 27－170 至图 27－173）。

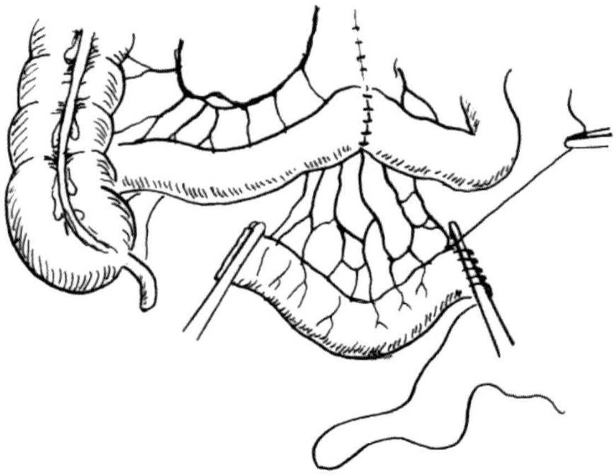

图 27－169　切取空肠

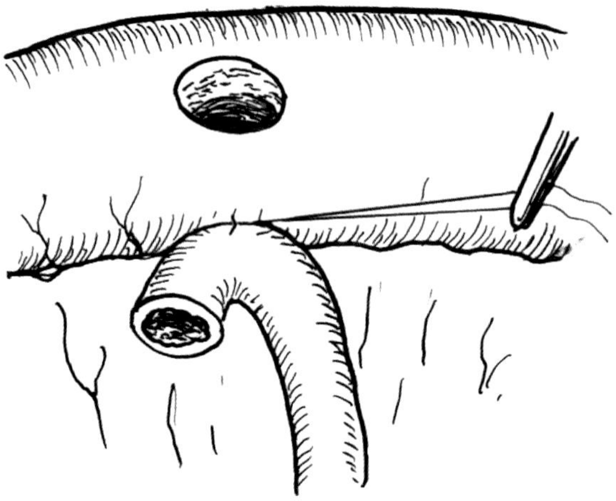

图 27－170　输尿管回肠外层缝合

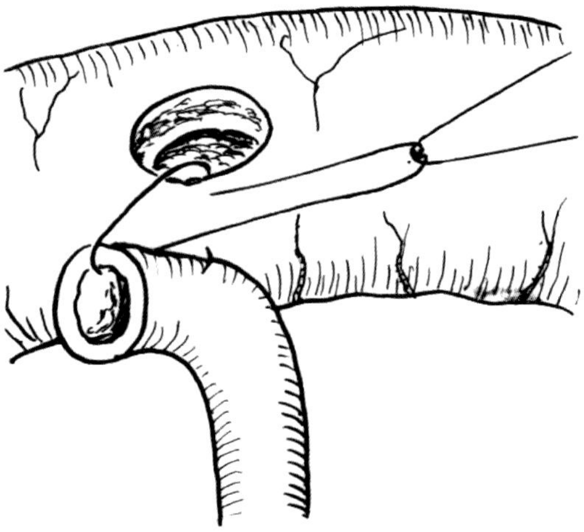

图 27－171　输尿管回肠内层缝合

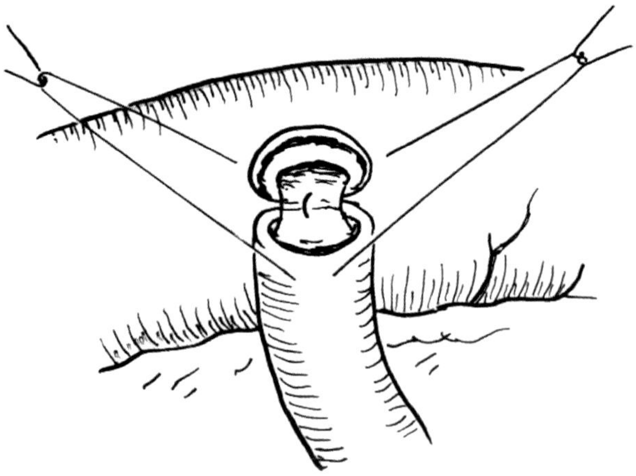

图 27－172　全层间断缝合

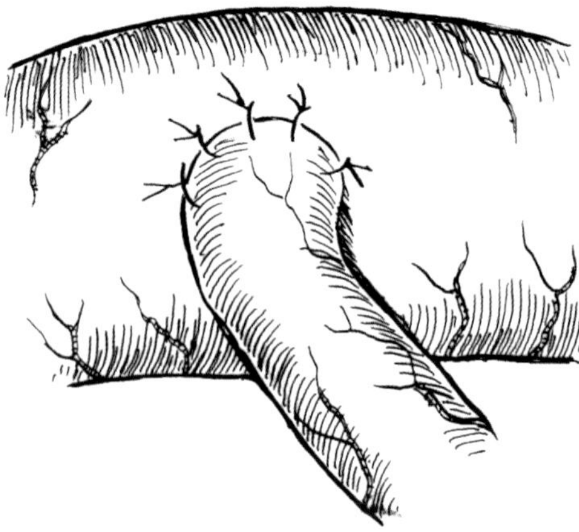

图 27－173　吻合完毕

10．游离空肠右侧端右下腹造瘘，乙状结肠左下腹经腹直肌造瘘，一期开放，缝合关闭盆底腹膜、腹部及会阴部切口（图 27－174）。

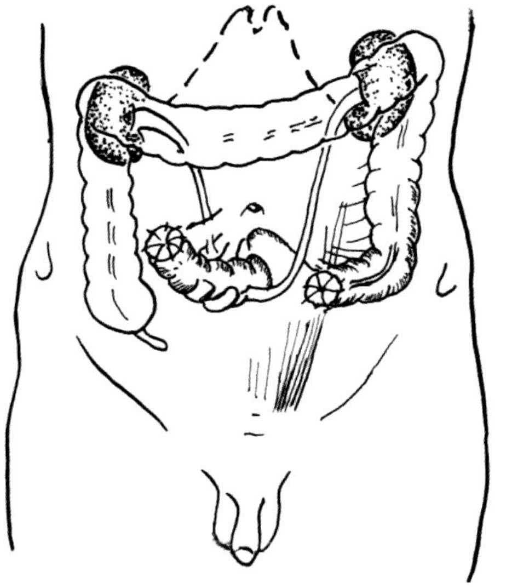

图 27－174　空肠、乙状结肠造瘘

（六）术中意外的应急处理

1. 骶前大出血　见本节“后盆腔脏器清扫术”。

2. 侵犯骶骨　见本节“后盆腔脏器清扫术”。

3. 如果直肠癌位置较高，仅与膀胱壁部分浸润粘连，可行膀胱壁部分切除的保肛手术。如果将膀胱前列腺一起切除后，直肠肿瘤下缘距离齿状线尚有 3～4cm，依然可行各种保肛手术，详见本书有关章节，因此术中保护足够长的结肠至关重要，以备保留肛门手术之用。

（七）术后处理及术后并发症的诊治

参见本节“后盆腔脏器清扫术”。

十五、结肠贮袋成形肛管吻合术

低位直肠癌 Dixon 手术吻合口距离齿状线不足 2cm，有时直接与肛管吻合，术后患者大便次数较多，可达每天 20 次，反映粪便贮存与控制功能有所减弱。为改善上述症状，不少学者设计结肠成形后再与直肠残端或肛管吻合，试图缓解大便次数过多问题。目前有两种成形方式：结肠 J 形贮袋和结肠壶腹成形。前一种方式具有粪便循环、贮存过久、排便不尽及需要灌肠协助排便等不宜事项，后一种方式可避免上述不适，但贮便功能有所下降。值得注意的是两种成形吻合术改善控便能力的维持时间仅为 1 年左右，此后和常规吻合术无差别。至于是否采用此术式，依术者习惯而定。至于双壶腹成形术，因为其无疑增加围手术期并发症，更何况采用此术式有效期限仅为 1 年，权衡利弊，笔者不推荐行双壶腹成形术。

（一）适应证

本术式适用于低位直肠癌切除术后结肠与直肠残端吻合时吻合口距离齿状线不足 3cm 者。

（二）禁忌证

对于高位直肠癌加做此手术是不适宜的，应视为禁忌证。

（三）术前准备

参见本节有关内容。

（四）麻醉与体位

参见本节“保留自主神经的直肠癌经腹会阴切除术＋双侧闭孔淋巴结清扫术”。

（五）手术步骤

1．结肠J形贮袋成形肛管吻合术

（1）乙状结肠与直肠肿瘤游离参见本节“保留自主神经的直肠癌经腹会阴切除术＋双侧闭孔淋巴结清扫术”。于肿瘤下缘远侧3cm直肠处荷包钳钳夹，离断直肠，移除标本。

（2）笔者推荐游离脾曲，增加手术时间不足20min，但可保证吻合口无张力，从而利于吻合口愈合。

（3）将结肠对系膜缘平行靠拢5cm，浆膜层间断缝合3针，然后自J形结肠袢顶端切开2cm肠壁，置入直线形切割吻合器，将靠拢的结肠壁吻合并切割，从而形成一个双倍的结肠腔，进而关闭结肠断端。J形结肠袢顶端肠壁切开处做一荷包缝合，置入气囊导尿管，检查贮袋完整性，漏液处予以间断缝合加固（图27－175、图27－176）。

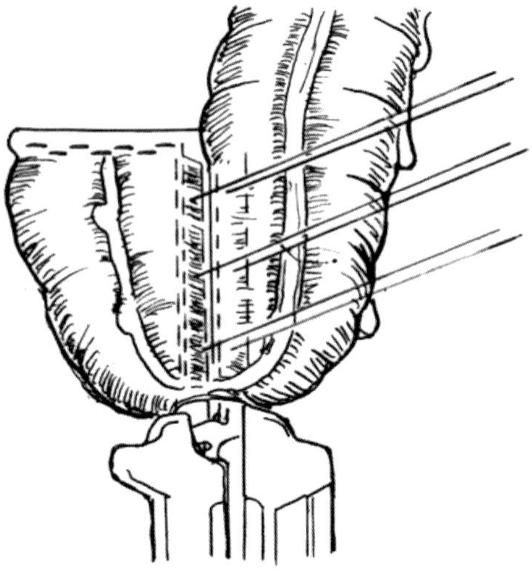

图27－175　J形贮袋

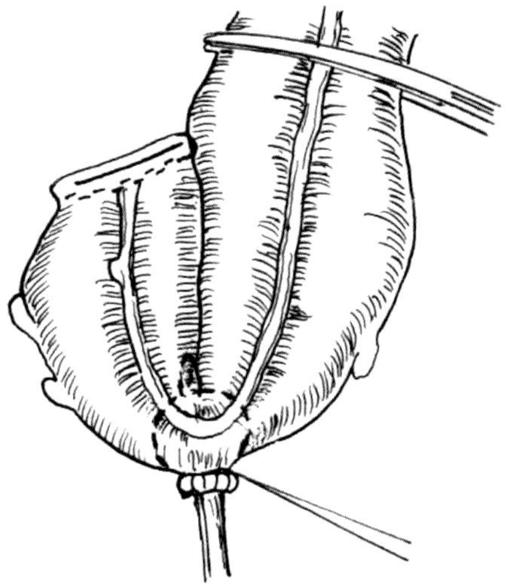

图27－176　测漏实验

（4）将抵针座置入结肠，荷包线收紧。冲洗直肠残腔，置入吻合器主体，旋出穿刺锥，荷包打结。对合吻合器，旋紧后击发。取出吻合器，检查切割环是否完整（图27－177至图27－179）。

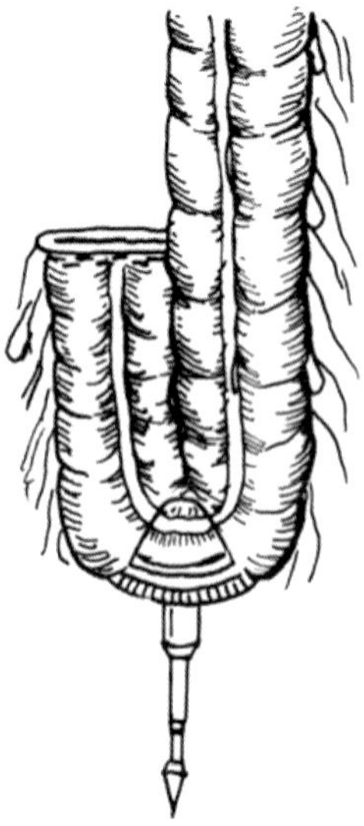

图27－177　置入抵针座

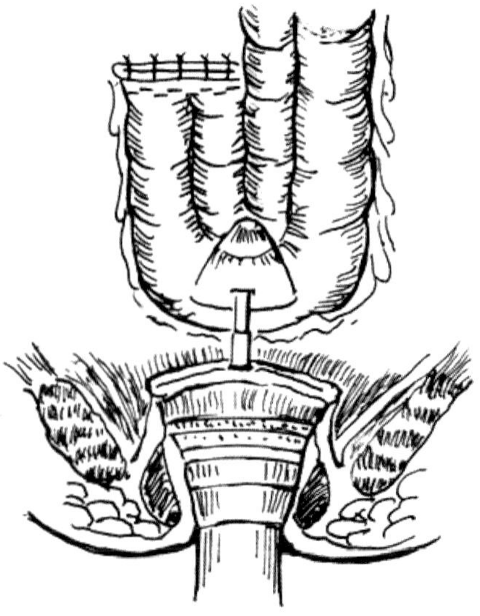

图27－178　对合吻合器

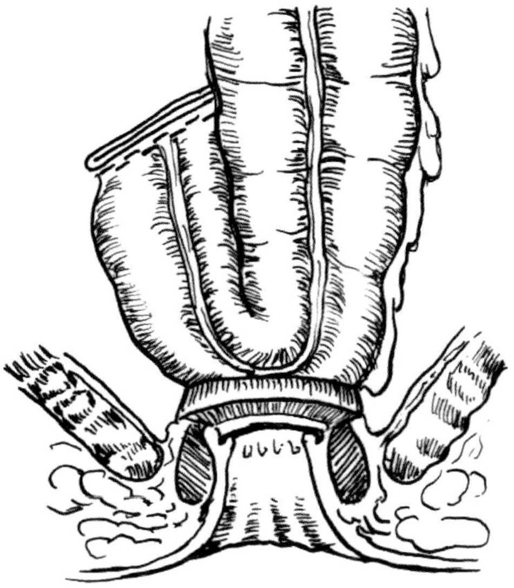

图 27－179　吻合完毕

（5）骶前置双腔引流管，关闭盆底腹膜，逐层关腹。

2．结肠壶腹成形术

（1）乙状结肠与直肠肿瘤游离参见本节“保留自主神经的直肠癌经腹会阴切除术＋双侧闭孔淋巴结清扫术”。于肿瘤下缘远侧 3cm 直肠处荷包钳钳夹，离断直肠，移除标本。笔者同样推荐游离脾曲以利于吻合口愈合。

（2）将距离结肠断端切缘 5～10cm 范围内结肠带处用电刀切开，安尔碘消毒后横行间断缝合，加用浆肌层间断缝合包埋，形成一个“直肠壶腹”，从而增加粪便贮存量（图 27－180、图 27－181）。

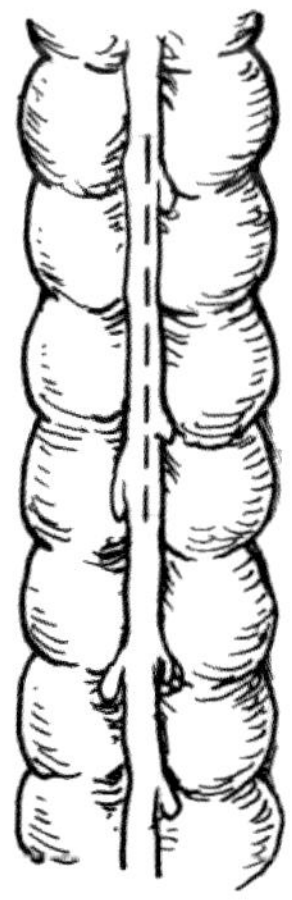

图 27－180　纵行切开

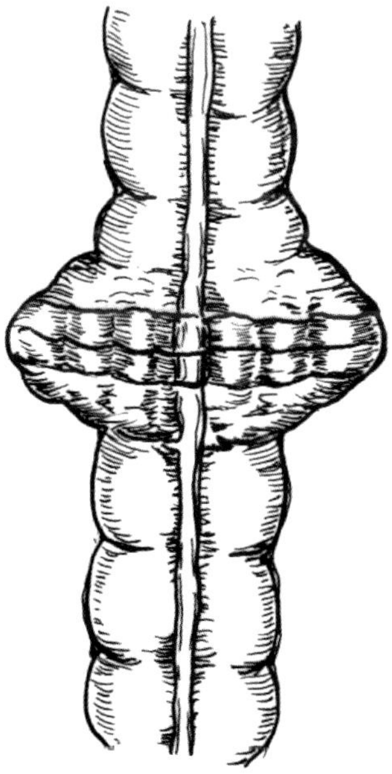

图 27－181　横行缝合

（3）结肠残端荷包缝合，置入抵针座并打结。冲洗直肠残腔，置入吻合器主体，旋出穿刺锥，荷包打结。对合吻合器，旋紧后击发。取出吻合器，检查切割环是否完整（图 27－182、图 27－183）。

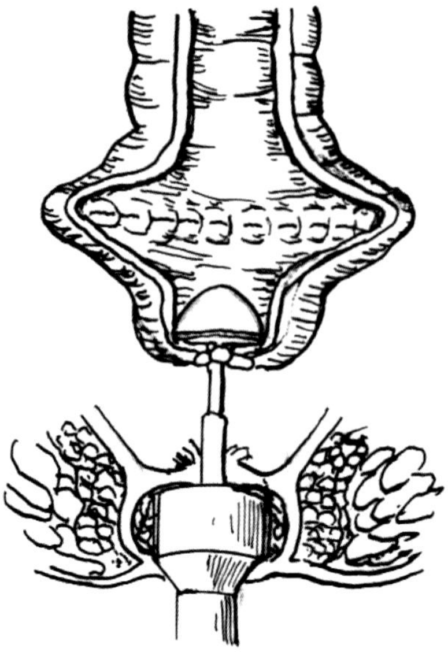

图 27－182　对合吻合器

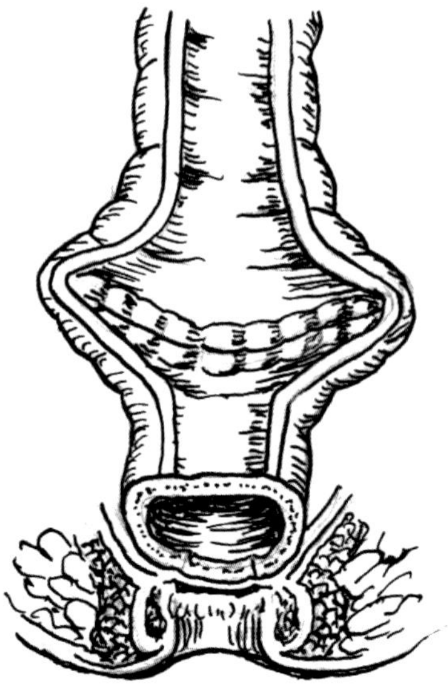

图 27－183　吻合完毕

（六）术中意外的应急处理

如果结肠成形术过程中损伤了较多的结肠壁，导致发生严重渗漏，且修补又不理想的情况下，笔者建议放弃结肠成形术，改用一般的吻合术是明智的。其余参见本节“保留自主神经的直肠癌经腹会阴切除术＋双侧闭孔淋巴结清扫术”。

（七）术后处理

大便次数增多可口服易蒙停，排便困难者给予灌肠处理，其余参见本节“保留自主神经的直肠癌经腹会阴切除术＋双侧闭孔淋巴结清扫术”。

（八）术后并发症的处理

1. 吻合口漏参见本节“腹腔镜直肠癌低位前切除术”。
2. 其余参见本节“保留自主神经的直肠癌经腹会阴切除术＋双侧闭孔淋巴结清扫术”。

（中山大学附属第一医院　王天宝）

十六、腹腔镜盆腔淋巴结清扫术

20 世纪 90 年代以来，随着腹腔镜设备的改进以及手术技术的提高，腹腔镜亦逐步应用于盆腔恶性肿瘤的治疗。已经初步认识到应用腹腔镜手术行盆腔及腹主动脉旁淋巴结切除数目及阳性率与开腹手术基本相同，由于腹腔镜的放大作用，可以充分暴露，识别盆腔解剖结构，打开腹膜后间隙，并完整地切除盆腔血管周围淋巴组织。而且腹腔镜手术切口小，术中人工气腹正压可减少出血；术后痛苦少、恢复快，住院时间短。盆腔淋巴结切除术以髂总血管远端为上界，旋髂血管和耻骨联合为下界，腰大肌为外界，脐韧带和输尿管为内界，而闭孔神经为后界。解剖分上限、下限、内限和后限，以及所谓的膀胱旁间隙和直肠旁间隙。

（一）适应证

1. 低位进展期直肠癌。
2. 肛管癌。
3. 肛周皮肤癌。

4. 妇科恶性肿瘤。

（二）禁忌证

合并心肺疾病，不能耐受长时间腹腔灌注二氧化碳；多次腹腔手术史、腹腔广泛粘连。急性弥漫性腹膜炎；盆腔肿物过大，超过脐水平者；凝血功能障碍；过度肥胖者（因为气腹加重机械性换气困难，腹部厚套管及器械受到限制，术中较难将小肠推到上腹部）、过度消瘦者为相对禁忌证。

（三）术前准备

术前24h无渣饮食，并使用肥皂水清洁灌肠2次，做好充分肠道准备，以减少肠道蠕动及内容物。放置鼻胃管以减少上消化道膨胀。术前告知患者存在转为开腹手术的可能。阴道准备，术前消毒阴道3天。手术器械准备。

（四）麻醉与体位

过度的Trendelenburg体位，采用全身静脉吸入复合麻醉。

（五）手术步骤

1. 建立气腹　在脐下一指左右横切开1cm长皮肤切口，注意切开时用巾钳将脐部两侧旁2cm处皮肤提起，因脐部无皮下组织，注意防止切开时损伤腹腔脏器。后将气腹针垂直插入，有一次落空感即提示气腹针进入腹腔，可将生理盐水滴在气腹针上，由于腹腔负压抽吸作用，水滴立即被吸入腹腔中。连接气腹机，启动充气，将腹腔内压设定为12～15mmHg，达此标准即可停止充气。

2. 放置套管　常需要4个套管，脐下放置12mm套管，用作摄像头插入口，两侧麦氏点及反麦氏点放置5mm套管。耻骨上可放置较大套管以便取出淋巴组织。脐下Trocar进入腹腔时患者应平卧，穿刺方向应朝向骶骨上方。辅助Trocar穿刺方向应该向子宫底部，不可对着骶骨或侧盆壁。

3. 放入腹腔镜、探查盆腹腔　按右侧盆腔、阑尾、附件、子宫前方、膀胱反折腹膜、左侧附件、乙状结肠、子宫后方、子宫骶骨韧带、陶氏腔、上腹膈肌、肝脏、胆囊、胃等顺序探查。如果要冲洗腹腔收集腹腔液体，应该在操作前进行。探查时采用过度的Trendelenburg体位，将手术台降至最低，可减少操作引起的疲劳。探查完毕后，将网膜、横结肠、小肠推至上腹部。

4. 打开后腹膜　将子宫拉向一侧，在盆腔血管外侧沿腰大肌剪开对侧后腹膜，切口至髂总动脉上2cm水平处，清除腰大肌外侧2cm脂肪组织，暴露生殖股神经，进一步暴露髂血管，并且暴露闭孔窝、显露闭孔神经（图27－184至图27－186）。

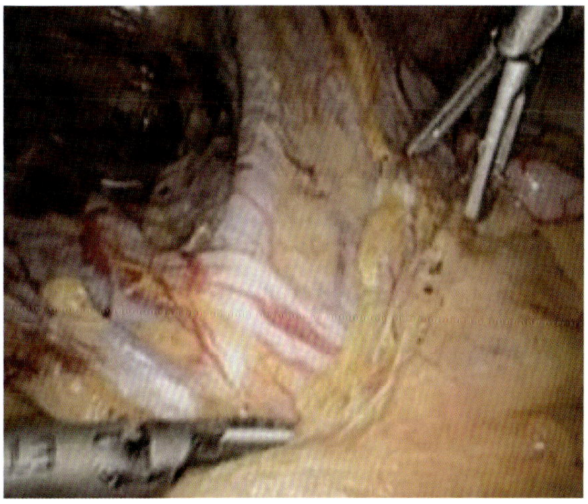

图27－184　剪开右侧后腹膜

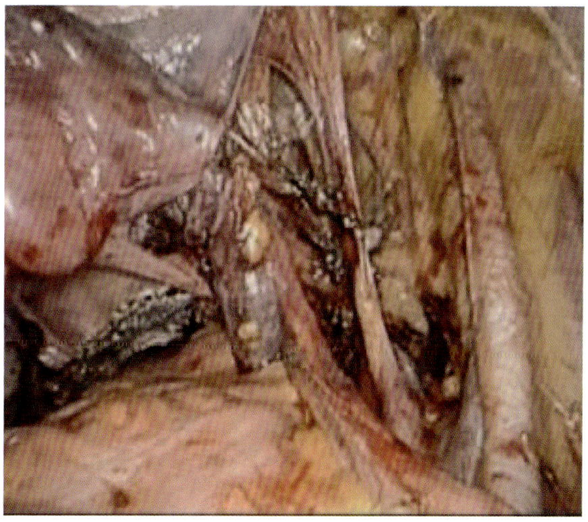

图27－185　暴露右侧髂血管

5. 清除髂总淋巴结　暴露右侧髂总动脉，在其分叉上 2～3cm 处，用弯分离钳分离血管前淋巴组织，游离髂总淋巴结，向下清除髂总静脉前淋巴结群。输尿管跨过髂总动脉，在游离及分离时，必须注意输尿管走向，分离淋巴结时可将其向内侧牵拉，防止损伤（图 27－187）。

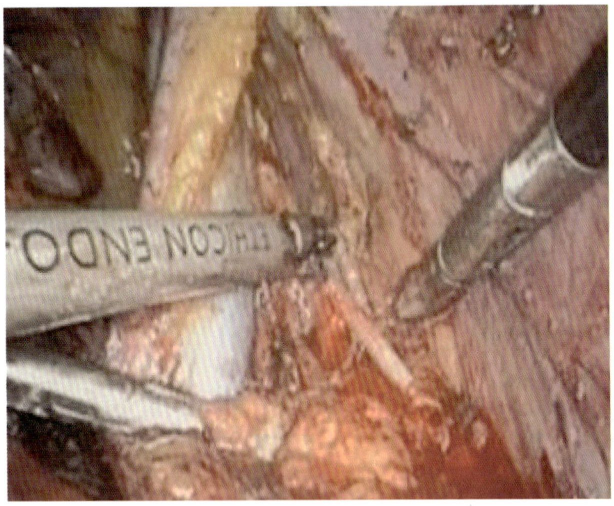

图 27－186　暴露右侧闭孔神经

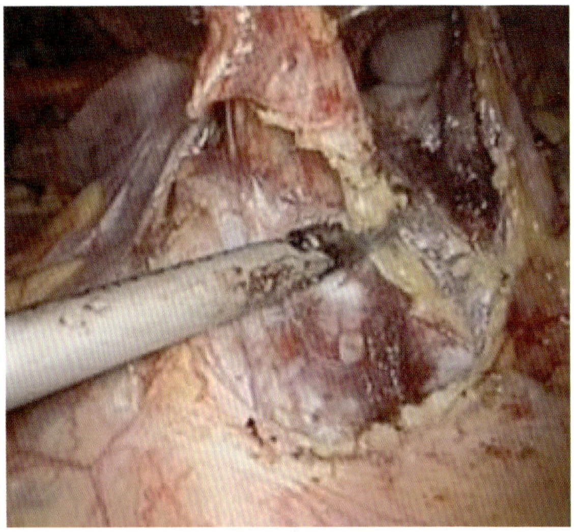

图 27－187　清除髂总淋巴结

6. 清除髂外淋巴结　清除髂总淋巴结后，从髂总动脉分叉处开始，将髂外动脉拉向内侧，沿髂外动脉剪开动脉前鞘直达腹股沟韧带，由上而下、由内及外切除髂外动脉旁淋巴结（图 27－188），操作时可将断端做牵引，牵拉向内侧；从髂外静脉剪开血管前鞘，沿髂外静脉切除周围淋巴组织（图 27－189）。在髂外静脉下方有旋髂深静脉，注意防止损伤。生殖股神经在腹腔镜下易被误认为淋巴管，注意勿损伤生殖股神经。

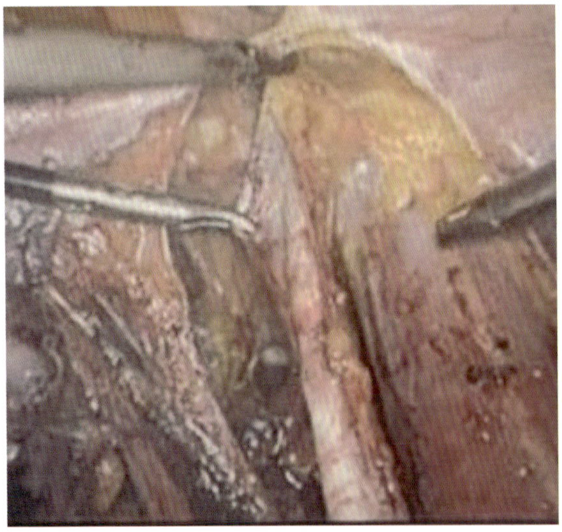

图 27－188　清除髂外动脉淋巴结

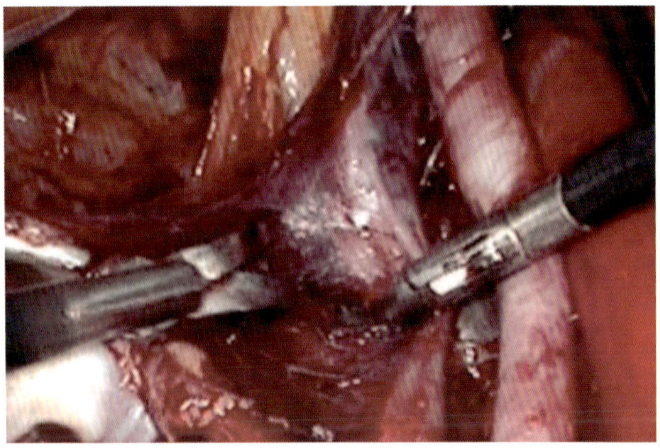

图 27－189　清除髂外静脉淋巴结

7. 清除髂内淋巴结　将髂内外血管分叉处淋巴组织切除，由上而下分离及清除髂内淋巴结（图 27－190）。

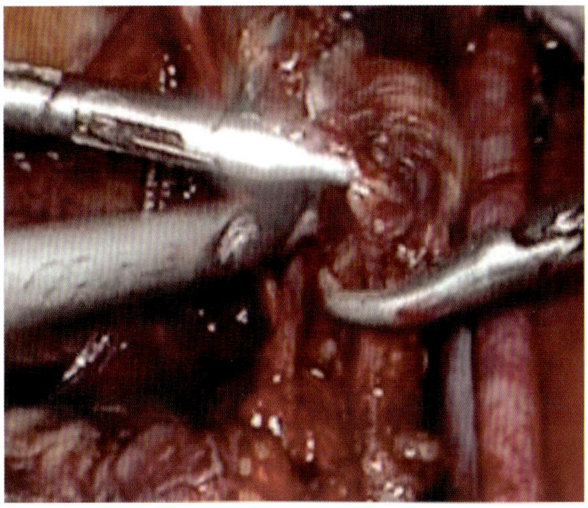

图 27－190　清除髂内淋巴结

8. 清除闭孔淋巴结　进入闭孔窝有 2 种途径：一种是从腰大肌与髂外血管间；另一种是从髂外、内血管间。从前一种途径较易，闭孔神经位于髂内血管与腰大肌之间稍外侧。将髂外血管拨向外侧，将膀胱拉向内侧，暴露闭孔区。用弯分离剪分离闭孔窝脂肪及淋巴组织、暴露闭孔神经，钳夹切断闭孔窝淋巴组织（图 27－191）。后用弯钳牵起断端做牵引，由上而下沿闭孔神经推移脂肪淋巴组织，使之由闭孔窝游离出来。闭孔窝布满血管丛，由于损伤难止血，操作时要小心谨慎。只有充分辨认闭孔神经并将输尿管远离电凝设备时才能夹断或电凝血管。

9. 切除腹股沟深淋巴结群　在腹股沟下方、髂外静脉最下端，有腹股沟深淋巴结（Cloquet），其下为旋髂深静脉，分离纤维脂肪组织后，切除腹股沟深淋巴结（图 27－192）；股管内有一深层淋巴结，为股管内淋巴结，分离周围淋巴结后清除该淋巴结群。

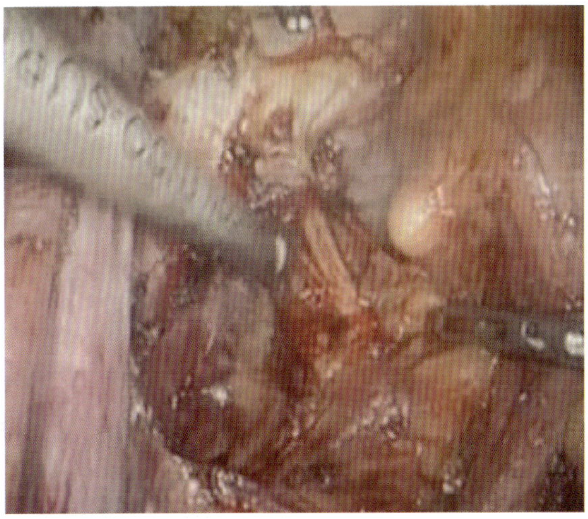

图 27－191　清除闭孔淋巴结

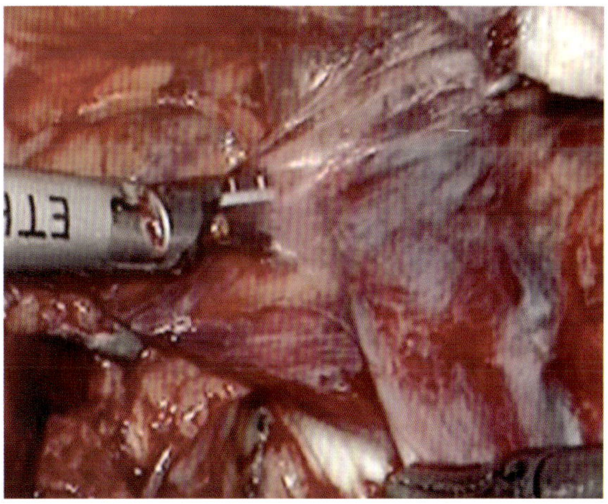

图 27－192　清除腹股沟深淋巴结

（六）术中意外的应急处理

1. 出血　穿刺时可能引起腹膜后血管损伤，最常受累的是右髂总动脉，其次为腹主动脉及下腔动脉。一旦诊断气腹针引起损伤，应该将针留在血管内，因为修复时可以指示，另一方面可以压迫减少损伤处出血。Trocar 针引起出血更加严重，一旦损伤很少有机会修补，气腹针及 Trocar 进入腹腔时患者应平卧，穿刺方向应朝向骶骨上方。辅助 Trocar 穿刺方向应该向子宫底部，不可对着骶骨或侧盆壁。

切除淋巴结时因为过度牵拉会造成血管撕裂引起出血，多为静脉，因其壁薄，容易损伤。闭孔窝附近血管也较易损伤，多发自髂外血管后表面。故应锐性与钝性分离相结合，防止过度牵拉，视野不清时不要盲目剪切。对于小血管损伤出血可以电凝止血，由于腹腔镜的放大作用，可以较清晰地识别损伤血管，且气腹造成的腹内压有助于压迫小血管，如出血不止，可以使用腹腔镜夹，较大血管损伤可用双极电凝、闭合器或缝线结扎。大血管修复则需要开腹进行。因此，腹腔下较难处理大出血，应该加强预防为主。

右侧髂总静脉有细小分支，和淋巴结紧密相连，清除时容易撕断，切不可暴力撕拉。反复钳夹还可导致血管损伤出血，如出血可用钛夹钳夹止血，或用双极电凝后切断。

2. 肠管损伤　气腹针和第1个Trocar穿刺过程也可引起肠管损伤，特别是Trocar引起肠管损伤如未及时发现，可在术后引起肠坏死、腹膜炎甚至败血症。故在防止所有套管后应检查第一套管针插入位置，如果发现肠管损伤，应该将套管针留在原地，可用作指示。

手术操作过程当中可以发生肠管热损伤、机械性损伤。使用电凝时，应该严格清理手术区域，以减少对肠管的热损伤。术前严格肠道准备，减少肠蠕动，防止肠道膨胀，并能较好地将小肠推至上腹部以远离手术野。机械性损伤常常发生在分离粘连时，操作时应使用规范手术技术来分离粘连。损伤肠管的处理取决于损伤程度、部位以及手术者的技术。

3. 膀胱及输尿管损伤　在结扎髂总淋巴结时，易将输尿管误扎，或当淋巴管结扎切断，一旦误伤，视损伤程度行修补、吻合或移植术，术后停留尿管7～10天。膀胱损伤较少见，如损伤，必须及时修补。

4. 神经损伤　主要损伤闭孔神经，在闭孔窝切除任何淋巴组织时首先应确认闭孔神经。

（七）术后处理

1. 密切注意血压、脉搏　特别术后12h内尤为重要，同时注意引流管是否通畅，周围有无渗血、渗液，及时发现休克等并发症。

2. 记录24h出入量　注意体内电解质及酸碱平衡。

3. 饮食　根据消化功能恢复情况而定，一般术后1～2天进食流质，排气后改半流质，逐渐恢复普通饮食。原则上以高蛋白、高热量、高热能、高维生素饮食为主。

4. 抗生素　术后常规运用抗生素预防感染。

5. 留置尿管时间　注意尿色、尿量，如无血尿则定时开放，5天左右拔出尿管。

6. 阴道或腹腔引流管于术后3～5天拔出。

7. 术后尽快活动四肢，术后2天可带尿管下床活动。

（八）术后并发症的防治

1. 盆腔淋巴囊肿形成　盆腔淋巴结切除术后，腹膜后留有死腔，回流的淋巴液滞留在腹膜后而形成囊肿，即盆腔淋巴囊肿。一般多产生在手术后7～10天，在两侧下腹部可扪到卵圆形的肿物，张力较大而固定。囊肿小未并发感染者无需处理，2～3个月后可自行吸收；囊肿大者可引起局部胀痛，下肢水肿及排尿困难，甚至继发感染，更有纤维化，形成硬块，误认为癌复发。除全身抗感染外，可采用芒硝局部敷贴，促进淋巴液吸收，非手术治疗无效者尚需切开引流，并放置持续负压吸引。淋巴囊肿的创面经久不愈者，可试灌无水酒精5～10mL，促其愈合。预防措施：手术时多保留盆底腹膜，仔细结扎断离的淋巴管残端，尤其是髂总、腹股沟深部淋巴结，持续负压引流，可使淋巴液回流外溢减少，不留死腔，侧副淋巴循环易建立。

2. 术后出血　如术中彻底止血，术后出血机会少。术中盆腔淋巴结被切除，术后阴道应放置橡皮或烟卷引流，并密切观察引流液性质及量的变化，了解有无出血情况，术后第2天取半卧位，有利于腹腔引流；一般于术后48h或72h观察引出液体无或极少量后抽出。对于大量出血的患者，可给予局部压迫和止血药物治疗，甚至再次开腹手术。有些出血与术中止血不彻底，继发感染有关，多发生于术后1周内，因此需一直注意患者体温及阴道引流管中引流液的性质、色泽、引流量等。而且术后应嘱咐患者合理安排饮食，保持大便通畅，避免大便时过分使用腹压。

3. 泌尿系统并发症　泌尿系统的并发症，尤其是术后尿潴留是盆腔淋巴结切除术手术中常见的术后并发症。由于手术可能损伤盆腔神经丛，术后可出现不同程度的膀胱逼尿肌功能障碍而排尿困难，形成尿潴留。术后应保持导尿管通畅，避免受压、扭曲、脱落，引流袋勿高于床水平面，保持引流7～10天，然后定期每2～3h开放1次导尿管，持续3～4天，机械性充盈－排空刺激膀胱，待拔除导尿管，患者开始自动排尿，可采取诱尿措施，可让患者听流水声或用温水冲洗外阴，刺激膀胱肌收缩，引起排尿反射，也可热敷按摩膀胱及锻炼腹式呼吸，提肛训练，增强尿道肌及括约肌的收缩能力，必要时可肌内注射新斯的明10～20mg，排尿后测定残余尿，如＜100mL即可。

4. 下肢静脉血栓　术后发生下肢静脉血栓与术后卧床时间长有关。对于老年、高血压、糖尿病患者，应尽量缩短手术时间，术后护理中应注意下肢有无疼痛、水肿，嘱患者尽早在床上活动下肢，术后6h后翻身及半卧位。如发生下肢肿胀及疼痛，应嘱患者抬高下肢，50%硫酸镁每天湿敷2次，并穿弹力袜，同时给予活血化瘀、抗血小板聚集类药物，防止肺栓塞的发生。

5. 感染　常见泌尿道感染、盆腔脓肿形成、坠积性肺炎。预防措施包括阴道消毒，术前有阴道炎者应该治愈后再行手术。术中应彻底止血，防止血淤形成，或保持引流通畅以免继发感染。术后常规预防应用广谱抗生素。盆腔脓肿形成，可经过阴道残端引流。

6. 粘连　因腹腔镜腹膜损伤较小，止血良好，肠道操作较少，避免了开腹手术引起的组织干燥，比开腹手术引起的粘连要少。

7. 气腹引起的损伤　皮下气肿、气胸、气栓等，皮下气肿为腹膜外充气或由于套管针对切口或进入腹壁次数多进入皮下所致。避免以上操作可以减少皮下气肿的发生；术中发现胸壁上部或颈部皮下气肿，应该立即停止手术。术后常见上腹部不适及肩部疼痛为二氧化碳对膈肌刺激的缘故，术后数天会减少、消失。气栓少见，一旦发生有生命危险。

8. 能量器械引起的损伤　腹腔镜手术的止血与切割，通常需要能量机械，这些并发症主要是电损伤或者热损伤，手术中注意操作规范，一般可以避免。

（中山大学附属第三医院　沈慧敏）

十七、腹股沟浅组淋巴结清扫术

目前一般不主张预防性淋巴结清扫，而且对于行Miles手术者，最好分期手术，以免因造口污染皮瓣而导致皮肤坏死。文献显示术后腹股沟区放疗可明显降低该区淋巴结复发率。腹股沟浅组淋巴结清扫术清扫范围：腹股沟区及股三角部位皮下组织、腹股沟浅组及深组淋巴结的清除。腹股沟区由两侧髂前上棘连线、腹股沟韧带及腹直肌外缘构成。股三角由腹股沟韧带、缝匠肌内侧缘及长收肌内侧缘构成（图27－193）。腹股沟浅淋巴结集中在股前内侧区上部，分上、下两群；上群沿腹股沟韧带下方平行排列，以大隐静脉汇入股静脉处的垂线为界分为内、外侧两群；下群以大隐静脉为界，也分为内、外侧两群（图27－194）。

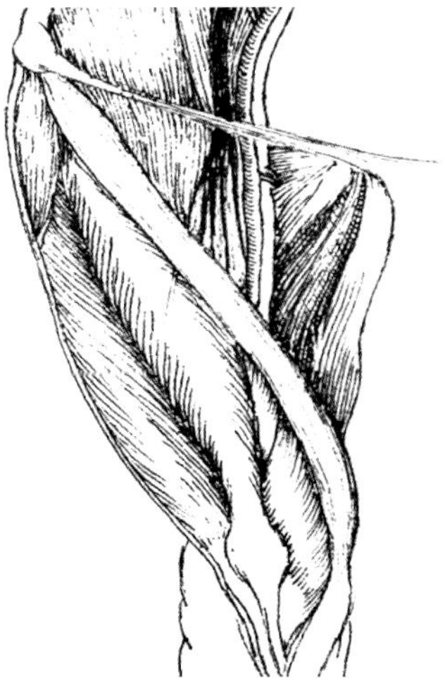

图27－193　股三角的构成

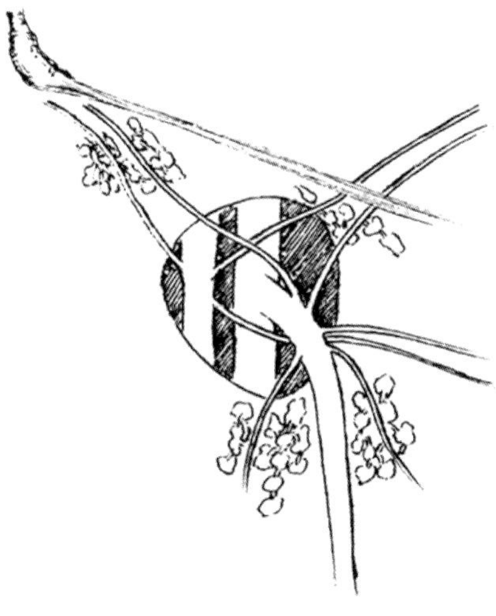

图27－194　腹股沟淋巴结的分布

（一）适应证

1. 外阴浸润癌或外阴恶性黑色素瘤者。

2. 低位直肠癌、肛管癌、前列腺癌或子宫颈癌伴腹股沟淋巴结转移而原发灶可以切除者，可行同期或二期手术。

（二）禁忌证

原发灶不能切除的腹股沟转移淋巴结。

（三）术前准备

1. 麻醉后留置导尿管并接引流袋。
2. 术前1天备皮　脐部水平、双大腿前及内侧上1/3、肛门及其周围皮肤。
3. 术前晚上清洁灌肠。
4. 术前8h禁饮食。

（四）麻醉与体位

全麻或硬膜外麻醉。仰卧位，双腿分开，略向外侧展开。

（五）手术步骤

1. 左、右切口均自髂前上棘内侧3cm，斜向下经腹股沟韧带中点，沿股动脉达股三角尖部，长13～15cm（图27－195）。

2. 提起切口内侧皮肤切缘，紧贴皮下用手术刀或电刀将皮肤与皮下脂肪分离，所分离皮瓣上界为两侧髂前上棘连线，内侧界为经同侧的耻骨结节垂线或腹直肌外缘（半月线），在内侧分离时注意不要损伤精索。如淋巴结有明显转移并浸润皮肤时，可切除部分皮肤（图27－196）。

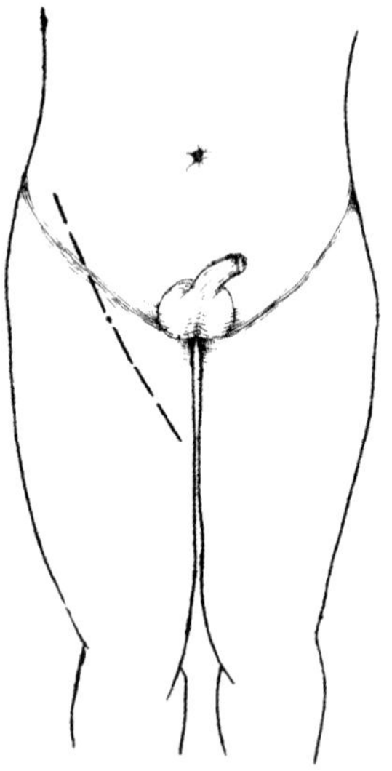

图27－195　切口

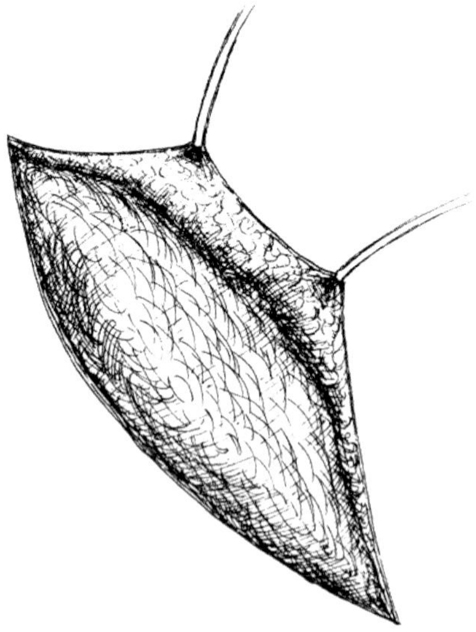

图27－196　剥离内侧皮瓣（皮下组织）

3. 于上述内侧皮瓣的边界线处切断皮下组织至深筋膜平面，即腹外斜肌腱膜表面。进而向下、向外沿腹外斜肌腱膜浅面剥离腹股沟区皮下组织，越过腹股沟韧带后继续沿阔筋膜表面分离，股三角区剥离平面的内、外侧界分别为股薄肌内侧缘、缝匠肌内侧缘（图27－197）。在此过程中，注意解剖并脉络化大隐静脉及其属支、各属支的同名动脉（图27－198），于各属支的根部或汇入端逐一予以离断、结扎，注意保留大隐静脉，如肿大淋巴结与大隐静脉粘连，则于其汇入端离断、切除。至此，腹股沟区及股三角区的脂肪组织、腹股沟浅淋巴结的清扫即告完成。

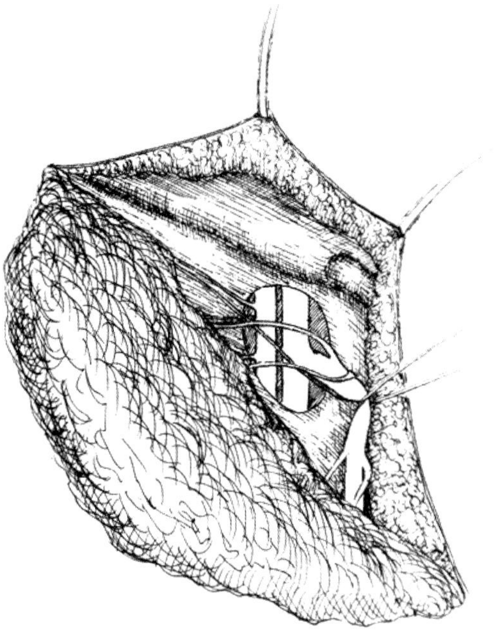

图 27 –197　清除腹股沟浅淋巴结

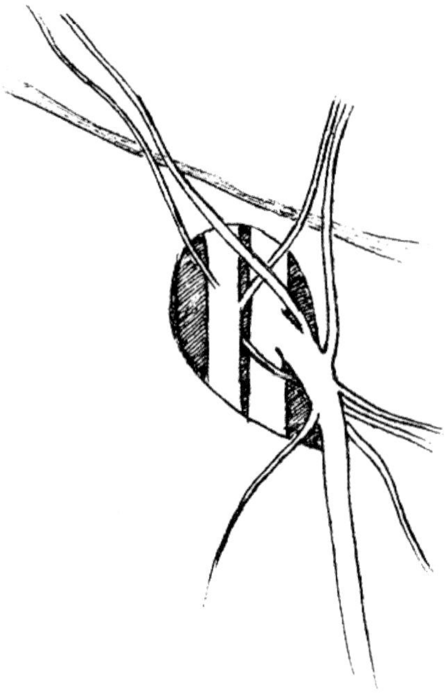

图 27 –198　大隐静脉属支及伴行动脉

4. 沿腹股沟韧带下缘，自外向内切开阔筋膜至耻骨结节处，转而沿耻骨结节垂线向下切开，沿阔筋膜深面（股鞘浅面）剥离至缝匠肌外缘（图 27 – 199）。

5. 于腹股沟韧带内下缘、股薄肌外缘切开股鞘（图 27 – 200），自内向外清扫腹股沟深淋巴结。

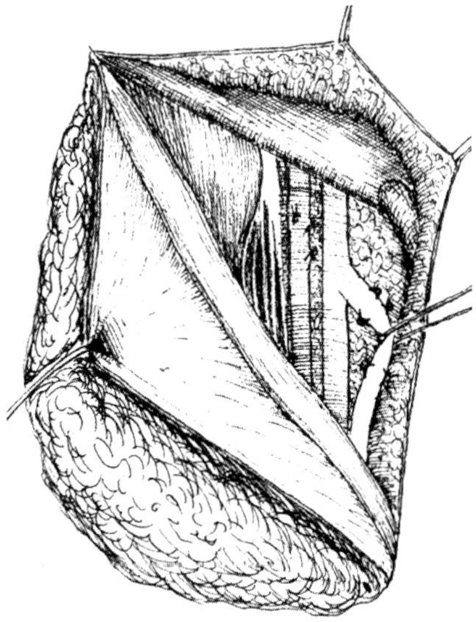

图 27 –199　切开并分离股三角阔筋膜

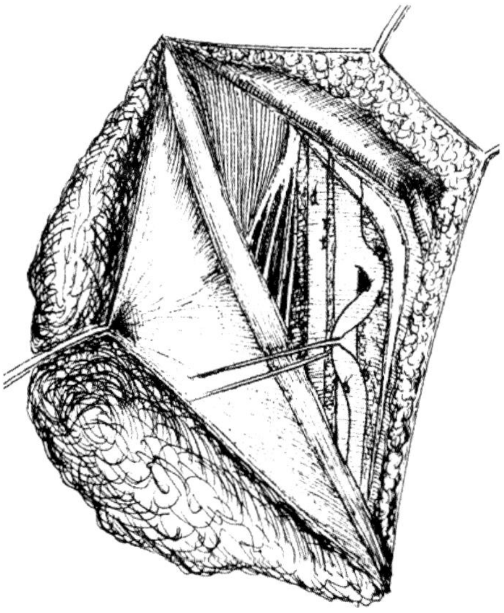

图 27 –200　切开股鞘下内缘

6. 先于股静脉内侧、股内侧肌群浅面廓清除股管内的淋巴脂肪组织，进而牵开大隐静脉并脉络化股静脉，清除其周边组织，最后脉络化股动脉并清除其周边组织，注意勿损伤其外侧之股神经。至此，腹股沟深淋巴结清扫即告完成（图 27 – 201）。

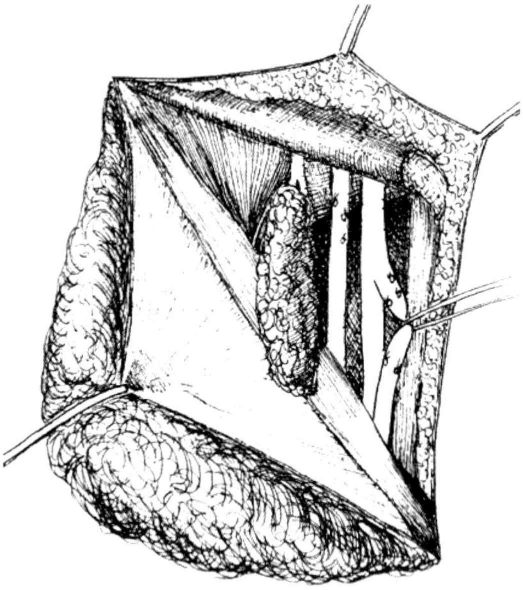

图 27－201　清除腹股沟深淋巴结

7．将包含皮下组织和腹股沟浅、深淋巴结的标本牵向内上方，相反方向牵开外侧切口皮肤，与分离内侧皮瓣相同的方法剥离皮下组织（图 27－202）直至缝匠肌外侧缘处，并于该处离断，整块移除标本（图 27－203）。

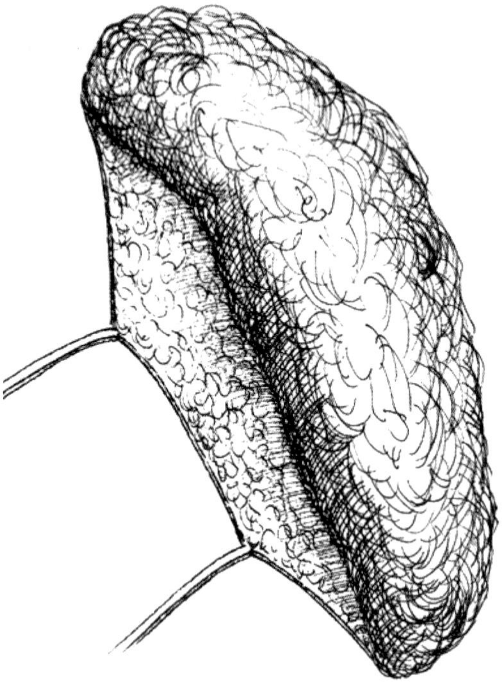

图 27－202　剥离外侧皮瓣

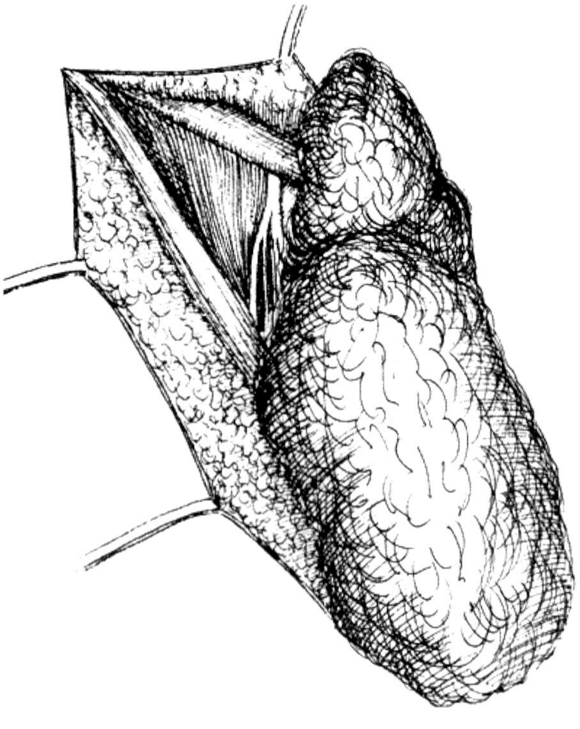

图 27－203　沿缝匠肌表面离断标本

8．清扫完成后术野所见：上方为腹外斜肌腱膜及腹股沟韧带，内侧为股薄肌外侧缘，外侧为缝匠肌外侧缘，中间为脉络化的股静脉、股动脉、股神经，术野底部为股内侧肌群及髂腰肌（图 27－204）。

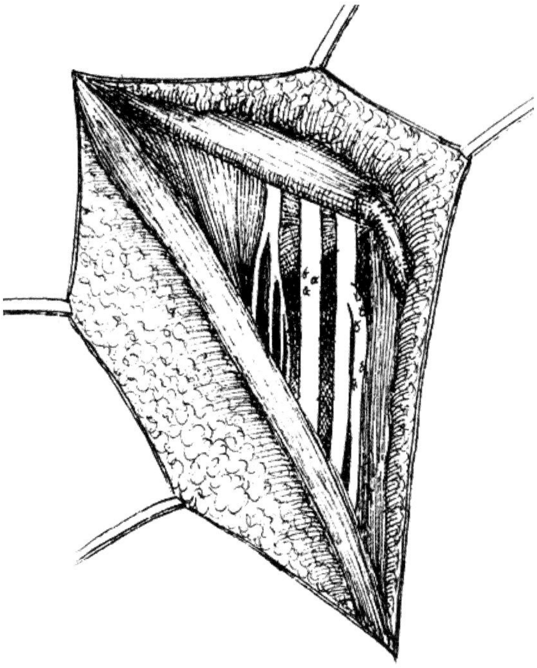

图 27 －204　清扫完成后所见

9. 与髂前上棘下方 2 ~ 3cm 处离断缝匠肌，游离远心端，保留其血管神经（图 27 － 205），将其修剪成合适形状覆盖于脉络化的股血管及神经表面，断缘与腹外斜肌腱膜间断缝合（图 27 － 206）。

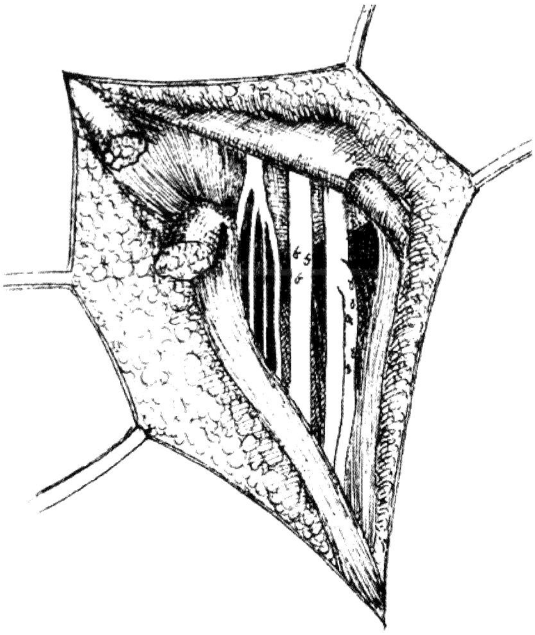

图 27 －205　离断缝匠肌

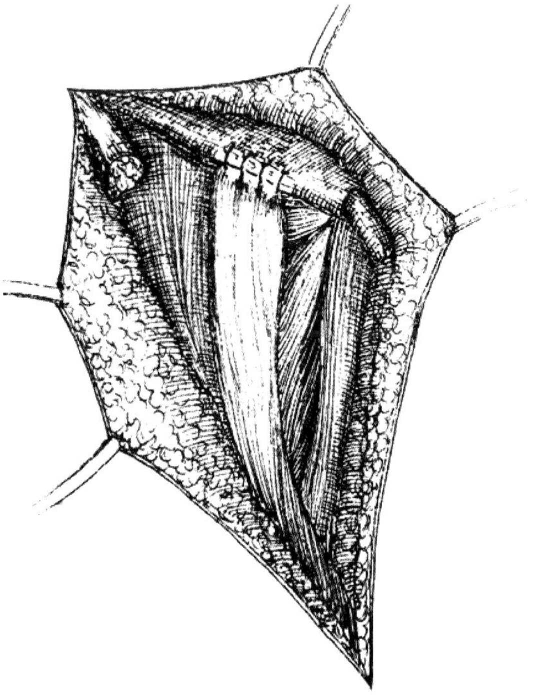

图 27 －206　将离断的缝匠肌覆盖血管、神经

10. 置股三角皮下胶管引流，切口右下缘皮肤戳孔引出（图 27 － 207）。

11. 固定引流管，缝合皮肤。切口加压包扎，引流管接负压（图 27 － 208）。

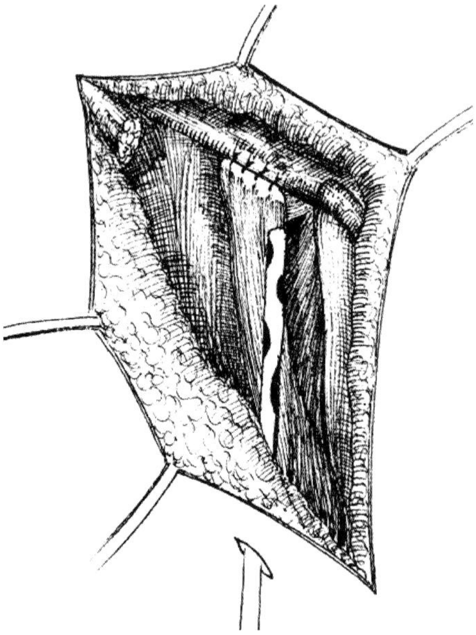

图 27-207　放置引流管

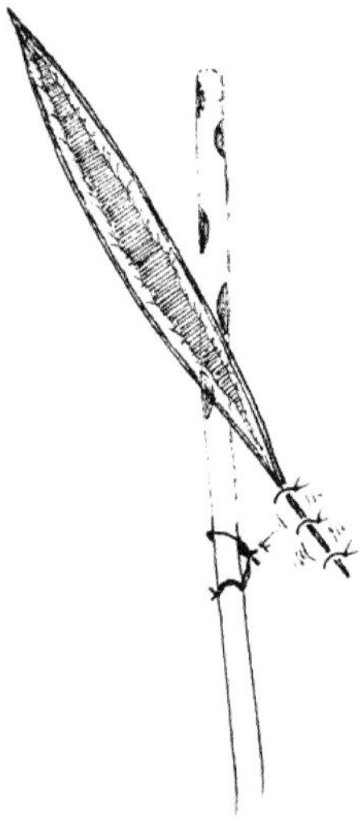

图 27-208　固定引流管并缝合皮肤

（六）术中意外的应急处理

淋巴结清扫术中有可能损伤股静脉，可用无损伤线修补。另外手术区有股神经，切勿损伤；如果转移淋巴结已将其包绕，切除神经可获得根治性效果，可将一侧股神经连同淋巴结一并切除，术后可有股四头肌不能收缩，患者需扶拐杖行走，经1~2年后可逐步好转，否则需行手术将部分屈膝肌转移为伸肌，可纠正不能伸膝的功能。

（七）术后处理

1. 密切注意血压、脉搏。
2. 注意引流管渗液、渗血情况，及时处理休克等并发症。
3. 记录出入量，注意纠正水、电解质及酸碱平衡紊乱。
4. 1~2天后进食流质，排气后改半流质，逐渐恢复普通饮食。
5. 保持外阴清洁，术后给予头孢类抗生素。
6. 术后负压引流管放置3~4天，浆液性引流液每天<10mL时予以拔除。
7. 术后10~14天拆线，14天后视愈合情况全部拆除缝线。
8. 术后留导尿管3~5天，以利保持外阴创面清洁。

（八）术后并发症处理

1. 下肢深静脉血栓形成

（1）原因：术时损伤股静脉或盆腔手术引起髂外静脉损伤；术后长期卧床；血容量不足导致高凝状态等。术中注意保护股静脉，术后尽早下床活动，必要时可给予肝素等抗凝剂以解除高凝状态。

（2）处理：

1）非手术疗法：卧床休息，抬高患肢；口服安体舒通20mg，双氢克尿噻25mg，均为每天2次；病程≤72h者，静脉滴注尿激酶8万U，每天2次，共计7~10天；速避凝皮下注射，维持凝血时间超过正常值2倍，5~7天后加用华法林，首剂10~15mg，第2天5mg，维持剂量2.5mg，3天后停用速避凝，仅服用华法林，保持凝血酶原值在30%左右；口服阿司匹林、潘生丁；静脉滴注复方丹参、右旋糖酐等。

2）手术疗法：适用于下肢深静脉血栓形成，特别是髂股静脉血栓形成而病期未超过48h者。非手术治疗无效，病情继续加重或出现股青肿者，均应手术取栓：Fogarty 导管取栓术，术后抗凝、祛聚 2 个月。

2. 下肢水肿　本手术由于破坏部分下肢引流淋巴管，可导致下肢水肿，一般不会很严重，多会自愈。但如果同时行髂腹股沟淋巴结清扫术，有可能导致严重的下肢水肿。

3. 皮瓣坏死　本并发症少见，但在行 Miles 手术时，可因切口邻近结肠造口，如再存在皮下积液情况，易于引起局部感染，导致皮瓣坏死。一般经局部换药而痊愈，无需手术植皮。

（中山大学附属第一医院　吴　晖　王天宝）

十八、直肠阴道瘘手术

直肠阴道瘘多为会阴部Ⅲ度裂伤涉及直肠，修补术后直肠愈合不良而形成；产程过长压迫阴道直肠壁导致缺血损伤；直肠癌或子宫颈癌侵犯邻近器官手术时损伤等亦为原因之一。低位直肠阴道瘘（瘘口在齿状线附近）外科处理可将其首先变为会阴部Ⅲ度裂伤，再分层次间断缝合；高位者（瘘口在阴道后穹隆处）可行经腹瘘口切除、结肠直肠吻合、阴道瘘口缝合术，并将大网膜置于直肠和阴道之间；中位的直肠阴道瘘处理方法较多，笔者推荐行直肠黏膜肌层瓣前移术，治疗效果较理想。

（一）适应证

本术式应于直肠阴道瘘诊断 3～6 个月后进行，此时炎症已消退，瘢痕业已软化，手术成功率较高。

（二）禁忌证

当患者处于炎症期、局部瘢痕明显时不宜手术，切勿因患者迫切要求而匆忙实施手术。

（三）术前准备

术前造影和直肠镜检了解瘘口位置大小。术前 2 天阴道冲洗，减少细菌污染的可能性。基于术中大便污染是导致修补失败的原因之一，所以本术式要求理想的肠道准备，详情参见本节有关内容。

（四）麻醉与体位

全身麻醉或腰硬联合麻醉，折刀位，臀部用宽胶布拉开以利于显露。

（五）手术步骤

1. 拉钩拉开肛门，无菌导尿管自阴道瘘口经直肠瘘口插入直肠（图 27－209）。

2. 环绕瘘口 U 形切开黏膜瓣，包括黏膜、黏膜下层及内括约肌，两侧臂长约 6cm，基底部 2 倍于黏膜肌层瓣头部宽度以保障黏膜肌层瓣良好血运（图 27－210）。

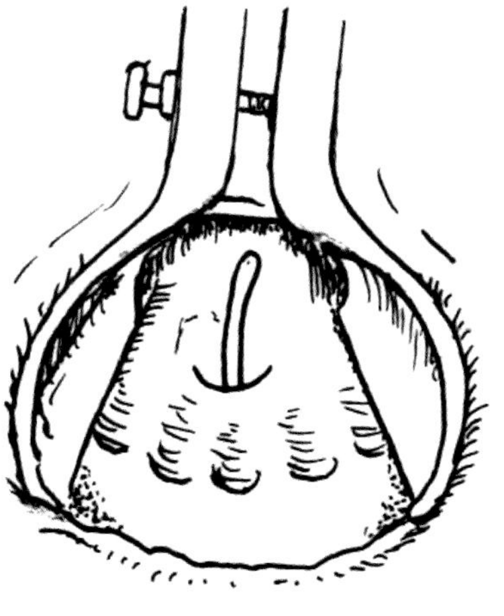

图 27－209　导尿管自阴道瘘口插入

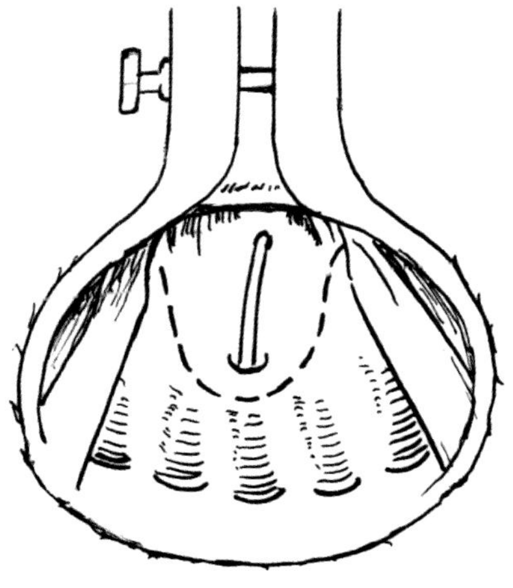

图 27－210　U 形切开黏膜

3. 游离黏膜肌层瓣，显露阴道直肠隔及会阴体，创面电凝止血（图 27－211）。

4. 游离两侧切缘的黏膜及黏膜下层以松解内括约肌，以利于后者无张力吻合（图 27－212）。

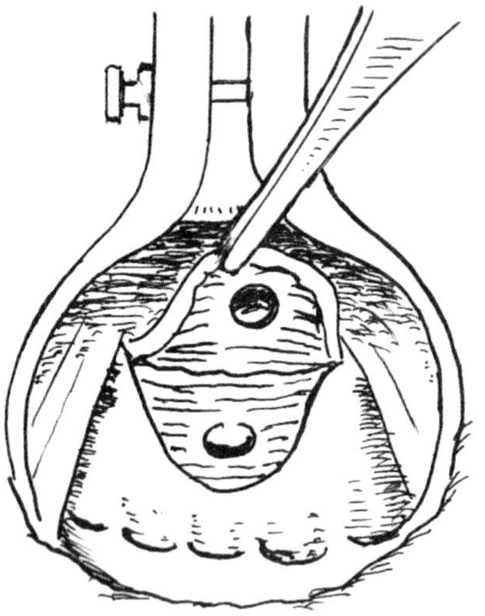

图 27－211　游离黏膜肌层瓣

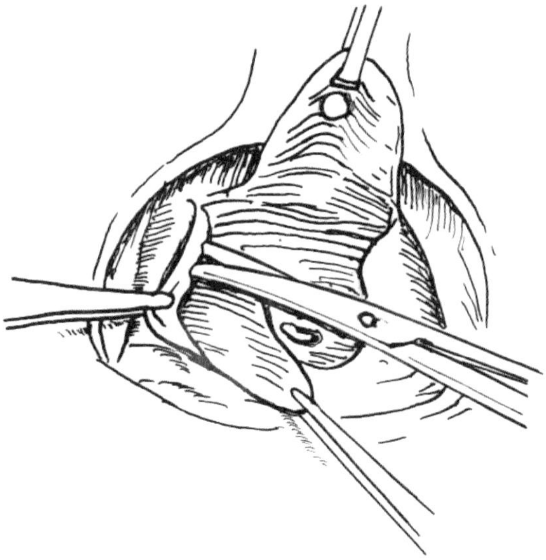

图 27－212　松解内括约肌

5. 3－0 Dexon 线间断缝合内括约肌切缘（图 27－213）。

6. 黏膜肌层瓣向前方覆盖修补区域，3－0 Dexon 线间断缝合两侧切缘，多余的头端黏膜肌层瓣予以切除（图 27－214）。

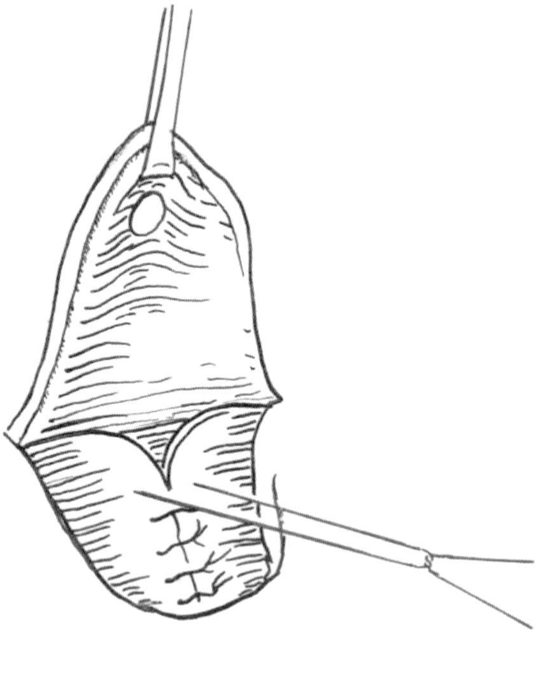

图 27－213　缝合内括约肌

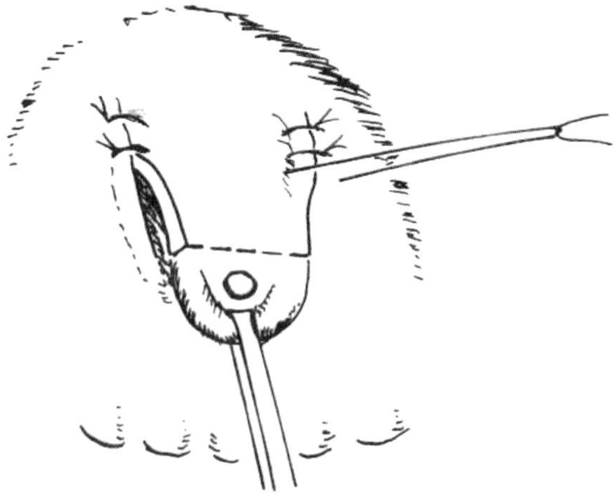

图 27－214　黏膜肌层瓣覆盖修补区

7. 3－0 Dexon 线间断缝合剩余切缘（图 27－215）。

8. 阴道侧瘘口无需处理，留作引流之用，利于创面愈合（图 27－216）。

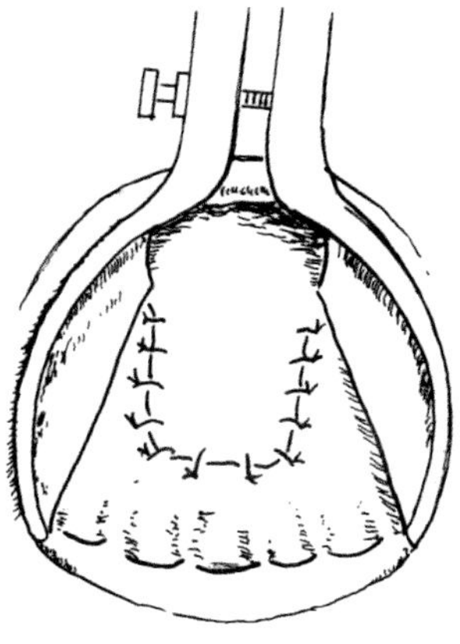
图 27-215　间断缝合

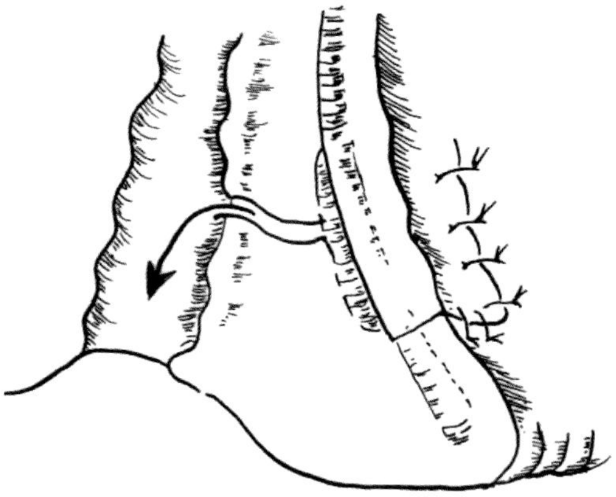
图 27-216　阴道侧瘘口引流

（六）术中意外的应急处理

切口出血多见于切开黏膜或游离黏膜下层时，往往出血较多。切开前黏膜下注射肾上腺素盐水可减少出血；如用电刀切开、游离，能明显减少出血；术者示指插入阴道内向上方挑起，擦净血液，出血点予以点凝或缝扎。

（七）术后处理

1. 禁食 3 天后，由流质饮食逐渐过渡为普通饮食。
2. 静脉给予抗生素 5 天。
3. 大便后温盐水坐浴理疗。

（八）术后并发症的处理

1. 直肠阴道瘘复发

（1）原因：游离直肠黏膜过深或术中仓促止血导致术中进一步损伤阴道未及时发现、或修补时将阴道壁和肌层一并缝合；局部炎症尚未消退或瘢痕较多等。

（2）处理：复发的直肠阴道瘘手术处理困难，在修补失败后 6 个月炎症消退后可行结肠直肠或肛管吻合 + 阴道修补或子宫切除阴道隔离 + 横结肠失功能造瘘术，但笔者对此无经验。

2. 黏膜坏死

（1）原因：术中黏膜游离过薄或基底部过于狭小。

（2）处理：术中黏膜瓣务必带有少许肌层；基底部宽度超过齿状线上切口长度 1～2cm。处理措施：禁饮食，肠外营养支持，服用缓泻剂，温水坐浴理疗，静脉给予抗生素等，一般情况下黏膜均能再生而愈合。

十九、直肠膀胱瘘手术

直肠膀胱瘘难以经非手术治疗痊愈，肠道、泌尿道症状明显，应尽早手术（图 27-217）。直肠或膀胱恶性肿瘤导致的直肠膀胱瘘，可行 Dixon 或 Miles 联合膀胱部分或全部切除术，个别患者可行全盆腔脏器切除术。由于膀胱或直肠手术并发较大的直肠膀胱瘘，可行横结肠造瘘并引流直肠周围间隙，待 3～6 个月后再行直肠膀胱修补术，有作者提出同时关闭横结肠造口，笔者对此无经验，但认为待直肠膀胱瘘痊愈后 2～3 个月再关闭结肠造瘘较为合适，如此将提高直肠膀胱修补的成功率。对瘘口较小、局部无感染、全身情况良好的患者，可予以一期修补或直肠肛管吻合术（参见本节 Parks 手术及改良 Bacon 手术），如能同时行横结肠失功能造瘘术将有益于手术成功。以下就经骶骨入路直肠膀胱瘘修补术作一简单介绍。

（一）适应证

本术式适用于盆腔感染已控制的直肠膀胱瘘，特别是已行横结肠失功能造瘘术后3～6个月的患者。

（二）禁忌证

当新发的直肠膀胱瘘伴有盆腔炎症反应时不宜手术，但可行横结肠失功能造瘘术，以控制盆腔污染，减少泌尿系感染，3～6个月后给予确定性手术。

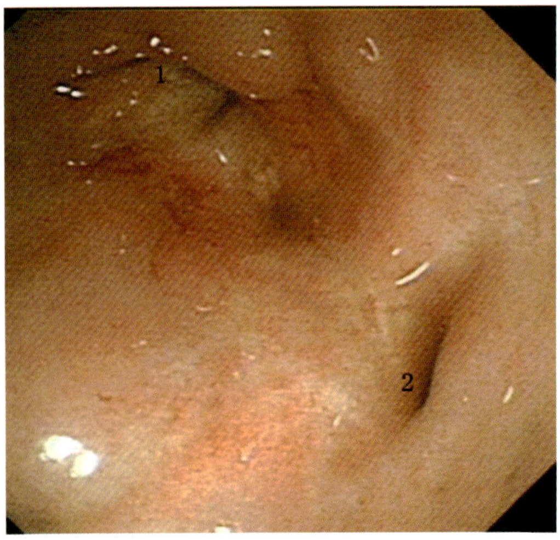

1. 结直肠吻合口　2. 直肠膀胱瘘口

图27－217　直肠膀胱瘘

（三）术前准备

1. 直肠镜及膀胱镜检查，明确瘘口位置、大小及数目。
2. 泛影葡胺膀胱造影协助诊断明确瘘口位置、大小及数目。
3. 盆腔CT检查排除盆腔残余脓肿。
4. 术前3天给予0.02%呋喃西林膀胱灌洗，每天2次。
5. 术前1天口服拜复乐0.4g/次；甲硝唑0.4g，分3次口服。
6. 术前放置输尿管支架，以0.02%呋喃西林冲洗膀胱及直肠，然后再消毒铺巾。
7. 本术式要求完善的肠道准备。
8. 开腹前0.5h静脉给予拜复乐0.4g。
9. 其余参见本节有关内容。

（四）麻醉与体位

气管内插管全身麻醉，采用折刀位。

（五）手术步骤

1. 自尾骨起至距肛缘2cm处正中切口，必要时可切除尾骨及S_4～S_5骶骨以利于显露术野，切开皮肤、皮下组织、肛提肌，分离直肠系膜，显露直肠（图27－218至图27－222）。

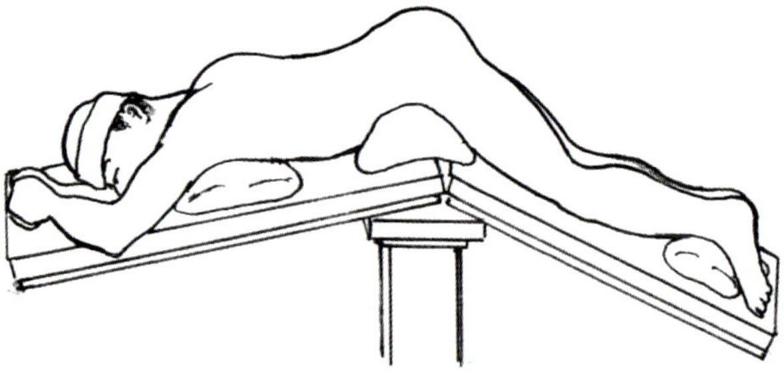

图27－218　折刀位

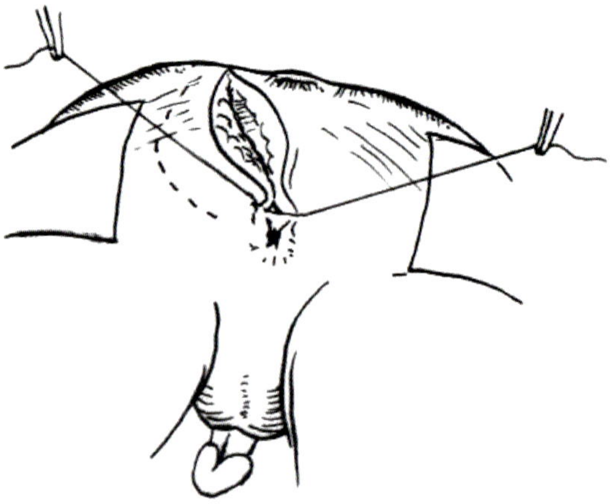

图27－219　切开皮肤

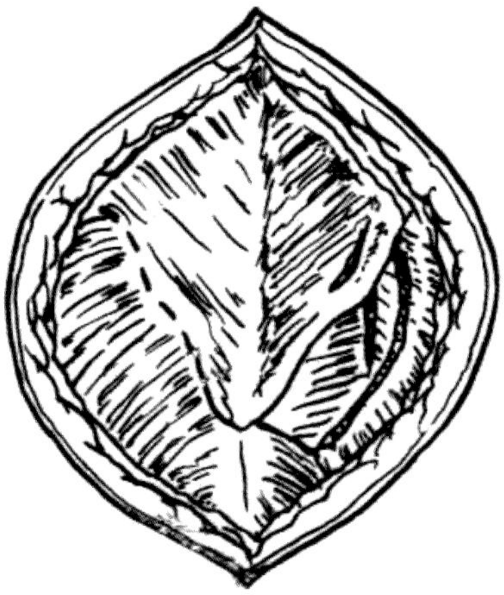

图 27－220　显露骶尾骨

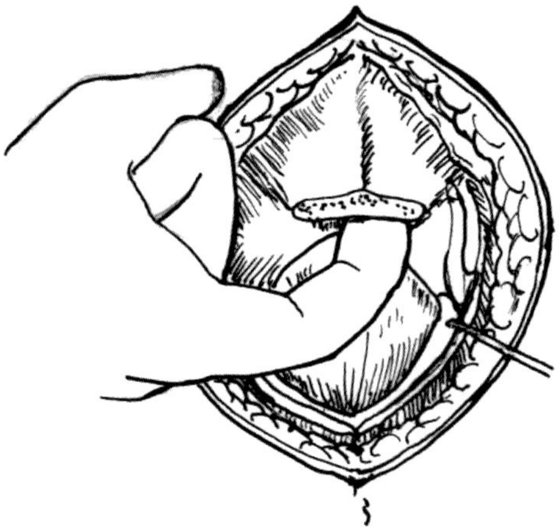

图 27－221　切除尾骨及 S_4 ~ S_5 骶骨

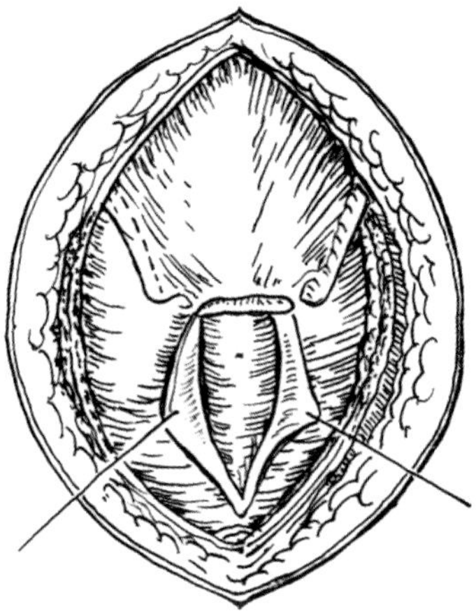

图 27－222　切开 Waldeyer 筋膜

2. 纵行切开直肠壁 3 ~ 6cm，一般易于探查瘘口位置，笔者不主张再向肛侧切断耻骨直肠肌以及肛管内外括约肌，以免增加术后肛门功能障碍，但必要时亦可切断之，此时应用丝线妥善标志，以备肛门重建时确切的对端吻合（图 27－223、图 27－224）。

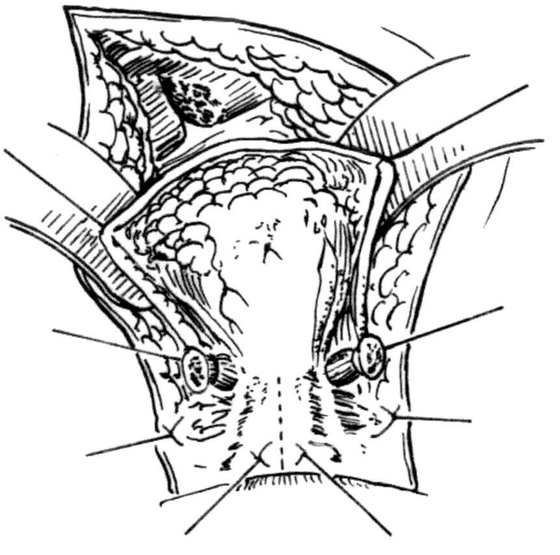

图 27－223　切开直肠

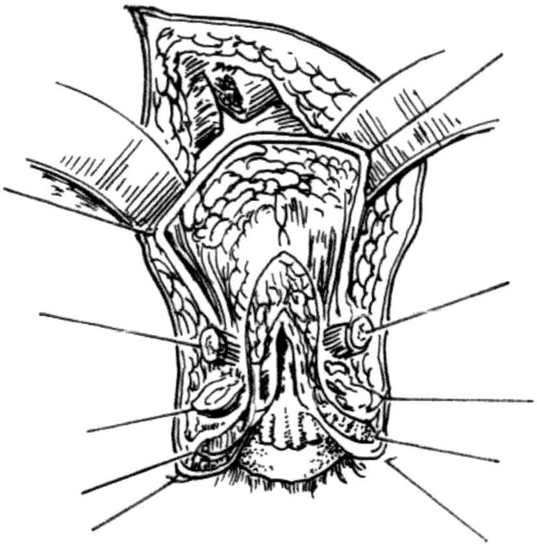

图 27－224　标志肌肉

3. 距瘘口0.3～0.5cm环形切开直肠壁，并向膀胱侧逐步电切分离，直至将膀胱侧瘘口一并切除，送冰冻快速病理以明确是否发生癌变，如是后者应改行恶性肿瘤根治性切除术（图27－225、图27－226）。

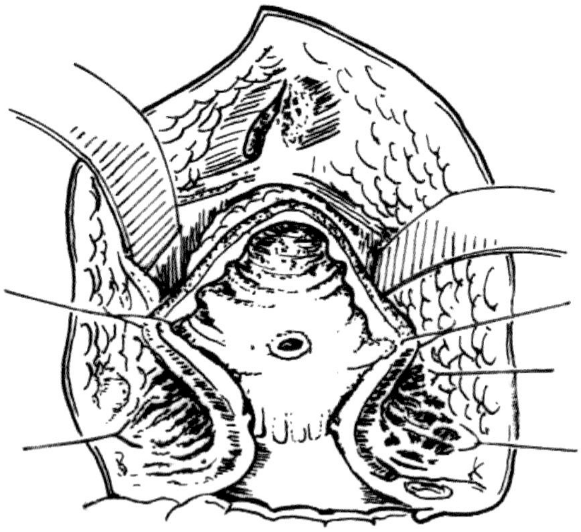

图27－225 显露漏口

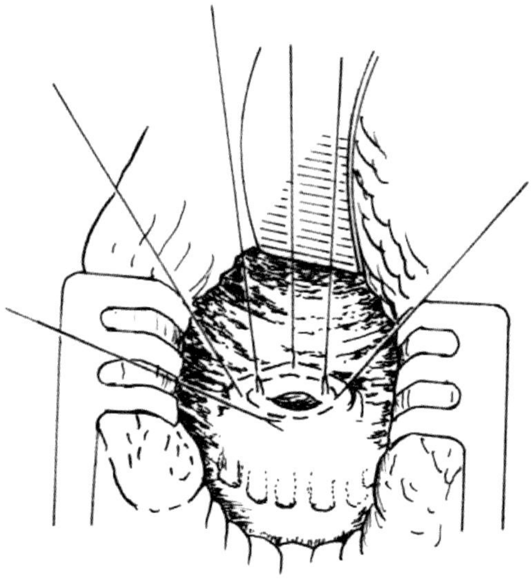

图27－226 环形切开

4. 游离直肠与膀胱间组织达距离切缘2～3cm，以利于缝合膀胱及直肠前壁切口，减少切口张力，有益于切口愈合（图27－227）。

5. 3－0 Dexon线横行两层缝合膀胱壁切口（图27－228）。

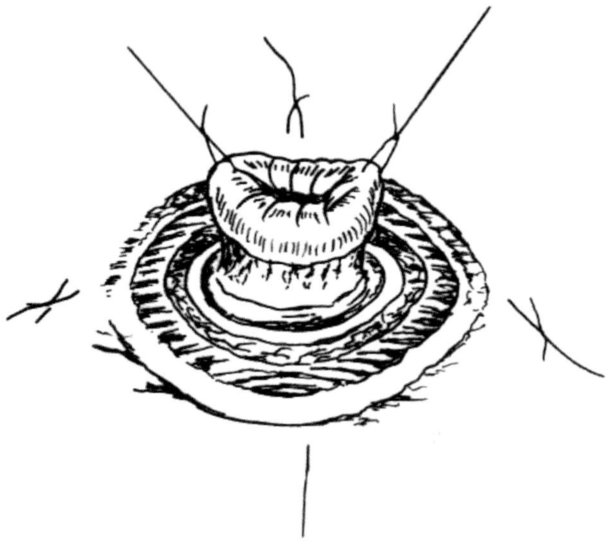

图27－227 游离直肠与膀胱

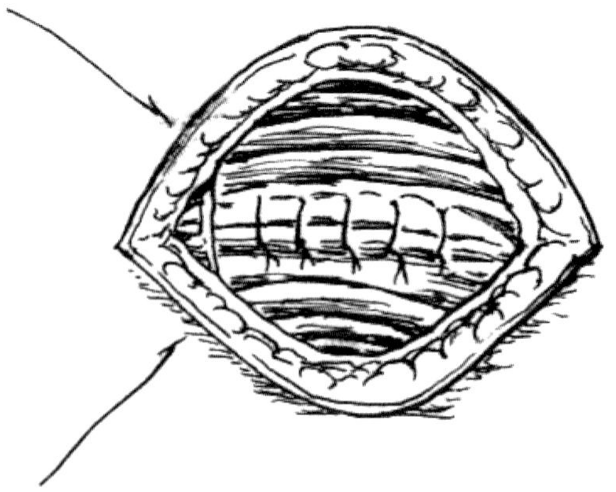

图27－228 横行缝合膀胱壁切口

6. 冲洗直肠腔，3－0 Dexon线纵行缝合直肠后壁切口；冲洗切口，精确对端褥式缝合耻骨直肠肌及肛门外括约肌（图27－229，图27－230）。

7. 间断缝合关闭切口各层，置双腔引流管，于切口以外另戳孔引出，妥善固定，以防止局部积血积液。

8. 如果直肠局部手术损伤较重，估计愈合困难者，可加行横结肠造瘘术。

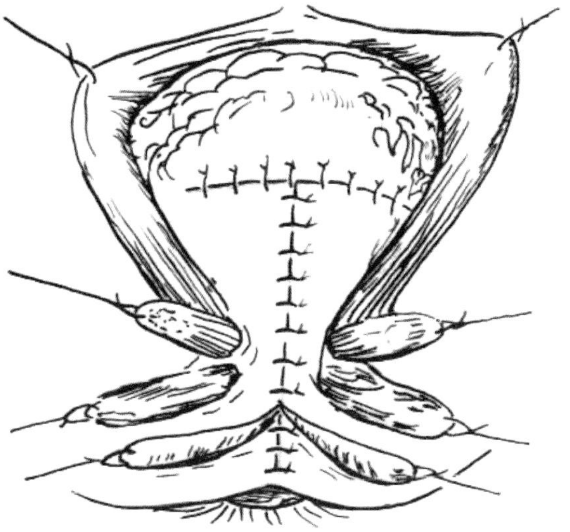

图 27－229　缝合直肠

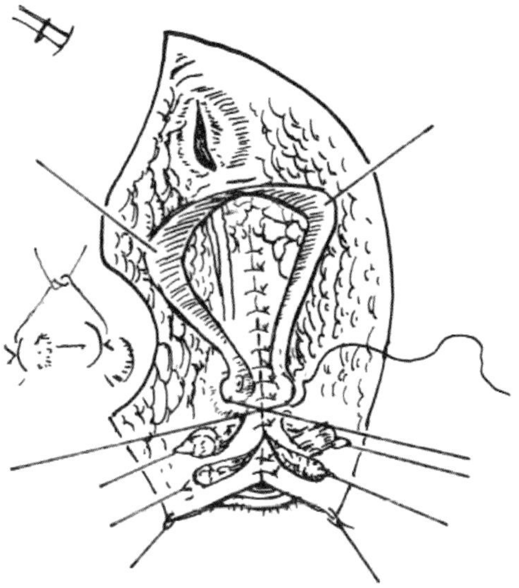

图 27－230　吻合肌肉断端

（六）术中意外的应急处理

如术中快速病理发现需要追加根治性手术，可改行直肠癌 Dixon 或 Miles 甚至全盆腔切除术。至于术中大出血等参见本节“保留自主神经的直肠癌经腹会阴切除术＋双侧闭孔淋巴结清扫术”。

（七）术后处理

1. 平卧位 6h，以利于伤口压迫止血，此后每 3～4h 变换侧卧位。
2. 输尿管支架可于术后 24h 内拔除。
3. 双腔引流管通畅引流，直至 5～6 天后无引流液、未发现直肠周围感染表现时才可拔出。
4. 禁饮食 5～6 天，肠外营养支持，肛门排气后可给予肠内营养以减少粪便形成。
5. 持续导尿 10～14 天，保持膀胱空虚状态以利于膀胱切口愈合。
6. 便后更换敷料，可用安尔碘消毒肛门，切口拆线时间最少 14 天。
7. 术后 7 天，B 超检查肾脏输尿管膀胱，了解有无肾积水。

（八）术后并发症的处理

1. 大便失禁　原因为术中切断的肛管直肠环未能很好愈合。处理措施：局部理疗；温水坐浴；每天行提肛训练 2～3 次；口服减缓结肠蠕动、减少大便水分药物如易蒙停等有可能获得较为满意的肛门控便效果。无效者，可再次手术修复肛管直肠环，但此时局部瘢痕等因素使得手术极为困难，成功率较低。因此，笔者认为切开肛管直肠环风险较大，一般在直肠后壁纵行切开 3～6cm 后足以完成瘘管切除术。另外，本节所述的 Parks 手术及改良 Bacon 手术均可获得较为满意的肛门控便功能，值得临床使用。

2. 切口感染　手术本身即为可能污染手术、直肠后壁切口漏、创面积血等。在双腔引流管通畅引流情况下，一般经更换敷料，10～14 天后即可痊愈。当发生直肠后壁漏时，应禁饮食、应用抗生素、确保双腔引流管通畅、肠外营养支持，10 天后改为肠内营养制剂，3 周时可逐步拔除双腔引流管而治愈。

3. 局部皮肤麻木、坐位不适、局部隆起等无需处理。

二十、直肠吻合口狭窄手术

直肠吻合口狭窄多由于 Dixon 术后吻合口漏或吻合口肠管缺血坏死所致。以其形状分为：①环状狭窄，直肠腔由四周向内缩窄，狭窄长度不足2.5cm；②管状狭窄，狭窄长度>2.5cm，似管状；③线状狭窄，直肠腔部分狭窄，未涉及全周肠壁。腹膜返折以上的狭窄及返折以下的管状狭窄可行经腹狭窄切除术；腹膜返折以下的环状狭窄可先行扩张疗法，每天1次，逐渐加大扩张器；无效者可行直肠内狭窄后方切开术，现就后者做一简单介绍。

（一）适应证

腹膜返折以下的直肠环状狭窄。

（二）禁忌证

腹膜返折以上的直肠狭窄或直肠管状狭窄。

（三）术前准备

参见本节有关内容。

（四）麻醉与体位

骶管麻醉，膀胱截石位。

（五）手术步骤

1. 扩肛4指以利于手术操作。
2. 拉开肛门，显露直肠狭窄的下缘，在后正中线纵行切开环状狭窄处，深达肠壁肌层（图27-231）。
3. 进一步扩张狭窄处，直至完全松解为止，必要时可在狭窄的后半圈再做2个纵向切口。

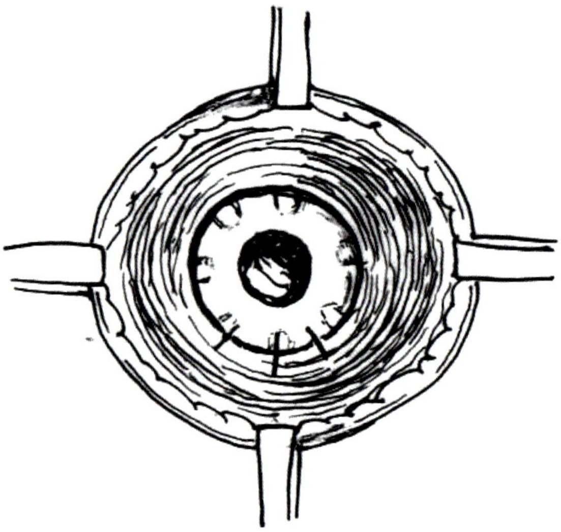

图27-231　纵行切开

4. 将凡士林纱布妥善包绕固定于肛管之上并置入直肠内，达狭窄处以上5~10cm，一方面具有扩张肛管的作用，另一方面可压迫止血。

（六）术中意外的应急处理

术中出血是常见的并发症，可行电凝止血、局部应用凝血酶、肾上腺素以及压迫止血的方法。

（七）术后处理

肛管内支撑用的肛管可放置48~72h，拔除后每天扩肛1次，直至切开处愈合，3周后过渡为每周1次，无狭窄倾向时停止扩肛。

（八）术后并发症的处理

术后出血或感染可导致再次狭窄，因此术中一定要彻底止血，术后每周手指扩张1次可有效地防治再次狭窄。

二十一、肛管狭窄手术Y-V皮瓣肛管成形术

肛管狭窄的原因多为内痔注射疗法、痔手术切除过多肛管皮肤、肛瘘反复手术等。轻度狭窄者肛管可通过示指；中度狭窄者示指不能进入肛门；重度狭窄者小指不能进入肛门。对于轻度狭窄，一般行扩张疗法，每周1次，6~8周多可奏效。中度狭窄宜先行扩张疗法，无效者给予内括约肌切开术。重度狭窄者常需手术治疗，Y-V皮瓣肛管成形术是治疗重度肛管狭窄较好的手术方式之一。

（一）适应证

本术式适用于齿线以下肛管狭窄。

（二）禁忌证

肛周化脓性感染期的患者不易手术。

（三）术前准备

参见本节有关内容。

（四）麻醉与体位

骶管麻醉，膀胱截石位。

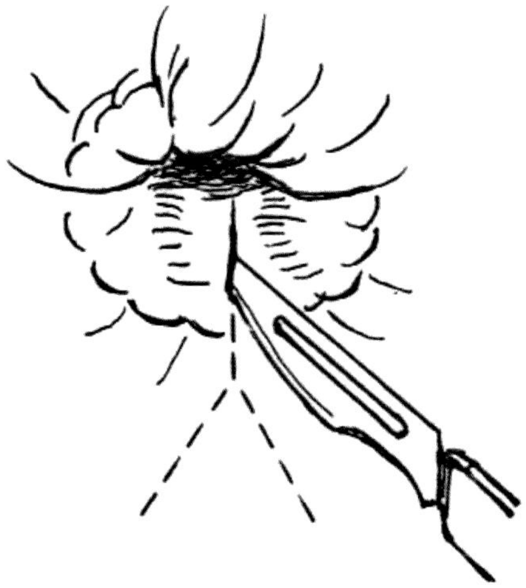

图 27－232　倒 Y 形切口

（五）手术步骤

1. 于 6 点处纵行切开肛门狭窄瘢痕组织（图 27－232）。
2. 示指伸入狭窄环上方，与拇指相对，判断肛管狭窄程度与范围，分离切口两侧瘢痕。
3. 在纵切口远端加做一∧形切口，从而使整个切口成为倒 Y 字形。
4. 充分游离 Y 形皮瓣，应包含一薄层脂肪，以免皮瓣缺血坏死。将皮瓣尖端缝至切口顶端，进而缝合两侧皮肤切口，最终形成 V 字形（图 27－233）。
5. 如有必要，可在前方再做同样的 Y－V 皮瓣肛管成形术。

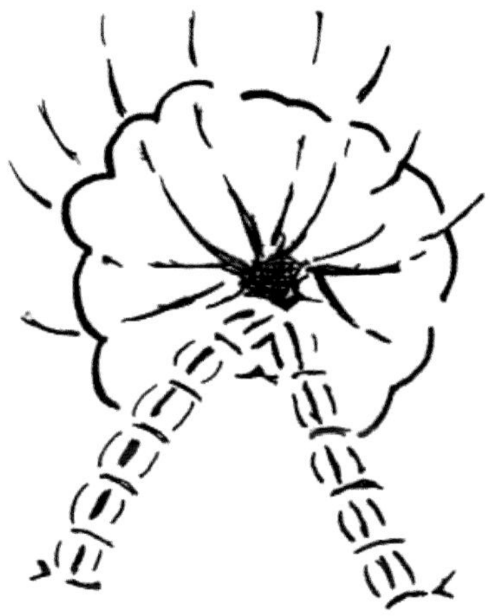

图 27－233　V 字形切口

（六）术中意外的应急处理

术中内外括约肌如完全损伤，应即刻行括约肌修补术。

（七）术后处理

1. 禁食 3 天后，流质饮食，1 周后过渡为半流质饮食。
2. 静脉补液及抗生素。
3. 口服易蒙停以控制排便。
4. 术后 7 天每晚开塞露 40mL 肛门内注入，直至大便通畅。
5. 7 天后切口拆线。
6. 出院时行直肠指检，如有狭窄可行扩肛治疗，每周 2 次，直至中指可通畅进入肛门。

（八）术后并发症的处理

皮瓣的感染坏死是术后主要并发症，也是手术失败的重要原因。理想的术前肠道准备、术中游离皮瓣切勿过薄、术后切口及时换药是预防此并发症的关键。如果术后发生，可予以换药处理。

（中山大学附属第一医院　王天宝）

第四节　直肠癌化疗

直肠癌的治疗到目前仍然是以手术切除为主的综合性治疗。化疗是综合治疗中的重要组成部分，也是防治远处转移的主要手段。近年来，随着现代药理学及现代分子生物学的发展，化疗在直肠癌中的地位正逐步提高。目前，结直肠癌化疗已成为肿瘤临床研究最活跃的领域之一。直肠癌化疗方案可以参考结肠癌治疗，但又有自己的特色。

一、直肠癌术后辅助化疗

1. 术后辅助化疗的目的　杀灭手术无法清除的微小病灶，减少复发，提高生存率。因此，转移复发风险较大的肿瘤患者术后均应接受化疗。

1957 年 5 - Fu 的问世，开始了结直肠癌辅助化疗的时代。直到 1988 年，NSABP C - 01 试验首次证实采用含 5 - Fu 的辅助化疗能改善结直肠癌患者的术后生存。20 世纪 90 年代，5 - Fu 与左旋咪唑（LV）联合应用成为结直肠癌Ⅲ期患者根治术后的标准辅助化疗方案。近年来，新药物进一步提高治疗效果。2005 年 Wolmark 等人证实卡培他滨可以取得与 5 - Fu/LV 相似的疗效，而且口服方便，提高患者依从性，副作用未见明显增加。欧洲 MOSAIC 试验证实草酸铂联合 5 - Fu/LV 方案（FOLFOX），使Ⅲ期直肠癌术后 5 年无病生存率较 5 - Fu/LV 方案提高 4.9% ~6.6%，分层分析显示，具有预后高危因素的结直肠癌患者，尤其是淋巴结转移数目多者，能从含奥沙利铂的辅助化疗中明显获益。2009 年公布的 16 968 例研究证实在Ⅲ期结直肠癌的治疗中，XELOX 和 FOLFOX - 4 的疗效相当。目前含奥沙利铂的联合化疗方案（FOLFOX 或者 XELOX）成为结直肠癌辅助化疗的标准方案。

有关伊立替康用于辅助化疗的临床试验均不能证实有生存获益。因此，伊立替康不常规用于结肠癌的辅助化疗。有关化疗联合靶向治疗在术后辅助治疗中的益处未能得到证实。

2. 直肠癌根治术后辅助化疗主要适应证　部分Ⅱ期、Ⅲ期患者术后化疗和部分患者局部化疗。Ⅰ期（$T_{1\sim2}N_0M_0$）或者有放化疗禁忌的患者不推荐辅助治疗。Ⅱ期结直肠癌患者，应当确认有无以下高危因素：组织学分化差（Ⅲ级或Ⅳ级）、T_4、血管淋巴管浸润、术前肠梗阻或肠穿孔、标本检出淋巴结不足（<12 个）。无高危因素者，建议随访观察，或者 5 - Fu/LV、卡培他滨等单药氟尿嘧啶类药物化疗。有高危因素者，建议辅助化疗。化疗方案推荐选用 5 - Fu/LV/奥沙利铂或 CapeOX 等含奥沙利铂的联合化疗。化疗时限应当不超过 6 个月。建议检测组织标本 MMR 或 MSI，如为 dMMR 或 MSI - H，不推荐氟尿嘧啶类药物的单药辅助化疗。对于老年人化疗，应考虑患者治疗意愿，只要患者的身体状况允许，年龄因素不是辅助化疗的禁忌。

3. 术后辅助化疗时机　应综合考虑患者身体状态和术后恢复情况。亚洲国家多数术后 2 ~4 周开始化疗，欧美国家多数术后 4 ~8 周开始化疗。8 周之后才开始辅助化疗的患者，预后明显比那些在 8 周内开始化疗的差，而且实际的生存率与单纯观察组相当。因此，辅助化疗应在术后患者体力状况恢复以后但不超过 8 周内进行。

4. 转移瘤可切除的转移性结直肠癌 R_0 切除后的术后化疗　完全参照Ⅲ期结直肠癌的术后辅助化疗进行。随着治疗理念、技术手段以及有效药物的更新，包含转移瘤（例如肝、肺）在内可以完全切除（R_0）的 mCRC 的疗效越来越好，治愈率明显提高，已经属于“可治愈”疾病，其治疗模式与策略越来越向Ⅲ期结直肠癌看齐，根治性切除 + 围手术期（术前新辅助 + 术后辅助）化放疗，已成为公认的治疗模式。围手术期化疗疗程，完全采用Ⅲ期结肠癌的模式，共 6 个月。

在 EORTC 的Ⅲ期临床试验 EPOC 证实，可切除肝转移患者围手术期化疗加手术（术前术后各 6 周期 FOLFOX - 4 化疗）与单纯手术相比，患者 3 年无瘤生存率提高 9.2%（Nordlinger the Lancet 2008），并证实同Ⅲ期结直肠癌一样，奥沙利铂能给Ⅳ期疾病 R_0 切除术后的辅助化疗带来额外获益。另一项比较 FOLFIRI 与 5 - Fu/LV 在 mCRC 患者肝转移瘤 R_0 切除术后的辅助化疗疗效的Ⅲ期试验结果显示，伊立替康并未带来额外生存获益。2011 年第 1 版 NCCN 指南更新为，转移瘤直接手术切除者（含同时性的原发瘤切除）术后辅助化疗完全参照Ⅲ期结肠癌术后辅助化疗进行，对接受术前新辅助化疗并证明有效者，重复术前化疗方案。

二、直肠癌新辅助治疗

1. 新辅助治疗的理论基础　直肠癌 TME 加术后辅助治疗，5 年生存率维持在 70% ~80%，各种不同方案并未明显提高5年生存率，主要存在问题是局部复发和远处转移。研究发现，局部复发与病期密切相关，病期越晚，复发率越高。临床上发现的直肠癌患者以中晚期病变为主（占70%以上）。通过新辅助治疗，希望达到肿瘤降期，为肿瘤的完整切除创造条件；增加保肛机会，提高保肛率；减少手术时肿瘤细胞的播散，预防转移；降低局部复发率。

2. 新辅助治疗的适应证　新辅助治疗适应证在于中下段直肠癌，体积较大而固定；影像学提示为$T_{3\sim4}$期或组织学分化较差而不伴有远处转移；影像检查提示可能存在直肠系膜内或盆腔淋巴结的转移，或侵犯周围组织；或者虽有远处转移，但估计能行R_0切除者。而对于高位（距离肛门>12cm）、体积较小；有远处多发转移；浸润深度在$T_1\sim T_2$期范围内；无系膜或盆腔淋巴结转移者不建议行新辅助放化疗。有研究表明基质金属蛋白酶（MMPs）高表达是放化疗不敏感的标志。

3. 新辅助治疗方案的选择　有研究显示，在$T_{3\sim4}N_XM_0$期直肠癌患者中，术前单纯放疗组与5-Fu+LV同步放化疗组的OS与保肛率无差异，但术前同步放化疗组病理完全缓解（pCR）率显著较高（11.4% vs 3.6%）、局部复发率显著较低（8.1% vs 16.5%），3级、4级毒副反应更常见（14.6% vs 2.7%）。5-Fu单药或联合甲酰四氢叶酸（LV）同步45~50.4Gy常规分割放疗，可以使病理完全缓解率达到9%~29%。奥沙利铂、伊立替康等新药使病理学完全缓解率由9%~29%进一步提升到19%~37%。Paolie等人对比5-Fu联合奥沙利铂（L-OHP）方案，同步45~50.4Gy常规分割放疗，病理完全缓解率为20%~25%。新的靶向药物，如bevacizumab（avastin）、cetuximab（C-225）等联合应用于新辅助治疗，疗效确切且毒副反应小。

关于任何T、任何N、可同时切除转移灶的M_1患者，推荐给予2~3个月联合化疗，评估后给予放化疗或分期（或同期）切除转移灶和原发灶。推荐联合化疗方案包括FOLFIRI/FOLFOX/CapeOX±贝伐珠单抗，FOLFIRI/FOLFOX±西妥昔单抗/帕尼单抗（仅KRAS野生型）。2010年一项研究显示，14例Ⅱ~Ⅲ期直肠癌患者接受新辅助化疗，不加放疗的病理完全缓解率（PCR）为36%。另一项研究显示，29例Ⅱ~Ⅲ期直肠癌患者接受新辅助化疗，不加盆腔放疗的R_0切除率为100%，PCR为27%。基于这些研究结果，ACOSOG/CALGB81001提议，对于$T_{1\sim2}N_1$、$T_3N_{0\sim1}$适合接受保肛手术的患者，可给予FOLFOX新辅助化疗6个周期后重新评估，如果患者疾病进展，则行放化疗后再行直肠全系膜根治术（TME），如果患者无疾病进展，则行TME，最终的目标是希望90%以上的患者获得R_0切除。

4. 新辅助治疗后的手术时机　新辅助治疗后手术间隔时间太短，手术难度增大，术中易出血、增加手术并发症；间隔时间太长，会延误病情（对放化疗不敏感者）甚至失去手术时机，故而应谨慎选择手术时机。研究发现放疗后4~6周肿瘤组织坏死和纤维化比较明显，此时瘤体有一定缩小，而完全纤维化发生在治疗后8周左右，可能是个较好的手术时机。另有研究发现肿瘤退缩降期效应至少间隔10天，间隔<1周，没有降期的效应。

5. 新辅助治疗与病理学完全缓解（PCR）　新辅助治疗后病理组织学判断标准分为：完全缓解：未见癌细胞；大部分缓解：<10%见癌细胞；部分缓解：10%~50%见癌细胞；轻微缓解：>50%见癌细胞；无缓解：无明显组织坏死及间质反应。相关回顾性分析显示PCR率为4%~33%。造成差异的原因众多，新辅助方案不同是一个重要的相关因素。含有奥沙利铂等化疗药物或者联合靶向治疗的强化新辅助方案可达到更好的效果。

6. 新辅助治疗的疗效评价　对于新辅助治疗后的疗效，CT和PET-CT等影像学检查对疗效的评价仍不精确。影像学的肿瘤体积缩小并不代表直肠癌分级消退，而且外科手术的质量对新辅助化疗的疗效有显著的影响，因此新辅助治疗的疗效应该在最合适的手术治疗后再进行合理的评估，各种分子遗传学标志比如Ku蛋白、Ki-67，p53、bax、TS、ERCC等有重要参考意义。

三、早期直肠癌化疗

早期直肠癌治疗既要考虑手术能达到的根治程度，又要考虑治疗带来所谓的功能性结果，包括保留正常排便功能和（或）肛门节制功能及泌尿生殖功能的可能性。目前，对于高危Ⅱ期（淋巴结阴性，肿瘤穿透肠壁肌层）与Ⅲ期直肠癌患者，推荐进行包括手术、放疗与化疗的序贯多学科综合治疗。对于术前临床分期为 $T_3N_0M_0$ 或任何 T、$N_{1\sim2}M_0$ 期的患者，术前 5 - Fu 持续灌注和（或）放疗（RT）仍是推荐方案。而对于 $pT_3N_0M_0$ 或 $T_{1\sim3}N_{1\sim2}$ 期的术后的患者，推荐"持续 5 - Fu/RT 或 5 - Fu（推注）+ LV/RT 或卡培他滨/RT，然后再以 5 - Fu ± LV 或 FOLFOX 或卡培他滨 ± 奥沙利铂治疗"。

很多临床试验探讨了直肠癌放疗同步联合的化疗方案。INT0114 试验显示，对于中低位Ⅱ期、Ⅲ期直肠癌根治术后的患者，5 - Fu + 放疗、5 - Fu + LV + 放疗、5 - Fu + 左旋咪唑 + 放疗、5 - Fu + LV + 左旋咪唑 + 放疗的局部控制率、患者 OS 与无病生存（DFS）无差异，但含 LV 的方案胃肠道毒性更高。GI INT 0144 Ⅲ期临床试验显示，对于直肠癌根治术后辅助同步放化疗，无论是静脉持续灌注 5 - Fu 或 5 - Fu 推注 + LV 治疗，患者的 OS、RFS 均无显著差异，但 5 - Fu 推注血液学毒性更大。

FOLFOX 或卡培他滨用于直肠癌辅助化疗的多数证据都来自结肠癌已知数据的外推，直肠癌相关临床试验仍在进行中。ECOG E3201 Ⅲ期临床试验探索了Ⅱ期、Ⅲ期直肠癌术前或术后放化疗后，在 5 - Fu + LV 基础上加用奥沙利铂（FOLFOX）或伊立替康（FOLFIRI）辅助化疗的疗效，早期报告显示 FOLFOX 是安全的，但其用于直肠癌辅助治疗的疗程长短仍未知。

四、局部晚期直肠癌化疗

对于局部晚期（$T_{3\sim4}$）直肠癌，目前标准治疗推荐术前同步放化疗（化疗采用 5 - Fu 持续静脉滴注），但最佳放疗剂量、化疗药物和放化疗联合方式的选择等仍在探索中。

在 5 - Fu 基础上加用每周奥沙利铂方案用于局部晚期直肠癌术前同步放化疗的 STAR - 01 研究结果显示，2 组术前放化疗疗效评价及病理学完全缓解率（PCR，均为 16%）无显著差异。虽然加入奥沙利铂后远处转移发生率有所降低，但 3 ~4 级毒性增加（24% vs 8%），因此目前尚无证据支持奥沙利铂联合 5 - Fu 用于局部晚期直肠癌的术前放化疗。ACCORD12/0405 研究将 590 例 $T_{3\sim4}N_{0\sim2}M_0$ 期直肠癌患者随机分为 2 组：A 组为卡培他滨 + 同步放疗（45Gy/25 次，共 5 周）；B 组为卡培他滨 + 奥沙利铂［50mg/（m^2·周）］+ 同步放疗（50Gy/25 次，共 5 周），放化疗结束后 6 周转手术治疗。结果显示，对于局部晚期结直肠癌，2 组的总有效率无显著差异，B 组的 pCR 较 A 组高（19% vs 14%），3 ~4 级毒性反应发生率增加（25% vs 11%），但未影响手术时机，也未增加术后并发症。该研究提示每次 50Gy，共 25 次，连用 5 周的同步放疗方案值得进一步研究。

五、晚期或转移性直肠癌化疗

晚期或转移性直肠癌化疗方案与结肠癌大致相同。目前，治疗晚期或转移性直肠癌使用的药物有 5 - Fu/LV、伊立替康、奥沙利铂、卡培他滨和靶向药物，包括西妥昔单抗（推荐用于 K - ras 基因野生型患者）和贝伐珠单抗。有关雷替曲塞、培美曲塞、埃坡霉素等新药在结直肠癌治疗中的作用仍有待于进一步进行临床试验验证。

1. 治疗前检测肿瘤 K - ras 基因状态，EGFR 不推荐作为常规检查项目。

2. 联合化疗应当作为能耐受化疗的转移性直肠癌患者的一、二线治疗。推荐以下化疗方案：FOLFOX/FOLFIRI/CapeOX ± 西妥昔单抗（推荐用于 K - ras 基因野生型患者），FOLFOX/ FOLFIRI/CapeOX ± 贝伐珠单抗。

3. 三线以上化疗的患者推荐进入临床研究。对在一、二线治疗中没有选用靶向药物的患者也可考虑伊立替康联合靶向药物治疗。

4. 不能耐受联合化疗的患者，推荐方案 5 - Fu/LV ± 靶向药物，或 5 - Fu 持续灌注，或卡培他滨单药。

5. 晚期患者若一般状况或器官功能状况很差，推荐最佳支持治疗，不建议化疗。

6. 如果转移复发局限于肝，建议考虑针对肝病灶的局部治疗。

7. 直肠癌局部复发者，推荐进行多学科评估，判定能否有机会再次切除，是否适合术前放化疗。若与放疗联合，可以根据患者身体状况选择氟尿嘧啶类单药或联合化疗，如仅适于化疗，则采用上述晚期患者药物治疗原则。

六、局部或区域化疗

术中或术后区域性缓释化疗与腹腔热灌注化疗目前不常规推荐应用。

（中山大学附属第一医院　戴强生）

第五节　直肠癌放疗

一、常用的直肠癌放疗方法

1. 姑息性放疗　姑息性放疗主要用于那些已经丧失根治性手术机会的直肠癌患者，仍然可以实施放射治疗，以达到抑制肿瘤发展、控制病情、延长生命的目的，包括直肠癌继发引起的远地转移。

2. 直肠癌术前放疗　一般认为，术前放疗因未遭手术破坏，局部血供及含氧条件较好，造成医源性扩散或转移的机会较小，故而认为术前放疗更加有利。术前放疗可减少术中肿瘤种植，降低术后盆腔小肠粘连的发生率；可使原发肿瘤体积缩小，而且若肿瘤位置接近齿状线，则可使保留肛门括约肌的手术由原来的不可能变为可能，提高了患者的生存质量；可降低盆腔淋巴结分期，减少肿瘤的局部复发率，并能改善患者的5年生存率，对Dukes C期的患者更是如此。但是否进行直肠癌术前放疗，应综合考虑肿瘤的大小、转移情况等多种因素而定。

3. 直肠癌术中放疗　临床资料显示，直肠癌手术时已有5%～20%扩大到邻近组织，而一半以上死于局部复发或局部侵袭。因此，需加强直肠癌局部控制，减少复发。直肠癌术中放疗正是从这一点出发，术中放疗可以减少局部皮肤放射性损伤，减少局部复发。对于某些较晚期的病例，在手术切除肿瘤病灶并进行淋巴结清扫后，在术中实施整个术野的放射治疗，剂量较大，然后缝合皮肤。这样做可以一次性杀灭残存的癌细胞，防止术后复发，延长生存期。

4. 直肠癌手术后放疗　直肠癌手术后放疗用于手术中发现癌肿已经扩散并浸润到肠壁外侧或邻近组织器官、有淋巴结转移、手术不能完整切除的患者，放疗以后可以起到减少肿瘤的复发，控制肿瘤细胞的生长。而且由于直肠癌术后放疗时的分期合理，使术后放疗更具有选择性，进而减少了术前放疗的盲目性和治疗负荷。

5. 单纯根治性放疗　单纯根治性放疗主要用于某些年迈体弱的早期直肠癌患者，同时又患有心血管疾病或其他内脏疾病而不适宜手术者，可以实施根治性放疗，但疗效不佳常配合口服希罗达同期放化疗以提高综合疗效。

二、术前放疗

直肠癌的治疗现在还是以手术为主，然而直肠癌的治疗方式并不是单一的，放疗在直肠癌治疗中占有重要地位。直肠癌根治术复发一直是令外科医师头痛的一个难题，如何降低术后局部复发率是提高治疗成功的重要因素之一。一般认为放疗能降低直肠癌根治术局部复发率，前期大多数患者都采用术后放疗，目前认为术前放疗优于术后放疗。Valero等将103例直肠癌患者随机分为A组（53例）及B组（50例），其中A组为术前放疗45 Gy加根治术，B组为单纯手术，比较上述两组的手术难易程度和术后并发症情况，发现两组的术后并发症发生率分别为32%和38%，差异无显著性，且术前放疗没有增加手术操作难度和术后并发症的发生率。笔者也观察到放疗反应及放疗后手术时间间隔没有增加手术的难度，但术前放疗患者在术后24h

内可观察到创面渗出增多，可能与放疗后组织水肿反应有关，这对创面和吻合口愈合影响不大。Glimelius 等对发表于肿瘤文摘的关于直肠癌术前放疗+TME 根治术的 25 351 例进行综合分析，并与 1996 年发表于该杂志的 1 504 例进行比较，结果局部复发率由 28% 降为 10% ~15%，他们由此认为术前放疗可降低直肠癌根治术后的局部复发率。总之只要适应证掌握好，局部晚期的低位直肠癌先放疗再手术是安全的，术中不会增加操作难度，相反因为肿瘤缩小、肿瘤周围组织侵犯消失等原因增加了手术的切除率并有可能提高保肛的机会。

对于 T_3 或盆腔淋巴结阳性的Ⅱ~Ⅲ期直肠癌的治疗，无论是美国 NCCN 治疗指南，还是中国直肠癌治疗规范，均已将术前新辅助放化疗联合手术和术后辅助化疗作为推荐的治疗模式。

1. 术前放疗的优缺点　术前放疗的优点：①杀灭亚临床病灶，减少术中肿瘤种植机会；②小肠活动好，受照射容积小，急性和晚期毒性反应较轻，患者容易接受全量放疗；③术前肿瘤区血供较丰富，细胞氧较好，增加肿瘤放射敏感性；④照射后肿瘤体积缩小，使原先不能切除的局部晚期病灶可行根治性切除，且增加了低位直肠癌的保肛机会。术前放疗的主要缺点是有可能对较早期（$T_{1\sim2}$，N_0）或有转移的患者施以过度治疗。随着影像技术如 CT、MRI、直肠腔内超声、超声引导下的肠周淋巴结活检和正电子发射扫描（PET）的应用，能更精确地选择患者，减少过度治疗患者数量。

2. 术前放疗的循证医学证据　两项大型Ⅲ期随机临床研究结果支持术前新辅助放疗优于术后辅助治疗，分别为德国的 CAO/ARO/AIO 94 研究和英国的多中心Ⅲ期随机研究。两项随机研究均比较了术前与术后放疗，但采用的放疗方式不同。德国研究采用常规分割的长疗程放疗联合同期化疗，英国研究则采用在欧洲应用较多的短疗程大分割单纯放疗。德国研究结果显示，术前放化疗与术后比较，局部复发率低（6% vs 13%），病理学完全消退率高（8% vs 0），肿瘤降期更显著，淋巴结转移率降低更明显（20% vs 40%），肛门括约肌保留比例增加（39% vs 19%）。而治疗相关急性和远期严重毒性反应，新辅助组也明显少于术后辅助放化疗组。英国研究比较了术前大分割（25Gy/5f）放疗与术后放化疗，结果也显示术前放疗的局部复发率可较术后放化疗降低 61%（4.4% vs 10.6%），而且可使无病生存率提高 24%（77.5% vs 71.5%）。在接受经腹会阴手术的患者中，术前放疗组会阴部伤口愈合延迟，但经 2 年随访后，两组的会阴部伤口愈合和小肠梗阻等手术并发症发生率相似。然而，与采用常规分割放疗的德国研究有所不同的是，英国研究中术前放疗后肿瘤退缩降期不明显，两组环切缘阴性率相似（89% vs 88%），Ⅲ期肿瘤比例也相似（40% vs 43%），但术前放疗组Ⅰ期和Ⅱ期的比例略低（22% vs 31%，28% vs 34%）。这两项Ⅲ期随机临床研究证实，术前放疗较术后辅助放化疗有优势，局部控制率更高，治疗毒性反应更低，而无论放疗采用的是常规分割联合同期化疗还是短程大分割单纯放疗，均优于术后放化疗，对局部进展期（Ⅲ期）肿瘤，常规分割放疗联合同期化疗可使肿瘤降期，从而提高疗效，已成为标准治疗模式。

早期肿瘤的术前放疗：2010 年美国放射肿瘤学会年会上，美国外科医师学会肿瘤学组（ACOSOG）进行的一项Ⅱ期临床研究公布了结果。该研究对 T_2 肿瘤进行术前新辅助放化疗联合局部切除术治疗。放化疗方案为：放疗 54Gy，同期化疗卡培他滨 825 mg/m^2，每天 2 次。在观察到毒性反应较高，总体 3 级毒性反应发生率达 44% 后，研究将放疗剂量降低为 50.4Gy，卡培他滨剂量降至 725 mg/m^2，每天 2 次。调整后的毒性反应发生率降低至 33%。研究因患者总体治疗毒性反应较高而提早终止，但术后病理结果显示，病理学完全缓解率达 44%，明显高于目前文献报告的局部进展期肿瘤术前放化疗结果，提示术前放化疗在早期患者中应用可能获益，在后续研究中，需要有针对性的降低毒性反应并观察长期疗效。

3. 术前放疗的方式

（1）强化短程术前放疗：为了改善可切除直肠癌的疗效，在 20 世纪 70~80 年代进行了许多不同分割模式的术前放疗，主要是强化短程术前放疗。术前照射总剂量 25Gy，每天 1 次，每次 5Gy，共照射 5 次。放疗结束后 1 周内手术。已对 12 个随机研究的结果进行了综述报道。总的来说，大部分的研究证明可降低局部复发率，其中 5 个研究结果差异有统计学意义。尽管一些研究的分层分析已显示可改善生存（有统计学意义），但瑞典直肠癌试验是唯一报道可显著改善生存率的术前放疗随机研究。该研究将 557 例可经腹切除的直肠癌（$T_{1\sim3}$）随机分为术前放疗后 1 周内手术（272 例）或单纯手术（285 例）两组。放疗照射直肠和周围组织，中位随访 8.8 年。结果共有 86% 的患者可行根治性切除，在行根治性手术的患者中，盆腔复发率术前放疗组为12%，单纯手术组为25%；总生存率术前放疗组为46%，单纯手术组为39%。术后6个月内，死于并发疾病术前放疗组为5%，单纯手术组为1%。并发心血管疾病是主要的死亡原因，术前放疗组发生率为13%，单纯手术组为7%。另外11个术前放疗随机研究没有报告可提高生存率。

然而，强化短程术前放疗存在许多不足之处：①放疗完成后1周即进行手术，此时肿瘤退缩不明显，无法达到降期和保留肛门括约肌这一目的。法国已进行了延长放疗结束和手术间隔时间的研究，推荐采用4～6周的间歇期，以便达到最大限度的肿瘤降期和正常组织的修复。②由于瑞典研究中使用了高单次剂量（5Gy），结果产生了更多的急性和晚期反应。在一些患者中产生了放射性腰骶神经丛损伤，导致行走困难和持续性疼痛。最近荷兰CKVO 95－04研究分析显示，强化短程术前放疗增加了感染率、术中出血和会阴伤口愈合并发症。③术前短程放疗使用的放疗技术不是最理想的。例如在大部分强化短程术前放疗中，使用前后对穿野，而不是多野技术，上界高达L_2（而不是更常规的L_1～L_5或S_1～S_2），明显增加了小肠在照射野中的体积，从而增加了并发症的发生。瑞典直肠癌研究分析了放疗技术对毒性反应产生的影响，发现前后野照射与3野或4野技术相比，明显增加术后死亡率（15% vs 3%），单纯手术术后死亡率为12%。另有资料报道，在高剂量术前放疗后的长时间随访中，确实存在肠功能的改变问题（排便频度、大便失禁、便急等）。因此，需要强调进一步优化放疗技术和确定局部复发的高危患者，避免过度治疗。④由于强化短程术前放疗整个治疗时间短，不能与足够剂量的全身化疗相结合，这样就失去了同步化疗的潜在放射增敏作用和同时杀灭尚未发现的隐匿性远处转移灶的作用。由于采用强化短程术前放疗患者的情况较好，包括了临床$T_{1\sim3}$病变的患者，而常规术前综合治疗仅用于临床T_3病变的患者，因此目前尚无法准确比较强化短程术前放疗与常规术前综合治疗的局部控制率和生存结果。

（2）常规分割术前放疗加或不加同步化疗：一些研究已将常规分割术前放疗用于治疗固定的（T_4）直肠病灶。好处在于缩小肿瘤的体积，达到降期的结果，使临床上估计不能根治性切除的病灶转变为可切除。术前放疗（45～50.4Gy）加5－Fu化疗，降期率可达86%～90%，而术前单纯放疗仅64%。病理完全缓解率（PCR）在放化疗组为20%～27%，单纯放疗组为6%～14%。这些研究显示5－Fu同步化疗可增加放疗产生的降期作用。一些术前放化疗的Ⅱ期临床研究也证实总切除率为79%～100%，完全切除率为62%～94%，5年总生存率为51%～87%。

另有研究比较了不同放疗方式治疗局部晚期直肠癌的结果，分为强化短程术前放疗（总剂量25Gy，每次5Gy，每天1次，共5次）、常规分割术前放疗（总剂量45Gy，每次1.8Gy，每天1次，共25次）和同步放化疗（45Gy加同步化疗）3组。结果显示原发肿瘤降期率、区域淋巴结降期率均为同步放化疗组高，统计学有显著差异，但PCR率的差异无统计学意义；3级或4级毒性反应发生及围手术期并发症发生率3组间无统计学差异。

上述研究显示术前综合治疗可缩小T_4直肠癌病灶，从而能根治性切除肿瘤。尽管在放疗和化疗的最佳剂量，以及5－Fu和其他细胞毒药物联合使用方面等的循证资料很少，但对术前综合治疗模式已无原则上的争议。除了降期作用外，术前放化疗的另一个主要作用是对外科医生一开始认为需行腹会阴联合切除的低位直肠肿瘤，经术前治疗后，可保留括约肌。

（3）超分割放疗：术前超分割放疗的研究报道不多，有作者报道了术前超分割放疗治疗局部晚期（T_3～T_4）直肠癌的Ⅰ～Ⅱ期临床研究及术前超分割放化疗剂量递增Ⅰ期临床研究。术前放疗50Gy（盆腔45Gy，肿瘤处再追加5Gy），每次1.25Gy，每天照射2次。或术前放疗盆腔照射45Gy（每次1.8Gy）后，超分割加量照射每次1.2Gy，每天2次，至总剂量54.6Gy（剂量水平Ⅰ）、57Gy（剂量水平Ⅱ）和61.8Gy（剂量水平Ⅲ）。结果显示PCR 14%～17.4%，病理降期56%，病灶距肛门≤6cm者的保肛率为70%，3年局部控制率90.5%～96%，无病生存率72%～74.6%。3级急性毒副反应为皮肤反应4%～33%，直肠炎19%，腹泻19%，粒细胞减少4%，心脏毒性4%。3～4级与放疗相关的晚期损伤发生率为8%。上述资料显示全程或后程局部加量超分割放疗是可行的，降期效果明显，有很高的局部控制率，即使在61.8Gy水平，毒性反应仍可接受。当然，还需要积累更多的病例来证实治疗结果。

（4）适形调强放疗（IMRT）：采用常规照射技术时，因受盆腔正常组织的限制，很难进一步提高直肠肿瘤局部的剂量。适形调强放疗则根据肿瘤的形状来设计照射野，通过采用共面或非共面进行照射来提高肿瘤局部剂量，而尽可能减少直肠周围的小肠和膀胱的受照射剂量。近年已有文献报道，直肠癌术前采用适形调强放疗49.5～54Gy，同时行5－Fu化疗。结果显示，3年总生存率82%，无复发生存率69%，PCR 24%，如肿瘤计划靶体积（PTV）＜200cm³，PCR达50%。3级或4级毒性反应发生率24%，小肠受照射体积明显降低。直肠癌IMRT计划见图27－234。

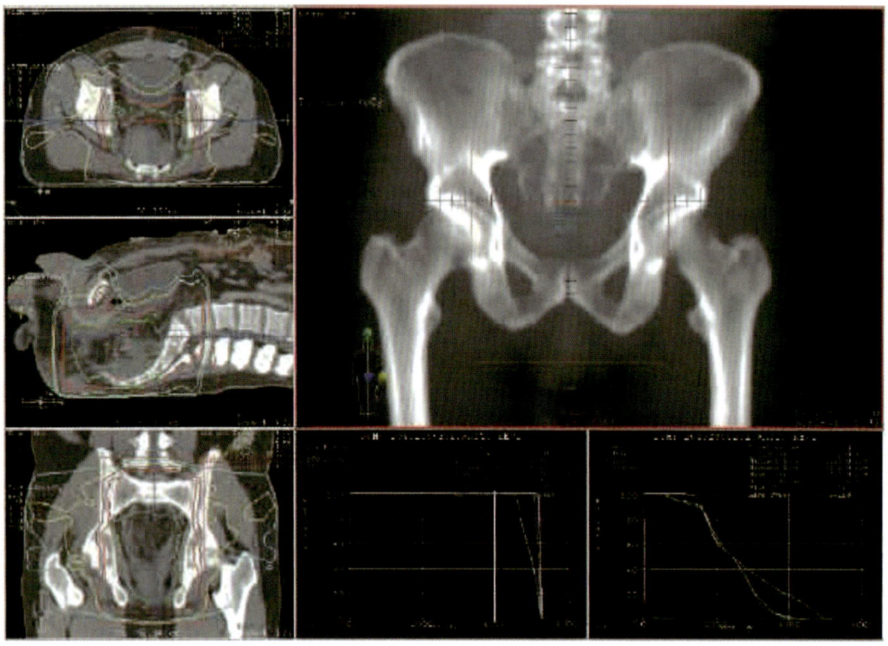

图示矢状位、冠状位、轴位治疗等中心及后前位治疗野

图27－234　新辅助联合治疗的Ⅲ期直肠癌患者的调强放疗计划

4．术前放疗生物等效剂量和分割剂量的影响　随机研究采用的放疗剂量从低至中量不等。2001年Lancet发表的荟萃分析对放疗肿瘤量与疗效的关系进行了评价，结果显示术前放疗可降低局部复发率，而且存在剂量效应，放疗的生物等效剂量（BED）需高于30Gy。术前放疗的方式主要有两种模式，一种为常规分割，肿瘤量45～55Gy，联合同期化疗，放化疗结束后6～8周手术；另一种为大剂量短程分割放疗，以5Gy×5次为多，同期不联合化疗，手术在放疗结束后1周内进行。上述德国和英国研究分别采用了这两种模式。以局部复发率降低为目标，这两种模式均可提高局部控制率，但对于局部进展期病变，肿瘤降期会有更多获益，就此而言常规分割联合同期化疗较短程放疗更佳。2010年Vaini发表的荟萃分析以BED 30Gy和分割剂量大小为参数分析疗效，结果显示BED为主要影响因素，当BED≤30Gy时，无论分割剂量大小，术前放疗均无明显获益。若以保留肛门括约肌作为需要考虑的目标，除了需要BED＞30Gy外，常规分割和较大分割有更高的括约肌保留可能性，原因为常规分割放化疗后肿瘤退缩降期更多。

5．术前放疗与化疗新药的联合　直肠癌术前放疗联合5－Fu化疗的作用已得到了肯定，随着化疗新药（如草酸铂、伊立替康等）的出现，有不少学者将其与原治疗方案进行联合使用。近期美国Mehta等报道了术前放疗结合伊立替康和5－Fu治疗T_3直肠癌的Ⅱ期临床试验结果。放疗照射淋巴引流区45Gy和原发肿瘤50.4Gy（每天1.8Gy），同步化疗伊立替康（50mg/m²，第1天、第8天、第15天和第22天）和5－Fu（每天200mg/m²，每周7天，第1～33天），完成放化疗后6～10周手术。结果显示，PCR 37.5%，降期71%。急性毒性反应较明显，56%的患者需降低化疗剂量和中断放疗时间＞3天，Ⅲ度腹泻28%，黏膜炎21%，直肠疼痛21%，腹部绞痛9%，未观察到Ⅳ度毒性反应。有关草酸铂与放疗联合治疗直肠癌的报道较少。法国里昂在进行了直肠癌术前放疗联合同步草酸铂和持续5－Fu加甲酰四氢叶酸钙化疗Ⅰ期临床研究的基础上，最近又报道了术前草酸铂、5－Fu化疗联合同步放疗治疗局部晚期直肠癌的Ⅱ期临床研究的结果。放射治疗剂量为50Gy/5周，第1周和第5周同步化疗第1天草酸铂130 mg/m²，第1～5天持续静脉滴注5－Fu

350mg/m^{2}和甲酰四氢叶酸钙 100 mg/m^2，放化疗结束后 5 周手术。结果显示临床有效率为 75%，PCR 达 15%，保肛率为 65%，3 级毒性反应发生率为 17.5%，10% 的患者因术后吻合口瘘或盆腔脓肿需再次手术，无术后死亡发生。阿根廷报道了对不能切除的 T_3 ~ T_4 直肠癌每天低剂量草酸铂 25mg/m^2，5 - Fu 375mg/m^2，甲酰四氢叶酸钙 20mg/m^2，每周 4 天，在第 1 周和第 5 周与放疗同步进行。在放疗第 3 周给予草酸铂 50mg/m^2，放疗结束后再给 1 周期草酸铂加 5 - Fu 和甲酰四氢叶酸钙。放化疗结束后 4 周进行手术，根治性切除率 75%（42% 的患者保留了括约肌），PCR 25%。结果显示低剂量草酸铂联合化疗和同步放疗是可行的且非常有效，毒性反应可接受。从上几项研究结果可见，虽然术前同步放化疗有一定的毒性反应，特别是与伊立替康联合应用时急性反应较重，但仍可接受，且并未增加手术并发症。该治疗模式降期效果明显，有较高的病理有效率，但远期疗效有待于进一步观察。

三、术中放疗

术中放疗是利用手术拨开正常组织和器官，直接对肿瘤进行单次大剂量放疗。术中运用加速器产生的电子束（6 ~ 18MeV）对肿瘤区域给予一次大剂量照射（10 ~ 20Gy）。术中放疗的优点：①单次大剂量照射超过了细胞存活曲线的“肩剂量”，不利于肿瘤细胞的修复，较同等剂量分次外放射相比，具有更高的生物效应。②可以精确控制放射治疗的区域及剂量，最大限度地杀灭肿瘤细胞，减少术后复发。③有效地保护了照射野周围的健康组织及器官，全身副作用轻微，并且定位准确、方便和经济、快捷。Gunderson 等对术中残存不能切除或复发性直肠癌患者进行术中放疗，由放疗科和外科手术医师共同决定照射部位、体积、限光筒的大小和插入途径，以及治疗机的能量、照射剂量及照射部位。全组 32 例除 1 例照射 7.5Gy 外，肿瘤完全切除者照射 10Gy，肿瘤大部分切除者照射 15Gy，结果显示术中放疗的患者生存率明显高于对照组，局部控制率从 24% 提高到 84%。由于设备安装复杂，放射防护要求高，目前术中照射技术国内外开展较少，术中放疗的优势尚需进一步的随机分组研究。此外，术中放疗的最佳照射剂量及单次大剂量照射的生物学效应等问题也需要进一步探讨。

四、术后放疗

1. 术后放疗的循证医学证据　综合治疗可降低直肠癌复发风险，为此病的首选治疗方式，而盆腔放疗一直是该治疗的重要组成部分，包括术前新辅助放疗和术后辅助放疗。以往欧洲各国（尤其是北欧）多采用术前短程放疗，不加化疗；因 1990 年美国国立卫生研究院（NIH）颁布的直肠癌治疗共识，故北美多采用术后放疗。有研究显示，虽术后放疗联合化疗不能提高直肠癌患者生存率，但可改善局部控制率，从而显著避免与盆腔复发相关死亡的发生。因此，1990 年的 NIH 共识推荐，T_3期、T_4期或淋巴结阳性的直肠癌患者被归为高复发风险（高危）患者，建议实施术后辅助治疗。但目前仍有争议的是，是否所有的 T_3N_0期患者术后均需辅助放疗。一项荟萃分析显示，中危（T_3N_0期和 $T_{1\sim2}N_1$期）患者的治疗策略可能与中高危（T_4N_0、T_1N_2期、T_2N_2期或 T_3N_1期）和高危（T_3N_2期、T_4N_1期和 T_4N_2期）患者有所区别。

目前认为，符合以下临床特征的中危患者无需常规辅助放疗：①疾病为 T_3N_0期或 T_1N_1 ~ T_2N_1期；②原发肿瘤位于直肠上段；③病理分化好、有足够的环周切缘、侵犯直肠周围脂肪层深度＜2mm 且无淋巴管和血管侵犯；④疾病为 N_0期且受检淋巴结总数应≥12 ~ 14 个；⑤由有经验的结直肠肿瘤外科医师进行了全直肠系膜切除术（TME）。但此类患者是否可单纯采用术后辅助化疗，尚无结论，仍需前瞻性随机临床研究的进一步证实。虽有研究提示，TME 对于 T_2期和 T_3期患者已足够，无需其他辅助治疗，但目前大部分文献仍支持有必要对Ⅱ期和Ⅲ期直肠癌患者施行术后辅助放化疗。

2. 术后放疗的优点和缺点　术后放疗（或放化疗）的优点：肿瘤范围及病理明确、无过度治疗问题。缺点：①因术后局部组织结构的血供改变，残余肿瘤被瘢痕组织包裹处于乏氧状态，故肿瘤组织的放疗敏感性降低；②术后小肠常坠入盆腔放疗区，且因术后粘连而移动性差，若固定区接受大剂量射线照射，易并发放射性肠炎；③吻合口位于放射区内，放疗后肠管功能进一步受损，排便次数增多、控便能力下降。因此，理论上讲，术前新辅助治疗可能比术后辅助治疗更有效。

目前，国内直肠癌尤其是低位直肠癌面临的主要问题是辅助治疗不足。对于未经术前新辅助综合治疗的高危患者，术后放化疗仍是不可或缺的，其在保肛术后防止吻合口肿瘤复发及提高盆腔局部控制率方面均有积极作用。

3. 术后放疗技术　可切除性直肠癌术后放疗适用于手术证实肿瘤为局部晚期（$T_{3\sim4}$）或有淋巴结受累（$N_{1\sim2}$）者。在TNM分期相同情况下，接受术后放疗可降低局部复发率和提高生存率。术后放疗一般设三野或四野，采用三维适形或调强放疗。总放疗剂量DT46～50Gy，每周5次，每天1次，每次分割剂量1.8～2.0 Gy。

根据ICRU50号报告定义CTV：上界为L_5下缘，下界Miles手术后患者为会阴切口下缘、Dixon手术后患者为闭孔下缘，左右界为真骨盆外缘；PTV：在CTV上下界外放1cm，后界外放0.5cm，前界外放1cm，左右界外放0.5cm；小肠：勾画被口服造影剂显影的小肠，上界勾画至PTV最上层外放2.5cm；膀胱：勾画被充盈的膀胱（图27－235）。

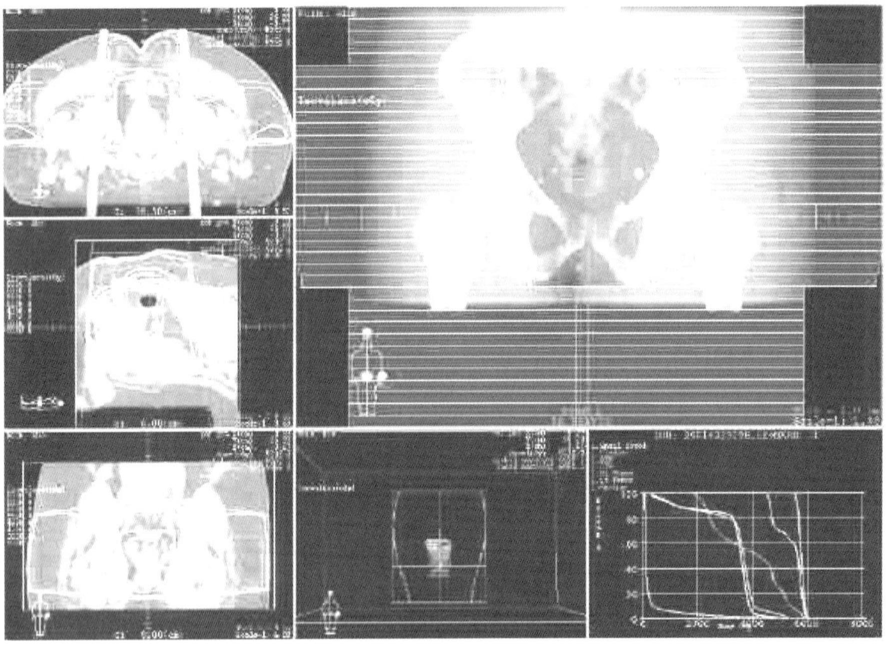

图示矢状位、冠状位、轴位治疗等中心及后前位治疗野

图27－235　术后放射治疗的Ⅲ期直肠癌患者的三维适形放疗计划

4. 术后同期放化疗优于单纯放疗或者单纯化疗　北美胃肠道肿瘤研究组（GISTG 7175）报道了202例Dukes B期和C期患者，分为单纯手术组、术后放疗（40～48Gy）和术后化疗（5－Fu、MeCCNU）组、术后同期放化疗组。结果显示术后同期放化疗组的局部控制率、无复发生存率和总生存都显著提高。北部中心癌症治疗组（NCCTG）随机入组了204例患者接受术后放疗（50.4Gy）或者术后同期放化疗（50.4Gy＋5－Fu）。虽然50%的患者无法完成所有的化疗疗程，但是放化疗组的局部复发率更少（13.5% vs 25%），无疾病生存期更长（59% vs 37%），总生存率更好（58% vs 48%），远处转移率更低（29% vs 46%）。基于NCCTG和GISTG7175两个研究，1990年美国NIH对所有Ⅱ期和Ⅲ期直肠癌患者术后推荐应该接受同期放化疗。

（青岛大学医学院附属医院　陆海军　张碧媛）

第六节　直肠癌介入化疗

直肠癌介入化疗与结肠癌相同。结直肠癌通过术前动脉灌注化疗，其病理组织学有效率达到95.83%，

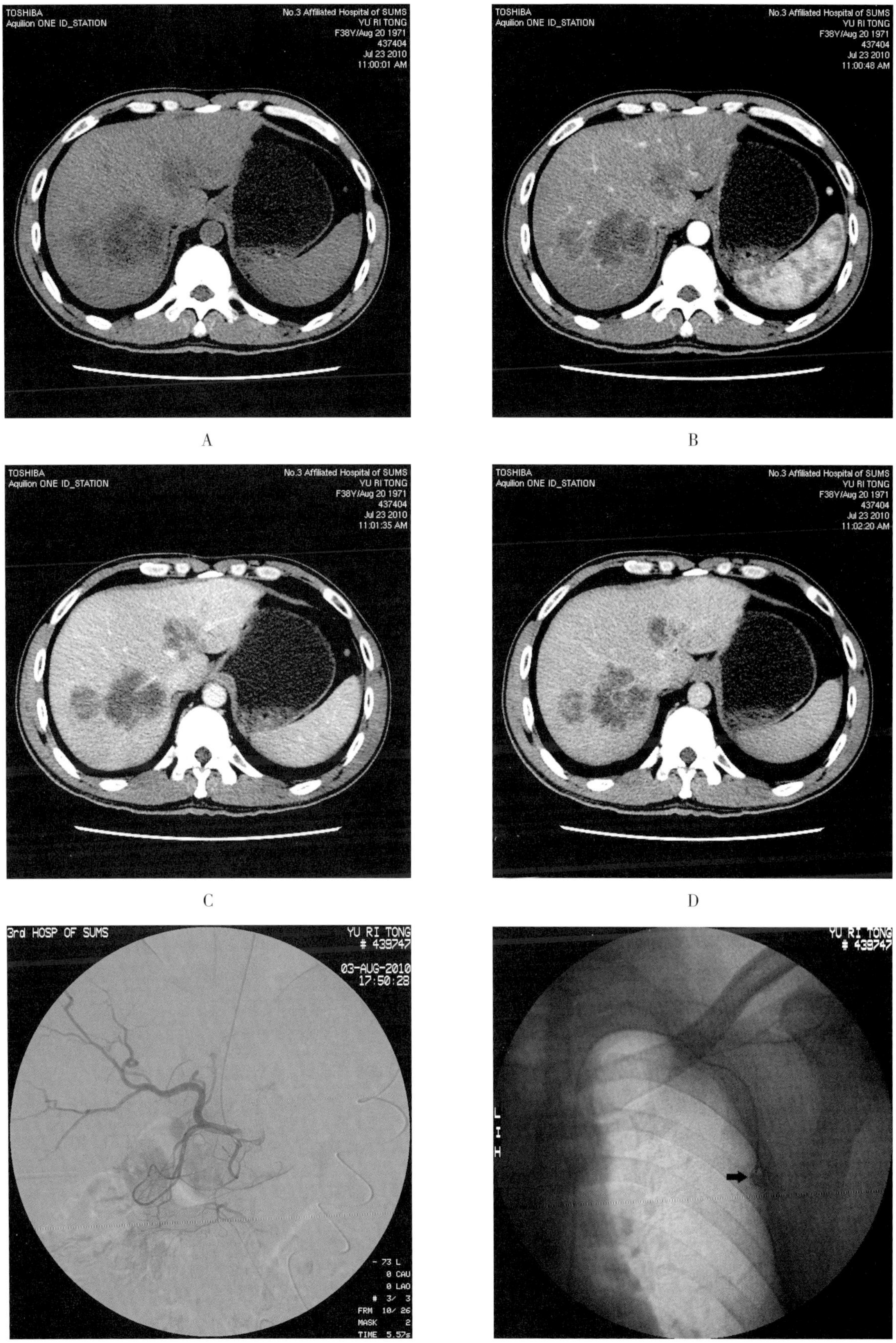

图 27－236　直肠癌多发肝转移瘤介入化疗

介入化疗组比对照组术后2周的血清肿瘤标志物下降更快，介入化疗组根治性切除率86.66%明显高于对照组73.33%。Braun等对107例局部晚期直肠癌患者作了回顾性研究，其中52例进行术前动脉内选择性多药物化疗，55例只接受手术治疗（对照组），结果介入化疗组5年生存率明显高于对照组。图27-236为1例38岁女性直肠癌多发肝转移瘤介入化疗：肝实质内可见多个类圆形异常密度影，平扫为低密度（A），增强扫描病灶呈环形强化（B~D）。经锁骨下动脉穿刺选择性插管至肝总动脉造影了解肝动脉走形情况并选择性将药盒导管置于肝总动脉（E），将药盒埋于左侧胸前区皮下（F，箭头所示），可经药盒进行反复灌注化疗。

（中山大学附属第三医院　张　波）

第七节　直肠癌中医中药治疗

直肠癌属于中医“肠蕈”、“锁肛痔”及“积聚”等范畴，本病的发生多因饮食不节、感受外邪、忧思抑郁、久泻久痢、劳倦体虚、湿毒蕴结等因素损伤脾胃，运化失司，大肠传导功能失常，湿热内生，热毒蕴结，流注大肠，瘀毒结于脏腑，火热注于肛门，结而为癌肿，日久变生结直肠癌；或因素体正亏，脏腑功能失调，脾气虚弱则运化失调，致湿热邪毒蕴结，浸淫肠道，气滞血瘀，湿毒瘀滞凝结而成肿瘤。

中医认为本病的病因病机都与个体禀赋不足、感受六淫之邪、饮食不节、七情所伤、劳倦过度、久病失治误治有关，而内外合邪导致气血、疾、癖、毒壅蓄大肠，大肠传导失司，日久引起血脉瘀阻，积生于内而发为直肠癌，是为本病的基本病因病机。

一、直肠癌辨证施治

1. 湿热下注型

症状：腹部阵痛，便中夹血或里急后重，肛门灼热或发热，恶心、胸闷等。舌质红，舌苔黄腻，脉滑数。

治法：清热利湿。

方药：白头翁汤加减。药用：白头翁30g，秦皮15g，黄连3g，黄柏9g，红藤15g，败酱草15g，苦参15g，马齿苋15g，白槿花12g，藤梨根30g。

2. 瘀毒内结型

症状：烦热口渴，腹痛，泻下脓血，色紫暗而量多，里急后重。舌质紫或有瘀点，脉涩滞或细数。

治法：化瘀解毒。

方药：膈下逐瘀汤加味。药用：桃仁9g，红花9g，赤芍9g，当归9g，川芎6g，五灵脂9g，香附9g，延胡索15g，莪术15g，甲珠9g，土茯苓30g。

3. 肝胃阴虚型

症状：腹痛隐隐，大便秘结，或有呕吐，口干口苦，喜凉恶热。舌质红而干，脉弦细。

治法：养肝清肠。

方药：一贯煎加减。药用：北沙参12g，麦冬9g，当归9g，生地黄20g，枸杞子15g，川楝子6g，白芍15g，炙甘草6g。

4. 气血亏虚型

症状：面色苍白，唇甲不华，少气乏力，神疲懒言，脱肛下坠。舌质淡，舌苔薄白，脉细弱。

治法：益气养血。

方药：八珍汤加减。药用：党参15g，白术12g，茯苓15g，熟地黄24g，白芍15g，赤芍9g，当归9g，川芎6g，炙甘草6g。

5. 脾肾阳虚型

症状：腹痛喜按，肢冷便溏，气短乏力，或见五更泄泻。舌质淡有齿痕，舌体胖大，脉沉迟或沉细无力。

治法：温补脾肾。

方药：理中汤加减。药用：党参15g，炒白术12g，炮姜炭3g，肉豆蔻9g，补骨脂12g，五味子6g，吴茱萸3g，附子6g，肉桂3g。

6. 肝肾阴虚型

症状：形体消瘦、五心烦热、头昏耳鸣、腰膝酸软、盗汗、遗精、带下等。舌红绛而少苔，脉弦细。

治法：滋阴补肾。

方药：六味地黄汤加减。药用：熟地黄20g，山药15g，山茱萸15g，丹皮9g，泽泻15g，茯苓15g，砂仁6g，黄柏9g。

二、常用直肠癌中成药

1. 康莱特注射液　康莱特注射液是从薏苡仁中提取天然有效抗癌活性物质，用薏苡仁油制成的可供静脉、动脉直接大剂量输注的新型脂肪乳剂。它具有益气养阴、消肿散结等功效，动物研究发现，它对多种移植性肿瘤及人体癌细胞移植于裸鼠的癌体均有较明显的抑癌作用，并具有一定的免疫功能增强作用，另外还有一定的镇痛效应。临床研究发现，晚期直肠癌患者在化疗基础上加用康莱特，结果显示化疗后外周血NK细胞活性明显升高，血浆TNF－α和IL－1含量明显降低，表明康莱特能阻止恶病质的发生，减少恶病质对机体的影响，提高患者对化疗的耐受性。

2. 肿节风注射液　肿节风具有清热解毒、消肿散结等功效，动物实验表明，肿节风对小鼠前胃癌FC均具有抗肿瘤作用，并可增加荷瘤鼠免疫器官指数及外周血白细胞数。而且对小鼠Hep、MFC肿瘤具有抗肿瘤作用，此作用可能与肿节风注射液增强小鼠机体免疫吞噬功能、脾细胞对ConA的反应性和NK细胞的活性，以及促进脾细胞TNF的产生等免疫调节机制有关。临床研究表明，肿节风联合化疗药物能够有效提高直肠癌缓解率，同时提高生活质量。

3. 复方苦参注射液　复方苦参注射液具有清热利湿、凉血解毒、散结止痛等功效，动物实验表明，复方苦参注射液对LAC细胞体外生长具有抑制作用；对实体瘤Lewis肺癌、H22肿瘤的生长均能产生明显的抑制作用；对Hep肝腹水癌细胞的生长亦有一定的抑制作用。可诱导人前列腺癌PC－3细胞凋亡，改变细胞周期分布，从而抑制细胞增殖。临床研究表明，复方苦参注射液能缓解疼痛症状，提高晚期大肠癌患者的体重，并能改善患者的生存质量。

三、直肠癌中药灌肠治疗

直肠黏膜有很强的吸收功能，即使是在病变状态下吸收功能亦很强，因而对不能手术或经放化疗后的患者，通过中药灌肠增加局部的药物浓度，可相应提高疗效，对于癌肿所致不全性肠梗阻尤其适合。灌肠药用：大黄30g，枳实30g，厚朴30g，牡蛎30g，木香30g，金银花30g，败酱草30g。每次保留灌肠500mL，每天2次。具有改善临床症状，缓解梗阻，提高生存质量。

大量临床实践证明，中医药治疗直肠癌，在提高患者生存率、改善生活质量、减轻放疗和化疗的毒副作用、抗肿瘤复发与转移等方面都具有明显优势。

（中山大学附属第一医院　周厚明）

第八节　直肠癌复发与转移的处理

直肠癌局部复发（locally recurrent rectal cancer，LRRC）是指直肠癌手术后原发肿瘤部位或手术野发现与原肿瘤病理相同的病灶，可伴有远处转移。常见的复发部位有吻合口、盆腔器官、会阴部、骨性骨盆、淋巴结等，患者可出现肠梗阻、腹痛、便血、会阴部坠胀、包块、会阴部窦道不愈等临床症状。LRRC 是直肠癌手术治疗失败和患者死亡的主要原因。据文献记载复发率为5% ~45%，多出现在术后2~3 年以内，未经治疗的 LRRC 患者中位生存期仅为8 个月。而这些患者中约有半数并非死于远处转移而是局部的复发病灶，因此积极的综合治疗 LRRC，可以缓解患者症状，改善其生存质量，延长生存时间。

一、直肠癌复发的治疗

（一）手术为主的综合治疗

只要病灶能被切除，手术治疗应该作为首选，局部复发病灶的切除率为60% ~70%。但单纯手术后的肿瘤局部控制率和5 年生存率都难以令人满意，而综合采用手术前后放化疗、手术切除的“三明治”疗法可显著改善 LRRC 患者的局部控制率和远期生存率，目前已成为 LRRC 的主要治疗模式。Hahnloser D 等报道了一组 304 例 LRRC 综合治疗的结果：总共的5 年生存率为25%，其中根治性切除和姑息性切除的5 年生存率为37% 和16%，广泛切除临近器官和局部切除的5 年生存率分别为28% 和21%，术后死亡率为0. 3%，并发症发生率为26%，其中盆腔脓肿是最常见的并发症。LRRC 患者术前应综合分析其局部复发的类型、肿瘤的生物学特性和浸润范围等因素，判断有无治愈性切除机会，并对手术风险、疗效进行评估，选择适合手术治疗的患者进行个体化治疗。和初发的直肠癌相比，LRRC 有以下几个特点：①曾经进行过化疗的患者，可能对新辅助化疗的药物产生耐药性；②术中解剖关系变异及局部粘连明显，容易发生小肠或输尿管的副损伤，术后出现肠漏、尿漏；③复发的肿瘤病灶与组织瘢痕界限不清，难以肉眼判断阴性的切缘。

1. 术前、术后放化疗　术前放化疗的作用是使肿瘤降期或是缩小，从而达到根治性 R_0 切除的目的。因为只有真正的根治性切除，才有可能改善患者的预后。通常来说，化疗对控制肿瘤远处转移有效，但对局部肿块的控制并不明显；放疗对局部肿瘤的控制作用相对较好，但又无法控制肿瘤远处转移。将化疗的控制肿瘤转移作用与放疗控制局部肿瘤的作用结合起来，即使肿瘤缩小、降期，既防止远处转移，又提高了治疗效果。术前放疗可使骶筋膜纤维化而增厚，对骶前血管保护作用加强，使术中损伤骶前静脉机会减少，从而提高手术安全性。文献报道 LRRC 术前采用联合放化疗，对50% 以上的患者可起到降期作用，可提高再手术 R_0 切除率约20%。手术通常建议在放化疗后4 周左右进行。NCCN 关于直肠癌术后复发的治疗策略为术前给予5 - Fu 为主的化疗及放疗，术后亦可予以放疗。

2. 手术　术中剖腹探察发现盆腔的广泛种植及肝脏的多发转移，是根治性手术的禁忌证。值得注意的是，尽管术前影像学未发现有肝脏的转移，术中亦必须仔细地探察，因为影像学检查对<1cm 的转移灶辨认困难。手术操作时应注意以下几点：①肿瘤切除前应预先结扎髂内动脉，减少出血。②仔细解剖双侧输尿管，常规行输尿管插管，易于辨认。③防止骶前出血，备好大纱布条及止血用的图钉等。④手术中试图分离肿瘤与侵犯器官的粘连而获得阴性的切缘是错误的，因为曾经接受过手术，而且有瘢痕存在，区别肿瘤侵犯和粘连组织比较困难。⑤为获得阴性的切缘，术中行切除标本的快速冰冻病理检查是必要的。根据原手术方式的不同，术后复发的手术处理也不尽相同，以下予以具体说明。

（1）Dixon 手术后复发：

1）对于吻合口的孤立复发病灶，若活动度较好，切除复发的吻合口行保肛的机会仍较大，应尽量保证阴性的切缘，做到根治性切除。若肿块固定，侵犯周围组织，未侵及骨盆侧壁及骶前，可行 Miles 手术。对于侵犯骨盆器官及盆壁者则考虑施行后盆腔切除、全盆腔切除或是盆腔骶骨联合切除手术。若患者年龄较大、全身情况差，虽然复发病灶可切除，但为了减少创伤而不切除肛门。或对于病期较晚、局部病灶残留较多而进行的姑息性切除，可以采用经腹直肠癌切除、近端造口、远端封闭的手术（Hartmann 手术）。

2）对于不能切除的患者，为防止结肠梗阻而行结肠造口是必要的，尤其对于进行放疗的患者，为防止放疗后组织水肿加重梗阻需预防性造口。因为乙状结肠已经切除，通常采用横结肠造口或是回肠造口。

3）内支架植入手术适用于晚期直肠癌导致局部梗阻，患者全身症状不能耐受手术而进行姑息治疗者。

（2）Miles 手术后复发：Miles 手术后的盆腔及会阴部复发常会侵犯盆壁及骶前组织，早期复发位于前列腺后方、阴道后壁、会阴瘢痕深处及骶骨前方，经术前 CT 及 MRI 检查发现无明显累及盆腔器官者，可选择经会阴局部切除手术、经骶部切除术或是腹会阴切除术。对肿瘤已侵犯盆腔脏器但仍局限于盆腔内者，可行后盆腔或全盆腔切除术。如已经累及骶骨者，可联合切除骶骨，高于 S_3 水平不宜切除，因为有损伤骶前静脉丛大出血的危险，且容易损伤脊髓神经。总体来说，Miles 手术后复发的切除率低于 Dixon 手术后复发。

1）腹会阴切除术：可选用原切口进腹，避免损伤切口下方肠管。会阴部的切口进路，选择骶会阴切口为佳，即在原肛门位置略靠后方纵切，并切除尾骨进路。也可于原切口切开，应该从后向前分离组织，避免损伤尿道。

2）经会阴切除：对于早期的会阴复发病灶，可行会阴切除。若证实有远处转移而病灶局限者，局部切除可改善症状，也可考虑经会阴切除复发灶。患者手术时取俯卧位，选用经尾骨尖至会阴中心腱的纵性切口，或尾骨尖下 2～3cm 处做横切口，后者在骶骨外侧需离断部分臀大肌，切除坐骨窝直肠脂肪组织，切开残存的肛提肌。具体手术操作根据肿瘤大小及部位进行。

3）经骶部切除：适用于距离会阴皮肤部超过 8cm 的局部病灶，不能进行淋巴结清扫，只能作为局部切除手段，手术体位为折刀位，皮肤切开方式有骶会阴正中切口、左右骶骨旁切口、骶骨下端横形或横弧形切口，为防止术后出现神经源性膀胱，需保留最少单侧的 S_3 神经。

4）全盆腔器官切除术（total pelvic exenteration，TPE）：该术式是一种治疗晚期直肠癌和复发直肠癌的定型的常规术式，文献报道根治性全盆腔脏器切除术 5 年生存率可达 30% 左右，对延长生存期有重要意义。适应证为肿瘤累及输尿管下段、前列腺、膀胱及精囊而未侵及盆腔侧壁者。手术原则为整块切除直肠、膀胱、输尿管下段、内生殖器官（男性为前列腺、精囊，女性为子宫、阴道）及盆腔侧方淋巴结，若髂内血管受侵则一并切除，必要时尚需切除骶尾骨及盆底肌肉等结构，此时称之为联合盆骶切除（total pelvic exenteration with distal sacrectomy，TPES），应距离肿瘤 2cm 处与骶骨一并切除。如入路困难，可切开耻骨联合，打开骨盆环，行乙状结肠造瘘，回肠代膀胱重建尿路。伴有以下情况应视为禁忌证：①下肢疼痛或坐骨神经支配区疼痛提示骶神经受累，术前 CT 或 MRI 检查明确肿瘤侵及 S_2 水平以上。②肿瘤侵犯骨盆壁且固定或侵犯髂外血管引起下肢进行性水肿。③双侧输尿管梗阻引起肾盂积水。④复发肿瘤穿透骨皮质侵犯骨髓。⑤冰冻骨盆。因 TPE 手术时将膀胱、前列腺、精囊甚至部分骶骨与直肠一并切除，手术创伤极大，术后需行人工肛门和人工膀胱至生活质量明显降低，所以在考虑行盆腔脏器全切除时一定要权衡利弊，既要考虑合并切除的危险性，又要考虑能否有根治的可能性，尽量避免行姑息性的全盆腔器官切除术。术中应在保证根治的前提下尽可能多地保留腹膜，如缺损过多时可采用大网膜修复或合成材料（巴德补片等）修复。Wanebo 等报道 LRRC 联合骶骨根治性切除者 5 年总生存率达 31%，5 年无瘤生存率达 23%。低分化腺癌和黏液腺癌恶性度较高，易发生转移和复发，是否行 TPE 应慎重考虑。LRRC 发生盆腔淋巴结转移者是否应行 TPE 值得讨论，由于既往手术破坏了直肠固有筋膜等的屏障作用，LRRC 容易直接转移至盆腔侧方淋巴结，应属于盆腔区域性病变的一部分，通过 TPE 仍有望根治。淋巴结转移者预后不佳的原因，可能与手术的彻底性有关。LRRC 发生盆腔侧方淋巴结转移者肿瘤常与盆壁紧密粘连，盆腔侧方淋巴结清扫应是 TPE 的重要步骤，手术应争取获得至少 0.5cm 的无瘤切缘，以保证真正达到根治性切除。对 LRRC 术后会阴部或盆壁复发病灶较局限者，可再次甚至多次手术切除。

（3）姑息性手术：手术的目的是尽量能做到根治性的 R_0 切除，但在复发病灶较大或导致出血和穿孔时，宜行姑息的外科切除，包括减瘤手术，对部分患者也有积极治疗作用。对梗阻患者可先行单纯肠造口，术后予以综合治疗，择机再次手术切除病灶。Miner 等报道直肠癌局部复发者 105 例，经姑息手术后，患者会阴出血停止者占 40%，梗阻解除者占 70%，疼痛控制者占 20%。

对于已经发生远处转移的复发，同期或是分期切除也会达到较为满意的效果，其中肝转移的预后好于腹膜种植，肺转移的预后最差。有学者指出，术前 CEA 不高和阴性的切缘是预后较好的指标。术前的放化疗和调强放疗能提高 R_0 的切除率，并延长患者的生存期。

（4）腹腔镜手术：若初次直肠癌根治手术是由腹腔镜完成的，术后复发腹腔镜再手术也是一种可采用的方法，但其安全性和可行性还需要进一步的临床实践证明，手术应当由有着丰富腹腔镜技术和结直肠手术经验的专业医师进行，病例的选择以中央型复发的患者较为适宜，但应严格按照肿瘤根治原则，包括肿瘤非接触原则、先处理血管、肿瘤周边足够的切缘和淋巴结清扫等。

（5）术中放化疗：近年来众多外科医师还采用术中的放疗的方法处理 LRRC。术中放疗（intraoperative radiation therapy，IORT）的优势在于可直接对肿瘤病灶进行照射，而不会损伤肠管。对切缘的“切缘”、残留创面或是镜下阳性的切缘进行照射，剂量为 10 ~ 30 Gy，而体外照射的方法需 2 ~ 3 倍的剂量才可达到同样的效果，其重要意义在于辅助手术获得阴性的切缘。国内有学者采用手术野中植入中人氟安的方法来减少术后的复发，药物可在局部区域形成很高的浓度并持续释放，时间长达 360h，与癌细胞的作用时间较长，并可减少全身化疗药物对人体正常组织的损害。

（二）非手术治疗

1. 放化疗　尽管手术是有效的治疗手段，但是很多病例在诊断时不能切除，还有半数的术后再次复发。放疗作为一种姑息治疗方法，可明显减轻这些病灶不可切除患者的症状，但是无法控制远处的转移，结合化疗可延长患者的生存期。Yoshinori 等报道在一组随机临床对照试验中 CRT（chemoradiotherapy）组的疼痛缓解时间为 7.8 个月，中位生存期为 15.1 个月，5 年生存率低于 5%，但要注意放疗的并发症如放射性肠炎、膀胱炎、肠梗阻、尿路损伤、骶丛神经损伤、腹泻等。由于直肠肿瘤的根治剂量＞60Gy，而正常组织如小肠的耐受量仅 50Gy，膀胱 60Gy。因此要想获得高的放疗控制率，必然要增加剂量，而增加剂量意味着增加正常组织并发症。化疗引起的并发症有骨髓抑制、胃肠道反应等，大剂量的 5 - Fu 化疗可引起难以控制的腹泻。

2. 立体定向适形放疗技术（stereotactic radiotherapy，SRT）　SRT 可以较精确地将高剂量集中于靶体积范围，而周围的正常组织所接受的剂量大大下降而免受或少受照射，是直肠癌患者术后局部复发一种较理想的治疗方法。目的是提高放射治疗增益比，最大限度地将放射剂量集中到病变区，杀灭肿瘤组织而使周围正常组织和器官少受或免受不必要的照射。

3. 放射性粒子^{125}I　应用放射性粒子^{125}I 在肿瘤局部永久植入近距离放射治疗，可以使肿瘤局部接受高辐射剂量，而种植体积外的剂量迅速衰减，对周围正常组织损伤降到最低，能较有效地控制 LRRC 病变的进展。同时与缓释化疗粒子 5 - Fu 联合使用，种植于病灶周围及亚临床病灶内，在血运丰富的瘤灶周围形成了一个高药物浓度的区域，从而控制病变向外周扩展。具有安全、微创及并发症发生率低的特点，是综合治疗复发性直肠癌的较有效手段之一。

4. 介入治疗　通常采用经股动脉穿刺行选择性或超选择性插管化疗，对双侧髂内动脉进行栓塞，栓塞药物通常采用 5 - Fu、丝裂霉素及明胶海绵颗粒。液态栓塞剂如无水乙醇因其有流动性，有损伤膀胱内膜的风险，故不宜使用。

5. 热疗和冷冻治疗　作为物理治疗的方法，热疗和冷冻治疗不会增加其他治疗手段的毒性作用，可以有效地缓解症状、改善全身情况。此外热疗还可以增加肿瘤对放化疗的敏感性，一般主张与放化疗同时使用，每周 1 ~ 2 次。

6. 射频消融　近年来射频消融对于治疗实体肿瘤的作用日益显著，对 LRRC 的治疗也取得一定效果，但安全性尚需进一步评估，局部温度控制不当，可能会损伤肠管和膀胱。

二、直肠癌转移的处理

直肠癌患者预后不良与发生远处器官转移密切相关，据文献报道，25% ~ 50% 的患者在术后出现肝转移，其中 70% 发生在肝脏。直肠肿瘤原发病灶切除术后＞6 个月出现的肝脏转移称之为异时性肝转移（metachronous metastases of colorectal cancer）。

在明确直肠癌肝转移的诊断后，需对可切除或潜在可切除的患者进行 PET 扫描排除可疑的肝外病灶，以避免不必要的手术治疗。患者此前 12 个月内是否接受过化疗，以及采用的方案决定了可能需采取的治疗措施。《肿瘤学临床实践指南（中国版）》中把转移灶可切除的患者分为 3 类：未经化疗、12 个月之内曾接受过化疗、12 个月之前曾接受过化疗。对于未经化疗的转移灶可切除患者，可采取新辅助化疗 - 手术 - 术后化疗的序贯疗法，或先手术后化疗的方案；对于曾经接受过化疗的患者那种治疗顺序更好尚不明确，建议更换有效的化疗方案；对于无法切除的转移灶患者，若过去 12 个月内曾接受过 FOLFOX 方案化疗的可改用 FOLFIRI 方案并加上贝伐单抗。

1. 手术切除　手术切除直肠癌肝转移瘤是目前最有效的治疗手段，约 1/3 的患者能从中获益，显著改善患者的 5 年总体生存率。近年来随着影像学诊断水平的提高，术中安全的手术技巧以及术后有效的化疗使用，总体的术后生存率还在提高，据报道 5 年生存率可高达 51% ~71%。英国的《结直肠癌肝转移指南》指出肝切除禁忌证是无法控制的肝外病变，如不可治疗的广泛肺转移、局部区域的复发、腹膜受累、广泛的淋巴结转移（如后腹膜淋巴结、纵隔淋巴结或肝门淋巴结转移）和骨或神经系统转移（Ⅱ级证据，B 类推荐）。肝脏两叶多发病灶、肝外可切除或射频治疗的转移灶及下腔和门静脉癌栓都不是切除的绝对禁忌。《肿瘤学临床实践指南（中国版）》中也指出在无肝外不可切除病灶时均可手术切除肝脏转移病灶。在原发结直肠病灶可被切除的前提下，若肿瘤可行 R_0 切除且剩余肝脏体积＞30%，接受手术的患者都有可能从中获益。目前腹腔镜切除手术已日趋成熟，尤其对于肝左叶病灶的处理较为容易，有越来越多的证据表明与开腹手术相比，在手术安全、出血及肿瘤清除方面两者无明显差别。手术切除的方法和步骤参见本书第三十五章第一节相关内容。

2. 射频消融　尽管术前新辅助化疗的使用，还是有许多异时性肝转移患者不适合手术切除。射频消融（RFA）因为其简便、费用少、风险低，已逐步被接受作为治疗不可切除转移灶的首选方法（证据水平Ⅳ，推荐分级 D）。采取的方式有经皮下、腹腔镜、开腹手术 3 种，其中经皮下方法因为简便及创伤小被运用得最多。Park 等报道了一组异时性肝转移患者应用 RFA 治疗的效果，59 名患者接受肝脏切除手术，30 名接受经皮下 RFA 治疗，切除组与 RFA 组的平均肿瘤直径为 3.1cm 和 2.0cm，治疗结果显示切除组与经皮下 RFA 组的肿瘤复发率分别为 56% 和 60%，切除组平均生存期为 56 个月，而 RFA 组为 36 个月。

3. 新辅助化疗　新辅助化疗大约能提高 20% 的切除率，其应用的主要目的在于缩小肿瘤体积以利于切除，同时还能控制微转移灶、了解化疗药物的敏感性，但能否改善可切除患者的远期预后尚不能肯定。由于新辅助化疗的干预，使病灶能否切除变得不确定，因此把肝转移灶分为 3 种：可切除、潜在可切除、不可切除。对于可切除的患者存在以下一些问题：①术前新辅助化疗会使一些小病灶在影像学上消失，致使术中可能会遗漏这些潜在复发性的病灶。Benoist S 等在研究中发现化疗后螺旋 CT 检查消失的 66 个转移灶，最终病理证明 55 个有肿瘤存活，其中 23 个导致肿瘤原位复发。②术前新辅助化疗有一定的肝脏毒性，奥沙利铂和伊立替康可引起肝脏血窦损伤和脂肪性肝炎（尤其是肥胖的患者），容易发生术中出血和术后感染，在剂量增大时风险明显增加，但并未增加围手术期的发病率和死亡率，一般建议化疗要＜6 个周期。此外贝伐单抗（抑制 VEGF）会影响术后肝脏的再生以及切口愈合，术前需停用 6 ~8 周。③无效的化疗给肿瘤的进展提供了机会，据报道肿瘤的化疗反应率约 50%，那些未能起效的化疗会使患者失去手术机会。④术前化疗药物的使用可能在后期的化疗中导致肿瘤耐药性发生。X Wang 等发现在异时性肝转移的患者中，术后 5 - Fu 为主的系统化疗方案以及肝动脉灌注化疗并没有改善患者的生存率，分析认为这些患者中 65% 曾接受过化疗导致耐药。依据患者的具体情况选择适当的术前新辅助化疗极为必要，然而目前尚无统一的标准，病灶一旦被外科和影像科医生认为可切除就应立即手术。

4. 肝动脉灌注化疗（hepatic arterial infusion of chemotherapy，HAIC）　和全身化疗相比可以观察到肝脏转移瘤对 HAIC 有良好的反应率，对仅发生在肝脏转移的患者能改善其预后，若治疗中出现其他器官的转移则对远期生存率影响不明显。Mocellin S 等 META 分析 10 项临床随机对照试验，包括 1 277 例无法切除的肝转移患者，结果发现 HAIC 与全身化疗的肿瘤反应率分别为 42.9% 和 18.4%；加权后的平均生存时间为 15.9 个月和 12.4 个月；死亡风险没有差异，因此 Mocellin S 认为无法切除的肝转移单独采用 HAIC 作为一线治疗方案是不适合的。在《肿瘤学临床实践指南（中国版）》中已把 HAIC 作为治疗的重要手段（ⅡB 类），对于仅有肝转移的患者，在切除转移病灶的同时予以肝动脉置管进行局部灌注化疗。

5. 肝动脉栓塞（transcatheter arterial chemo embolization，TACE）　TACE 是原发性肝癌的常用治疗手段，Vogl 等报道了 207 名结直肠癌肝转移患者接受 4 周间隔的 TACE 治疗，方案为丝裂霉素或加上吉西他滨，结果是12%的部分反应，51%的病灶稳定，37%的病灶进展，1年和2年生存率各为62%和38%。NCCN专家组建议除了临床试验外，动脉栓塞治疗不应常规应用。

6. 其他治疗　冷冻疗法辅助治疗不可切除肝转移灶曾经获得较满意的效果，但和射频消融比其缺点在于局部控制率较差，而且操作不够简便，不再作为肝转移肿瘤治疗的主要手段。经皮下酒精注射的方法因为肿瘤反应率低不再被提倡使用，但可作为射频的辅助治疗。新近的一种不可切除病灶治疗方法是隔离肝脏灌注（isolated hepatic perfusion），然而操作的复杂性限制了使用，使用价值还需更多研究证实。

第九节　直肠癌预后与随访

一、预　　后

作为直肠癌TNM分期的基本构成因素的淋巴结转移和肿瘤浸润深度是影响预后的独立危险因素。因为随着淋巴结转移的发生及浸润深度的增加，肿瘤发生远处转移的风险增加。此外，随着淋巴结转移的发生及浸润深度的增加，直肠环周切缘（circumferential resection margin，CRM）距离减少，肿瘤局部复发可能性增加，预后较差。

1. 肿瘤侵犯深度　肿瘤侵犯深度是影响到直肠癌根治术预后的独立危险因素，浸润深度不同的直肠癌患者预后明显不同，一般浸润越深，生存率越低。日本国立癌症中心分析了6 112例直肠癌切除病例的资料，发现肿瘤的浸润深度对直肠癌预后的影响因素最大。有文献报道，当浆膜受侵犯后腹腔内脱落癌细胞率可高达97%，因此即使施行根治手术仍属姑息性手术，预后较差。

2. 脉管侵犯　脉管侵犯也是影响直肠癌患者预后的独立危险因素。提云霞等研究发现，癌栓阳性患者的3年、5年生存率均比癌栓阴性患者低。Gabbert等认为直肠癌淋巴管和静脉浸润是独立的预后指标。Abe等进一步研究发现，淋巴管癌栓是淋巴结转移的独立危险因素。

3. 直肠环周切缘　Nagtegaal等研究发现，CRM＜1mm者局部复发率为38%，CRM 2mm者局部复发率为16%，而CRM＞2mm者局部复发率为5.8%。采用TME原则保证CRM的完整性十分重要，但是对于局部晚期的Ⅲ期患者，预后并未能随手术的改善而提高。

4. 肿瘤组织类型　低分化腺癌、黏液腺癌及印戒细胞癌等组织类型患者，由于肿瘤多呈浸润性生长，常累及神经、血管及淋巴管，预后明显差于其他类型腺癌。而且在年轻直肠癌患者中比例高，病情发展快，淋巴结转移率和腹腔播散率高。国内研究报道组织类型不良组的淋巴结转移率高达58.3%，5年生存率为52.6%，明显低于同期其他腺癌的76.4%。

5. 性别　有文献报道女性直肠癌患者预后优于男性，分析认为是男性骨盆比女性骨盆狭窄，而且受到前列腺和精囊性的限制，导致手术操作与切除范围受限，因此男性患者外科治疗较为困难。但丁培荣等研究发现，性别因素仅影响保肛率而并非预后，在以TME为原则的前提下，即使是狭窄的男性骨盆也需做到直视和锐性分离，可能会降低性别因素对预后的不良影响。

6. 年龄　瑞典的Jung B等对1995～2004年期间15 104例老年（＞60岁）直肠癌患者进行回顾性队列分析，旨在评价年龄因素对预后的影响。结果显示高龄组（≥75岁）患者处于Ⅳ期的比例少于低龄组（10.3% vs 13.4%），高龄组患者5年生存率显著低于低龄组患者（52% vs 62%）。

7. 其他　多数研究发现，术前CEA和CA19－9水平、术前合并肠梗阻或穿孔、初治时间等是直肠癌TME术预后的影响因子。有文献报道，无肠梗阻的直肠癌患者5年存活率为60%，而合并肠梗阻的患者5年存活率仅为20%～30%。

8. 治疗方式　Habr－Gama等报道260例低位直肠癌患者行术前新辅助放疗和化疗的随访结果，5年肿瘤相关生存率88%，无病生存率83%，总复发率13.6%，无盆腔复发。

9. 术中输血量　Yedibela等研究发现，直肠癌术中输血量≥400mL组的患者5年生存率（20.6%）明显低于输血量＜400mL组的患者5年生存率（43.8%），差异有统计学意义。

10. 远处转移　有研究报道43例直肠癌肺转移患者行45次肺转移瘤切除手术，患者中位生存期42.6个月，术后1年、3年、5年生存率分别为91.3%、56.4%和32.2%。直肠癌肝、肺转移瘤联合切除术早已有成功的报道，5年生存率约30%。McAfee等还报道19例肺转移瘤复发接受再次手术患者和120例首次切除术患者预后相似，5年生存率为30.2%。Welter等报道169例直肠癌肺转移瘤术后患者中肺内淋巴结、门静脉淋巴结、纵隔淋巴结累及者5年生存率分别为78.5%、10%和10%，中位生存期分别为47.2个月、24.5个月和34.7个月。

据文献报道直肠癌肝转移切除患者的5年生存率为30%～40%。有研究报道，转移肝脏病灶直径＜5cm的患者1年、2年生存率分别为64%和43%，平均生存时间为30个月；转移肝脏病灶直径≥5cm的患者1年、2年生存率分别为31%和12%，平均生存时间仅为12个月。

二、随　　访

参见结肠癌随访。

（南方医科大学附属南海医院　檀谊洪　中山大学附属第一医院　王天宝）

参考文献

[1] 顾晋. 直肠肛门部恶性肿瘤 [M]. 北京：北京大学医学出版社，2006.

[2] 郑树. 大肠肿瘤 [M] //萧树东，许国铭. 中华胃肠病学. 北京：人民卫生出版社，2008：485－500.

[3] 陈世耀，罗忠芬. 大肠癌 [M] //陈灏珠. 实用内科学. 12版. 北京：人民卫生出版社，2005：1920－1926.

[4] 江学良. 结、直肠癌 [M] //李兆申，金震东，邹多武. 胃肠道疾病内镜诊断与治疗学. 北京：人民卫生出版社，2009：323－332.

[5] 李景南，赵莉，等. 结肠癌和直肠癌发病模式和临床特点的异同分析 [J]. 中国实用内科杂志，2010，30（10）：916－918.

[6] 郑树. 大肠肿瘤 [M] //萧树东，许国铭. 中华胃肠病学. 北京：人民卫生出版社，2008.

[7] 李瑞祥. 实用人体解剖彩色图谱 [M]. 北京：人民卫生出版社，2001：139.

[8] 汪建平. 低位直肠癌保肛手术的原则与适应证 [J]. 临床外科杂志，2005，13（11）：678－679.

[9] 郁宝铭. 注意低位直肠癌保肛手术指征的掌握 [J]. 外科理论与实践，2010，15（2）：89－90.

[10] 鲁兵，傅传刚. 低位直肠癌保肛手术治疗进展 [J]. 武警医学，2006，17（5）：371－374.

[11] 邱辉忠，周皎琳. 直肠癌保肛手术中的若干问题 [J]. 癌症进展杂志，2005，7（3）：235－239.

[12] 傅传刚，丁健华. 全直肠系膜切除术的应用 [J]. 中国现代手术学杂志，2003，7（4）：244－248.

[13] 陈双. 直肠癌直肠系膜全切除技术的再思考 [J]. 岭南现代临床外科，2009，9（6）：405－406.

[14] 王天宝，黄文生，林维浩，等. 结直肠癌系膜肿瘤结节与患者预后的相关性 [J]. 中华普外科手术学杂志（电子版），2010，4（2）：50－52.

[15] 胡耀民. 人体解剖学标本彩色图谱 [M]. 广州：广东科技出版社，2003：209－212.

[16] 王锡山. 直肠癌选择性扩大根治术的可行性 [J]. 中国实用外科杂志，2008，28（12）：1032－1034.

[17] 加藤知行，森武生. 侧方郭清の是非を問う [J]. 外科，2000，62（8）：924－926.

[18] 董新舒. 直肠癌侧方淋巴结清扫的几个相关问题探讨 [J]. 中华普外科手术学杂志. 电子版，2007，1（1）：12－15.

[19] 林国乐，蒙家兴，邱辉忠. 经肛门内镜显微手术 [J]. 中华胃肠外科杂志，2006，9（4）：366－369.

[20] 蒙家兴，邵初晓，刘应裕，等. 经肛门内镜显微手术切除直肠肿瘤 [J]. 中华胃肠外科杂志，2003，6：96－98.

[21] 陈双. 结直肠手术使用吻合器所致吻合口狭窄的原因及防治对策 [J]. 岭南现代临床外科，2005，5（1）：1－2.

[22] 方士昌，胡晓晔，邱培林. 直肠癌前切除应用器械吻合术后吻合口漏的防治 [J]. 实用肿瘤杂志，1996，11（6）：214－216.

[23] 董新舒，赵鹏，高登群，等. 双吻合器技术在直肠癌低位前切除术中的应用及并发症分析 [J]. 中华普通外科杂志，2002，17（5）：280－281.

[24] 董新舒，赵鹏，高登群，等. 双吻合器在低位直肠癌治疗中的应用及并发症分析 [J]. 大肠肛门病外科杂志，2001，7（1）：11－14.

[25] 庄競，姬社青，黄长山，等. 直肠癌行双吻合器保肛术后并发症的预防和治疗 [J]. 大肠肛门病外科杂志，2002，8（3）：160－162.

[26] 张海涛，李德春，张志德，等. 双吻合器技术在直肠癌保肛手术中的应用 [J]. 苏州大学学报（医学版），2002，22（6）：733－734.

[27] 柏亚平，何新阳，梁伟，等. 双吻合器技术在直肠前切除手术中的应用 [J]. 安徽医科大学学报，2002，37（4）：303－305.

[28] 邱辉忠，林国乐，吴斌，等. 双吻合器技术在直肠癌术中的应用 [J]. 中国实用外科杂志，2003，23（1）：47－49.

[29] 李德群，孙团起，鲁令传，等. 下段直肠癌切除超低位吻合术58例分析 [J]. 蚌埠医学院学报，2002，27（5）：431－432.

[30] 吴文溪，华一兵，沈历宗，等. 老年患者经腹腔镜与开腹直肠癌根治术的比较 [J]. 腹腔镜外科杂志，2006，(4)：146－148.

[31] 金红旭，张雪峰，李瑾，等. 腹腔镜直肠癌根治术与开腹直肠癌根治术的临床对照研究 [J]. 中华普通外科杂志，2006，(4)：257－259.

[32] 张云斌，徐海涛，董新舒. 直肠癌扩大根治术中几个原则问题的探讨 [J]. 实用肿瘤学杂志，2006，(1)：46－48.

[33] 刘宝善，郑阳春，燕锦，等. 保留植物性神经的直肠癌根治术 [J]. 中国实用外科杂志，2006，(11)：843－847.

[34] 董新舒，王锡山，于志伟，等. 直肠癌扩大根治术的临床研究 [J]. 中华肿瘤杂志，2001，(4)：323－325.

[35] 鲁兵，傅传刚，刘连杰，等. 高龄低位直肠癌患者保肛手术后控便功能分析 [J]. 癌症，2005，(10)：1257－1260.

[36] 孙永红，梁小波. 直肠癌低位前切除术后肛门排便功能失调的肛肠动力学改变 [J]. 山西医科大学学报，2007，(2)：184－187.

[37] 董新舒，徐海涛，李志高，等. 直肠癌扩大根治术的盆腔内脏神经保护 [J]. 中华胃肠外科杂志，2006，(2)：121－123.

[38] 卢晓明，牛彦锋，刘金林，等. 经肛管括约肌间径路切除低位直肠癌保肛手术临床研究 [J]. 中国实用外科杂志，2007，27 (12)：981－983.

[39] 王振军，梁小波，杨新庆，等. 经肛门内外括约肌间切除直肠的直肠癌根治术疗效评价 [J]. 中华胃肠外科杂志，2006，9 (2)：111－123.

[40] 邱辉忠，林国乐，吴斌，等. 结肠肛管吻合术在低位直肠癌保肛术中的应用（附 35 例分析）[J]. 中国实用外科杂志，2005，25 (3)：145－147.

[41] 张毅，洪光晨，宋培铎. 全直肠系膜切除术加改良 Bacon 手术治疗超低位直肠癌的临床研究 [J]. 中国普通外科杂志，2007，9：839－842.

[42] 周锡庚，曹德生，顾成裕，等. 女性腹膜返折以下直肠癌的外科治疗 [J]. 中华外科杂志，1965，13：884－886.

[43] 周锡庚，郁宝铭，沈耀祥，等. 后盆腔脏器清扫术治疗女性腹膜返折下直肠癌的评价 [J]. 中华外科杂志，1991，29：537－539.

[44] 孟荣贵. 直肠肛管狭窄 [M] //王吉甫. 胃肠外科学. 北京：人民卫生出版社，2000：1076－1081.

[45] 喻德洪. 直肠内狭窄后方切开术 [M] //黎介寿，吴孟超，黄志强. 手术学・普通外科卷. 北京：人民军医出版社，1996：509－510.

[46] 髂腹股沟淋巴结清除术 [M] //李全德，高荣莲. 实用妇产科手术彩色图谱 [M]. 上海：第二军医大学出版社，2001：389－393.

[47] 张向宁. 腹腔镜子宫切除术 [J]. 山东医药，2004，44 (24)：69－70.

[48] 姚书忠，姜红叶. 腹腔镜子宫手术的相关解剖、手术技巧及并发症防治 [J]. 实用妇产科杂志，2010，26 (5)：324－326.

[49] 郭晓青，王英红，陈继明. 腹腔镜下全子宫切除术 97 例临床研究 [J]. 中国妇幼保健，2006，21 (16)：2293－2294.

[50] 刘彦. 实用妇科腹腔镜手术学 [M]. 北京：科学技术文献出版社，2000：159－163.

[51] 李宝艳，卢健翔，陈美一，等. 不同术式全子宫切除临床分析 [J]. 中国内镜杂志，2009，12 (15)：1257－1263.

[52] 姚书忠. 腹腔镜全子宫切除术的应用 [J]. 中国微创外科杂志，2007，7 (4)：293.

[53] 王刚. 腹腔镜下盆腔淋巴结切除与根治性子宫切除术的相关解剖、手术技巧与并发症防治 [J]. 实用妇产科杂志，2010，26 (5)：329－332.

[54] 李力，姚德生，陈心秋，等. 腹腔镜广泛子宫切除加盆腔淋巴结清扫术治疗子宫恶性肿瘤 [J]. 现代妇产科进展，2003，12 (6)：457－458.

[55] 王天宝，王劲，周建华，等. 盆腔外科手术与图谱 [M]. 广州：广东科技出版社，2011.

[56] Schuster L. 针对结直肠癌肝转移的最新化疗方案 [J]. 肿瘤时讯，2005，12：13.

[57] 万德森，王冬梅. 直肠癌围手术期的辅助治疗 [J]. 国外医学（肿瘤分册），2003，30：44－47.

[58] 张军，王严庆，吴凯南. 甲酰四氢叶酸钙对 5－Fu 的增效作用及在结直肠癌化疗中的应用 [J]. 国外医学外科学分册，1996，23：340－344.

[59] 董志伟，谷铣之. 临床肿瘤学 [M]. 北京：人民卫生出版社，2003：935－971.

[60] 刘新春，程玉峰，李得爱. 实用抗肿瘤药物治疗学 [M]. 北京：人民卫生出版社，2001：636.

[61] 金懋林，陈强，程凤歧，等. 奥沙利铂联合亚叶酸钙和 5－Fu 治疗晚期胃癌的研究 [J]. 中华肿瘤杂志，2003，25：172－174.

[62] 孙燕，管忠震，金懋林，等. 奥沙利铂单药或与氟尿嘧啶－甲酰四氢叶酸联合应用治疗晚期结直肠癌Ⅱ期临床试用报告 [J]. 癌症，1999，18：237－240.

[63] 殷蔚伯，余子豪，徐国镇，等. 肿瘤放射治疗学 [M]. 北京：中国协和医科大学出版社，2008：1006－1008.

[64] 于金明，殷蔚伯，李宝生，等. 肿瘤精确放射治疗学 [M]. 济南：山东科学技术出版社，2008：1016－1028.

[65] 唐云强，谭志明，王嘉康，等. 术前区域动脉化疗治疗进展期结直肠癌的临床价值 [J]. 中国热带医学，2008，8 (6)：953－955.

[66] 尤建良，赵景芳，周留勇. 中医治疗结直肠癌新进展 [J]. 时珍国医国药，2006，17 (1)：103－104.

[67] 张宇翔. 张东岳教授治疗肛管直肠癌的学术经验 [J]. 中医药管理杂志，2006，14 (2)：56－58.

[68] 郑君，郑坚，顾缨，等. 421 例结直肠癌患者中医证候规律初探 [J]. 国际中西医肿瘤研究论坛论文专辑，2008：298－305.

[69] 朱凯. 大肠癌中医证治研究进展 [J]. 实用中医内科杂志，2008，22 (10)：49－51.

[70] 曹志新，龚建平. 直肠癌前切除术后局部复发的外科综合治疗［J］. 腹部外科，2006，19（2）：73－75.
[71] 汪建平，詹文化. 胃肠外科手术学［M］. 北京：人民卫生出版社，2005.
[72] 郑权，张刚庆，王红兵. 术前放疗与直肠癌术后局部复发的临床观察［J］. 世界华人消化杂志，2007，15（21）：2322－2325.
[73] 邵永孚，吴铁成. 直肠癌根治术后盆腔局部复发的外科防治策略［J］. 中华胃肠外科杂志，2006，9（31）：197－198.
[74] 王浩，姜格宁，张鹏. 直肠癌肺转移外科治疗的预后因素分析［J］. 中国胸心血管外科临床杂志，2009，16（1）：22－26.
[75] Braun EM，Kikot VA，Ugrinov OG，et al. Neoadjuvant intra－arterial polychemotherapy of locally advanced rectal cancer［J］. Eur J Surg Oncol，1997，23（3）：228－232.
[76] Colorectal Cancer Collaborative Group. Adjuvant radiotherapy for rectal cancer：a systematic overview of 8 507 patients from 22 randomised trials［J］. Lancet，2001，358（9290）：1291－1304.
[77] Cammà C，Giunta M，Fiorica F，et al. Preoperative radiotherapy for resectable rectal cancer：A meta－analysis［J］. JAMA，2000，284（8）：1008－1015.
[78] Gérard JP，Conroy T，Bonnetain F，et al. Preoperative radiotherapy with or without concurrent fluorouracil and leucovorin in t3－4 rectal cancers：results of FFCD 9203［J］. J Clin Oncol，2006，24（28）：4620－4625.
[79] Bosset JF，Collette L，Calais G，et al. Chemotherapy with preoperative radiotherapy in rectal cancer［J］. N Engl J Med，2006，355（11）：1114－1123.
[80] Bujko K，Nowacki MP，Nasierowska－Guttmejer A，et al. Sphincter preservation following preoperative radiotherapy for rectal cancer：report of a randomised trial comparing short－term radiotherapy vs conventionally fractionated radiochemotherapy［J］. Radiother Oncol，2004，72（1）：15－24.
[81] Krook JE，Moertel CG，Gunderson LL，et al. Effective surgical adjuvant therapy for high－risk rectal carcinoma［J］. N Engl J Med，1991，324（11）：709－715.
[82] Tveit KM，Guldvog I，Hagen S，et al. Randomized controlled trial of postoperative radiotherapy and short－term time－scheduled 5－fluorouracil against surgery alone in the treatment of Dukes B and C rectal cancer. Norwegian Adjuvant Rectal Cancer Project Group［J］. Br J Surg，1997，84（8）：1130－1135.
[83] Wolmark N，Wieand HS，Hyams DM，et al. Randomized trial of postoperative adjuvant chemotherapy with or without radiotherapy for carcinoma of the rectum：National Surgical Adjuvant Breast and Bowel Project Protocol R－02［J］. J Natl Cancer Inst，2000，92（5）：388－396.
[84] Sauer R，Becker H，Hohenberger W，et al. Preoperative versus postoperative chemoradiotherapy for rectal cancer［J］. N Engl J Med，2004，351（17）：1731－1740.
[85] Roh MS，Colanqelo LH，O' Connell MJ，et al. Preoperative multimodality therapy improves disease－free survival in patients with carcinoma of the rectum：NSABP R－03［J］. J Clin Oncol，2009，27（31）：5124－5130.
[86] Brandengen M，Tveit KM，Berglund A，et al. Randomized phase III study comparing preoperative radiotherapy with chemoradiotherapy in nonresectable rectal cancer［J］. J Clin Oncol，2008，26（22）：3687－3694.
[87] Tskebe N，Zhao SC，Ural AU，et al. Retroviral transduction of human dihydro－primidine dehydrogenase cDNA confers resistance to 5－fluorouracil in murine hemmatopoieyic progenitor cells and humanCD34＋/－enriched peripheral blood progenitor cells［J］. Cancer Gene Ther，2001，8：966.
[88] Salonga D，Danenberg KD，Johnson M，et al. Colorectal tumors responding to 5－fluorouracil have low gene expression levels of dihydropyrimidine dehydrogenase，thymidylate synthase，and thymidine phosphorylase［J］. Clin Cancer Res，2000，6：1322.
[89] Tsuji T，Sawai T，Takeshita H，et al. Tumor dihydropyrimidine dehydmgenase in stage Ⅱ and Ⅲ colorectal cancer：Low level expression is a benefieial marker in oral－adjuvant chemotherapy，but is also a predietor for poor prognosis in patients treated with curative surgery alone［J］. Cancer LTT，2004，204：97.
[90] Othsu A，Baba H，SakataY，et al. Phase Ⅱ study of S－1，a novel oral fluoropyfin idine derivative in patients with metastatic colorectal cancer. Br J Cancer，2000，83：141－145.
[91] Miwa M，Ura M，Nishida M，et al. Design of a norel oral fluoropyrinidine carbamate，capecitabine，which generatess 5－fluorouracil selectively in tumours by enzymes concentrated in human liver and cancer tissue［J］. Eur J Cancer，1998，34：1274－1281.
[92] Cutsem EV，Findlay M，Osterwalder B，et al. Capecitabine，an oral fluoropyrimidine Carbamate with substantial activity in advanced colorectal cancer：Results of a randomized phase II study［J］. J Clin Oncol，2000，18：1337－1345.
[93] Hoff PM，Ansari R，Batist G，et al. Comparison of oral capecitabine versus intravenous fluorouracil plus leucovorin as first－line treatment in 605 patients with metastatic coloreetal cancer：Reusults of a randomized Phase III study［J］. J Clin Oncol，2001，19：2282－2292.
[94] O' Connell MJ，Laurie JA，Kahn M，et al. Prospectively randomized trial of Postoperative adjuvant ehemotherapy in patients with high risk colon cancer［J］. J Clin Oncol，1998，16：295.

[95] Becouarn Y, Rougier P. Clinical efficacy of oxaliplatin monotherapy: phase trials in advanced colorectal cancer [J]. Semin oncol, 1998, 25: 23 - 31.

[96] Tournigand C, Andre T, Aehille E, et al. FOLFIRI followed by FOLFOX6 or the reverse sequence in advanced colorectal cancer. A randomized GERCOR study [J]. J Clin Oncol, 2004, 22: 229 - 237.

[97] Raymond E, Faivre S, Woynarow ski JM, et al. Oxaliplatin in echanism of action and antineoplastic activity [J]. Semin oncol, 1998, 25: 4 - 12.

[98] Asehele C, Lonardi S, Monfardini S, et al. Thymidylate synthase expression as a predietor of clinical response to fluoropy rimdine - based chemotherapy in advanced coloreetal caneer [J]. Cancer Treat Rev, 2002, 28: 27.

[99] Louvet C, De gramant A. Role and value of oxaliplatin in metastatic colorectal cancers [J]. Rev Med Inteme, 1997, 18: 368 - 371.

[100] Johnston PG, Benson A, Catalano P, et al. The clinical significance ofthy midylate synthase (TS) expression in Primary colorectal cancer: AN intergroup combined analysis [J]. Proc Am Soc Clin Oncol, 2005 (Abstr3510).

[101] Weh HJ, Wilke HJ, Dierlamm J, et al. Weekly therapy with folinic acid (FA) and high - dose 5 - fluorouracil (5 - Fu) 24 - hour infusion in pretreated patients with metastatic colorectal carcinoma. A multicenter study by the Association of Medical Oncology of the German Cancer Soeiety (AIO) [J]. Ann Oncol, 1994, 5: 233 - 237.

[102] Lokich JJ, Ahlgren JD, Gullo JJ, et al. A prospective randomized comparison of continuous infusion fluorouracil with a conventional bolus schedule in metastatic colorectal carcinoma: a Mid - Atlantic Oncology program study [J]. J Clin Oncol, 1989, 7: 425 - 432.

[103] Kohne CH, Wils J, Lorenz M, et al. Randomized phase III study of high - dose fluorouracil given as a weekly 24 - hour infusion with or without leucovorin versus bolus fluorouracil plus leucovorin in advanced colorectal cancer: European organization of Research and Treatment of Cancer Gastrointestinal Group Study 40952 [J]. J Clin Oncol, 2003, 21: 3721 - 3728.

[104] Meropol NJ. Oral fluoropyrimidines in the treatment of colorectal cancer [J]. Eur J Cancer, 1998, 34: 1509 - 1513.

[105] Twelve C, Wong A, Nowacki MP, et al. Capecitabine as adjuvant treatment for Starge Ⅲ colon cancer [J]. N Engl J Med, 2005, 352: 2696 - 2704.

[106] De Gramont A, Bosset JF, Milan CH, et al. Randomized trial comparing monthly Low - dose leucoverin and fluorouracil bulos with bi-monthly high - dose leucoverin and fluorouracil bolus plus continuous infusion for advanved colorectal cancer: A French Intergroup Study [J]. J Clin Oncol, 1997, 15: 808 - 815.

[107] Entremont TS, Hallter DG. Recent advances in chemotherapy for colorectal cancer [J]. Oncology, 2003, 6: 151 - 161.

[108] Braun MS, Adab F, Bradley C, et al. Modified de Gramont with oxalipatin in the first - line treatment of advanced colorectal cancer [J]. Br J Cancer, 2003, 89: 1155 - 1158.

[109] Maindrault - Goebel F, de Gramont A, Louvet C, et al. High - dose intensity Oxalipatin added to the simplified bimonthly leueovorin and 5 - fluorouracil regimen as second - line therapy for metastatic colorectal cancer (FOLFOX7) [J]. Eur J Cancer, 2001, 37: 1000 - 1005.

[110] Liver In fusion Meta - analysis Group. Portal vein chemotherapy for colorectal cancer meta - nalysis of 4000 patients in studies [J]. J Natl Cancer Inst, 1997, 89: 497 - 505.

[111] Rangier P. Palliative and adjuvant chemotherapy in colorectal cancer [M]. ECCO Educational Book, 2001, 185 - 202.

[112] Hurwitz H, Holden SN, Sarkar S, et al. Clinical benefit from bevacizumab (BV) in responding (R) and non - responding (NR) patients (pts) with metastatic colorectal cancer (mCRC) [J]. Proc Am Soc Clin Oncol, 2005 (Abstr3514).

[113] De Gramont A, Banzi M, Navarro M, et al. Oxaliplatin/5 - FU/LV in adjuvant colon cancer: Safety result of the international randomized MOSAIO trial [J]. Proceeding of ASCO, 2002, 12 (Abstr525).

[114] De Gramont A, Banzi M, Navarro M, et al. Oxaliplatin/5 - FU/LV in adjuvant colon cancer: Results of the international randomized MOSAIO trial [J]. Proeeeding of ASCO, 2003, Abstr 1015.

[115] Kohne CH, Van Cutsem E, Wils JA, et al. Irinotecan improve the activity of the AIO regimen in metastatic colorectal cancer. Results of EORTC GI group study 40986 [J]. Proc Am Soc Clin Oncol, 2003, 22: Abstr 1018.

[116] Arkenau H, Sehmoll H, Kubicka S, et al. Infusional 5 - fluorouracil/folinic acid plus oxaliplatin (FUFOX) versus capecitabine plus oxaliplatin (CAPOX) as first line treatment of metastatic colorectal caneer (MCRC): Results of the safety and efficacy analysis [J]. Proc Am Soc Clin Oncol, 2005: Abstr 3507.

[117] Rougier P, Cutsem EV, Bajettae, et al. Randomized trial of irinotecan versus fluorouracil by continuous infusion after fluorouracil failure in patients with metastatic colorectal cancer [J]. Lancet, 1998, 352: 1407 - 1412.

[118] Saltz LB, Cox JV, Blanke C, et al. Irinotecan plus fluorouracil and leucovorin for metastatic colorectal cancer [J]. Nengl J Med, 2000, 343: 905 - 914.

[119] Reich H, Decaprio J, McGlynn F. Laparoscopic hysterectomy [J]. J Gynecol Surg, 1989, 5 (4): 213 - 216.

[120] Garry R, Reich H, Liu CY. Laparoscopic hysterectomy definitions and indications [J]. Gynecol Endosc, 1994, 3: 1 -3.

[121] Bare RL, Assimos DG, McCullough DL, et al. Inguinal lymphadenectomy and primary groin reconstruction using rectus abdominis muscle flaps in patients with penile cancer [J]. Urology, 1994, 44 (4): 557 -561.

[122] Kato N, Onozuka T, Yasukawa K, et al. Penile hybrid verrucous - squamous carcinoma associated with a superficial inguinal lymph node metastasis [J]. Am J Dermatopathol, 2000, 22 (4): 339 -343.

[123] Bell JG, Lea JS, Reid GC. Complete groin lymphadenectomy with preservation of the fascia lata in the treatment of vulvar carcinoma [J]. Gynecol Oncol, 2000, 77 (2): 314 -318.

[124] Preis E, Jakse G. The significance of inguinal lymphadenectomy in carcinoma of the penis [J]. Urologe A, 2006, 45 (Suppl 4): 176 - 180.

[125] Bevan - Thomas R, Slaton JW, Pettaway CA. Contemporary morbidity from lymphadenectomy for penile squamous cell carcinoma: the M. D. Anderson Cancer Center Experience [J]. J Urol, 2002, 167 (4): 1638 -1642.

[126] Burke TW, Levenback C, Coleman RL, et al. Surgical therapy of T_1 and T_2 vulvar carcinoma: further experience with radical wide excision and selective inguinal lymphadenectomy [J]. Gynecol Oncol, 1995, 57 (2): 215 -220.

[127] Olejek A. Use of prolene mesh in surgical treatment of tissue defects after radical inguinal and pelvic lymph node dissection in vulvar cancer-a brief report [J]. Int J Gynecol Cancer, 2006, 16 (1): 448 -451.

[128] Pratap A, Yadav RP, Shakya VC, et al. One - stage correction of recto - vestibular fistula by trans - fistula anorectoplasty (TFARP) [J]. World J Surg, 2007, 31 (9): 1894 -1897.

[129] Rothenberger DA, Christenson CE, Balcos EG, et al. Endorectal advancement flap for treatment of simple rectovaginal fistula [J]. Dis Colon Rectum, 1982, 25 (4): 297 -300.

[130] Upadhyaya VD, Gopal SC, Gupta DK, et al. Single stage repair of anovestibular fistula in neonate [J]. Pediatr Surg Int, 2007, 23 (8): 737 -740.

[131] Bodzin JH, Kestenberg W, Kaufmann R, et al. Mucosal proctectomy and ileoanal pull - through technique and functional results in 23 consecutive patients [J]. Am Surg, 1987, 53 (7): 363 -367.

[132] Shieh CJ, Gennaro AR. Rectovaginal fistula: a review of 11 years experience [J]. Int Surg, 1984, 69 (1): 69 -72.

[133] Sotelo R, Garcia A, Yaime H, et al. Laparoscopic rectovesical fistula repair [J]. J Endourol, 2005, 19 (6): 603 -607.

[134] Renschler TD, Middleton RG. 30 years of experience with York - Mason repair of recto - urinary fistulas [J]. J Urol, 2003, 170 (4 Pt1): 1222 -1225.

[135] Kubota A, Kawahara H, Okuyama H, et al. Endorectal pull - through with posterior sagittal approach to the repair of postoperative rectourethral and rectovaginal fistula [J]. J Pediatr Surg, 2003, 38 (12): 1775 -1777.

[136] Kan H, Furukawa K, Suzuki H, et al. An improvement in the quality of life after performing endoscopic balloon dilation for postoperative anastomotic stricture of the rectum [J]. J Nippon Med Sch, 2007, 74 (6): 418 -423.

[137] Chew SS, King DW. Use of endoscopic titanium stapler in rectal anastomotic stricture [J]. Dis Colon Rectum, 2002, 45 (2): 283 -285.

[138] Pabst M, Giger U, Senn M, et al. Transanal treatment of strictured rectal anastomosis with a circular stapler device: simple and safe [J]. Dig Surg, 2007, 24 (1): 12 -14.

[139] Di ZH, Shin JH, Kim JH, et al. Colorectal anastomotic strictures: treatment by fluoroscopic double balloon dilation [J]. J Vasc Interv Radiol, 2005, 16 (1): 75 -80.

[140] Takeuchi K, Tsuzuki Y, Ando T, et al. Usefulness of flexible colonoscopic microwave coagulation therapy for a colorectal anastomotic stricture [J]. Dis Colon Rectum, 2003, 46 (10): 1430 -1435.

[141] Shimada S, Yagi Y, Yamamoto K, et al. Novel treatment of intractable rectal strictures associated with anastomotic leakage using a stenosis-cutting device [J]. Int Surg, 2007, 92 (2): 82 -88.

[142] Pearl RK, Hooks VH 3rd, et al. Island flap anoplasty for the treatment of anal stricture and mucosal ectropion [J]. Dis Colon Rectum, 1990, 33 (7): 581 -583.

[143] Maria G, Brisinda G, Civello IM. Anoplasty for the treatment of anal stenosis [J]. Am J Surg, 1998, 175 (2): 158 -160.

[144] Angelchik PD, Harms BA, Starling JR. Repair of anal stricture and mucosal ectropion with Y - V or pedicle flap anoplasty [J]. Am J Surg, 1993, 166 (1): 55 -59.

[145] Meterissian SH, Skibber JM, Giacco GG, et al. Pelvic exenteration for locally advanced rectal carcinoma: factors predicting improved survival [J]. Surgery, 1997, 121 (5): 479 -487.

[146] Vitelli CE, Crenca F, Fortunato L, et al. Pelvic exenterative procedures for locally advanced or recurrent colorectal carcinoma in a community hospital [J]. Tech Coloproctol, 2003, 7 (3): 159 -163.

[147] Lohsiriwat V, Lohsiriwat D. Comparison of immediate surgical outcomes between posterior pelvic exenteration and standard resection for pri-

mary rectal cancer: A matched case - control study [J]. World J Gastroenterol, 2008, 14 (15): 2414 - 2417.

[148] Bannura GC, Barrera AE, Cumsille MA, et al. Posterior pelvic exenteration for primary rectal cancer [J]. Colorectal Dis, 2006, 8 (4): 309 - 313.

[149] Wydra D, Emerich J, Sawicki S, et al. Major complications following exenteration in cases of pelvic malignancy: a 10 - year experience [J]. World J Gastroenterol, 2006, 12 (7): 1115 - 1119.

[150] Ferron G, Querleu D, Martel P, et al. Laparoscopy - assisted vaginal pelvic exenteration [J]. Gynecol Oncol, 2006, 100 (3): 551 - 555.

[151] Berek JS, Howe C, Lagasse LD, et al. Pelvic exenteration for recurrent gynecologic malignancy: survival and morbidity analysis of the 45 - year experience at UCLA [J]. Gynecol Oncol, 2005, 99 (1): 153 - 159.

[152] Kecmanovic DM, Pavlov MJ, Kovacevic PA, et al. Management of advanced pelvic cancer by exenteration [J]. Eur J Surg Oncol, 2003, 29 (9): 743 - 746.

[153] Ike H, Shimada H, Fujii S, et al. Extended abdominoperineal resection with partial prostatectomy for T3 rectal cancer [J]. Hepatogastroenterology, 2003, 50 (50): 377 - 379.

[154] Moutardier V, Houvenaeghel G, Lelong B, et al. Colorectal function preservation in posterior and total supralevator exenteration for gynecologic malignancies: an 89 - patient series [J]. Gynecol Oncol, 2003, 89 (1): 155 - 159.

[155] Rasmussen CC, Sood AK, Sorosky JI, et al. Posterior exenteration through groin incision in a patient with stage III vulvar carcinoma [J]. Gynecol Oncol, 1997, 66 (2): 331 - 334.

[156] Yamada K, Ishizawa T, Niwa K, et al. Pelvic exenteration and sacral resection for locally advanced primary and recurrent rectal cancer [J]. Dis Colon Rectum, 2002, 45 (8): 1078 - 1084.

[157] Lim SW, Lim SB, Park JY, et al. Outcomes of colorectal anastomoses during pelvic exenteration for gynaecological malignancy [J]. Br J Surg, 2008, 95 (6): 770 - 773.

[158] Caceres A, Mourton SM, Bochner BH, et al. Extended pelvic resections for recurrent uterine and cervical cancer: out - of - the - box surgery [J]. Int J Gynecol Cancer, 2007, 5. [Epub ahead of print]

[159] Richardson DL, Seamon LG, Gong MC, et al. Panniculectomy concurrent with anterior pelvic exenteration for recurrent cervical cancer [J]. Gynecol Oncol, 2008, 108 (2): 449 - 451.

[160] Saito N, Suzuki T, Sugito M, et al. Bladder - sparing extended resection of locally advanced rectal cancer involving the prostate and seminal vesicles [J]. Surg Today, 2007, 37 (10): 845 - 852.

[161] Park JY, Choi HJ, Jeong SY, et al. The role of pelvic exenteration and reconstruction for treatment of advanced or recurrent gynecologic malignancies: analysis of risk factors predicting recurrence and survival [J]. J Surg Oncol, 2007, 96 (7): 560 - 568.

[162] Gannon CJ, Zager JS, Chang GJ, et al. Pelvic exenteration affords safe and durable treatment for locally advanced rectal carcinoma [J]. Ann Surg Oncol, 2007, 14 (6): 1870 - 1877.

[163] Kobayashi Y, Moriya Y. Total pelvic exenteration with sacrectomy for re - recurrence of rectal cancer [J]. Jpn J Clin Oncol, 2007, 37 (2): 156.

[164] Vermaas M, Ferenschild FT, Verhoef C, et al. Total pelvic exenteration for primary locally advanced and locally recurrent rectal cancer [J]. Eur J Surg Oncol, 2007, 33 (4): 452 - 458.

[165] Z'graggen K, Maurer CA, Birrer S, et al. A new surgical concept for rectal replacement after low anterior resection: the transverse coloplasty pouch [J]. Ann Surg, 2001, 234 (6): 780 - 785.

[166] Fazio VW, Zutshi M, Remzi FH, et al. A randomized multicenter trial to compare long - term functional outcome, quality of life, and complications of surgical procedures for low rectal cancers [J]. Ann Surg, 2007, 246 (3): 481 - 488.

[167] Pimentel JM, Duarte A, Gregório C, et al. Transverse coloplasty pouch and colonic J - pouch for rectal cancer - a comparative study [J]. Colorectal Dis, 2003, 5 (5): 465 - 470.

[168] Koh PK, Tang CL, Eu KW, et al. A systematic review of the function and complications of colonic pouches [J]. Int J Colorectal Dis, 2007, 22 (5): 543 - 548.

[169] Laurent A, Parc Y, McNamara D, et al. Colonic J - pouch - anal anastomosis for rectal cancer: a prospective, randomized study comparing handsewn vs stapled anastomosis [J]. Dis Colon Rectum, 2005, 48 (4): 729 - 734.

[170] Valenti G, Campisi C, Testa A, et al. The blind colonic J - pouch: an original technique to reduce the surgical risk in the treatment of extra - peritoneal rectal cancer [J]. Int J Colorectal Dis, 2007, 22 (11): 1361 - 1367.

[171] Otto S, Kroesen AJ, Hotz HG, et al. Effect of anastomosis level on continence performance and quality of life after colonic J - pouch reconstruction [J]. Dig Dis Sci. 2008, 53 (1): 14 - 20.

[172] Liang JT, Lai HS, Lee PH, et al. Comparison of functional and surgical outcomes of laparoscopic - assisted colonic J - pouch versus

straight reconstruction after total mesorectal excision for lower rectal cancer [J]. Ann Surg Oncol, 2007, 14 (7): 1972 - 1979.

[173] Teleky B, Jech B, Karner - Hanusch J, et al. Straight and colonic J - pouch reconstruction after low anterior resection [J]. Acta Chir Iugosl, 2006, 53 (2): 109 - 112.

[174] Hida J, Yoshifuji T, Okuno K, et al. Long - term functional outcome of colonic J - pouch reconstruction after low anterior resection for rectal cancer [J]. Surg Today, 2006, 36 (5): 441 - 449.

[175] Rink AD, Haaf F, Knupper N, et al. Prospective randomised trial comparing ileocaecal interposition and colon - J - pouch as rectal replacement after total mesorectal excision [J]. Int J Colorectal Dis, 2007, 22 (2): 153 - 160.

[176] Ulrich A, Z'graggen K, Weitz J, et al. Functional results of the colon J - pouch versus transverse coloplasty pouch in Heidelberg [J]. Recent Results Cancer Res, 2005, 165: 205 - 211.

[177] Heriot AG, Tekkis PP, Constantinides V, et al. Meta - analysis of colonic reservoirs versus straight coloanal anastomosis after anterior resection [J]. Br J Surg, 2006, 93 (1): 19 - 32.

[178] Fürst A, Suttner S, Agha A, et al. Colonic J - pouch vs coloplasty following resection of distal rectal cancer: early results of a prospective, randomized, pilot study [J]. Dis Colon Rectum, 2003, 46 (9): 1161 - 1166.

[179] Köninger JS, Butters M, Redecke JD, et al. Transverse coloplasty pouch after total mesorectal excision: functional assessment of evacuation [J]. Dis Colon Rectum, 2004, 47 (10): 1586 - 1593.

[180] Ulrich A, Z'graggen K, Schmitz - Winnenthal H, et al. The transverse coloplasty pouch [J]. Langenbecks Arch Surg, 2005, 390 (4): 355 - 360.

[181] Parks AG. Per - anal anastomosis. World J Surg, 1982, 6 (5): 531 - 538.

[182] Gazet JC. Parks' coloanal pull - through anastomosis for severe, complicated radiation proctitis [J]. Dis Colon Rectum, 1985, 28 (2): 110 - 114.

[183] Bazan P, Russo A, Sparacino G. Colo - anal anastomosis using Parks' technic. Experience and prospective [J]. Minerva Chir, 1989, 44 (4): 709 - 714.

[184] Kienle P, Abend F, Dueck M, et al. Influence of intraoperative and postoperative radiotherapy on functional outcome in patients undergoing standard and deep anterior resection for rectal cancer [J]. Dis Colon Rectum, 2006, 49 (5): 557 - 567.

[185] Rudinskaite G, Tamelis A, Saladzinskas Z, et al. Risk factors for clinical anastomotic leakage following the resection of sigmoid and rectal cancer [J]. Medicina (Kaunas), 2005, 41 (9): 741 - 746.

[186] Catania G, Cardì F, Puleo C, et al. Long - term results after a low anterior resection with mucosectomy and colo - anal sleeve anastomosis for a diffuse cavernous haemangioma of the rectum [J]. Chir Ital, 2001, 53 (1): 107 - 114.

[187] Iwai N, Hashimoto K, Kaneda H, et al. Anal sphincter function and rectal reservoir after sphincter saving operations for carcinoma of the rectum [J]. Jpn J Surg, 1983, 13 (5): 420 - 425.

[188] Portin BA, Harry E, Bacon O. Determinants for sphincter preservation in the surgical treatment of rectal cancer [J]. Dis Colon Rectum, 1982, 25 (1): 16 - 20.

[189] Iwai N, Hashimoto K, Yamane T, et al. Physiologic status of the anorectum following sphincter - saving resection for carcinoma of the rectum [J]. Dis Colon Rectum, 1982, 25 (7): 652 - 659.

[190] Rosen L, Khubchandani IT, Sheets JA, et al. Clinical and manometric evaluation of continence after the Bacon two - stage pull - through procedure [J]. Dis Colon Rectum, 1985, 28 (4): 232 - 234.

[191] Khubchandani IT, Karamchandani MC, Sheets JA, et al. The Bacon pull - through procedure [J]. Dis Colon Rectum, 1987, 30 (7): 540 - 544.

[192] Nelson H. Anus. In: Sabiston textbook of surgery [M]. 17th edition. Philadephia: Elsevier Inc, 2004: 1483 - 1484.

[193] Portier G, Ghouti L, Kirzin S, et al. Oncological outcome of ultralow coloanal anastomosis with and without intersphincteric resection for low rectal adenocarcinoma [J]. Br J Surg, 2007, 94 (3): 341 - 345.

[194] Beart RW Jr, Dozois RR, Wolff BG, et al. Mechanisms of rectal continence: lessons from the ileoanal procedure [J]. Am J Surg, 1985, 149 (1): 31 - 34.

[195] Akasu T, Takawa M, Yamamoto S, et al. Risk factors for anastomotic leakage following intersphincteric resection for very low rectal adenocarcinoma [J]. J Gastrointest Surg, 2010, 14 (1): 104 - 111.

[196] Rullier E, Zerbib F, Laurent C, et al. Intersphincteric resection with excision of internal anal sphincter for conservative treatment of very low rectal cancer [J]. Dis Colon Rectum, 1999, 42 (9): 1168 - 1175.

[197] Da Silva GM, Zmora O, Börjesson L, et al. The efficacy of a nerve stimulator (Cavermap) to enhance autonomic nerve identification and confirm nerve preservation during total mesorectal excision [J]. Dis Colon Rectum, 2005, 48 (12): 2354 - 2361.

[198] Masaki T, Takayama M, Matsuoka H, et al. Intraoperative radiotherapy for oncological and function - preserving surgery in patients with

advanced lower rectal cancer [J]. Langenbecks Arch Surg, 2008, 393 (2): 173 - 180.

[199] Matsumoto T, Ohue M, Sekimoto M, et al. Feasibility of autonomic nerve - preserving surgery for advanced rectal cancer based on analysis of micrometastases [J]. Br J Surg, 2005, 92 (11): 1444 - 1448.

[200] Kneist W, Junginger T. Long - term urinary dysfunction after mesorectal excision: a prospective study with intraoperative electrophysiological confirmation of nerve preservation [J]. Eur J Surg Oncol, 2007, 33 (9): 1068 - 1074.

[201] Fukunaga Y, Higashino M, Tanimura S, et al. Laparoscopic mesorectal excision with preservation of the pelvic autonomic nerves for rectal cancer [J]. Hepatogastroenterology, 2007, 54 (73): 85 - 90.

[202] Balch GC, De Meo A, Guillem JG. Modern management of rectal cancer: a 2006 update [J]. World J Gastroenterol, 2006, 12 (20): 3186 - 3195.

[203] Liang JT, Lai HS, Lee PH. Laparoscopic pelvic autonomic nerve - preserving surgery for patients with lower rectal cancer after chemoradiation therapy [J]. Ann Surg Oncol, 2007, 14 (4): 1285 - 1287.

[204] Peparini N, Maturo A, Di Matteo FM, et al. Long - term survival and recurrences after total nerve - sparing surgery for rectal cancer [J]. Hepatogastroenterology, 2006, 53 (72): 850 - 853.

[205] Kneist W, Junginger T. Intraoperative electrostimulation objectifies the assessment of functional nerve preservation after mesorectal excision [J]. Int J Colorectal Dis, 2007, 22 (6): 675 - 682.

[206] Kyo K, Sameshima S, Takahashi M, et al. Impact of autonomic nerve preservation and lateral node dissection on male urogenital function after total mesorectal excision for lower rectal cancer [J]. World J Surg, 2006, 30 (6): 1014 - 1019.

[207] Breukink SO, Pierie JP, Hoff C, et al. Technique for laparoscopic autonomic nerve preserving total mesorectal excision [J]. Int J Colorectal Dis, 2006, 21 (4): 308 - 313.

[208] Ameda K, Kakizaki H, Koyanagi T, et al. The long - term voiding function and sexual function after pelvic nerve - sparing radical surgery for rectal cancer [J]. Int J Urol, 2005, 12 (3): 256 - 263.

[209] Kneist W, Junginger T. Male urogenital function after confirmed nerve - sparing total mesorectal excision with dissection in front of Denonvilliers' fascia [J]. World J Surg, 2007, 31 (6): 1321 - 1328.

[210] Kinugasa Y, Murakami G, Uchimoto K, et al. Operating behind Denonvilliers' fascia for reliable preservation of urogenital autonomic nerves in total mesorectal excision: a histologic study using cadaveric specimens, including a surgical experiment using fresh cadaveric models [J]. Dis Colon Rectum, 2006, 49 (7): 1024 - 1032.

[211] Leroy J, Janmli F, Forbes L, et al. Laparoscopic total mesorectal excision (TME) for rectal cancer surgery: long term outcomes [J]. Surg Endosc, 2004, 18 (2): 281 - 289.

[212] Wen xi WU, Yao min SUN, Yi bing HUA, et al. Laparoscopic versus conventional open resection of rectalcarcinoma: A clinicalcomparative study [J]. World J Gastroenterol, 2004, 10 (8): 1167 - 1170.

[213] Araujo SE, da Silva eSousa AH, Jr de Campos FG, et al. Conventional approach laparoscopic abdominoperineal resection for rectal cancer treatment after neoadjuvant chemoradiation: results of a prospective randomized trial [J]. Rew Hosp Clin Fac Med Sao Paulo, 2003, 58 (3): 133 - 140.

[214] Ito M, Sugito M, Kobayashi A, et al. Influence of learning curve on short - term results after laparoscopic resection for rectal cancer [J]. Surg Endosc, 2008, 10. [Epub ahead of print]

[215] Asoglu O, Matlim T, Karanlik H, et al. Impact of laparoscopic surgery on bladder and sexual function after total mesorectal excision for rectal cancer [J]. Surg Endosc, 2008, 9. [Epub ahead of print]

[216] Ito M, Sugito M, Kobayashi A, et al. Relationship between multiple numbers of stapler firings during rectal division and anastomotic leakage after laparoscopic rectal resection [J]. Int J Colorectal Dis, 2008, 1. [Epub ahead of print]

[217] Veenhof AA, Engel AF, van der Peet DL, et al. Technical difficulty grade score for the laparoscopic approach of rectal cancer: a single institution pilot study [J]. Int J Colorectal Dis, 2008, 23 (5): 469 - 475.

[218] Nagtegaal ID, Quirke P. What is the role for the circumferential margin in the modern treatment of rectal cancer? [J]. J Clin Oncol, 2008, 26 (2): 303 - 312.

[219] Tjandra JJ, Chan MK, Yeh CH. Laparoscopic - vs hand - assisted ultralow anterior resection: a prospective study [J]. Dis Colon Rectum, 2008, 51 (1): 26 - 31.

[220] Pugliese R, Di Lernia S, Sansonna F, et al. Results of laparoscopic anterior resection for rectal adenocarcinoma: retrospective analysis of 157 cases [J]. Am J Surg, 2008, 195 (2): 233 - 238.

[221] Staudacher C, Di Palo S, Tamburini A, et al. Total mesorectal excision (TME) with laparoscopic approach: 226 consecutive cases [J]. Surg Oncol, 2007, 16 (Suppl 1): 113 - 116.

[222] Rosati R, Bona S, Romario UF, et al. Laparoscopic total mesorectal excision after neoadjuvant chemoradiotherapy [J]. Surg Oncol,

2007, 16 (Suppl 1): 83 - 89.

[223] Civello IM, Brisinda G, Brandara F, et al. Laparoscopic rectal resection with intraoperative radiotherapy in locally advanced cancer: preliminary results [J]. Surg Oncol, 2007, 16 (Suppl 1): 97 - 100.

[224] Orsenigo E, Di Palo S, Vignali A, et al. Laparoscopic intersphincteric resection for low rectal cancer [J]. Surg Oncol, 2007, 16 (Suppl 1): 117 - 120.

[225] Veenhof AA, Engel AF, Craanen ME, et al. Laparoscopic versus open total mesorectal excision: a comparative study on short - term outcomes. A single - institution experience regarding anterior resections and abdominoperineal resections [J]. Dig Surg, 2007, 24 (5): 367 - 374.

[226] Hellan M, Anderson C, Ellenhorn JD, et al. Short - term outcomes after robotic - assisted total mesorectal excision for rectal cancer [J]. Ann Surg Oncol, 2007, 14 (11): 3168 - 3173.

[227] Lezoche G, Baldarelli M, Guerrieri M, et al. A prospective randomized study with a 5 - year minimum follow - up evaluation of transanal endoscopic microsurgery versus laparoscopic total mesorectal excision after neoadjuvant therapy [J]. Surg Endosc, 2008, 22 (2): 352 - 358.

[228] Caricato M, Ausania F, Coppola R. Surgical treatment of rectal cancer after neoadjuvant chemoradiation. Where are we going? [J]. Surg Oncol, 2007, 16 (Suppl 1): 91 - 92.

[229] Junginger T, Gönner U, Trinh TT, et al. Permanent stoma after low anterior resection for rectal cancer [J]. Dis Colon Rectum, 2010, 53 (12): 1632 - 1639.

[230] Desai DC, Brennan EJ Jr, Reilly JF, et al. The utility of the Hartmann procedure [J]. Am J Surg, 1998, 175 (2): 152 - 154.

[231] Sule AZ, Misauno M, Opaluwa AS, et al. One - stage treatment of left - sided large bowel emergencies [J]. East Afr Med J, 2008, 85 (2): 80 - 84.

[232] Marien B. The Hartmann procedure [J]. Can J Surg, 1987, 30 (1): 30 - 31.

[233] Seah DW, Ibrahim S, Tay KH. Hartmann procedure: is it still relevant today? [J]. ANZ J Surg, 2005, 75 (6): 436 - 440.

[234] Griffen FD, Knight CD Sr, Whitaker JM, et al. The double stapling technique for low anterior resection. Results, modifications, and observations [J]. Ann Surg, 1990, 211 (6): 745 - 751.

[235] Detry RJ, Kartheuser A, Delriviere L, et al. Use of the circular stapler in 1 000 consecutive colorectal anastomoses: experience of one surgical team [J]. Surgery, 1995, 117 (2): 140 - 145.

[236] Yendamuri S, Gutierrez L, Oni A, et al. Does circular stapled esophagogastric anastomotic size affect the incidence of postoperative strictures? [J]. J Surg Res, 2011, 165 (1): 1 - 4.

[237] Offodile AC 2nd, Feingold DL, Nasar A, et al. High incidence of technical errors involving the EEA circular stapler: a single institution experience [J]. J Am Coll Surg, 2010, 210 (3): 331 - 335.

[238] Kim JS, Cho SY, Min BS, et al. Risk factors for anastomotic leakage after laparoscopic intracorporeal colorectal anastomosis with a double stapling technique [J]. J Am Coll Surg, 2009, 209 (6): 694 - 701.

[239] Nakada I, Kawasaki S, Sonoda Y, et al. Abdominal stapled side - to - end anastomosis (Baker type) in low and high anterior resection: experiences and results in 69 consecutive patients at a regional general hospital in Japan [J]. Colorectal Dis, 2004, 6 (3): 165 - 170.

[240] Memon AA, Marks CG. Stapled anastomoses in colorectal surgery: a prospective study [J]. Eur J Surg, 1996, 162 (10): 805 - 810.

[241] Moore JW, Chapuis PH, Bokey EL. Morbidity and mortality after single - and double - stapled colorectal anastomoses in patients with carcinoma of the rectum [J]. Aust N Z J Surg, 1996, 66 (12): 820 - 823.

[242] De Salvo L, Razzetta F, Cagnazzo A, et al. Comparison of colorectal mechanical suture techniques [J]. Ann Ital Chir, 1997, 68 (3): 381 - 384.

[243] Matthiessen P, Hallböök O, Andersson M, et al. Risk factors for anastomotic leakage after anterior resection of the rectum [J]. Colorectal Dis, 2004, 6 (6): 462 - 469.

[244] Takeyoshi I, Ohwada S, Ogawa T, et al. Esophageal anastomosis following gastrectomy for gastric cancer: comparison of hand - sewn and stapling technique [J]. Hepatogastroenterology, 2000, 47 (34): 1026 - 1029.

[245] Middleton PF, Sutherland LM, Maddern GJ. Transanal endoscopic microsurgery: a systematic review [J]. Dis Colon Rectum, 2005, 48 (2): 270 - 284.

[246] Floyd ND, Saclarides TJ. Transanal endoscopic microsurgical resection of pT1 rectal tumors [J]. Dis Colon Rectum, 2006, 49 (2): 164 - 168.

[247] Doornebosch PG, Ferenschild FT, de Wilt JH, et al. Treatment of recurrence after transanal endoscopic microsurgery (TEM) for T1 rectal cancer [J]. Dis Colon Rectum, 2010, 53 (9): 1234 - 1239.

[248] Saclarides TJ. Transanal endoscopic microsurgery [J]. Semin Laparosc Surg, 2004, 11 (1): 45 - 51.

[249] Duek SD, Issa N, Hershko DD, et al. Outcome of transanal endoscopic microsurgery and adjuvant radiotherapy in patients with T2 rectal cancer [J]. Dis Colon Rectum, 2008, 51 (4): 379 - 384.

[250] Dharmarajan S, Shuai D, Fajardo AD, et al. Clinically enlarged lateral pelvic lymph nodes do not influence prognosis after neoadjuvant therapy and TME in stage III rectal cancer [J]. J Gastrointest Surg, 2011 May 2. [Epub ahead of print]

[251] Min BS, Kim JS, Kim NK, et al. Extended lymph node dissection for rectal cancer with radiologically diagnosed extramesenteric lymph node metastasis [J]. Ann Surg Oncol, 2009, 16 (12): 3271 - 3278.

[252] Takahashi T, Ueno M, Azekura K, et al. Lateral node dissection and total mesorectal excision for rectal cancer. Dis Colon Rectum, 2000, 43 (10): 59 - 68.

[253] Lo DS, Pollett A, Siu LL, et al. Prognostic significance of mesenteric tumor nodules in patients with stage III colorectal cancer. Cancer, 2008, 112 (1): 50 - 54.

[254] Tateishi S, Arima S, Futami K, et al. A clinicopathological investigation of "tumor nodules" in colorectal cancer. Surg Today, 2005, 35: 377 - 384.

[255] Ueno H, Mochizuki H. Clinical significance of extra - bowel skipped cancer infiltration in rectal cancer. Surg Today, 1997, 27: 617 - 622.

[256] Goldberg S, Klas JV. Total mesorectal excision in the treatment of rectal cancer: a view from the USA. Semin Surg Oncol, 1998, 15 (2): 87 - 90.

[257] Jeyarajah S, Sutton CD, Miller AS, et al. Factors that influence the adequacy of total mesorectal excision for rectal cancer [J]. Colorectal Dis, 2007, 9 (9): 808 - 815.

[258] Matzel KE, Stadel maier U, Muehldorfer S, et al. Continence after colonrectal reconstruction following resection: impact of level of anastomosis [J]. Int J Colonrectal Dis, 1997, 12 (2): 82 - 87.

[259] Yoo JH, Hasegawa H, Ishii Y, et al. Long - term outcome of per anum intersphincteric rectal dissection with direct coloanal anastomosis for lower rectal cancer [J]. Colorectal Dis, 2005, 7 (5): 434 - 440.

[260] Ortiz H, Armendariz P. Anterior resection: do the patients perceive any clinical benefit? [J]. Int J Colonrectal Dis, 1996, 11 (4): 191 - 195.

[261] Soetikno RM, Gotoda T, Nakanishi Y, et al. Endoscopy mucosal resection [J]. Gastrointest Endosc, 2003, 57 (4): 567 - 579.

[262] Ptok H, Marusch F, Meyer F, et al. Oncological outcome of local vs radical resection of low - risk pT1 rectal cancer [J]. Arch Surg, 2007, 142 (7): 649 - 655.

[263] Speake D, Lees N, McMahon RF, et al. Who should be followed up after transanal endoscopic resection of rectal tumours? [J]. Colorectal Dis, 2008, 10 (4): 330 - 335.

[264] Zieren J, Paul M, Menenakos C. Transanal endoscopic microsurgery (TEM) vs radical surgery (RS) in the treatment of rectal cancer: indications, limitations, prospectives: A review [J]. Acta Gastroenterol Belg, 2007, 70 (4): 374 - 380.

[265] Tarantino I, Hetzer FH, Warschkow R, et al. Local excision and endoscopic posterior mesorectal resection versus low anterior resection in T_1 rectal cancer [J]. Br J Surg, 2008, 95 (3): 375 - 380.

[266] Glitsch A, von Bernstorff W, Seltrecht U, et al. Endoscopic transanal vacuum - assisted rectal drainage (ETVARD): an optimized therapy for major leaks from extraperitoneal rectal anastomoses [J]. Endoscopy, 2008, 40 (3): 192 - 199.

[267] Zacharakis E, Freilich S, Rekhraj S, et al. Transanal endoscopic microsurgery for rectal tumors: the St. Mary's experience [J]. Am J Surg, 2007, 194 (5): 694 - 698.

[268] Suppiah A, Maslekar S, Alabi A, et al. Transanal endoscopic microsurgery in early rectal cancer: time for a trial? [J]. Colorectal Dis, 2008, 10 (4): 314 - 327.

[269] Kreissler - Haag D, Schuld J, Lindemann W, et al. Complications after transanal endoscopic microsurgical resection correlate with location of rectal neoplasms [J]. Surg Endosc, 2008, 22 (3): 612 - 616.

[270] Mashimo Y, Matsuda T, Uraoka T, et al. Endoscopic submucosal resection with a ligation device is an effective and safe treatment for carcinoid tumors in the lower rectum [J]. J Gastroenterol Hepatol, 2008, 23 (2): 218 - 221.

[271] Melton GB, Paty PB, Boland PJ, et al. Sacral resection for recurrent rectal cancer: analysis of morbidity and treatment results [J]. Dis Colon Rectum, 2006, 49 (8): 1099

[272] Sonoda Y, Papageorgiou T, Taieb S, et al. Radical trachelectomy via a trans - sacral approach: a case report [J]. Gynecol Oncol, 2003, 90 (2): 466 - 470.

[273] Akasu T, Yamaguchi T, Fujimoto Y, et al. Abdominal sacral resection for posterior pelvic recurrence of rectal carcinoma: analyses of prognostic factors and recurrence patterns [J]. Ann Surg Oncol, 2007, 14 (1): 74 - 83.

[274] Bebenek M, Pudełko M, Cisarz K, et al. Therapeutic results in low - rectal cancer patients treated with abdominosacral resection are simi-

lar to those obtained by means of anterior resection in mid - and upper - rectal cancer cases [J]. Eur J Surg Oncol, 2007, 33 (3): 320 - 323.

[275] Ptok H, Marusch F, Meyer F, et al. Oncological outcome of local vs radical resection of low - risk pT1 rectal cancer [J]. Arch Surg, 2007, 142 (7): 649 - 655.

[276] Speake D, Lees N, McMahon RF, et al. Who should be followed up after transanal endoscopic resection of rectal tumours? [J]. Colorectal Dis, 2008, 10 (4): 330 - 335.

[277] Zieren J, Paul M, Menenakos C. Transanal endoscopic microsurgery (TEM) vs radical surgery (RS) in the treatment of rectal cancer: indications, limitations, prospectives: A review [J]. Acta Gastroenterol Belg, 2007, 70 (4): 374 - 380.

[278] Tarantino I, Hetzer FH, Warschkow R, et al. Local excision and endoscopic posterior mesorectal resection versus low anterior resection in T_1 rectal cancer [J]. Br J Surg, 2008, 95 (3): 375 - 380.

[279] Glitsch A, von Bernstorff W, Seltrecht U, et al. Endoscopic transanal vacuum - assisted rectal drainage (ETVARD): an optimized therapy for major leaks from extraperitoneal rectal anastomoses [J]. Endoscopy, 2008, 40 (3): 192 - 199.

[280] Zacharakis E, Freilich S, Rekhraj S, et al. Transanal endoscopic microsurgery for rectal tumors: the St. Mary's experience [J]. Am J Surg, 2007, 194 (5): 694 - 698.

[281] Suppiah A, Maslekar S, Alabi A, et al. Transanal endoscopic microsurgery in early rectal cancer: time for a trial? [J]. Colorectal Dis, 2008, 10 (4): 314 - 327.

[282] Kreissler - Haag D, Schuld J, Lindemann W, et al. Complications after transanal endoscopic microsurgical resection correlate with location of rectal neoplasms [J]. Surg Endosc, 2008, 22 (3): 612 - 616.

[283] Mashimo Y, Matsuda T, Uraoka T, et al. Endoscopic submucosal resection with a ligation device is an effective and safe treatment for carcinoid tumors in the lower rectum [J]. J Gastroenterol Hepatol, 2008, 23 (2): 218 - 221.

[284] Melton GB, Paty PB, Boland PJ, et al. Sacral resection for recurrent rectal cancer: analysis of morbidity and treatment results [J]. Dis Colon Rectum, 2006, 49 (8): 1099.

[285] Sonoda Y, Papageorgiou T, Taieb S, et al. Radical trachelectomy via a trans - sacral approach: a case report [J]. Gynecol Oncol, 2003, 90 (2): 466 - 470.

[286] Akasu T, Yamaguchi T, Fujimoto Y, et al. Abdominal sacral resection for posterior pelvic recurrence of rectal carcinoma: analyses of prognostic factors and recurrence patterns [J]. Ann Surg Oncol, 2007, 14 (1): 74 - 83.

[287] Bebenek M, Pudełko M, Cisarz K, et al. Therapeutic results in low - rectal cancer patients treated with abdominosacral resection are similar to those obtained by means of anterior resection in mid - and upper - rectal cancer cases [J]. Eur J Surg Oncol, 2007, 33 (3): 320 - 323.

[288] Kim R, Rosen HR, Preservation and restoration of sphincter function in patients with rectal cancer [J]. Can - J - Gastroenterol, 2000, 14 (5): 423 - 426.

[289] Soetikno RM, Gotoda T, Nakanishi Y, et al. Endoscopy mucosal resection [J]. Gastrointest Endosc, 2003, 57 (4): 567 - 579.

[290] Pricolo VE. Rectal cancer: the good, the bad, and the ugly [J]. Arch Surg, 2011, 146 (5): 544.

[291] Toribara NW, Sleisenger MH. Screening for colorectal cancer [J]. N Engl J MED, 1995, 332: 861 - 867.

[292] Schindl M, Wiqmore SJ, Currie EJ, et al. Prognostic scoring in colorectal cancer liver metastases [J]. Arch Surg, 2005, 140 (2): 183 - 189.

[293] Metcalfe MS, Mullin EJ, Maddern GJ. Choice of surveillance after hepatectomy for colorectal metastases [J]. Arch Surg, 2004, 139 (7): 749 - 754.

[294] Smith AJ, Driman DK, Spithoff K, et al. Expert Panel on Colon and Rectal Cancer Surgery and Pathology Guideline for optimization of colorectal cancer surgery and pathology J Surg Oncol [J]. 2010, 101 (1): 5 - 12.

[295] Jung B, Påhlman L, Johansson R, et al. Rectal cancer treatment and outcome in the elderly: an audit based on the Swedish rectal cancer registry 1995 - 2004 [J]. BMC Cancer, 2009, 9: 68 - 75.

[296] Israel O, Kuten A. Early Detection of cancer recurrence: 18F - FDG PET/CT can make a difference in diagnosis and patient care [J]. J Nucl Med, 2007, 48: 28 - 35.

[297] Moore HG, Shoup M, Riedel E, et al. Colorectal cancer pelvic recurrence: determinants of resectability [J]. Dis Colon Rectum, 2004, 47 (10): 1599 - 1606.

[298] Hartley JE, Lopez RA, Paty PB. Resection of locally recurrent colorectal cancer in the presence of distant Metastases: Can it be justified? [J]. Ann of Surg Oncol, 2003, 10 (3): 227 - 233.

[299] Isabelle B, Geoffrey G, Lee P. Outcome after curative resection for locally recurrent rectal cancer [J]. Dis Colon Rectum, 2006, 49: 175 - 182.

第二十八章 肛 管 癌

第一节 肛管癌流行病学与病因

一、流 行 病 学

肛管是消化道末端长1～2.5cm的管状结构，发生在齿状线至肛门缘的癌称为肛管癌；发生在肛缘外，以肛门为中心直径5cm圆形区域的癌称为肛周癌。肛管癌及肛周癌是一种少见的肠道恶性肿瘤，占结直肠癌的1%～4%，而在欧美国家，肛管癌占直肠癌的10%，近年在全世界发病率有所增加。流行病学上，肛管癌较肛周癌为多，比例为7∶1，前者女性多见（女性为男性的2～5倍），后者男性多见。且其发病年龄较结直肠癌晚，60岁以上老年人多见，而中青年少见。

二、病　　因

肛管癌及肛周癌病因上不明确，过去曾认为可能与乳头状瘤病毒感染有关；也有人认为由于肛瘘及瘢痕组织慢性炎性刺激所致。近年来，欧美学者报道Crohn病患者肛管癌和肛周癌发病率明显高于无炎性肠病者（14% vs 1.4%），因此认为慢性炎性肠病发生肛管癌和肛周癌的危险性增加。近年来也有同性恋者发生肛管癌和肛周癌的报道。

从胚胎发生来讲，直肠、肛管分别起源于内、外胚层。组织学上，直肠覆以腺黏膜上皮，而肛管为鳞状细胞上皮覆盖；位于直肠与肛管间的移行上皮则由不同类型的上皮细胞构成，如类似尿道的上皮、分层柱状上皮等。因此，肛管癌的组织学类型较多，其中50%～75%为鳞状上皮癌，多起源于肛管的鳞状乳突状瘤，极少数来源于皮肤癌前病变。除鳞癌外，移行区还可发生不同组织类型的肿瘤，如一穴肛原癌、基底细胞癌等。临床上，上述肿瘤可统归为鳞癌，因此，可将肛管直肠区恶性肿瘤分为鳞癌和腺癌两大类。此外，肛管及肛门周围癌还有黏膜上皮癌、恶性黑色素瘤、肛周Paget病等，但极其罕见。

肛管黏膜下层菲薄，使得肛管黏膜与肛门括约肌结合紧密，因此肛管癌极易发生肛门括约肌侵犯。肛管癌主要转移方式有淋巴道转移和血行转移，其中淋巴转移途径为腹股沟淋巴结和盆腔淋巴结，最终到达腹腔淋巴结，文献报道患者就诊时区域淋巴结的转移率为10%～50%。血行转移也较常见，主要部位是肝、肺及皮肤，5%～10%的患者就诊时已发生远处转移，另有10%～15%患者于原发癌手术后发生血行转移。

第二节 肛管癌临床表现及鉴别诊断

一、临床表现和诊断

因肛管癌病理类型较多，不同病理类型的临床表现存在差异，临床上以鳞状上皮细胞癌最为多见，因此，本节以肛管鳞状上皮细胞癌为阐述重点。

1. 肛管鳞状上皮细胞癌　肛管鳞癌占肛管及肛周癌的50%～75%，通常肿瘤体积较小，很少侵犯一周，临床上主要表现为肛门持续性疼痛，且每于便后加重。大便习惯改变也较多见，表现为大便次数增多和排便不尽感，可伴有血便。直肠指检是诊断肛管癌的重要依据，也有不少患者是常规肛检时意外发现的。直肠指检可触及肛管内肿物，呈疣状或溃疡形，可伴有压痛。半数患者可转移至肛管括约肌，也可侵犯阴道形成直肠阴道瘘。进展期患者发生淋巴道转移，可触及腹股沟区肿大淋巴结。晚期患者血行转移至肝、肺、脑等器官引起相应的症状。

2. 肛管恶性黑色素瘤　肛管恶性黑色素瘤占原发性肛管肿瘤的0.2%～1.2%，且70%～90%发生于齿状线肛管处，部分病例发生于肛周皮肤。本病常早期发生血行转移至肝、脾、脑及皮肤等，治疗效果不佳，预后恶劣。流行病学上，以老年人多见，性别无明显差异。欧美国家发病率高，而国内相对少见。临床上常表现为肛门肿物、血便和直肠刺激征。肛门肿物常呈蕈伞形，有蒂，或呈菜花状，或呈紫黑或黑褐色，可脱出肛外，早期易误诊为血栓性外痔；如肿物继续长大，可因磨擦出血，或有黑色渗液，伴有恶臭。肿物可刺激直肠壶腹部感受器，导致直肠刺激征，表现为肛门坠胀不适、大便习惯改变、排便不尽感等。本病罕见，临床医师对该病认识不足，因此初诊确诊率低，常被误诊为血栓性外痔、直肠息肉及直肠癌等。为防止误诊，反对可疑病例都应行病理活检，且一般主张切除整个瘤体而不宜局部切取活检，以防造成医源性扩散。

3. 一穴肛原癌　齿状线上方狭窄的环形区域为胚胎时“一穴肛”的残余，该部位组织类型复杂，有鳞状上皮、柱状上皮、移行上皮或3种混合上皮，此区移行上皮发生的癌称为一穴肛原癌，其好发部位在齿状线及其上下方。本病相对少见，约占直肠肛管肿瘤的1%，好发年龄为40～60岁，女性多见。临床表现与肛管直肠癌相似，以鲜血便、肛门刺激征、肛门肿块为主。直肠指检可触及齿状线处质硬肿物，病理检查可明确诊断。

4. 肛周Paget病　肛周Paget病属乳腺外Paget病，是一种少见的上皮内腺癌，其组织学起源尚不清楚。好发于60岁左右的老年人，性别无差异，常慢性起病，病史漫长，表现为肛周顽固性瘙痒，激素类药物不能缓解。检查可见肛周边界清楚的湿疹样红斑，伴有鳞屑，肛周潮红，酷似湿疹，随病情进展边缘隆起的火山口样外观，溃疡长期不愈并有灼痛。因该病临床亦属罕见，容易误诊为肛周湿疹，因此对于肛周顽固性瘙痒或边界清楚的湿疹样斑患者，尤其是激素治疗症状不缓解者应高度怀疑此病，需行病理组织学活检。

二、鉴别诊断

肛管癌的确诊依赖病理，其鉴别主要应该同发生于肛门及肛周的一些常见疾病鉴别，具体如下：

1. 直肠癌　直肠癌是临床常见的恶性肿瘤，低位、超低位直肠癌也可向下侵犯至齿状线和肛管，临床表现为肛门肿物、鲜血便，局部糜烂溃疡也可出现疼痛，应与肛管鳞状上皮细胞癌鉴别。鉴别的要点依靠病理组织学检查。

2. 肛瘘及肛门窦道　肛瘘和肛门窦道均可表现为肛门硬结、条索或肿物，需与肛管癌相鉴别。通常肛瘘或肛门窦道在肛管前、后正中线上，与齿状线相连，肛管黏膜完整。通过探针探查及窦道壁组织活检可以与肛管癌相鉴别。

3. 肛门尖锐湿疣　尖锐湿疣是常见的性传播疾病，可累及肛门，造成肛周多发细颗粒状或不规则性带蒂皮肤突起，并可蔓延至肛管下段，无肉眼可见的恶性浸润特征，病理组织学检查可以鉴别。

4. 肛裂　肛裂的主要表现是肛管裂伤和溃疡，排便诱发的周期性疼痛为主要症状，通常无明显肿物，常有前哨痔。

5. 肛周Crohn病　Crohn病累及肛周可形成特征性的肛周无痛性溃疡，溃疡周围可有炎症水肿，可借纤维结肠镜检查及组织活检进行鉴别。

6. 肛周湿疹　肛周湿疹因与肛周Paget病皮肤改变相仿，容易造成误诊。主要鉴别点在于肛周湿疹应用皮质类固醇激素可以明显缓解肛周瘙痒的症状，而肛周Paget病则呈现顽固性瘙痒而对激素治疗无效。病理组织学活检可以鉴别。

7. 肛周Bowen病　肛周Bowen病为肛周表皮内鳞状细胞癌，临床也可表现为皮肤潮红湿疹、渗液，皮肤增厚，需与肛周Paget病鉴别，病理组织学检查可以确诊。

8. 肛周真菌感染　肛周表皮的真菌感染可由股癣蔓延而来，表现为皮肤脱屑瘙痒、皮肤潮红，激素治疗瘙痒缓解不明显，应注意与肛周Paget病相鉴别。肛周真菌感染患者鳞屑镜检可见到真菌孢子和菌丝，且抗真菌药物治疗有效，加之病理组织学检查无肿瘤证据，以此可资鉴别。

（中山大学附属第三医院　魏　波　尉秀清）

第三节　肛管癌手术治疗

一、术 前 准 备

肛管癌开腹手术请参见第二十七章第三节相关内容。腹腔镜手术治疗的术前准备基本与开放手术术前准备相同。由于腹腔内高压及二氧化碳本身影响，腹腔镜手术对患者呼吸功能影响较开放手术大，对患者体液平衡影响更是开放手术所不具备的，因此，除术中仔细检测患者呼吸及酸碱平衡外，术前更需要对呼吸及肾脏功能进行更加详细的评估，必要时要对患者进行呼吸功能测定。

二、麻醉与体位

采用气管内插管全麻，取膀胱截石位。术中根据操作要求对手术台进行适当调整，如头低足高30°位、左侧或右侧倾斜30°位等。需要注意的是，为避免手术台调整过程中患者滑脱等意外发生，术前需将患者妥善固定于手术台上。

三、肛管癌手术——腹腔镜Miles手术

1. Trocar型号及放置位置确定如图28－1。

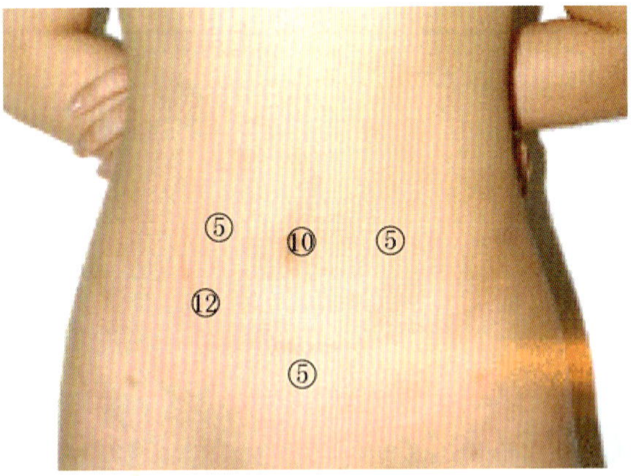

图28－1　Trocar位置

2. 术者及助手位置　一般情况下，术者位于患者右侧，一助手位于患者左侧，扶镜者位于术者同侧或者患者头侧。

3. 腹腔探查　同第二十七章的“直肠癌手术治疗”。

4. 结扎切断肠系膜下动脉、静脉　腹腔探查结束后，采用头低30°及右侧低30°位，将大网膜、小肠及系膜等组织器官推向右上腹，暴露直肠、乙状结肠及系膜和后腹膜。由第一助手将乙状结肠向前方提起以暴露其根部，在骶骨岬水平切开后腹膜，沿着腹主动脉右前方（腔镜下可以看到腹主动脉搏动）向头侧切开腹膜直达Treitz韧带。分离脂肪组织及右侧交感干的结肠支，显露肠系膜下动脉根部，将其骨骼化后，在左结肠动脉下方用生物夹或者切割吻合器结扎、离断肠系膜下动脉。继之，游离系膜直至胰腺下缘，并沿其下

缘向左侧寻找肠系膜下静脉，以同样方法结扎、切断该血管（图 28－2 至图 28－7）。

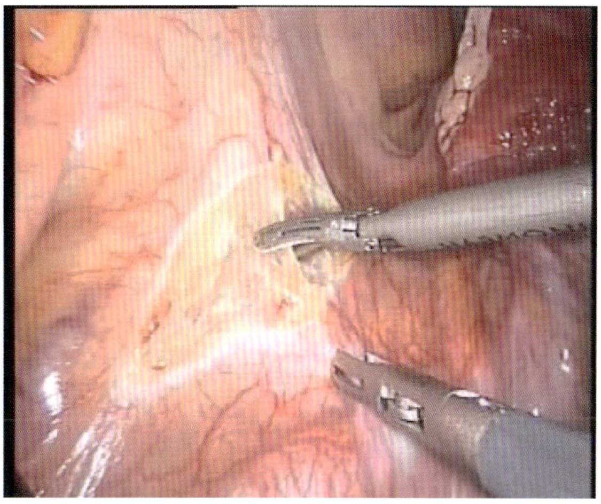

图 28－2　在骶骨岬水平切开后腹膜

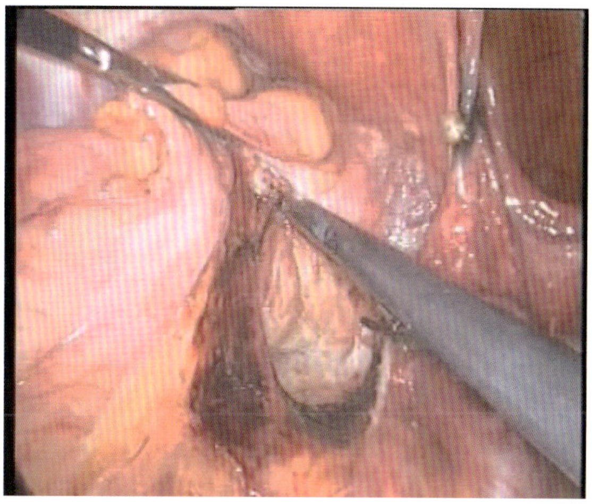

图 28－3　沿腹主动脉右前方向头侧切开后腹膜

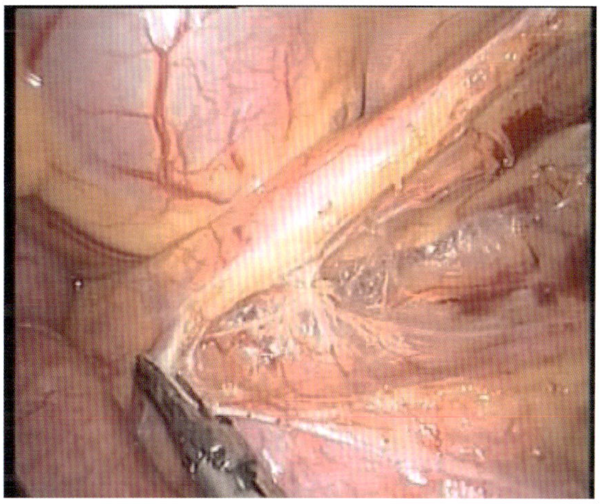

图 28－4　整洁肠系膜下动脉根部

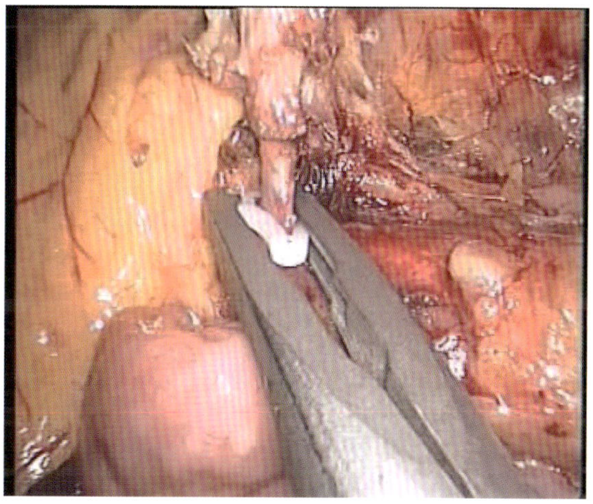

图 28－5　结扎肠系膜下动脉根部

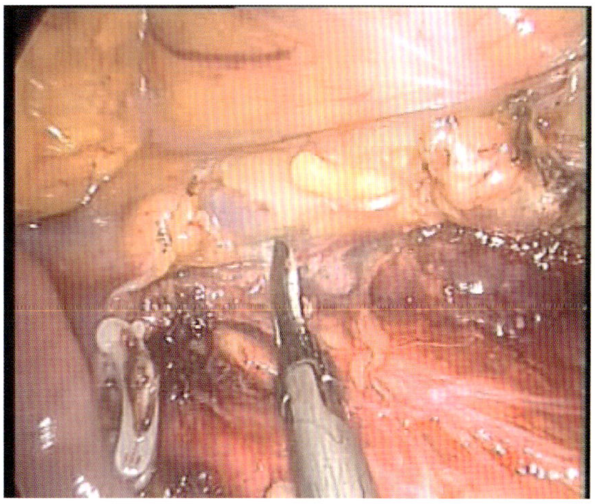

图 28－6　处理肠系膜下静脉

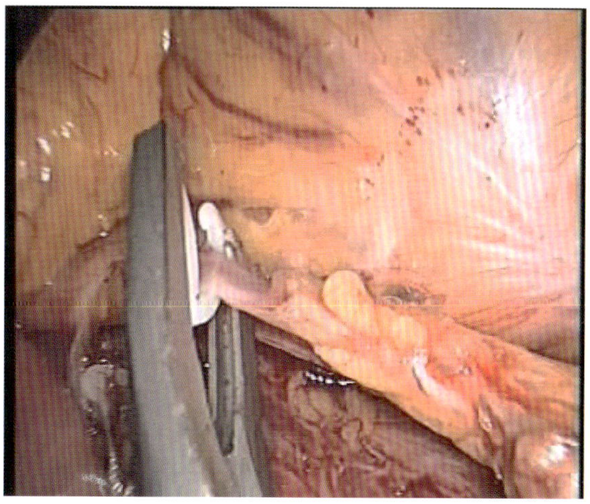

图 28－7　结扎肠系膜下静脉

5. 游离乙状结肠、直肠及系膜　该步骤包括对乙状结肠侧后方及直肠、乙状结肠系膜的游离，可采用内侧或者外侧入路。以内侧入路为例：将乙状结肠系膜向前提起，在 Toldt 筋膜内（或称 Toldt 间隙）向左侧进行锐性、钝性分离，直至左侧的 Toldt 线，分离要尽力保证在该平面内进行，以免损伤输尿管及生殖血管。乙状结肠后方完全游离后，将乙状结肠向右侧牵拉，暴露左侧 Toldt 线，沿此线以超声刀上下切开乙状结肠与左侧腹膜连接处。然后，再次将乙状结肠向前方提起，继续沿 Toldt 间隙平面向盆侧游离。先在直肠后方，在直肠系膜与骶前系膜之间（又称骶前间隙）进行分离，再由后向前，在直肠固有筋膜与左右两侧盆壁筋膜之间（又称直肠侧方间隙）分离，由上往下逐步交替进行，直至盆底（相当于尾骨尖水平）。完成直肠盆部后方及外侧大部分的分离后，将直肠向近侧及后方牵拉，暴露直肠前方腹膜返折，在此处切开腹膜进入 Denovillier 筋膜，在该筋膜内向两侧延伸与直肠侧方及后方所在间隙会合。两间隙会合后，由左右两侧向前方逐步游离直肠前壁直至盆底（耻骨直肠肌平面）。进行前壁游离时要避免损伤直肠、阴道或者前列腺后方的血管神经束（又称 Walsh 束）。此处常用的一个方法是术中由其他助手用手指从会阴置入肛门或者阴道探查，指导分离的方向和深度（图 28－8 至图 28－12）。

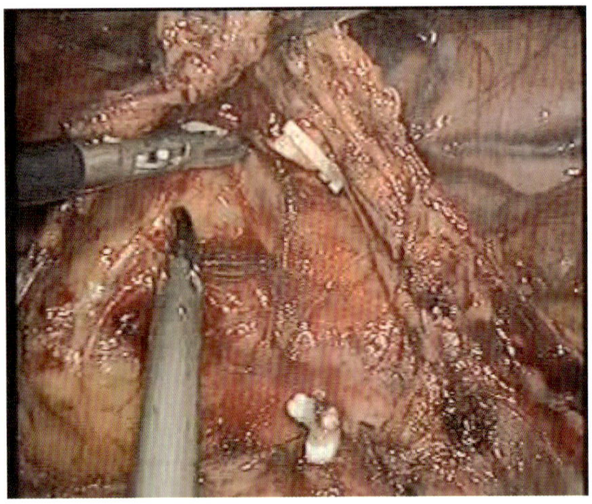

图 28－8　沿 Toldt 间隙平面游离结肠系膜

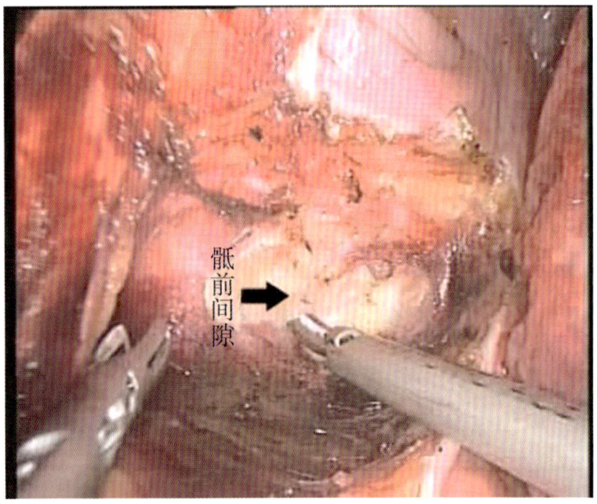

图 28－9　沿骶前间隙游离直肠系膜

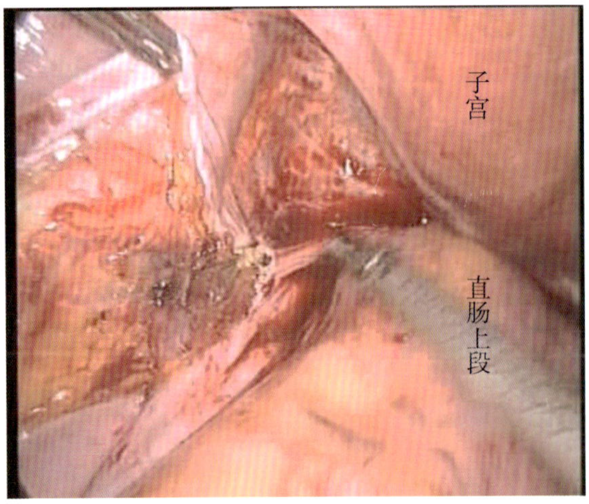

图 28－10　切开乙状结肠与左侧腹膜连接处

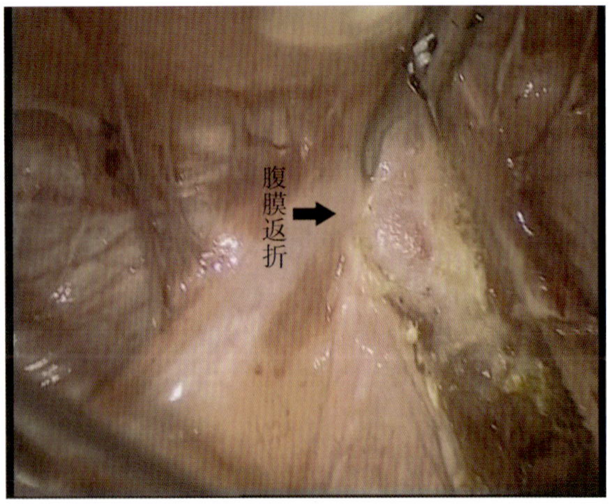

图 28－11　打开直肠前方腹膜返折

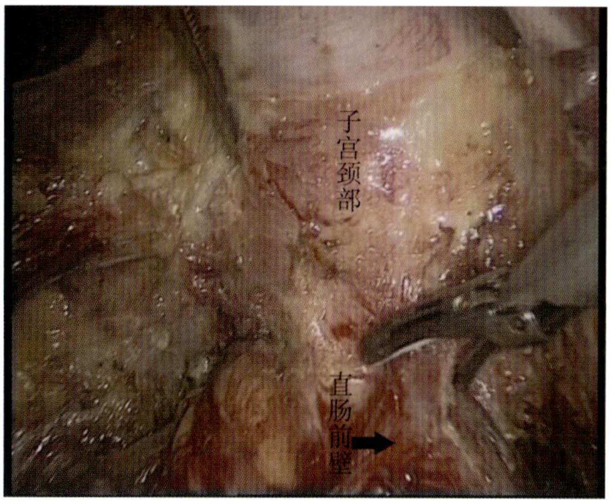

图 28－12　在 Denovillier 筋膜内游离直肠前壁

6. 离断近端肠系膜和乙状结肠　乙状结肠及直肠完全游离后，在腹腔内用钉仓为45mm 或者60mm 腔镜切割缝合器或者在腹壁拟行造口处切开，将肠管拖出体外离断乙状结肠，进行腹壁造口及会阴部手术（图 28－13）。

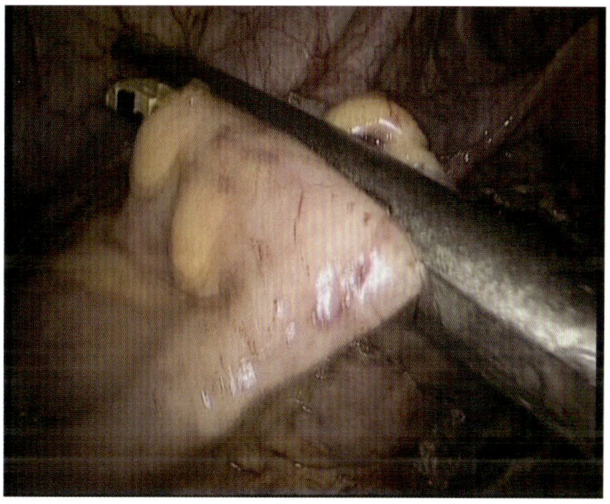

图 28－13　切割闭合器离断肠管

7. 会阴部手术、结肠造口术、术后处理及并发症的防治参见第二十七章的“直肠癌手术治疗”。

（香港中文大学威尔斯亲王医院　胡宝光　中山大学附属第一医院　王天宝）

第四节　肛管癌化疗

近年来，放疗联合化疗取代传统的手术方法而成为肛管癌首选的治疗方法。这一观念的更新提高了患者的生存质量。

1. 1974 年美国 Nigro 等率先报道了 CRT（放化疗结合）疗法治疗肛管癌的研究，该研究小组在手术前对3 例肛管癌患者进行辅助治疗，包括持续输注5－Fu 和丝裂霉素 C（mitomycin－C，MMC），同时联合中等放射剂量（30Gy）外照射治疗（external beam therapy），术后病理检查发现肿瘤已达到病理完全缓解。此后 CRT 成为肛管癌术前的辅助治疗方法，但在随后的研究中发现 CRT 治疗后，许多的肛管癌术后病理组织中并没有找到肿瘤细胞，那么 CRT 治疗后有没有必要常规进行根治性手术？针对这个问题，基于3 项Ⅰ期、13

项Ⅱ期和6项Ⅲ期前瞻性临床研究（EORTC 22861、UKCCCR ACT Ⅰ、RTOG 87－04、RTOG 98－11、ACCORD－03、CRUK ACT Ⅱ），对CRT进行了科学的评估，从而确立了CRT为治疗肛管癌的首选方法。基于上述随机分组研究，欧洲肿瘤内科学会（ESMO）给出肛管癌的治疗推荐如下：

（1）肛周区分化好的小肿瘤（T_1N_0），即直径＜2cm者，可行局部切除（Ⅲ类证据）。大肿瘤淋巴结转移率较高。

（2）5－Fu或丝裂霉素同步放化疗是推荐的治疗方案，手术为挽救性治疗手段。第一疗程放疗剂量为45～50 Gy，或计划性休息后行补量放疗。

（3）推荐5－Fu或丝裂霉素同步放化疗方案，而不是5－Fu或顺铂、丝裂霉素或顺铂或其他单药或三药联合的同步放化疗（Ⅰ类证据）。

（4）从放射生物角度而言，放疗期间未中断的放疗是最有效的治疗（Ⅲ类证据）。$T_{1\sim2}N_0$期患者推荐的放疗剂量为45～50Gy，中间避免休息。

（5）局部进展的肛管癌需要更高的剂量，但目前还无法给出确切的推荐（根据各项比较不同剂量分割方式的研究），如不同的治疗形式（体外照射或腔内照射）或照射50Gy后的适宜补量。

现在，国际上广泛接受的CRT标准方案是连续放疗（45Gy）同时联合2个周期的5－Fu（第1周、第5周）和MMC（第1天、第29天）持续输注。对于$T_{3\sim4}$期患者，建议追加照射（5.4～9.0Gy）。一般化疗给药的方案是5－Fu 1 000mg/（m^2·24 h），CIV 5天，MMC 10mg/m^2，静脉滴注。放疗中每4周重复2次。5－Fu＋DDP时，5－Fu 750 mg/（m^2·24 h），CIV 4天，DDP 100 mg/m^2，静脉滴注；或5－Fu 1 000 mg/（m^2·24 h），CIV 4天，DDP 25 mg/m^2，静脉滴注，连续4天，照射中重复2次。无远处转移的肛管癌患者，MMC/5－Fu＋RT的同期放化疗5年生存率为60%～80%。

NCCN肛管癌治疗指南中，对于潜在微观病变（microscopic disease）的区域，如腹股沟及盆腔淋巴结，推荐放疗剂量为36～40Gy。对于分期为$T_{1\sim2}$、N_0的患者，推荐放疗剂量为45～59Gy。分期达到$T_{3\sim4}$、N_0或者T但任何有淋巴结转移的患者，推荐放疗剂量为55～59Gy。在第1周和第5周至少进行2个循环的化疗（5－Fu和MMC）。

2. 对于单独放疗和应用同样照射剂量合并5－Fu＋MMC化疗相比较，来自欧洲的随机分组研究表明，放化疗组局部控制率明显提高，两组有显著差异，随之无病生存率和3年生存率均有提高，但两者之间无明显差异。欧洲研究建议在同步放化疗DT 45 Gy后休息6周，再补量放疗15Gy。EORTC系列研究将5－Fu改为持续静脉输液，放疗补量间隔减少到2周。Flam等开展的一项随机对照研究显示，MMC与5－Fu合用加放疗对比单独5－Fu加放疗的疗效，共入组310例患者，结果显示MMC＋5－Fu组在治疗后达CR率、4年无切除率、4年DFS均有提高，差别有显著意义，单独5－Fu组的结肠造瘘的概率更大。分层分析显示，获益者主要为$T_{3\sim4}$患者，结果提示MMC仍是肛管癌放化疗综合治疗的一种重要药物。美国M. D. Anderson癌症中心的Ajaru等最新研究，入组341例患者，对比DDP代替MMC与5－Fu及放疗联合用于肛管癌初始治疗时，MMC组的5年DFS、OS、局部复发率、远处转移率、累积手术率均明显好于DDP组，提示在DDP不能取代MMC在肛管癌放化疗中的作用。因为DDP不能改善无病生存，且与结肠造口术数量显著增高相关。UK ACT Ⅱ研究表明三药联合同步放化疗（5－Fu、丝裂霉素、顺铂）不良反应严重，患者耐受性差，因此不推荐开展进一步Ⅲ期研究。

3. 对于局部晚期肛管癌，增加放疗剂量是否可以提高疗效，目前还不十分清楚。

4. 新辅助化疗对局部和远地转移均无益处，相反可显著降低无造瘘生存率，不应作为推荐的治疗方法。

5. 术后同步放化疗　术后同步放化疗一般不作为常规治疗手段的推荐，只有在术后复发而无法再次手术时或术后切缘肿瘤残留者才推荐行术后同步放化疗。

6. 挽救性治疗　患者接受局部病灶治疗后残存或进展，应考虑挽救性手术，通常为腹会阴联合切除术。5年生存为39%～52%，术前应行活检并重新评估分期，PET/CT可以起到比较明确的作用。同步放化疗后的手术通常比较复杂，需要多学科的会诊，尤其可能涉及泌尿外科、妇科和整形外科的合作。

7. 姑息性治疗　在CRT治疗后肛管癌的远处转移率为10%～17%，最常见的转移器官为肺脏，发生远处转移后5年生存率约18%。全身性转移或转移病灶无法手术治疗者，可考虑行化疗，关于治疗肛管癌远处转移的药物研究较少，通常应用的药物包括5-Fu和顺铂，还可以应用如阿霉素、司莫司汀等治疗其他恶性肿瘤的药物。不过治疗很少可以达到完全缓解，疗效维持时间也比较短。原发病灶可放疗或局部切除。

8. 治疗疗效的评估 全部治疗结束后6~8周进行临床疗效评估，60%~85%的患者可获完全缓解，临床疗效评估有赖于直肠镜和腹股沟淋巴结的体格检查。ESMO指南的推荐如下：

（1）MRI可协助临床检查来评价疗效，不过通常MRI有可能过度分期，应与临床检查结合。

（2）部分缓解者可密切随诊，3~6个月后有可能获得完全缓解。因此有关挽救性手术的决策应在谨慎的临床评价后作出。

（3）如需活检，应注意放射引起的坏死。

（4）残存或复发需要组织病理学的证实，才可考虑根治性手术。

（5）同步放化疗后8周，如果PET/CT显示为完全缓解，预示着较好的长期生存。

9. 肛管腺癌的治疗 肛管腺癌是起源肛腺的恶性肿瘤，发病率非常低，男性发病率高于女性，局部复发率及转移率要高于肛管鳞状细胞癌。从生物学行为看肛管腺癌更加接近直肠癌，分期系统也和直肠癌相同。治疗采用APR手术联合术后放疗以及5-Fu为基础的化疗，5年生存率大概为35%。

（中山大学附属第一医院 戴强生）

第五节 肛管癌放疗

肛管癌的发病率较低，多见于60岁以上的患者。相比于胃肠道的其他恶性肿瘤，肛管癌很少发生转移，对放化疗较敏感。它的多学科综合治疗模式正在从手术转变为化疗和放疗相结合。近年来，随着一系列Ⅲ期随机分组临床研究的发表，同步放化疗已经取代单纯手术，成为肛管癌的标准治疗手段，而Miles手术则在同步放化疗后肿瘤残存或复发时，成为有效的挽救性治疗手段。

一、单纯放疗

绝大多数肛管癌为鳞癌，对放疗较敏感，单纯放疗可以保留肛门，也是肛管癌的一种治疗选择。对于T_1、T_2及较小的T_3期肿瘤，放疗的治愈率较高；对于较大的肿瘤，采用放疗加手术的联合治疗方法可使部分病例达到根治目的。肛管癌的放疗可以采用单纯外照射，也可以外照射与腔内照射相结合。肛管癌放疗后，大约75%患者可以最终保留肛门，部分患者放疗后的局部控制率和生存率可达到70%~90%。很多回顾性研究表明，放疗剂量是影响治疗疗效的重要因素，剂量在54Gy以上的疗效优于低剂量者。已有多项随机临床试验表明，同步放化疗的疗效优于单纯放疗，而且高的放疗剂量也会加重治疗并发症。因此，单纯放疗只适用于不宜接受化疗或姑息治疗的患者。

二、同步放化疗

放疗与化疗结合的同步放化疗方案可以获得满意的无病生存和总体生存率，被认为是肛管癌的标准治疗方案。1974年Nigro等人最先报道了肛管鳞状细胞癌的术前放化疗的结果，3例患者接受放射治疗（30Gy，15次）同期应用5-Fu和MMC，2名患者随后接受了腹会阴联合切除术（APR），1例患者拒绝手术。接受手术的2位患者的手术标本均无癌残留，拒绝手术的患者在生存14个月后仍然没有癌症残留的证据。随后他们又增加了19例患者，在放化疗后采用APR或局部切除，其中12例APR标本中的7例和全部7例局部切除标本达到无癌残留。他们然后采用根治性放化疗，45例患者中有38例得到治愈，5年总生存率为67%，无结肠造口生存率为59%。这些研究结果触发了从根治术到保存括约肌和器官功能的治疗模式的转变。

最终确定放化疗在肛管癌治疗地位的是几项前瞻性随机分组研究，包括来自英联邦肿瘤研究协作组（United Kingdom Coordinating Committee on Cancer Research，UKCCCR）、欧洲肿瘤研究与治疗组织（European

Organization for Research and Treatment of Cancer，EORTC）和北美放射治疗研究组或东部肿瘤研究协作组（Radiation Therapy Oncology Group，RTOG/ Eastern Cooperative Oncology Group，ECOG）（表 28－1）。

表 28－1　肛管癌的主要Ⅲ期临床研究

研究	病例数	方案	无病生存	局部失败	总生存
UKCCCR	585 例	单纯放疗 MMC/5－Fu 同步放化疗	不明	61% 39% 3 年；$P<0.01$	58% 65% 3 年；$P=0.25$
EORTC22861	110 例	单纯放疗 MMC/5－Fu 同步放化疗	不明	50% 32% 5 年；$P=0.02$	54% 58% $P=0.17$
RTOG 87－04	291 例	5－Fu 同步放化疗 MMC/5－Fu 同步放化疗	51% 73% 4 年 $P=0.0003$	无结肠造口生存： 5－Fu 同步放化疗 59% vs MMC/5－Fu 同步放化疗 4 年；$P=0.14$ 结肠造口率： 5－Fu 同步放化疗 22% MMC/5－Fu 同步放化疗 9% $P=0.002$	71% 78.1% $P=0.31$
RTOG 98－11	644 例	5－Fu/MMC 同步放化疗 5－Fu/CDDP 诱导＋5－Fu/CDDP 同步放化疗	60% 54% 5 年 $P=0.17$	25% 33%；P 不明 结肠造口率： 10% vs 19%；$P=0.02$	75% 70% $P=0.10$
UKCCCR ACT Ⅱ	940 例	MMC 或顺铂同步放化疗＋/－顺铂/5－Fu 维持	均为 75% 3 年	维持化疗 5% 未维持 4%	维持化疗 85% 未维持 84%

UKCCCR 和 EORTC 进行了两项类似方案的前瞻性随机研究，比较了肛管癌单纯放疗与 MMC/5－Fu 同步放化疗的疗效，早期于 20 世纪 90 年代中叶发表的结果均表明，同步放化疗优于单纯放疗，可以显著降低局部复发率和腹壁造瘘术的比率，改善无瘤生存率，但对总生存率无明显提高。最近发表的对 UKCCCR 研究病例的最新随访结果表明，同步放化疗显著改善了 13 年的总生存率。

虽然同步放化疗优于单纯放疗，与 MMC 相关的急性毒性确实比较显著。美国的组间研究（RTOG87－04/ECOG1289）进一步阐明了 MMC 在肛管瘤同步放化疗中的必要性。这是一项Ⅲ期前瞻性研究，包括了 310 例Ⅰ～ⅢA 期（$T_{1\sim4}$，$N_{0\sim1}$）肛管癌患者，随机分为放疗加 5－Fu 或 5－Fu/MMC 同步化疗，放化疗后 4～6周对原发肿瘤活检进行评估。没有达到完全病理反应的患者再接受顺铂和 5－Fu 与放疗后 4 年，MMC 组的结肠造口率、局部失败率显著降低，无结肠造口生存和无瘤生存率均较高。两组的总生存率类似，但是 MMC 组的血液学和非血液学毒性均较高。在 25 例同步放化疗后病理证实仍有肿瘤残存的患者中，22 例继续进行 5－Fu/DDP 挽救性同步放化疗，治疗后 12 例（55%）经病理证实最终达到无瘤残存，4 年随访后 50% 无瘤生存，这也证实了挽救性同步放化疗的价值。

RTOG98－11 研究进一步的比较了以顺铂取代 MMC 结合 5－Fu 用于同步放化疗的疗效。RTOG98－11 是一项Ⅲ期临床试验，比较了标准的同步放化疗方案，即 2 个周期的 5－Fu/MMC 加同步放疗，与 2 个周期的 5－Fu/顺铂诱导化疗加 2 个周期的 5－Fu/顺铂同步放疗的疗效。主要研究指标是顺铂组能否改善 5 年 DFS，共有 644 例患者纳入随机分组。放疗未采用适形放疗技术，使用前后对称野或多野照射，原发肿瘤的最低剂量 45Gy/25 次，对 $T_{3\sim4}$、淋巴结阳性或 T_2 肿瘤在 45Gy 后有残留的病例，可以由主治医生决定以 2Gy/次加量 10～14Gy 至总剂量 55～59Gy。结果表明，2 种方案的 5 年 DFS 和总生存率均相似，而顺铂组的结肠造口率和局部复发率较高。顺铂和5－Fu诱导化疗2个感应周期未能降低远处转移率。虽然MMC组较顺铂组发生了较高的3级或以上急性血液学毒性，2组的急性非血液学毒性相似，诱导化疗对局部进展期病例的预后并未有任何改善。

英国的UKCCCR ACT Ⅱ研究（United Kingdom Coordinating Committee on Cancer Research，Anal Cancer Trial Ⅱ）是个2×2析因分析的设计，第一个目的是比较5－Fu/MMC同步放化疗和5－Fu/DDP同步放化疗2个治疗方案，第二个目的是比较同步放化疗后，再加或不加5－Fu/DDP维持化疗的区别。放疗剂量为50.4Gy/28次，共5.5周。初步的研究结果表明，各研究方案在局部控制、无瘤生存和总生存方面均无显著差异，同步放化疗后使用维持化疗没有生存获益，这项试验也未能证实同步放化疗中使用5－Fu/顺铂方案优于标准的5－ Fu和MMC化疗方案。

根据以上随机分组研究，确定同步放化疗是肛管癌、尤其是肛管鳞癌的标准治疗方案，其中5－Fu/MMC同步放化疗疗效优于单纯放疗、5－Fu同步放化疗，以及顺铂/5－Fu诱导化疗加顺铂/5－Fu同部放化疗。在持续更新的美国国家癌症综合治疗网（National Comprehensive Cancer Network，NCCN）肛管癌的诊治指南中，使用5－Fu和MMC的同步放化疗仍然是肛管鳞状细胞癌的标准治疗。

但是，上述研究中采用的同步放化疗方案也产生了较严重治疗毒性反应。例如RTOG98－11试验采用常规放射治疗技术（剂量45～59.4 Gy），87%的患者发生美国国立癌症研究所（NCI）常见毒性标准（CTC 2.0）中3～4级急性毒性反应，包括造血抑制、湿性脱皮和胃肠道反应。MMC加入同步放疗通常伴有较高的3级或以上急性血液学毒性发生率，长期的临床随诊观察认为MMC可能会增加肾脏、肺和骨髓长期毒性反应。虽然顺铂代替MMC的研究尚未得出支持性的结论，顺铂同步放疗产生的不良反应却可能低于MMC同步放化疗，近年来进行了对肛管癌的多项顺铂同步放化疗的临床研究，初步的结果显示，顺铂/5－Fu同步放化疗可以取得与MMC/5－Fu同步放化疗相近的近期和远期疗效，而未发现严重的骨髓抑制等不良反应。目前的研究包括同步放化疗中使用其他的细胞毒性药物、抗表皮生长因子受体药物西妥昔单抗，以及采用调强放射治疗。

三、肛管癌的放疗技术

肛管癌照射范围较大，各个照射区域的照射深度不同，在照射区周围分布着会阴或睾丸、膀胱、小肠、整个骨盆的扁骨造血系统等重要组织和器官，因此肛管癌的放疗除了常规的二维（2D）照射技术以外，还适合用三维适形（3D CRT）以及调强适形照射（IMRT）技术，使不同解剖区域得到适合的剂量、合理的剂量分布，同时可以保护周围重要的器官和组织。在上述的随机分组研究中采用的外照射都是传统的二维（2D）或三维（3D）治疗技术。无论哪种治疗技术，都是用超高压射线照射大体的原发肿瘤和淋巴结转移灶，以及选择性的盆腔（直肠系膜、骶前、髂内、髂外和闭孔区淋巴结）和腹股沟淋巴结区。

在2D放疗技术条件下，放射野的设计主要依赖于骨性标志与软组织之间的解剖相关性，靶区邻近的正常组织得不到充分保护。经常使用的前后对称照射野还包括较大体积的肠管、骨、膀胱、生殖器官和皮肤，可导致显著的治疗并发症。3D放疗技术是将患者固定于治疗体位后进行CT扫描和治疗模拟，放疗医生在CT层面上逐一勾画大体肿瘤体积（gross tumor volume，GTV）和临床靶区（clinical target volume，CTV），以及在CTV周围添加考虑射线半影和患者运动的计划靶区（planning tumor volume，PTV）。另外，需要对靶区周围组织和器官进行勾画和定义，包括阴道或睾丸、靶区内的小肠、膀胱、双侧股骨头和骨盆，在给靶区设定照射剂量处方时同时考虑正常组织接受的剂量限制，并利用剂量体积直方图（DVH）进行放疗计划的评价。

2011NCCN的肛管癌诊治指南推荐的最低照射剂量是DT45Gy/25次，1.8Gy/次，共5周，应使用能量不低于6mV的超高压光子线和多野照射技术，并尽量减少股骨头的剂量。照射靶区应包括原发病灶和阳性淋巴结，以及骨盆、肛门、会阴部和腹股沟淋巴结（表28－2）。放疗同时进行2个周期（第1周和第5周）的持续5－Fu输注（1 000 mg/m^2，第1～4天），和单次的MMC（10 mg/m^2，第1天）给药；如果在治疗结束6周以后没有达到完全缓解，患者接受为期1周的补充治疗，具体包括1个周期的持续的5－Fu输注（1 000 mg/m^2，第1～4天）；单次给予顺铂（DDP）10 mg/m^2，第2天，同时对原发肿瘤给予9Gy的照射，在经过补充治疗后6周如果进行活检仍然存在残余病灶，则进行补救性手术，行腹会阴联合切除。

表28－2　2011NCCN肛管癌诊治指南推荐的肛管癌照射技术和剂量

放射治疗	放射治疗野边界	剂量
第1阶段	上界：L_5/S_1交界 下界：肛门区肿物下至少2.5cm 侧界：包括腹股沟外侧区淋巴结，根据骨性标志或影像学检查	30.6Gy/17次
第2阶段	上界：骶髂关节下缘 下界：不变 侧界： 1. 腹股沟淋巴结（－）：缩野至真骨盆外侧0.5～1cm 2. 腹股沟淋巴结（＋）：同第1阶段，腹股沟区也可用电子线补量	14.4Gy/8次 总量45 Gy/25次
第3阶段	对T_{3-4}N＋，或DT 45Gy后肿瘤残存T_2病变，原发肿瘤或转移淋巴结外放2～2.5cm。可选用多野光子线（前后野加两侧野，或单后野加两侧野），或患者取截石位，用电子线或光子线直接照射会阴部推量	9～14Gy，1.8～2Gy/次 总量54～59Gy/30～32次

肛管癌进行3D CRT照射时，可以按照表28－2所示的3个阶段逐步加量方法，对应于3个照射阶段分别定义3个CTV，即CTV1包括真骨盆和双侧腹股沟区，上界为L_5/S_1交界，下界包括全部的肛门或会阴区；CTV2包括低位直肠及其周围区域、肛门或会阴区和转移淋巴结区域；CTV3则为CTV外放2～2.5cm。PTV在CTV基础上外放1cm，依据不同的CTV，可定义为PTV1、PTV2、PTV3等，并分别给出不同PTV的处方剂量，如95% PTV1定义剂量为DT 30.6Gy，95% PTV2定义剂量为DT 14.4Gy，95% PTV3定义剂量为DT 9～14Gy，最后进行最终的剂量合成。这种高度适形的3D技术的治疗准确性优于2D技术，但正常组织往往还是不能得到充分保护，调强放射治疗技术有望带来更好的改进。

调强放射治疗（IMRT）是一种先进的外照射技术，借助于计算机逆向运算来优化辐射线束角度和强度，以满足靶区剂量覆盖和正常组织保护的严格要求。靶区的照射剂量可以高度适形化，在其边缘形成一个陡峭的剂量梯度，从而最大限度地减少正常结构的照射剂量。进行IMRT的计划设计时，可采用同步加量法，将不同的第1、第2阶段的剂量在相同的时间内完成，由于总的治疗次数和时间相同，不同处方剂量的PTV1和PTV2接受不同的单次剂量。完成后再另设野对局部肿瘤区进行第3阶段补量放疗，外照射可采用3D CRT或IMRT计划方式。在IMRT治疗肛管癌的第一项多中心临床试验中，53例患者采用IMRT治疗45Gy，然后大体肿瘤推量到中位剂量52Gy，并接受同步化疗（48例接受5－Fu和MMC）。急性3度以上胃肠道和皮肤毒性分别为15%和37.7%，而使用传统放疗技术的RTOG 98－11试验中，接受5－Fu/MMC同步化疗患者的上述反应分别达到36%和47%，只有血液学毒性达到了4度（34%出现4度中性粒细胞减少）。令人鼓舞的是，92.5%的患者达到临床的完全缓解，1例患者为部分缓解，3例病情稳定。18个月无结肠造口生存、总生存、无局部失败生存和无远处转移生存率分别达到83.7%、93.4%、83.9%和92.9%。

目前唯一的IMRT治疗肛管癌的前瞻性试验RTOG 0529已经完成，并发表了初步结果。这项Ⅱ期临床研究结合了同步5－Fu/MMC和IMRT来评估急性毒性反应，主要观察终点是研究使用IMRT是否可以将2度或以上的急性胃肠道和泌尿生殖系统（GI/GU）毒性的发生率降低15%，比较对象是RTOG 98－11研究的数据。所有患者在IMRT的第1天和第29天接受5－Fu和MMC同步化疗。IMRT的处方剂量根据病期而定：对T_2N_0肿瘤，选择性淋巴结PTV的剂量为42Gy（1.5Gy/次），肛门肿瘤PTV的剂量为50.4Gy（1.8Gy/次）；对于$T_{3-4}N_{0-3}$肿瘤，选择性淋巴结PTV剂量增加到45Gy（1.5Gy/次），而肛门肿瘤PTV的剂量为54Gy（1.8Gy/次）。对于阳性淋巴结，直径≤3cm的，其PTV给予50.4 Gy（1.68 Gy/次），直径≥3cm的则给予54Gy（1.8Gy/次）。纳入研究的63例中52例患者可供分析，其中Ⅱ期、ⅢA期和ⅢB期患者的比例分别为53%、25%和22%。77%的患者出现2度或以上的GI/GU的不良反应，类似于RTOG 98－11试验中MMC组的发生率（76%）。然而与 RTOG 98－11 试验相比，IMRT 的 3 度或以上的 GI/GU 毒性反应（21% vs 36%）和 3 级或以上的皮肤不良反应（21% vs 47%）均显著减少。照射时间的中位数为 42.5 天，也比 RTOG 98－11 试验 MMC 组的 49 天显著缩短（$P<0.0001$）。虽然这项研究中未达到主要的研究终点，却表明 IMRT 同步使用 5－Fu 和 MMC 显著减少了 3 级或以上的皮肤和胃肠道或泌尿生殖道的急性毒性反应。

（中山大学肿瘤防治中心　张玉晶）

第六节　肛管癌复发与转移的处理

肛管癌一般均行经腹会阴直肠癌切除术，复发在会阴部，表浅者可行切除术；盆腔转移尚可切除者，亦应积极手术探查，争取完整切除，必要时行盆腔淋巴结清扫；广泛转移者，可试行放疗、化疗，积极的姑息疗法可改善患者生活质量。

第七节　肛管癌预后与随访

一、预　　后

2000 年美国报告有 3 400 例新发肛管癌病例，有约 500 例死亡病例。文献报道肛管癌患者 1 年、3 年、5 年生存率分别为 86.45%、39.58%、19.79%，中位生存时间约为 36 个月。

1. 肿瘤分期　影响肛管癌预后的主要因素是肿瘤的分期，尤其是肿瘤浸润深度对 5 年生存率有较大影响。有研究显示 T_1、T_2 者 5 年生存率可达 70%～100%，而 T_3、T_4 者只有 10%～40%，若肿瘤侵犯肌肉或括约肌外软组织，术后复发率高达 60% 以上，预后更差。

2. 肿瘤大小　肿瘤越大，预后越差。文献报道直径<2cm 的肛管肿瘤，5 年存活率是 72%～83%，而直径>5cm 的患者 5 年存活率仅有 24.3%～55.0%。

3. 淋巴结转移　区域淋巴结转移是影响预后的不良因素，特别是腹股沟淋巴结与原发病灶同时发现者，预后较差。

4. 肿瘤的分化程度　分化好、无区域淋巴结转移者，5 年生存率可达 75%；分化差且有区域淋巴结转移者仅为 24%。

5. 组织学类型　肛管癌大多是鳞状细胞癌，预后比腺癌、黑色素瘤好。肛管恶性黑色素瘤术后多在 1.5 年内死亡，术后 5 年生存率低于 10%。

6. 治疗方式　综合治疗模式比单一治疗者的预后要好。传统的肛管癌根治手术通常采用腹会阴联合切除术，伴有或不伴有腹股沟淋巴结清扫手术，总的术后 5 年生存率为 30%～71%。单纯用放射治疗肛管癌，局部控制率 2 年为 58.0%，5 年为 30.5%，平均生存时间为 87 个月，平均无病生存时间为 33 个月。手术联合放化疗的综合治疗，患者 5 年生存率可达 65%～80%，而单纯手术治疗组仅 45%～70%，综合治疗局部复发率比单纯手术治疗低 20% 左右。国外报道肛管癌放化疗综合处理，患者的 5 年和 10 年生存率分别为 92% 和 85%。肛管癌若采用新辅助放化疗，患者的 5 年存活率可达 60%，局部复发率为 20%～50%。

二、随　　访

患者结束同步放化疗后 8 周，需每隔 3～6 个月进行随诊，共 2 年；以后每 6～12 个月随诊 1 次，共持续 5 年。随诊内容包括直肠指检和腹股沟区淋巴结的体格检查。局部区域复发率远高于远处转移率，每次随诊是否行 CT 检查目前还存在争议。

（南方医科大学附属南海医院　檀谊洪　中山大学附属第一医院　王天宝）

参考文献

[1] 翟云起，高桂霞，王勇．肛管、直肠癌的治疗及预后影响因素分析［J］．当代医学，2008，14（24）：78.

[2] 李天煜，陈利生，程军．肛管癌预后的 Cox 回归分析［J］．中国肿瘤临床与康复，2007，14（4）：303－305.

[3] 王东民，徐文怀．肛管癌的诊治现状［J］．普外临床，1994，11（3）：164－166.

[4] 喻德洪．肛管及肛门周围恶性肿瘤［M］//吴阶平，裘法祖．黄家驷外科学．6 版．北京：人民卫生出版社，2005：1202－1206.

[5] 王天宝，王劲，周建华，等．盆腔外科手术与图谱［M］．广州：广东科技出版社，2011.

[6] 范桢，吴永嘉，范鸿雁．直肠肛管癌的放射治疗［J］．肿瘤研究与临床，2006，8（7）：501－503.

[7] Clark MA，Hartley A，Geh JI．Cancer of the anal canal［J］．Lancet Oncol，2004，5（3）：149－157.

[8] Jemal A，Siegel R，Ward E，et al．Cancer statistics，2007［J］．CA Cancer J Clin，2007，57（1）：43－66.

[9] Capdevila J，Ramos FJ，Macarulla T，et al．Development of new drug strategies in infrequent digestive tumors：esophageal，biliary tract，and anal cancers［J］．Curr Opin Oncol，2009，21（4）：374－380.

[10] Melbye M，Sprøgel P．Aetiological parallel between anal cancer and cervical cancer［J］．Lancet，1991，338（8768）：657－659.

[11] Frisch M，Fenger C，van den Brule AJ，et al．Variants of squamous cell carcinoma of the anal canal and perianal skin and their relation to human papillomaviruses［J］．Cancer Res，1999，59（3）：753－757.

[12] Moertel CG，Childs DS Jr，Reitemeier RJ，et al．Combined 5－fluorouracil and supervoltage radiation therapy of locally unresectable gastrointestinal cancer［J］．Lancet，1969，2（7626）：865－867.

[13] Nigro ND，Vaitkevicius VK，Considine B Jr．Combined therapy for cancer of the anal canal：a preliminary report［J］．Dis Colon Rectum，1974，17（3）：354－356.

[14] Eng C，Abbruzzese J，Minsky BD．Chemotherapy and radiation of anal canal cancer：the first approach［J］．Surg Oncol Clin N Am，2004，13（2）：309－320.

[15] Ryan DP，Compton CC，Mayer RJ．Carcinoma of the anal canal［J］．N Engl J Med，2000，342（11）：792－800.

[16] Vuong T，Kopek N，Ducruet T，et al．Conformal therapy improves the therapeutic index of patients with anal canal cancer treated with combined chemotherapy and external beam radiotherapy［J］．Int J Radiat Oncol Biol Phys，2007，67（5）：1394－1400.

[17] Menkarios C，Azria D，Laliberté B，et al．Optimal organ－sparing intensity－modulated radiation therapy（IMRT）regimen for the treatment of locally advanced anal canal carcinoma：a comparison of conventional and IMRT plans［J］．Radiat Oncol，2007，2：41.

[18] Shia J．An update on tumors of the anal canal［J］．Arch Pathol Lab Med，2010，134（11）：1601－1611.

[19] de Jong JS，Beukema JC，van Dam GM，et al．Limited value of staging squamous cell carcinoma of the anal margin and canal using the sentinel lymph node procedure：a prospective study with long－term follow－up［J］．Ann Surg Oncol，2010，17（10）：2656－2662.

[20] Oono Y，Fu K，Nakamura H，et al．Narrow band imaging colonoscopy with a transparent hood for diagnosis of a squamous cell carcinoma in situ in the anal canal［J］．Endoscopy，2010，42 Suppl 2：E183－184.

[21] Garrett K，Kalady MF．Anal neoplasms［J］．Surg Clin North Am，2010，90（1）：147－161.

[22] Bean SM，Chhieng DC．Anal－rectal cytology：a review［J］．Diagn Cytopathol，2010，38（7）：538－546.

[23] Frisch M，Fenger C，van den Brule AJ，et al．Variants of squamous cell carcinoma of the anal canal and perianal skin and their relation to human papillomaviruses［J］．Cancer Res，1999，59（3）：753－757.

[24] Welton ML，Sharkey FE，Kahlenberg MS．The etiology and epidemiology of anal cancer［J］．Surg Oncol Clin N Am，2004，13（2）：263－275.

[25] Ghouti L，Houvenaeghel G，Moutardier V，et al．Salvage abdominoperineal resection after failure of conservative treatment in anal epidermoid cancer［J］．Dis Colon Rectum，2005，48（1）：16－22.

[26] Ferrigno R，Nakamura RA，Dos Santos Novaes PE，et al．Radiochemotherapy in the conservative treatment of anal canal carcinoma：retrospective analysis of results and radiation dose effectiveness［J］．Int J Radiat Oncol Biol Phys，2005，61（4）：1136－1142.

[27] Sato H，Koh PK，Bartolo DC．Management of Anal Canal Cancer［J］．Dis Colon Rectum，2005，48（6）：1301－1315.

第二十九章　胃肠间质瘤

第一节　胃肠间质瘤流行病学与病因

胃肠间质瘤（gastrointestinal stromal tumors，GIST）是消化道最常见的非上皮来源的肿瘤，1983 年 Mazur 等首次提出间质瘤这一概念，目前大多数学者认同的 GIST 的定义是起源于胃肠道 Cajal 细胞（卡哈尔细胞）、表达 CD117 或（和）DOG1、组织学和形态学上与平滑肌瘤和肉瘤相似的间叶性肿瘤，往往存在 c－kit 和血小板生长因子受体 α（PDGFRA）基因突变，但存在 c－kit 和 PDGFRA 基因突变以及 CD117 阳性并不是诊断胃肠间质瘤的唯一条件。间质瘤不是一种交界性肿瘤，可以表现为完全良性，也可以表现为极度恶性，远处转移主要表现为血行转移，极少淋巴转移。

一、流 行 病 学

GIST 流行病学特征目前还不完全清楚，但有 3 项研究数据结果显示，根据目前的诊断标准，在瑞典西南地区、冰岛和荷兰等 3 个地方的发病率分别为 145/10 万、110/10 万、127/10 万，在挪威北部每百万人中有近 10 人发病。研究数据显示，1992～2000 年，美国 GIST 的发病率在 68/10 万，它占所有软组织恶性肿瘤的 1/6～1/3，美国每年有 5 000～6 000 例的新增病例。在我国，GIST 的年发病率为 10/100 万～20/100 万，GIST 常发生于中老年人，主要集中在 60～70 岁人群，很少有＜40 岁者。北京医学会普外科专业委员会报道，高发年龄组为 40～49 岁。事实上上述发病率应该存在明显的低估，许多小病灶并无症状，由内镜医师意外发现，应该有大量的无症状的间质瘤未被诊断，在因非肿瘤性疾病而行胃手术或死亡的患者胃标本中，20%～35% 有隐匿性的 GIST 存在；德国的资料表明，＞50 岁的死者中消化道中存在胃肠间质瘤者超过 22.5%，因而本病的确切发病率并不明确。目前还比较缺乏流行病学特点的详细资料，未能发现年龄、性别、环境等因素的确切影响。

GIST 可以在消化道的任何部位发病，也可以在消化道外如肠系膜、网膜、后腹膜发生，极少数可以发生在肝脏、胆囊、胰腺、膀胱等部位。60%～70% 发生于胃，20%～30% 发生于小肠，10% 发生于大肠，5% 发生于食管，5% 发生于其他部位。发病部位与肿瘤的危险度及预后有关，但并不是唯一因素，还与基因型等多因素有关。万德森教授根据近年来国内 30 篇正式发表的有关 GIST 的报道，合计 GIST 1 128 例，其中男 613 例，女 515 例，男女之比为 1.2∶1，中位年龄 54.5（11～84）岁，发生在胃 718 例（63.7%），十二指肠 49 例（4.3%），小肠 242 例（21.5%），结肠 51 例（4.5%），直肠 52 例（4.6%），食管 14 例（1.2%），尚有 2 例发生在肛管，部位分布与国外报道相似；但恶性 GIST 541 例（48%），交界性 207 例（18.3%），良性 380 例（33.7%），恶性的比例几乎近一半，与国外报道不同。

二、病　　因

GIST 的病因尚不十分明确，但与基因突变导致酪氨酸激酶失控激活关系密切。1998 年 Hirota 等报道两大发现，GIST 几乎都表达 kit，而且存在 c－kit 突变。后来又发现大约 85% 的 GIST 存在 kit 原癌基因的突变，而且 5%～7% 有 PDGFRA 突变，还有 10% 为野生型。因而 c－kit 原癌基因和 PDGFRA 基因突变是 GIST 发生的关键因素。c－kit 原癌基因突变导致 kit 酪氨酸激酶持续活化，致使突变的细胞增殖失控，免疫组织化学 kit 蛋白（CD117）过度表达。

正常情况下，正常细胞 kit 及其配体干细胞因子结合后自身二聚体化，使细胞内部分 kit 的酪氨酸残基交锁磷酸化，从而激活信号的下游效应，正常 kit 配体激活 kit 可以导致细胞增殖和存活；正常 kit 具有自我抑制构象，只有受配体激活形成二聚体时才能够激活激酶，但当出现了多种的 c－kit 突变时，这种自我抑制构象发生变化或自动形成 kit 二聚体化，出现不受调控的酪氨酸激酶持续异常激活，从而出现细胞生物学的异常行为。

PDGFRA 结构与 kit 类似，同属酪氨酸激酶受体，其突变通过与上述类似的机制导致酪氨酸激酶的异常活化，导致间质瘤的发生；但 PDGFRA 突变与 c－kit 突变是相互排斥的，两者不并存。其他少见的 c－kit 野生型和 PDGFRA 野生型的 GIST 发病机制尚有待深入研究。

第二节　胃肠间质瘤临床表现及鉴别诊断

一、临 床 表 现

GIST 病变可发生在全消化道任何部位，有 60% ～70% 发生在胃，有 20% ～30% 发生在小肠，10% 发生在大肠，5% 出现在食管，还有 5% 出现在腹腔内的其他地方（如肠系膜、网膜及腹膜后）。GIST 的症状和体征并无特异性，尤其在疾病早期肿瘤直径＜2cm 时临床症状并不明显，但其症状出现的早晚及程度和肿瘤发生的部位、大小与肠壁的关系以及良性和恶性程度有关，可出现腹部不适、消化道出血、腹部包块、贫血、低热、体质量减轻等症状。部分患者可无任何症状，仅在体检或因其他手术时意外发现，随着胃肠镜检查的普及，此类无症状的患者越来越多，50% ～70% 的患者体检时可触及腹部包块，在食管表现为吞咽困难，在胆胰壶腹部表现为胆管梗阻，在小肠表现为肠梗阻，在结肠表现为出血活排便习惯改变。30% ～50% 的患者常以消化道出血、梗阻等原因入院，出血是 GIST 的常见症状，可以导致急腹症，出现剧烈腹痛、肌紧张，常需急诊手术；40% 的患者可表现为呕血、黑便和贫血。GIST 通过血行转移为主，较少发生淋巴结转移，远处转移最常见是肝，随后依次是肺和骨。

GIST 恶性倾向明显，肿瘤的大小和核分裂数是影响复发和危险程度的主要因素。2001 年 NIH/NCI 研讨会关于 GIST 预后制定共同指南，将肿瘤大小和核分裂相计数作为原发性 GIST 危险分级、评价预后的指标，详见表 29－1。但胃肠间质瘤从良性到恶性之间无明显分界，是一种渐进过程，随着肿瘤的生长转移，恶性特征也逐渐显现，目前已有研究发现直径＜1cm 的肿瘤仍可发生 kit 基因突变，直径＜2cm 甚至 1cm 也可复发或转移。

表 29－1　GIST 危险程度划分标准

危险程度	肿瘤最大直径（cm）	核有丝分裂相（/50HPF）
极低	＜2	＜5
低危	2～5	＜5
中等	＜5	6～10
	5～10	＜5
高危	＞5	＞5
	＞10	不计
	不计	＞10

二、诊　　断

对无症状意外发现的病灶或有临床表现者，均应该根据不同的情况，综合选择合适的检查，以帮助诊断，确诊依靠术后病理组织学及免疫组化检查，组织学符合典型 GIST、CD117 或（和）DOG1 阳性的病例可作出 GIST 的诊断；对于组织学符合典型 GIST、CD117 阴性的肿瘤，可交由专业分子生物学实验室检测是否存在 c－kit 或血小板生长因子受体 α 基因的突变，以协助明确 GIST 的诊断。

消化内镜是发现 GIST 的主要方法之一，适用于向胃肠道黏膜内生长的肿瘤，可发现黏膜下隆起，呈球形或半球形，质稍硬，色多正常。EUS 可显示与组织学对应的消化道管壁的 5 层结构，有助于了解肿瘤的具体部位和范围，还能通过多普勒超声探查肿瘤的血液供应情况，在选择治疗方案及评估预后方面有重要辅助作用。特别是对于十二指肠病变，EUS 具有较高价值。EUS 下肿块一般为低回声，良性者瘤体内部回声均匀，也可不均匀，边界清晰，通常直径＜3cm。恶性者通常直径＞3cm，多不均匀，坏死液化后为液性暗区，其内可伴有斑块状高回声，病变黏膜侧可见"断裂征"；GIST 与胃肠壁接触部以外的管壁层次清晰正常。目前有研究发现，EUS 联合细针（EUS－FNA）抽吸取胃黏膜下层组织，结合免疫组织化学，诊断 GIST 的准确率非常高。

CT 和 MRI 对 GIST 的初步诊断有重要作用，直接显示肿瘤大小、形态、内部结构与临近组织的关系。原发 GIST 的典型影像表现是边界清楚的肿块，血管丰富，中等密度，常与胃和小肠关系密切，相邻的胃肠壁无明显增厚。部分 GIST 瘤体内有出血坏死，表现为低密度区或异质区。多排螺旋 CT（MDCT）和多平面重建技术（MPR）可帮助了解 GIST 的形态和解剖位置，有研究报道 MDCT 联合 MPR 对胃肠间质瘤特别是位于小肠者的诊断正确率可达 91.7%。影像检查还有助于发现原发于胃肠浆膜层或肠系膜部位的肿瘤，同时了解肝脏、胰腺和腹腔等处有无转移灶。由于胃肠蠕动的关系，MRI 成像质量受到一定影响，因而对胃肠原发病灶的诊断价值不优于或略逊于 CT；但部分 GIST 肝转移的病灶 CT 密度与肝脏类似，因而可以漏诊，而 MRI 对此类患者明显具有优势。PET/CT 对胃肠间质瘤的分期及治疗监测非常有效，可以观察到肿块内的代谢情况，从而为临床诊断和治疗提供依据。示踪剂^{18}F－FDG 对 GIST 具有高度亲和力，原因可能与 kit 酪氨酸激酶激活葡萄糖转运蛋白有关，较大的 GIST 中央坏死区在 PET/CT 下表现为静止区，PET/CT 可更加清楚地显示肿瘤的边缘范围。PET/CT 观察服用伊马替尼后对^{18}F－FDG 摄取的抑制效果，并且与最终的治疗效果相关，因而 PET/CT 可以预测伊马替尼治疗效果。

另外，对有胃肠道出血而肿瘤原发灶不明的患者，血管造影可能发现 GIST，还能了解肿瘤大小和血液供应情况。对于胃肠道腔外的肿瘤，还可以在影像引导下进行经皮穿刺活检，获取标本用于病理学和免疫组织化学检查。取活检时要注意 GIST 为膨胀性生长，血液供应丰富，易破裂出血，应选用细针穿刺，对于能够切除而且容易诊断者尽量不必活检。

三、鉴别诊断

1. 与平滑肌和神经源性肿瘤鉴别　由于起源相似、临床特点和辅助检查结果相似，大体病理以致光镜下也难以将平滑肌瘤、平滑肌肉瘤、神经鞘瘤或神经纤维瘤等区分。它们之间的鉴别主要依据免疫组织化学，平滑肌瘤过度表达 SMA、Desmin 和 HCD，组织上表现为过度伸展的梭形细胞和大量的嗜酸性细胞质，平滑肌肉瘤则以长束的嗜酸性梭形细胞为主，神经鞘瘤以外周淋巴袖口存在和短束梭形细胞和怪异细胞为特征，并且过度表达 S－100，部分表达 CD34，纤维瘤则是 CD34 阳性或是连环蛋白过度表达。但应当清醒地认识到，kit 可表达于肥大细胞、ICC 细胞等，因而这些细胞 CD117 可以阳性；有些肿瘤也可以 CD117 阳性表达，如血管肉瘤等，因而单纯 CD117 阳性并不能肯定 GIST 的诊断，还需结合形态学综合判断。

2. 与食管癌、胃癌、结肠癌鉴别　起源于消化道上皮细胞，早期临床表现缺乏特异性，体征不明显，癌灶局限于黏膜下层；进展期癌最常出现的症状为吞咽困难、腹痛、厌食、纳差、呕血、黑便等，内镜下肿瘤常表现为向腔内生长或浸润生长、溃疡形成及出血，肿瘤表面明显异常，病理示癌细胞呈管状或腺腔样排列，伴黏液聚集等。GIST 起源于间质组织，常无特殊肿瘤标志物，内镜下表现常为黏膜下隆起或呈球形或半球形，质稍硬，色多正常，表面常大致正常，免疫组织化学可以鉴别。

3. 脂肪瘤　为黏膜下隆起性病变，内镜下呈现黄色，表面黏膜光滑，EUS 呈现低密度，切除后见黄色脂肪组织，病理容易鉴别。

4. 囊肿　内镜下见囊性病变，压之有囊性感，EUS 见液体密度，活检钳或电凝“开窗”治疗见液体流出，易鉴别。

5. 异位胰腺　为黏膜下病变，可呈隆起性病灶，部分见异位胰腺开口，活检见迷走的胰腺组织，EUS 有辅助诊断价值。

6. 其他表现为隆起性病灶的病变　如类癌、神经内分泌肿瘤、淋巴瘤等，根据病理容易鉴别。

（中山大学附属第三医院　尉秀清）

第三节　胃肠间质瘤手术治疗

中国胃肠间质瘤诊断治疗专家共识（2011 年版）对 GIST 外科处理指导意见为手术治疗的依据。

一、术前辅助治疗

胃肠间质瘤术前辅助治疗适应证：①术前估计难以达到 R_0 切除；②肿瘤体积巨大（＞10cm），术中易出血、破裂，可能造成医源性播散；③特殊部位的肿瘤（如胃食管结合部、十二指肠、低位直肠等），手术易损害重要脏器的功能；④肿瘤虽可以切除，但估计手术风险较大，术后复发率、死亡率较高；⑤估计需要进行多脏器联合切除手术。

二、活检原则

1. 对于大多数可以完整切除的 GIST，手术前不推荐常规活检或穿刺。

2. 如果要进行新辅助治疗，需要取活检，活检可能引起肿瘤的破溃、出血和增加肿瘤播散的危险性。

3. 对于无法切除或估计难以获得 R_0 切除的病变，拟采用术前药物治疗者，应先进行活检。

4. 首选超声内镜引导下穿刺活检；超声内镜引导下进行的穿刺活检，造成腔内种植的概率甚小。对于直肠和盆腔肿物，可经直肠前壁穿刺活检。

5. 不推荐常规进行术中进行冰冻活检，除非手术中怀疑 GIST 有周围淋巴结转移或不能排除其他恶性肿瘤。

三、手术适应证

1. 肿瘤最大直径＞2cm 或≤2cm 有症状的 GIST 行手术切除。

2. 胃 GIST 如伴有边界不规整、溃疡、强回声和异质性等应考虑切除。

3. 直肠和十二指肠 GIST 一旦增大，手术难度和风险增大，应及早手术切除。

4. GIST 导致完全性肠梗阻、穿孔、消化道以及肿瘤破裂腹腔大出血时，应行急诊手术。

四、手术原则

1. 手术总原则　尽量争取达到 R_0 切除，在完整切除肿瘤的同时，应避免肿瘤破裂和术中播散，一般不必常规清扫淋巴结。

2. 胃 GIST 手术　一般采取局部切除、楔形切除、胃次全切除或全胃切除，切缘距离肿瘤 1～2cm，满足 R_0 切除要求即可。近端胃切除术适用于 GIST 切除缝合后可能造成贲门狭窄者。多病灶、巨大的 GIST 或同时伴发胃癌时可以采取全胃切除，否则应尽量避免全胃切除术。单灶性病变，估计需全胃切除者可先行术前药物治疗；联合脏器切除应该在保障手术安全和充分考虑脏器功能的前提下，争取达到 R_0 切除。胃 GIST 很少发生淋巴结转移，一般不推荐常规进行淋巴结清扫。

3. 小肠 GIST 手术 对于直径 2～3cm 的位于小肠的 GIST，如包膜完整、无出血坏死者可适当减少切缘距离。空肠间质瘤相对较小，切除后行小肠端端吻合即可，有时肿瘤与肠系膜血管成为一体，以空肠上段为多见，无法切除者可药物治疗后再考虑二次手术。10%～15% 的病例出现淋巴结转移，宜酌情清扫周围淋巴结。

4. 十二指肠的 GIST 可行胰十二指肠切除术、局部切除及肠壁修补、十二指肠第 3 段和第 4 段及近端部分空肠切除、胃大部切除等。

5. 直肠的 GIST 手术方式一般分为局部切除、直肠前切除和直肠腹会阴联合根治术。近年来，由于分子靶向药物的使用，经腹会阴根治术日益减少，推荐适应证：①药物治疗后肿瘤未见缩小；②肿瘤巨大，肿瘤下缘距离齿状线不足 5cm，且与直肠壁无法分离；③复发的病例，在经过一线、二线药物治疗后，未见明显改善影响排便功能者。

6. 胃肠外 GIST 手术 目前认为，胃肠外 GIST 对于常规的放疗和化疗均不敏感，外科手术仍为首选的治疗方式，手术治疗的彻底性与疾病预后密切相关，推荐行病灶的完整切除。在部分患者中，肿瘤可与周围组织广泛粘连或播散，有时也可采用活检术或姑息性手术，以达到明确诊断或减瘤而缓解症状的目的。

7. GIST 内镜下治疗原则 由于 GIST 起源于黏膜下，生长方式多样，内镜下恐难行根治性切除，且并发症高，不常规推荐。

8. 腹膜后间质瘤 手术范围应扩大，即使这样，术后也易复发及转移扩散。

9. 腔镜手术 随着微创外科的迅猛发展，有学者在腹腔镜下运用腔内切割缝合器行胃 GIST 切除术，目前报道病例数较少，且多限于 5cm 以内的肿瘤，肿瘤切除的安全性及疗效还有待于进一步观察。

五、胃肠间质瘤切除术

（一）术前准备

1. 向患者解释手术的必要性，取得患者的同意，使患者解除对手术的种种顾虑，患者对术者的信任和配合是手术成功的关键。

2. 术前纠正水、电解质、酸碱平衡紊乱及营养不良状况。

3. 白蛋白＜25g/L 者应输注白蛋白制品，最好达 30g/L 以上。血红蛋白＜90g/L 者应补充浓缩红细胞，达 100g/L 以上者较为安全。

4. 术前 1 天流质，术前晚上灌肠。

5. 术前手术区域剃除毛发，留置胃管及导尿管。

6. 备同型浓缩红细胞 2～4 单位，同型血浆 200～400mL。

7. 麻醉后即给予第 2 代头孢菌素静脉滴注。

（二）麻醉与体位

采用气管内插管全身麻醉或连续硬膜外麻醉，取仰卧位。

（三）手术步骤

1. 切口 取上腹正中切口，必要时可延长至脐下（图 29－1）。

2. 自胃网膜血管弓下缘中央偏左无血管区，分别向左右两侧游离胃结肠韧带，逐一钳夹、切断、结扎，将胃结肠韧带完整切断（图 29－2）。

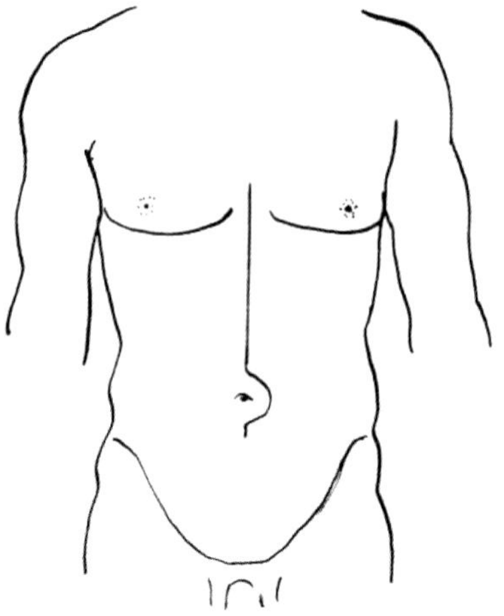

图 29－1　切口

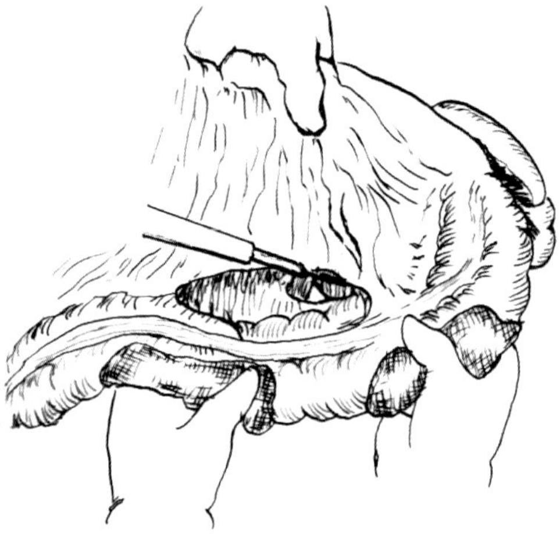

图 29－2　切除大网膜

3. 将胃向前上方翻起，分开胃后壁与横结肠系膜间的粘连，剪开腹膜反折，显露十二指肠后壁。靠近幽门下分离结扎、切断胃网膜右动静脉（图 29－3、图 29－4）。

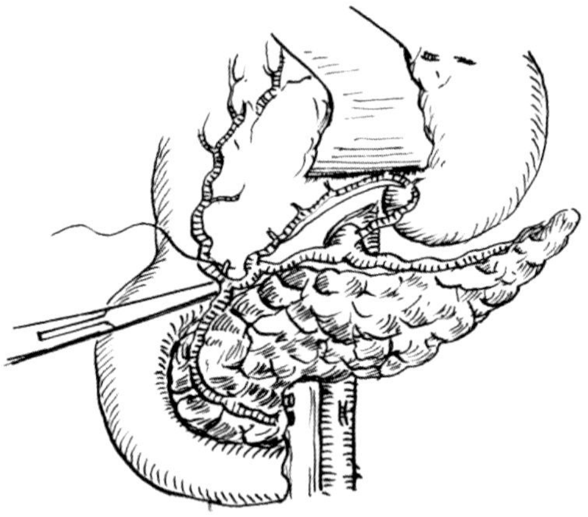

图 29－3　结扎胃网膜右动脉

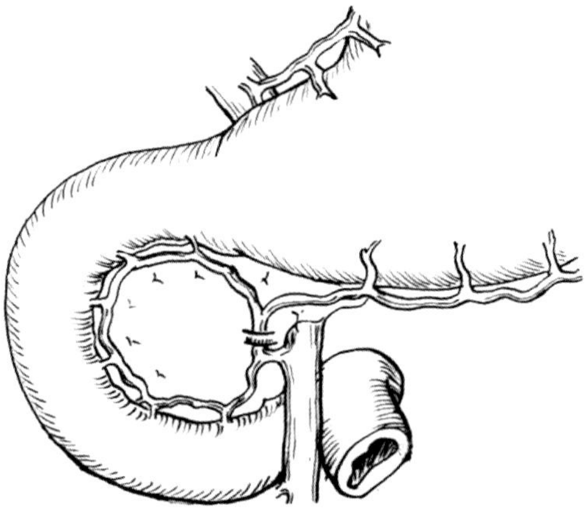

图 29－4　结扎胃网膜右静脉

4. 逐步分离十二指肠后壁与胰头间的小血管，游离十二指肠至预定切断处 2cm（图 29－5）。

5. 助手提起胃，在胃上缘小网膜无血管处上止血钳，向右游离肝胃韧带，贴近幽门上方将肝十二指肠韧带内的胃右动静脉结扎、切断。紧贴十二指肠上缘游离十二指肠近端，靠近胃壁游离至胃左动脉的第 2 末支（图 29－6）。

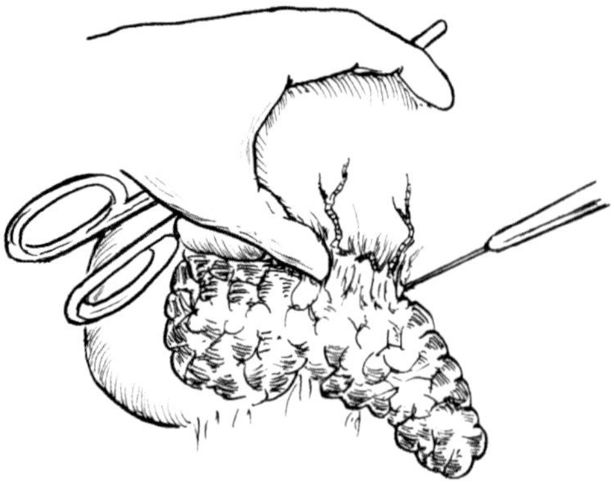

图 29－5　切开胃胰皱襞

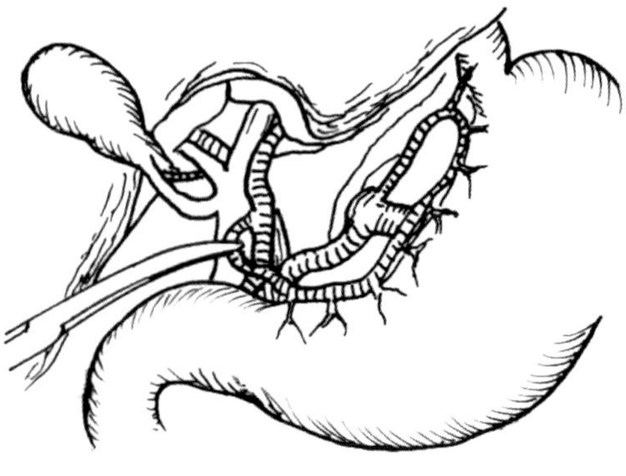

图 29－6　切断胃右动脉

6．切断或用切割闭合器切断十二指肠，保留1.5cm游离段，两角荷包包埋，中间浆肌层缝合加固（图29－7）。

7．在胃体预定切断处的远端上胃钳，与胃纵轴成直角切断胃体（图29－8）。

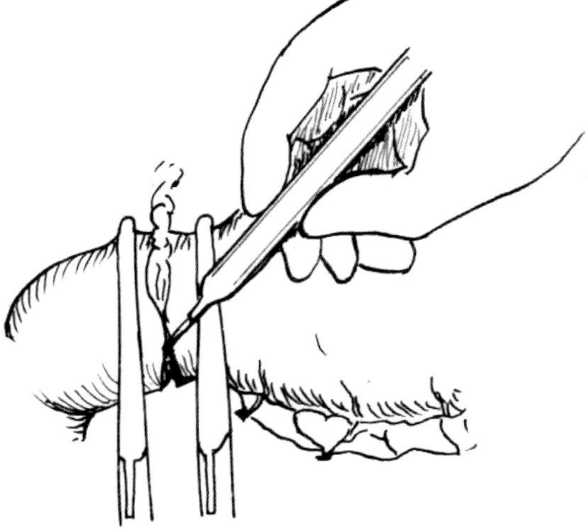

图29－7　横断十二指肠

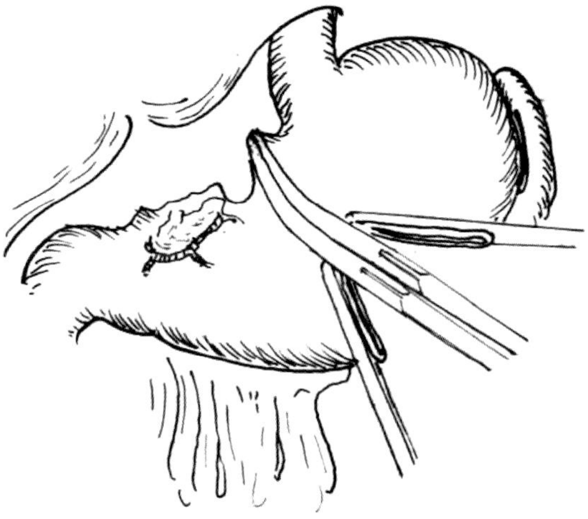

图29－8　切断胃体

8．可用手工缝合方法完成胃肠道吻合，毕Ⅰ式或毕Ⅱ式均可，但以后者为多用（图29－9、图29－10）。

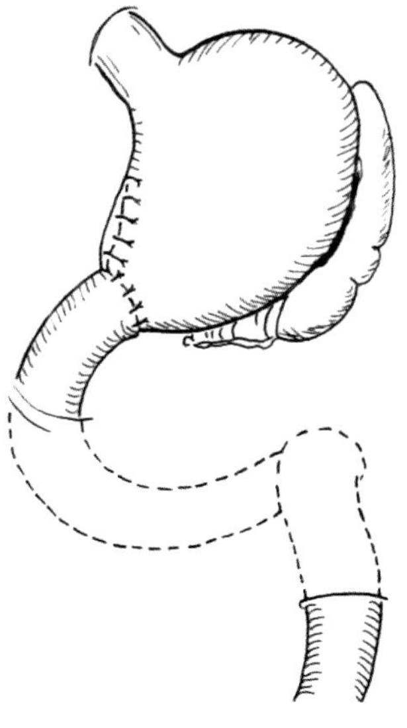

图29－9　毕Ⅰ式吻合

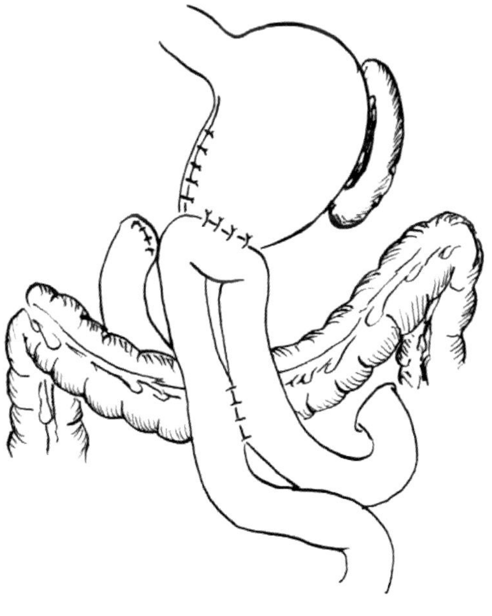

图29－10　毕Ⅱ式吻合

9．管状吻合器胃肠吻合法　近侧胃切缘用直线型切割闭合器闭合离断，在胃前壁用切割吻合器做一大小3cm切口，以置入管状吻合器，再于胃后壁做荷包缝合（图29－11）。

10．亦可在胃大弯侧距离残胃关闭线2～3cm做荷包缝合（图29－12）。

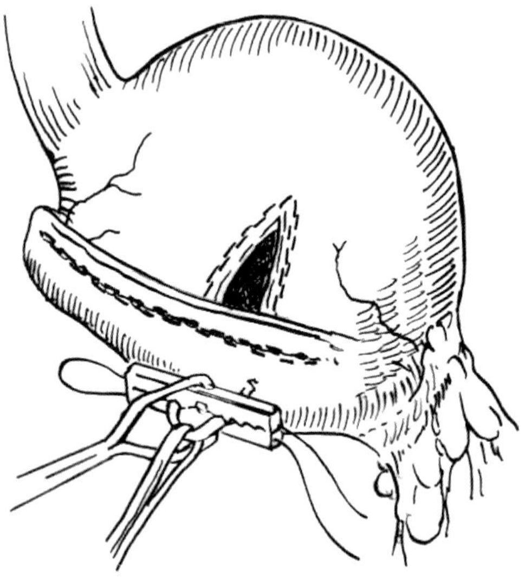

图 29－11　胃前壁切开，后壁荷包缝合

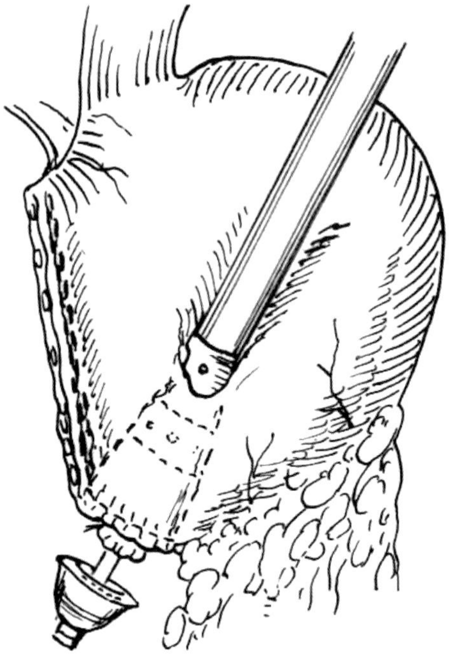

图 29－12　胃大弯荷包缝合

11. 空肠侧置荷包缝线，将抵针座置入空肠，荷包线打结，收紧吻合器，检查输入、输出袢无扭转，击发，取出吻合器，完成胃肠吻合（图 29－13、图 29－14）。

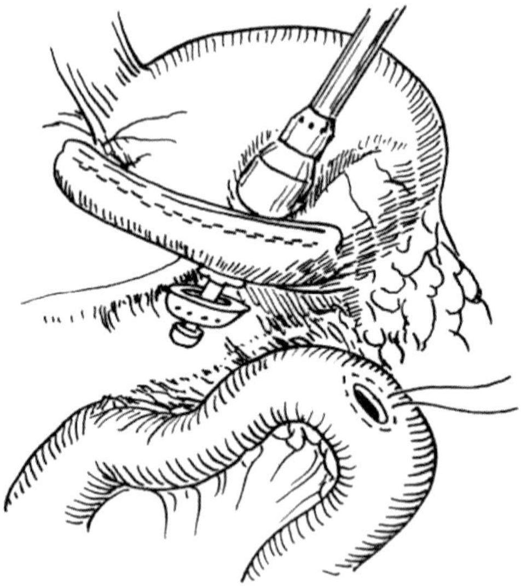

图 29－13　空肠置荷包缝线

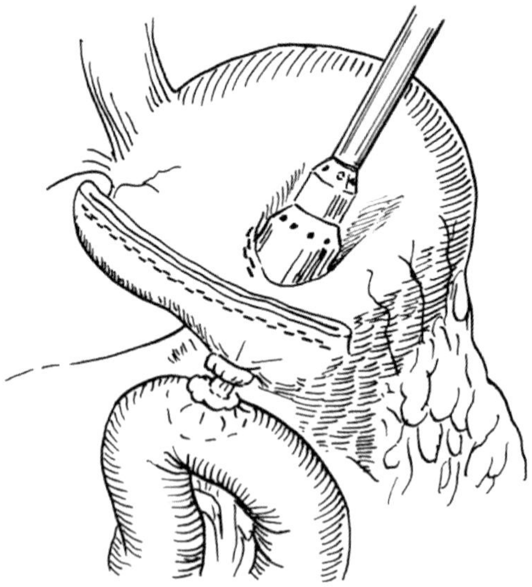

图 29－14　胃肠吻合

12. 线型吻合器关闭胃前壁切口（图 29－15）。

13. 将胃管置入空肠输入段。

14. 彻底止血后，清点器械和纱布无误后逐层缝合。

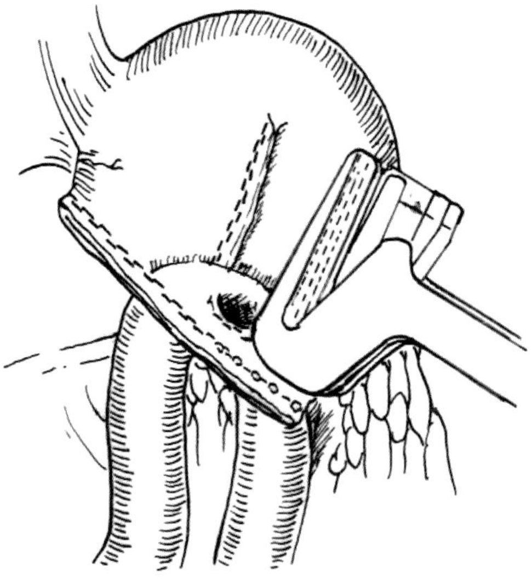

图 29－15　线型吻合器关闭胃前壁切口

（四）术后处理

1. 持续胃肠减压，观察胃内容物量与颜色，了解吻合口有无出血。
2. 尽早拔出胃管，全流质饮食，3～5 天改半流质饮食。
3. 应用抗生素、止血药物等。
4. 补充热量、水、离子、蛋白，必要时输血浆或浓缩红细胞。

六、术后并发症处理

参阅第十八章第三节中“胃癌术后常见并发症防治”。

（广州中医药大学附属市中医院　史振军　中山大学附属第一医院　王天宝）

第四节　胃肠间质瘤靶向治疗

在靶向治疗药物出现前，GIST 的预后很差，大部分研究的中位生存时间只有 9～18 个月，即使完全切除病灶，治愈的机会几乎也是零。伊马替尼（imatinib）的采用，改变了对放疗、化疗抵抗的 GIST 病例的疗效。靶向治疗已成为晚期/进展期 GIST 患者的标准治疗方法。随着对靶向药物术前治疗和术后治疗研究的深入，伊马替尼格列卫和舒尼替尼（sunitinib）分别成为 GIST 的标准一、二线治疗药物，GIST 已成为实体肿瘤靶向治疗的一个典范。

GIST 的靶向治疗来源于肿瘤分子机制的阐明、伊马替尼的发现及其在 GIST 中的临床研究结果。1998 年 Hirota 等发现 5 例 GIST 患者中存在 c－kit 基因突变，随后在 GIST 中开始了关于 c－kit 基因和 kit 蛋白表达的研究。伊马替尼是一个选择性的小分子酪氨酸激酶抑制剂，其作用靶点主要包括 C－Abl、PDGFR（血小板源性生长因子受体）以及 kit 受体：一是特异性阻断酪氨酸激酶的活化；二是显著降低配体依赖性生长。鉴于格列卫治疗 GIST 的疗效显著，2002 年 2 月被美国 FDA 快速批准用于治疗 GIST，同期也很快被欧盟专利药品评审委员会（CPMP）批准。

一、术前治疗或新辅助治疗

1．术前治疗的意义　①减小肿瘤体积，降低临床分期；②缩小手术范围，避免不必要的联合脏器切除，降低手术风险，同时增加根治性切除机会；③对于特殊部位的肿瘤，可保护重要脏器的功能；④对于瘤体巨大、术中破裂出血风险较大的患者，可减少医源性播散的可能；⑤杀灭手术区域以外的亚临床转移灶；⑥获得肿瘤体内药敏资料，为术后治疗的选择提供依据。

2．术前治疗的适应证　同前述。

3．术前治疗及手术时机选择　对此学术界尚未取得一致的共识。有学者认为，肿瘤停止缩小或新辅助治疗发生最大疗效时，进行手术干预是合适时机，但是这一指标不够具体。从目前研究结果来看，术前治疗6个月左右施行手术是比较合理的时间范围。过度延长新辅助治疗时间可能导致继发性耐药。推荐伊马替尼的术前治疗初始剂量为400mg/d。治疗期间，应定期评估疗效，推荐每3个月复查增强CT，如有禁忌，建议改用MRI。18FDG－PET/CT扫描有助于早期评估伊马替尼的疗效。疗效评价可以参考RECIST标准，但RECIST标准仅考虑肿瘤体积变化，存在明显缺陷，推荐采用Choi疗效评价标准。肿瘤发生进展的患者，如可完整切除病灶，应及时停用药物，准备手术治疗；不能手术者，可以参照复发/转移患者采用二线治疗。建议术前停用伊马替尼1周左右，使胃肠道水肿减轻，骨髓造血功能恢复；而术后只要患者胃肠道功能恢复，能够耐受口服药物时，应尽快恢复伊马替尼治疗。

二、术后辅助治疗

1．适应证　虽然大约85%的原发GIST患者可接受根治性手术切除，但术后2年内复发率＞50%，5年生存率在50%左右。多数GIST在手术后存在着复发风险，特别是中、高危患者，术后应根据肿瘤大小、核分裂像数目、原发肿瘤的部位以及手术中的情况（肿瘤破裂、出血、坏死、浸润及淋巴结转移）来全面仔细地评估GIST的复发风险。美国外科学会ACOSOG的Z9001试验显示，用药组1年生存率达97%，而对照组为83%。与对照组比较，直径≥3cm的肿瘤完整切除后应用伊马替尼辅助治疗1年能够明显地提高患者的无复发生存率，亚组分析中，肿瘤＞6cm的中、高危人群差别显著，因此术后辅助治疗已成为共识。国内学者的一项多中心研究也证实了对于中、高危GIST进行伊马替尼辅助治疗的获益。结合现有的临床试验数据和经验，目前普遍认为，中、高危GIST患者是辅助治疗的适应人群。

参考NIH最新发表的GIST危险度分级，适合辅助治疗的中、高危患者包括：①肿瘤≥3cm和（或）核分裂像数目≥5/50HPF。②手术中出现肿瘤破裂。需要注意的是，非原发于胃的GIST预后较原发于胃的差。

2．根据现有研究结果，目前推荐伊马替尼辅助治疗的剂量为400mg/d。对于中危GIST患者，伊马替尼辅助治疗时间至少1年，而高危患者应延长辅助治疗时间，至少服药3年。

三、转移复发、不可切除胃肠间质瘤的治疗

1．伊马替尼是转移复发、不可切除GIST的标准一线治疗药物，初始推荐剂量为400mg/d。B2222试验为一项开放性多中心Ⅱ期临床研究。转移复发GIST患者接受400mg/d的伊马替尼治疗，在长达71个月的随访中，疾病控制率达83.7%，中位总生存时间（MOS）达到57个月（伊马替尼上市之前，患者的中位生存期仅为19个月）；中位治疗有效持续时间为29个月。kit基因外显子9突变的患者，初始治疗推荐给予大剂量伊马替尼。在EORTC62005研究中，对于外显子9突变患者的初始治疗，伊马替尼800mg/d较400mg/d治疗的无进展生存（PFS）期更长。鉴于在国内临床实践中，多数患者无法耐受伊马替尼800mg/d治疗，因此推荐kit外显子9突变的中国GIST患者，初始治疗可接受伊马替尼600mg/d治疗。伊马替尼引起的绝大多数不良反应为轻至中度，多在用药前8周出现，呈一过性、自限性，对症治疗即可。若需减量，伊马替尼用量不应＜300mg/d。常见的不良反应包括水肿、胃肠道反应、白细胞减少、贫血、皮疹、肌肉痉挛、腹泻等。

对于转移复发、不可切除 GIST，如果伊马替尼治疗有效，应持续用药，直至疾病进展或因毒性反应不能耐受。中断伊马替尼治疗，将导致疾病加速进展。在法国肉瘤协作组的一项随机对照Ⅲ期临床研究 BFR14 中，患者被随机分为持续用药组（400mg/d）和中断治疗组（伊马替尼治疗 1 年后中断），结果显示中断治疗组 32 例患者中有 29 例疾病进展；中断治疗组的中位无进展生存期（mPFS）明显缩短（6 个月，$P<0.0001$）。

2. 伊马替尼标准剂量治疗失败后的治疗选择　伊马替尼一线治疗出现进展时，应首先考虑是否存在如下因素：患者的依从性，是否在正确的剂量下坚持服药；患者是否同时合用其他可能与伊马替尼相互作用的药物；是否药代动力学的改变导致伊马替尼的血浆浓度降低，导致疾病控制不佳；是否为外显子 9 突变，或发生二次突变。排除上述因素影响后，按如下原则处理：

（1）局限性进展期 GIST：局限性进展表现为治疗期间，部分病灶出现进展，其他病灶保持稳定或部分缓解。在手术可完整切除局部进展病灶的情况下，建议接受手术治疗。术后可以继续原剂量伊马替尼或增加剂量治疗。对部分无法实施手术的肝转移患者，动脉栓塞与射频消融治疗可以考虑作为辅助治疗方式。

（2）广泛性进展期 GIST 的处理原则如下：

1）增加伊马替尼剂量：欧洲与澳洲协作组的 EORTC－ISG－AGITG 试验中，共有 133 例转移复发 GIST 患者从伊马替尼 400mg/d 治疗进展，增加剂量到 800mg/d，29% 的患者获得疾病控制。除贫血和乏力不良反应报告增加，其他无明显差异。800mg 的剂量可以采用 400mg，每天 2 次的给药方式。在国内的临床实践中，很多患者不能耐受伊马替尼 800mg/d 的剂量。目前达成共识的是对于 400mg/d 伊马替尼治疗无效或进展的患者，可以先增加剂量到 600mg/d，如果再进展，可以考虑尝试增加到 800mg/d。最近，韩国报告的临床研究，24 例一线 400mg/d 治疗进展的转移复发的 GIST 患者，12 例增加剂量至 600mg/d，12 例增加至 800mg/d，所有患者的 DCR 为 37.5%。增加剂量后外显子 9 突变患者的 DCR（100%）明显高于外显子 11 突变的患者（27.3%）。

2）换用舒尼替尼治疗：A6181004 研究显示，对于伊马替尼治疗进展/不能耐受的患者，应用舒尼替尼治疗可显著改善疾病进展时间及 OS；推荐舒尼替尼作为伊马替尼治疗失败或不能耐受的标准二线治疗药物。在一项随机双盲对照的Ⅲ期临床试验中，评价了舒尼替尼治疗既往伊马替尼治疗进展或不能耐受的 GIST 患者的疗效。结果显示，24% 的患者达到临床获益，中位至疾病进展时间（mTTP）为 27.3 周，mPFS 为 24.1 周，显著优于安慰剂对照组，而且 OS 也有显著改善。舒尼替尼的推荐剂量为：50mg/d，连续服药 4 周，停药 2 周。已有临床研究验证了舒尼替尼 37.5mg/d 连续用药方案的疗效，结果显示疗效与 4＋2 间断用药方案相当，耐受性类似，也可作为个体化治疗的选择。国内经验表明，中国 GIST 患者对舒尼替尼 37.5mg/d 的给药方式相对耐受性更好。舒尼替尼主要不良反应包括贫血、粒细胞减少、血小板减少、手足综合征、高血压、口腔黏膜炎、乏力、甲状腺功能低下等，多数不良反应通过相应治疗或暂时停药可获得缓解，严重者须终止舒尼替尼治疗。如果苹果酸舒尼替尼治疗失败，可以考虑应用其他证实有效的酪氨酸激酶抑制剂或建议参加新药临床试验，或考虑新的联合用药方案。有证据表明伊马替尼治疗曾经有效的患者，如果出现疾病进展，重新尝试伊马替尼治疗，有时候仍会获益，或者可能会减缓疾病的进展速度。因此，在没有其他更好选择的情况下，重新尝试曾经用过的靶向药物或维持现有治疗，在某些个案病例是可行的。

四、靶向治疗的疗效评价

肿瘤对伊马替尼治疗的反应时间差别很大，中位显效时间是 12 周，1/4 的患者要到 23 周才可以看到疗效。因此，应耐心地观察伊马替尼的疗效，不要过早地判断为原发性耐药。伊马替尼耐药定义为：①原发耐药，伊马替尼治疗的最初 3～6 个月内，肿瘤发生进展；如果采用 Choi 标准，推荐观察时间为 3 个月。②继发耐药，开始伊马替尼或舒尼替尼治疗获得肿瘤缓解或者稳定后，随治疗时间延长再次出现肿瘤进展。

RECIST、WHO 及 SWOG 等疗效判定标准，主要依据 CT 或 MRI 所测量的肿瘤大小，但在伊马替尼治疗 GIST 的早期（前 3 个月），许多病例仅表现为 CT 扫描中肿瘤密度（Housefield，Hu 值）的降低；甚至由于治疗后肿瘤体积增大，但密度降低。这种情况在 18FDG－PET 或 18FDG－PET/CT 中表现为阴性病灶，而长期随访提示治疗有效。目前认为 18FDG－PET 或 18FDG－PET/CT 扫描是评估 GIST 分子靶向治疗药物疗效最敏感的方法。在靶向药物治疗的 1 个月，甚至 24h 内即可观察到药物的疗效；同时对于影像学发现的“不确定”病灶，18FDG－PET 或 18FDG－PET/CT 扫描有助于进行定性。但是 18FDG－PET 或 18FDG－PET/CT 也有其局限性，需要特殊设备，检查费用昂贵，还不能作为常规检查手段。螺旋 CT 能直接观察间质瘤的大小、密度及侵犯和转移情况，且价格低廉，因此螺旋 CT 检查是目前诊断 GIST 常用和重要的手段。

现行的 RECIST 标准可能会低估伊马替尼的疗效。2004 年，Choi 等提出新的疗效评估标准，即所谓的 Choi 标准，整合了肿瘤大小和密度两项因素，可以更加早期地判定治疗效果。Choi 疗效评价标准为：①CR，全部病灶消失，无新发病灶。②PR，CT 测量肿瘤长径缩小≥10% 和（或）肿瘤密度（Hu）减小≥15%，无新发病灶；无不可测病灶的明显进展。③不符合 CR、PR 或 PD 标准；无肿瘤进展引起的症状恶化。④PD，肿瘤长径增大≥10%，且密度变化不符合 PR 标准；出现新发病灶；新的瘤内结节或已有瘤内结节体积增大。

五、基因突变与靶向治疗疗效的相关性

kit/PDGFRA 突变类型可预测伊马替尼疗效，其中 kit 外显子 11 突变疗效最佳，而 PDGFRA D842V 突变型患者可能对伊马替尼治疗原发耐药。有关伊马替尼增加剂量后疗效与基因突变的相关性尚缺乏足够循证医学证据的支持。

舒尼替尼治疗原发 kit 基因外显子 9 突变及野生型 GIST 患者的生存获益优于 kit 外显子 11 突变型患者。舒尼替尼治疗继发 kit 外显子 13、14 突变型患者的疗效优于继发 kit 外显子 17、18 突变型患者。

六、伊马替尼血药浓度检测

伊马替尼血药浓度与客观疗效及生存获益存在相关性，这在 B2222 研究中已得到确认。GIST 患者的伊马替尼血药浓度如果低于 1 100ng/mL，临床疗效降低，疾病很快进展，因此推荐对下列患者进行伊马替尼血药浓度检测：①伊马替尼 400mg 一线治疗进展的患者；②药物不良反应较重的患者；③未遵从医嘱定期、定量服药的患者。

七、靶向治疗展望

目前有关 GIST 的认识有了很大的进展，但依然存在许多问题，其组织学来源和基因突变、免疫组化标准、病理临床分期、生物学行为的评价和治疗等方面均有待进一步研究和规范。在以外科手术为主的 GIST 综合治疗中，靶向药物取得了喜人的疗效，但其治疗规范尚需进一步总结，其潜在作用、最佳剂量、最佳疗程和耐药性问题仍是今后研究的重点。患者血药浓度水平的检测作为指导用药的研究也是一项新研究热点。面对越来越多的耐药患者，研发新的 TKI 成为 GIST 临床治疗的迫切需要。目前临床研究显示，尼洛替尼、索拉非尼、达沙替尼、马沙替尼等药物可能具有进一步的治疗作用，但需更多临床数据的支持。随着新的靶向治疗机制和药物的出现，GIST 的疗效必将得到进一步提高。

（中山大学附属第一医院　戴强生）

第五节　胃肠间质瘤复发与转移的处理

中国胃肠间质瘤诊断治疗专家共识（2011 年版）对 GIST 复发与转移的外科处理指导意见指出，应根据不同情况采用不同的处理方法。

1. 未经分子靶向药物治疗，但估计能完全切除且手术风险不大，可推荐药物治疗或考虑手术切除全部病灶。

2. 分子靶向药物治疗有效，且肿瘤维持稳定的复发或转移性 GIST，估计在所有复发转移病灶均可切除的情况下，建议考虑手术切除全部病灶。

3. 局限性进展的复发转移性 GIST，鉴于分子靶向药物治疗后总体控制比较满意，常常只有单个或少数几个病灶进展，可以考虑谨慎选择全身情况良好的患者行手术切除。术中将进展病灶切除，并尽可能切除更多的转移灶，完成较为满意的减瘤手术。

4. 分子靶向药物治疗下广泛性进展的复发转移性 GIST，原则上不考虑手术治疗。

5. 姑息减瘤手术只限于患者能耐受手术并预计手术能改善患者生活质量的情况。

（广州中医药大学附属市中医院　史振军　中山大学附属第一医院　王天宝）

第六节　胃肠间质瘤预后与随访

一、预　　后

侯英勇把 GIST 的恶性指标与预后进行分析，恶性指标如下：①原位形态学指标：核分裂像≥10 个/50HPF，肌层浸润，肿瘤性坏死，围绕血管呈簇状生长，明显异型。②镜下播散指标：淋巴结转移，血管浸润，脂肪浸润，神经浸润，黏膜浸润。③肉眼播散指标：肝脏转移，腹膜转移。1 项均无的为良性，只具备 1 项的即为恶性。无肉眼播散的为Ⅰ期，有肉眼播散的为Ⅱ期，Ⅰ期中 1～2 项指标为低度恶性，3～4 项指标为中度恶性，5～6 项指标为高度恶性。结果显示 GIST 具有的恶性指标越多，预后越差，无瘤生存时间越短。无上述形态学指标的 GIST，在肿瘤无破裂等情况下，手术完整切除能达到治愈的效果，5 年无瘤存活率和总存活率分别为 99.3% 和 100%。而具备上述形态学指标的 GIST 因具有浸润转移的潜能，手术后易复发，5 年无瘤存活率和总存活率分别为 43.9% 和 59.7%。侯英勇还根据有无肝转移和肉眼播散划分为临床Ⅰ期和Ⅱ期，临床Ⅱ期者恶性程度最高，5 年无瘤存活率和总存活率分别为 6% 和 8%；临床Ⅰ期者，恶性指标数越多，恶性程度越高，具有 1～2 项恶性指标者划为低度恶性、3～4 项指标者划为中度恶性、5～6 项指标者划为高度恶性，5 年无瘤存活率和总存活率分别为 70.4%、85.6%；33.6%、58.9%；7.0%、2.0%。在侯英勇的研究中，肿瘤大小并未作为研究预后的因素。

国内的研究表明肿瘤直径＞5cm 患者的预后较＜5cm 的差，3 年生存率分别为 54% 和 72%。胃 GIST 以 7cm 为界，大的肿瘤容易发生转移，但 35% 转移患者的肿瘤直径＜7cm；而肿瘤直径＜7cm 患者中，33% 患者 5 年随访却未发生转移。一般认为肿瘤越大，复发转移率也越高，预后越差。

胃肠间质瘤是否坏死与患者预后有明显的相关性。国内研究结果显示，术中或术后镜检发现肿瘤存在坏死的患者，5 年生存率为 42.20%，远低于肿瘤无坏死组的 78.66%。

手术切除方式与胃肠间质瘤（GIST）的预后密切相关，肿瘤需完整切除并在术中避免肿瘤包膜破裂。国内报道完整切除组存活率优于未完全切除组，完整切除组 1 年、3 年、5 年存活率分别为 97.2%、85.7%、62.6%，而未完全切除组 1 年、3 年存活率分别为 75.0%、31.3%，最长生存期为 53 个月。

作为术后辅助治疗，口服甲磺酸伊马替尼可降低复发率和转移率。有研究报道 39 例患者口服甲磺酸伊马替尼，口服组的 1 年、3 年、5 年存活率分别为 100%、92.4%、86.9%，未口服组的 1 年、3 年、5 年存活率分别为 94.6%、79.6%、52.6%。

间质瘤的术后复发转移率较高，虽有患者再次行手术切除，但仍难以提高生存率。有研究报道复发转移再次切除后 5 年生存率仅为 32%～63%，第 2 次复发率高达 100%，术后 3 年生存率为 11.7%。

二、随　　访

复发部位通常在腹膜和肝脏，核分裂比例似乎影响肿瘤复发的速度。基于核分裂数、肿瘤大小和肿瘤部位的风险评估可能有助于选择常规随访策略。通常高危患者在 2～3 年复发，而低危患者复发晚且可能性小。

中、高危患者前3年每3~4个月行常规CT扫描，3~5年内每6个月1次，然后每年1次；低危患者每6个月行CT扫描1次，共5年；极低危患者不需要常规随访，但必须意识到不是没有复发风险。

（南方医科大学附属南海医院　檀谊洪　中山大学附属第一医院　王天宝）

参考文献

[1] CSCO胃肠间质瘤专家委员会. 中国胃肠间质瘤诊断治疗专家共识[J]. 2011年版. 临床肿瘤学杂志，2011，16（9）：836－844.

[2] 王刚，张汝鹏，赵敬柱. 胃肠间质瘤172例治疗及预后分析[J]. 中国实用外科杂志，2010，30（4）：297－300.

[3] 侯英勇，朱雄增. 胃肠间质瘤恶性程度的判断及其对预后的影响[J]. 中国实用外科杂志，2010，30（4）：265－269.

[4] 欧阳洋，等. 影响胃肠间质瘤根治术患者预后因素的分析：附术后5年97例报告[J]. 中国普通外科杂志，2008，17（10）：974－977.

[5] 揭志刚，谢小平，秦克旺. 胃肠间质瘤预后因素的临床分析[J]. 中华胃肠外科杂志，2005，5（3）：210－212.

[6] 陈贵荣，唐振勇. 胃肠间质瘤研究新进展[J]. 医学综述，2010，16（14）：2152－2155.

[7] 邹庆，官泳松. 胃肠间质瘤研究新进展[J]. 胃肠病学和肝病学杂志，2009，18（1）：73－77.

[8] 万德森，伍小军，梁小曼，等. 胃肠间质瘤的外科治疗[J]. 中华胃肠外科杂志，2003，6：288－291.

[9] 蒋彦永，罗成华. 原发性腹膜后肿瘤外科学—理论与实践[M]. 人民军医出版社，2006.

[10] DeMatteo RP，Lewis JJ，Leung D，et al. Two hunderd gastrointestinal stromal tumors：recurrence patterns and prognostic factors for survival [J]. Ann Surg，2000，231（1）：51－58.

[11] Joensuu H. Risk stratification of patients diagnosed with gastromtestinal stromal tumor [J]. Hum Pathol，2008，39（10）：1411－1419.

[12] Rudolpb P，Gloeckner K，Parwaresch R，et al. Immunophenotype，proliferation，DNA ploidy，and biological behavior of gastrointestinal stromal tumors：a multivariate elinicopathologic study [J]. Hum Pathol，1998，29（8）：791－800.

[13] Crosby J A，Catton L N，Davis A，et al. Malignant gastrointestinal stromal tumors of the small imtestine：a review of 50 cases from a prospective database [J]. Ann Surg Oncol，2001，8（1）：50－59.

[14] Taniguchi N，Nishida T，Hirota S，et al. Effect of c－kit mutation on prognosis of gastrointestinal stromal tumors [J]. Cancer Res，1999，59（17）：4297－4300.

[15] Kovac D，Petrovecki M，Jasic M，et al. Prognostic factors of gastrointestinal stromal tumors [J]. Hum Parhol，2002，33（5）：459－465.

[16] Hasegawa T，Matsuno Y，Shimoda T，et al. Gastrointestinal stromal tumor：consistent CD 117 immunostaining for diagnosis，and prognostic classification based on tumor size and MIB－1 grade [J]. Hum Pathol，2002，33（6）：669－676.

[17] Miettinen M，Lasota J. Gastrointestinal stromal tumors：Review on morphology，molecular pathology，prognosis，and differential diagnosis [J]. Arch Pathol Lab Med，206，130（10）：1466－1478.

[18] Verweij J，Casali PC，Zalcberg J，et al. Progresson free survival in gastrointestinal stromal tumours with high－dose imatinib：randomised trial [J]. Lancet，2004，364（9440）：1127－1134.

[19] Posther K E，Wells S A. The future of Surgical research the role of the American college of surgeons oncology [J]. Group EJSO，2005，31（6）：695－701.

[20] Hirota S，Isozaki K，Moriyama Y，et al. Gain－of－function mutations of c－kit in human gastrointestinal stromal tumors [J]. Science，1998，279（5350）：577－580.

[21] Trupiano JK，Stewart RE，Misick C，et al. Gastric stromal tumors：a clinicopathologic study of 77 cases with correlation of features with nonaggressive and aggressive clinical behaviors [J]. Am J Surg Pathol，2002，26（6）：705－714.

[22] Kontogianni K，Demonakou M，Kavantzas N，et al. Prognostic predictors of gastrointestinal stromal tumors：a multi－institutional analysis of 102 patients with definition of a prognostic index [J]. Eur J Surg Oncol，2003，29（6）：548－556.

[23] Amin MB，Ma CK，Linden MD，et al. Prognostic value of proliferating cell nuclear antigen index in gastric stromal tumors. Correlation with mitotic count and clinical outcome [J]. Am J Clin Pathol，1993，100（4）：428－432.

[24] Dematteo RP，Ballman KV，Antonescu CR，et al. Adjuvant imatinib mesylate after resection of localized，primary gastrointestinal stromal tumor：a randomized，double－blind，placebo－con－trolled trial [J]. Lancet，2009，373（9669）：1097－1104.

[25] Hou YY，Lu SH，Zhou Y，et al. Predictive values of clinical and pathological parameters for malignancy of gastrointestinal stromal tumors Histology [J]. Histopathology，2009，24（6）：737－747.

[26] Rubin JL，Sanon M，Taylor DC，et al. Epidemiology，survival，and costs of localized gastrointestinal stromal tumors [J]. Int J Gen Med，2011，4：121－130.

[27] Liegl－Atzwanger B，Fletcher JA，Fletcher CD. Gastrointestinal stromal tumors [J]. Virchows Arch，2010，456（2）：111－127.

[28] Miettinen M，Lasota J. Gast roint est inal stromal tumors（GISTs）：definition，occurrence，pathology，differential diagnosis and molecular

genetics [J]. Pol J Pathol, 2003, 54: 3 -24.

[29] Nilsson B, Bumming P, Meis - Kindblom JM, et al. Gastrointestinal stromal tumors: the incidence, prevalence, clinical course, and prognostication in the preimatinib mesylate era: a population - based study in western Sweden [J]. Cancer, 2005, 103 (7): 821 -822.

[30] Braconi C. Bracci R, Cellerino R. Molecular targets in gastrointestinal stromal tumors (GIST) therapy [J]. Curr Cancer Drug Targets, 2008, 8: 359 -366.

[31] Zhan WH, Wang PZ, Shao YF, et al. Efficacy and safety of adjuvant post - surgical therapy with imatinib in patients with high risk of relapsing GIST. ASCO Annual Meeting Proceedings Part I [J]. J Clin Oncol, 2007, 25 (Suppl18): 10045.

[32] DeMatteo RK, Owzar KR, Maki R, et al. Adjuvant imatinib mesylate increases recurrence free survival (RFS) in patients with completely resected localized many gastrointestinal stromal tumor (GIST): North American Intergroup phase Ⅲ trial ACOSOG 29001. ASCO Annual Meeting Proceedings Part I [d]. J Clin Oncol, 2007, 25 (Suppl18): 10079.

[33] Medeiros F, Corless CI, Duensing A, et al. kit - negative gastrointestinal stromal tumors: proof of concept and therapeutic implications [J]. Am J Surg Pathol, 2004, 28: 889 -894.

[34] Mcl. ean SR, Gana Weisz M, Hartzoulakis S, et al. Imatinib binding and c - kit inhihition is ahrogated by the c - kit kinase domain I missense mutation Va1654A1a [J]. Mol Cancer Ther, 2005. 4: 2008 -2015.

[35] Antonescu CR, Besmer P, Guo T, et al. Acquired resistance to imatinib in gastrointestinal stromal tumor occurs through secondary gene mutation. Clin Cancer Res [J], 2005, 11: 4182 -4190.

[36] Heinrich MC, Corless CL, Liegl B, et al. Mechanisms of sunitinib malate (SU) resistance in gastrointestinal stromal tumors (GISTs) [J]. ASCO Meeting Abstracts, 2007, 25: 10006.

[37] Demexri GD, van Oosterom AT, Garrets CR, et al. Efficacy and safety of sunitinib in patients with advanced gastrointestinal stromal tumour after failure of imatinib: a randomised controlled trial [J]. Lancet, 2006, 3613: 1329 -1338.

[38] Lu X, Burgan WE, Cerra MA, et al. Transcriptional signature of flavopiridol induced tumor cell death [J]. Mol Cancer Ther, 2004, 3: 861 -872.

[39] Potapova U, Aird AD, Nannini MA, et al. Contribution of individual targets to the antitumor efficacy of the multitargeted receptor tyrosine kinase inhibitor SU11248 [J]. Mol Cancer Ther, 2006, 5: 1280 -1289.

[40] Weisberg E, Manley P, Mestan J, et al. AMN107 (nilotinib): a novel and selective inhibitor of BCR - ABL [J]. Br J Cencer, 2006, 94: 1765 -1769.

[41] Wil6elm S, Chien DS. BAY 43 -9006, preclinical data [J]. Curr Pharm Des, 2002, 8: 2255 -2257.

[42] Braconi C, Bracci R, Bearzi I, et al. Insulin - like growth factor (IGF) 1and2help to predict disease outcome in GIST patients [J]. Ann Oncol, 2008, 19: 1293 -1298.

[43] Schittenhelm MM, Shiraga S, Schroeder A, et al. Dasatinib (f3MS -354825), a dual SKC/AI3L kinase inhibitor, inhibits the kinase activity of wild - type, juxtamembrane, and activation loop mutant kit isoforms associated with human malignancies [J]. Cancer Res, 2006, 66: 473 -481.

[44] Mahadevan D, Cooke L, Riley C, et al. A novel tyrosine kinase switch is a mechanism of imatinib resistance in gastrointestinal stromal tumors [J]. Oncogene, 2007, 26: 3909 -3919.

[45] Bauer S, Yu LK, Demetri GD, et al. Heat shock protein 90 inhibition in imatinib resistant gastrointestinal stromal tumor [J]. Cancer Res, 2006, 66: 9153 -9161.

[46] Felli N, Fontana L, Pelosi E, et al. MicroRNAs 221 and 222 inhibit normal erythropoiesis and erythroleukemic cell growth via kit receptor down - modulation [J]. Proc Natl Acad Sci USA, 2005, 102: 18081 -18086.

[47] Heinrich MC, Maki RG, Corless CL, et al. Primary and secondary kinase genotypes correlate with the biological and clinical activity of sunitinib in imatinih - resistant gastrointestinal stromal tumor [J]. J Clin Oncol, 2008, 26: 5352 -5359.

[48] Sambol EB, Ambrosini G, Geha RC, et al. Flavopiridol targets c - kit transcription and induces apoptosis in gastrointestinal stromal tumor cells [J]. Cancer Res, 2006, 66: 5858 -5866.

[49] Heinrich MC, Corless CL, Blanke CD, et al. Molecular correlater of imatinib resistance in gastrointestinal stromal tumors [J]. L Clin Oncol, 2006, 24: 4764 -4774.

[50] 0u WB, Zhu MJ, Demetri GD, et al. Protein kinase C - B regulater kit expression and proliferation in gastrointestinal stromal tumors [J]. Oncogene, 2008, 27: 5624 -5634.

[51] Guo T, Agaram NP, Wong GC, et al. Sorafenib inhibits the imatinib - resistant kit 6701 gatekeeper mutation in gastrointestinal stromal tumor [J]. Clin Cancer Res, 2007, 13: 4874 -4881.

第三十章　胃肠道类癌

第一节　胃肠道类癌流行病学与病因

1907 年，Oberndorfer 报道一种起源于上皮细胞，病理形态类似恶性而其生物学行为更趋向于良性的胃肠道肿瘤，命名为类癌（karzinoid），意即类似癌的病变。1928 年，证实类癌实为亲银细胞瘤。于 1954 年报道类癌可导致类癌综合征：皮肤潮红、腹泻及哮喘等。类癌患病率约 1/10 万，其中 85% 位于消化道。由于类癌缺乏特异性症状，平均延迟诊断 2 年。腹胀与腹痛虽是该病的常见症状，但两者更常见于其他胃肠道疾病。类癌综合征可提示该病，但有类癌综合征表现者多数已属晚期，且类癌综合征的出现率也仅为 3.2%。许多文献报道，直径>2cm 的类癌，其恶性程度增加。Toth - Fejel 等分析 115 例类癌资料，认为延迟诊断不影响预后，与生物学行为有关的病变播散范围则与预后密切相关。Modlin 等报告类癌总的 5 年生存率为 50.4%，其中阑尾类癌高达 85.9%，直肠类癌为 72.2%；发生局部及远处转移可致 5 年生存率明显下降；类癌并发其他肿瘤的概率为 13%，尤其是小肠、阑尾与结肠类癌。提示术中不能满足于探查一处病灶，仔细全面检查至关重要，以免遗漏多发类癌及同时并发的其他肿瘤。手术方式的选择主要依据肿瘤的大小以及有无淋巴结、远处转移。直径<1 cm，浆膜未受浸润者，局部切除即能满足根治要求；直径处于 1 ~ 2 cm 者，可行扩大局部切除术；直径>2 cm，特别是>2.8 cm、浆膜受浸润者，应按腺癌根治术的要求清除区域淋巴结；肝转移灶多可同时切除；类癌复发再次手术依然可获良好效果。类癌细胞对化学治疗、放射治疗均不敏感，目前尚未见到化学治疗、放射治疗可改善预后的报道。

一、流 行 病 学

类癌发病率较低，占恶性肿瘤的 0.05% ~ 0.2%。我国东北地区普查发现直肠类癌发病率为10.3/10 万 ~ 22.5/10 万，发病率高于直肠癌，因此确切的类癌发病率可能更高。胃肠道类癌的位置分布与种属有关。国内文献报道发生率最高为阑尾类癌（31%），其次为结肠类癌（25%），直肠类癌占第 3 位（22%）。应进行大宗报告的汇总分析，以确定我国类癌的分布规律。2003 年，Modlin 报道 1950 ~ 1999 年美国 13 715 例类癌的研究结果，其中 8 873 例（64.70%）位于消化道，消化道类癌部位分布如下：食管 6 例（0.07%），胃 562 例（6.33%），小肠 3 458 例（38.97%，其中十二指肠占 5.49%，空肠占 3.59%，回肠占 29.89%），结肠 1 075 例（12.12%），阑尾 1 679 例（18.92%），直乙交界结肠 194 例（2.19%），直肠 1 881 例（21.20%），肛管 18 例（0.20%），可见胃肠道类癌好发部位依次为小肠（回肠）、直肠、阑尾、结肠、胃、直乙交界结肠、肛管和食管。小肠，主要是回肠，是类癌最常见的部位，也是小肠最多见的肿瘤，约 95% 的小肠肿瘤是类癌。女性，非裔美国人、吸烟、1 型多发内分泌瘤及多发神经纤维瘤是发病的高危因素。来源中肠（小肠、阑尾、升结肠）的类癌组织中 65% 为亲银细胞，而且易于发生淋巴结与肝脏转移，所以类癌综合征的发生率高达 18%；位于前肠（胃、十二指肠）与后肠（除升结肠以外的结直肠）的类癌一般不分泌或极少分泌 5 - 羟色胺等活性物质，故少有类癌综合征的发生。

二、病　　因

胃肠道类癌病变起源于消化道黏膜腺体基底部的肠嗜铬细胞（Kultschitzky 细胞），此种细胞除能分泌 5 - 羟色胺（5 - HT）、胰舒血管素和组织胺等有强烈生物活性物质外，还能分泌其他 50 余种活性物质，主要包括缓激肽、儿茶酚胺、胃泌素、胃动素、胰岛素、胰升血糖素、生长激素、抗利尿激素、促性腺激素、

ACTH、皮质类固醇、甲状旁腺素、降钙素及前列腺素等。

胃肠道类癌确切的发病机制未明。食物中的色氨酸在色氨酸5－羟化酶作用下生成5－羟色氨酸，多巴－脱羧酶作用于后者形成5－HT，进一步在单胺氧化酶作用下5－HT转化为5－羟吲哚乙醛，后者由醛脱氢酶催化转化为5－羟吲哚乙酸（5－HIAA）。在类癌综合征的病人，食物中60%的色氨酸可被瘤细胞摄取，合成5－HT增加。肝、肺、脑中的单胺氧化酶可将大部分血液中的5－HT经降解成5－HIAA而从尿内排出。胃肠道类癌主要含有肠嗜铬细胞（亲银细胞）和肠嗜铬样细胞（嗜银细胞），前者分泌5－HT，后者分泌其他胺类和肽类物质。前肠类癌含有亲银细胞（6%）和嗜银细胞（35%），因此，血清5－HT及尿5－HIAA不高，类癌综合征少见，主要表现为其他肽类引起的症状。中肠类癌亲银细胞（65%）和嗜银细胞（20%），主要分泌5－HT，因此血清中5－HT水平升高，尿内5－HIAA排出增加，可导致典型的类癌综合征。后肠类癌不含有亲银细胞和嗜银细胞，不分泌5－HT，尿内5－HIAA排出正常，类癌综合征少见。

类癌综合征主要由5－HT和缓激肽引起。5－HT使血管扩张，支气管平滑肌痉挛，刺激胃肠道蠕动增强及分泌增多，诱发皮肤潮红、喘息、腹痛、腹泻；刺激纤维增殖，导致右心内膜纤维化；刺激组胺释放，后者可导致皮肤潮红、喘息及胃十二指肠溃疡。缓激肽使毛细血管舒张、皮肤潮红、血压下降、心率增快、血管通透性增加、血浆外渗、皮肤水肿及支气管痉挛。胃肠道类癌综合征多见于出现肝、肺或腹膜后转移的患者，这主要因为：过多的5－HT经肝静脉直接进入体循环；肝转移患者清除5－HT功能降低所致；肺脏及腹膜后等处的转移灶血液引流直接进入体循环。

第二节　胃肠道类癌临床表现及鉴别诊断

一、临床表现

多数胃肠道类癌无任何症状，多因其他疾病而行剖腹探查或胃肠镜检查发现。一般表现为腹痛不适、胃肠道出血、腹部肿物、肠梗阻、阑尾炎等，由于发病率低及临床表现缺乏特异性，术前难以确诊。类癌可直接浸润至周围脏器组织，亦可伴发淋巴或血行转移。肿瘤直径和转移有一定的相关性：＜1cm者，转移率约为2%；1～2cm者半数伴发转移，＞2cm者的转移率高达80%～90%。血行转移以肝最多见，亦可转移至骨、肺及脑等器官。类癌综合征的出现往往提示已发生远处转移，主要表现为：① 皮肤潮红，多发生于上半身，以头面部为主，情绪激动、饮酒、触摸及某种食物可以诱发，发作时皮肤呈鲜红色或紫红色，发作频率不一，一般持续几分钟，此症状与5－HT、组织胺和缓激肽有关。② 腹泻，与5－HT和前列腺素导致的胃肠道蠕动增加有关，是常见症状之一，患者腹部绞痛、肠鸣、腹泻、水样便，个别病人出现营养不良和水、电解质及酸碱平衡紊乱。③ 哮喘，与5－HT、组胺和前列腺素导致的支气管痉挛有关。发作性哮喘见于20%的类癌综合征患者，同时多半有皮肤潮红，可为运动和情绪激动而诱发。④ 心脏病变，为5－HT导致心脏内膜纤维化有关，主要累及右心，表现为颈静脉怒张等右心衰竭的症状。⑤类癌危象，在类癌患者麻醉、手术期间或手术后恢复期患者出现皮肤潮红、低血压或高血压、哮喘、神志不清甚至昏迷。⑥其他，流泪、烦躁、局部水肿、皮肤角化、肌肉萎缩、骨质疏松及腹膜后纤维化等。胃肠道类癌出现类癌综合征的概率为3.2%，其中3/4是小肠类癌，与后者分泌5－HT较多有关。

二、诊　　断

由于来源于前肠的类癌组织分泌5－羟色胺的亲银细胞只有6%，后肠来源的类癌基本不含有亲银细胞，因此，患者血清5－HT以及24h 5－HIAA基本正常，因此，测定这两种指标以提高确诊率的可行性不大。然而，约占3/4类癌位于胃镜与结肠镜检查所及范围之内，镜检见黏膜下隆起性病变时，应怀疑类癌，活组织检查取材应尽量深达肿瘤组织内，以利及时确诊，必要时需多次活检。肿瘤表面有溃疡形成时诊断较易。提高对类癌的认识，对伴有腹胀、腹痛、年龄＞50岁患者予以胃镜与结肠镜检查，有望获得较高的术前确诊率，但小肠与阑尾类癌的诊断更多依靠术中探查。当类癌瘤出现类癌综合征时，易于诊断。血清5－HT含量增加和尿中5－HIAA排出增多，对诊断有意义。目前诊断类癌主要检查包括：

1. 24h尿5－HIAA定量　5－HIAA升高提示可能罹患类癌，特别是中肠类癌和伴有转移的类癌综合征患者，数值升高者诊断即可成立，但如上所述，饮食影响5－HIAA的检测。

2. 血清5－HT　类癌综合征患者5－HT成倍升高，对于5－HT正常的可疑类癌患者可行5－肽胃泌素诱发实验，如果患者出现腹泻、血清5－HT升高，则可确诊类癌。

3. 血嗜铬粒蛋白A　诊断类癌的敏感性较高，可惜特异性较低。

4. 胃镜、小肠镜、结肠镜及超声内镜　是目前诊断胃肠道类癌的主要方法，可直接发现食管、胃、十二指肠、小肠、盲肠及结肠直肠的病灶。内镜下深取肿瘤组织做病理检查是确诊的必要条件。类癌典型的内镜下表现：黏膜下结节状隆起，直径多<1cm，黄白色或淡黄色，质硬或韧，推之常可以动，表面黏膜光滑，亚蒂或广基，当病变侵及基层时，则推之不动。若肿物较大，部分病灶顶部可有凹陷、糜烂或溃疡。内镜下黏膜切除可获得完整标本行病理学检查。超声内镜检查是发现类癌并判断其大小、浸润深度及有无周围淋巴结转移的有效检查方法。类癌在超声内镜下多表现为黏膜下的梭形肿物，为稍高或稍低回声，内部欠均匀，大多数肠壁5层结构尚清晰；当出现浸润时，各层肠壁结构显示不清，可穿透浆膜层，侵及周围组织，淋巴结增大。胶囊内镜可发现胃、十二指肠及小肠类癌，但不能活检，诊断困难。

5. BUS、CT和MRI　三者为诊断类癌转移的常用方法，可以发现肝脏、腹腔转移和淋巴结转移，但对于原发灶的发现率仅有10%～40%。

6. 血管造影　对伴发消化道出血的胃肠道类癌具有一定得诊断意义，表现为相应部位血管狭窄、紊乱及肿瘤出血表现。

7. 钡餐及钡灌肠检查　方便易行是本方法的最大优势，仅适用于较大的肿瘤，可见充盈缺损，小肠蠕动下降、不全梗阻等，但确诊率较低。

8. 病理及免疫组化检查　为确诊类癌的金标准，需要切除肿瘤或活检足够的肿瘤组织。肿瘤位于黏膜下，圆形或类圆形，边界清楚、质硬、切面灰白色；较大肿瘤黏膜面可出现溃疡，类似胃肠道腺癌。镜下见分化的小细胞，呈圆形、卵圆形、多边形或立方体，形态大小基本一致。亲银染色呈阳性反应。免疫组化染色对于诊断类癌必不可少，嗜铬颗粒蛋白A、神经元特异性烯醇化酶（NSE）、5－HT、CK及Syn等均为常用的指标。

三、鉴别诊断

类癌综合征的出现使得本病易于诊断，但需要与过敏性哮喘、荨麻疹及肠易激综合征等疾病相鉴别。无类癌综合征时，主要和胃肠道黏膜下淋巴瘤、平滑肌瘤、脂肪瘤、淋巴管瘤、间质瘤、纤维瘤及胃肠道子宫内膜移位症等相鉴别，内镜和超声内镜可提供有意义的诊断信息。

1. 胃肠道淋巴瘤　淋巴瘤起源于淋巴网状组织，包括原发于胃肠道的结外型淋巴瘤和继发性淋巴瘤。单发为主，也可多发。组织学类型多为非霍奇金淋巴瘤，霍奇金淋巴瘤极少见。继发性淋巴瘤多为肿块型或溃疡型。原发性淋巴瘤病变较结直肠癌范围广，可达十几厘米；部分病例呈跳跃性发展。

内镜下特点：肿瘤部分位于黏膜下，肿瘤非溃疡部位黏膜基本正常，病灶质地较上皮性恶性肿瘤质地为软。内镜表现分为4型：①肿块型，基底宽、表面光滑、突入肠腔肿块、表面可有溃疡、可致肠腔狭窄；多发病灶可致肠壁部分僵硬，蠕动减弱或消失；部分病例向肠外生长，腔内黏膜正常，可导致部分肠梗阻。②溃疡型，边缘不规则、底披污苔、质脆、易于出血等恶性溃疡表现；类似良性溃疡表现者少见。③弥漫型，病变弥漫发展，类似脑回样变或广布结节样病灶，黏膜光泽消失，出现溃疡或糜烂，肠腔弹性下降、狭窄、蠕动下降或消失。④混合型，肿块型、溃疡型和弥漫型3种类型混合存在。由于肿瘤部分位于黏膜下，因此，活检时应尽量深达黏膜下层，以确保取到肿瘤组织。

2. 胃肠道平滑肌肿瘤　胃肠道平滑肌瘤具有黏膜下肿瘤特性，质地较硬，而肉瘤相对较软。内镜表现：①腔内型，肿块突向肠内，呈半球状或球状，黏膜光滑或有溃疡；②壁内型，环形浸润，可致肠腔狭窄；

③腔外型，腔外生长肿物；④腔内外型，肿瘤向腔内外生长，似哑铃状肿物。

3. 胃肠道脂肪瘤 胃肠道脂肪瘤临床少见，此病发病无性别差异，升结肠及乙状结肠多见，多位于黏膜下。本病发病原因及机制不明，临床表现无特异性，最常见症状是排便习惯改变、腹痛、腹泻、便血，有蒂的大脂肪瘤导肠梗阻或肠套叠。沈洪章报道结直肠脂肪瘤结肠镜检查可见：黏膜下肿块，淡黄色，球形或椭圆形肿块；肿块加压见黏膜下脂肪瘤呈现淡黄色；用夹闭的活检钳推压，压迫部位明显凹陷，类似用手指压迫枕头，称为 Pillow 征，该征诊断脂肪瘤的特异性为 98%，可惜其敏感性仅为 40%；合并溃疡者可有“裸脂征（naked fat sign）”，黏膜可有糜烂或出血。

4. 胃肠道淋巴管瘤 胃肠道淋巴管瘤是一种罕见的蛋白丢失性肠病，以肠淋巴管回流受阻，肠淋巴管和（或）乳糜管扩张、破裂，淋巴液漏出为特征，主要累及空肠和回肠。多见于儿童及青少年，无性别差异，多散发。该病特征性表现：低蛋白血症、低γ球蛋白血症、低脂血症、水肿/淋巴水肿、浆膜腔积液和淋巴细胞绝对计数减少。内镜检查表现为病变肠黏膜水肿、肥厚，绒毛苍白，大小不等的黄白色结节或呈多发白色假性息肉，形成囊性肿物或至肠腔狭窄。

5. GIST GIST 60% ~70% 发生于胃，20% ~30% 发生于小肠，10% 发生于大肠，5% 发生于食管，5% 发生于其他部位。GIST 的症状和体征并无特异性，尤其在疾病早期肿瘤直径<2cm 时临床症状并不明显，但其症状出现的早晚及程度和肿瘤发生的部位、大小与肠壁的关系以及良恶程度有关，可出现腹部不适、消化道出血、腹部包块、贫血、低热、体重下降等症状。间质瘤也主要表现为黏膜下隆起，呈球形或半球形或盘状隆起，质稍硬，表面光滑，色泽正常，与周围边界清楚，表面可有溃疡形成。免疫组化：CD17（+）或（和）DOG1（+）。

6. 胃肠道纤维瘤 胃肠道纤维瘤常起源于黏膜下层，根据所含纤维成分的多少分为硬性纤维瘤和软性纤维瘤，凡纤维成分多的称为硬性纤维瘤；纤维成分少并有部分细胞成分的称为软性纤维瘤。临床症状：便秘、腹泻、腹痛、黏液便、肠梗阻、下坠感或里急后重。内镜镜表现为表面光滑、有一定活动度、质韧或硬、边界清楚、类圆形肿物，切除病理检查方可确诊。

7. 胃肠道子宫内膜移位症 胃肠道子宫内膜移位症占子宫内膜移位的 30%，多见于直肠和乙状结肠，异位子宫内膜自浆膜浸润至黏膜下层。临床表现为与月经周期相关的下腹痛或肛周痛，出血少见。内镜检查应在月经期和月经中期分别进行。月经期内镜所见：黏膜下病变表现为突入肠腔的隆起型病变，紫红色或蓝色，界线不甚清楚，质地软，充血明显，病变周围可见结节；以浆膜下病变为主者上述表现不明显。月经中期上述病变明显减轻。

（中山大学附属第一医院 王天宝）

第三节 胃肠道类癌手术治疗

手术是胃肠道类癌的首选治疗手段，手术原则应根据原发肿瘤的大小、部位、浸润程度、淋巴结受累及有无肝脏等远处转移而决定术式。其手术原则：①类癌肿瘤直径<2cm、未侵及肌层、无淋巴结转移者，可行局部切除；直径<1cm 者可行剥离切除。②类癌肿瘤直径>2cm，侵及肌层或浆膜、伴淋巴结转移者，应行根治性切除。③瘤体过大、有压迫、梗阻或出血者，如原发肿瘤不能根治性切除可行姑息性切除或行捷径手术，以解除梗阻，预防出血、延长生命。④合并类癌综合征者，应力争切除原发肿瘤灶，不能根治者可姑息性切除。⑤伴肝转移者，在切除原发癌灶的同时，可行肝叶切除，或行肝动脉结扎、插管或介入栓塞化疗。对肝转移不能手术者，可行肝动脉介入或插管栓塞化疗，或行肝动脉结扎，以减少类癌肿瘤的血供，延长患者的生存期。

一、胃 类 癌

胃类癌占所有类癌病例的 10% ~30%。Rindi 等将胃类癌分为Ⅰ~Ⅲ型：Ⅰ型，伴有慢性萎缩性胃炎；

Ⅱ型，可伴有卓－艾综合征和多发性内分泌肿瘤（MEN2I）；Ⅲ型，散发性胃类癌。其中Ⅰ型最常见，占63%～75%，Ⅱ型最少（0～10%），Ⅲ型占13%～20%。Ⅰ型肿瘤常为多发，息肉状改变，瘤体直径多数<1cm，多位于胃体或胃底，极少转移，可采用胃镜下切除，预后最好。Ⅱ型分化一般良好，多发，低度恶性，但瘤体增大时，胃大部分切除是较好的治疗方法，预后为Ⅰ～Ⅲ型。Ⅲ型瘤体直径多数>2cm，浸润性强，多有转移，转移率可达60%，根治性手术是唯一治疗方法，此型预后最差。

胃类癌手术原则：病灶<1cm，无淋巴结转移，行局部切除；病灶>1cm，伴淋巴结转移，行根治性胃切除；病灶呈散发分布者，应行全胃切除，空肠代胃手术。

二、十二指肠类癌

十二指肠类癌少见，约占胃肠道内分泌肿瘤的2%，分为以下几类：①胃泌素瘤，占十二指肠类癌中的60%，常位于十二指肠的第一、第二部，瘤体直径<1cm，具转移播散倾向，1/3病例伴卓－艾综合征。大多数有淋巴结转移，少有肝转移，生长缓慢，恶性程度低，及时切除后，患者10年生存率可达85%。②产生生长抑素的肿瘤，占十二指肠内分泌肿瘤的15%～30%。因常发生在十二指肠壶腹部，故易引起梗阻性黄疸，治疗上根据肿瘤大小、位置可行局部切除或胰十二指肠切除术。③神经节细胞副神经瘤，很少见，多位于胰腺壶腹及其周围，病灶>2cm。④产生5－羟色胺的肿瘤，此类肿瘤产生5－羟色胺、P物质等，多位于十二指肠第二部，一般为良性，少数为低度恶性。根据具体部位和病灶大小采取不同的手术方式：病灶<1cm，可做局部切除；病灶≥2cm，伴淋巴结转移者，作根治性切除；位于Vater壶腹部者，一般行胰十二指肠切除术。

三、小肠、阑尾类癌

类癌最多发生在小肠，半数以上在远端回肠，常为多中心型。小肠类癌不易诊断，多数在肠梗阻手术时才发现，易转移至淋巴结，确诊时部分患者已有远处转移。治疗方法为包括病变区相应系膜淋巴结的小肠部分切除术。

阑尾类癌多见，但多缺乏特异症状和体征，多位于尖端部，呈球状膨大或阑尾体部的增厚，绝大多数术前诊断为阑尾炎，术后病理检查确诊为类癌，但其预后甚好。瘤体直径<1cm者行阑尾切除已足够；对瘤体直径为1～2cm者的手术切除范围仍存在争议。一般认为需仔细检查小肠系膜淋巴结，如有淋巴结转移则广泛切除；直径>2cm者宜行右半结肠切除。

四、结、直肠类癌

回盲部类癌因淋巴结转移率为50%～71%，故应行右半结肠切除。因结肠类癌的恶性度高，术后5年生存率仅33%，远不及结肠癌的预后，应行根治性手术。直肠类癌是后肠类癌，不分泌血清素，大约一半的直肠类癌患者有直肠出血、疼痛或便秘等症状；另一半的患者是无症状的，由于结肠镜检查而发现。直径<1cm的病灶极少发生转移，病灶>2cm时转移却很常见。直径<1cm且未侵入肌层的直肠类癌可用剥离或局部切除；直径为1～2cm、局部无浸润者，仍以扩大局部切除范围为宜；肿瘤直径>2cm或局部有浸润者，则应做根治术。国外也有少数回顾性研究表明，扩大手术范围并不比局部切除的存活率高，延长生存率的关键是早期手术和病灶无转移。本节仅介绍直肠和胃类癌内镜黏膜下切除术（ESD）和阑尾类癌阑尾切除术，其他术式参见本书有关章节。

（广州中医药大学附属市中医院　史振军　中山大学附属第一医院　王天宝）

五、直肠类癌内镜下黏膜切除术（ESD）

1. 术前准备 同肠镜检查（图 30－1）。

2. 标志 应用针形切开刀于病灶边缘电凝标志（图 30－2）。

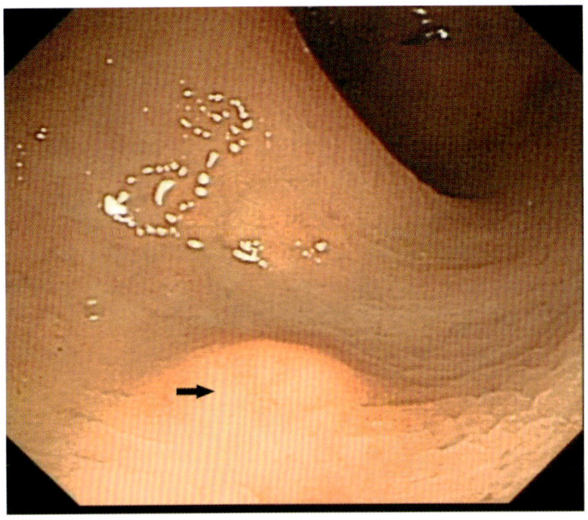

图 30－1 病灶

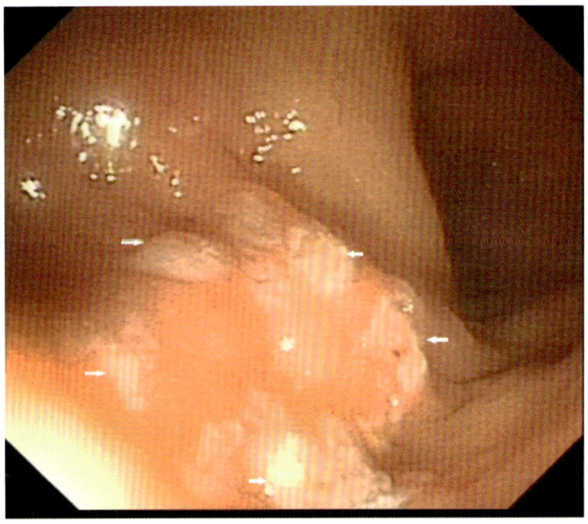

图 30－2 周围标志

3. 黏膜下注射 将 5 mL 靛胭紫、1mL 肾上腺素和 100 mL 生理盐水混合配成溶液，于病灶边缘标志点外侧进行多点黏膜下注射（图 30－3）。

4. 切开病变外侧缘黏膜 应用针形切开刀沿病灶边缘标志点切开黏膜（图 30－4）。

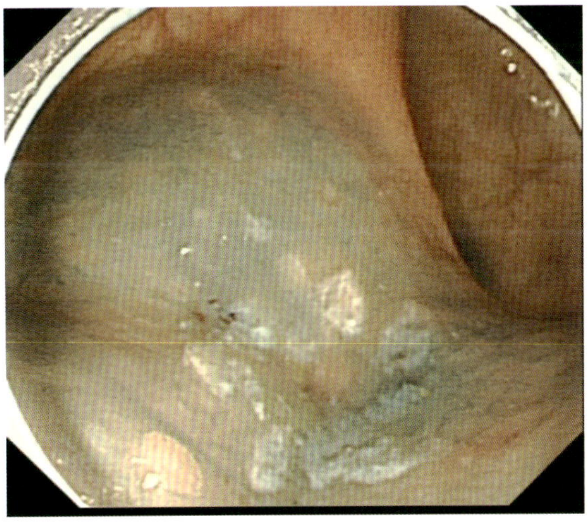

图 30－3 黏膜下注射

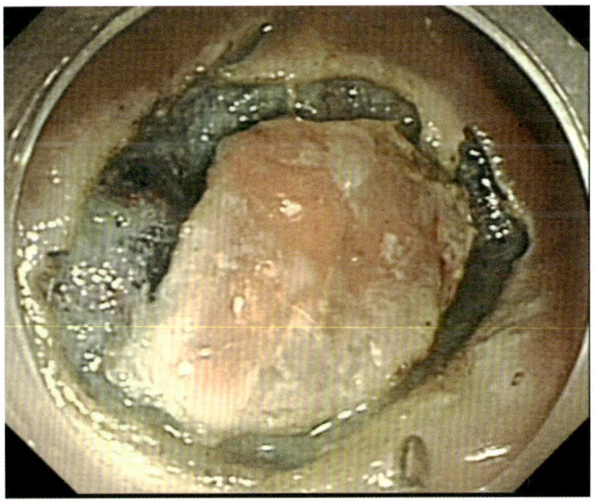

图 30－4 四周切开

5. 剥离病变 应用头端屈曲的针形切开刀于病灶下方对黏膜下层进行剥离。剥离过程中多次黏膜下注射，保持病灶与肌层分离。剥离过程中创面如有出血，应用针形切开刀直接电凝出血点，或应用热活检钳钳夹出血点电凝止血（图 30－5）。

6. 创面处理 切除病灶后对于创面可见的血管，必要时应用金属钛夹缝合创面（图 30－6）。

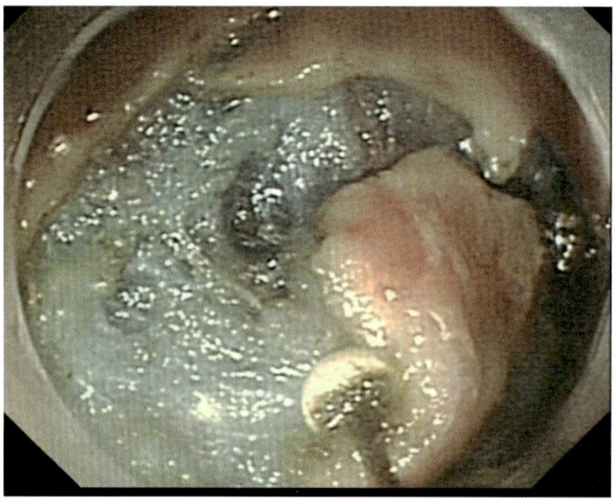

图 30－5　剥离病变

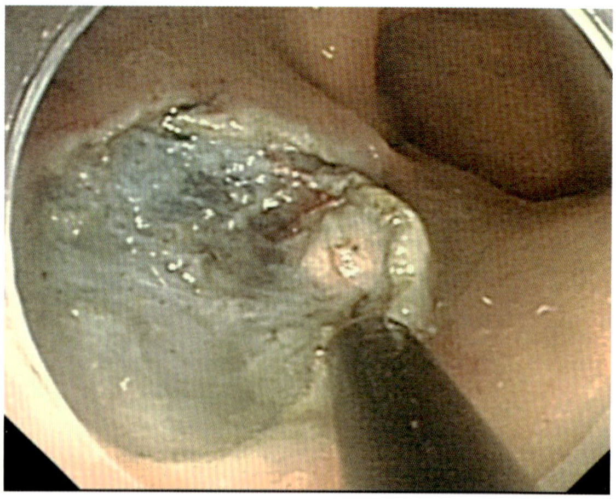

图 30－6　创面止血

六、胃类癌内镜下黏膜切除术

胃类癌 ESD 和直肠类癌大致相同，注意创面必须彻底止血（图 30－7 至图 30－10）。

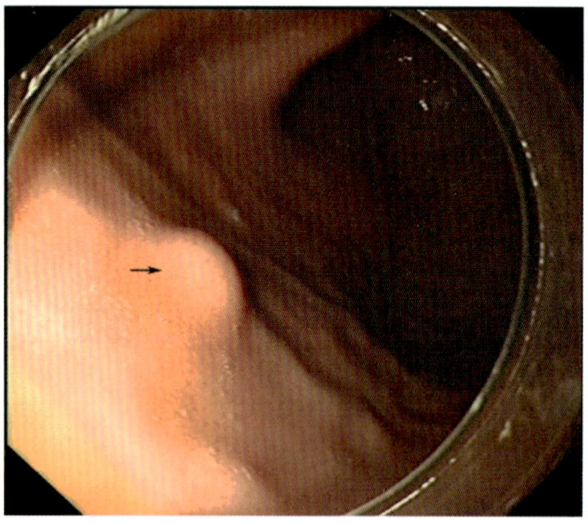

图 30－7　胃体类癌

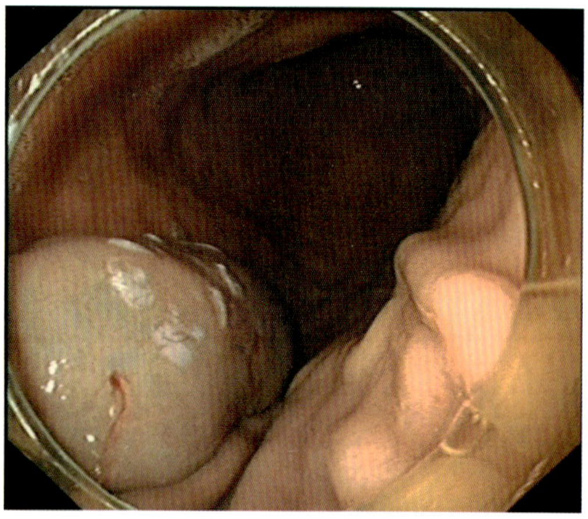

图 30－8　黏膜下注射

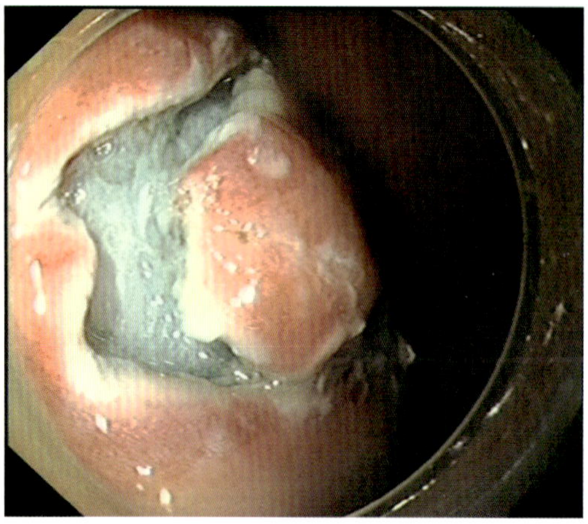

图 30－9　肿瘤剥离

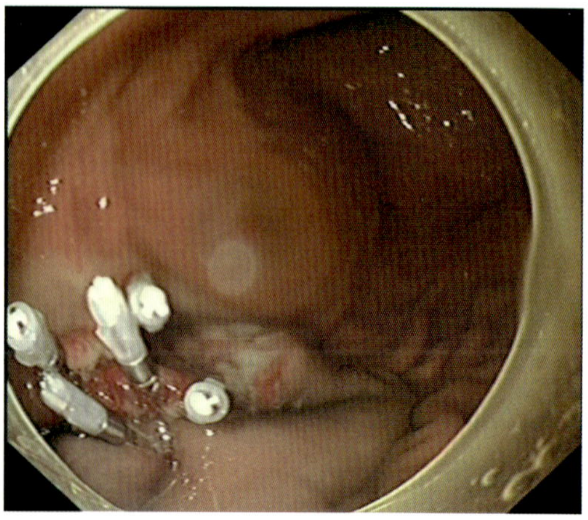

图 30－10　创面止血

（中山大学附属第三医院　尉秀清）

七、阑尾类癌阑尾切除术

（一）术前准备

1. 向患者及家属讲解病情，签署手术同意书。
2. 纠正脱水、电解质、酸碱平衡紊乱。
3. 禁食、备皮。
4. 化验血常规、凝血四项、肠镜等必要检查。
5. 伴有阑尾炎者应用广谱抗生素，术前肌注苯巴比妥钠注射液。

（二）麻醉与体位

连续硬膜外麻醉、小儿用全身麻醉，仰卧位。

（三）手术步骤

1. 切口　取右下腹麦氏切口（取右髂前上棘与脐连线中外1/3处垂直切口），术前诊断不明确或有腹膜炎时，可取右下腹探查切口。

2. 依次切开皮肤、皮下组织，顺肌纤维方向剪开腹外斜肌腱膜，用中弯钳交替分开腹内斜肌及腹横肌直达腹膜，提起腹膜，切开外翻保护切口。

3. 进入腹腔后于右髂窝处寻找盲肠，将其提出腹腔，在3条结肠带的汇合处找到阑尾后用阑尾钳提起（图30－11）。

4. 将盲肠放回腹腔，用止血钳分离结扎游离阑尾系膜至根部，结扎阑尾系膜（图30－12至图30－14）。

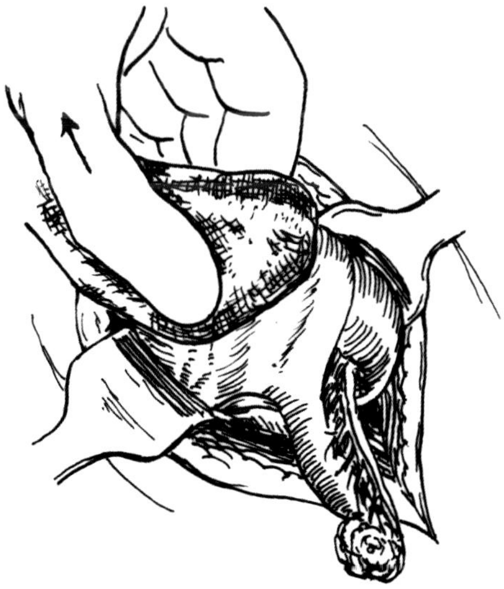

图30－11　寻找阑尾

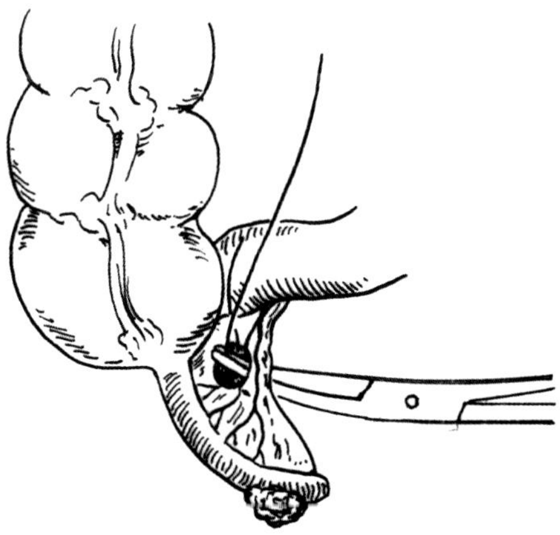

图30－12　结扎阑尾系膜

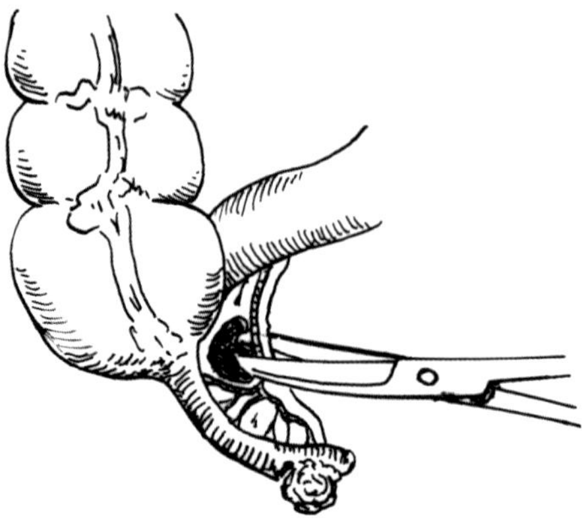

图 30－13　切断阑尾系膜

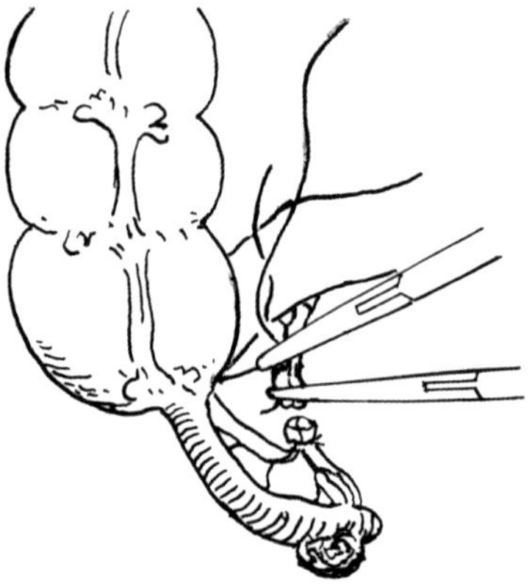

图 30－14　阑尾动脉缝扎

5．距离阑尾根部 1cm 处盲肠壁做一荷包，再距盲肠壁 0.5cm 处钳夹阑尾，用 4 号丝线结扎（图 30－15、图 30－16）。

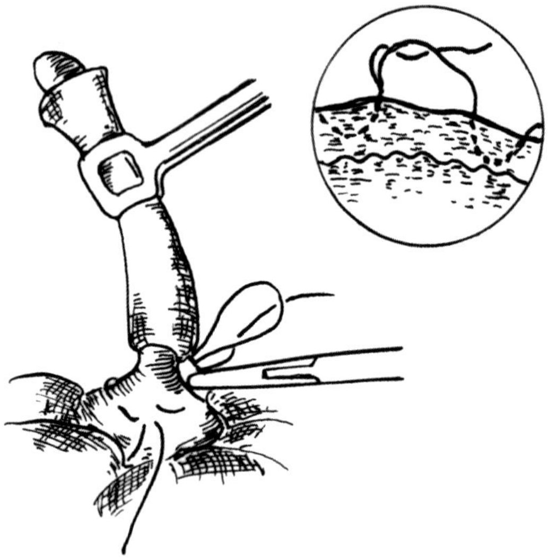

图 30－15　荷包缝合

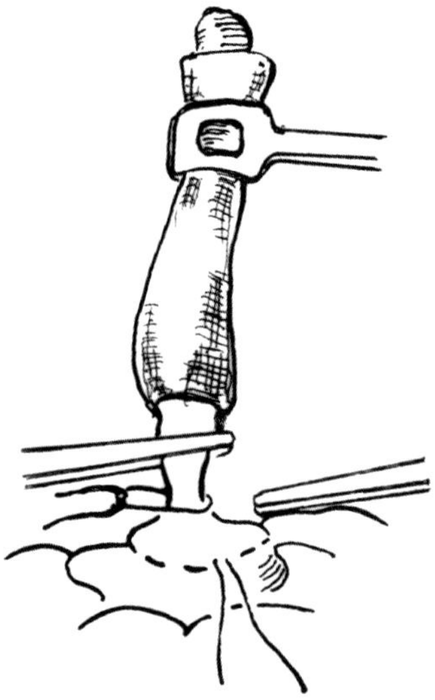

图 30－16　结扎阑尾

6．距阑尾根部结扎线远侧 0.5cm 处切断阑尾，残端用石炭酸、酒精、生理盐水棉棒擦洗，阑尾残端亦可用电刀烧灼（图 30－17、图 30－18）。

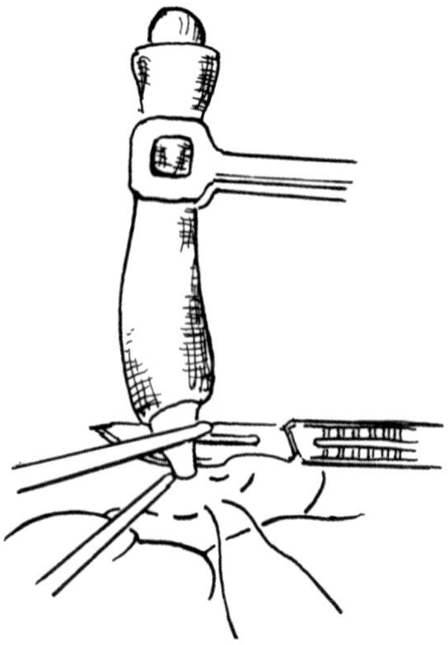

图 30－17　切断阑尾

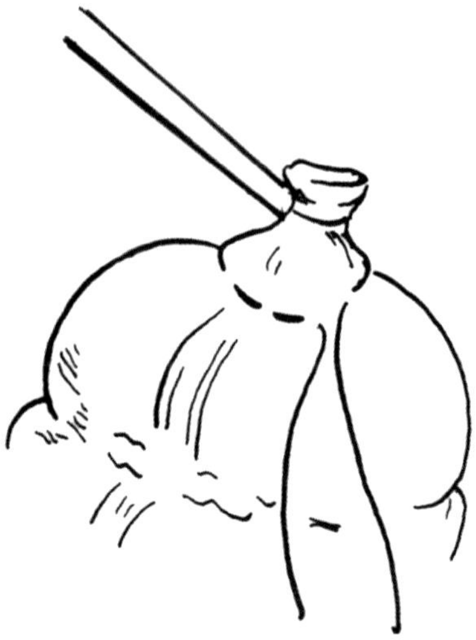

图 30－18　残端消毒

7. 收紧荷包，将阑尾残端包埋，可用周围系膜覆盖（图 30－19、图 30－20）。

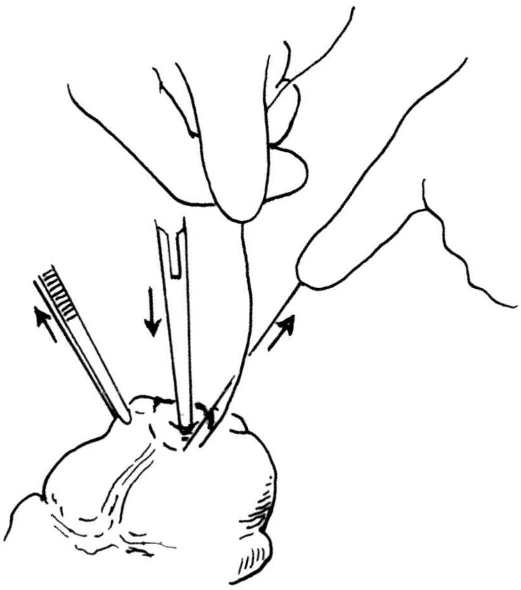

图 30－19　残端包埋

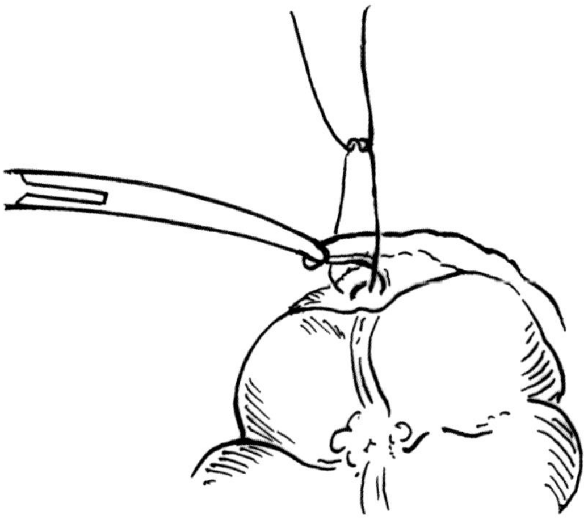

图 30－20　系膜覆盖

8. 清除积血、脓液等，清点器械纱布无误后逐层关腹（图 30－21）。

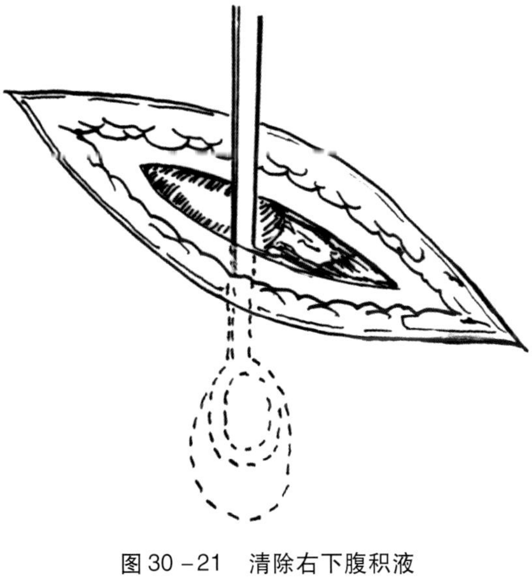

图 30－21　清除右下腹积液

（四）阑尾切除术中应急处理策略

1. 腹壁下动脉损伤　当由于盲肠及阑尾位于盆位，手术切口位置往往过低，可能会伤及位于腹膜和腹横筋膜之间的腹壁下动脉，出血较多。此时应迅速用纱布压迫止血，吸引器吸尽残留积血，快速移除纱布，止血钳钳夹出血点，予以结扎并缝扎止血。如果已经开腹，可用左手中指与环指自腹膜面压迫腹壁下动脉，然后行缝扎止血。

2. 切口过小暴露术野困难　阑尾切除术在肥胖或阑尾异位情况下有时比较困难，过小的切口不利于显露，处理副损伤增加，特别是由低年资医生主刀操作时更易发生，现实情况是低年资医生更喜欢追求小切口，此种错误观点必须纠正，小切口并不代表手术高超，患者顺利康复应为第一紧要之事，因此适当延长切口是明智之举。

3. 损伤肠管　发生肠管损伤的原因可归结为以下情况：切开腹膜时止血钳误将肠管浆膜层一并提起；在阑尾周围脓肿等情况下，盲肠壁水肿质脆，分离或牵拉时易破裂；切口过小，操作困难，将肠管误缝在腹壁上等。笔者强调足够大的切口至关重要，切开腹膜前，反复提起几次，确保肠管未被误夹，术中各种操作切忌暴力，另外心浮气躁是术中失误的罪魁祸首，特别是初学者更应注意。仅为浆肌层损伤者，间断浆肌层缝合即可；全层破裂者应予以修补，外加浆肌层包埋，并放置双腔引流管。

4. 阑尾周围组织粘连为一体分离易于损伤肠壁的处理　伴发阑尾炎发作时间较长时，有时阑尾与周围组织粘连为一团，肠壁高度水肿，强行分离易于造成肠管破裂，此时如分离粘连，切除阑尾有可能造成肠漏的危险，此时可放置双腔引流管，充分引流，术后保持引流管通畅，建议联合应用第3代头孢菌素与抗厌氧菌药物，术后半年如有症状则行阑尾造影术，证实存在阑尾腔堵塞等慢性阑尾炎表现时，应行阑尾切除术。

5. 术中阑尾动脉结扎困难的处理　阑尾系膜在阑尾炎时往往增厚、质脆，分离时易于出血，而且一旦阑尾动脉回缩将导致系膜内血肿。术时应将阑尾提起，于阑尾根部系膜无血管区，用弯止血钳戳一小孔，用两把血管钳通过小孔夹持系膜及阑尾动脉，切断后保留端结扎及缝扎各一道。若阑尾系膜因感染水肿肥厚，脂肪组织较多，可从阑尾末端系膜开始分段结扎切断，保留端双重结扎。切口较小而阑尾位置深在者，应毫不犹豫扩大切口。发生系膜血肿者，应仔细解剖出阑尾动脉，妥善结扎，不可心存侥幸。

6. 术中阑尾根部结扎及残端包埋困难的处理　坏疽性阑尾炎时阑尾根部可坏死，无法予以钳夹后结扎，此时可直接结扎后，切断阑尾，再行盲肠壁荷包包埋；或者环绕阑尾根部切除盲肠壁，然后全层间断缝合并外加浆肌层缝合。残端包埋困难时可采用以下方法：可用盲肠浆肌层将残端妥善包埋；阑尾系膜残端或剪裁一片带蒂的大网膜亦可作为覆盖阑尾残端之物。此时放置双腔引流管是明智的，具有诊断和治疗肠漏的作用。

7. 术中寻找阑尾困难的处理　在阑尾切除时，时有寻找阑尾困难，遇到此种情况，切忌急躁，应考虑以下情况并采取相关措施：

（1）将手术床向左侧倾斜15°~20°，用纱布垫将小肠包起，拉钩拉向左上腹，显露盲肠，依据3条结肠带走行方向，于其汇合处即可发现阑尾。

（2）如患者肥胖，切口较小，影响显露时，应果断延长切口，笔者反复强调切口大小与手术水平无关，特别是初学者对此应有正确认识。

（3）如肌松欠佳，麻醉不理想，应由麻醉师调节麻醉药的剂量，必要时可附加局部麻醉，良好的肌松有利于寻找阑尾。

（4）当阑尾被周围组织炎性包裹时，可小心分离粘连，显露盲肠，定位阑尾。粘连固定的大网膜可予以切除。值得注意的是，如果周围肠管水肿明显，强行分离易于引起肠破裂时，切忌分离粘连，此时处理原则为放置双腔引流管，联合应用第3代头孢菌素及抗厌氧菌药物，待半年后，如果依然具有右下腹痛，可行BUS及阑尾造影术，明确阑尾炎后再行阑尾切除术。

（5）反复发作的阑尾炎，阑尾周围多有粘连，予以小心分离。当阑尾萎缩变小，其肌性管壁及管腔依然存在，术者应亲自于手术台上解剖所切除组织，检查有无管腔，避免将脂肪垂误认为阑尾。

（6）位于盲肠壁内或盲肠后位阑尾，可打开盲肠外侧之侧腹膜，即可发现阑尾。如果发现顺行切除困难，可选择逆行切除法，副损伤的可能性更小。

（7）盲肠游离时，可沿升结肠逆方向寻找盲肠，阑尾切除后可将盲肠固定在右下腹。位于肝下者，需延长切口。全脏器转位时，不会出现右下腹压痛、反跳痛，如果以常规阑尾切除术切口开腹，术中证实阑尾位于左下腹，此时必须彻底检查右下腹各器官，明确右下腹痛的原因，做出相应处理；发炎之阑尾应予以切除，切口可向内侧适当延长，一般不需另行左下腹切口；我们强调对不典型的阑尾炎，应采用右下腹经腹直肌切口，可方便处理各种意外情况。

（8）冗长的横结肠及乙状结肠可移位至左下腹，它们均不具有回肠汇入盲肠的特点，易于鉴别，将其回纳腹腔，显露右髂窝，再寻找盲肠与阑尾。

（9）罕见的阑尾畸形情况下，应请上级医生台上会诊，避免反复翻动肠管，损伤浆膜层，引起肠粘连、肠梗阻的发生。

（五）阑尾切除术后处理

1. 尽早进食。
2. 早期下床活动。
3. 应用抗生素。

（六）阑尾切除术后并发症的防治

1. 切口感染　伴发阑尾炎者，术后最常见的并发症即为切口感染，发生率与阑尾炎的病理类型密切相关，单纯性阑尾炎切口发生率不超过5%，而化脓性或坏疽性阑尾炎发生率可达30%。切口感染多发生在皮下或腹壁肌肉层下腹膜外疏松结缔脂肪组织所在部位。感染病原菌多为厌氧菌与需氧菌混合感染，前者以拟杆菌属为主，需氧菌多见克雷白杆菌属、肠杆菌及大肠杆菌属等，因此阑尾炎围手术期选择抗生素应覆盖厌氧菌及需氧菌。

（1）切口感染的原因：

1）阑尾病程与病理类型：伴发阑尾炎发病时间越长，切口感染率越高，72h以上者可在30%以上。正如前述，单纯性阑尾炎很少切口感染，穿孔性阑尾炎并发局限性或弥漫性腹膜炎者，切口感染率可达30%或更高。

2）切口选择：一般阑尾切除术均采用右下腹McBurney切口，可根据压痛点为中心作相应调整。一般5～6cm的切口可较容易地显露阑尾，但在患者肥胖等情况下，显露困难，反复牵拉切口，增加组织创伤，切口感染概率增大，因此切口不宜过小，合适的切口即利于显露阑尾，又利于减少切口感染的发生。扩大切口时可向内侧延长，切断部分腹直肌鞘有利于显露盆位阑尾；向外上方向延伸切口，易于显露盲肠后位阑尾。采用与皮纹方向一致的横切口，对肥胖患者及盲肠后位阑尾炎的暴露有利。适当地扩大切口并不增加切口感染的机会，但因诊断不明采用探查切口，如发生切口感染，易于引起切口裂开，日后可形成切口疝。

3）手术操作：阑尾切除时将盲肠、阑尾提至切口处即可顺利操作，在肥胖、粘连、后位阑尾及肌松不理想时，许多术者，特别是初学者，易于用手指去分离或将阑尾抠出，此等操作粗糙，致使阑尾横断，污染切口，术后腹腔脓肿、粪漏及切口感染可能性增加。处理困难的阑尾术中处理策略已如前述。手术时，将腹膜提出保护切口，可有效地降低切口感染，不能提出时，应用纱布予以妥善保护切口。切断阑尾前，用纱布保护周围组织，以免阑尾内容物污染切口。做荷包缝合时，切忌穿透盲肠壁，尽量减少术中污染。

4）切口的处理与引流：切除阑尾，缝合腹膜后，大量生理盐水冲洗切口，可有效减少切口内细菌数量、血液及坏死组织，从而降低切口感染发生率。化脓性阑尾切除后是否用抗生素冲洗切口，观点不一，笔者认为大量生理盐水足以达到抗生素冲洗的目的。如果腹腔大量脓液，切口污染严重，部分术者认为不宜一期缝合，可将皮下部分敞开不缝，或留置缝线，几天后切口肉芽组织新鲜，即可缝合切口。笔者处理此类切口依然采用一期缝合，切口内置引流条，每天更换敷料，如切口红肿，可拆除几针缝线，多能如期愈合。切口内出血往往与切口感染相伴随，因此应彻底止血，严密缝合，不留死腔，以减少切口感染的可能。如需放置引流管，切忌经原切口引出，否则很容易引起切口感染，这是因为腹腔引流物污染切口各层组织，引流物作为异物也易于引起感染，因此引流管应另戳孔引出腹外。

5）手术者的经验有关：初学者因为易于急躁，特别是操作困难时，切口保护欠周全，喜欢用手分离阑尾，动作粗重，副损伤较多，追求小切口等均易于引起切口感染。

6）患者体质因素：当患者患有恶性肿瘤，放疗、化疗期间，长期应用激素等造成切口愈合及抗感染能力低下，易于发生切口感染。婴幼儿及老年人切口感染率高于中青年患者。

（2）临床表现：

1）术后数日体温依然较高或逐日升高，切口胀痛或搏动性疼痛。亦有患者无明显表现，拆线后切口裂开，脓液或脓血水流出。

2）切口红、肿、热及压痛等炎症表现明显，部分患者仅有切口压痛而无红肿表现。可有脓液自切口溢出，脓肿形成时可有波动感。深部感染时，有时仅有局部僵硬感，皮肤凹陷性水肿，可伴有深压痛。

3）粗针穿刺可见脓液，恶臭味提示合并厌氧菌感染。

4）BUS 检查可见腹壁内液性暗区，血常规检查可有 WBC 计数升高，中性粒细胞比例增加。

（3）治疗：

1）当穿刺见脓液或切口渗液时，应及时拆除几针缝线，引流务必通畅。

2）患者体温依然较高或有增高趋势，应联合应用抗生素，当创面新鲜，无脓液时，可停用。

3）切口每天更换敷料：务必清除异物包括丝线及坏死组织；局部生理盐水冲洗即可获得与抗生素冲洗一样的效果；冲洗几天后，创面新鲜即可将创面用胶布拉拢，以利愈合；亦可以采用二期缝合，术后换药并应用抗生素；切口有粪样物，即为粪漏，处理参见“粪漏处理”；腹壁窦道处理见“腹壁窦道诊治”。

（4）切口感染的预防：

1）术者必须对阑尾切除术予以充分重视，切忌粗心大意。

2）早期诊断、早期手术切除阑尾是预防切口感染的重要措施。

3）单纯性阑尾炎抗生素可选用先锋霉素及抗厌氧菌药物；其他类型阑尾炎建议联合应用第 2 代头孢菌素及抗厌氧菌药物，可有效降低切口感染率。

4）切口大小适当，先将腹膜切开一小口，吸引器尽量吸尽脓液，腹膜或纱布保护切口，避免用手指分离阑尾，术野脓液彻底清除，缝合腹膜后，大量生理盐水冲洗切口，肌层及皮下层彻底止血，切口感染可能性大时，切口可置引流条，腹腔内置引流管时，切忌经原阑尾切口引出。

5）缝合切口时彻底止血，严密缝合切口各层，消灭死腔，减少异物残留。

2. 术后出血

（1）腹壁切口出血：

1）腹壁切口出血的原因：急于开腹切除阑尾，切口皮下脂肪层未能很好止血；钝性分离腹壁肌肉层时，过于粗暴，毛细血管损伤出血未加妥善止血；腹膜外脂肪层血管切断后易于回缩；在延长切口时，损伤腹壁下血管，两断端未予以妥善结扎；最常见的是虽然开腹时，每层均妥善止血，但在手术过程中因切口过小等原因暴力牵拉切口，造成新的毛细血管损伤出血，术毕又未能仔细检查，仓促关闭切口。

2）腹壁切口出血的临床表现：一般腹壁血管较细，大多数出血可以自行停止，腹壁大出血实为罕见。一般表现为切口疼痛、红肿，或者呈青紫色，患者体温可升高，少数患者切口可有血性渗液。

3）腹壁切口出血的治疗：每天更换敷料，酒精湿敷，微波或红外线照射切口理疗等，一般多能逐渐好转。如果切口渗血，应毫不犹豫地拆除几针缝线，放置引流条，引流残存积血，一般不需二次止血。罕见切口血肿不断增大，此时应打开切口，寻找出血点，妥善缝扎止血，关闭腹膜，切口留置腹膜外全层缝合线，暂不打结，每天换药，待创面新鲜，无脓液及坏死组织时，留置缝线打结对合切口。

4）腹壁切口出血的预防：因为切口出血往往导致切口感染，因此必须预防切口出血。切开腹壁各层时务必妥善止血；皮下脂肪层切勿过度游离；分离肌肉时应持续用力拉开，避免暴力；损伤腹壁下血管应妥善缝扎；关闭腹膜后，生理盐水冲洗切口，仔细检查有无出血，特别是肌肉层，肌层间断缝合几针即利于止血，有利于减少切口疝的发生。

（2）腹腔内出血：

1）腹腔内出血的原因：腹腔内出血最常见原因为阑尾动脉结扎线脱落；因引流管压迫或炎症腐蚀周围血管而导致的出血较少见。

2）腹腔内出血的临床表现：阑尾动脉出血较迅猛，患者术后 24h 内出现腹痛、头晕、恶心、呕吐、心慌、口渴、出冷汗等低血容量表现。出血量大时，可出现脉搏加快、血压下降等休克表现。查体可见腹胀、压痛、反跳痛。腹腔穿刺可见不凝血。引流管压迫或炎症腐蚀所致的出血，一般量较少，仅表现为引流液呈血性，而生命体征平稳。

3）腹腔内出血的治疗：可先行非手术治疗，进行输血、药物止血、监测生命体征；继续恶化者，应毫不犹豫再次开腹止血，寻找阑尾动脉残端，妥善缝扎止血，清除腹腔内积血，放置双腔引流管；应用抗生素，预防腹腔与切口感染。

4）腹腔内血的预防：阑尾动脉残端应予以结扎并缝扎各一道，结扎线松紧适度，避免松脱，线头长

2～3mm 较为稳妥。对于阑尾系膜肥厚、严重水肿者可分段结扎系膜，保留侧双重结扎。关闭腹膜前，再次仔细检查术野有无出血，结扎线有无松脱。吸净腹腔内脓液，减少腹腔感染的可能性。腹腔引流管质地切勿太硬，尽早拔除，以减少压迫所致出血的可能性。

（3）肠腔内出血：

1）肠腔内出血的原因：一为处理阑尾根部时，采用盲肠壁荷包缝合包埋阑尾残端的方法，此时阑尾根部未结扎，阑尾动脉分支即可向盲肠腔内出血；二为阑尾根部结扎线腐蚀脱落后，继发迟发性盲肠腔内出血；三为阑尾残端保留过长，结扎线脱落后，阑尾黏膜溃疡形成，腐蚀血管，引起阑尾残端出血；四为少数患者阑尾动脉起源于回结肠动脉的盲肠前支或后支，多数为 1 支血管，当有 2 支供应血管时，就有可能引起残端出血。

2）肠腔内出血的临床表现：临床上，肠腔内出血少见，术后 3～7 天出现黑便等下消化道出血表现，术前无消化道出血病史。结肠镜检可排除其他结直肠病变，对诊断肠内出血有一定的帮助。

3）肠腔内出血的治疗：监测生命体征，可给予输血、止血药物等非手术处理。对于非手术治疗无效，反复出血，甚至出现休克者，应果断剖腹探查，手术止血。常用的手术方式包括：阑尾残端荷包缝合线拆除，肠壁切开缝扎止血；阑尾残端切除，盲肠修补术；回盲部切除术。

4）肠腔内出血的预防：采用阑尾根部结扎然后盲肠壁内包埋的方式处理阑尾残端，一般即可防止肠腔内出血，但注意荷包缝合不宜过大或过小。如果残端无法结扎，应将阑尾系膜妥善结扎，包埋时荷包缝合线将阑尾根部的系膜也包含在内，收紧荷包线打结，系膜即被压榨，从而预防肠腔内出血。

3．粪瘘　一般而言，粪瘘多发生在感染已经局限的情况下，不会形成弥漫性腹膜炎，又多为低位肠漏，不引起营养障碍，所以粪瘘一般不是严重并发症。多为外瘘，内瘘罕见。

（1）粪瘘的原因：

1）阑尾切除后残端处理困难，残端结扎线不牢固，残端太短，荷包包埋不满意。阑尾根部坏死，无法包埋，仅行内翻缝合等。

2）切口过小，暴露困难，术中损伤肠壁，术者未能觉察或妥善处理。

3）回盲部本身有病变，如结肠癌、结核病、克隆病、伤寒、放线菌病或阑尾肉芽肿等，如果仅行阑尾切除，极易发生粪瘘。

4）术后回盲部脓肿形成、阑尾残株炎、阑尾残端脓肿破溃等均可导致粪瘘形成。

5）阑尾周围脓肿手术时放置引流管太硬，留置时间太长。

6）罕见原因为纱布等遗留于腹腔内，引发脓肿形成，进而导致粪瘘。

（2）粪瘘的临床表现：

1）多发生在坏疽穿孔性阑尾炎术后 1 周左右，亦可发生在术后 1～2 个月，腹腔脓肿引流时，发现粪样物而诊为粪瘘。

2）大多数表现为切口红、肿、热、痛，敞开切口引流后，出现粪样物或有气体不断溢出，即可诊为粪瘘。

3）如为回肠末端瘘，瘘口周围皮肤因受消化液腐蚀而糜烂、红肿、疼痛。

4）一般不伴有营养不良的表现。

5）瘘道造影可显示瘘道与结肠或小肠相通，作为手术治疗的依据。

（3）粪瘘的治疗：

1）充分引流，保护瘘口皮肤，及时更换敷料，大部分粪瘘可在 2～3 周愈合。

2）2～3 个月后，粪瘘长期不愈，应考虑手术切除。术时注意：术前瘘道造影；术时用油纱填塞瘘口，并行荷包缝合，以防粪液溢出；围绕瘘道切除直至腹膜层，并向上、下方向延长切口；保护肠管，打开腹膜；切除包括内口在内的部分肠壁；依情况行修补术或部分肠切除术，一般不需右半结肠切除术；术毕彻底冲洗手术野，放置双腔引流管。

3）术后应用抗生素及营养支持。

4）高流量肠瘘应按肠瘘处理。

（4）粪瘘的预防：

1）阑尾根部已经坏死者，可切除部分盲肠壁，然后全层缝合加浆肌层包埋。

2）阑尾残端结扎后，因盲肠壁水肿无法包埋时，可剪裁一片带蒂大网膜或阑尾系膜覆盖之，并放置双腔引流管。

3）术中发现已形成阑尾周围脓肿，此时仅能行引流术，不必强行切除阑尾。

4）术中操作务必精细，切忌粗暴，切口大小适当，充分暴露，肠壁损伤时及时妥善修补，可行双腔引流术。

5）当发现阑尾病变与临床症状不符时，应探查结肠与小肠，如有病变做相应处理。

4. 腹腔脓肿形成　阑尾切除术后局部腹膜炎并不常见，但腹腔残余脓肿相对多见，以盆腔脓肿多见，发生率可达20%。

（1）腹腔脓肿的原因：

1）阑尾周围脓肿或坏疽穿孔性阑尾炎术中及术后未能将残余脓液及时引流至腹腔外所致。

2）术中冲洗方法不当，局限性腹膜炎大量生理盐水冲洗以及弥漫性腹膜炎冲洗范围不够，均可引起腹腔脓肿。

3）未选用双腔引流管，单腔引流管的引流效果极差，最好不要选用，而且管壁一定不能太硬。

4）术后阑尾残端结扎线脱落，阑尾根部坏死或盲肠壁水肿，荷包内阑尾残端脓肿破裂等导致腹腔脓肿形成。

5）术中肠壁损伤后导致肠漏，局限于腹腔内，早期即为脓肿表现。

6）回盲部肿瘤等未及时处理，术后亦可能形成脓肿。

（2）腹腔脓肿的临床表现：

1）术后1周左右，体温再次升高、厌食、乏力、腹痛及腹泻。

2）盆腔脓肿：伴有明显的直肠刺激症状，大便次数增多，黏液便，里急后重；部分患者出现膀胱刺激症状，尿频、尿急、尿痛。下腹部压痛，直肠指诊可触及具有波动感的压痛肿块。BUS或CT检查对脓肿诊断有益。

3）膈下脓肿：寒战高热，肋间隙饱满，右上腹压痛，局部水肿。X线片可见膈肌升高、胸腔积液。BUS或CT可确定脓肿部位及大小。

4）肠间脓肿：位于肠袢、肠系膜、腹壁及网膜间，位置不易固定。脓肿可破入肠腔形成内瘘，以后多有粘连性肠梗阻。BUS或CT可确定脓肿部位及大小，并可指导经皮穿刺或手术引流。

（3）腹腔脓肿的治疗：

1）BUS或CT引导下经腹脓肿穿刺置管引流术是目前治疗腹腔脓肿的理想方法。

2）多发脓肿或置管引流术失败者，应行开腹引流术，放置双腔引流管，保持引流通畅。

3）盆腔脓肿可经直肠或阴道引流术（已婚妇女），如果位于侧壁无法经直肠引流或有其他需探查情况，可行开腹引流术。

4）联合应用第2代头孢菌素与抗厌氧菌抗生素。

（4）腹腔脓肿预防：

1）术中清洁腹腔，清除脓液，弥漫性腹膜炎患者应用大量生理盐水冲洗腹腔。

2）充分引流：采用双腔引流，保持引流管通畅，引流重点在于盆腔，必要时可予以冲洗。

3）阑尾穿孔较大时应检查有无粪石残留于腹腔内，后者可作为腹腔脓肿的诱因。

4）肠壁损伤及时妥善修补，以防肠漏发生。

5）再次强调早期诊断、早期手术切除阑尾是避免腹腔脓肿的关键。

5. 腹壁窦道形成

（1）腹壁窦道形成的原因：

1）腹壁切口感染引流不畅，特别是引流口过小，皮下各层留有死腔。

2）更换敷料有误，未能及时清除感染切口内的坏死组织及线头等异物。

3）引流管经切口引出，可经久不愈合，最终形成腹壁窦道。

4）腹腔内遗留粪石、纱布等异物。

5）腹腔脓肿或粪瘘形成。

（2）腹壁窦道形成的临床表现：

1）皮肤窦口长期不愈，不断溢出脓性分泌物，大肠杆菌感染者，可有少许气泡溢出，与粪瘘不同。

2）探针可了解窦道的深度及走向。

3）窦道造影可资鉴别诊断粪瘘及腹壁窦道。

（3）腹壁窦道形成的治疗：

1）扩大窦道外口，清除坏死组织，去除线头等异物，充分引流，消灭死腔。

2）长期不愈，可切除窦道，二期缝合。

（4）腹壁窦道形成的预防：

1）避免切口感染，若发生感染，则应拆除缝线，充分引流，彻底切除坏死组织以及各种异物，及时更换敷料。

2）腹腔引流管决不允许经原切口引出。

6. 大网膜粘连综合征　由于大网膜与回盲部或切口腹膜粘连而引起的一系列综合征。

（1）大网膜粘连综合征的原因：阑尾炎术后，局部依然存在炎症反应，大网膜会移至右下腹，与回盲部或切口腹膜粘连后，发生大网膜纤维化而挛缩，牵拉腹膜、胃以及横结肠等，从而产生相应症状。

（2）大网膜粘连综合征的临床表现：

1）恶心、呕吐、腹胀、餐后不适等。

2）腹内牵拉感，躯干过伸或直立时症状更为明显。

3）查体时向下牵拉切口瘢痕可以诱发疼痛或不适感。

4）钡餐检查显示右半结肠扩张，蠕动功能紊乱。

（3）大网膜粘连综合征的治疗：先行理疗处理，无效者可行手术探查，切除粘连之大网膜，症状多可缓解。

（4）大网膜粘连综合征的预防：早期手术局部炎症反应轻，大网膜粘连很少发生。一般情况下无需将大网膜固定于阑尾残端。当阑尾残端包埋困难有肠漏的可能性，确实需要大网膜覆盖时，可以剪裁一片带蒂大网膜将其覆盖，即可避免大网膜挛缩所致的腹部不适症状。

7. 门静脉炎、肝脓肿与脓毒症

（1）门静脉炎、肝脓肿与脓毒症的原因：由于阑尾炎致病菌毒力强，阑尾静脉中的感染血栓，沿肠系膜上静脉至门静脉，导致门静脉炎。阑尾切除术中挤压阑尾也是原因之一。虽属少见，如病情加重会导致感染性休克和脓毒症，延误治疗可发展为细菌性肝脓肿。

（2）门静脉炎、肝脓肿与脓毒症的临床表现：

1）门静脉炎：寒战、高热、肝肿大、剑突下压痛及黄疸。

2）肝脓肿：右季肋区疼痛，寒战高热，乏力、厌食，肝区叩痛。大部分患者出现黄疸，白细胞升高。BUS 及 CT 检查可明确脓肿的部位与大小。

3）脓毒症：发生在门静脉炎基础之上，表现为体温居高不降、寒战、烦躁、嗜睡、谵妄等。

（3）门静脉炎、肝脓肿与脓毒症的治疗：

1）应用第 3 代头孢菌素如舒普深及抗厌氧菌药物如替硝唑，积极控制门静脉炎。

2）静脉给予地塞米松等类固醇激素对门静脉炎有效。

3）肝脓肿可行 BUS 引导下穿刺置管引流术或切开引流术。

（4）门静脉炎、肝脓肿与脓毒症的预防：

1）早期手术切除阑尾，手术操作轻柔，避免挤压阑尾。

2）一旦诊断阑尾炎，即应给予广谱抗生素，及时切除阑尾。

8. 切口疝

（1）切口疝的原因：

1）切口感染：由于切口渗血、异物残留、暴力挤压、留有死腔或缝合技术欠佳等导致切口感染而不能一期愈合，造成局部区域腹壁软化。

2）过度肥胖及年老体弱的患者，如果再有促使腹内压升高的因素如排尿困难、便秘或慢性咳嗽等情况，更易于引起切口疝。

（2）切口疝的临床表现：

1）术后数月内，于切口瘢痕下方出现肿物，逐渐增大，平卧时消失，站立或咳嗽时增大。可伴有坠胀感及恶心、腹部隐痛等不完全肠梗阻表现。

2）可触及疝环，大多数表现为难复性疝。

（3）切口疝的治疗：

1）非手术治疗：控制前列腺增生、便秘以及慢性支气管炎等增加腹压的因素；早期可使用腹带加压包扎，控制切口疝进一步增大。

2）手术治疗：切口疝大多需手术才能治愈，其原则：良好麻醉；无张力下修补；缺损较大时可选用人工补片或自体筋膜组织；术后积极治疗增加腹压的各种疾病。

（4）切口疝的预防：

1）避免切口感染，腹壁各层严密缝合，争取一期愈合。

2）术后积极治疗引起腹压增高的疾病，避免过度负重。

9. 右侧腹股沟疝　资料显示，曾行阑尾切除术的人群发生右侧腹股沟疝的概率是正常人的3倍。大多数发生在阑尾切除术后3～17年。可能原因：腹横肌与腹横筋膜损伤，使内环和Hesselbach三角的强度受损，易于发生腹股沟疝；髂腹下神经损伤，该神经支配腹股沟区各肌肉，损伤后导致该组肌肉麻痹，从而诱发腹股沟疝的发生；切口的二期缝合等操作不但降低腹壁的强度，亦有可能损伤髂腹下神经。预防措施：①切口切勿太低或太靠近外侧，髂前上棘水平线以上切口即能避免损伤髂腹下神经。②分开腹壁肌层时应采用钝性分离的方法，切勿切开，后者有切断髂腹下神经的可能。③腹膜层应妥善缝合关闭，腹横肌连同其他各层肌肉一起严密缝合，对维持内环和Hesselbach三角的强度有益。④避免切口感染，减少腹壁及神经损伤的概率。

（广州中医药大学附属市中医院　史振军　中山大学附属第一医院　王天宝）

第四节　胃肠道类癌化疗

胃肠胰神经内分泌肿瘤（GEP－NET）是一组源于肽能神经元和神经内分泌细胞的异质性肿瘤，发生率较低，占全部恶性肿瘤的比例不到1%。根据肿瘤所分泌的物质是否引起典型临床症状，可将其分为有功能性和无功能性两类。在GEP－NET中，最常见是类癌，其发生率约为2.5/10万，占全部胃肠胰神经内分泌肿瘤的50%。在过去30年内，NET患者急剧增多，但超过60%的患者在发现时都已是晚期。

1. 局限期GEP－NET　患者主要治疗手段是根治性手术，可根治性切除患者的5年生存率达到80%～100%。在靶向药物出现前，手术治疗也是唯一可能治愈本病的治疗手段。其他治疗包括症状控制，与广泛期疾病类似，常用药物有生长抑素类似物、质子泵抑制剂；目前没有证据表明，局限期GEP－NET能够从任何辅助药物治疗中获益，应当定期随访或参加临床试验。

2. 广泛期GEP－NET　目前标准治疗是多学科综合治疗，除了手术以外，化疗、生物治疗、靶向治疗、介入治疗、对症治疗也有一定效果，其中生物治疗和靶向治疗在最近的研究中显示出较好疗效，有可能成为一线治疗选择。

目前缺乏专门针对胃肠胰中某一特定部位的 NET 大型Ⅲ期多中心对照化疗药物研究。总体上来说，化疗多不敏感，主要用于广泛转移、不能手术切除或行姑息性切除者。无类癌综合征的患者行复合化疗偶可显效。细胞毒性药物治疗对低增殖（Ki－67 <10%）的 GEP－NET 肿瘤的治疗价值有限，但对不同部位的 GEP－NET 肿瘤疗效差异较大。如典型的中肠来源类癌（缓解率 10% ～15%），但对于恶性胰腺内分泌肿瘤却是标准治疗（缓解率 30% ～50%）。对化疗较敏感的肿瘤化疗时易出现严重甚至致命的类癌综合征发作，故活动的类癌综合征患者不宜化疗。目前常用的化疗药物有下列药物：链脲霉素加 5－Fu/多柔比星（缓解率约 30%），替莫唑胺单药或联合卡培他滨（缓解率 35% ～40%）。分化差的肿瘤（WHO 分级 3 级）最常用顺铂/奥沙利铂加依托泊苷（缓解率 40% ～60%），通常缓解期较短。1982 年，链脲霉素因其在小样本研究中观察到的 ORR，被 FDA 批准用于神经内分泌肿瘤的化疗，此药未在中国上市，之后未有化疗药物批准用于神经内分泌肿瘤。

高分化 GEP－NET 化疗敏感性不高，因细胞有丝分裂率低、抗凋亡蛋白 Bcl－2 水平高、多药抗性基因表达上调。中低分化/不能手术/晚期 GEP－NET，可用链脲霉素 + 多柔比星或 5－Fu，客观缓解率可达到 20% ～35% 。低分化 GEP－NET 可接受顺铂 + 依托泊苷，ORR 可达 50% ，含链脲霉素方案失败者，可用达卡巴嗪。

3. 针对类癌综合征的治疗

（1）原则：尽可能切除胃肠病灶。目的在于减少 5－HT、激肽释放酶的生成或对抗其作用。很多药物可增加肠色素颗粒膜通透性或改变膜泵作用，使 5－HT 释放增加，如吗啡、氟烷、右旋糖酐、多黏菌素等，应忌用或少用。

（2）常用药物：①5－HT 合成抑制剂，对氯苯丙氨酸可抑制色氨酸羟化酶，从而减少 5－HTP 和 5－HT 生成，有效地缓解恶心、呕吐、腹泻，减轻面颈潮红发作程度（但不能减少发作次数）。常用 3 ～4g/d，分 3 ～4 次给予。其副作用为可致中枢神经系统功能紊乱，偶可引起低体温。另外甲基多巴也能抑制色氨酸羟化酶，减少 5－HT 的产生，常用 0. 5g，4 次/d。②5－HT 拮抗剂：A. 甲基麦角酰胺，6 ～24mg/d，口服。急性发作时可予 1 ～4mg 一次静脉注射，或用 10 ～20mg 加于 100 ～200mL 生理盐水中在 1 ～2h 内静脉滴注，能较好地控制腹泻及支气管痉挛等类癌综合征。副作用有低血压、晕厥、倦怠和抗药性，长期应用可并发腹膜后、心瓣膜和其他组织纤维化性损害以及水潴留。B. 赛庚啶，6 ～30mg/d，口服，疗效与甲基麦角酰胺相似，但控制潮红较后者为优。C. 左美丙嗪（Nozinan），可分解 5－HT，常用 2. 5g 静脉注射。

（3）激肽释放酶抑制或对抗剂：①抑肽酶，常用 2. 5 万 ～12. 5 万 U 静脉注射，24h 内可达 250 万 U。②氨基己酸，先以 5g 静脉滴注，继以 1g/h 维持。③抑肽酶（Iniprol）（CY66），可用 100 万 U 静脉注入，必要时可加大剂量。④苯氧苄氨：10 ～30mg/d。

（4）其他药物：少数病例，可试用抗组胺类药物、皮质类固醇激素及甲基多巴，后者可用 250 ～500mg，1 次/6 ～8h，有助于缓解腹泻；应用泼尼松等肾上腺皮质激素可以减轻症状，用量为 10mg，3 次/d，但不宜长期应用，效果也并不理想。

（5）近来有人报道应用生长抑素能有效控制类癌综合征，并可使肿瘤缩小。其作用机制包括抑制这类肿瘤对肽胺类激素的合成、分泌以及加速肽胺类激素的降解，在临床上有明显效果；150 ～500μg 皮下注射，2 ～3 次/d，可使症状在短期内迅速得到控制。大多数患者尿中 5－HT 代谢产物减少达到 50% 。生长抑素人工合成衍生物 SMS201 －995，可以降低血中 5－羟色胺水平，缓解症状，改善肝功能，是一种好的姑息性治疗药物。

4. 支持疗法　高营养、高热量饮食，补充维生素和蛋白质，贫血者可输血。低血压时应首先予以补充血容量，不用儿茶酚胺类治疗。

5. 对症治疗　腹泻、哮喘发作时可给予对症治疗。发生心力衰竭者应洋地黄化，且需加用利尿剂。

（中山大学附属第一医院　戴强生）

第五节　胃肠道类癌放疗

一、放　　疗

放疗是无法切除和转移肿瘤的主要治疗方法之一。Gaitan 等于 1975 年就报告采用全腹照射 25Gy 治疗腹腔胃肠道类癌患者 5 例，最终获得无病生存 18 ~ 132 个月，提出应改变之前类癌对射线不敏感的观点，类癌可能属于放射敏感的肿瘤，而且有可能通过放射治疗被治愈。对无法切除或转移性类癌行放射治疗的多个研究均取得了相似的结果。Wolfram 治疗 16 例晚期类癌患者，4 例放疗有效者平均生存 46 个月，明显优于全组 10 个月的平均生存时间。照射剂量＞29Gy 的 7 例患者取得 43% 的局部和区域控制率。Ross 采用放疗治疗类癌 18 例，可评估的 13 例中 CR + PR 为 7 例。Karen 对脑膜、脑、骨和腹腔（不包括肝脏）转移的 44 例患者给予放疗，结果显示照射野内局部控制率均为70% 以上，脑转移者平均生存 4 个月，脑膜和骨转移者分别为 11 个月和 13 个月，腹腔转移者治疗有效者平均生存可达 23 个月，推荐照射剂量为 45 ~ 50Gy。胃肠道类癌的放射治疗尚无大样本的Ⅱ期、Ⅲ期的随机研究，但目前研究均显示放射治疗是晚期类癌有效的姑息治疗手段，多数研究认为放疗可以获得较好的局部控制的效果。

二、放射性核素靶向治疗

虽然早期研究结果显示放疗对胃肠道类癌治疗有效，但疗效一直不甚理想。由于胃肠道类癌是一种特殊的激素分泌细胞肿瘤，具有激素内分泌功能，被归于胃肠胰神经内分泌肿瘤（GEP - NET），类癌细胞属于胺前体摄取及脱羧（APUD）细胞，可以合成和分泌类激素和胺类介质，其中 10 多种肽类激素可作为肿瘤的标志物，有助于类癌的诊断与治疗。近来研究显示多种神经内分泌癌广泛存在着生长抑素受体（somatostatin receptor，SSTR），因此，该受体可以作为核素靶向治疗的靶标，应用核素或药物标志的 SSTR 类似物作为转移性的神经内分泌肿瘤靶向治疗，放射性核素靶向治疗（PRTT）已成为 GEP - NET 的重要治疗手段。

目前尚无 PRTT 的随机研究，但如果肿瘤组织对放射性核素有高摄取时，可以考虑选择放射性核素靶向疗法治疗无法切除或转移性患者的姑息治疗手段，近年来 β 射线核素，如 ^{131}I - MIBG、^{90}Y - octreotide 和 ^{111}In - lanreotide 已经获得较多研究结果，并且取代了 γ 射线的核素 ^{123}I - MIBG、^{111}In - octreotite 和 ^{111}In - lanreotide。妊娠、哺乳、肾功能不全和骨髓移植为主要治疗禁忌证；治疗期间患者需要注意自我隔离，并被注意护理人员的辐照防护。

1. ^{131}I - MIBG　采用 ^{131}I - MIBG 治疗必须注意患者要住院隔离，同时应用碘化钾或其他碘化盐封闭预处理以保护甲状腺，核素治疗处方活度一般为 7. 4 ~ 11. 2GBq，间隔 3 ~ 6 个月给药。^{131}I - MIBG 治疗是目前唯一获得批准的 NETs 核素治疗方法，文献报道经这种治疗后，症状控制率达 80% ，5 年生存率为 60% 。由于毒性作用较小，患者耐受良好。常见毒副作用为治疗后 4 ~ 6 周发生的暂时性骨髓抑制，但在骨髓受侵及多程化疗后骨髓储备功能不良者骨髓抑制程度可能会较为严重。

2. ^{90}Y - octreotide　^{90}Y - octreotide 治疗临床应用逐渐增加，其临床试验也在研究中。目前 ^{90}Y - octreotide 治疗一般每次用量 3 ~ 6GBq，治疗周期间隔 6 ~ 8 周，报告显示多数患者在 2 周期治疗后显效，并伴随有肿瘤标志物水平降低，虽然仅有 20% 的患者治疗后肿瘤明显缩小，但其他多数患者治疗后疗效评价达到稳定。其治疗毒副作用为淋巴细胞减少为著的骨髓抑制和肾毒性。采用氨基酸（D - 赖氨酸）预处理减少肾小管与奥曲肽的结合可以明显降低肾脏损伤的发生。

3. ^{90}Y - lanreotide　研究证实肿瘤摄取 ^{111}In - lanreotide 与 ^{111}In - octreotide 不同，因此对选择行 ^{90}Y - lanreotide 治疗的患者，有必要先给予 ^{111}In - lanreotide 成像。154 例临床治疗实验结果为 CR + PR 为 14% ，SD 为 41% 。

通过对 SSTR 的亚型鉴定的最新进展进一步揭示了生长抑素类似物治疗消化道类癌及类癌综合征的效

果，为临床抗肿瘤治疗又提供了一种新的治疗模式。特别是在对某些不适宜手术和（或）化疗的患者，可选用生长抑素类似物及其靶向治疗。

（广东省中医院　任军）

第六节　胃肠道类癌复发与转移的处理

一、复发与转移

一般来讲，直径<1cm 的肿瘤转移很少，仅约2%；直径1～2cm 者有50%发生转移；而直径>2cm 的肿瘤，转移发生率为85%～90%。当瘤体位于黏膜下层时不转移，随着浸润深度的增加，其转移率也增高，瘤细胞可经淋巴管转移到所属淋巴结肠系膜及肝脏，甚至全身，表现为恶性肿瘤的生物学特征，但转移病灶常比原发病灶大。单从形态上很难区别类癌的良恶性，主要根据有无转移来判定。

小肠类癌的转移率为30%，结肠为38%。十二指肠和胃的恶性类癌转移少见。可以直接浸润生长，亦可发生淋巴转移或血行转移。血行转移以肝最多见，亦可转移至骨、肺及脑。

二、复发与转移的治疗

胃肠道类癌复发时如有可能仍争取手术治疗，局部转移或区域淋巴结转移时可行相应区段切除。类癌的转移脏器多见于肝脏。肝脏转移时，如病灶局限，又因类癌生长缓慢，仍可手术切除获得治愈。肝转移病灶还可采用肝动脉栓塞，治疗效果较为理想。Sched 等报道，96%病例经肝动脉栓塞不再继续变化或保持稳定。冷冻消融术同样有较好的效果。如转移灶较大，可用射频消融疗法。肝移植治疗转移性肝类癌的疗效有限，Routley 等报道，行肝移植者，复发率高，生存率仅57%。

Bartolomeo 等报道，对肝转移患者行药物治疗，使用生长抑素及类似物（奥曲肽），不仅能抑制肝转移灶生长，抑制肿瘤血管生长、诱导细胞凋亡，而且能抑制类癌过度分泌激素引起的相关症状。目前认为其在治疗类癌综合征方面，已经取代了抗组胺药物，能有效缓解颜面色潮红、腹泻等症状。Memon 等报道，奥曲肽在类癌患者围手术期时控制类癌危象效果理想。α_2干扰素可抑制类癌生长，有效率达40%～50%，15%的肿瘤体积可缩小，主要不良反应为疲劳、类流感症状。有学者报道：α_2干扰素与奥曲肽联合应用可增强奥曲肽的作用。

对类癌的化疗中，目前多为联合应用链脲霉素和5-Fu、链脲霉素和环磷酰胺，取得一定疗效（33%、26%）。奥沙利铂、紫杉醇等较新的药物对类癌的疗效尚待研究。对肝动脉内灌注化疗治疗肝类癌意见不一。

放疗对控制类癌作用不大，但类癌发生脑或骨转移或造成脊髓压迫后，放疗仍然是治疗方法之一。以肿瘤为靶向的放射治疗，^{131}I-MIBG 有一定治疗作用。^{90}Y 标志的奥曲肽亦有一定的治疗价值。

（广州中医药大学附属市中医院　史振军　中山大学附属第一医院　王天宝）

第七节　胃肠道类癌预后与随访

一、预　　后

胃肠道类癌患者的预后与肿瘤的大小、浸润程度、淋巴结转移以及远处转移、肿瘤所在消化道的部位有关。据文献统计，总的5年生存率为82%，无转移的局限性类癌5年生存率约为94%，有局部淋巴结转移的5年生存率约为64%，已有远处转移者的5年生存率约为18%。

1. 肿瘤大小　Mcdermott 对188例胃肠道类癌进行回顾性研究发现，肿瘤直径<1cm 的类癌患者5年生

存率为100%；直径为1～2cm的为82%；直径>2cm者仅为39%。肿瘤直径<1cm的类癌，转移罕见，局部切除即可达到较好的效果。而肿瘤直径>2cm的类癌，转移率较高，预后也较差。Koura认为直径>2cm的类癌不管采取何种手术方式，复发的危险都很高。直径1～2cm的类癌转移率为15%～50%。

2. 肿瘤浸润深度　Mcdermott等研究发现T_4期和$T_{1\sim3}$期患者的5年生存率分别为52%和82%，肿瘤的预后与浸润深度呈负相关：5年生存率T_1期为100%，T_2期为81%，T_3期为70%。胃及小肠类癌浸润至浆膜层时，转移率达73.2%，预后更差。

3. 淋巴结转移及远处转移　有研究表明，就诊时未发现有淋巴结转移的胃肠道类癌患者5年生存率为83%～94%，而已经发生淋巴结转移的患者5年生存率只有25%～43%。研究还显示发生肝脏转移和未发生肝脏转移的胃肠道类癌的5年生存率分别为88%和25%，但有些类癌即使发生了远处转移，预后仍然较好，患者还能存活较长时间，5年生存率可达18%。Boudreaux等回顾分析82例胃肠道类癌患者，对于伴有远处转移的晚期患者给予切除原发灶，以及切除或射频消融治疗肝脏转移灶，59例双叶以上肝转移患者的生存时间，与无肝脏转移或者仅有单叶肝脏转移的患者相似。

4. 不同器官　不同器官发生的类癌预后差别很大，阑尾类癌很少发生转移，预后较好，而空肠和回肠发生的类癌预后较差。Modlin等人对13 715例类癌进行回顾研究发现，5年生存率最高的是直肠（88.3%）和阑尾（71.0%），而小肠类癌的预后最差，其中十二指肠类癌预后往往好于空肠、回肠。Iowa和Orleens报道小肠类癌的5年生存率为30%～35%。这种因起源部位不同而引起的预后的差异可能有以下原因：①胃肠道各器官所包括的神经内分泌细胞类型不同；②有些类癌缺乏明显的临床症状和有效的检查方法，如阑尾类癌临床多以阑尾炎症状收入院，直肠、胃的类癌可以通过内镜早期发现，而空肠、回肠类癌早期症状不明显，发现时往往已是晚期。类癌的预后总体来说较好，自然生存期和转移后生存期均比一般肿瘤长。

5. 其他　消化系统类癌预后与类型也相关，典型类癌预后最好，5年生存率可达70%，不典型类癌次之，未分化神经内分泌癌预后最差，平均生存期不足1年。

二、随　　访

术后定期行内镜检查是最佳的随访手段，应在术后3个月、6个月、1年、2年，甚至较长一段的时间内进行随访，根据肿瘤部位选择胃十二指肠镜或肠镜检查。实验室检查如血清5－HT、血浆铬粒素A（CgA）、尿5－羟吲哚乙酸（5－HIAA）的测定可作为监测术后复发的手段。24h尿液5－HIAA测定，特异性达100%，但敏感性仅达73%。血浆CgA是类癌疾病最具有特异性的标志物，其敏感度为92%，特异度为96%，优于5－HIAA。

（南方医科大学附属南海医院　檀谊洪　中山大学附属第一医院　王天宝）

参考文献

[1] 王天宝，董文广. 胃肠道类癌的诊治及预后分析［J］. 新医学，2005，36（11）：644－646.
[2] 王闽全，艾合买提江·吐尔伊力木，孙国辉，等. 消化道类癌与类癌综合征［J］. 新疆医科大学学报，2004，27（5）：534－535.
[3] 吴伟，田华. 胃肠道类癌的研究进程［J］. 中国现代实用医学杂志，2004，3（6）：44－46.
[4] 程天明，秦和平，智发朝，等. 消化道类癌的诊治现状［J］. 现代消化及介入诊疗，2010，15（3）：184－187.
[5] 才文彦. 阑尾切除术［M］//黄延庭. 腹部外科手术并发症. 北京：人民卫生出版社，2000：370－377.
[6] 管文贤. 阑尾疾病的手术技巧和并发症处理［M］//高志清. 普通外科手术技巧和并发症处理. 北京：人民军医出版社，2005：442－449.
[7] 刘栋才，皮执民. 阑尾切除术常见失误及对策［M］//皮执民，刘栋才. 普外科常见诊断、操作失误及对策. 北京：军事医学科学出版社，2006：344－355.
[8] Modlin IM，Lye KD，Kidd M. A 5－decade analysis of 13,715 carcinoid tumors［J］. Cancer，2003，97（4）：934－960.
[9] Meier DE. What is the best treatment for perforated appendicitis?［J］. J Pediatr Surg，2003，38：1520－1524.
[10] Julie A，Walter EL，Katherine SV，et al. Risk Factors for adverse outcomes after the surgical treatment of appendicitis in adults［J］. Annds of Surgery，2003，238：59－66.
[11] Hsieh CH，Wang YC，Yang HR，et al. Retroperitoneal abscess resulting from perforated acute appendicitis：analysis of its management and

outcome [J]. Surg Today, 2007, 37 (9): 762 - 767.

[12] Khan AW, Sheikh SH, Rahman MA. Results of emergency appendectomy for appendicular mass [J]. Mymensingh Med J, 2007, 16 (2): 209 - 213.

[13] Uludag M, Isgor A, Basak M. Stump appendicitis is a rare delayed complication of appendectomy: A case report [J]. World J Gastroenterol. 2006, 12 (33): 5401 - 5403.

[14] Earley AS, Pryor JP, Kim PK, et al. An acute care surgery model improves outcomes in patients with appendicitis [J]. Ann Surg, 2006, 244 (4): 498 - 504.

[15] Henry MC, Gollin G, Islam S, et al. Matched analysis of nonoperative management vs immediate appendectomy for perforated appendicitis [J]. J Pediatr Surg, 2007, 42 (1): 19 - 23.

[16] Styrud J, Eriksson S, Nilsson I, et al. Appendectomy versus antibiotic treatment in acute appendicitis. a prospective multicenter randomized controlled trial [J]. World J Surg, 2006, 30 (6): 1033 - 1037.

[17] Lunca S, Bouras G, Romedea NS, et al. Acute appendicitis in the elderly patient: diagnostic problems, prognostic factors and outcomes [J]. Rom J Gastroenterol, 2004, 13 (4): 299 - 303.

[18] Bristow N. Treatment and management of acute appendicitis [J]. Nurs Times, 2004, 100 (43): 34 - 36.

[19] Ueberrueck T, Meyer L, Koch A, et al. The significance of Meckel's diverticulum in appendicitis - a retrospective analysis of 233 cases [J]. World J Surg, 2005, 29 (4): 455 - 458.

[20] Onaitis MW, Kirshbom PM, Hayward TZ, et al. Gastrointestinal carcinoids: characterization by site of origin and hormone production [J]. Ann Surg, 2000, 232 (4): 549 - 556.

[21] Modlin IM, Latich I, Zikusoka M, et al. Gastrointestinal carcinoids: the evolution of diagnostic strategies [J]. J Clin Gastroenterol, 2006, 40 (7): 572 - 582.

[22] Ghevariya V, Malieckal A, Ghevariya N, et al. Carcinoid tumors of the gastrointestinal tract [J]. South Med J, 2009, 102 (10): 1032 - 1040.

[23] Raut CP, Kulke MH, Glickman JN, et al. Carcinoid tumors [J]. Curr Probl Surg, 2006, 43 (6): 383 - 384.

[24] Raut CP, Kulke MH, Glickman JN, et al. Carcinoid tumors [J]. Curr Probl Surg, 2006, 43 (6): 383 - 450.

[25] Ghevariya V, Malieckal A, Ghevariya N, et al. Carcinoid tumors of the gastrointestinal tract [J]. South Med J, 2009, 102 (10): 1032 - 1040.

[26] Starker LF, Carling T. Molecular genetics of gastroenteropancreatic neuroendocrine tumors [J]. Curr Opin Oncol, 2009, 21 (1): 29 - 33.

[27] Raut CP, Kulke MH, Glickman JN, et al. Carcinoid tumors [J]. Curr Probl Surg, 2006, 43 (6): 383 - 450.

[28] Mcdermott EW, Guduric B, Brennan MF. Prognostic variables in patients with gastrointestinal carcinoid tumours [J]. Br J Surg, 1994, 81: 1007 - 1009.

[29] Aaryan N Koura, Geoffrey G Giacco, Steven A Curley. Carcinoid tumors of the rectum [J]. Cancer, 1997, 79 (7): 1294 - 1298.

[30] McCormick D. Carcinoid tumors and syndrome [J]. Gastroenterol Nurs, 2002, 25 (3): 105 - 111.

[31] Calhoun K, Toth Fejel S, Cheek J, et al. Serum peptide profiles in patients with carcinoid tumors [J]. Am J Surg, 2003, 186: 28 - 31.

[32] Arnold R. Endocrine tumors of the gastrointestinal tract. Introduction: definition, historical aspects, classification, staging, prognosis and therapeuticoptions [J]. Best Pract Res Clin Gastroenterol, 2005, 19 (4): 491 - 505.

[33] Schnirer II, Yao JC, Ajani JA. Carcinoid - a comprehensive review [J]. Acta Oncol, 2003, 42 (7): 672 - 692.

[34] Boudreaux JP, Putty B, Frey DJ, et al. Surgical treatmentof advanced stage carcinoid tumors: lessons learned [J]. Ann Surg, 2005, 41 (6): 839 - 845.

[35] Oberg K, Jelic S. Neuroendocrine gastroenteropancreatic tumors: ESMO clinical recommendation for diagnosis, treatment and follow - up [J]. Ann Oncol, 2009, 20 (S4): 150 - 153.

[36] Ekeblad S, Skogseid B, Dunder K, et al. Prognostic factors and survival in 324 patients with pancreatic endocrine tumor treated at a single institution [J]. Clin Cancer Res, 2008, 14 (23): 7798 - 7803.

[37] Choi IS, Estecio MR, Nagano Y, et al. Hypomethylation of LINE - 1 and Alu in well - differentiated neuroendocrine tumors (pancreatic endocrine tumors and carcinoid tumors) [J]. Mod Pathol, 2007, 20 (7): 802 - 810.

[38] Anthony L, Freda PU. From somatostatin to octreotide LAR: evolution of a somatostatin analogue [J]. Curr Med Res Opin, 2009, 25 (12): 2989 - 2999.

[39] Petrányi A, Bodoky G. Pharmacologic therapy for neuroendocrine tumours [J]. Orv Hetil, 2011, 152 (10): 379 - 391.

[40] Plockinger U, Rindi G, Arnold R, et al. Guidelines for the diagnosis and treatment of neuroendocrine gastrointestinal tumors. A consensus statement on behalf of the European Neuroendocrine Tumour Society (ENETS) [J]. Neuroendocrinology, 2004, 80 (6): 394 - 424.

[41] Freeman NJ. Appendiceal Carcinoids in Crohn's disease [J]. Can G J astroenterol, 2003, 17 (1): 43.

[42] Nishikura K, Watanake H, Iwafuchi M, et al. Diagnosis and treatment of Carcinoid tumors in the Gastrointestinal tract [J]. Can To Kagaku Ryoho, 2003, 30 (5): 606.

[43] Barshack I, Goldber I, Chwers Y, et al. Different beta catenin immunoexpression in Carcinoid tumors of the appendix in comparison to other gatrointestinal carcinoid tumors [J]. Pathol Res Pract, 2002, 198 (8): 531-536.

[44] Goede AC, Caplin ME, Winslet MC. Carcinoid tumor of the appendix [J]. Br J Surg, 2003, 90 (11): 1317-1322.

[45] Oberg KE. Gastrointestinal neuroendocrine tumors [J]. Ann Oncol, 2010, 21 (S7): 72-80.

[46] Kulke MH, Siu LL, Tepper JE, et al. Future directions in the treatment of neuroendocrine tumors: consensus report of the National Cancer Institute Neuroendocrine Tumor clinical trials planning meeting [J]. J Clin Oncol, 2011, 29 (7): 934-943.

[47] Abrams RA, King D, Wilson JF. Objective response of malignant carcinoid to radiation therapy [J]. International Journal of Radiation Oncology Biology Physics, 1987, 13 (6), 869-873.

[48] Karen D, Sxhupak, Kent E Wallner. The role of radiation therapy in the treatment of locally unresectable or metastatic carcinoid tumors [J]. International Journal of Radiation Oncology Biology Physics, 1991, 20 (3): 489-495.

[49] Samlowski WE, Eyre AJ, Sause WT. Evaluation of the response of unresectable carcinoid tumors to radiotherapy [J]. International Journal of Radiation Oncology Biology Physics, 1986, 12 (3): 301-305.

[50] Chakravarthy A, Abrams RA. Radiation therapy in the management of patients with malignant carcinoid tumors [J]. Cancer, 1995, 75 (S1): 1386-1390.

[51] Karen D, Sxhupak Kent E. The role of radiation therapy in the treatment of locally unresectable or metastatic carcinoid tumors [J]. International Journal of Radiation Oncology Biology Physics, 1991, 20 (3): 489-495.

[52] Decristoforo C, Mather SJ, Cholewinski W, et al. ^{99m}Tc-EDDA/HYNIC-TOC: a new ^{99m}Tc-labelled radiopharma ceutical for imaging somatostatin receptor-positive tumours; first clinical results and intra-patient comparison with ^{111}In-labelled octreotide derivatives [J]. Eur J Nucl Med, 2000, 27: 1318-1325.

[53] Chinol M, Bodei L, Cremonesi M, et al. Receptor-mediated radiotherapy with Y-DOTA-DPhe-Tyr-octreotide: the experience of the European Institute of Oncology Group [J]. Seminars in Nuclear Medicine, 2002, 32: 141-147.

[54] de Herder WW, Hofland LJ, van der Lely AJ, et al. Somatostatin receptors in gastroentero-pancreatic neuroendocrine tumours [J]. Endocrine Related Cancer, 2003, 10: 451-458.

[55] Kwekkeboom DJ, Bakker WH, Kam BL, et al. Treatment of patients with gastro-entero-pancreatic (GEP) tumours with the novel radiolabelled somatostatin analogue [177Lu-DOTA (0), Tyr3] octreotate [J]. European Journal of Nuclear Medicine and Molecular Imaging, 2003, 30: 417-422.

[56] Pathirana AA, Vinjamuri S, Byrne C, et al. (131) I-MIB G radionuclide therapy is safe and cost-effective in the cont rol of symptoms of the carcinoid syndrome [J]. Eur J Surg Oncol, 2001, 27: 404-408.

[57] Caplin ME, Mielcarek W, Buscombe JR, et al. Toxicity of high-activity ^{111}In-octreotide therapy in patient s with disseminated neuroendocrine tumours [J]. Nucl Med Commun, 2000, 21: 97-102.

[58] Virgolini I, Britton K, Busco mbe J, et al. In- and Y-DOTA-lanreotide: resultsand implications of the MA URITIUS trial [J]. Semin Nucl Med, 2002, 32: 148-155.

第三十一章　胃肠恶性肿瘤的冷冻治疗

胃肠道肿瘤主要包括食管、胃、肠管、肝、胆囊和肝外胆管、胰腺、阑尾等恶性肿瘤。近 30 年来胃肠道肿瘤的治疗原则发生了重大变化，由单一的外科治疗发展演变为多学科共同参与的综合治疗。化疗、放疗、生物治疗、冷冻治疗、内分泌治疗和靶向治疗等均在胃肠道肿瘤治疗中起到重要的作用，并取得一定的成绩。冷冻治疗（cryotherapy），又称为冷冻外科（cryosurgery）或冷冻消融（cryoablation），是一种应用冷冻系统消融靶组织的外科技术。虽然冷冻治疗是一种古老的技术，早在 3 500 年前即有应用，但直到 20 世纪 80 ~ 90 年代，随着影像科学和新的冷冻设备等两大关键技术的发展，现代冷冻治疗才开始逐步建立。作为一种局部治疗方法，冷冻治疗具有以下几点优点：①操作方法多样，可在手术中、内镜下或经皮途径进行。②副损伤小，仅消融肿瘤组织，而少伤及正常组织。③微创，最大限度减少手术创伤给患者带来的风险。④冷冻消融治疗范围广，可最大限度地对实体肿瘤进行局部清除。并且由于大血管血液流动存在热降效应，冷冻可安全地治疗临近大血管的肿瘤。正是由于这些优势，冷冻疗法已越来越多地用于肝癌、肺癌、肾癌、乳腺癌和前列腺癌等恶性肿瘤的治疗中。随着冷冻消融技术日趋成熟，其在胃肠道实体肿瘤，如肝癌的冷冻治疗，特别是继发性肝癌中已经得到广泛应用，而胰腺癌的冷冻治疗也初步开展。为此，本章就冷冻技术在继发性肝癌和胰腺癌治疗中的具体应用和发展情况，做一简要介绍。

第一节　冷冻疗法简介

冷冻治疗是一种原位消融技术，其原理和基本方法是将冷冻探针插入靶组织，或将致冷原直接作用于靶组织，将局部温度迅速降至临界（ - 140 ~ - 180°C）以下，使细胞外与细胞内产生冰晶或形成易溶性结晶体，或破坏靶组织内（或邻近）血管，影响或断绝肿瘤的营养与氧供应，达到破坏靶组织的目的。

目前冷冻治疗系统分为液氮和氩氦两种。在氩氦冷冻系统中，美国 Endocare 公司研发生产的氩氦微创靶向手术系统（endocare cryocare system）和以色列伽利略公司（Seeds[ice]，seednet Cryotherapy，Cryo - Hit）的产品代表了目前冷冻工程学的最高水平。该设备在通过美国 FDA 和欧盟 CE 认证后，很快应用于临床，其关键技术是冷冻探针，在中国被称为“氩氦刀”。探针直径为 2 ~ 8mm。针杆内有盘形进流管，管道外有翅形换热器，针尖有温差电偶测温器和节流喷嘴。高压氩气或氦气通过传输管进入针杆，高速通过进流管，从节流喷嘴释放，进入容积相对较大的膨胀区，高压急剧降至常压，从而产生急速降温或升温的绝热节流效应。降至常压的气体通过进流管外的翅片返回并释放于大气中。节流后的氩气可通过翅形换热器，促进进流管内氩气的温度进一步降低。上述氩气的降温和氦气的升温均在极短时间内发生，一般在数十秒内氩气可使针尖温度降至 - 165 ℃，氦气使温度升至 40℃。

一、冷冻治疗的机制

对于冷冻治疗的机制，虽然有很多相关研究，但目前仍然没有得出一致性结论。冷冻探针进入肿瘤组织后，会在探针周围形成局部低温，反复冻融后，会在探针周围形成细胞坏死区（直接效应）、细胞凋亡区和缺血区（间接效应或者延迟效应）。因此，一般据此把冷冻损伤分为直接细胞损伤和延迟性细胞损伤两个机制（图 31 - 1）。

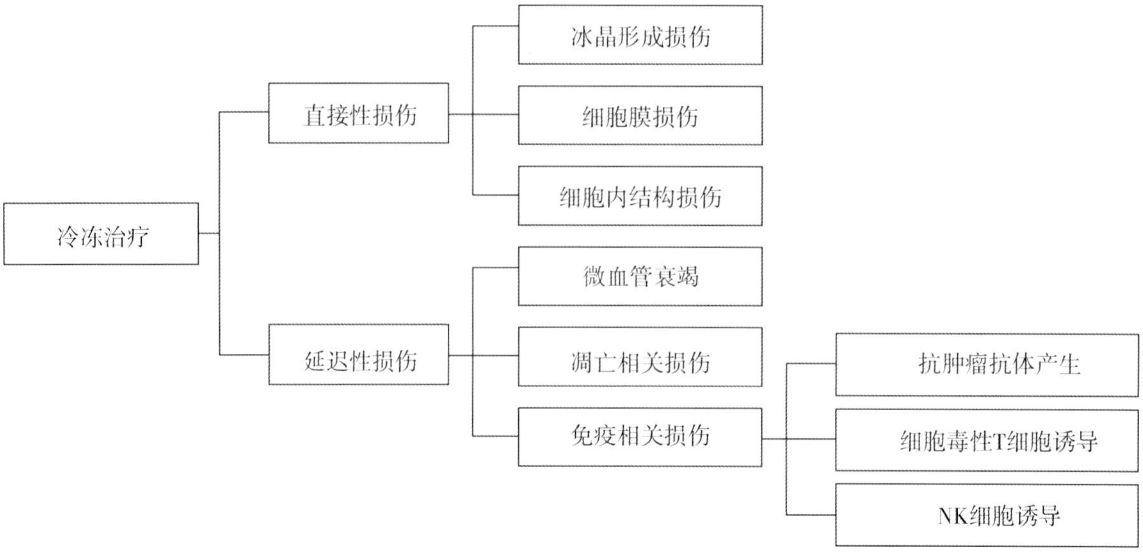

图31－1　冷冻治疗相关机制模式图

（一）直接细胞损伤机制

1．冰晶形成损伤学说　在冷冻过程中，细胞即有冰晶形成。一般包括两个阶段，第一阶段：即冷冻初期，细胞外冰晶形成，即“溶液效应”（solution effect），是冷冻（温度－4～－21℃）初期引起细胞死亡的主要机制。细胞外冰晶形成并逐渐增多，引起细胞外溶质浓度增大，产生高渗环境。当此浓度梯度达到一定程度时，细胞外液内溶质便进入细胞，从而产生对细胞的机械性作用力，导致细胞内结构相继受损。第二阶段：当冷冻速度极快，温度进一步降低时，可引起第二阶段的细胞损伤——细胞内冰晶形成。通常在温度降至－15℃或以下时，细胞外出现不均质性冰晶，当温度降至－40℃时，细胞内便形成均质性冰晶，细胞器如线粒体和内质网因此而发生不可逆性损伤，继之损伤细胞膜，最终导致细胞死亡。在复温过程中，可能由于下列两种机制，引起靶细胞进一步损伤：①细胞内小冰晶再结晶或相互融合，形成大冰晶，后者对细胞有更强的破坏作用；②细胞外间隙成为低渗状态，水再进入细胞内，引起细胞肿胀，导致细胞膜破坏，从而使得一些在冷冻期未损伤的细胞在复温过程中被破坏。

2．细胞膜损伤学说　细胞外间隙冰晶形成后，细胞膜暴露于未结冰部分，周围被大的冰晶包围，但这些冰晶不一定直接损伤细胞。与相对大的冰晶不同，易溶性结晶因其十分细小，可充填于细胞外冰晶与细胞膜之间的间隙，可直接损伤细胞膜，引起细胞膜破裂，并进而导致细胞内易溶性结晶形成。

3．对细胞内结构的损伤　一方面，细胞外易溶性结晶可通过损伤的细胞膜进入细胞内；另一方面，细胞外间隙冰晶和易溶性结晶形成后，细胞内脱水，溶液浓度增加。随着温度进一步降低，当进入超冷易溶状态时，细胞内也形成易溶性结晶。细胞内易溶性结晶更具有损伤作用，一方面可直接引起细胞内结构（包括线粒体等细胞器）损伤，另一方面可促进细胞内冰晶形成，加剧后者的破坏作用。

（二）延迟性细胞损伤机制

1．微血管衰竭机制　此种冷损伤主要发生于为冷冻的复温期，表现为微血管衰竭、循环中止和细胞缺氧。冷冻导致血管收缩，血流减缓，冰晶形成，最终血流停止。由于微小动脉内血流流速比静脉内快3倍，血流的热交换作用可缓冲冷冻的作用。在初次复温10～20min内，冷冻区循环障碍常可逆转，再次冷冻时则循环往往受破坏严重，难以恢复。同时，虽然微小动、静脉在复温后4h内仍难恢复，但大的血管，尤其大的动脉一般不受破坏，即使受损，在其后24h内一般仍能恢复。

2．凋亡相关机制　在亚低温下（例如在冷冻区边缘部分），冷冻主要引起靶细胞凋亡。Hollister等认为，凋亡是冷冻温度未降至足以杀灭靶细胞的情况下，导致细胞死亡的重要机制。当细胞暴露于低于－15℃

的温度时，主要产生细胞坏死，如果暴露于不低于 -15℃的温度时，则主要通过凋亡而死亡。

（三）免疫相关机制

冷冻引起的免疫反应主要包括3个方面，分别是抗肿瘤抗体的产生、细胞毒性T细胞诱导和自然杀伤细胞诱导。

1. 抗肿瘤抗体的产生　当肿瘤细胞死亡时，细胞内抗原被释放在细胞膜表面并被抗原细胞所吞噬。而产生的抗体可特异性作用于抗原的B细胞在刺激下转化为浆细胞。其形成的抗体引起补体结合，引发嗜中性粒细胞和巨核细胞产生趋向性。这些细胞释放出游离自由基和酶，可杀灭遗留的肿瘤细胞。冷冻治疗引发抗肿瘤抗体产生尚未达成共识，Riera等人就发现经冷冻治疗后的标志免疫兔子的抗体水平下降。

2. 细胞毒性T细胞诱导　正常来说，细胞内抗原被转运到细胞膜被细胞毒性T细胞所识别，细胞毒性T细胞进而释放出酶并且杀灭细胞。

3. 自然杀伤细胞诱导　冷冻治疗可以刺激自然杀伤细胞的活性。自然杀伤细胞的活性依赖于细胞的类型和对免疫系统刺激的抗原的数量。假如抗原数量超出了免疫系统所能负荷的水平，将可能产生对肿瘤的免疫抑制。Roy等研究发现，大量的冷冻消融肿瘤细胞注射入动物体内其存活时间会下降。因此，冷冻治疗后免疫系统如何反应，还存在很大的争议，还需要对其具体的机制进行深入细致的研究。

二、冷冻治疗的安全性

冷冻治疗肿瘤有两个基本原则：一是清除肿瘤，二是最大限度保存邻近肿瘤的正常组织，避免不良反应或并发症的发生。前者意指该疗法的有效性，后者意指其安全性。冷冻治疗的不良反应（或并发症）与其应用方法有关。开放性冷冻的不良反应类似于开腹、开胸等外科手术；经皮穿刺冷冻可损伤相关的（或邻近的）器官或组织，引起这些器官或组织结构和功能损害。各种不同肿瘤冷冻治疗的不良反应不尽一致，但就冷冻本身而言，冷冻相关并发症包括冷冻周围血管损伤、血小板减少、肌红蛋白尿及肾损害、冷休克等。冷冻不会破坏像下腔静脉这样的大血管，对累及下腔静脉的肝肿瘤进行冷冻治疗是安全的；血小板减少是冷冻治疗后尤其肝冷冻后常出现的不良反应，但为可逆性；肌红蛋白尿及肾损害为冷冻后常见不良反应，但如术后采取预防措施，多可避免严重后果发生；冷休克是冷冻治疗最严重并发症，控制冷冻范围，分期分批冷冻，多可避免此种严重并发症的发生。总之，冷冻治疗是一相对安全的治疗手段，但在治疗过程中也应小心使用，以预防并发症发生。一旦发生并发症，应及时对症治疗，症状大多可以缓解。

三、冷冻治疗的有效性

冷冻区内温度各异，冰球外围的温度明显高于中心区温度，虽然核心部温度可能降至 -160 ~ -196℃，但在可见到的冰球外缘温度常为0℃。已经证明，冷冻温度0 ~ 30℃时，细胞无明显损伤；-40 ~ -50℃时，细胞死亡率明显增加；-50 ~ -90℃时，细胞死亡，但死亡率较 -40 ~ -50℃时无明显增加。大量研究显示，-40 °C是引起靶细胞死亡的临界温度，即在冰球内，只有低于 -40 °C的等温区域才是有效作用范围。在冷冻治疗时，必须保证靶组织（肿瘤）尽可能处于有效冷冻区域内，如果仅满足冰球覆盖肿瘤，显然会残留存活肿瘤细胞，导致术后复发。在外科手术切除肿瘤时，有“10mm安全边缘”概念，即切除范围应包括肿瘤周围至少10mm的正常组织。对于冷冻治疗的安全边缘，许多学者进行了深入研究，但结果并不一致，可能与实验设计和条件不同有关。但是，从多数学者的研究结果看，以10mm正常组织作为冷冻安全边缘大致是合理的。

四、冷冻治疗应用

目前，冷冻疗法已广泛应用于各种实体肿瘤的治疗中，治疗的病种也从前列腺癌扩展到肝、肺、肾、乳腺、子宫、卵巢、骨、皮肤与各种软组织的良恶性肿瘤。氩氦刀冷冻治疗，一方面可作为手术的替代，清除小的早期肿瘤，尤其适用于因内科原因不能耐受手术的患者；另一方面可作为进展性肿瘤的姑息治疗，达到改善症状、延长生命的目的，甚至在选择性病例，可能会取得根治性效果。

五、提高冷冻治疗疗效的方法

冷冻治疗肿瘤的目的是清除肿瘤，最大限度保护正常组织，减少全身性不良反应。影响冷冻效果的因素有：最低温度（低于 -40 ℃）、冷冻速率（冷冻越快损伤越大）、复温速率（复温越慢损伤越大）、冷冻 - 复温轮回次数和冷冻探针选择等。为了获得最大冷冻效果，应保证足够的冷冻速率和时间，作 2 个轮回冷冻 - 复温，多根冷探针同时应用，使用温差电偶计监测边缘区温度等；为了使冷冻有效区域覆盖全部肿瘤，冷冻区域应包括肿瘤周围至少 10mm 的正常组织（冷冻的安全边缘）。此外，还可以通过以下方法加强冷冻效果，包括抗冷冻蛋白的应用，阻断靶组织血液供应，联合应用某些药物或因子，如 α - 肿瘤坏死因子（TNF - α）。通过阻断靶组织供血的血管，可消除血管的“吸热效应”，增加冷冻边缘部的靶细胞死亡率（凋亡或坏死）。TNF - α 本身能破坏肿瘤血管，促进炎症形成与内皮损伤，激发某些细胞发生凋亡。因为可促使冷冻区域边缘靶细胞坏死，尤其在不可能将冷冻区域扩大（或扩大后可引起邻近器官损伤）的情况下（如前列腺冷冻），TNF - α 的这种作用可有效地提高冷冻效果，减少并发症发生。同时，在冷冻区域（冰球）外周部，由于温度相对较高，则可能有肿瘤细胞残存，残存肿瘤细胞就会成为术后复发的来源。因此，冷冻技术联合其他疗法，如化学栓塞治疗、酒精注射和^{125}碘粒子植入等，杀灭残存肿瘤细胞，提高治疗效果，减少复发，延长患者生命。

第二节　继发性肝癌的冷冻治疗

继发性肝癌即转移性肝癌，系由其他脏器的癌肿转移而来的恶性肿瘤。全身的恶性肿瘤，除原发性脑瘤外，均可转移到肝脏。常见的继发性肝癌来自于结直肠癌、乳腺癌、肺癌和胃癌等。在西方国家，转移性肝癌是最常见的致命性肝病，其发生率比原发性肝癌至少高 5 倍。其中的结直肠癌肝转移占肝癌的大多数。亚洲国家包括中国近年来结直肠癌发生率明显上升，转移性肝癌发生率也相应增加。中国尸检资料表明，转移性肝肿瘤发现率为原发性肝癌的 1.2 倍。对于不能手术切除性继发性肝癌，冷冻治疗是一种可以选择的治疗方法，其技术相对成熟，疗效确切，临床应用逐年增加。与治疗原发性肝癌相似，各种消融治疗，包括经皮冷冻，均可应用于转移性肝癌。在我国，仅广州复大肿瘤医院在 2001 年 3 月至 2006 年 10 月，就对 1 030 例肝癌患者进行冷冻治疗，治疗病例中继发性肝癌 320 例，多数采用经皮途径完成。

一、适应证与禁忌证

继发性肝癌冷冻疗法适用于以下情况：①不能手术切除的转移性肝癌；②患者全身情况较差，心、肺或肾功能不良，难以耐受手术者；③即使适宜手术切除，但患者希望进行微创治疗者；④在肝内病变甚多，或分布较广泛，不适宜手术者，可对部分或大部分结节进行冷冻，一方面减少瘤负荷，另一方面利用冷冻的免疫激发作用，有可能使其他未予冷冻的癌结节得以抑制或消除。转移性肝癌冷冻疗法的禁忌证尚未见有文献报道，一般参照原发性肝癌的禁忌证：肝门区肿瘤；肝内外广泛转移者或弥漫型肝癌；肿瘤累及范围大于肝体积 70% 以上者；伴有重度肝硬化脾功能亢进、门静脉高压出血或有出血倾向者；大量腹水、黄疸、肝功能评分 Child C 级者；心肺肾功能不能承受手术或凝血功能异常者。

二、冷冻方法选择

根据继发性肝癌的部位和大小、患者肝功能和全身状态，以及术者的技术和设备条件，与治疗原发性肝癌的冷冻方法相同，可采取：①术中对肝内肿瘤先冷冻，再切除；②手术中先切除，对残存病变或“安全边缘”进行冷冻；③手术探查肿瘤无法切除，可仅予以冷冻；④对于肝表面尤其肝包膜下的肿瘤，可在腹腔镜下冷冻；⑤在超声或 CT 引导下，经皮冷冻。

目前多采用氩氦冷冻系统进行冷冻，按肿瘤大小、位置选用不同大小的冷冻探针。按笔者的经验，同时插入多根较小口径的探针进行冷冻，较之使用大口径探针冷冻，能更适用于肿瘤，消融效果会更好。一般采用 2 个轮回的冷冻 - 复温。

（一）腹部（开放式）冷冻

作季肋下上腹切口，进腹后分离镰状韧带和下腔静脉，再分离左、右三角韧带和冠状韧带，最大限度地暴露肝脏，将手术超声探头置于肝表面，显示肿瘤部位、大小及与血管、胆管的关系，设计出冷冻探针插入途径和深度。如术前无病理学资料，可取活组织送检。对于位于肝上部，邻近下腔静脉、肝静脉和膈肌的肝癌，经腹途径常不易显露病变，可取经胸途径。

冷冻探针的放置：在超声引导下，按设计的途径，将带有鞘的 18G 穿刺导管针插入靶组织远端 1cm 处。拔出针芯，插入有 J 形弯头的金属导引丝，其顶端应伸出导管针，进入肝实质，让其抓住肝组织。拔出导管针，沿 J 形丝插入扩张管和导管鞘。根据需要选用不同规格扩张管扩张针道。常用扩张管直径有 2mm、3mm、5mm 和 8mm 多种。最后将 J 形丝和扩张管顺序拔出，将冷冻探针插入导管鞘内，直至靶组织。将导管鞘向后拔出少许，以暴露冷冻探针头部。开启冷冻系统（氩氦或液氮冷冻系统），高压致冷原即通过冷冻探针实施对靶组织冷冻，在超声上可于探针尖端出现不断扩大的低回声暗区，即冰球。要求冷冻范围超过肿块边缘 1cm。一般冷冻 10min 后，停止输入致冷原，让其自然复温，或输入氦气（采用氩氦冷冻系统）协助复温，使靶区温度上升到 0 ~ 45℃，然后重复冷冻 - 复温。至少进行 2 个轮回冷冻 - 复温（图 31 - 2）。

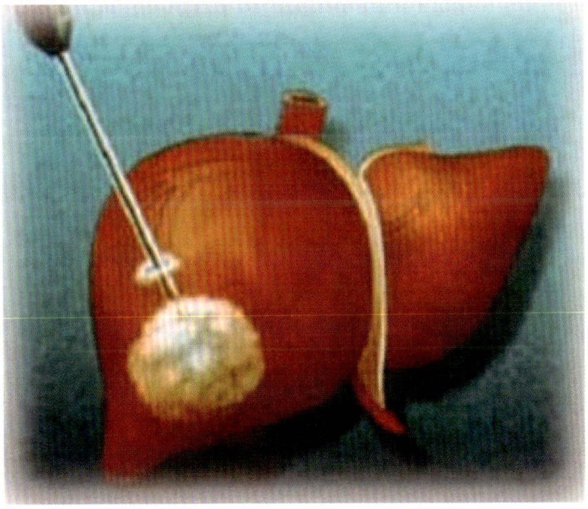

A

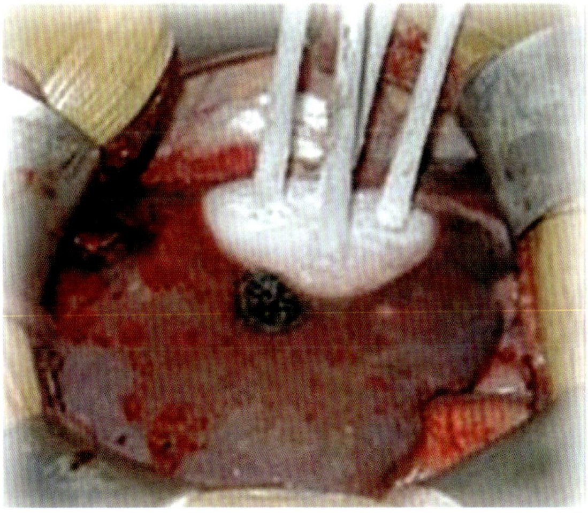

B

A. 冷冻肝癌示意图；B. 手术中冷冻

图 31 - 2 手术中肝癌冷冻治疗

（二）腹腔镜下冷冻

在全身麻醉或椎管麻醉下，插入腹腔镜，观察腹腔和肝表面状态，重点观察肝肿瘤的位置、大小及其与邻近器官、血管的关系，再在腹腔镜监视下，将冷冻探针插入肝实质和肿瘤内，然后进行 2 个轮回冷冻 - 复温。在冷冻过程中，同时应用腹腔镜超声或腹部超声不断监视肝内冷冻过程。

（三）经皮冷冻

该治疗一般在超声、CT或磁共振（MRI）引导下进行。按Seldinger技术经皮插入冷冻探针，基本方法同手术中探针的插入。超声引导下经皮冷冻的程序大致如下（图31－3）：

1．患者体位　取仰卧位或右前斜位，根据病灶所在部位而定。

2．确定穿刺点　应用常规超声探头探测病变位置和大小，按下列原则确定穿刺点：①取最短途径达到病灶，并使穿刺途径经过一段正常肝组织；②肋间进针应避免穿过肺组织、胸膜腔和胆囊；③肋缘下进针时，应避开胆囊和胃肠道；④病变较深时，应避开大血管；⑤对于靠近横膈的病变，可谨慎地取经胸腔途径进针。

3．确定穿刺途径　撤下常规超声探头，换上已消毒的穿刺探头，或在常规超声探头上装上与穿刺针相耦合的引导器，使监视屏上引导线通过穿刺目标，确定穿刺进路。最佳导向角度以0°～15°为宜。

4．插入穿刺套管针　在确定的穿刺部位行局部麻醉，用尖刀片在皮肤上切一十字形小切口，深及肌层。经过此切口，在超声监视下，将穿刺套管针沿探头引导器插入肝脏，直至病灶内，可见到针尖强回声点在肝内移动。如针尖回声不清楚，可转动或提插穿刺针，直到明确看到穿刺针尖。

5．扩张针道　抽出针芯，套管留在针道内，插入导引金属丝，按拟插入的冷冻探针粗细，应用不同规格的套管，扩张针道。常用的套管内径为2mm、3mm、5mm及8mm。

6．插入冷冻探针　拔出导引钢丝，将冷冻探针经套管直接插入瘤体内，针头插至距瘤体的远端侧壁约1cm处。将套管退出瘤体以外。接上冷冻发生器（氩氦冷冻系统），开始冷冻－复温。

对于肝上部的肿瘤，可取经胸途径。为了超声显像更清楚，可向右胸腔注入生理盐水200～300mL，制造人工液胸。

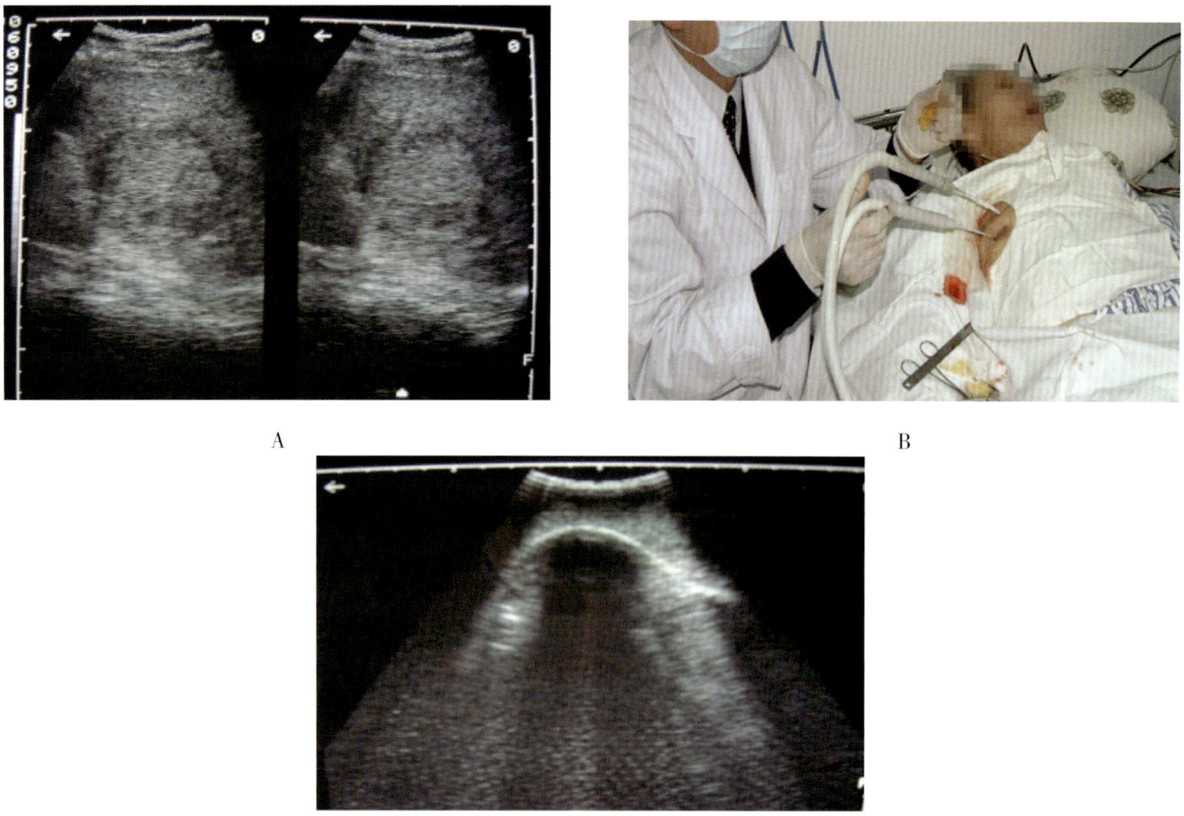

A　　B

C

A. 超声显示肝右叶下段等密度占位性病变；B. 在超声引导下经皮插入冷冻探针；C. 超声显示冰球覆盖肿瘤（强回声半月形光环，其后有大片的无回声区）

图31－3　超声引导下经皮冷冻治疗肝癌

三、冷冻过程监测

冷冻过程监控包括冷冻温度监控、冰球形成和局部血流监控。检测仪器包括氩氦冷冻系统、超声影像系统、彩色多普勒血流显像（CDFI）系统和MRI技术等。氩氦冷冻系统的冷冻探针头部设有温差电偶，开机后即显示温度，可进行动态监测整个冷、热循环治疗的过程，同时配备有4支外接温差电偶，长约12cm，可插入肿瘤周边区，实时监控温度变化。要求靶区温度应低于－40℃。

冷冻治疗开始后，在超声上出现以探针为中心的向外逐渐扩大的强回光团，随着冰球快速的增大，会出现一结石样强回声半月形光环，其后有大片的无回声区声影。组织学显示，上缘强回声半月形光环反映为靶组织完全结冰，发生冷冻坏死。停止冷冻，自然复温或氦气复温时，随着整个冰球全部溶解，结石样回声由内向外逐渐消失，形成一个低密度的回声区，其周围与正常组织之间有明显的暗环。经过2个轮回冷冻－复温治疗后，肿瘤区外围与正常组织交界处的暗环更为明显。

CDFI可监视肝肿瘤局部血流的变化。原发或转移性肝癌的血供90%～95%来自肝动脉。CDFI不仅可以观察正常肝脏血管的走向、分布，且可检测出异常血管，特别是肿瘤血管。冷冻治疗时随着冰球扩展到整个癌瘤，可见瘤体外围彩色血流逐渐减慢以至全部消失。治疗后局部CDFI示血流消失为肿瘤灭活的重要指标之一。

近年来，随着介入MRI技术的发展，临床上应用MRI引导做肝癌经皮冷冻治疗。与超声仅显示冰球前部，后部因声影不能显示不同，MRI能显示冰球的全部轮廓（图31－4）。但由于费用昂贵，且操作较复杂，目前尚未能推广应用。

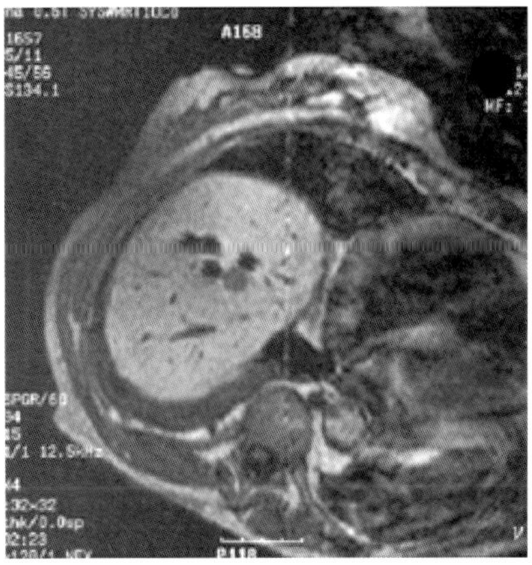

A

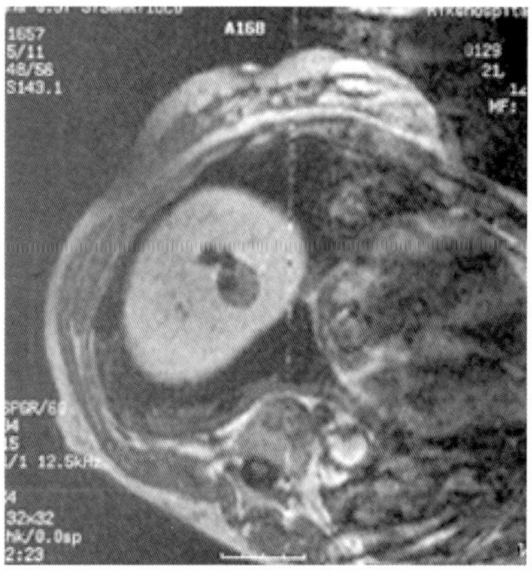

B

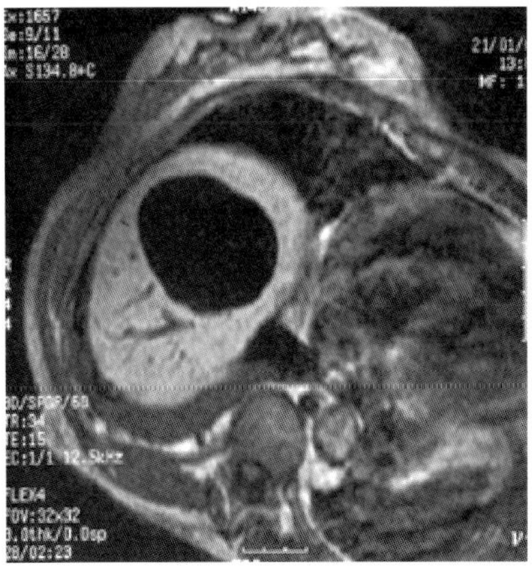

C

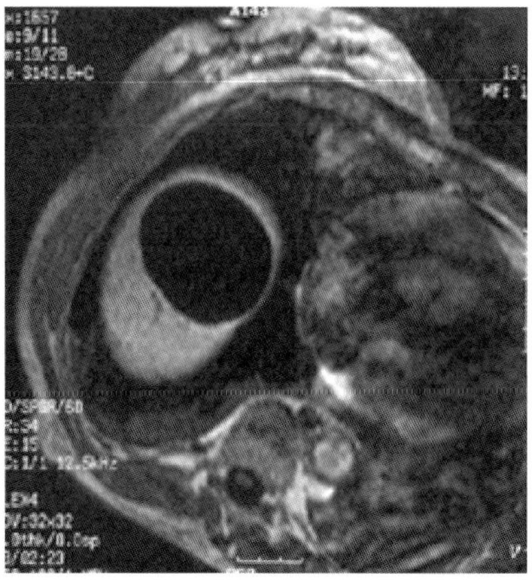

D

A. 肝肿瘤下缘插入的4根冷冻探针；B. 肿瘤顶部显示3根探针；C、D. 示冷冻后肝内冷冻区

图31－4　介入MRI引导下肝肿瘤经皮冷冻治疗过程MRI（轴位）

四、冷冻后处理

定期检查肿瘤标志（如 AFP、CEA）和超声波、CT，以了解有无肿瘤复发。必须指出的是，肝癌冷冻后的 CT 表现可类似于肝脓肿或梗塞，需仔细鉴别，以避免将治疗后正常的表现误认为并发症。在平扫 CT 或 MRI 上，冷冻区显示为较原肿瘤区稍大（覆盖肿瘤区）的低密度或低信号区域，增强扫描后局部无强化，提示肿瘤坏死（图 31 －5）。Kuszyk 等统计，经冷冻治疗的病变，CT 上主要表现为低密度，53% 呈楔形，27% 呈圆形，20% 呈泪滴形；36% 含有气体，93% 内有出血，静脉造影后 53% 的病灶显示外周性增强影。

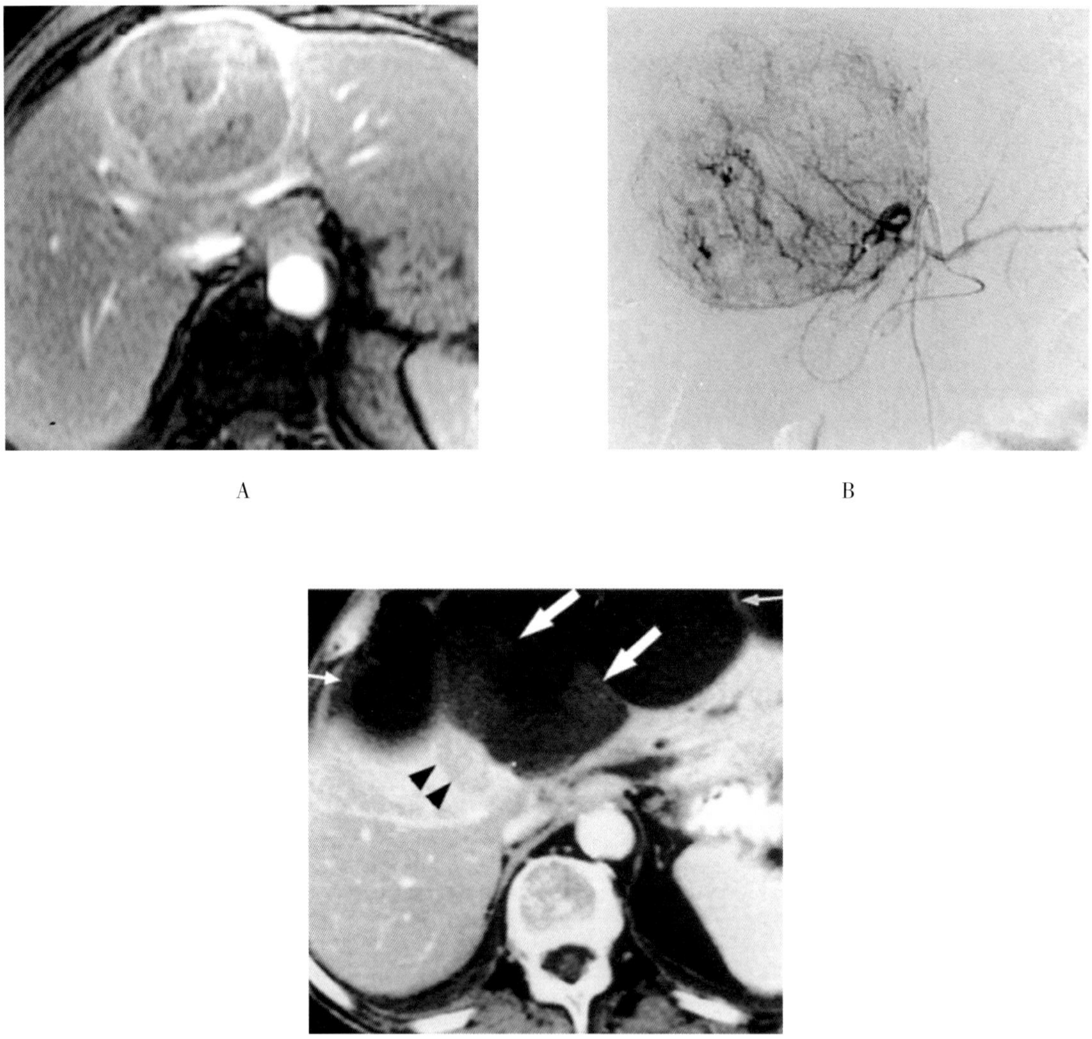

A. MRI T_1 加权像显示肝段有一大肿瘤，非均质性，带包膜；B. 腹腔动脉造影显示肿块血管染色；C. 冷冻治疗后 14 个月 MRI 显示肿瘤梗死（宽长箭头），临近有液体积聚（窄长箭头）和残余肿瘤（箭头）

图 31 －5　肝癌冷冻治疗后 MRI 随访

五、并发症及其处理

在冷冻过程中，冰球大小可人为控制，并由于大血管血液流动存在热降效应，对冷冻周围血管损伤相对较小，因此与手术切除等较大侵袭性治疗比较，肝冷冻治疗的并发症和不良反应相对较少。开放性冷冻治疗的不良反应与手术切除相似，诸如出血、胸腔渗液、胆漏、肝脓肿、肝功能衰竭等。治疗相关死亡率与冷冻组织的大小、范围、冷冻－复温循环次数和冷冻探针数目有关。经皮冷冻是微创治疗，不良反应比开放性冷冻为少。无论是原发性肝癌还是转移性肝癌，肝冷冻治疗的不良反应总发生率为15%～20%，低于肝切除后的20%～30%。冷冻相关死亡率为1.5%，与肝切除后相当，但接受肝冷冻者常为不适宜做肝切除者，这些患者在冷冻前即已处于较严重的基础状态。广州复大肿瘤医院牛立志等曾统计1 500例经皮冷冻治疗者发生的不良反应，其中320例接受了肝冷冻治疗，结果如下：5例死亡，治疗相关死亡率1.5%；如除外寒战发热、肝区疼痛、血清酶升高和血小板减少等不良反应，严重或较严重不良反应发生率为11.3%（表31－1）。

表31－1　经皮肝冷冻治疗的不良反应（根据320例统计）

不良反应	例数（例）	百分比（%）	转　归
寒战发热	81	25.3	对症处理后改善
肝区疼痛	24	7.50	对症处理后消失
血清酶升高	286	89.38	2～3周后降低
腹腔出血	11	3.44	9例经保守治疗的停止，2例手术止血
肝破裂	3	0.94	2例死亡
肝功能衰竭	4	1.25	3例死亡
胸腔渗液	15	4.69	经穿刺放液后，全部吸收
胆漏	1	0.31	引流后治愈
肝脓肿	2	0.63	抗感染和引流后治愈
血小板减少	32	10	5例输血小板，其余对症处理，均恢复

1．大血管损伤　大血管损伤是经皮介入治疗最严重并发症。在理论上，冷冻时由于冰冻区血流缓慢，引发血栓形成，或引起血液冻结，或冷冻探针直接损伤，可引起大血管损伤。但如能应用超声密切监测冰球形成过程和范围，一般不会发生此种并发症。而且由于血流的“热池”效应，冷冻一般不会累及大血管，这是冷冻优于其他间质介入治疗（如射频、微波）之处。因此虽然文献中有报告发生此种并发症，但发生率很低。广州复大肿瘤医院迄今已作经皮冷冻治疗肝癌近900例，尚无1例大血管被直接损伤。

2．探针拔除后出血　冷冻过程中，由于靶组织内血液被冰冻，一般不显示出血，待复温、探针拔出后，可从针道内出血，这是最常发生的不良反应。为预防此种出血，拔针后，应立即向针道内灌入生物胶，并持续压迫局部，多能使出血停止。

3．肝实质破裂　如果肿瘤临近肝表面，冷冻范围较大，或使用多根探针，在复温后，可发生肝实质裂开而引起大出血。这是肝冷冻治疗期间最严重的并发症。某些肿瘤呈外生性生长，即从肝表面向腹腔内生长，此种肿瘤冷冻治疗后易并发肝破裂。一旦发生此种并发症，可先采用内科保守治疗，如输血、输新鲜血浆，若无效，应在腹腔镜下止血，或剖腹探查止血。

4．胸腔渗液　主要发生于肝顶部肿瘤冷冻治疗后，为冷冻引起的胸膜炎症反应。多数无症状，可自发性消失。但肿瘤可破入胸腔，引起血胸，应注意鉴别。

5．胆漏　由于胆管、胆囊没有“热池”效应，以致冷冻过程中易被冻伤。对邻近胆管、胆囊的肿瘤进行冷冻治疗，尤其在合并远端胆管梗阻者，要特别注意预防胆管、胆囊损伤。文献报告胆漏发生率5%～10%。将外接温差电偶插入到冰球及胆管之间，进行监测，以保护肝门区，可减少此种并发症发生。

6．感染　包括肝脓肿、腹腔内脓肿、上行性胆管炎等。肝脓肿相对较多见，可或早或迟地发生于冷冻引起的肝坏死区，据Siefert等资料发生率为0.6%。治疗包括应用抗生素和脓肿穿刺引流。

7. 生化异常　几乎所有接受肝冷冻治疗的患者均有不同程度的生化异常，包括血清转氨酶、碱性磷酸酶升高，轻度的高胆红素血症等。转氨酶升高是正常反应，系由于肝细胞冷冻坏死后，释放细胞内酶所致。但胆红素重度升高常为肝功能衰竭的表现，应引起重视。

8. 血小板减少　肝冷冻治疗后常出现血小板降低。血小板减少可导致血凝固异常、出血等并发症。处理在于密切观察，对症治疗，必要时输注血小板。

9. 急性肾功能衰竭　其原因是肌红蛋白尿引发急性肾小管坏死。适当应用利尿剂、输注甘露醇和碱性药物，有助于预防此种并发症发生。

10. 急性呼吸窘迫综合征（ARDS）　肝冷冻治疗后可发生此种并发症。可能与冷冻组织释放前炎症因子（NF－Kappa－B dependent cytokines）有关，导致肺上皮损伤有关。

11. 冷休克（cryoshock）　罕见（<1%），但后果严重，一旦发生，18.2%～29%的病例将死亡。主要表现为多脏器衰竭（ARDS、肝功能衰竭、肾功能衰竭、休克）、严重血凝固异常、弥散性血管内凝血（DIC），其发生与肿瘤溶解有关。主要见于大范围冷冻的病例。重在预防，治疗以保守综合治疗为主。

六、冷冻治疗与其他疗法联合应用

1. 冷冻和肝动脉化学栓塞联合治疗　肝动脉化学栓塞（TACE）可使肝癌瘤块缩小，先予以TACE，待肿瘤缩小后再行冷冻可扩大冷冻有效范围，提高冷冻效率，减少复发。

2. 冷冻与酒精注射联合治疗　经皮酒精注射是治疗小肝癌的方法，冷冻治疗肝癌的主要问题是冷冻区周边难以彻底消融。在冷冻区边缘注射酒精，可弥补此缺陷。

3. 冷冻联合^{125}碘粒子植入治疗　^{125}碘粒子放射短程射线，较持久照射局部瘤组织。在冷冻区边缘和特殊解剖位置无法有效冷冻的部位，植入^{125}碘粒子，可弥补冷冻的不足，提高疗效。

总之，转移性肝癌目前公认的首选治疗是手术。从目前报道的资料看，冷冻后患者的存活期与手术切除后并无明显差异。但必须指出的是，多数接受冷冻治疗的患者经过评价，为“不能手术切除”，或失去手术治疗时机，病情显然较“能手术”者为重，而冷冻治疗仍然能取得与手术相近的存活率，这是值得欣慰的。冷冻治疗，尤其经皮冷冻的微创性也是手术所无法比拟的。同时，与绝大多数原发性肝癌患者伴有肝硬化、肝功能状态不良不同，大多数转移性肝癌患者的肝脏原先良好，因此对冷冻治疗的耐受性较好，术后发生肝功能衰竭者甚少。冷冻治疗后复发，一直是困扰外科医生最大的难题，但到目前为止没有相关文献报道解决措施，还需要大量病例去研究。

转移性肝癌，尤其结直肠癌肝转移的冷冻治疗价值已得到大量文献证实，患者治疗后存活期与手术切除后相似。由于冷冻治疗的创伤小，具有免疫促进作用，因此不仅可作为不能手术切除性转移性肝癌的二线治疗，而且在一些合适的患者，也可考虑作为首选的治疗手段。

七、临床应用实例

结直肠癌患者中近1/4会发生孤立性肝转移，但其中仅10%～20%能被手术切除。接受切除的患者中5年存活率为30%～40%。冷冻治疗后患者存活期大体与手术切除后相似。目前结直肠癌肝转移冷冻治疗也分为开放式冷冻治疗和经皮冷冻治疗两种。

开放式冷冻治疗结直肠癌肝转移，已有以下报道。Kerkar等随访98例恶性肝肿瘤冷冻治疗的结果，其中结直肠癌肝转移56例，非结直肠癌转移28例，原发性肝癌14例，中位随访期54个月，1年、2年、3年和5年总存活率分别为81%、62%、48%和28%，中位存活期33个月，无复发存活率分别为76%、42%、24%和16%，中位无复发存活期为20个月。Korpan等作了一为时10年的前瞻性随访研究，患者随机分为两组：一组接受冷冻治疗或冷冻加手术切除，另一组仅接受常规手术，两组术后均接受5－Fu/四氢叶酸化疗，患者总数123例，结果如下（表31－2）：第一，单独手术组5年存活率为36%，与文献报告的手术治疗结果（20%～49%）相似，冷冻组5年存活率为44%，高于单独手术切除组；第二，在冷冻组有14例

(22%）被认为是肿瘤不能切除，仅接受了冷冻治疗，而在非冷冻组，有12例剖腹时被发现肿瘤不能切除，未做进一步处理，接受冷冻治疗的患者的肿瘤不一定全部被清除（清除90%～97%），但其存活率却高于仅接受剖腹探查的患者。Weaver等后来进一步研究了冷冻疗法在不能手术切除性肝转移癌中的地位。他们选择的病例均为肿瘤不能切除者，凡病变超过全肝50%、伴肝硬化、肿瘤大小超过6cm或总数超过10个者，均从研究中除外。全部136例患者共接受158次冷冻治疗。全组中位生存期为30个月，有20例患者因肿瘤复发而接受了多次冷冻治疗，治疗结果优于化疗、放疗（平均生存期20个月）和肝动脉灌注（平均生存期13～19个月）。Yan等回顾性分析了172例结直肠癌肝转移冷冻和肝动脉化疗联合治疗的结果，部分同时做肝切除。术后中位存活期28个月。年龄≤50岁、原发癌分化良好或中分化、瘤块小（<3cm）、冷冻时肝外转移灶完全清除、术前CEA低水平或术后正常化或大幅度下降，均各自独立地预示良好的预后。但转移灶数目与预后无明显相关。转移灶1个、2个、3个、4个、5个和6个或7个以及8～12个者，中位存活期分别为32个、29个、30个、31个、27个、37个和21个月（$P=0.7859$），25例有6个或7个转移灶，5年存活率为25%。2005年，Seifert等回顾分析了1996～2002年期间168例接受肝切除和55例接受冷冻治疗（其中25例为冷冻加肝切除）的治疗效果。两组患者的大多数参数相似，但冷冻组有较多病例以前接受过肝切除。结果显示：①围治疗期死亡率在切除组为5%，冷冻组为2%，差异无统计学意义，而围治疗期并发症发生率分别为26%和11%，以冷冻组为低；②肿瘤标志癌胚抗原（CEA）治疗前切除组和冷冻组分别有75%和69%的病例升高，治疗后分别有66.4%和70.3%降至正常，差异不显著；③随访期内复发率在切除组和冷冻组分别为61%和76%（$P=0.045$），其中肝内复发率分别为45%和71%（$P=0.001$），以冷冻组为高，但在肺、腹腔、淋巴结、脑、原发瘤局部的复发率两组间无差异；④仅作冷冻组与冷冻加切除组相比，复发率、无病存活率、肝内无瘤间歇期和冷冻部位无局部复发间歇期，均无明显差异，但患者总存活期却以仅做冷冻的为长；因此，冷冻治疗（加或不加切除）有良好的近期效果，而且不会增加腹腔种植和肺等肝外转移发生的机会。

表31-2　结直肠癌肝转移冷冻治疗结果

治疗方法	例数（例）	存活率（%）		
		3年	5年	10年
冷冻+/-切除	63	60	44	19
常规手术	60	51	36	8

经皮冷冻治疗结直肠癌肝转移，也有学者进行了系统报道。Huang等评价了经皮冷冻治疗结直肠癌肝转移的结果：22例患者接受治疗。在CT引导下，经皮插入液氮冷冻探针进行冷冻治疗。15例接受25次单根探针冷冻，7例接受14次双探针冷冻。治疗相关死亡率为0。有6次治疗后出现并发症。冷冻治疗后，肝转移生长推迟2个月。双探针治疗的效果优于单探针治疗。CEA在治疗后先迅速上升，然后下降。2001～2006年，共有205例结直肠癌肝转移患者在广州复大肿瘤医院接受经皮冷冻治疗，所有治疗均在超声或CT引导下进行，肿瘤数单个者109例，2个者56例。肿瘤最大6cm，中位大小3.8cm，有121例接受8～53个月随访，中位随访期38个月，1年、2年、3年和4年生存率分别为82%、65%、53%和35%。图31-6为一女性病例，患者56岁，7年前发现乙状结肠癌，接受结肠癌根治性切除术，1年后超声和MRI检查发现肝转移，肝右叶有多个瘤块，给予放疗、化疗，半年后MRI复查显示右肝残留占位性病变，活检显示转移癌，给予CT引导下经皮冷冻治疗，3个月后复查显示原肿瘤处呈坏死液化，活检未见癌细胞，患者冷冻治疗后无病生存已5年以上。N. Bhardwaj等在2010年对近年来结直肠癌肝转移冷冻消融治疗报道的复发率和生存率进行了比较（表31-3）。

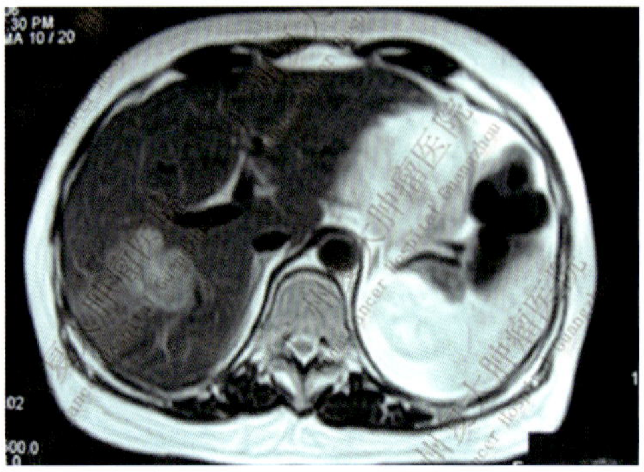

A

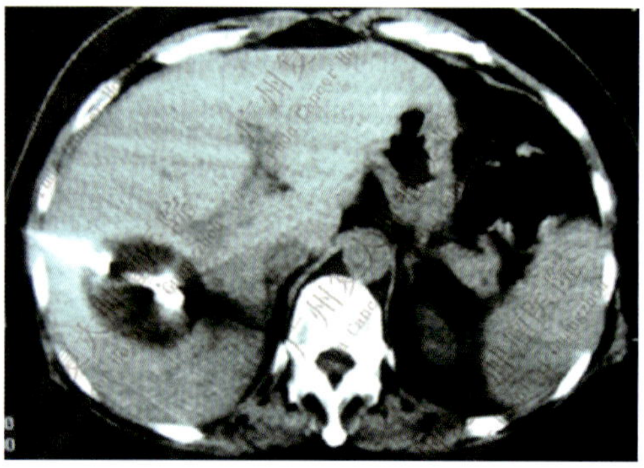

B

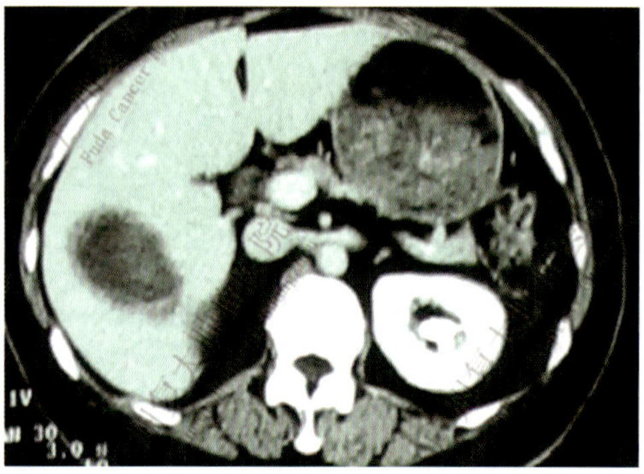

C

A. 冷冻前 MRI 示右肝转移癌；B. CT 引导下氩氦刀冷冻；C. 3 个月后复查，肿瘤完全坏死

图 31－6　转移性肝癌冷冻治疗

表 31－3　冷冻消融研究报道（≥3 年的生存数据）

报道	肿瘤类型	复发率	生存率				
			1 年	2 年	3 年	4 年	5 年
Weaver 等	CLM	38%	80%④		40%④		20%
Seifert 和 Morris③	CLM	33%	46%	16%	8%		
Yan 等①	CLM		89%	65%	41%	24%	19%
Seifert 等	CLM	24%	70%④	n/a	42%④	n/a	26%
Joosten 等⑤	CLM	20%	76%	61%	40%④		
Brooks 等②	CLM	n/a	85%	n/a	43%	n/a	19%
Yan 等①	CLM	39%	87%	65%	43%	28%	23%
Niu 等	CLM	78%	84%	n/a	43%	n/a	24%

注：CLM 为结直肠癌肝转移；①冷冻治疗和肝动脉化疗（2006 年的研究推测，包含了 2003 年发表的病例研究）；②85% 进行了冷冻治疗和肝动脉化疗；③91% 进行了冷冻治疗和肝动脉化疗；④据图估算的生存率；④冷冻治疗与射频消融比较

第三节　胰腺癌冷冻治疗

胰腺癌是世界范围内常见的消化道恶性肿瘤，占消化道恶性肿瘤的8% ~10%，占全身恶性肿瘤的1% ~4%。尽管胰腺癌在最常见的癌症中排名第10位，它却是癌症死亡的第4大原因。由于胰腺无包膜，血管和淋巴管丰富，起病隐匿、病情进展快、恶性程度高、易早期发生转移，是预后最差的消化系统恶性肿瘤之一。胰腺癌发病率在近20年来明显升高，发病年龄多数在45~65岁。美国每年胰腺癌新发病例39 000例，死亡例数近33 000例。中国的胰腺癌发病率同样上升。

由于胰腺的所处部位和器官生理学的特殊性，决定了胰腺癌的生物学和临床特点，不易早期发现，缺乏有效的治疗手段，常规治疗难以获得满意的疗效。胰腺癌的治疗方法主要是手术切除。但迄今胰腺癌的切除率仍很低，通常为15%左右。对于无法进行手术切除的患者，目前所能选择的治疗方式极其有限，主要是放疗和化疗，而其疗效相对欠佳。目前不可切除性胰腺癌的冷冻治疗也初步开展。Korpan等认为冷消融创伤远比常规手术切除为小，因此适用于大多数病例的治疗。在正常猪的胰腺模型实验中，氩氦冷冻后未见有急性胰腺炎和明显早、晚期不良事件发生。目前初步研究结果显示，对于多数无法接受手术或仅能作姑息性手术的患者，冷冻治疗可能是一良好的选择。

一、适应证与禁忌证

对已确诊的胰腺癌，多可尝试给予冷冻治疗，如有手术适应证，可在手术中冷冻 - 切除或单纯冷冻，如无手术适应证，则可做经皮冷冻。

二、冷冻方法选择

1. 术中冷冻　常规剖腹，暴露胰腺，通过手触诊和术中超声，探明肿瘤大小和位置，并了解周围脏器受累情况。如果发现肿瘤不能切除，则可予以冷冻治疗。其方法是在直视和超声引导下，将冷冻探针插入肿瘤中心部，然后用致冷原激活探针，进行2个轮回冷冻 - 复温。要求冷冻区超过肿瘤边缘0.5~1.0cm（图31 -7、图31 -8）。尽可能避开主胰管。如有胰周肿大淋巴结、肝转移等，可一并予以冷冻处理。

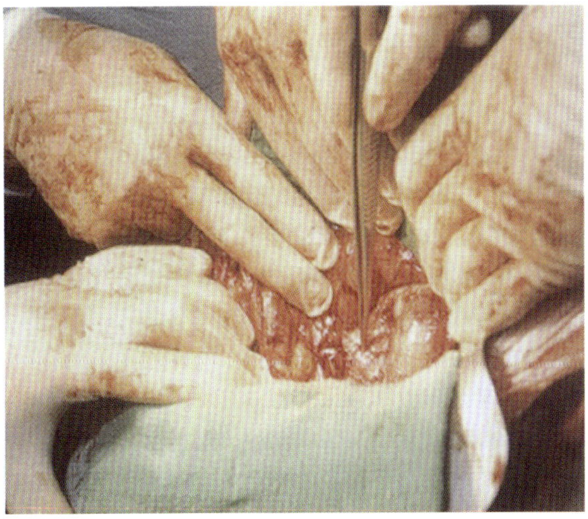

A

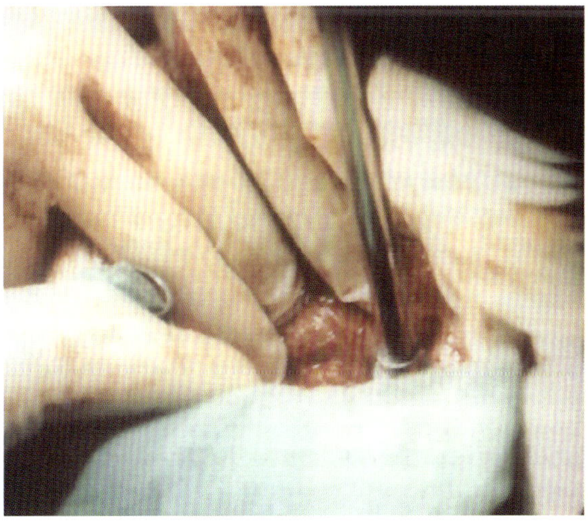

B

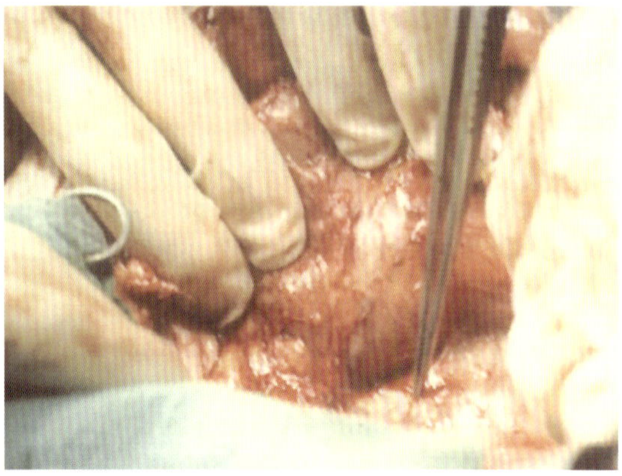

C

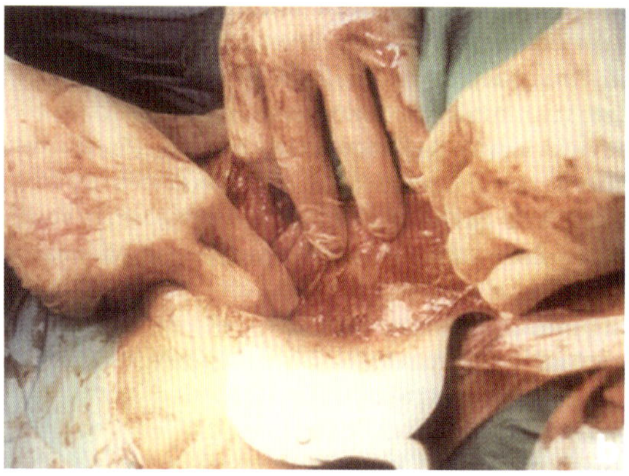

D

A. 手术中暴露胰腺癌；B. 将 20mm 冷冻探头直接放置于肿瘤区，-180℃，单个轮回冷冻-复温；C. 肿瘤冷冻后所见；D. 复温后所见

图 31-7　原发性胰头癌冷冻治疗过程

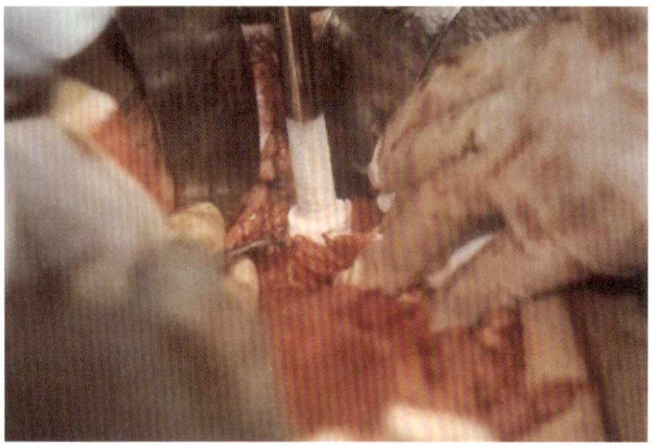

A

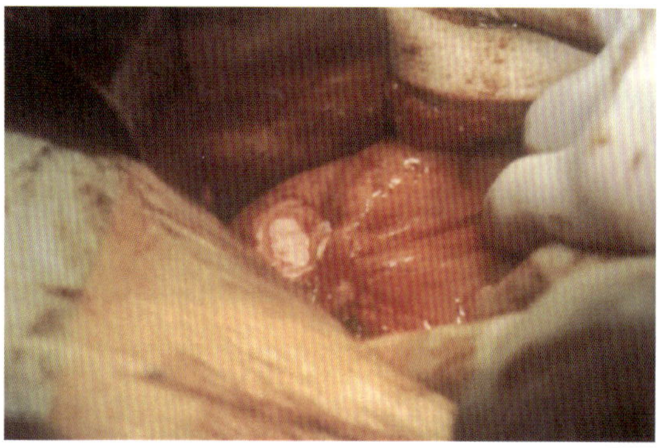

B

A. 术中应用 30mm 冷冻探头对胰肿瘤进行冷冻（-180℃），探头顶端直接置于肿瘤表面；B. 冷冻后见冷冻区发白，中心凹陷，边缘界限清楚

图 31-8　原发性胰头癌冷冻治疗

2．经皮冷冻　在超声或 CT 引导下进行（图 31-9），插针部位取决于肿瘤位置，以从腹后壁进针较为安全。冷冻探针以细径为宜，可用 2mm 或 3mm 探针。如肿瘤≤3cm，用 1 根 3mm 探针即足够，但如>3cm，则应同时插入 2～3 根探针。

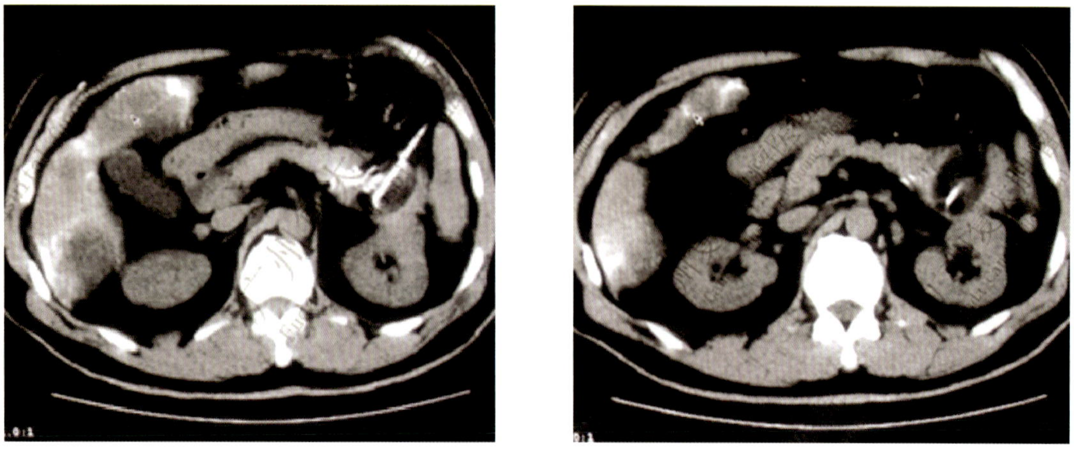

图 31-9　经皮穿刺 CT 引导氩氦刀冷冻治疗胰尾肿瘤

三、并　发　症

包括发热、胃瘫综合征、消化道出血、胆瘘等，也有出现胰瘘的报道，发生率为6.8%。

四、临床应用实例

Kovach 等在 1995～1999 年对 9 例不能手术切除的胰腺癌患者，在术中超声引导下，做了 10 次冷消融治疗，未发生手术内死亡，也无 1 例术后并发胰瘘和胰腺炎。术后所有患者疼痛均得到有效控制，止痛剂得以减少，出院时均能耐受正常饮食。Patiutko 等对 30 例局部进展型胰腺癌联合应用冷冻消融和放疗，发现能有效地缓解疼痛，改善全身状态，提高存活率，术后血清 CA19－9 下降。在 Korpan 治疗的患者中，所有胰腺癌对冷冻治疗均呈现良好反应，无 1 例发生治疗相关性并发症或死亡，术中和术后也未发生出血、胰瘘，或并发感染。笔者认为，冷冻治疗胰腺癌几乎无禁忌证。鉴于胰腺癌的手术切除率很低，而冷冻治疗的并发症发生率和死亡率均很低，因此主张在大多数病例可用冷冻代替常规治疗。

从 2001 年 3 月至 2007 年 11 月，广州复大肿瘤医院应用氩氦冷冻系统，对 49 位局部进展性胰腺癌患者进行了冷冻加 ^{125}碘粒子植入治疗。男性 36 例，女性 13 例，中位年龄 59 岁，20 例伴肝转移。部分患者接受局部腹腔动脉化疗。13 例接受术中冷冻，36 例接受经皮冷冻。39 位患者在冷冻术中植入 ^{125}碘粒子，14 例在冷冻术后 3～9 天内植入。中位生存期为 16.2 个月，26 例（53.1%）生存期超过 12 个月，6 个月、12 个月、24 个月和 36 个月的生存率分别为 94.9%、63.1%、22.8% 和 9.5%，8 例存活超过了 24 个月，存活期最长为 40 个月，且没有肿瘤复发。

病例 1：男，61 岁，因腹痛做常规检查发现胰腺肿瘤，化疗 4 个周期无改善，肝内出现转移灶。CT 显示胰体部有 14cm×5.5cm 大小低密度区，肝内有 3 个占位性病变，直径 2～5cm 不等。血清 CA19－9 为 512 U/mL。给予下列治疗：在 CT/超声引导下，经皮冷冻。向胰肿瘤内插入 2 根 2mm 冷冻探针，应用氩氦冷冻系统进行 2 个轮回冷冻－复温。冷冻范围超过肿瘤 5mm，同时经皮植入 ^{125}碘粒子 40 粒，主要植入肿瘤边缘区。1 周后，在超声引导下，对肝内主要转移结节逐个做了经皮冷冻。术后患者腹痛完全消失。CT 复查见胰肿瘤呈坏死性改变，肝内转移灶未增加，迄今已存活 21 个月，CA19－9 在正常范围内（图 31－10）。

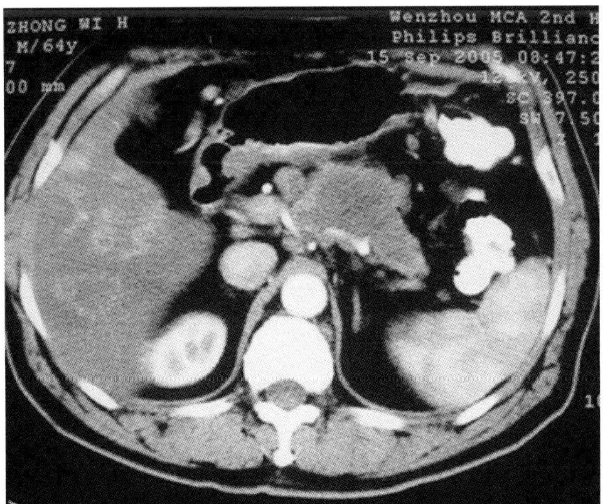

A

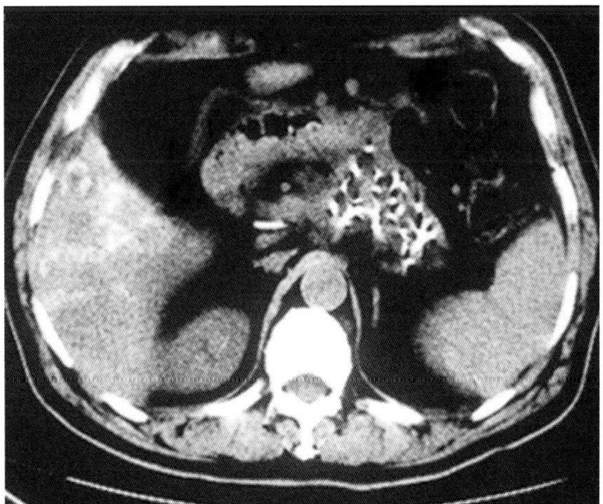

B

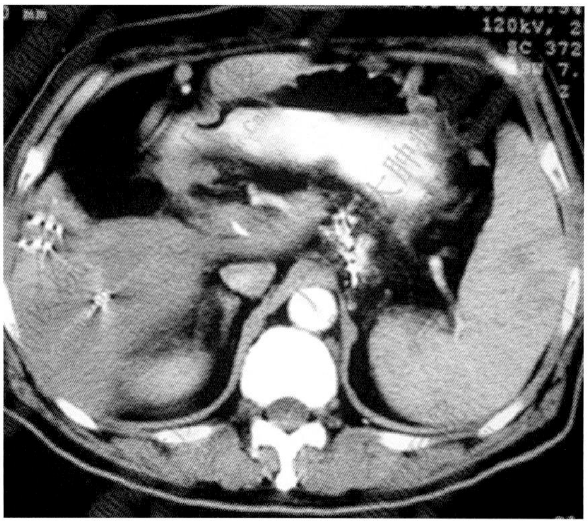

C

A. 治疗前 CT 显示胰体占位性病变；B. 治疗后 1 个月，CT 显示胰内肿瘤缩小；C. 6 个月后复查 CT，显示肿瘤缩小

图 31－10　胰腺癌冷冻加^{125}碘粒子植入治疗前后

病例 2：男，36 岁，上腹疼痛伴巩膜皮肤发黄半个月，近期体重明显减轻，超声/CT 检查发现胰头部肿块，胆总管和肝内胆管扩张，血清碱性磷酸酶 650 U，转氨酶（ALT）110 U，总胆红素 89μmol/L，CA19－9 201U/mL，CEA 28μg/L。给予剖腹探查，术中见胰头部有 5cm × 5cm 大小肿块，压迫胆总管下端，肿块质硬。活检冰冻切片检查显示腺癌，中等分化。行胆总管－空肠吻合术，对胰内肿瘤在直视和术中超声引导下，插入 3 根 2mm 冷冻探针，应用氩氦冷冻系统做 2 个轮回冷冻－复温。术后给予腹腔动脉灌注化疗 4 次。3 个月后复查 CT 胰头部肿块内出现坏死，呈蜂窝状，CA 19－9 降至 48U/mL，随访 14 个月，仍健在，CA19－9 为 31U/mL（正常值上限为 38U/mL）（图 31－11）。

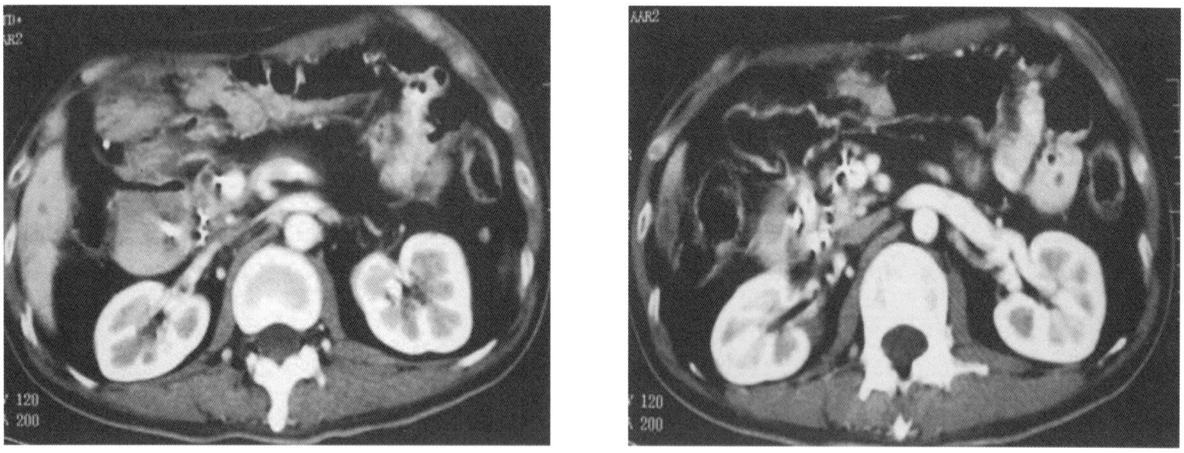

A　　B

A. 治疗后 2 周，胰头肿瘤内少许坏死；B. 治疗后 3 个月，胰头部肿块明显坏死，呈蜂窝状

图 31－11　治疗后 CT 图像

总之，由于胰腺解剖位置深在，且周围临近十二指肠、小肠、肝脏、胃底部、胆总管、腹部大血管等重要脏器，因此胰腺癌经皮冷冻在技术上较为困难。到目前为止，冷消融未能广泛用于胰腺肿瘤治疗。随着冷冻治疗在其他实体肿瘤的广泛应用和不可切除胰腺癌的治疗需要，胰腺癌冷冻治疗在动物实验和临床方面都进行了初步的研究探索。Chiu 等使用西藏小猪作为动物模型，对胰腺冷冻进行了初步观察。结果发现，冷冻

对实验胰腺组织有明确的致死性消融作用，安全性良好，无严重并发症。Korpan认为，冷冻治疗胰腺癌几乎无禁忌证，主张在大多数病例用冷冻代替常规治疗。这一看法有待实践确认。据笔者的经验，对于不能手术切除的胰腺癌，冷冻至少有以下优点：①手术探查时，如发现肿瘤不可切除，常规的方法是做短路手术，而对肿瘤本身不予处理。此时，冷冻正可弥补单纯手术的不足，使手术从“姑息性”变为在某种意义上具有“根治性”。而且冷冻创伤小，不会增加术后并发症的发生。②如预期不能手术切除，可在CT/超声引导下做经皮冷冻，其效果不一定较手术中冷冻差，且创伤更小。在笔者的治疗病例中，尚无严重治疗相关性并发症发生。应用超声内镜引导可能更精确地冷冻靶组织。③经皮治疗除冷冻方法外，尚可应用^{125}碘粒子植入疗法，笔者已将此列为常规方法之一。④冷冻后肿瘤抗原释放或暴露，可激发机体免疫功能，称之为“冷免疫”。⑤冷冻后癌组织对化疗/放疗敏感性增加，为综合治疗创造条件。如今，冷冻疗法治疗胰腺癌的文献虽然不多，但初步的结果令人鼓舞，特别是对手术中未能切除的肿瘤，冷冻可使手术的“姑息性”变为一定的“根治性”。经皮冷冻创伤小，也甚安全，特别是联合应用其他方法，如^{125}碘粒子植入，可作为不能手术的胰腺癌患者的良好治疗选择。

（广州复大肿瘤医院　徐克成）

参考文献

[1] 李连弟，鲁凤珠，张思维，等. 中国恶性肿瘤死亡率20年变化趋势和近期预测分析［J］. 中华肿瘤杂志，1997，1：3－9.

[2] 徐克成. 原发性肝癌的现代疗法［M］. 上海：上海科技教育出版社，2001：345－359.

[3] 徐克成，牛立志，何卫兵，等. 化学栓塞－经皮冷冻消融序贯治疗不能切除的原发性肝癌［J］. 现代消化及介入诊疗，2004，9：134－137.

[4] 徐克成，牛立志，何卫兵，等. 经皮冷冻消融联合酒精注射治疗不能切除的肝细胞癌［J］. 中华消化杂志，2003，23：544－547.

[5] 徐克成，牛立志. 肿瘤冷冻治疗学［M］. 上海：上海科技教育出版社，2007：9－99.

[6] 徐克成. 胰腺癌的治疗［M］. 上海：上海科技教育出版社，2001：618－624.

[7] 易峰涛，宋华志，李静，等. 术中氩氦刀治疗晚期胰腺癌［J］. 中华肝胆外科杂志，2006，12（3）：186－187.

[8] 武清，张家兴，钱建新. 手术联合氩氦靶向冷冻消融在中晚期胰头癌中的应用（附15例报告）［J］. 中国肿瘤临床，2005，32（24）：1403－1405.

[9] 吴丽萍，杨亚梅，郝芳，等. 胰腺癌冷冻和胰十二指肠切除术后胃瘫综合征多因素分析及护理［J］. 四川医学，2009，30（10）：1665－1667.

[10] 李波，李敬东，陈晓理，等. 无法切除的胰腺癌的冷冻手术治疗（附44例报告）［J］. 中华肝胆外科杂志，2004，10（8）：523－525.

[11] 松井康司，天冈望，长田真二，等. 切除不能转移性肝肿疡に対する局所麻醉下经皮的冻结治疗の经验［J］. Jpn J Cancer Chemother，2003，30：1591－1594.

[12] Ng KK，Lam CM，Poon RT，et al. Comparison of systemic responses of radiofrequency ablation，cryotherapy，and surgical resection in a porcine liver model［J］. Ann Surg Oncol，2004，11（7）：650－657.

[13] Farrant J，Walter CA. The cryobiological basis for cryosurgery［J］. J Dermatol Surg Oncol，1977，3（4）：403－407.

[14] Muldrew K，McGann LE. The osmotic rupture hypothesis of intracellular freezing injury［J］. Biophys J，1994，66（2 Pt 1）：532－541.

[15] Saxena A，MedSc B，Terence C，et al. Optimizing the Surgical Effort in Patients With Advanced Neuroendocrine Neoplasm Hepatic Metastases［J］. American Journal of Clinical Oncology，2011，4：1－7.

[16] Han B，Bischof JC. Direct cell injury associated with eutectic crystallization during freezing［J］. Cryobiology，2004，48（1）：8－21.

[17] Gage AA，Baust J. Mechanisms of tissue injury in cryosurgery［J］. Cryobiology，1998，37（3）：171－186.

[18] Hollister WR，Mathew AJ，Baust RG. Effect of freezing on cell viability and mechanisms of cell death in a human prostate cell line［J］. Mol Urol，1998，2：3－18.

[19] Brown NJ，Bayjoo P，Reed MW. Effect of cryosurgery on liver blood flow［J］. Br J Cancer，1993，68（1）：10－12.

[20] Mazur P. Freezing of living cells：mechanisms and implications［J］. Am J Physiol，1984，247（3 Pt 1）：125－142.

[21] Hoffmann NE，Bischof JC. The cryobiology of cryosurgical injury［J］. Urology，2002，60（2 Suppl 1）：40－49.

[22] Irimia D，Karlsson JO. Kinetics of intracellular ice formation in one－dimensional arrays of interacting biological cells［J］. Biophys J，2005，88（1）：647－660.

[23] Hollister WR，Mathew AJ，Baust RG. Effect of freezing on cell viability and mechanisms of cell death in a human prostate cell line［J］. Mol Urol，1998，2：3－18.

[24] Grana L, Kidd J, Swenson O. Cryogenic techniques within the tracheobronchial tree [J]. J Cryosurg, 1969, 2: 62 -67.

[25] Riera CM, Brandt EJ, Shulman S. Antibody development in rabbits after iso - immunization followed by freezing [J]. Immunology, 1968, 15 (6): 779 -787.

[26] Eskandari H, Ablin RJ, Bhatti RA. Immunologic responsiveness & tumour growth of the Dunning R3327 rat prostatic adenocarcinoma following cryosurgery & orchiectomy [J]. Indian J Exp Biol, 1982, 20 (12): 872 -874.

[27] Matsumura K, Sakata K, Saji S, et al. Antitumor immunologic reactivity in the relatively early period after cryosurgery: experimental studies in the rat [J]. Cryobiology, 1982, 19 (3): 263 -272.

[28] Roy A, Lahiri S, Lahiri P, et al. Immunologic and survival studies in mice immunised with cryodestroyed ascites fibrosarcoma (AFS) cells [J]. Indian J Exp Biol, 1990, 28 (11): 1026 -1030.

[29] Gage AA, Fazekas G, Riley EE. Freezing injury to large blood vessels in dogs: with comments on the effect of experimental freezing of bile ducts [J]. Surgery, 1967, 61 (5): 748 -754.

[30] Eggstein S, Neeff H, Szarzynski M, et al. Hepatic cryotherapy involving the vena cava: experimental study in a pig liver model [J]. Eur Surg Res, 2003, 35 (2): 67 -74.

[31] Seifert JK, Junginger T, Morris DL. A collective review of the world literature on hepatic cryotherapy [J]. J R Coll Surg Edinb, 1998, 43 (3): 141 -154.

[32] Pistorius GA, Alexander C, Krisch CM, et al. Local platelet trapping as the cause of thrombocytopenia after hepatic cryotherapy [J]. World J Surg, 2005, 29 (5): 657 -661.

[33] Haddad FF, Chapman WC, Wright JK, et al. Clinical experience with cryosurgery for advanced hepatobiliary tumors [J]. J Surg Res, 1998, 75 (2): 103 -108.

[34] Goodie DB, Horton MD, Morris RW, et al. Anaesthetic experience with cryotherapy for treatment of hepatic malignancy [J]. Anaesth Intensive Care, 1992, 20 (4): 491 -496.

[35] Cozzi PJ, Stewart GJ, Morris DL. Thrombocytopenia after hepatic cryotherapy for colorectal metastases: correlates with hepatocellular injury [J]. World J Surg, 1994, 18 (5): 774 -777.

[36] Onik G, Rubinsky B, Zemel R, et al. Ultrasound - guided hepatic cryosurgery in the treatment of metastatic colon carcinoma. Preliminary results [J]. Cancer, 1991, 67 (4): 901 -907.

[37] Weaver ML, Ashton JG, Zemel R. Treatment of colorectal liver metastases by cryotherapy [J]. Semin Surg Oncol, 1998, 14 (2): 163 -170.

[38] Baust J, Gage AA, Ma H, et al. Minimally invasive cryosurgery—technological advances [J]. Cryobiology, 1997, 34 (4): 373 -384.

[39] Mala T, Samset E, Aurdal L, et al. Magnetic resonance imaging - estimated three - dimensional temperature distribution in liver cryolesions: a study of cryolesion characteristics assumed necessary for tumor ablation [J]. Cryobiology, 2001, 43 (3): 268 -275.

[40] Seifert JK, Gerharz CD, Mattes F, et al. A pig model of hepatic cryotherapy. In vivo temperature distribution during freezing and histopathological changes [J]. Cryobiology. 2003. 47 (3): 214 -226.

[41] Kollma OR, Richter S, Schilling MK, et al. Advanced hepatic tissue destruction in ablative cryosurgery: potentials of intermittent freezing and selective vascular inflow occlusion [J]. Cryobiology, 2004, 48 (3): 263 -272.

[42] Gage AA, Huben RP. Cryosurgical ablation of the prostate [J]. Urol Oncol, 2000, 5 (1): 11 -19.

[43] Jungraithmayr W, Burger D, Olschewski M, et al. Cryoablation of malignant liver tumors: results of a single center study [J]. Hepatobiliary Pancreat Dis Int, 2005, 4 (4): 554 -560.

[44] Maiwand MO. The role of cryosurgery in palliation of tracheo - bronchial carcinoma [J]. Eur J Cardiothorac Surg, 1999, 15 (6): 764 -768.

[45] Gill IS, Novick AC. Renal cryosurgery [J]. Urology, 1999, 54 (2): 215 -219.

[46] Huston TL, Simmons RM. Ablative therapies for the treatment of malignant diseases of the breast [J]. Am J Surg, 2005, 189 (6): 694 -701.

[47] Cahan WG. Cryosurgery of the Uterus: Description of Technique and Potential Application [J]. Am J Obstet Gynecol, 1964, 88: 410 -414.

[48] Schwartz PE. Cytoreductive surgery for the management of stage IV ovarian cancer [J]. Gynecol Oncol, 1997, 64 (1): 1 -3.

[49] Menendez LR, Tan MS, Kiyabu MT, et al. Cryosurgical ablation of soft tissue sarcomas: a phase I trial of feasibility and safety [J]. Cancer, 1999, 86 (1): 50 -57.

[50] Yang WH, Liao ST, Shen SY, et al. The speed of ice growth as an important indicator in cryosurgery [J]. J Urol, 2004, 172 (1): 345 -348.

[51] Chua KJ, Chou SK, Ho JC. An analytical study on the thermal effects of cryosurgery on selective cell destruction [J]. J Biomech, 2007,

40 (1): 100 - 116.

[52] Yang WH, Peng HH, Chang HC, et al. An in vitro monitoring system for simulated thermal process in cryosurgery [J]. Cryobiology, 2000, 40 (2): 159 - 170.

[53] Tatsutani K, Rubinsky B, Onik G, et al. Effect of thermal variables on frozen human primary prostatic adenocarcinoma cells [J]. Urology, 1996, 48 (3): 441 - 447.

第三十二章 胃肠恶性肿瘤分子靶向药物治疗

肿瘤治疗的发展史迄今经历了3个阶段，首先是开始于19世纪的局部治疗，接着是20世纪40年代开始的非特异性全身治疗，以及近10年发展起来的靶向治疗。肿瘤的发生和发展，与促癌基因和抑癌基因调节失衡、多信号系统的功能上调、促进细胞进入 G_1－S细胞周期有关。此外，肿瘤细胞的生长环境也是肿瘤消长的重要因素。肿瘤间质细胞，如间质纤维母细胞、浸润炎性细胞等都会调控肿瘤细胞的分化、增殖或凋亡。分子靶向药物就是针对调控肿瘤细胞增殖和（或）凋亡信号通路的特异性靶点而设计的一类抗癌药物。分子靶向药物可以是大分子生物制剂，如单克隆抗体；也可以是小分子化合物，如酪氨酸激酶抑制剂。这类药物对正常细胞影响较小，毒副作用远远低于细胞毒性药物，可以长期使用，并针对肿瘤发生发展过程中的一个或多个靶点调控肿瘤细胞的生物学行为。靶向药物是以肿瘤的分子生物学机制为基础，选择适当的靶点（基因或蛋白），在全面了解其对肿瘤细胞的增殖和凋亡作用的基础上产生和发展起来的。胃肠恶性肿瘤是较早应用分子靶向药物进行治疗的恶性肿瘤之一，近10年来积累了不少的经验并取得了令人瞩目的进展。其中研究最多且最成功的有：针对酪氨酸激酶的靶向药物，如阻断酪氨酸激酶受体的伊马替尼（imatinib）单抗，又名格列卫（gleeve），用于治疗胃肠间质瘤（GIST）；作用于表皮细胞生长因子受体（HER），如西妥昔（cetuximab）单抗，用于治疗结肠直肠肿瘤等。

第一节 针对酪氨酸激酶的分子靶向药物

一、酪氨酸激酶信号通路

酪氨酸激酶受体（Ⅲ型）是一组跨膜糖蛋白，受位于同源染色体4q12上的kit和血小板源性生长因子受体α（FDGFRA）基因调控。它的胞外（EC）结构与免疫球蛋白类似，是功能性结合位点所在。胞外区通过膜内区与胞内区链接。胞内结构分近膜区（juxtamembrane，JM）和酪氨酸激酶区（TK_1 和 TK_2）。酪氨酸激酶区的三磷酸腺苷结合位点间隔一个激酶与磷酸转移酶区相邻，近膜区具调节kit酪氨酸激酶活性的功能。生理状态下，kit和PDGFRA结合相对应配体，如干细胞因子和血小板来源的生长因子，调控细胞增殖和抑制细胞凋亡的信号传导蛋白的磷酸化。涉及的信号传导蛋白有，分裂活化蛋白激酶（mitogen－activated protein kinase，MAPK），3'－磷脂酰环己六醇激酶（phosphatidylinositol 3' kinase，PI3K），以及杰纳斯激酶/信号传感和转录活化酶（Janus kinase/signal transducers and activators of transcription，JAK/STAT）等。这些胞内信号系统对各类细胞，如卡哈尔间质细胞、浆细胞、黑色素细胞、造血干细胞的增殖和维护都发挥很重要的作用。

二、酪氨酸激酶与胃肠间质瘤

动物实验和临床研究都证实原发性kit或PDGFRA基因突变是胃肠道肿瘤，如胃肠间质瘤（gastrointestinal stromal tumors，GIST）的启动因素。kit或PDGFRA突变导致酪氨酸激酶受体的调节性位点（EC或JM）或激酶区（TK_1 和 TK_2）活化，过度激活酪氨酸受体，致使磷酸化水平增高，胞内下游信号传导通路处于长期持续的活化状态，是细胞恶性转化的直接因素。

过去20年，GIST的研究从免疫组化表型、分子生物学机制，到针对肿瘤发生和发展的酪氨酸激酶分子靶向药物治疗，已经取得了显著的进展。GIST可以发生于胃肠道的任何部位，最常见于胃，其次是小肠，发病率分别是60%和30%。另外10%见于胃肠道的其他部位，如食管、结肠和直肠，以及少数肠外GIST，如肠系膜、网膜、腹膜后或盆腔。根据结构和免疫组化分析，GIST 具有组织间隙卡哈尔细胞（interstitial cells of Cajal，ICC）的特征。ICC 位于胃肠道平滑肌间隙，具有产生和传送细胞去极化的电生理信号的功能，从而维持和协调胃肠道蠕动。因此，过去认为 GIST 来源于平滑肌。目前倾向于 GIST 不仅可以来源于 ICC，也可以是胃肠道的原始干细胞来源。

根据肿瘤的大小和发生部位，GIST 的临床表现和病理形态可以多种多样，但是它们都有基因突变的共同特性，如 kit 基因突变的发生率 80%，10% 则有 PDGFRA 基因突变。突变基因的表达，过度活化酪氨酸激酶受体，是 GIST 的发生和发展的主要机制。5% ~10% 的 GIST 虽然没有 kit 或 PDGFRA 基因突变，但 kit 激酶活性却升高。最近还发现，7% 成年患者是 BRAF V600E，而不是 kit 或 PDGFRA 突变。病理形态学观察，GIST 细胞类型分梭形、上皮细胞型或两者混合型。与其他部位比较，上皮细胞型和混合型多见于胃 GIST。GIST 免疫组化检测 kit 基因产物 CD117（kit）是诊断 GIST 敏感且可靠的指标。95% 的 GIST 表达 CD117，5% 不表达 kit 的病例通常携带 PDGFRA 突变基因。GIST 基因突变的类型不仅与临床表现密切相关，而且还可以用来预计肿瘤发生的部位和细胞形态。如上面提到的 80% 的 GIST 患者 kit 基因突变，其中 75% 的突变群发生在近膜区编码序列 11 的 3' 或 5' 末端，如 3' 末端一连串序列重复突变的患者典型地表现为临床过程缓慢的胃 GIST。相反，缺失突变的 GIST 进展迅速，容易复发，生存期也短。因此，缺失突变是用来评价 GIST 预后的重要指标。突变发生在外显子 9（10% ~15%）的患者通常表现为发展迅速的小肠 GIST。少于 5% 的患者 kit 突变发生在外显子 13 和 17 与酪氨酸激酶有关的区域，临床多为小肠梭状细胞 GIST，而不发生在胃。胃和十二指肠 GIST 多见 PDGFRA 基因突变，细胞形态具有上皮样或上皮/梭状细胞混合特征。

三、酪氨酸激酶分子靶向药治疗

GIST 是胃肠道最常见的来自中胚层的恶性肿瘤，对常用于肉瘤的放化疗不敏感，但酪氨酸激酶分子靶向治疗的效果却显著。甲磺酸伊马替尼（imatinib mesylate，novartis）是一种结构像 ATP 的小分子酪氨酸激酶抑制剂，通过竞争性抑制胞内 kit 和 PDGFRA 的激酶区发挥作用，阻断信号传导。用于无法手术或转移的 GIST 患者，临床有效率达到 80%，已被批准为 GIST 术后的常规用药。临床效果取决于 kit 或PDGFRA的突变型。kit 外显子 11 突变的 GIST 晚期患者，伊马替尼的治疗有效率达 80%，而对没有 kit 突变或 PDGFRA 基因 D842V 突变型患者治疗效果却不佳。kit 外显子 9 突变型 GIST 可能对大剂量的伊马替尼有效。多数患者对伊马替尼治疗后会产生耐药，主要原因是治疗后的继发性基因突变，这些 kit 激酶区新的突变基因通常都位于原发突变的相同等位基因上，其中有些是耐药基因。另外一种激酶抑制剂，苹果酸舒尼替尼（sunitinib malate，pfizer）可以用于伊马替尼治疗失败后的二线治疗，它靶向多个受体，包括 kit、PDGFRA、血管内皮生产因子受体，以及 FLT3，并取得一定效果。遗憾的是，与伊马替尼比较它更容易产生耐药（1 年内），新的耐药基因变异仍是个严峻的问题。一些新的激酶拮抗剂，如索拉非尼（sorafenib）、达撒替尼（dasatinib）、帕索盼尼（pazopanib）、喏枸拉酚尼（regorafenib）、玛西替尼（masitinib）以及尼咯替尼（nilotinib）正在临床试验中，各有各的酪氨酸激酶标靶，但至今无一通过批准用于伊马替尼和舒尼替尼失败后的治疗。另一种新的、胞内多靶向的治疗策略是通过抑制热休克蛋白 90（HSP－90）减少 kit 表达。HSP－90 是一种伴侣蛋白，它具有稳定 kit 结构，防止其降解的作用。抑制 HSP－90 促进 kit 降解，从而下调 kit 表达。GIST 高危人群术后 5 年的复发率是 50%。芬兰赫尔辛基大学中心医院肿瘤科的 Heikki Joensuu 教授在 2011 年 ASCO 报道了长期使用伊马替尼的 GIST 病例的观察。结果显示，接受 3 年治疗的患者 5 年无复发生存是 65.6%，而接受 1 年治疗的是 47.9%（HR 0.46；$P<0.0001$）；5 年总体生存率分别是 92% 和 81%（HR 0.45；$P=0.019$）。提示 GIST 术后长期接受伊马替尼治疗有助于预防复发和延长生存时间。

第二节　针对人类表皮生长因子受体（HER）的分子靶向药物

HER 家族成员包括 EGFR（HER－1 或 erbB1）、erbB2（HER－2/neu）、erbB3（HER－3）和 erbB4

（HER－4）。针对 HER 受体的靶向药物用于各类肿瘤的治疗一直受到肿瘤界的关注，目前已用于治疗胃肠道肿瘤有 EGFR 和 HER－2 靶向治疗。

一、EGFR 信号通路

EGFR 受体属糖蛋白，结构分胞外段和胞内段，中间由膜内段相接而成。无相对应配体时（静息状态），受体蛋白结构防止二聚体的形成，抑制胞内酪氨酸激酶活性。相反，受体与配体结合活化酪氨酸激酶。已知的配体有表皮生长因子（EGF）、Ⅰ型转化生长因子（TGF－α）、肝素结合性类上皮生长因子（HB－EGF）、双调蛋白（amphiregulin），以及上皮调节素（epiregulin）等。受体与相应配体结合时，受体蛋白构像的改变可以与另外一个相同（同二聚作用）或不同（异二聚作用）的 EGFR 形成二聚体，激活胞内酪氨酸激酶，使受体胞内区多个位点的酪氨酸磷酸化，启动下游信号转导的级联反应。RAS－RAF－分裂原－活化性蛋白激酶（mitogen－activated protein kinase，MAPK）是 EGFR 下游最主要的信号通路。EGFR 受体通过激酶磷酸化的产物－磷酸酪氨酸结合转换器（phosphotyrosine－binding adaptors）Shc 和 Grb2 与细胞核内鸟嘌呤核苷酸交换蛋白（Sos）链接，实现 MAPK 调节与细胞增殖和存活有关的基因转录。磷脂酰环己六醇 3－激酶（phosphatidylinositol 3－kinase，PI3K）/Akt 信号通路是链接膜受体与细胞效应的另外一个重要的 EGFR 信号通路。随着这些通路的激活和其他有丝分裂信号的共同作用调节细胞的活化、分化、增殖、死亡、黏附以及 DNA 的修复等。

二、EGFR 与肿瘤

EGFR 信号通路不仅在维持细胞的生理状态发挥着重要作用，也与肿瘤的发生和发展密切相关。活化 EGFR促进肿瘤生长、血管生成、浸润和转移、抑制凋亡。很多上皮来源的恶性肿瘤与 EGFR 表达增高有关，如头颈恶性肿瘤（80%～100%）、肾癌（50%～100%）、非小细胞肺癌（40%～80%）、乳腺癌（14%～90%）、结肠直肠癌（25%～90%）、卵巢癌（25%～70%）、前列腺癌（39%～47%）、胰腺癌（30%～50%）、膀胱癌（31%～48%）以及脑胶质瘤（40%～63%）。EGFR 蛋白表达增高的肿瘤类型临床多表现为恶性程度高、预后差、生存期短，对化疗的疗效差且容易产生耐药。EGFR vⅢ是最常见的 EGFR 变异类型，它只表达在肿瘤细胞，如非小细胞肺癌、乳腺癌、前列腺癌和 50% 的脑胶质瘤，而正常细胞不表达。EGFR vⅢ本身就有一个激活的酪氨酸激酶，无需像野生型 EGFR 那样结合配体和受体二聚体化的过程。因此，针对 EGFR vⅢ分子的靶向药物就无需顾虑会损伤正常组织细胞。

三、EGFR 单抗的治疗作用

mCRC EGFR 的单克隆抗体，如西妥昔单抗（cetuximab）和帕尼单抗（panitumumab）已批准并广泛应用在结直肠癌转移病例的治疗。HER－2 单克隆抗体曲妥珠单抗（trastuzumab）也成功地用于治疗 HER－2 过度表达的胃癌。

西妥昔单抗是人/鼠嵌合免疫球蛋白 G_1 单克隆抗体，也是临床研究最多的 EGFR 抗体。临床前研究，无论是体外还是体内试验都证明了它的抗肿瘤效果。西妥昔单抗以比内源性配体更高的亲和力与胞外 EGFR 特异性结合，阻碍受体的二聚作用，从而抑制配体介导的酪氨酸激酶磷酸化，阻断下游的信号转导。西妥昔的抗肿瘤效应是多方面的，如抑制细胞周期、促进凋亡、抗血管增生，以及诱导抗体依赖性细胞免疫反应。

西妥昔抗体治疗肠道肿瘤临床试验（BOND）是 EGFR 抗体治疗直肠结肠癌的标志性临床试验。这个Ⅱ期随机对照临床试验，把伊立替康（irinotecan）治疗后复发和转移的结直肠癌患者（mCRC）随机分成伊立替康（111 例）和伊立替康加西妥昔单抗（218 例）两组。结果显示，伊立替康联合西妥昔单抗组的总有效率是 23%，而伊立替康组是 11%，统计学分析 $P=0.07$。然而，西妥昔单抗组的肿瘤控制率（肿瘤缩小且病情稳定）为 32%，而西妥昔加伊立替康是 56%，提示化疗加西妥昔优于单用西妥昔单抗。化疗组和化疗加西妥昔组的肿瘤平均控制时间（mTTP）分别是1.5个月和4.1个月（$P<0.001$），总平均生存期（mOS）6.9个月和8.6个月（$P=0.48$）。据此，欧美的卫生机构制定了EGFR表达阳性，化疗后复发转移的mCRC治疗原则。美国食品与药物管理局（FDA）批准西妥昔单用或与伊立替康结合应用，欧洲医药管理部门则规定西妥昔要联合伊立替康使用。西妥昔联合最佳支持疗法（best supportive care，BSC）治疗mCRC的效果显著优于单用BSC组，进一步支持西妥昔的抗肿瘤作用。西妥昔联合奥沙利铂或伊立替康类化疗药物除了用作一线药物治疗mCRC的有效率可达43%～81%，也可作为二线药物用来治疗mCRC。然而，一项国际多中心合作Ⅲ期临床研究，把1 200例mCRC的患者随机以1∶1的比例分成FOLFIRI（伊立替康联合5－Fu和LV静滴）加和不加西妥昔两组，作为一线药物治疗，结果发现联合用药组的有效率高于单纯化疗组（46.9% vs 38.7%），但是统计学分析比较两组间的总体生存时间（OS）结果无显著意义。帕尼单抗用于标准化疗失败的mCRCⅢ期临床试验，比较463例随机接受BSC或BSC加帕尼单抗的效果。结果表明，BSC加帕尼单抗组的有效率和疾病无进展生存期都明显优于BSC组（10% vs 0；13.8周vs 8.5周）。OS比较无统计学意义可能与试验期间76%的BSC组病例转为接受帕尼单抗治疗有关。

临床治疗试验研究证实，无论是西妥昔还是帕尼单抗对KRAS突变的mCRC患者都没有效果。与野生型KRAS比较，KRAS突变患者治疗后的无进展生存和总生存时间均无延长。如今，EGFR单抗已开始用于mCRC的一线药物治疗。Tabernero等首先报道西妥昔单抗用作一线药物治疗48例复发和转移结肠癌的Ⅰ期/Ⅱ期临床试验。患者先接受6周西妥昔单抗，接着再联合应用FOLFIRI（伊立替康类化疗）。结果显示，单用西妥昔单抗时，对KRAS野生型和突变型患者的有效率分别是27.6%和0（$P=0.015$），联合化疗药则分别是55.2%和31.6%。无进展存活时间分别为9.4个月和5.6个月（$P=0.047\ 5$）。后来的临床试验都得出类似的结果，即西妥昔单抗联合化疗作为一线药物治疗mCRC与单一化疗比较，西妥昔单抗有提高有效率和降低肿瘤进展风险的作用。为防止因反馈抑制而产生耐药，或不同分子转导通路干扰影响治疗效果，临床试验涉及应用两种靶向药物治疗mCRC，如西妥昔联合帕尼单抗或针对血管内皮细胞生长因子受体为靶点的单抗，如贝伐单抗（bevacizumab）。结果令人意外，与单用西妥昔比较，无论是联合帕尼还是贝伐，都不会提高对mCRC的疗效和生存时间，且增加不良反应。出现这些结果的原因有待进一步研究。可能与临床为了减少联合用药的副作用而降低抗体的用量有关，也可能与抗体间的相互作用，影响了各个抗体的发挥，如降低西妥昔单抗治疗野生型KRAS肿瘤的效果有关。总之，现在不应该用抗体联合的方法治疗mCRC。根据目前的研究资料，美国肿瘤医学会（American Society of Medical Oncology，ASCO）2009年提出，所有mCRC患者在用EGFR抗体治疗前都要行KRAS基因突变检测。有12或13密码子突变的患者不应该用EGFR治疗。如今，虽然FDA和欧洲药物评价机构（EMEA）批准的条件有所不同，但是，西妥昔单抗都已经批准作为一线药物联合或单独用于治疗后期野生型KRAS结肠直肠癌。

帕尼单抗是抗EGFR的纯人IgG_2单抗。它与EGFR的亲和力大，阻碍EGF/TGF α与EGFR的结合，抑制EGFR酪氨酸磷酸化和肿瘤细胞的活性。与西妥昔相似，帕尼单抗抑制细胞生长、诱导凋亡、降低促炎因子和血管生长因子的产生以及EGFR的信号内传。移植各种EGFR过表达的人肿瘤细胞的动物，单用帕尼单抗就能显示抗肿瘤活性。

四、HER－2单抗治疗胃癌

van Culsem等首次进行一项胃癌大样本、多中心、随机Ⅲ期临床试验，在3 807例晚期胃癌中筛选594例HER－2阳性患者，随机编入单纯化疗和化疗联合曲妥珠单抗治疗组。结果显示，在5－Fu或卡培他滨＋顺铂标准化疗方案中加入曲妥珠单抗，可使HER－2阳性胃癌患者的死亡率降低26%，治疗有效率显著提高（47.3% vs 34.5%，$P=0.001\ 7$），使晚期胃癌患者生存期超过13个月。

五、EGFR单抗与皮疹

EGFR单抗治疗期间出现的痤疮样皮疹与疗效的关系是值得关注的问题。西妥昔单抗的皮疹发生率预计有75%。帕尼单抗治疗后出现皮疹的患者似乎比没有皮疹患者的治疗效果要好。皮肤角质细胞、毛囊细胞虽然都表达EGFR，但EGFR抗体治疗出现皮疹的病理原因仍不清楚。有人认为皮疹可以用作疗效的观察指标。然而，并不是没有皮疹的患者都是无效的。在西妥昔单抗治疗mCRC的皮肤毒性反应与临床疗效关系的临床研究中，患者接受伊立替康联合西妥昔单抗治疗3周后，出现中度以上皮肤毒性反应的患者随机分成两组，一组接受更高剂量的西妥昔单抗，另外一组维持原来的剂量不变，有效率分别是30%、34%，差异无统计学意义，而那些没有或只有轻微皮疹的患者的有效率仅为13%。

六、EGFR单抗提高结直肠癌肝转移灶切除率

mCRC一般不考虑手术治疗，但是大约有20%转移灶仅限于肝脏的病例，转移灶完全切除后（镜下无残留，R_0），一部分患者可以获得长期生存。不手术的总体平均生存时间仅8个月，而术后5年生存时间可达到60%。临床研究显示，化疗联合西妥昔单抗治疗后的R_0切除率从2.4%提高到4.7%，野生型KRAS肿瘤可以从4.1%提高到9.8%，而对突变型KRAS肿瘤无显著作用（1.9% vs 2.1%）。最近研究还发现，原来不能手术切除的mCRC，经化疗辅以西妥昔单抗治疗后，转变成可以达到R_0切除的病例高达35%。这一令人印象深刻的结果，值得同道关注。

七、肿瘤细胞EGFR的表达

肿瘤细胞EGFR的表达（基因或蛋白水平）是EGFR靶向治疗的基础。临床上通常以免疫组化（IHC）染色的方法确定EGFR蛋白的表达。但是，抗体治疗的效果与IHC的结果并不完全一致。据报道，即使EGFR IHC结果阴性的结肠直肠癌仍有25%对抗体治疗是有效的。这可能与IHC检测结果无法体现EGFR基因扩增的实际情况有关。与IHC比较，荧光原位杂交（FISH）或染色体基因原位杂交（CISH）技术检测EGFR基因表达更能反映临床治疗效果。无论是基因过表达还是基因拷贝数的增加，都可用来预计EGFR靶向治疗效果。然而，这些类型的基因突变似乎在胃肠道肿瘤并不多见。

八、KRAS基因状态预测EGFR单抗治疗结直肠癌的疗效

EGFR单抗治疗胃肠道肿瘤的效果取决于KRAS基因的突变状态。因此KRAS基因突变与否已是公认的EGFR单抗治疗前必须的检测项目。RAS蛋白，或称RAS样GTP酶（RAS - like GTPases），是人类基因组3个RAS促癌基因编码的一类与GTP结合的小分子蛋白。其中21kDa RAS蛋白最受关注，它参与跨膜信号转导，特别是那些生长因子诱导产生的RAS，调控GTP/GDP之间的转换结合。鸟嘌呤核苷酸交换因子（guanine nucleotide exchange factors，GEPs）作用于生长因子受体的胞内近膜区激活RAS蛋白，产生GTP - RAS。相反，GTP酶活化蛋白（GTPase - activating proteins，GAPs）通过把GTP - RAS水解为GDP - RAS阻断RAS的信号传导。生理状态下GTP - RAS的水平就是通过调节GEPs与GAPs之间的平衡达到的。RAS促癌基因突变导致RAS蛋白结构的改变（G_{12}、G_{13}或Q_{61}残基的氨基酸替换），GTP - RAS复合物的GTP无法被水解，丧失上游受体的负反馈调控，导致RAS蛋白处于长期的活化状态和持续信号传导。结肠直肠癌患者30%～50%携带KRAS突变基因，并且与肿瘤的细胞类型、大小以及临床表现相关。

现已发现CRC超过3 000个KRAS点突，有的病例突变发生在体细胞12和13密码子上的错义突变。不同位点的突变产物具有不同的生物学特性。例如，Bazan等发现密码子12 KRAS突变的CRC具有黏液型肿瘤的细胞学特征，而进展快、晚期、淋巴结转移的CRC多是密码子13突变。虽然，CRC是否有KRAS突变似乎跟预后没有太多的关系，但对预知EGFR单抗的治疗效果却是不容置疑的。现在，临床应用西妥昔和帕尼治疗CRC之前，常规检测KRAS突变，用来指导临床治疗和用药。

有关KRAS基因突变检测的准确性是一直受到关注的问题，它取决于检测方法、组织取材部位、组织的质量以及组织是否新鲜等。检测的方法，除了要求敏感性高、特异性强，还需要求迅速、可靠、价格低以及

简易。目前的检测方法有些是还未在市场推广使用的实验室内检测，有些是仍处于研究阶段，未受公认的方法。

九、BRAF基因状态预测EGFR单抗治疗CRC疗效

KRAS基因突变无疑是EGFR单抗治疗胃肠道肿瘤无效的预测指标。以CRC为例，KRAS突变的发生率预计是30%～40%。EGFR单抗，如西妥昔和帕尼单抗，充其量只对10%～20%的CRC有效。况且，EGFR单抗对极少数KRAS突变的CRC也是有效的。因此，寻找其他疗效预测指标，无论是对预计治疗效果还是选择治疗病例都是很有意义和必要的。

MAPK通路下的RAF基因与RAS、MEK1和MEK2信号转导有关。多种人类肿瘤都发现有BRAF基因突变，最常见的有恶性黑色素瘤（50%～60%）、乳头状甲状腺瘤（30%～50%），以及结肠直肠癌（10%～15%）。80%的突变发生在外显子15上V600E一个氨基酸的替代。与KRAS突变相似，BRAF突变属于体细胞突变，不同部位的腺细胞癌在各个发展阶段都可以检测到。而且，BRAF V600E替代突变的细胞ERK1/2活性高，因此认为KRAS和BRAF突变导致肿瘤的发生与ERK的失调有关。除了KRAS，检测BRAF突变与否同样可以预见CRC是否对EGFR单抗治疗有效。临床研究显示，无论是KRAS还是BRAF突变的CRC，对EGFR单抗的治疗效果都是不好的。该结果提示，可用于预测EGFR单抗治疗效果的关键是MAPK通路，而不是该通路的某个环节。EGFR和MAPK通路与PI3K通路通过信号转导相互链接，如EGFR经PI3K传导信号，活化的RAS蛋白能激活PI3K。PI3K是一个调节细胞增殖、分化和存活的重要信号转导通路。PI3K一旦被激活，使PIP2磷酸化后形成PIP3，把信号传导给主要效应器Akt发挥细胞生物效应。肿瘤抑制基因PTEN通过把PIP3还原成PIP2在这个通路起主要的抑制作用。PI3K通路可能是人类肿瘤除p53外最常发生突变的信号通路。通路信号的调节异常，导致PTEN突变或功能丧失是多种肿瘤细胞无止境生长的特征，包括CRC。EGFR单抗治疗CRC的研究显示，除了KRAS和BRAF，PTEN和PI3K突变与否与疗效也有一定的关系。

十、其他信号转导通路与CRC

抑癌基因TP53，编码p53蛋白，当DNA受损或癌基因异常活跃时就会被激活，诱导凋亡和（或）老化。TP53突变与人类肿瘤密切相关。研究显示，TP53表达可能与靶向治疗的疗效有关。新近对非小细胞肺癌EGFR通路的研究显示，只有在p53失活的情况下细胞才会恶变。Oden - Gangloff等观察西妥昔单抗治疗mCRC的效果时发现，p53突变影响西妥昔单抗的治疗效果，特别是当没有KRAS突变时。

以上所提到的EGFR - MAPK信号转导都是考虑膜受体活化后下游的信号传导系统。自然来源的上游EGFR配体，EREG（epiregulin）和AREG（amphiregulin）对EGFR的亲和力与EGF比较虽弱，但结合得更牢、更久。Khambata - Ford等发现，mCRC患者接受西妥昔单抗治疗时，瘤内EREG和AREG的表达越高效果就越好。野生型KRAS肿瘤通常都有较高的EREG的表达，提示EGFR配体介导的信号转导依赖下游野生型KRAS蛋白。胰岛素样生长因子（IGF）是正常的细胞生长因子，参与促进细胞的分裂，抑制细胞凋亡，在多种肿瘤细胞呈过表达状态。新近研究发现，同时检测KRAS和IGF - 1基因状态也可能有助于更准确预测EGFR单抗治疗mCRC的效果。

第三节　针对IGF通路的靶向药物

胰岛素样一号生长因子（IGF - 1）通路是进化过程中保留下来的非常重要的细胞增殖和存活的信号转导通路，它与肿瘤的发生、发展和转移密切相关。阻断IGF - 1通路的靶向药物，包括单克隆抗体和小分子酪氨酸激酶抑制剂的临床试验正在进行。

一、IGF－1与消化道肿瘤

IGF－1受体（IGF－1R）的结构和胰岛素受体（IR）的结构相似，85%的氨基酸序列相同。两者均属跨膜受体，由能与配体结合、具酪氨酸活性的膜外亚单位β和膜内亚单位α构成。IGF－1通路包括IGF－1R配体（IGF－1和IGF－2）、6个结合蛋白（IGFBP1－6）、胞外信号蛋白（IRS－1和IRS－2）以及下游效应网络系统，如以上提到的PI3－激酶/Akt/mTOR和Ras－raf－MAP激酶通路。消化道肿瘤如胰腺癌，自分泌和旁分泌的IGF－1在激活IGF－1R和启动IGF－1通路中起主要作用。活化IGF－1R导致IRS－1和下游效应网络蛋白的磷酸化，从而启动IGF－1信号转导。IGF－1R可能通过抑制凋亡、促进细胞分化、促使血管增生、促进浸润和转移导致肿瘤进展。IGF－1R不是癌基因，但却是肿瘤发生的重要因素，因为癌基因使细胞癌变的过程中必须要有IGF－1R的参与。动物实验显示，针对IGF－1R的单抗和小分子抑制剂都有抑制肿瘤生长、浸润和转移的作用，并发现循环IGF－1水平与CRC的生长和转移有关。流行病学研究显示，外周血IGF－1浓度升高或IGFBP－3的浓度降低都会增加CRC的风险。

二、IGF－1靶向药物治疗消化道肿瘤

IGF－1R的单克隆抗体和小分子酪氨酸激酶抑制剂抗肿瘤作用的Ⅱ期/Ⅲ期临床实验正在进行。IGF－1R抗体的作用机制是阻断配体与受体之间的相互作用，而酪氨酸激酶抑制剂则是通过抑制受体的活化（酪氨酸激酶的活性）来阻断IGF－1R的信号转导。IGF－1R单抗一般不作用于IR，而酪氨酸激酶抑制剂除了作用于IGF－1R，还抑制相关的受体，如IR和复合受体IGF－1R/1R，因此更容易发生高血糖。IGF－1R阻断后的继发反应有IGF－1、生长激素以及胰岛素水平的升高，特别是糖依赖的胰腺癌和神经内分泌肿瘤。高血糖的副作用在临床上容易处理，继发反应却令人关注，因为IGF－1、胰岛素和肥胖因素都增加发生肿瘤的风险。现有的IGF－1R单抗不是纯人就是拟人免疫球蛋白，极少发生过敏反应。大多数抗体属于免疫球蛋白G1，诱导抗体依赖性，细胞介导的细胞毒效应（ADCC）和补体结合反应。因此临床上在应用IGF－1R抗体时要警惕血小板降低。

IGF－1R的激活对EGFR的信号转导至关重要。动物实验显示，EGFR单抗联合IGF－1R单抗治疗CRC可增强抗肿瘤效果。最近发表的Ⅱ期临床试验结果证实，西妥昔单抗联合IGF－1R单抗IMC－A12（cixitumumab）治疗EGFR单抗治疗失败的CRC，其效果优于单一西妥昔。严重的副作用有静脉输入相关的反应，如血小板降低、高血糖和发热，分析认为与IMC－A12有关。另一项大宗Ⅱ期/Ⅲ期临床试验显示，伊立替康治疗失败的CRC患者可以耐受IGF－1R单抗（MK－0646）联合伊立替康和西妥昔的治疗。IGF－1的表达以及IGF－1通路的多形性还和伊立替康、西妥昔联合治疗野生型KRAS肿瘤的结果相关，提示肿瘤IGF－1的表达可能也可以用作西妥昔单抗疗效的预测指标。

胰腺癌预后极差，总的5年生存率不到5%。过去10年都是以吉西他滨（gemcitabine）为主要治疗药物，疗效有限，如果加上EGFR抑制剂厄洛替尼（tarceva）能提高生存时间，然而，EGFR与IGF－1通路间的相互作用经常产生耐药。一些胃肠道肿瘤，包括胰腺癌，都有IGF－1和IGF－1R表达增加，活体内抑制IGF－1R的表达能抑制胰腺癌的生长。随机对照临床Ⅱ期实验结果表明吉西他滨联合AMG 479（IGF－1R单抗）可以延长12个月的总生存时间。

第四节　微小核糖核酸（microRNA，miRNA）靶向基因治疗

miRNA是一种内源性非编码，含22个核苷酸的核糖核酸。靶基因转录后，通过核酸序列3’端非翻译区对应互补核苷酸序列抑制靶基因的表达，调节细胞的生物活性。据报道，miRNA参与肿瘤的发生、发展和转移，在许多肿瘤，包括胃肠道肿瘤，都发现有miRNA调节异常。因此，与肿瘤有关的miRNA不仅可作为

胃肠道肿瘤诊断的标志物，同时也是潜在的基因治疗的标靶。

肿瘤 miRNA 调节异常可以导致基因转录异常、突变、DNA 拷贝数异常以及 miRNA 生物进化缺陷。胃肠道肿瘤通常有抑癌 miRNA 基因，如 miR－34 和 miR－143/145 表达下调和促癌 miRNA 基因，如 miR－21 和 miR－17－29 表达上调。常规治疗，如化疗和放疗 p53 和 miR－44 功能正常的肿瘤能提高 miR－34 的表达。然而，50%以上的肿瘤缺乏正常 p53，因此，无法诱导 miR－34 的表达。为了提高 miR－34 的表达，首先需纠正 p53 功能。腺病毒为载体的 p53 基因（Ad－p53）转染技术，诱导腺病毒介导的 p53 基因过表达，从而促进胃癌和结肠癌细胞的凋亡，抑制肿瘤的生长。为了提高 p53 基因转染率，Ad－p53 结合溶瘤病毒的基因转染也许提高和维持 p53 基因的表达，从而增强抗肿瘤效果。由于启动子甲基化和（或）染色体 1p36 或 11q23 缺失导致 miR－34 无表达的肿瘤，异位 miR－34a 表达模拟和直接上调 miR－34，抑制结肠癌细胞活性并促进细胞老化凋亡。最近观察到 miR－34 过表达能抑制胃癌肿瘤球（tumor sphere）形成，提示重新恢复肿瘤 miR－34 的功能有希望消灭胃肠道肿瘤干细胞。促癌基因 miR－21 过表达是包括胃肠道肿瘤在内的肿瘤发生和发展的另一个重要因素。抗炎药物、反义寡核苷酸以及 miRNS 海绵，通过抑制促癌基因的表达治疗胃肠道肿瘤。抗炎药、姜黄色素（curcumin）下调胰腺癌和结肠癌 miR－21 的表达。miR－21 反义寡核苷酸抑制胃癌细胞 miR－21 的表达，促进肿瘤细胞的凋亡。含特异性 miRNA 多结合位点的 miRNA 海绵能解除内源性 miRNA 抑制作用已在很多靶向基因得到证实，今后也可能用于治疗胃肠道肿瘤。

靶向基因治疗的给药途径是一个临床上颇具挑战性的问题。胃肠道肿瘤可以实现内镜下瘤体内给药，转移瘤也可考虑介入途径给药。总之，局部给药不仅保证了肿瘤细胞的基因转染，而且还能减少全身用药的副作用，值得临床探讨。

第五节　针对血管生成因子通路的靶向药物

肿瘤的生长和转移取决于肿瘤营养血管的数量。丰富的血供是肿瘤细胞增殖和转移的必备条件。肿瘤细胞本身、间质细胞、浸润的免疫细胞，以及血管成分都会产生血管生长因子，支持血管增生。其中血管内皮细胞生长因子（VEGF）被认为是最重要的血管生成调节因子。自从发现结肠癌的血管计数，VEGF 和 VEGF 受体（VEGFR）的表达与肿瘤细胞的增殖和转移密切相关后，许多报道都证实 VEGF 是结肠癌的重要血管生成因子，并支持使用 VEGF 靶向药物治疗。动物实验结果显示 VEGF 抗体和 VEGF 抑制剂抑制肿瘤的生长和转移。抗人 VEGF 单抗（贝伐，bevacizumab）的Ⅲ期临床试验结果显示，贝伐与化疗药物联合使用能显著延长结肠癌转移患者的中位生存和缓解时间。现已广泛被认可用于治疗胃肠道肿瘤。

除了 VEGF，其他因素也影响肿瘤的血管生成。因此明确是哪一种血管生长因子的作用导致肿瘤的生长，才能有的放矢地使用相应的靶向药物。胃癌的预后与肿瘤细胞类型有关，肠型胃癌多有肝转移，弥漫性胃癌腹膜腔转移多见。肠型胃癌的发展与 VEGF 诱导的血管生成有关，其中甲胎蛋白型胃癌（AFP－GC）与非 AFP－GC 具有较强的血管生成能力，肝转移多见，预后差。AFP 抗体能抑制 AFP－GC 肿瘤的血管生成，抑制肿瘤的进展，可被用作治疗肠型胃癌和 AFP－GC 的靶向药物。鉴于吉西他滨与贝伐单抗联合应用无法提高胰腺癌转移患者的总体生存时间，大多数临床试验都改用其他化疗药物或分子靶向药与贝伐单抗联用。自从 Hurwitz 等报道贝伐单抗联合伊立替康、5－Fu 等显著延长结肠癌患者的生存时间后，贝伐单抗就被认为是治疗后期结肠癌和结肠癌转移的主要药物。其他的 VEGF 拮抗药也可以考虑用作防止治疗后复发的辅助治疗，特别是 VEGF 高表达的结直肠癌。

目前，胃肠道肿瘤的 VEGF 靶向治疗的耐药问题依然严峻。耐药的原因包括：肿瘤原来就没有 VEGF 的上调（内源性因素），贝伐单抗治疗后细胞表型改变（获得性因素）。治疗后的耐药可能与外周的基础纤维母细胞生长因子（bFGF）和趋化因子 12（CXCL12）［又称基质细胞衍生因子－1（SDF－1）］的水平有关，也可能与内皮细胞特异性 Notch/DLL 4（Delta－like ligand）通路上调有关。

第六节 肿瘤分子靶向药物总结

现代消化道肿瘤的治疗模式与20年前比较，随着个体化治疗理念的出现已发生了深刻的变化。虽然靶向治疗目前无法代替传统治疗，但却是消化道肿瘤治疗的发展方向。外科手术在消化道肿瘤的重要地位仍然不可动摇。然而，随着肿瘤分子生物学研究的不断深入，肿瘤诊治的宏观认识正在出现根本的改变，肿瘤并非局部疾病，而是系统慢性病。在这一概念被广泛接受的今天，毫无疑问，胃肠道外科医生及时了解和关注靶向药物治疗的进展是很有必要的。应该提倡，手术切除是胃肠道肿瘤综合治疗的重要手段之一，但制定个体化治疗方案更显重要。应用基因水平的预后预测标志物和疗效评估标志物，化疗配合靶向药物尽最大可能地把恶性肿瘤转化成良性肿瘤，使患者与瘤共存，延长生存时间。任何一味追求单一治疗治愈肿瘤的努力都是不可取的。

目前，针对单基因驱动，突变负荷低的“笨拙”的肿瘤，靶向治疗已取得可喜的成果，如靶向突变基因产物的药物伊马替尼，针对BCR－ABL异位治疗慢性粒细胞性白血病，已显示出可靠的治疗效果，并取得良好的临床疗效，患者获得长期生存。遗憾的是，更多的肿瘤是多基因驱动，突变负荷高（10～100个突变位点）的“聪明”肿瘤，这就是为什么西妥昔等靶向药物治疗EGFR突变型CRC没有效果的主要原因。另外，“进化”是恶性肿瘤的又一个特征。基因组学的研究显示，转移瘤与原发肿瘤的基因表达是不同的。因此，单靶点药物治疗后的耐药问题是摆在肿瘤靶向治疗领域面前的严峻挑战。应用基因组测序，研发多靶点分子药物干预多分子通路的个体化治疗方案，也许是未来分子靶向药物治疗的方向。

（新加坡国立大学 阮润生）

参考文献

[1] Bhowmick NA, Neilson EG, Moses HL. Stromal fibroblasts in cancer initiation and progression [J]. Nature, 2004, 432: 332－337.

[2] Hofman PM. Pathobiology of the neutrophil intestinal epithelial cell interaction: role in carcinogenesis [J]. World J Gastroenterol, 2011, 16: 5791－5800.

[3] Duensing A, Medeiros AF, McConarty B, et al. Mechanisms of oncogenic kit signal transduction in primary gastrointestinal stromal tumors (GISTs) [J]. Oncogene, 2004, 23: 3999－4006.

[4] Carballo M, Roig I, Aguilar F, et al. Novel c－kit germline mutation in a family with gastrointestinal stromal tumors and cutaneous hyperpigmentation [J]. Am J Med Genet, 2005, 132: 361－364.

[5] Li FP, Fletcher JA, Heinrich MC, et al. Familial gastrointestinal stromal tumor syndrome: phenotypic and molecular features in kindred [J]. J Clin Oncol, 2005, 23: 2735－2743.

[6] Miettinen M, Sarlomo－Rikala M, Lasota J. Gastrointestinal stromal tumors: recent advances in understanding of their biology [J]. Hum Pathol, 1999, 30: 1213－1220.

[7] Hirota S, Isozaki K, Moriyama Y, et al. Gain－of－function mutations of c－kit in human gastrointestinal stromal tumors [J]. Science, 1998, 279: 577－580.

[8] Agaram NP, Wong GC, Guo T, et al. Novel V600E BRAF mutations in imatinib－naive and imatinib－resistant gastrointestinal stromal tumors [J]. Genes Chromosomes Cancer, 2008, 47: 853－859.

[9] Sarlomo－Rikala M, Kovatich AJ, Barusevicius A, et al. CD117: a sensitive marker for gastrointestinal stromal tumors that is more specific than CD34 [J]. Mod Pathol, 1998, 11: 728－734.

[10] Heinrich MC, Corless CL, Demetri GD, et al. Kinase mutations and imatinib response in patients with metastatic gastrointestinal stromal tumor [J]. J Clin Oncol, 2003, 21: 4342－4349.

[11] Antonescu CR, Sommer Sarran L, et al. Association of kit exon9mutations with nongastric primary site and aggressive behavior: kit mutation analysis and clinical correlates of 120 gastrointestinal stromal tumors [J]. Clin Cancer Res, 2003, 9: 3329－3337.

[12] Steigen SE, Eide TJ, Wasag B, et al. Mutations in gastrointestinal stromal Tumors－a populationbased study from northern Norway [J]. APMIS, 2007, 115: 289－298.

[13] Andersson J, Umming PB, Meis－Kindblom JM, et al. Gastrointestinal stromal tumors with kit exon 11 deletions are associated with poor prognosis [J]. Gastroenterol, 2006, 130: 1573－1581.

[14] Demetri GD, Von Mehren M, Blanke CD, et al. Efficacy and safety of imatinib mesylate in advanced gastrointestinal stromal tumors [J]. N Eng J Med, 2002, 347: 472-480.
[15] DeMatteo RP, Ballman KV, Antonescu CR, et al. Adjuvant imatinib mesylate after resection of localised, primary gastrointestinal stromal tumour: a randomised, double-blind, placebo-controlled trial [J]. Lancet, 2009, 373: 1097-1104.
[16] Heinrich MC, Corless CL, Demetri GD, et al. Kinase mutations and imatinib response in patients with metastatic gastrointestinal stromal tumor [J]. J Clin Oncol, 2003, 21: 4342-4349.
[17] Debiec-Rychter M, Dumez H, Judson I, et al. Use of c-kit/PDGFRA mutational analysis to predict the clinical response to imatinib in patients with advanced gastrointestinal stromal tumours entered on phase Ⅰ and Ⅱ studies of the EORTC Soft Tissue and Bone Sarcoma Group [J]. Eur J Cancer, 2004, 40: 689-695.
[18] Debiec-Rychter M, Sciot R, Le Cesne A, et al. kit mutations and dose selection for imatinib in patients with advanced gastrointestinal stromal tumours [J]. Eur J Cancer, 2006, 42: 1093-1103.
[19] Heinrich MC, Owzar K, Corless CL, et al. Correlation of kinase genotype and clinical outcome in the North American intergroup phase Ⅲ trial of imatinib mesylate for treatment of advanced gastrointestinal stromal tumor: CALGB 150105 study by cancer and leukemia group B and southwest oncology group [J]. J Clin Oncol, 2008, 26: 5360-5367.
[20] Demetri GD. Differential Properties of Current Tyrosine Kinase Inhibitors in Gastrointestinal Stromal Tumors [J]. Semin Oncol, 2011, 38 (3): 467.
[21] Von Mehren M. Beyond imatinib: second generation c-kit inhibitors for the management of gastrointestinal stromal tumors [J]. Clin Colorectal Cancer, 2006, 6: 30-34.
[22] Bauer S, Yu LK, Demetri GD, et al. Heat shock protein 90 inhibition in imatinib-resistant gastrointestinal stromal tumor [J]. Cancer Res, 2006, 66: 9153-9161.
[23] Mendelsohn J, Baselga J. Status of epidermal growth factor receptor antagonists in the biology and treatment of cancer [J]. J Clin Oncol, 2003, 21: 2787-2799.
[24] Lewis TS, Shapiro PS, Ahn NG. Signal transduction through MAP kinase cascades [J]. Adv Cancer Res, 1998, 74: 49-139.
[25] Alroy I, Yarden Y. The ErbB signaling network in embryogenesis and oncogenesis: signal diversification through combinatorial ligand-receptor interactions [J]. FEBS Lett, 1997, 410: 83-86.
[26] Engelman JA, Luo J, Cantley LC. The evolution of phosphatidylinositol 3-kinases as regulators of growth and metabolism [J]. Nat Rev Genet, 2006, 7: 606-619.
[27] Yarden Y, Sliwkowski MX. Untangling the ErbB signalling network [J]. Nat Rev Mol Cell Biol, 2001, 2: 127-137.
[28] Herbst RS, Shin DM. Monoclonal antibodies to target epidermal growth factor receptor-positive tumors: a new paradigm for cancer therapy [J]. Cancer, 2002, 94: 1593-1611.
[29] Herbst RS, Kim ES, Harari PM. IMC-C225, an anti-epidermal growth factor receptor monoclonal antibody, for treatment of head and neck cancer [J]. Expert Opin Biol Ther, 2001, 1: 719-732.
[30] Cunningham D, Humblet Y, Siena S, et al. Cetuximab monotherapy and cetuximab plus irinotecan in irinotecan-refractory metastatic colorectal cancer [J]. N Engl J Med, 2004, 351: 337-345.
[31] Jonker DJ, O' Callaghan CJ, Karapetis CS, et al. Cetuximab for the treatment of colorectal cancer [J]. N Engl J Med, 2007, 357: 2040-2048.
[32] Sobrero AF, Maurel J, Fehrenbacher L, et al. EPIC: phase III trial of cetuximab plus irinotecan after fluoropyrimidine and oxaliplatin failure in patients with metastatic colorectal cancer [J]. J Clin Oncol, 2008, 26: 2311-2319.
[33] Tabernero J, van Cutsem E, Diaz-Rubio E, et al. Phase II trial of cetuximab in combination with fluorouracil, leucovorin, and oxaliplatin in the first-line treatment of metastatic colorectal cancer [J]. J Clin Oncol, 2007, 25: 5225-5232.
[34] Bokemeyer C, Bondarenko I, Makhson A, et al. Fluorouracil, leucovorin, and oxaliplatin with and without cetuximab in the first-line treatment of metastatic colorectal cancer [J]. J Clin Oncol, 2009, 27: 663-671.
[35] van Cutsem E, Kohne CH, Hitre E, et al. Cetuximab and chemotherapy as initial treatment for metastatic colorectal cancer [J]. N Engl J Med, 2009, 360: 1408-1417.
[36] van Cutsem E, Peeters M, Siena S, et al. Open-label phase III trial of panitumumab plus best supportive care compared with best supportive care alone in patients with chemotherapy-refractory metastatic colorectal cancer [J]. J Clin Oncol, 2007, 25: 1658-1664.
[37] Lievre A, Bachet JB, Boige V, et al. KRAS mutations as an independent prognostic factor in patients with advanced colorectal cancer treated with cetuximab [J]. J Clin Oncol, 2008, 26: 374-379.
[38] De Roock W, Piessevaux H, De Schutter J, et al. KRAS wild-type state predicts survival and is associated to early radiological response in metastatic colorectal cancer treated with cetuximab [J]. Ann Oncol, 2008, 19: 508-515.

[39] Amado RG, Wolf M, Peeters M, et al. Wildtype KRAS is required for panitumumab efficacy in patients with metastatic colorectal cancer [J]. J Clin Oncol, 2008, 26: 1626 - 1634.

[40] Tabernero J, Cervantes A, Ciardiello F, et al. Correlation of efficacy to KRAS status (wtvsmut) in patients (pts) with metastatic colorectal cancer (mCRC), treated with weekly (q1w) and q2w schedules of cetuximab combined with FOLFIRI, in: Presented at: ASCO Gastrointestinal Cancers Symposium, Orlando, FL, January 25 - 27, 2008 [C]. Abstract 435.

[41] Bokemeyer C, Bondarenko I, Makhson A, et al. Fluorouracil, leucovorin, and oxaliplatin with and without cetuximab in the first - line treatment of metastatic colorectal cancer [J]. J Clin Oncol, 2009, 27: 663 - 671.

[42] van Cutsem E, Kohne CH, Hitre E, et al. Cetuximab and chemotherapy as initial treatment for metastatic colorectal cancer [J]. N Engl J Med, 2009, 360: 1408 - 1417.

[43] Tol J, Koopman M, Cats A, et al. Chemotherapy, bevacizumab, and cetuximab in metastatic colorectal cancer [J]. N Engl J Med, 2009, 360: 563 - 572.

[44] Hecht JR, Mitchell E, Chidiac T, et al. A randomized phase ⅢB trial of chemotherapy, bevacizumab, and panitumumab compared with chemotherapy and bevacizumab alone for metastatic colorectal cancer [J]. J Clin Oncol, 2009, 27: 672 - 680.

[45] Allegra CJ, Jessup JM, Somerfield MR, et al. ASCO provisional clinical opinion: testing for KRAS gene mutations in patients with metastatic colorectal carcinoma to predict response to anti - epidermal growth factor receptor monoclonal antibody therapy [J]. J Clin Oncol, 2009, 27: 2091 - 2096.

[46] Yang XD, Jia XC, Corvalan JR, et al. Development of ABX - EGF, a fully human anti - EGF receptor monoclonal antibody, for cancer therapy [J]. Crit Rev Oncol Hematol, 2001, 38: 17 - 23.

[47] Van Cutsem E, Kang Y, Chung H, et al. Efficacy results from the ToGA trial: a phase Ⅲ study of trastuzumab added to standard chemotherapy (CT) in first - line human epidermal growth factor receptor2 (HER - 2) - positive advanced gastric cancer (GC) [J]. J Clin Oncol, 2009, 27 (S18): 4509.

[48] Cunningham D, Humblet Y, Siena S, et al. Cetuximab monotherapy and cetuximab plus irinotecan in irinotecan - refractory metastatic colorectal cancer [J]. N Engl J Med, 2004, 351: 337 - 345.

[49] Saltz L, Kies M, Abbruzzese J, et al. The presence and intensity of the cetuximab - induced acne - like rash predicts increased survival in studies across multiple malignancies [J]. Proc Am Soc Clin Oncol, 2003, 22: 817.

[50] Peeters M, Siena S, van Cutsem E, et al. Association of progression - free survival, overall survival, and patient - reported outcomes by skin toxicity and KRAS status in patients receiving panitumumab monotherapy [J]. Cancer, 2009, 115: 1544 - 1554.

[51] Tejpar S, Peeters M, Humblet Y, et al. Phase Ⅰ/Ⅱ study of cetuximab dose - escalation in patients with metastatic colorectal cancer (mCRC) with no or slight skin reactions on cetuximab standard dose treatment (EVEREST): pharmacokinetic (PK), Pharmacodynamic (PD) and efficacy data [J]. J Clin Oncol, 2007, 25: 4037.

[52] Lochan R, White SA, Manas DM. Liver resection for colorectal liver metastasis [J]. Surg Oncol, 2007, 16: 33 - 45.

[53] Bokemeyer C, Bondarenko I, Makhson A, et al. Fluorouracil, leucovorin, and oxaliplatin with and without cetuximab in the first - line treatment of metastatic colorectal cancer [J]. J Clin Oncol, 2009, 27: 663 - 671.

[54] Folprecht G, Gruenberger T, Bechstein WO, et al. Tumour response and secondary resectability of colorectal liver metastases following neoadjuvant chemotherapy with cetuximab: the CELIM randomised phase2trial [J]. Lancet Oncol, 2010, 11: 38 - 47.

[55] Chung KY, Shia J, Kemen NE, et al. Cetuximab shows activity in colorectal cancer patients with tumors that do not express the epidermal growth factor receptor by immunohistochemistry [J]. J Clin Oncol, 2005, 23: 1803 - 1810.

[56] Shia J, Klimstra DS, Li AR, et al. Epidermal growth factor receptor expression and gene amplification in colorectal carcinoma: an immunohistochemical and chromogenic in situ hybridization study [J]. Mod Pathol, 2005, 18: 1350 - 1356.

[57] Kranenburg O. The KRAS oncogene: past, present, and future [J]. Biochim Biophys Acta, 2005, 1756: 81 - 82.

[58] Bazan V, Migliavacca M, Zanna I, et al. Specific codon 13K - ras mutations are predictive of clinical outcome in colorectal cancer patients, whereas codon 12K - ras mutations are associated with mucinous histotype [J]. Ann Oncol, 2002, 13: 1438 - 1446.

[59] Davies H, Bignell GR, Cox C, et al. Mutations of the BRAF gene in human cancer [J]. Nature, 2002, 417: 949 - 954.

[60] Rajagopalan H, Bardelli A, Lengauer C, et al. Tumorigenesis: RAF/RAS oncogenes and mismatch - repair status [J]. Nature, 2002, 418: 934.

[61] Benvenuti S, Sartore - Bianchi A, Di Nicolantonio F, et al. Oncogenic activation of the RAS/RAF signaling pathway impairs the response of metastatic colorectal cancers to anti - epidermal growth factor receptor antibody therapies [J]. Cancer Res, 2007, 67: 2643 - 2648.

[62] Perrone F, Lampis A, Orsenigo M, et al. PI3KCA/PTEN deregulation contributes to impaired responses to cetuximab in metastatic colorectal cancer patients [J]. Ann Oncol, 2009, 20: 84 - 90.

[63] Oden - Gangloff A, Di Fiore F, Bibeau F, et al. TP53 mutations predict disease control in metastatic colorectal cancer treated with

cetuximab – based chemotherapy [J]. Br J Cancer, 2009, 100: 1330 – 1335.

[64] Khambata – Ford S, Garrett CR, Meropol NJ, et al. Expression of epiregulin and amphiregulin and K – ras mutation status predict disease control in metastatic colorectal cancer patients treated with cetuximab [J]. J Clin Oncol, 2007, 25: 3230 – 3237.

[65] Scartozzi M, Bearzi I, Mandolesi A, et al. Correlation of insulin – like growth factorl (IGF – 1) expression and clinical outcome in K – RAS wild – type colorectal cancer patients treated with cetuximab – irinotecan [J]. J Clin Oncol, 2009, 27: 4017.

[66] Pollak M. Insulin and insulin – like growth factor signalling in neoplasia [J]. Nat Rev Cancer, 2008, 8: 915 – 928.

[67] Bruchim I, Attias Z, Werner H. Targeting the IGF1 axis in cancer proliferation [J]. Expert Opin Ther Targets, 2009, 13: 1179 – 1192.

[68] Lopez T, Hanahan D. Elevated levels of IGF – 1 receptor convey invasive and metastatic capability in a mouse model of pancreatic islet tumorigenesis [J]. Cancer Cell, 2002, 1: 339 – 353.

[69] Sachdev D, Hartell JS, Lee AV, et al. A dominant negative type I insulin – like growth factor receptor inhibits metastasis of human cancer cells [J]. J Biol Chem, 2004, 279: 5017 – 5024.

[70] Baserga R, Peruzzi F, Reiss K. The IGF – 1 receptor in cancer biology [J]. Int J Cancer, 2003, 107: 873 – 877.

[71] Giovannucci E. Insulin – like growth factor – I and binding protein – 3 and risk of cancer [J]. Horm Res, 1999, 51 Suppl 3: 34 – 41.

[72] Giovannucci E, Pollak MN, Platz EA, et al. A prospective study of plasma insulin – like growth factor – 1 and binding protein – 3 and risk of colorectal neoplasia in women [J]. Cancer Epidemiol Biomarkers Prev, 2000, 9: 345 – 349.

[73] Reidy DL, Vakiani E, Fakih MG, et al. Randomized, phase Ⅱ study of the insulin – like growth factor – 1 receptor inhibitor IMC – A12, with or without cetuximab, in patients with cetuximab – or panitumumab – refractory metastatic colorectal cancer [J]. J Clin Oncol, 2010, 28: 4240 – 4246.

[74] Watkins DJTJ, Schmoll HJ, Trarbach T, et al. A phase Ⅱ study of the anti – IGFR antibody MK – 0646 in combination with cetuximab and irinotecan in the treatment of chemorefractory metastatic colorectal cancer [J]. J Clin Oncol, 2009, 27 (S15): 4127.

[75] Scartozzi M, Mandolesi A, Giampieri R, et al. Insulin – like growth factorl expression correlates with clinical outcome in K – RAS wild type colorectal cancer patients treated with cetuximab and irinotecan [J]. Int J Cancer, 2010, 127: 1941 – 1947.

[76] Winder T, Zhang W, Yang D, et al. Germline polymorphisms in genes involved in the IGF1 pathway predict efficacy of cetuximab in wild – type KRAS mCRC patients [J]. Clin Cancer Res, 2010, 16: 5591 – 5602.

[77] Hakam A, Fang Q, Karl R, et al. Coexpression of IGF – 1R and c – Src proteins in human pancreatic ductal adenocarcinoma [J]. Dig Dis Sci, 2003, 48: 1972 – 1978.

[78] Maloney EK, McLaughlin JL, Dagdigian NE, et al. An anti – insulin – like growth factor I receptor antibody that is a potent inhibitor of cancer cell proliferation [J]. Cancer Res, 2003, 63: 5073 – 5083.

[79] Kindler HL, Richards DA, Stephenson J, et al. A placebo – controlled, randomized phase II study of conatumumab (C) or AMG 479 (A) or placebo (P) plus gemcitabine (G) in patients (pts) with metastatic pancreatic cancer (mPC). ASCO 2011 Meeting Abstracts. 28: 4035.

[80] Croce CM. Causes and consequences of microRNA dysregulation in cancer [J]. Nat Rev Genet, 2009, 10: 704 – 714.

[81] Tazawa H, Tsuchiya N, Izumiya M, et al. Tumor – suppressive miR – 34 induces senescence – like growth arrest through modulation of the E2F pathway in human colon cancer cells [J]. Proc Natl Acad Sci USA, 2007, 104: 15472 – 15477.

[82] Tenesa A, Farrington SM, Prendergast JG, et al. Genome – wide association scan idenitifies a colorectal cancer susceptibility locus 11q23 and replicates risk loci at 8q24 and 18q21 [J]. Nat Genet, 2008, 40: 631 – 637.

[83] Takagi T, Iio A, Nakagawa Y, et al. Decreased expression of microRNA – 143 and – 145 in human gastric cancers [J]. Oncol, 2009, 77: 12 – 21.

[84] Michael MZ, O' Connor SM, Van Holst Pellekaan NG, et al. Reduced accumulation of specific microRNAs in colorectal neoplasia [J]. Mol Cancer Res, 2003, 1: 882 – 891.

[85] Akao Y, Nakagawa Y, Naoe T. MicroRNA – 143 and – 145 in colon cancer [J]. DNA Cell Biol, 2007, 26: 311 – 320.

[86] Wang CJ, Zhou ZG, Wang L, et al. Clinicopathological significance of microRNA – 31, – 143 and – 145 expression in colorectal cancer [J]. Dis Markers, 2009, 26: 27 – 34.

[87] Chan SH, Wu CW, Li AF, et al. miR – 21 microRNA expression in human gastric carcinomas and its clinical association [J]. Anticancer Res, 2008, 28: 907 – 911.

[88] Guo J, Miao Y, Xiao B, et al. Differential expression of microRNA species in human gastric cancer versus non – tumorous tissues [J]. J Gastroenterol Hepatol, 2009, 24: 652 – 657.

[89] Li X, Zhang Y, Zhang Y, et al. Survival prediction of gastric cancer by a seven – microRNA signature [J]. Gut, 2010, 59: 579 – 585.

[90] Neklason DW, Tuohy TM, Stevens J, et al. Colorectal adenomas and cancer link to chromosome 13q22. 1 – 13q31. 3 in a large family with excess colorectal cancer [J]. J Med Genet, 2010, 47: 692 – 699.

[91] Ohashi M, Kanai F, Ueno H, et al. Adenovirus mediated p53 tumour suppressor gene therapy for human gastric cancer cells in vitro and in vivo [J]. Gut, 1999, 44: 366 - 371.

[92] Spitz FR, Nguyen D, Skibber JM, et al. In vivo adenovirus - mediated p53 tumor suppressor gene therapy for colorectal cancer [J]. Anticancer Res, 1996, 16: 3415 - 3422.

[93] Bouvet M, Ellis LM, Nishizaki M, et al. Adenovirus - mediated wild - type p53 gene transfer down - regulates vascular endothelial growth factor expression and inhibits angiogenesis in human colon cancer [J]. Cancer Res, 1998, 58: 2288 - 2292.

[94] Sakai R, Kagawa S, Yamasaki Y, et al. Preclinical evaluation of differentially targeting dual virotherapy for human solid cancer [J]. Mol Cancer Ther, 2010, 9: 1884 - 1893.

[95] Tazawa H, Tsuchiya N, Izumiya M, et al. Tumor - suppressive miR - 34 induces senescence - like growth arrest through modulation of the E2F pathway in human colon cancer cells [J]. Proc Natl Acad Sci USA, 2007, 104: 15472 - 15477.

[96] Ji Q, Hao X, Meng Y, et al. Restoration of tumor suppresor miR - 34 inhibits human p53 - mutant gastric cancer tumorspheres [J]. BMC Cancer, 2008, 8: 266.

[97] Ali S, Ahmad A, Banerjee S, et al. Gemcitabine sensitivity can be induced in pancreatic cancer cells through modulation of miR - 200 and miR - 21 expression by curcumin or its analogue CDF [J]. Cancer Res, 2010, 70: 3606 - 3617.

[98] Iliopoulos D, Jaeger SA, Hirsch HA, et al. STAT3 activation of miR - 21 and miR - 181b - 1 via PTEN and CYLD are part of the epigenetic switch linking inflammation to cancer [J]. Mol Cell, 2010, 39: 493 - 506.

[99] Zhang Z, Li Z, Gao C, et al. miR - 21 plays a pivotal role in gastric cancer pathogenesis and progression [J]. Lab Invest, 2008, 88: 1358 - 1366.

[100] Ellis LM. Expression of vascular endothelial growth factor and its receptor, KDR, correlates with vascularity, metastasis, and proliferation of human colon cancer [J]. Cancer Res, 1995, 55: 3964 - 3968.

[101] Kim KJ, Li B, Winer J, et al. Inhibition of vascular endothelial growth factor - induced angiogenesis suppresses tumor growth in vivo [J]. Nature, 1993, 362: 841 - 844.

[102] Kabbinavar F, Hurwitz HI, Fehrenbacher L, et al. Phase Ⅱ, randomized trial comparing bevacizumab plus fluorouracil (Fu) /Leucoborin (LV) with Fu/LV alone in patients with metastatic colorectal cancer [J]. J Clin Oncol, 2003, 21: 60 - 65.

[103] Hurwitz H, Fehrenbacher L, Novotny W, et al. Bevacizumab plus irinotecan, fluorouracil, and leucovorin for metastatic colorectal cancer [J]. N Engl J Med, 2004, 350: 2335 - 2342.

[104] Takahashi Y, Ohta T, Mai M. Angiogenesis of AFP producing gastric carcinoma: Correlation with frequent liver metastasis and its inhibition by anti - AFP antibody [J]. Oncol Rep, 2004, 11: 809 - 813.

[105] van Cutsem E, Vervenne WL, Bennouna J, et al. Phase III trial of bevacizumab in combination with gemcitabine and erlotinib in patients with metastatic pancreatic cancer [J]. J Clin Oncol, 2009, 27: 2231 - 2237.

[106] Takahashi Y, Tucker SL, Kitadai Y, et al. Predicting recurrence in patients with node - ngative colon cancer: Prognostic value of vessel density and vascular endothelial growth factor expression [J]. Arch Surg, 1997, 132: 541 - 546.

[107] Batchelor TT, Sorensen AG, di Tomaso E, et al. AZD2171, a pan - VEGF receptor tyrosine kinase inhibitor, normalizes tumor vasculature and alleviates edema in glioblastoma patients [J]. Cancer Cell, 2007, 11: 83 - 95.

[108] Yan M, Plowman GD. Delta - like 4/notch signaling and its therapeutic implications [J]. Clin Cancer Res, 2007, 13: 7243 - 7246.

[109] Wu Y, Yakar S, Zhao L, et al. Circulating insulin - like growth factor - I levels regulate colon cancer growth and metastasis [J]. Cancer Res, 2002, 62: 1030 - 1035.

第三十三章　胃肠恶性肿瘤的免疫治疗

长期以来，手术、化疗和放疗一直是治疗胃肠道肿瘤的主要方法，但总体疗效并不能令人满意。随着现代肿瘤免疫生物学和基因工程技术的迅速发展，针对肿瘤发生、发展和转移机制所进行的免疫治疗已成为目前研究的热点。肿瘤免疫治疗的目的是激发或调动机体的免疫系统，增强肿瘤微环境的抗肿瘤免疫力，从而控制和杀伤肿瘤细胞。目前肿瘤免疫疗法主要包括非特异性免疫刺激剂、细胞因子、肿瘤疫苗和单克隆抗体治疗等，本章就临床常见的胃肠道肿瘤如胃癌、结直肠癌等免疫治疗方面的研究进展进行简介。

一、目前临床应用的免疫治疗

（一）非特异性免疫刺激剂

非特异性免疫增强剂如 OK－432、云芝多糖（polysaccharide krestin，PSK）、胸腺肽及香菇多糖等可以促进单核巨噬细胞的增殖，增强 T 淋巴细胞、自然杀伤（natural killer，NK）细胞的活性和多种细胞因子的释放，同时增强 T 淋巴细胞和自然杀伤细胞的活性，从而达到抗肿瘤的作用。研究发现某些细菌的 DNA 也具有较强的免疫刺激活性，可诱导体内细胞免疫。临床研究证实，应用 OK－432 和 PSK 作为免疫调节剂瘤内注射或腹腔内注射联合化疗和手术治疗进展期胃癌，可以提高胃癌患者的生活质量，延长生存期。Giuliani 等报道，胸腺肽 $\alpha-1$ 可以提高肿瘤相关抗原的表达，增强 MHC－1 类分子的表达，并可诱导特异性 $CD8^+$ T 细胞，激发其杀伤活性。研究发现，香菇多糖与化疗药物合用后，$CD3^+$ T 细胞、$CD4^+$ T 细胞、CD4/CD8 比例及 NK 细胞活性与单纯化疗者相比均显著提高。

（二）细胞因子

细胞因子类药物是目前应用最广泛且疗效最明确的一类生物反应调节剂。目前临床常用的有干扰素（interferon，IFN）、白细胞介素（interleukin，IL－2）、肿瘤坏死因子（tumor necrosis factor，TNF）和集落刺激因子（colony stimulating factor，CSF）等。细胞因子治疗肿瘤有以下特点：无简单的剂量－反应关系，一般长期低剂量给药效果最好；疗效出现缓慢但持久；副作用小而短暂；细胞因子联合手术治疗、化疗优于单一治疗；局部应用优于全身应用。故有学者将早期发现和根治性切除并随后进行由细胞因子和化疗药物组成的免疫化疗，推荐为胃癌的标准治疗方案，尤其适用于Ⅲ期胃癌患者。

1. IL－2　IL－2 是目前为止研究最深入且临床应用最广泛的细胞因子。IL－2 的主要作用是促进 T 细胞增殖，同时促进 B 细胞增殖和分化，合成相应抗体，还能诱导多种细胞因子的产生和细胞因子受体的表达。IL－2 对其他类型的免疫细胞也有明显作用，如激活巨噬细胞、刺激 NK 细胞增殖、增加 NK 细胞杀伤功能或诱导新型杀伤细胞的产生。临床上 IL－2 的应用途径广泛，包括静脉、肌内和皮下注射，以及瘤体内、胸腹腔、相应淋巴和动脉内输注，其中腹腔内输注较多应用于腹腔广泛转移的晚期胃癌患者，而肌肉和皮下注射可用于门诊患者。Rosenberg 等报道，静脉间歇性大剂量应用 IL－2 为 60 万 IU /kg 会出现严重的毒副反应，甚至导致死亡。目前大多采用小剂量注入 IL－2 为 10 万～20 万 IU/kg 或与化疗药物联合使用。对接受胃癌根治术及术后辅助化疗的患者，Cesana 等所采用的 IL－2 肌内注射剂量为 10 万 IU/kg，患者治疗后细胞免疫指标 $CD3^+$、$CD4^+$T 细胞和 NK 细胞计数均有明显提高。小剂量局部应用在取得相似疗效的同时，大幅降低了并发症的发生率，提高了患者的生活质量。但对 IL－2 应用的方法和剂量目前并无统一定论，一般认为低剂量、长疗程可降低毒性，并且可维持抗肿瘤活性。

2. IFN　IFN 具有抗细胞增殖、诱导细胞分化、上调肿瘤细胞的 MHC 分子表达、降低原癌基因的表达及激活巨噬细胞等作用。IFN 的用药方式主要为静脉注射、静脉滴注、肌内和皮下注射、瘤灶内注射和肿瘤周围浸润注射。人体对 INF 的最大耐受量一般为 $5\times10^6\sim100\times10^6$ IU/m^2，临床应用需根据给药途径、疗程长短及患者体质的差异调整用药剂量。研究表明，长期每天给药可诱导耐受现象，间歇疗法可获得满意效果，长期低剂量给药最为可取。在大肠癌的治疗中，许多学者开展了 IFN 的研究。临床有部分研究提示 IL－2 及 IFN 治疗晚期大肠癌有效。例如采用高剂量持续静脉滴注 5－Fu/CF 联合 IFN 的免疫化疗方案，对晚期大肠癌的有效率报道为 58%，其中完全缓解（CR）6%，部分缓解（PR）52%。但在进一步的研究中发现这些免疫化疗方案较常规化疗无明显增加疗效。国内有学者将细胞因子 IL－2、IFN 等联合淋巴因子激活的杀伤细胞（LAK）或细胞因子诱导的杀伤细胞（CIK）治疗多种化疗失败的晚期大肠癌患者，可获得一定的疗效，但研究例数较少，细胞因子治疗的确切疗效尚未得到证实。

3. TNF　TNF 可促进淋巴因子分泌、组织分解代谢及炎性递质释放，使 NK 细胞活力增加，从而导致肿瘤病灶出血坏死。鉴于 TNF 的毒性反应严重，临床不主张长期单独应用 TNF，大多与化疗药物联合应用。Wei 等指出，TNF－α 与卡铂合用具有协同抗癌作用，其治疗胃癌术后癌性腹水的疗效显著，有效率高于单纯静脉或腹腔化疗。

4. 其他细胞因子　IL－18、IL－12、IL－21、转化生长因子（transforming growth factor，TGF）等虽然目前尚处于Ⅰ期、Ⅱ期临床试验中，但在动物实验已显示良好的抗肿瘤效应。

二、处于临床试验阶段的免疫治疗

1. 肿瘤疫苗　肿瘤疫苗治疗是通过给患者体内导入肿瘤抗原，来激发患者主动的抗肿瘤特异性免疫反应，从而破坏肿瘤细胞，同时也产生抗肿瘤相关的免疫记忆。由于疫苗治疗具有特异性及在体内免疫效应维持时间长等优点已成为研究的热点。目前用来治疗肿瘤的疫苗有以下几类：细胞疫苗、核酸疫苗、树突状细胞（dendritic cell，DC）疫苗、基因修饰的肿瘤疫苗、抗独特型抗体。

2. 细胞疫苗和核酸疫苗　细胞疫苗是在机体肿瘤组织中提取肿瘤细胞，经灭活处理后使瘤细胞丧失致瘤性，但仍保持其免疫原性和抗原性。核酸疫苗是指把编码肿瘤抗原的基因融合到重组质粒或病毒（如痘病毒、腺病毒）中制备的疫苗。目前，国内市场已有腺病毒介导的 p53 注射液，主要适用于头颈部肿瘤、肺癌及某些消化道肿瘤的免疫治疗。

3. 抗独特型抗体疫苗　抗独特型抗体疫苗能有效克服肿瘤的免疫逃避，在不用任何载体蛋白或佐剂协助下就能引发特异性的抗瘤免疫应答。有研究者将针对 17 肽胃泌素的肿瘤疫苗 G17DT 用于治疗胃癌，使患者体内产生功能性抗体，阻断胃泌素与其受体的结合，从而抑制肿瘤生长。

4. 树突细胞（DC）疫苗　DC 肿瘤疫苗和 DC 杂交肿瘤疫苗在体外具有较强的细胞毒性 T 淋巴细胞（cytotoxic T lymphocytes，CTL）诱导能力，能使免疫动物获得肿瘤特异性保护及治疗性免疫应答，显示出潜在的临床应用价值。Homma 等报道，应用 DC－胃癌细胞融合疫苗治疗 1 例胃癌切除术后肿瘤扩散并发腹水的进展型胃癌患者，疫苗每 2 周皮下注射 1 次，前 2 次均出现低热反应；第 3 次注射后腹腔积液及双下肢水肿明显减轻，血清中的癌胚抗原（carcinoembryonic antigen，CEA）也较治疗前降低；注射第 5 次时诱发了抗自体肿瘤的细胞毒反应。该作者认为，尽管患者在融合疫苗治疗的 5 个月后病情复发，但是同源 DC 和胃癌细胞融合可能是肿瘤免疫治疗新的前景。Imura 等通过将人源性 DC 与胃癌细胞融合，进一步证实了 DC 杂交瘤苗能够产生肿瘤特异性的 T 细胞。Ohshita 等提取胃癌细胞系 MK A45 的 RNA 修饰 DC，结果发现肿瘤 RNA 修饰的 DC 能够诱导 IFN 以及特异性肿瘤杀伤细胞的产生，因此该方法不失为一种有效的肿瘤免疫治疗措施。

在大肠癌的肿瘤疫苗研究中，较多的是主动特异性免疫治疗。目前用于大肠癌的 DC 疫苗包括：负载抗原肽的 DC 疫苗和肿瘤 RNA 转染的 DC 疫苗。已有研究证实大肠癌肿瘤 RNA 转染的 DC 疫苗或细胞因子基因转染的 DC 疫苗均能诱导出特异性肿瘤免疫应答。Kima 等最近的一项研究显示，表达癌胚抗原（CEA）的 DC 疫苗与 FOLFIRI 方案联合治疗小鼠结肠癌模型可明显增强化疗的抗肿瘤效能，同时增强 CEA 特异性 Th1 和细胞毒性 T 细胞的免疫应答。DC 疫苗可能通过减轻或抑制标准方案化疗对机体内免疫系统的抑制作用，从而发挥其关键的抗肿瘤作用。此外，在由 Hoover 及 Vermorken 等进行的 2 项随机对照Ⅲ期临床研究中，研究者将卡介苗与灭活的大肠癌细胞结合，诱导机体产生特异性抗体及 CTL 来杀伤癌细胞，并以此作为结肠癌术后的辅助治疗。412 例Ⅱ期/Ⅲ期结肠癌患者被随机分为 2 组，一组在术后接受前述主动特异性免疫治疗，另一组则为单纯手术组，中位随访时间 7.6 年，研究发现治疗组的无病生存率较对照组显著提高（尤其是Ⅱ期的结肠癌患者），并且治疗组患者的总生存期略高于对照组。但统计分析发现 2 组间的 5 年生存率并没有明显差异。在治疗组中还观察到，接受肿瘤疫苗后发生迟发型皮肤超敏反应的强度愈高提示预后愈好，皮肤硬结直径＞10mm 的患者 5 年生存率较硬结直径＜5mm 者显著提高（84.6% vs 45.0%）。由于主动免疫治疗耐受性好，并且患者可从治疗中获益，肿瘤疫苗有可能成为Ⅱ期结肠癌患者术后辅助治疗的一项有效治疗手段。

另外，DC 疫苗能够诱导抗肿瘤的免疫反应，但它的临床效果有限。既往认为化疗的同时不应进行 DC 疫苗免疫，因为它们是矛盾的。新近的研究支持细胞毒化疗的免疫效果。基于此，认为联合应用化疗和生物免疫治疗也许能够增强抗肿瘤效果。有学者对Ⅲ期 CRC 患者进行奥沙利铂 + 卡培他滨化疗的同时，应用特异性和非特异性的 DC 诱导适应性的免疫反应，结果发现钥孔戚血蓝蛋白特异性的 T 细胞反应未受化疗的影响，而 B 细胞反应减弱了。这个结果支持基于化疗基础上的特异性抗肿瘤生物免疫治疗的应用，从而为生物免疫治疗的应用开辟了新的前景。

5. 基因修饰的肿瘤疫苗　基因修饰的肿瘤疫苗是将某些细胞因子的基因或 MHC Ⅰ类抗原分子的基因转移入肿瘤细胞后，在降低致瘤性的同时增强免疫原性。这种基因工程化的肿瘤疫苗在实验动物研究中取得了肯定的效果，但在人体应用的前景尚待评价。尽管肿瘤疫苗这种主动免疫治疗方式已在动物实验中取得了理想的结果，但该疗法尚需要Ⅲ期临床试验的验证，另外肿瘤疫苗治疗成功的关键是找到可以引起肿瘤免疫反应的抗原，因此临床广泛应用尚有时日。

6. 基于单克隆抗体靶向技术的免疫治疗　利用高度特异性的单克隆抗体（monoclonal antibody，McAb）为载体，将细胞毒性的杀伤分子带到肿瘤病灶处，可特异性地杀伤肿瘤细胞。一些针对肿瘤抗原单克隆抗体的研制已相继获得成功并广泛应用于临床。

赫赛汀（herceptin）是针对 HER－2 受体的单抗，既能阻断 HER－2/neu 受体而产生抗肿瘤效应，又能与人体内免疫细胞作用产生抗体依赖性细胞毒性（ADCC）效应。对于 HER－2/neu 表达强阳性的转移性乳腺癌的治疗作用已经得到公认。胃癌患者 HER－2/neu 的过度表达强度与胃癌侵袭、转移及患者预后相关。因此，最近日本的 ToGA 研究证实，Herceptin 对 HER－2/neu 过度表达的胃癌患者也具有一定疗效，可以显著延长胃癌患者的 PFS 和 OS。

贝伐单抗（bevacizumab，avastin）是一种重组人源化、人鼠嵌合抗 VEGF 的单克隆抗体。对腹腔注射血管内皮生长因子（vascular endothelial growth factor，VEGF）单克隆抗体的小鼠观察发现，胃肿瘤组织微血管密度降低、血管生成减少、凋亡指数增高、肿瘤细胞生长受到明显抑制，而 VEGF mRNA 表达不受影响。2003 年，Kabbinavar 等的 104 例入组患者的Ⅱ期试验结果显示，贝伐单抗 + 5－Fu/LV 组与 5－Fu/LV 组比较，治疗组：RR 为 45%，OS 为 20.3 个月；对照组：RR 为 35%，OS 为 15.6 个月。在 ORR、PFS 和 OS，贝伐单抗治疗组均优于对照组。次年美国 FDA 批准贝伐单抗与标准的 IFL 方案联合用于 mCRC 的一线治疗。Hurwitz 等在 2004 年报道的 RCT 中，813 例初治 mCRC 患者分别接受“IFL + 安慰剂”和“IFL + 贝伐单抗”治疗。结果提示组间差异有统计学意义。这个试验说明了在传统化疗（IFL）的基础上，加用分子靶向药物（IFL + 贝伐单抗）可以延长患者的生存时间。2005 年，另一项由 Kabbinavar 等主持的Ⅱ期临床试验的结果进一步证实了贝伐单抗联合 5－Fu/LV 方案优于单纯 5－Fu/LV 方案。2006 年 ASCO 报道了 TREE 试验，结果显示，FOLFOX 方案、b－FOL 方案和 CapeOX 方案分别加入贝伐单抗与单用化疗相比，提高了 ORR，延长了 PFS 和 OS。更重要的是 TREE 试验显示，合理地使用化疗和靶向治疗可以提高 mCRC 患者的 RR 和 PFS，使 mOS 超过 2 年（FOLFOX + 贝伐单抗组的中位生存时间为 26 个月，CapeOX + 贝伐单抗组的中位生存期为 27 个月）。它确立了贝伐单抗在晚期结直肠癌一线治疗中的地位。另 829 例入组的 ECOG 3200 试验二线接受单纯的 FOLFOX4、FOLFOX4 + 贝伐单抗和贝伐单抗单药治疗后，治疗组和对照组的 ORR 分别为 21.8% 和 9.2%，PFS 分别为 7.2 个月和 4.8 个月，OS 分别为 12.9 个月和 10.8 个月。2006 年 FDA 批准了贝伐单抗联合 FOLFOX4 作为转移性结直肠癌二线治疗方案。在大肠癌辅助治疗方面，目前有多项临床试验正在进行中，包括 NSABP C08 试验、AVANT 试验和 ECOG5202 试验。这几个临床试验将为贝伐单抗在大肠癌辅助治疗中的作用提供进一步的证据。

西妥昔单抗（cetuximab，erbitux，C225）是重组人鼠嵌合型 IgG_1 抗 EGFR 单克隆抗体，于 2004 年获得 FDA 批准用于一线和二线治疗晚期结直肠癌。van Cutsem 等 2007 年的Ⅲ期 CRYSTAL 试验共 1 217 例入组，结果显示中位 PFS 治疗组（FOLFIRI + 西妥昔单抗）显著长于对照组（单纯 FOLFIRI）（8.9 个月 vs 8.0 个月）；治疗组的 ORR 也显著高于对照组（46.9% vs 38.7%）。结论认为西妥昔单抗联合 FOLFIRI 可以增加肿瘤反应率和延长 PFS。同年，Jonker 等也报道了纳入 572 例晚期结直肠癌患者的 RCT，结果同样显示 OS、PFS 都对西妥昔单抗治疗组有利。2008 年 Borner 的 SAKK 试验Ⅱ期结果（西妥昔单抗 ± XELOX）示：（对照组 vs 治疗组）：PR 为 14% vs 41%；中位 OS 为 16.5 个月 vs 20.5 个月；中位疾病进展时间为 5.8 个月 vs 7.2 个月。西妥昔单抗的加入也许能增加 XELOX 的反应率。

帕尼单抗（panitumab，ABX－EGF）是全人源化 IgG_2 的 EGFR 单克隆抗体。Eric 等报道一项 463 例入组的Ⅲ期 RCT：单药帕尼单抗可以延长既往化疗无效、EGFR 阳性的 mCRC 患者 PFS。中期 PFS 治疗组为 8 周，对照组为 7.3 周。中位 PFS 治疗组时间为 13.8 周，对照组为 8.5 周。ORR 帕尼单抗为 10%，对照组为 0。OS 差异无统计学意义。可惜，帕尼单抗联合化疗治疗 mCRC 的效果尚不尽如人意。2009 年 Hecht 等报道了 PACCE 试验，目的是研究帕尼单抗联合抗 VEGF 单抗和一线化疗药物的作用，结果治疗组的不良反应增加却没能改善帕尼单抗的有效性。而在 k－ras 亚组分析中，无论是野生型还是突变型都没能看到帕尼单抗治疗优势的结果。故不推荐在临床上应用“帕尼单抗 + 贝伐单抗 + 奥沙利铂/伊立替康”的方案治疗晚期结直肠癌。据此，帕尼单抗在治疗 mCRC 的作用还需要更多的临床试验和系统评价来确定。

其他抗 EGFR 的药物及研究如 EMD7200、h－R3 等也均为全人源化抗 EGFR 单抗，Ⅰ期单药治疗初步结果有效，未见有随机对照的临床试验结果报道。

7．过继免疫治疗　过继免疫治疗是指向肿瘤患者输入具有抗肿瘤活性的免疫细胞，如淋巴因子激活的杀伤细胞（lymphokine activated killer，LAK）、肿瘤浸润性淋巴细胞（tumor－infiltrating lymphocyres，TIL）、CTL、DC、抗 CD3 单克隆抗体激活的杀伤细胞（CD3AK）、细胞因子激活杀伤细胞（cytokine－induced killer，CIK）等，直接杀伤肿瘤细胞或激发机体抗瘤免疫效应，从而达到治疗肿瘤的目的。过继免疫治疗是现代肿瘤生物治疗的主要内容和临床疗效较为确切的生物治疗模式。该疗法可单独应用于治疗肿瘤患者，但更适合作为手术、放疗和化疗后的辅助治疗，以提高和改善患者的生活质量。LAK 细胞是最早应用于临床的一种免疫活性细胞，NK 细胞暴露在高浓度 IL－2 中成为 LAK 细胞。经静脉或腹腔注射治疗，具有广谱抗瘤性，杀伤活性不受 MHC 限制，但其杀伤肿瘤的能力需 IL－2 诱导并维持。虽对预防胃癌术后复发显示出良好的效果，但大剂量 IL－2 会带来严重的副作用，目前临床已很少应用 LAK 治疗。TIL 细胞是由肿瘤组织分离出的淋巴细胞经 IL－2 培养产生，抗肿瘤活性是 LAK 细胞的 50～100 倍，具有更强的肿瘤特异性和肿瘤部位靶向性。IL－2/LAK 治疗胃癌腹水，IL－2 介导 TIL 分离、培养、扩增后回输治疗晚期胃癌，均有一定的临床治疗效果。另外，DC、CD3AK 和 CIK 治疗胃癌的研究也正在进行中。过继免疫治疗的优点是体外诱导效应细胞，避开了肿瘤宿主自身存在的免疫抑制，易于活化和扩增，活化的杀伤细胞在体内可以产生抗肿瘤效应。然而由于制备繁琐、成本高以及治疗有效的肿瘤谱不够广泛，限制了过继免疫在临床上的应用。

目前，胃肠道肿瘤临床免疫治疗应用的非特异性免疫刺激剂和细胞因子类药物由于单药缓解率较低，毒副反应发生率高，临床多作为辅助用药与其他抗肿瘤药物联合使用，虽有一定疗效，但往往病例数较少，需要更合理的大规模多中心临床试验加以评价。处于临床前期试验阶段的免疫治疗中，靶向治疗已显示出良好的应用前景，其中一些药物已经开始应用于临床，而新靶点的研发和药物临床研究进度的提升也促使越来越多的靶向免疫治疗药物有望在不久的将来应用于临床。而肿瘤疫苗和过继免疫治疗在动物实验中已显示了一定的疗效，但仍需要进行更多的临床研究，探索其疗效和安全性。

（山东省立医院　陈健鹏）

参考文献

[1] 金晶，李晔雄. 局部进展期胃癌的综合治疗［J］. 癌症进展杂志，2007，5（2）：131－142.

[2] 曾学清，段功香，蒋湘莲，等. 干扰素在抗肿瘤方面的应用［J］. 中国生化药物杂志，2003，24（4）：215－217.

[3] Singh R，Paterson Y. Immunoediting sculpts tumor epitopes during immunotherapy［J］. Cancer Res，2007，67（5）：1887－1892.

[4] Ryutokuji T，Miura A，Izumi Y. A case of recurrent esophageal cancer treated by local injection of OK－432 for 8months and the patient survived for 2years and 3months［J］. Gan To Kagaku Ryoho，2007，34（12）：1988－1990.

[5] Yamada T，Rino Y，Wada N，et al. A case of long term survival of 5years after operation and chemotherapy for type 4gastric cancer with peritoneal dissemination［J］. Gan To Kagaku Ryoho，2008，35（1）：117－119.

[6] Giuliani C，Napoitano G，Mastio A，et al. Thymosinalpha1 regulates MHC class Ⅰ expression in FRTL－5 cells at transcriptional level［J］. Eur J Immunol，2000，30（3）：778－786.

[7] Hamuro J. Anticancer immunotherapy with perorally effectivelentinan［J］. Gan To Kagaku Ryoho，2005，32（8）：1209－1215.

[8] Kim JP，Yu HJ，Lee JH. Results of immunochemo－surgery for gastriccarcinoma［J］. Hepatogastroenterology，2001，48（41）：1227－1230.

[9] Romano F，Cesana G，Berselli M，et al. Biological，histological and clinical impact of preoperative IL－2 administration in radically operable gastric cancer patients［J］. J Surg Oncol，2004，88（4）：240－247.

[10] Rosenberg SA，LotzeMT，Yang JC，et al. Experience with the use of high-dose interleukin－2 in the treatment of 652 cancer patients［J］. Ann Surg，1989，210（4）：474－476.

[11] Cesana GC，Romano F，Piacentini G，et al. Low-dose interleukin－2 administered preoperatively to patients with gastric cancer activates peripheral and peritumoral lymphocytes but does not affect prognosis［J］. Ann Surg Oncol，2007，14（4）：1295－1304.

[12] Morisaki T，Matsunaga H，Beppu K，et al. A combination of cyclosporin 2A（Cs A）and interferon－gamma（INF－gamma）induces apoptosis in human gastric carcinoma cells［J］. Anticancer Res，2000，20（5B）：3363－3373.

[13] Wei XC，Wang XJ，Chen K，et al. Killing effect of TNF－related apoptosis inducing ligand regulated by tetracycline on gastric cancer cell line NCI－N87［J］. World J Gastroenterol，2001，7（4）：559－562.

[14] Monzavi－Karbassi B，Kieber－Emmons T. Current concepts in cancer vaccine strategies［J］. Biotechniques，2001，30（1）：170－176.

[15] Hodge JW，Grosenbach DW，Aarts WM，et al. Vaccine therapy of established tumors in the absence of autoimmunity［J］. Clin Cancer Res，2003，9（5）：1837－1849.

[16] Gilliam AD，Watson SA，Henwood M，et al. A phase Ⅱ study of G17DT in gastric carcinoma［J］. Eur J SurgOncol，2004，30（5）：536－543.

[17] Ajani JA，Randolph Hecht J，Ho L，et al. An open-label，multi-national，multicenter study of G17DT vaccination combined with cisplatin and 5－fluorouracil in patients with untreated，advanced gastric or gastroesophageal cancer：the GC4 study［J］. Cancer，2006，106（9）：1908－1916.

[18] Homma S，Kikuchi T，Ishiji N，et al. Cancer immunotherapy by fusions of dendritic and tumour cells and rh－IL－12［J］. Eur J Clin Invest，2005，34（4）：279－286.

[19] Imura K，Hayashi T，Yano Y，et al. Immunogenic reactivity of CTLs induced by electrofusion cells of human dendritic cells and gastric cancer cells［J］. Gan To Kagaku Ryoho，2004，31（11）：1797－1799.

[20] Ohshita Y，NakamuraM，Maruyama A，et al. New pyrene－excimer probe for detection of single base mismatches in DNA［J］. Nucleic Acids Symp Ser（Oxf），2005，（49）：137－138.

[21] Nair SK，Morse M，Boczkowski D，et al. Induction of tumor－specific cytotoxic T－lymphocytes in cancer patients by autologous tumor RNA－transfected dendritic cells［J］. Ann Surg，2002，235（4）：540－549.

[22] He XZ，Wang L，Zhang YY. An effective vaccine against colon cancer in mice：use of recombinant adenovirus interleukin－12 transduced dendritic cells［J］. World J Gastroenterol，2008，14（4）：532－540.

[23] Kima HS，Parka HM，Jung－Sun Park JS，et al. Dendritic cell vaccine in addition to FOLFIRI regimen improve antitumor effects through the inhibition of immunosuppressive cells in murine colorectal cancer model［J］. Vaccine，2010，28（49）：7787－7796.

[24] Lesterhuis WJ，de Vries IJ，Aarntzen EA，et al. A pilot study on the immunogenicity of dendritic cell vaccination during adjuvant oxaliplatin/capecitabine chemotherapy in colon cancerpatients［J］. Br J Cancer，2010，103（9）：1415－1421.

[25] Gulley JL，Arlen PM，Bastian A，et al. Combining a recombinant cancer vaccine with standard definitive radiotherapy in patients with localized prostate cancer［J］. Clin Cancer Res，2005，11（9）：3353－3362.

[26] Sawyers C. Targeted cancer therapy［J］. Nature，2004，432（7015）：294－297.

[27] Untch M, Ditsch N, Hermelink K. Immunotherapy: new opions in breast cancer treatment [J]. Expert Rev Anticncer Ther, 2003, 3 (3): 403 -408.

[28] Takehana T, Kunitomo K, Kono K, et al. Status of c - erbB -2 in gastric adenocarcinoma: a comparative study of immunohistochemistry, fluorescence in situ hybridization and enzyme - linked immuno - sorbent assay [J]. Int J Cancer, 2002, 98 (6): 833 -837.

[29] Kamiya K, Konno H, Tanaka T, et al. Antitumor effect on human gastric cancer and induction of apoptosis by vascular endothelial growth factor neutralizing antibody [J]. Jpn J Cancer Res, 1999, 90 (7): 794 -800.

[30] Kabbinavar F, Hurwitz HI, Fehrenbacher L, et al. Phase II, randomized trial comparing bevacizumab plus fluorouracfl (FU) /leucovorln (LV) with FU/LV alone in patients with metastatic colorectal cancer [J]. J Clin Oncol, 2003, 21 (1): 60 -65.

[31] Hurwitz H, Fehrenbacher L, Novotny W, et al. Bevacizumab - plus irinotecan, fluorouracil, and leucovorin for metastatic colorectal cancer [J]. N Engl J Med, 2004, 350 (23): 2335 -2342.

[32] Kabbinavar F, Schulz J, MeCleod M, et al. Addition of bevacizumab to bolus fluorouracfl and leueovorin in first - line metastatic colorectal cancer: results of a randomized phase II trial [J]. J Clin Oncol, 2005, 23 (26): 3697 -3705.

[33] Hochster HS, Hart LL, Ramanathan RK, et al. Safety and efficacy of oxaliplatin/fluoropyrimidine regimens with or without bevacizumab as first - line treatment of metastatic colorectal cancer (mCRC): final analysis ofthe TREE - study (abst) [J]. Proc Am Soc Clin Oncol, 2006, 24 (18s): 3510.

[34] Giantonio BJ, Catalano PJ, Meropol NJ, et al. High - dose bevacizumab improves survival when combined with FOLFOX4 in previously treated advaned eolorectal cancer: results from the Eastern Cooperative Oncology Group (ECOG) study 3200 [J]. J Clin Oncol, 2005, 23 (16s): 2.

[35] van Cutsem E, Nowacki M, Lang I, et al. Randomized phase Ⅲ study of irinotecan and 5 - Fu/FA with or without cetuximab in the first - line treatment of patients with metastatic colorectal cancer (mCRC): the CRYSTAL trial [J]. J Clin Oncol, 2007, 25 (18S): 4000.

[36] Jonker DJ, O'Callaghan CJ, Karapetis CS, et al. Cetuximab for the treatment of colorectal cancer [J]. N Engl J Med, 2007, 357 (15): 2040 -2048.

[37] Borner M, Koeberle D, von Moos R, et al. Adding cetuximab to capecitabine plus oxaliplatin (XELOX) in first - line treatment on metastatic colorectal cancer: a randomized phase Ⅱ trial of the Swiss Group for Clinical Cancer Research SAKK [J]. Ann Oncol, 2008, 19 (7): 1288 -1292.

[38] Eric van Cutsem, Peeters M, Siena S, et al. Open - Label Phase Ⅲ Trial of Panitumumab Plus Best Supportive Care Compared With Best Supportive Care Alone in Patients With Chemotherapy - Refractory Metastatic ColorectalCancer [J]. J Clin Oncol 2007, 25 (13): 1658 -1664.

[39] Hecht J R, Mitchell E, Chidiac T, et al. A randomized phase IIIB trial of chemotherapy, bevacizumab, and panitumumab compared with chemotherapy and bevacizumab alone for metastatic colorectal cancer [J]. J Clin Oncol, 2009, 27 (5): 672 -680.

[40] Liu K, Rosenberg SA. Interleukin -2 - independent proliferation of human melanoma - reactive T lymphocytes transduced with an exogenous IL -2 gene is stimulationdependent [J]. J Immunother, 2003, 26 (3): 190 -201.

[41] Thorne SH, Negrin RS, Contag CH. Synergistic antitumor effects of immune cell viral biotherapy [J]. Science, 2006, 311 (5768): 1780 -1784.

第三十四章　胃肠恶性肿瘤热疗

一、简　　述

肿瘤热疗（thermal therapy），是利用射频电磁波、微波或超声波等各种物理致热源的热效应，将肿瘤区或全身加热至有效治疗温度范围并维持一定时间，使肿瘤组织发生即时性的代谢反应，引起肿瘤细胞分子结构发生改变和溶酶体活性增强，杀灭肿瘤细胞，从而治疗肿瘤。热疗是一种悠久的治疗方式。公元前5000年古埃及就有记载通过加热治疗乳腺肿物，1866年Busch报道一例面部恶性肿瘤感染丹毒后消退的病例。而进入20世纪70年代以后，随着科学的飞速发展，各种仪器手段的发明，同时对肿瘤热物理学、热生物学、热疗临床学的研究，热疗才进入了以科学手段研究治疗的新里程。目前肿瘤热疗已成为一种重要的治癌手段，有人称为除手术、化疗、放疗、生物治疗外的第5种治疗肿瘤手段。

二、作用机制

（一）热效应对肿瘤细胞的直接杀伤作用

1. 热效应对正常细胞和肿瘤细胞破坏没有选择性，但由于肿瘤组织及其间质的特殊性，一定温度热效应具有选择性破坏作用。体内外实验表明，41.5～43℃对肿瘤细胞有选择性的热敏性，长时间在此温度范围内即可杀死肿瘤细胞，又对正常细胞无明显损害。但是，在45℃以上时肿瘤细胞与正常细胞间的不同热敏性就会消失，二者均发生进行性不可逆蛋白变性，引起组织损伤。现已证明肿瘤热疗的有效安全阈值是43℃，正常组织的临界值是45.7℃。主要是由于肿瘤组织的特点决定：供血不足、不耐热、缺氧、偏酸、血流量为正常组织的2%～15%，血液循环差，因而温度升高变化比较显著，当肿瘤内温度达到42.5～44℃时，周围的组织的温度只有40～41℃。这个温度差，使得热疗具有杀灭肿瘤细胞而不损伤正常组织的效果，此为热疗治疗肿瘤的共同理论基础。

2. 热效应可引起肿瘤细胞细胞器的破坏，进而导致肿瘤细胞物质代谢和能量代谢障碍。高温使细胞核散乱，导致细胞核遗传物质的破坏；细胞质内线粒体肿胀，数目减少；细胞膜细胞器膜的流动性和通透性改变，导致细胞内环境发生变化，同时妨碍经膜转运蛋白和细胞表面受体的功能；细胞骨架损伤，细胞正常活动变形减退。热效应也可直接引起蛋白质酶类和核酸变性，直接影响细胞功能及分裂。

3. 热效应对于细胞凋亡的作用的研究表明，热效应在一定的温度时间下对肿瘤细胞的杀伤作用主要以细胞凋亡为主。Cummings等发现高热（42～44℃，30～60min）能够诱导多种肿瘤细胞系发生凋亡。热能诱导细胞凋亡机制如下：①细胞内离子变化和氧化应激产生活性氧类物质，它可直接作用细胞并打破细胞内环境的稳定，促使细胞内Ca^{2+}浓度升高，引起瘤细胞的凋亡。②热疗作为应激因素，增强了凋亡调节基因的表达（如野生型p53、TNF、c－myc等），下调凋亡抑制基因（如突变型p53、Bcl－2等），并最终导致肿瘤细胞的凋亡。③热诱导的热休克蛋白（heat shock protein，HSP）在高温治癌中起着双重作用。它既可诱导肿瘤凋亡，又具有抗细胞凋亡的作用，HSP和c－myc以及p53对凋亡的调节密切相关。④其他与热疗诱导细胞凋亡的相关因素，如热诱导BMP－4表达上调、热诱导凋亡途径改变，还有细胞核内的转录因子AP－1、NF－KB启动死亡基因致凋亡等。

4. 热效应作用于细胞周期。热效应可以影响多个细胞周期调节因子，使大多数细胞周期阻滞在G_1期，使受热作用后仍存活的细胞群发生细胞周期时相同步化，细胞周期阻滞与热诱导细胞凋亡和细胞增殖抑制密切相关。G_1期是细胞周期中整合胞内外各种信号最重要的时期，G_1期阻滞可造成调控径的改变而引起细胞群中各增殖周期细胞比例的改变，可直接影响细胞分裂，并对临床制定热联合化疗的具体方案有重要意义。

（二）热效应对肿瘤细胞的间接杀伤作用

1. 热效应影响肿瘤血供及生长　热疗可使肿瘤内血流的增加少于正常组织，因此肿瘤内热的消散比正常组织慢，从而使肿瘤血管易遭受热损伤。热疗还通过抑制肿瘤源性的血管内皮生长因子及其产物的表达，从而抑制肿瘤的生长。同时热疗改变肿瘤内微循环的结构和功能，加重肿瘤内部环境的低氧、低 pH，增加热损伤作用。

2. 热效应作用于黏附分子　热疗可通过改变基质金属蛋白酶和黏附因子的表达来抑制肿瘤的侵袭和转移。目前研究较多的是基质金属蛋白酶家族和尿激酶型纤溶酶原激活物（urokinase - type plasminogen activator，uPA）系统。加热能明显降低对热耐受强的 HT21080、HAL28 细胞的 uPA 受体表达，从而减少 uPA 在细胞表面的结合位点，减弱蛋白水解作用，抑制肿瘤细胞的侵袭转移。

3. 热效应作用于免疫系统　热疗可以刺激机体的细胞免疫和体液免疫系统，上调机体免疫功能，增强抗肿瘤效应。Atanackovic 等发现热疗的患者 NK 细胞和 T 细胞增加，在治疗晚期，白细胞介素 8、生长激素、皮质激素也增加。同时，固有记忆 T 细胞重新分布进入淋巴组织等待抗原的暴露，效应 T 细胞进入外周组织发挥抗肿瘤功能。热疗可以直接导致热休克蛋白 70（heat shock protein 70，HSP70）在肿瘤细胞中的表达增强。HSP70 可进行的免疫调节，通过其抗原提呈能够有效地产生免疫反应，发挥抗肿瘤作用。

4. 热效应对放化疗的作用　热效应能够增强肿瘤对放射治疗和化疗药物的敏感性，提高疗效。大量的证据表明，热疗与放疗联合应用效果具有明显的协同或叠加作用，而副作用并没有明显增加。其主要机制如下：①热疗和放疗对细胞分裂周期各时相细胞的敏感性不同，放疗射线对 M 期最敏感，而热疗对 S 期最敏感；②热疗能杀死对放射线不敏感的乏氧肿瘤细胞；③放射线可致肿瘤细胞 DNA 损伤，而热疗既能致肿瘤细胞 DNA 损伤，又阻碍 DNA 的合成，抑制损伤后 DNA 链的修复；④放疗可减少肿瘤细胞的热耐受性，提高热疗效果。

热疗的化学增敏性作用机制与下列因素有关：①热疗可增强细胞膜的通透性，有利于抗肿瘤药物进入胞内；②热疗对细胞器以及 DNA 损伤同某些化疗药物作用相同叠加；③热疗加速的血液循环，有利于药物进入肿瘤组织内；④热疗作用于细胞周期，引起细胞群中各增殖周期细胞比例的改变可直接影响化疗药物作用。

三、方　　法

按不同的分类标准，肿瘤热疗的方法不同。可根据加热源分为微波、射频、超声、激光、红外、高强度聚焦超声（high intensity focused ultrasound，HIFU）以及热水等；按热疗温度的高低不同，又可分为 2 大类：①低温热疗，包括亚高温（39.5 ~ 41.5℃）及传统温热（41.5 ~ 43℃）。②超高温热疗（≥60℃），主要指靶向热消融技术治疗（targeted thermal ablation therapy，TTAT）。

（一）低温热疗

属于传统热疗方法，又可根据加热区域分为以下两类。

1. 全身热疗　将身体置于 41.8 ~ 42℃的环境中保温 1 h 以上，通过人为提高体温，运用热作用及继发效应选择性杀死肿瘤细胞，控制细胞广泛转移。特点是不仅病灶局部温度升高，而且全身温度都升高到一定的同一温度。目前德国、美国等多用红外辐射仓加热。全身热疗多同时联合全身化疗，特别适用于广泛转移性肿瘤的治疗。

2. 局部热疗与区域性热疗

（1）体外热疗：

1）微波（microwave）加热：对浅表肿瘤效果好，常用肿瘤热疗的频率：2 450MHz、915MHz、434MHz 等。

2）射频感应（radio frequency inductive）加热：将身体置于一组环形圈内，施以一定频率交变磁场。使组织产生小感应电流环，从而达到均匀加热。可对较深的肿瘤加热。

3）射频容性（radio frequency capacity）加热：在治疗的部位的体表放置一对平板电极，利用电极间的电流加热，可用于深部肿瘤。

4）超声波（ultrasonic）加热：利用超声能穿透组织深部，使用各种探头对各种深度的肿瘤进行加热，并按需要的能量聚焦适当大的组织范围。由于存在组织内空气界面反射以及骨表面强烈吸收，因此热量分布不均，易产生局部疼痛等缺点。

（2）体内热疗：

1）腔内热疗：利用体内的自然腔道，将辐射器沿管道伸入病变部位进行直接加热。有两种类型：一种为射频电容式，另一种为微波式辐射器。此外，也有用激光作为致热源。

2）组织间热疗：3 种方法，射频组织间加热、磁性或热籽热疗、微波天线加热。

3）热灌注疗法：包括肢体肿瘤的体外循环热灌注、体腔内（腹腔、胸腔、膀胱等）热灌注及选择性动脉插管介入性热灌注等方法。热灌注通常与局部化疗联合应用，可明显提高肿瘤局部的血药浓度而不引起全身的不良反应，对于腹、盆腔恶性肿瘤患者采取微波热疗联合腹腔热灌注化疗疗效确切，尤其适用于腹腔、盆腔、肝脏转移和伴有腹腔积液者，采用此方法可获得良好的疗效。

4）内生场肿瘤热疗：其独特的内生场原理，解决了射频引起的脂肪过热和深部组织治疗温度不够的问题。适用于人体胸腔、腹腔、盆腔等部位表浅及深部的原发、复发的恶性实体肿瘤或转移肿瘤。

（二）高温热疗

主要指靶向热消融技术。靶向热消融技术治疗（targeted thermal ablate therapy，TTAT）是以多种形式的物理因子为治疗源，通过能量转换，使肿瘤靶区温度迅速升高，达到60℃，最高可达200℃，诱导体内肿瘤组织发生凝固性坏死，使局部肿瘤起到切除式的治疗作用。TTAT 属超高温治疗，其主要特点：短期内升高组织温度，包括气化和固化，局部快速摧毁肿瘤。TTAT 按治疗源的能量不同分为 4 类。

（1）微波消融（microwave thermal ablation，MTA）：微波凝固组织的原理就像微波炉一样，是利用 2 450MHz的微波电场使分子内摩擦产热，造成局部组织高温固化，早期主要用于表浅肿瘤。随着针式单极微波天线的研制，实现了将微波能量集中于针的尖端而针体无微波逸漏，在 CT 或 B 超等影像监视下经皮穿刺对准肿瘤靶区，发挥微波的热消融作用，而不损伤正常组织，因而也能用于治疗深部肿瘤。

（2）射频消融（radio frequency thermal ablation，RFTA）：RFTA 是在影像学导引下将带鞘电极针经皮置入瘤组织，射频波激发离子震荡产生高温，使组织发生凝固性坏死。目前采用的内冷式多头电极可使活体肌肉凝固性坏死区域直径大于 5cm，用于表浅肿瘤和深部肿瘤。

（3）组织间激光照射凝固（interstitial laser photo coagulation，ILP）：ILP 是通过经皮穿刺，将有孔道的探针直接插入肿瘤靶组织，再经孔道置入光学纤维并突出探针末端几毫米，导入的激光能量向周围组织扩散，使肿瘤组织产生热凝固坏死，一般治疗肿瘤直径不超过 5cm。

（4）高强度聚焦超声（high intensity focused ultrasound，HIFU）：HIFU 治疗系统由超声功率发生器、影像诊断及定位装置、组合探头（包括诊断及治疗探头）、治疗床和声耦合装置 5 部分组成。它利用超声束的可汇聚性、穿透性等物理特点，将体外低能聚焦于肿瘤靶区处，通过产生瞬态高温效应、空化效应，使焦点处肿瘤发生不可逆的凝同性坏死而又不损伤正常组织，达到无创切除肿瘤的目。HIFU 是一种无创治疗肿瘤方法，适合各种形状、大小的肿瘤，可用于浅表和深部肿瘤。

（三）细胞内热疗

伴随纳米技术的出现，针对全身和局部加温治疗的技术难题，最近有学者提出了细胞内热疗方法，试图利用容易进入细胞内部的磁性超微粒子在体外交变场的作用下加热来靶向治疗肿瘤。

四、热疗在胃肠恶性肿瘤治疗中的作用

（一）胃癌温热综合治疗

1. 目前胃癌仍以手术治疗为主。在我国胃癌的早期诊断率较低，多数患者一经诊断常常已达晚期而失去手术的机会，全身化疗是晚期胃癌姑息性治疗的主要手段。但目前胃癌的化疗效果也不甚理想，晚期胃癌患者的中位生存时间仅为 10 个月左右，完全切除肿瘤及转移区域淋巴结（R_0）后，5 年生存率也仅为 10% ~49%。Louvet 等报道，应用奥沙利铂（L－OHP）联合氟尿嘧啶（5－Fu）和亚叶酸钙（CF）治疗局部复发或转移的晚期胃癌，有效率为44. 9%。而我国郑鸿等报道，运用FOLFOX 方案进行全身化疗联合局部热疗，其近期疗效达 51. 5%，高于单纯化疗疗效，且不良反应明显减轻，这表明化疗联合热疗治疗晚期胃癌的疗效较好，不良反应能够耐受，值得临床进一步研究。

2. 由于腹腔内转移和复发是胃肠肿瘤转移的重要途径和主要致死原因，因此近年来腹腔化疗成为消化系统恶性肿瘤的又一治疗手段应用于临床。腹腔化疗的优点在于化疗药物浓度可以较大，而化疗药物经腹膜入血较缓慢，明显减少化疗药物毒副反应，况且药物作用持续时间长，对腹膜腔种植的肿瘤以及亚临床转移的肿瘤都有很好的杀灭作用。缺点为药物可能分布不均，容易引起腹膜粘连，影响下一次腹腔化疗。温热可以提高腹腔内药物的通透性，显著提高药物的细胞毒作用，产生明显的协同效应，有利于深部肿瘤以及更大肿瘤的杀灭。故腹腔内灌注化疗配合全身或局部热疗更大可能提高实体肿瘤的杀灭作用以及对腹膜种植以及微转移灶的作用。国内杨兴华等研究采用顺铂腹腔灌注局部内生场热化疗以及联合 5－Fu 全身静脉化疗治疗晚期胃肠道肿瘤，总有效率达 56. 5%，较单纯全身静脉化疗治疗晚期胃肠肿瘤的疗效要高，而不良反应无明显增加。

3. 胃癌的热疗通常与化疗联合，局部透热配合化疗可作为术前准备或术中、术后处理，也可作为姑息治疗。术前热化疗可以达到对肿瘤的降级作用，术后热化疗可以对亚临床转移的杀灭减低复发率以及延长术后生存率较单纯化疗为佳。顾伟瑾等报道胃癌术前行 LEP 方案靶动脉灌注化疗配合局部热疗可使外科术后生存时间延长，且手术根治率提高。胃癌术中腹腔热灌注化疗（hyperthermic intra－peritoneal chemotherapy，HIPEC），预防术后复发延长生存期已被广泛接受，即术后腹腔 43 ~45℃蒸馏水浸泡或热蒸馏水加化疗药物（丝裂霉素和顺铂）40min 以上，可有效杀灭腹腔内散落的肿瘤细胞，以及一些微小转移灶，对预防术后肿瘤复发，延长无瘤生存期，有明显的作用。

4. 有报道称热放化疗对于进展型胃癌可改善预后。王义善等报道适形放疗联合热化疗治疗进展型胃癌，结果为实验组能更有效地控制进展期胃癌发展，提高了治愈率，不良反应少，进一步改善患者的预后，说明热疗联合化放疗对进展期胃癌治疗有效。

（二）结直肠癌温热综合治疗

结直肠癌是常见的恶性肿瘤之一，在欧美发达国家居于前列，目前我国发病率也在逐年增加，以城市中增加更为明显。虽然结直肠癌手术开展了各种术式，T_3、T_4、N^+ 生存率没有明显提高，复发率为 45% ~ 65%。目前，大肠癌仍以手术与放疗、化疗或放化疗综合治疗，选择性术前或术后放化疗可降低复发率提高生存率。当前，对局部中晚期直肠癌行术前新辅助放疗、化疗已成为标准治疗模式，在此基础上联合热疗则有望进一步提高疗效。透热综合治疗结直肠癌宜早期进行，方案的选择以透热、放疗、化疗联用效果最好。目前临床上温热治疗对直肠癌研究的较多，直肠癌热疗技术包括腔内热疗技术和体外热疗技术。对局部晚期直肠癌的治疗研究主要集中在热疗、放疗和化疗三者联合治疗上，尤其集中在术前及术后辅助治疗两方面。

1. 术前热疗加放疗或热化放三联治疗　研究表明，术前放疗能明显提高局部控制率，可减少的局部复发，提高了 R_0 切除率和保肛率；特别对于术前放疗、化疗后获得病理完全缓解的患者，还有望提高其生存率。对进展期直肠癌，大量报道术前采用热疗加放疗或热化放三联治疗对于肿瘤的降期、提高手术切除率、增加保肛率、降低局部复发率、提高无瘤生存期均优于单纯放疗或单纯手术，而术后并发症无明显差别。

Berdov 等报告局部晚期直肠癌热放疗效果，分为热放疗组和放疗组，结果肿瘤缩减的有效率、降期后行根治手术率、5 年生存率前者均优于后者，差别有统计学意义。唐宗江等对于低位直肠癌术前放疗加腔内热疗与术前放疗以及单纯手术比较，前组保肛率 33.3% 高于中组 26.7% 和后组 3.7%，差别有统计学意义（$P<0.05$），局部复发率为 3.3% 明显低于后两组 13.3% 和 33.3%（$P<0.05$）。

2. 术中热疗加化疗　1991 年日本学者就报道了手术中热化疗可用于预防直肠癌术后复发，在肿瘤切除淋巴结清扫后，立即行盆腔热化疗（intraoperative pelvic hyperthermochemotherapy，IOPHC）。即用丝裂霉素 40mg 加生理盐水浸泡盆腔，再用 IOPHC 装置加热灌洗液，温度维持在（45 ± 0.6）℃，90min。术后热化疗组盆腔引流液未查到癌细胞，术后复发率降低。此后，大量报道术中盆腔热化疗可预防直肠癌局部复发延长生存期，同时，基础研究亦支持体腔热灌注化疗杀伤肿瘤细胞优于单纯灌注化疗。

3. 复发癌热放疗或三联治疗　对于复发结肠癌行热放疗或热放化疗可缓解症状，延长无进展时间，提高生存率。Valeria Milani 等研究表明，局部复发结直肠癌患者行局部放疗联合 5 - Fu 持续 350mg/（m^2 · d），每周 5 次，同时进行 BSD - 2000 系统热疗，每周 2 次，每次 1 h。结果发现，中位局部无进展时间延长，由 15 个月延长至 27 个月，1 年和 3 年生存率分别为 87% 和 30%，其中 17 例有疼痛症状的患者缓解率达 70%，且治疗期间的不良反应均可耐受。另有研究发现，对于术后复发的病例行放疗加热疗也能获得较好的姑息治疗作用，可减缓肿瘤引起的疼痛，减轻压迫梗阻症状，使无症状生存期延长。Juffermans 等分析了 54 例不能手术切除的放疗后复发的直肠癌所致疼痛患者行热疗和再放疗的疗效，总放疗剂量 22 ~ 32Gy，每次 4Gy，2 次/周；热疗 1 次/周，共 3 ~ 4 周，其中 72% 的患者姑息止痛效果较好，中位生存期达 6 个月。但也有报道，对于进展性直肠癌手术治疗后行辅助放化疗加或不加热疗，患者生存质量和副作用无明显差别。

4. 单纯热疗加放疗　对于年老体弱、有麻醉禁忌、不能耐受手术或不愿手术的患者，采用热放疗综合治疗，有一定的效果。van 等报道荷兰深部肿瘤热疗组多中心盆腔（直肠、宫颈和和膀胱）进展期癌研究，结果显示热放组肿瘤完全消失率明显高于单放组。

5. 大肠癌的 HIFU 治疗　对不能手术的结肠癌在行短路手术解除梗阻后或近端造瘘手术后，可对原发病灶行 HIFU 治疗。对于病灶部位肠腔已闭合，B 超提示假肾征，可按实体瘤原则行 HIFU 分次治疗模式，治疗参数设定，治疗总次数可根据具体情况决定，治疗先从浆膜面开始，间隔 1 ~ 2 天。据临床观察，大肠癌同时采用 HIFU 和放疗结合，可取得明显疗效。

五、热疗临床应用

应根据患者的具体情况以及所拥有的热疗设备，选择不同的热疗方法，具体热疗操作也应因人而异。

1. 常用的热疗设备　用于浅表肿瘤加热的 433MHz、915MHz、2 450MHz 的微波热疗机，用于深部肿瘤加热的有各种不同频段的射频热疗机，如国外的 RF - 8、BSD - 1000、BSD - 2000 等热疗机，以及国内的 SR - 1000、NRL 等热疗机。当然也有更高温度的热疗机，如产生 50 ~ 1 000℃ 高温而造成肿瘤组织凝固性坏死的热疗机，如射频多弹头、超声聚焦等。

2. 适应证　①进展期消化道肿瘤，能接受耐受放化疗适应者，包括术前、术中、术后、不能手术、拒绝手术者。若采用腔内热疗，至少为不完全梗阻，可通过探头。②晚期患者，需局部治疗缓解或减轻症状者。③对于病变较为广泛者，体外深部透热较为合适。

3. 禁忌证　有心脏起搏器者，严禁微波及射频热疗；合并消化道急性炎症、可能穿孔、消化道活动性出血患者；有重要脏器功能不全或衰竭不能耐受治疗者；在接受治疗区域有非钛类金属者，要谨慎；全身情况差，恶液质，K 氏评分 < 60。

4. 并发症及处理　常见的有皮肤消化道烫伤、皮下脂肪硬结等，严重的有消化道穿孔、出血、瘘形成等。轻度行对症处理，严重并发症除禁食、胃肠减压、营养支持治疗外，还要行并发症的相应的处理。

5. 操作注意事项

（1）腔内加热时，可先用 X 线透视进行模拟定位。

（2）进行腔内热疗时，需行消化道准备，清洁消化道。

（3）一般有效加热温度时间，体外温度>40℃、腔内温度>43℃，维持>40min。

（4）对于热敏感耐受差者，可镇静、止痛、心理辅导，提高耐受性。

（5）两次热疗间隔不低于48～72h，一般多采用1周1次或1周2次。

（6）腔内加热测温，目前热偶测温应用较多。测温点5～10点较好，建议最少选3点，即，肿瘤中部、边缘以及正常组织，测温间期以5～10s/次较好。

六、存在的问题与前景

与肿瘤治疗其他常规手段相比，热疗有其特殊的优点及局限性，同时热疗对胃肠道肿瘤，也是一种研究性试验性辅助性的疗法。结合目前肿瘤治疗以多学科、多专业、多手段、多途径综合治疗，有良好的应用前景，加温质量保证是热疗的关键。但目前仍有许多问题制约了热疗在临床上的全面开展，主要仍然是加热、控温、测温等工程学问题。如：缺乏完善的测温技术，特别是深部肿瘤加热的均匀度以及温度难以控制；最佳的热疗温度和持续时间难以把握；与放疗、化疗的时间顺序需要优化，仍然需要临床经验积累。当然，对热疗的认知不足也是一个问题，临床医师在选用热疗时往往在常规治疗手段无效时才想到热疗，而且，热疗单独治疗时，有效率低。考虑到肿瘤为单独的化学治疗或者放射治疗较难控制时，及时加用热疗，不仅符合目前在肿瘤治疗中一贯强调的综合治疗原则，而且可以明显提高常规治疗手段化疗和放疗的有效率。因此，需要进一步深入探讨了解热疗的生物学机制，同时解决热疗工程学方面的问题，使其能更好地为临床服务。对于胃肠道肿瘤，深部加热麻烦而且昂贵，能达到有效温度范围所占比例并不高，腔内热疗设备简单，价格便宜，效果也较好。可以预测，今后加温治疗设备的不断研发、测温技术的不断改进及临床研究的不断深入，将进一步推动胃肠道肿瘤治疗中热疗发展与完善。

（中山大学附属第一医院　姚保国　王天宝）

参考文献

[1] 顾伟瑾. 胃及直肠结肠癌术前区域性动脉内化疗联合热疗的临床应用［J］. 肿瘤，2006，26（11）：1046－1052.

[2] 季加孚. 胃癌外科治疗研究现状与发展趋势［J］. 医学研究杂志，2008，37（1）：4.

[3] 汤睿，朱正纲，瞿颖，等. 温热化疗对胃癌细胞的杀伤作用［J］. 肿瘤，2007，27（6）：419－424.

[4] 唐中江. 放疗加热疗在低位直肠癌保肛中的应用［J］. 肿瘤学杂志，2006，12（1）：54－57.

[5] 童乾刚，郑家平，叶强，等. 腔内热疗配合放化疗治疗中晚期食管癌［J］. 世界肿瘤杂志，2004，3（1）：641－652.

[6] 王义善，王莉平，胡蓉蓉，等. 调强适形放疗联合热化疗治疗进展期胃癌34例［J］. 陕西医学杂志，2010，39（2）：160－162.

[7] 杨兴华，方明治，徐伟，等. 热疗联合静脉及腹腔双路化疗治疗晚期胃肠道肿瘤临床观察［J］. 现代肿瘤杂志，2008，16（12）：2144－2146.

[8] 郑鸿，李勇，房定珠，等. 热疗联用FOLFOX化疗方案治疗21例晚期胃癌［J］. 中国癌症杂志，2006，16（7）：581－583.

[9] Medina－Navarro R，Guerrero－Linares I. Whole body hyperthermia reduces oxidative stress in the striatum model of mitochondrial toxicity with 3－nitropropionic acid［J］. Int J Hyperthermia，2009，25（4）：280－288.

[10] Cummings M. Increased c－fos expression associated with hyperthermia－induced apoptosis of Burkitt lymphoma cell line. Int J Radiat Biol，1995，68（6）：687－692.

[11] Lim CU，Zhang Y，Fox MH. Cell cycle dependent and cell cycle blocks induced by hyperthermia in HL－60 cells［J］. Int J Hyperthermia，2006，22（1）：77－91.

[12] Sawaji Y，Sato T，Seiki M，et al. Heat shock－mediated transient in intracellular 3'，5'－cyclic AMP results in tumor specific suppression of membrane type1matrix metalloproteinase production and progelatinase A activiation［J］. Clin Exp Metastasis，2000，18（2）：131－138.

[13] Atanackovic D，Pollok K，Faltz C，et al. Patients with solid tumors treated with high－temperature whole body hyperthermia show a redistribution of naive/memory T－cell subtypes［J］. Am J Physiol Regul Integr Comp Physiol，2006，290（3）：585－594.

[14] Freudenberg S，Rewerk S，Bay F，et al. Local application of hyperthermia in the esophagus with a heatable malleable thermoplastic stent［J］. Eur Surg Res，2006，38（1）：42－47.

[15] Louvet C，Andre T，Tigaud J，et al. Phase Ⅱ Study of oxaliplatin，fluorouracil，and folinic acid in locally advanced or metastatic gastric cancer patients［J］. J Clin Oncol，2002，20（23）：4543－4548.

[16] Yonemura Y, Bandou E, Sawa T, et al. Neoadjuvant treatment of gastric cancer with peritoneal dissemination [J]. Eur J Surg Oncol, 2006, 32 (6): 661 -665.

[17] Yonemura Y, Endou Y, Sasaki T, et al. Surgical treatment for peritoneal carcinomatosis from gastric cancer [J]. Eur J Surg Oncol, 2010, 36 (12): 1131 -1138.

[18] Nakagawa S, Nashimoto A, Yabusaki H, et al. Role of staging laparoscopy with peritoneal lavage cytology in the treatment of locally advanced gastric cancer [J]. Gastric Cancer, 2007, 10 (1): 29 -34.

[19] Witkamp AJ, De Bree E, Van Goethem R, et al. Rationale and techniques of intra - operative hyperthermic intraperitoneal chemotherapy [J]. Cancer Treat Rev, 2001, 27 (6): 365 -374.

[20] Yonemura Y, de Aretxabala X, Fujimura T, et al. Intraoperative chemo - hyperthermic peritoneal perfusion as an adjuvant to gastric cancer: final results of a randomized controlled study [J]. Hepatogastroenterology, 2008, 48 (42): 1776 -1782.

[21] Berdov BA, Menteshashvili GZ. Thermoradiotherapy of patients with locally advanced carcinoma of the rectum [J]. Int J Hyperthermia, 1990, 6 (5): 881 -890.

[22] Lygidakis NJ, Patil, et al. Laparoscopic hyperthermic intraperitoneal chemotherapy as adjuvant modality following radical surgery for advanced rectal cancer a new look to an old problem [J]. Hepatogastroenterology, 2010, 57 (97): 73 -75.

[23] Shelygin A, Alekseev MV, Rybakov EG, et al. Experimental foundation of using intraoperative endopelvic cisplatin with hyperthermia for rectal cancer [J]. Vopr Onkol, 2010, 56 (2): 191 -195.

[24] Milani V, Pazos M, Issels RD, et al. Radiochemotherapy in combination with regional hyperthermia in preirradiated patients with recurrent rectal cancer [J]. Strahlenther Onkol, 2008, 184 (3): 163 -168.

[25] Juffermans JH, Hanssens PE, van Putten WL, et al. Reirradiation and hyperthermia in rectal carcinoma: a retrospective study on palliative effect [J]. Cancer, 2003, 98 (8): 1759 -1766.

[26] Schulze T, Wust P, Gellermann J, et al. Influence of neoadjuvant radiochemotherapy combined with hyperthermia on the quality of life in rectum cancer patients [J]. Int J Hyperthermia, 2006, 22 (4): 301 -318.

第三十五章 胃肠恶性肿瘤远处转移的外科处理

第一节 胃肠恶性肿瘤肝转移的手术治疗

胃肠恶性肿瘤肝转移手术治疗中以结直肠癌肝转移疗效最为有效。文献报道结直肠癌同时性肝转移发生率为15%～25%，自然生存期广泛转移者为72天，局限于一叶者为93天，孤立性肝转移为136天。大约50%的结直肠癌患者出现异时性肝转移，自然生存期为6～12个月，3年生存率为3%～7%，5年生存率为1%～2%。文献报道，结直肠癌肝转移切除率约为20%，5年生存率为25%～40%，并发症发生率为16%，死亡率为1.3%，肝切除术是结直肠癌肝转移患者获得长期生存的希望。与异时性肝转移不同，同时性肝转移是可以一期手术切除原发病灶及肝转移病灶，但也有学者建议分期手术，但会导致部分患者丧失肝切除术机会。诊断方法、肝脏外科技术及围手术期处理措施的完善，使同时性结直肠癌肝转移一期手术效果明显提高。文献报道同时性结直肠癌肝转移患者，一期手术后1年、3年、5年生存率分别为91%、59%和32%，分期手术为93%、57%和25%；术后肝转移癌复发率一期手术组高于分期手术组（26% vs 9%，$P=0.03$）；术中失血量、术后并发症、手术死亡率、生存率均无明显差异；一期手术明显缩短了住院时间，节省医疗资源，避免二次手术打击。目前认为只要患者全身情况能耐受一期手术切除，无肝外转移，则可行一期手术。

文献报道25%～50%的结直肠癌患者在术后出现肝转移，术后肝转移时间多在3年内发生，原发灶为TNM Ⅲ期、肿瘤直径>3cm、浸润溃疡型病灶为危险因素。异时性肝转移预后好于同时性肝转移，转移前的间隔时间越长预后越好，然而，异时性肝转移时多已伴局部复发、淋巴结转移甚至肺转移，获得根治手术切除的机会较少，其外科手术原则与同时性肝转移相同。Bradley报道结直肠肝转移癌切除后复发率肝内为43%，肝外为25%，肝内外为32%。Yamamoto报告90例（次）肝转移灶切除后再次肝切除的经验，肝转移癌2次切除75例，3次切除12例，4次切除3例，手术间期平均为10.3个月，2次以上切除率为35%，术后总生存率3年、5年分别为48.3%和30.7%；存在区域淋巴结转移、4个以上的肝转移、肝外转移灶患者，再次肝切除的效果不佳。Petrowsky等报道结肠癌肝转移术后肝脏转移灶行再次切除后1年、3年、5年的生存率分别为86%、51%及34%。因肝实质粘连和解剖变化，肝转移癌再次切除时出血增多，手术与住院时间与首次肝转移癌切除术后无差别，3年、5年生存率高达62%和32%。

根治性肝切除术比姑息性切除预后要好，由于转移癌较少合并肝硬化，肝储备功能好，患者可以承受较大体积肝切除，所以，应行根治性手术切除，不应有肉眼癌残留，切除范围包括肿瘤外10mm的正常肝组织。至于行非解剖性切除（楔型切除、挖除等）或解剖性切除（标准肝叶、肝段切除）意见不一，但前者创伤小，并发症少。一般情况下结直肠癌肝转移在下列情况可进行手术治疗：①肝转移灶局限，或其周围有一个或数个卫星转移灶，但局限在一个肝段内或肝叶内；②无其他肝外的转移灶存在；③原发肿瘤能够行根治性切除；④转移癌切除后能维持肝功能；⑤患者状况能耐受手术。肝叶切除术的禁忌证：原发灶未能控制、肝脏广泛转移、切除后肝功能不能维持；相对禁忌证主要为切除难度大，如位于肝方叶或侵及下腔静脉、第一肝门、肝静脉附近等。

胃癌肝转移的发生率高达44.5%，与结直肠癌肝转移不同，胃癌肝转移更倾向于多发性，且确诊时常同时伴有腹膜种植、广泛淋巴结转移或其他部位的远处转移，因此适宜手术治疗的患者相对较少，疗效较差。发生肝脏转移的胃癌患者的自然平均生存期为2～3个月。孙益红综合国外文献，胃癌肝转移适宜行肝切除者仅占10%～20%，术后的中位生存期为5～21个月，1年生存率为15%～77%，5年生存率为19%～34%。同时或异时发生肝转移的胃癌患者实施肝切除的条件为：原发灶没有浆膜侵袭；原发灶周围虽存在淋巴结转移但可经D_2根治术清除者；无门静脉癌栓；患者可耐受手术。对于伴有其他不能切除的远处转移、腹膜浸润、广泛淋巴结转移、癌性腹水等情况者均不适宜行肝转移灶切除术。

胰腺癌患者自然生存期仅为4个月，尸检发现肝转移率大约为66.7%。美国国立卫生研究院资料显示中位生存期为2~3个月，生存率1年为8%，5年为3%。文献亦报道胰腺癌根治术后大约有80.8%的复发率，其中肝转移约23.6%，多见于低分化和女性患者；全部患者中位生存时间为13.6个月，并发肝转移者为13.7个月。Adam R报道令人振奋的研究结果，胰腺癌肝转移切除后5年生存率竟然高达25%，而我国外科统计资料显示胰腺癌整体5年生存率不足5%；另两项令人沮丧的研究结果显示胰腺癌同时性肝转移，即使行转移灶切除，平均生存期也仅为6个月，因此，胰腺癌联合肝转移灶切除难以使患者受益。

（一）术前准备

1. 肝功能检查　胃肠恶性肿瘤肝转移患者肝脏多无肝硬化，肝功良好，对于伴有肝功能不全的患者，对肝功能应予以评估。Child于1964年根据腹水、神经精神症状和营养状态、血清胆红素和血清白蛋白，分层计分，最低分5分，最高分15分，根据不同计分段将肝功能损害程度分为A、B、C级，是临床上应用的经典分级法（表35－1）。由于Child分级法中的一般状况常不易计分，Pugh提出Child－Pugh改良分级法，更易于掌握，而且判定肝功能损害程度及预后更趋于准确（表35－2）。参照国际肝功能分级系统，基于我国国情，1983年，武汉全国首届门静脉高压症研讨会制定了我国的肝功能分级标准（表35－3）。上述肝功能分级标准大致反映肝细胞群减少、肝脏储备功能及肝脏病变引起的全身变化。一般而言，胃肠恶性肿瘤肝转移切除肝功能最好为Child A级、Child－Pugh改良分级A级或武汉标准Ⅰ级；对于转移灶楔形切除，Child B级、Child－Pugh改良分级B级或武汉标准Ⅱ级一般尚可耐受；Child C级、Child－Pugh改良分级C级或武汉标准Ⅲ级患者除非并发肠梗阻等情况外，手术切除对患者有害无益。

表35－1　Child肝功能分级

指标	1分	2分	3分
腹水	无	轻、易控制	中度及以上、难控制
神经精神症状	无	轻	重昏迷
营养状态	优	良	差
血清胆红素时（μmol/L）	<34.2	34.2~51.3	>51.3

注：A级5~6分，B级7~9分，C级10~15分

表35－2　Child－Pugh改良分级

指标	1分	2分	3分
肝性脑病	无	轻、易控制	中度及以上、难控制
腹水	无	轻	中度及以上
血清胆红素（μmol/L）	<34.2	34.2~51.3	>51.3
血清白蛋白（g/L）	≥35	28~34	<28
凝血酶原时间/正常生长（s）	≤14（1~3）	15~17（4~6）	≥18（>6）

注：A级5~6分，B级7~9分，C级10~15分

表 35－3 武汉会议分级（1983 年）

项 目	Ⅰ级	Ⅱ级	Ⅲ级
血清胆红素（μmol/L）	＜34.2	34.2～51.1	＞51.3
血浆白蛋白（g/L）	＞35	26～34	＜25
凝血酶原时间延长（s）	1～3	4～6	＞6
谷丙转氨酶（金/赖）（U）	＜100/40	100～200/40～80	＞200
腹水	无	少、易控制	多、难控制

2. 肝储备功能测定　吲哚菁绿（indi cyanine green，ICG）静脉注射后完全为肝细胞摄取，分泌入胆汁，不参与肝肠循环，无毒副作用。一般测定其 15min 滞留率，正常不足 10%，如大于 40% 则提示肝脏储备功能不足，半肝切除风险极高。

3. 术前按 NRS－2002 评分系统予以营养风险评估，≥3 分视为具有营养不良风险，围手术期（术前及术后各 1 周）给予肠内或肠外营养支持，按 83.68～104.6kJ/kg 的非蛋白能量供能，（1∶418.4）～（1∶627.6）kJ 的氮∶能量比供应氨基酸，术前 1 周开始至手术前第 1 天，术后第 2 天开始肠内及肠外营养，直至术后 1 周。

4. 围手术期抗生素选择　应选择在胆管排泄为主的抗生素，如舒普深（头孢哌酮钠舒巴坦钠），切开皮肤前 30min 静脉推注 3.0g。由于头孢哌酮钠半衰期为 1.7h，舒巴坦钠半衰期为 1h，如手术超过 3h，或出血量＞1 500mL，则加用 1 次；术后应用 3～5 天。

5. 维持水、电解质酸碱平衡　由于部分患者术前进食不足或肠梗阻等原因，往往存在水、电解质酸碱平衡紊乱，术前应行锁骨下静脉或颈内静脉穿刺置管，利于营养支持和液体输入，纠正体液失衡的状况。因术中可能需阻断下腔静脉，所以肝切除患者禁止下腔静脉置管输液。

6. 肝功能不全患者术前给予肌内注射维生素 K 以提高患者的凝血功能。

7. 术中有可能损伤大血管，需备浓缩红细胞 2～6U 及新鲜血浆以及血管吻合器械。

8. 肠道准备、并存症的处理等参见本书有关章节。

（二）麻醉与体位

气管内插管全身麻醉，平卧位或截石位，右侧胸肋区垫小枕，利于肝脏暴露。

（三）手术步骤

肝转移灶大多数可行锲形切除术，较为简单，本书以右半肝切除为例，讲解肝切除的方法及其并发症防治问题。

1. 首先探查腹腔，然后按相应部位的恶性肿瘤行根治性切除术，请参见本书有关章节。

2. 电刀切开镰状韧带、右冠状韧带、部分左冠状韧带及右三角韧带，切开右冠状韧带时应靠近膈肌侧，以防损伤右肝静脉和右后上缘肝静脉（图 35－1）。

3. 将右半肝向左上方翻起，显露肝裸区及下腔静脉，靠近肝脏表面电刀锐性分离肝肾韧带，保护下腔静脉和右肾静脉（图 35－2）。

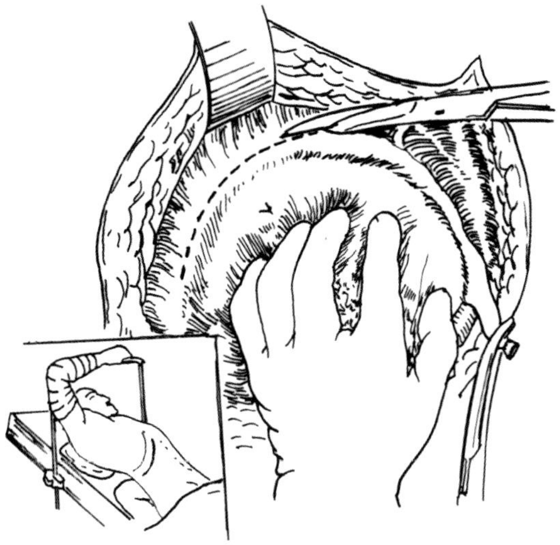

图 35－1　切开右冠状韧带

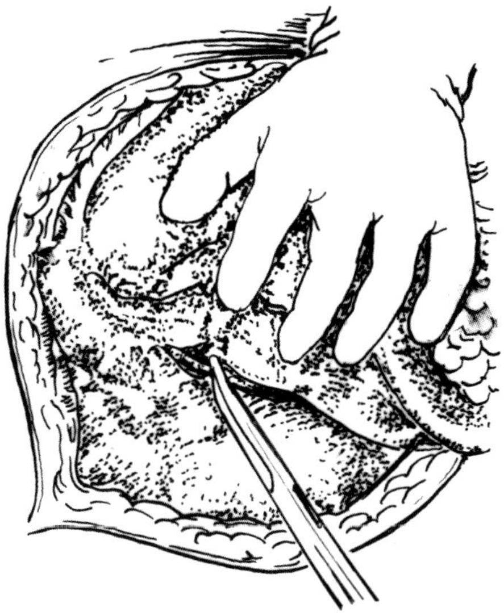

图 35－2　分离肝裸区

4. 分离胆囊三角，游离胆囊动脉，切断后，保留侧结扎及缝扎各 1 次；离肝总管 0.5cm 处，切断胆囊管，保留侧结扎及缝扎各 1 次；距离肝脏面 0.5cm 切开胆囊浆膜层，顺行切除胆囊（图 35－3）。

5. 经温氏孔上置肝门阻断带，以利术中减少出血，自胆囊切迹至下腔静脉右侧缘为切开线，电刀切开肝被膜（图 35－40）。

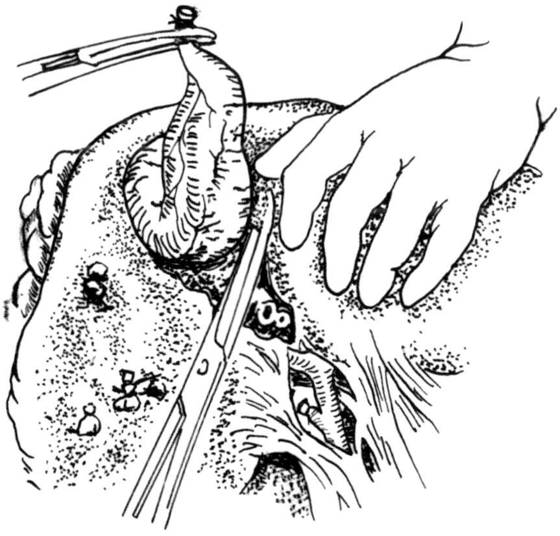

图 35－3　胆囊切除

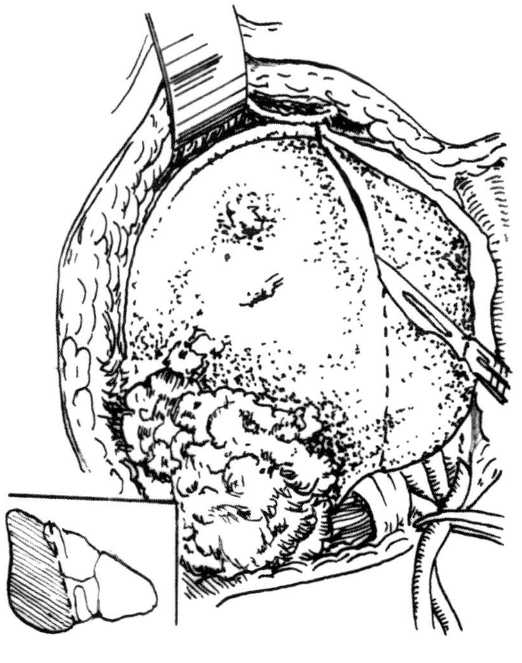

图 35－4　膈面切开

6. 用刀柄钝性分开肝实质，所遇管道均予以妥善结扎或缝扎（图 35－5）。

7. 自胆囊窝切开肝实质，钝性分离，妥善结扎所遇管道，直达肝门右切迹，分离出门静脉右支、右肝动脉及右肝管，分别予以结扎切断，同样保留侧结扎及缝扎各 1 次（图 35－6）。

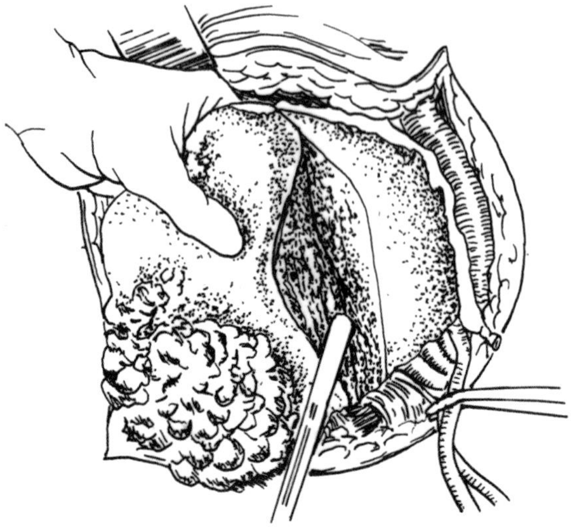

图 35－5　钝性分离肝实质

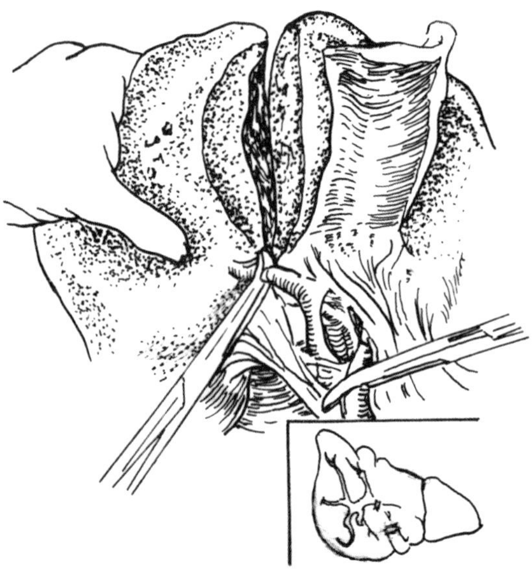

图 35－6　切断右肝管道

8. 显露右肝静脉，连同少许肝组织一同结扎切断，保留侧结扎及缝扎各 1 次（图 35－7）。

9. 结扎肝短静脉，左手示指抵住下腔静脉，沿示指右侧，逐根结扎肝短静脉，同法处理肝右后缘静脉；也可用血管钳沿下腔静脉右侧壁自下而上逐段连同肝组织一起结扎肝短静脉，如此，可避免损伤肝短静脉（图 35－8）。

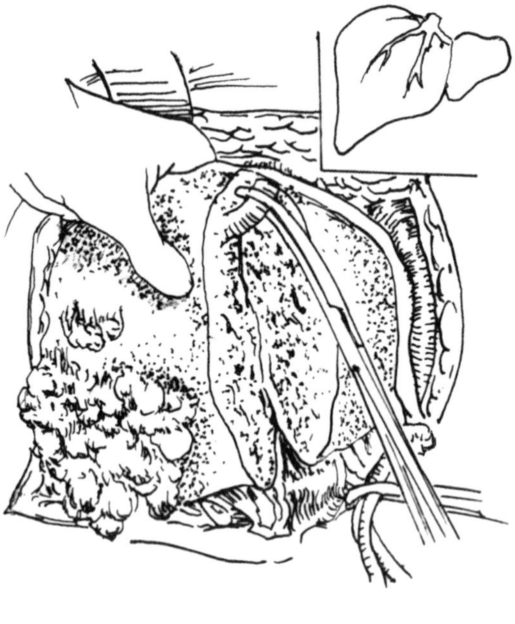

图 35－7　切断肝右静脉

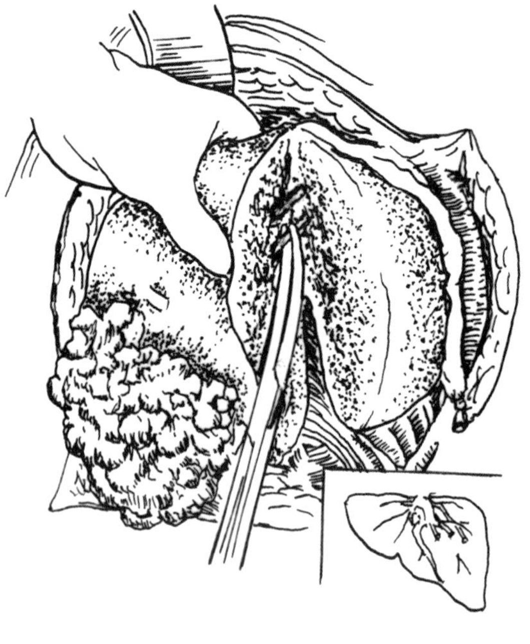

图 35－8　切断肝短静脉

10. 右半肝切面应距离正中裂约 1.0cm，以免损伤肝中静脉。右半肝切除完毕，松开肝门阻断带，检查肝脏断面，结扎出血点，冲洗创面，然后用白纱布敷在肝脏断面，有黄色胆汁漏处予以缝扎。将大网膜或镰状韧带缝在肝断面四周和中央（图 35－9）。

11. 冲洗腹腔，右膈下及肝切面放置双腔引流管，清点纱布器械无误逐层关腹（图 35－10）。

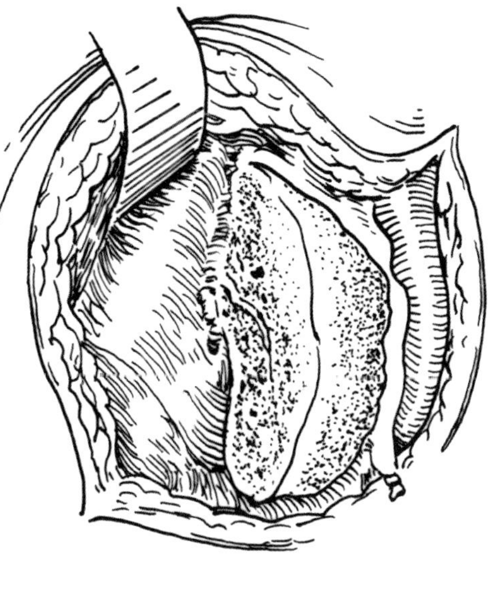

图 35－9　移除右半肝

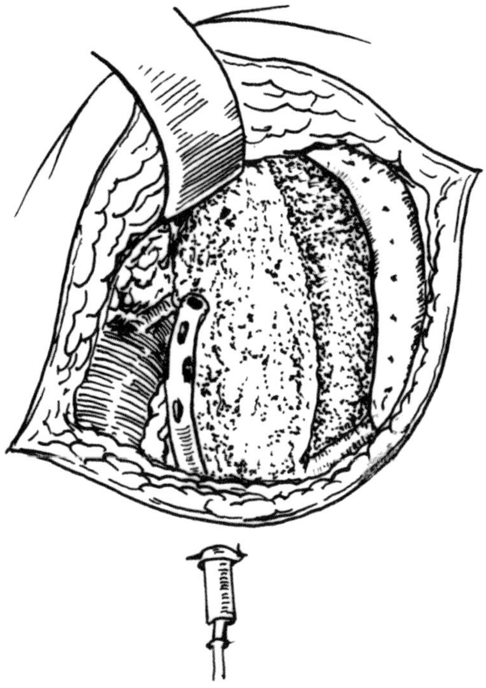

图 35－10　放置双腔引流管

（四）术中应急处理

术中大出血，常见出血部位为门静脉右支、肝右静脉及肝短静脉，一旦损伤，出血凶猛。右肝静脉损伤时，不可用血管钳钳夹，否则可导致更为严重的损伤，可用手指压迫肝右静脉，大弯针在其近侧连同肝组织一并缝扎，多可止血。肝短静脉损伤，可用无损伤血管钳，部分阻断下腔静脉，用 5－0 血管缝线缝扎或修补破裂口；较大范围的门静脉损伤，可完全阻断肝上、肝下及肝十二指肠韧带，造成暂时无血流状态，进而修补下腔静脉。门静脉右支损伤时，将肝十二指肠韧带阻断后，予以缝扎即可。

（五）术后处理

1. 保持双腔引流管通畅，记录引流液的颜色和总量，注意有无术后大出血。
2. SICU 监护 24～48h，注意神智、血压、心率、血氧、呼吸、尿量情况。
3. 检测血常规、生化、肝功能、凝血功能、血气分析。
4. 吸氧以改善肝细胞供养，降低肝功损害程度。
5. 肠外营养支持，维持水、电解质及酸碱平衡。
6. 氢化可的松 0.1g 静脉注射，3～5 天；同时予以洛赛克 40mg 静脉推注，以防治应激性溃疡。
7. 本术式创伤大，出血多，术后可给予止血药：葡萄糖酸钙、立止血、安络血、维生素 K、凝血酶原复合物等，必要时予以新鲜血浆。
8. 术后继续给予抗生素 3～5 天。
9. 其他请参考胃癌或结直肠癌的术后处理。

（六）术后并发症防治

1. 术后出血　术后出血是最危险的术后并发症，原因：术中止血不彻底，肝断面或肝短静脉出血；血管结扎线滑脱；肝断面部分无血供的肝组织坏死或继发膈下感染而导致出血；术后凝血功能障碍。预防措施：在断肝过程中细致结扎每一条管道外，对肝断面还应该有较完善的处理，包括采用不同的方法封闭肝断面，如褥式缝合、高频电刀或氩气刀的烧灼、生物蛋白胶或化学黏合剂封闭断面等；切忌交锁褥式缝合切肝或肝大块组织一并结扎；膈下及肝切面附近放置双腔引流管保持通畅；术前纠正凝血功能低下情况。治疗：凝血障碍引起的创面渗血，给予新鲜血浆和止血药物；如果在术后引流管内发现有新鲜血液流出，患者循环状态不稳，考虑较大量的活动性出血，需要再次手术探查止血，盲目地观察等待会错过手术机会。

2. 肝功能不全　在大宗病例的报告中，肝切除手术死亡的病例中约有83.3%死于肝功能衰竭，多发生在手术后2周内，特别是在肝切除量超过50%的肝硬化患者。肝功能衰竭发生的主要原因：肝硬化患者肝切除量超过50%；术中或术后大出血、低血压；手术时间长；反复肝门阻断。预防措施：术前护肝治疗；选用对肝功能影响小的麻醉剂；术中完善止血，避免术中及术后大出血；转移性肝癌距肿瘤边缘1cm的切除已经足够；每次肝门阻断时间控制在10～15min，可间歇5min再阻断；术中、术后充分给氧；术后继续保肝治疗及避免使用具有肝毒性药物。治疗措施：持续4～6 L/min吸氧；给予GIK液及大量维生素B、维生素C、维生素K；维持水、电解质及酸碱平衡；应用广谱抗生素如舒普深；适当补充白蛋白及支链氨基酸；静脉给予氢化可的松。详细的诊断与处理参见本书有关章节。

3. 右侧胸腔积液　胸腔积液多发生在右胸，原因主要为术后右隔下积液刺激膈肌和胸膜。患者多无症状，但可有气促或低热，多在做胸部正侧位片时发现。少量积液可自行吸收，大量积液则需反复穿刺抽液，如腹水反复出现，穿刺难以控制者，可行胸腔闭式引流术。

4. 胆汁漏　多是由于肝断面的胆管未缝扎或肝断面局部组织感染、坏死、脱落，导致肝断面的胆管重新开放所致。预防：在切肝的过程中要有良好的暴露，细致结扎每一条管道；肝断面防止大块的缝扎，以减少术后肝组织的坏死；切肝后检查肝断面宜用干净湿纱块压迫，然后，看有无纱块的黄染，必要时缝扎漏胆汁的胆管；大胆管损伤者，应行T管引流；确保术后引流畅通。治疗：胆汁及时引流至体外；保持双腔引流管通畅。一般在2～3周，最长1～2个月形成瘘管，拔除引流管而愈合。若引流不畅，形成肝下积液或脓肿，则需在超声引导下经皮置管引流；如引流依然不畅，可再次手术放置双腔引流管。

5. 腹腔感染　包括膈下脓肿及肝创腔感染，原因：腹内留有较大的残腔；存在缺血坏死的肝组织；残腔或膈下间隙内积留血液和胆汁；恶性肿瘤、糖尿病等并存症；肝大块切除致使枯否细胞大量丢失；联合手术创伤大，抑制机体免疫系统功能。预防措施：可能多地保留正常肝组织；彻底止血；避免保留失活的肝组织；肝缝合时避免留下残腔；术后保证引流通畅；围手术期广谱抗生素的应用。处理：B超和CT定位引导下穿刺抽液或置管引流；抗感染治疗；支持治疗；穿刺引流不畅者，可行开腹放置双腔引流管。

（中山大学附属第一医院　王天宝　董文广）

第二节　Krukenberg瘤手术治疗

（一）Krukenberg瘤的临床病理研究简史

Krukenberg瘤的认识历史非常悠久。1896年，德国妇科医生、病理学家Friedrich Krukenberg（1871～1946）对6份病例进行了研究，描述了这一特殊的卵巢肿瘤，因而得名。但Krukenberg医生错误地认为该肿瘤是含有黏蛋白细胞的原发性卵巢纤维肉瘤。目前认为Chlagenhaufer于1902年树立Krukenberg瘤为转移性癌的观点，并认为胃是其常见的原发部位。Novak和Gray（1938）提出了Krukenberg瘤的诊断标准，后经Woodruff（1960）及Hale（1968）修订如下：①肿瘤生长在卵巢内；②镜下见印戒状黏液细胞及黏液湖；③间质内见肉瘤样浸润，该标准已被WHO认可（1973）。目前对于Krukenberg瘤的病理学研究报道相对较少，2006年Kiyokawa等对120例Krukenberg瘤进行了临床病理分析，指出Krukenberg瘤的组织学形态表现多样，远多于以前文献的报道。

（二）发病率及发病机制

Krukenberg瘤的确切发病率尚不清楚。国外文献报道的转移性卵巢癌占原发性卵巢恶性肿瘤10%～30%，北京协和医院自1948～1992年间共收治转移性卵巢癌66例，占同期原发性卵巢上皮癌11.3%。

Krukenberg瘤是一种典型的选择性转移肿瘤，其最常见的是胃－卵巢转移轴。胃癌可选择性转移至卵巢而不侵犯其他组织。但是，胃肠道肿瘤转移至卵巢的途径和机制至今还不清楚，目前公认的可能的转移途径有以下5种：①淋巴道转移；②血行转移；③腹腔种植性转移；④经腹水转移；⑤输卵管转移。

逆行淋巴道转移被目前认为是最可能的转移途径，理由如下：①卵巢门、卵巢皮质、卵巢系膜和输卵管系膜等组织含有大量的淋巴组织和丰富的血管。在 Krukenberg 瘤病例中，这些组织内常常可以发现癌栓。②由于胃黏膜层和黏膜下层有丰富的淋巴丛，毛细淋巴管很接近胃上皮细胞（特别是萎缩性胃炎患者），癌细胞容易进入毛细淋巴管转移。③胃肠道癌细胞可通过腹膜后淋巴途径到达卵巢。近年研究表明，结直肠癌可侵犯腹膜后淋巴结，导致管腔受阻、淋巴液逆流，癌细胞可通过腹膜后淋巴途径转移到腰淋巴结，而卵巢的淋巴循环是引流入腰淋巴结内的，进而继续逆流进入卵巢内。

淋巴转移学说可用以下几种现象得到合理解释：①绝大多数 Krukenberg 瘤是双侧性；②因转移而增大的卵巢常保持原来的形态，肿瘤在包膜生长而罕见于表面；③两侧常同时有转移，且多表现为镜下淋巴管内癌栓。很多迹象也支持血行转移学说：①临床资料表明，Krukenberg 瘤平均发病年龄一般为 42～47 岁，一般比原发性卵巢癌年轻 10～15 岁，且多见于绝经前妇女。因为功能活跃的卵巢血液供应丰富且激素水平高，更易于吸引癌细胞，并为癌细胞的定植和生长提供了良好的环境。②卵巢双侧转移多见。③瘤侵及卵巢间质，或表面与间质均受累。

晚期胃肠癌破坏胃肠壁侵及浆膜后，癌细胞可脱落而种植到卵巢，此即为种植性转移。廖坚松等指出，临近卵巢的肠段如回盲部、乙状结肠和上段直肠可直接侵犯卵巢，形成转移癌，术中可发现转移瘤与原发瘤形成粘连。还有通过腹水直接将癌细胞运输到卵巢机制。但很多学者质疑这种转移途径，理由是 Krukenberg 瘤通常表面光滑，偶有粘连或腹膜植入，并有一厚 0.2～0.6cm 的不规则致密假膜，即 Krukenberg tumor 膜，同时卵巢间质或间质和表面累及多见。这些事实很难证明或解释种植性转移。一些胃癌原发灶相当局限而发生卵巢转移。

（三）病理组织学特征

双侧卵巢累及多见，瘤体大小从接近正常卵巢到 34cm 不等。卵巢肿大，形态不规则，边界清晰，包膜多完整，表面呈结节状隆起，转移癌切面呈灰白或灰黄色，实质呈胶冻样，可有出血坏死灶，多为囊性和实性混合存在。镜下肿瘤由上皮组织和间质成分构成。上皮成分主要为富含黏液的印戒细胞。胞质嗜酸性颗粒状，有空泡；核深染，被大量黏液排挤到胞质边缘，核变细长，弯如新月。Kiyokawa 等发现，印戒细胞可为孤立的、成群的、互相嵌套或形成小管、腺泡、小梁或束状，多聚集在包膜下水肿带和非水肿带的交汇处。镜下可见“牛眼征”（在细胞中央有一较大空泡，旁中央为由黏蛋白滴组成的嗜酸性小体），细胞有丝分裂少见。黏蛋白 PAS、阿辛蓝、黏蛋白胭脂红染色阳性。肿瘤间质主要是梭形或短梭形细胞，胞质少，为纤维结缔组织或类似卵巢皮间质，部分间质细胞可以变大、变圆，胞质丰富，有黄素化倾向。此外，部分肿瘤内部包含多个囊性成分，内含有清亮的黏蛋白或血性液体。

（四）临床诊断

由于有一些转移到卵巢的肿瘤可无原发灶症状及体征，因此 Krukenberg 瘤术前诊断较困难，误诊率高，另外对于胃癌的认识不足，缺乏警惕性，被误诊为胃炎、消化性溃疡者最多。虽然胃镜检查是确诊胃癌最有效的办法，但胃镜、病理检查均可能出现假阴性，对可疑患者不要轻易放过。单凭1次检查和病理结果，不要轻易否定胃癌的诊断。应根据临床表现、影像学及血清学检查等进行综合性诊断和鉴别诊断。

1. 临床表现：约 1/3 Krukenberg 瘤术前能明确诊断，当既有胃肠道肿瘤病变，再出现双侧、实质活动性附件肿物，则 Krukenberg 瘤诊断基本建立。原发灶诊断与继发瘤症状出现时间间隔较短，一般不超过 3 年时间，最短的同时发现原发灶和转移灶。因此，对于一切消化道癌都应把术前盆腔检查或超声成像列为常规，手术中仔细探查盆腔及时活检，术后定期检查随访，这不仅可使一些内、外科收治的患者不致遗漏，而且有助于卵巢转移的早期诊断。Krukenberg 瘤患者常因缺乏胃肠道症状而就诊妇产科。常见的症状是迅速增长的下腹部及盆腔包块；其次为腹痛、腹胀；部分患者出现卵巢间质黄素化，分泌雌激素，临床上表现出各种类型的月经不调，或绝经后阴道出血等症状；卵巢间质分泌的激素还可导致男性化表现。因此，对于卵巢肿瘤，妇科医师需询问消化道、乳腺病史，进一步行必要的消化道、乳腺检查。

2. 体征　体检多为盆腔包块，往往体积较大且合并腹水。部分患者无自觉症状，而在定期随访中发现卵巢包块。临床上还可发现剑突下压痛、直肠陷凹结节及恶液质等体征。

3. 影像学检查　临床上来源于消化道的肿瘤原发灶往往不易找到，常见的胃肠造影方法阳性率不高，可能与原发病变较小或未向管腔内生长造成的充盈缺损有关。胃及结肠纤维内镜检查广泛使用，使一些造影不能发现的病变能通过活检获得诊断，提高了阳性率。Krukenberg 瘤多为肿块形态轮廓较规则，多呈肾形，边界回声清楚、完整；内部回声不均匀，可见多个大小不等、呈散在分布的囊样结构；Krukenberg 瘤以双侧对称性发生为主，双侧大小相似，回声性质相似，个别可以单发。CT 对本病的显示较为优越，还需结合胃肠道钡剂造影、胃镜作出判定。另外需注意乳腺、胰及生殖道有无原发灶。

4. 病理学检查　妇科检查发现盆腔有实质性肿瘤，且有消化道症状者，应行胃或结肠纤维镜检查并活检，必要时做腹腔镜检查和卵巢活检，查及印戒状黏液细胞则可明确诊断。

5. 实验室检查　血常规检查均有不同程度贫血，血沉增快，腹水检查可发现癌细胞，肿瘤标志物的检查 CA125 检查有助于判定原发性卵巢癌或继发性卵巢肿瘤，原发性卵巢癌血清 CA125 水平常显著升高。另外，CEA 在转移性卵巢癌呈不同程度免疫组化阳性反应，但 CEA 在原发性卵巢浆液性癌中也有一定的表达，且 CEA 的种类繁多，因此需寻找一个有效 CEA 单抗来鉴别原发灶或转移性卵巢癌。CK7 是人类 OTN 卵巢癌细胞株中提取单克隆抗体，可以在一些特异的腺癌中表达，例如卵巢原发性腺癌、乳腺癌、肺腺癌等，而在胃肠道来源的腺癌中一般为阴性。故目前有学者认为 CK7 是原发性卵巢癌一个较好标志，在鉴别诊断中有较大价值。

（五）Krukenberg 瘤的治疗

1. 手术切除　由于原发灶在胃或结肠等腹腔器官，常在卵巢转移瘤出现后始得到诊断，故对于原发灶能切除者应连同卵巢转移灶一并切除。胃癌一般选择姑息性切除手术，以减少出血、穿孔、梗阻等严重并发症的发生。姑息性切除能否延长生存时间一直存在争论，但目前认为切除后能减轻机体对肿瘤的负荷，有利提高术后化疗、免疫等综合治疗的疗效。如原发灶位于结肠一般恶性较低，应争取和继发灶一并切除。即使如胃癌原发灶不能切除的患者，行姑息性卵巢转移瘤切除，术后再行化疗，有些患者仍能得到比较满意的疗效。鉴于原发病灶尽管全部切除，肿瘤仍可转移至卵巢，不少学者主张行胃肠癌根治术时，应具体探查两侧卵巢，如有转移应同时行全子宫双附件及大网膜切除，即或没有转移，对超过 40 岁的妇女可预防性地切除双侧卵巢。

2. 化疗　化疗可能是治疗癌症最有效又能延长生存期的重要手段。化疗可使部分患者完全缓解并长期无瘤生存。化疗有效的可能机制：有认为女性胃肠道癌是激素依靠性肿瘤，对化疗敏感性相对要高，再者转移癌增殖速度快，化疗药物能有效杀灭之。常用的化疗药物有 5 - Fu、铂类、四氢叶酸钙等。其中腹腔化疗具有控制腹水、毒副作用小的特点。

3. 放疗　没有资料显示放疗对 Krukenberg 瘤患者有效，转移瘤局限于盆腔手术未能彻底切除者，术后可加用放疗；对存在骨骼等全身转移的患者，可行姑息性全身放射治疗。

（六）预后

Krukenberg 瘤预后很差，Pemopoules（1987）报道原发于胃、结肠癌的 Krukenberg 瘤平均生存时间分别为 0.75 年和 3 年，Hwa（1992）报道平均生存时间为 9.6 个月（胃）和 1.4 年（结肠），而 Gilliland（1992）则观察平均生存时间为 20.3 个月。正因为 Krukenberg 瘤是被认为相当晚期、预后极差的妇科肿瘤，所以早期诊断和及时恰当有效的治疗是解决其预后的两个关键因素。

（中山大学附属第一医院　陈春晓　杨国奋）

第三节　胃肠恶性肿瘤肺转移的手术治疗

一、概　　述

肺脏是恶性肿瘤转移最多的器官之一，约有50%的恶性肿瘤可以转移到肺。肺也是胃肠恶性肿瘤最常见的转移部位，其中绝大多数来源结直肠癌。大约20%的结直肠癌患者在初次就诊时已经出现以肺为代表的远处转移灶，10%左右的结直肠癌手术切除后的患者会发生肺部转移。如果不加以治疗，其中位生存时间不超过10个月，仅有5%的患者可以生存5年以上。相对而言，胃癌发生肺转移的概率很小（不足1%）。

肺转移瘤的发生是因为肿瘤细胞停留在肺小动脉或毛细血管分叉部位，在血管内皮形成凝块，穿过管壁进入周围的结缔组织内，细胞增殖后，形成小瘤体，最后形成转移瘤。发现原发肿瘤同时发现的肺转移瘤称为同时肺转移瘤，在原发肿瘤治疗完成后发现的肺转移瘤称为异时肺转移瘤。目前，针对肺部转移瘤的治疗已经成为恶性肿瘤综合治疗中不可忽视的一部分，多发性或广泛性的肺转移瘤多采取非手术治疗，而孤立性或局限性的转移瘤宜采取手术切除。

二、转移途径

胃肠恶性肿瘤的肺转移主要有以下几条途径：①血道转移，血道转移是胃肠恶性肿瘤的肺转移最常见的转移方式，各种胃肠恶性肿瘤细胞进入血液循环后均可以进入肺内。但是仅有0.01%的细胞黏附于血管内皮，被纤维素和血小板包裹，穿透血管壁后进入肺组织内，最后细胞增生形成转移瘤。②淋巴道转移，通过淋巴道向肺内转移为常见的转移途径。胃肠恶性肿瘤常常经腹膜后淋巴结转移到纵隔，造成纵隔或肺门淋巴结堵塞，再返流进入肺淋巴管而形成。因此，胃肠道的恶性肿瘤都可以通过淋巴道转移至肺。③直接浸润，贲门及胃底癌可以直接浸润蔓延至肺形成转移瘤。

三、临床表现与诊断

1. 肺转移瘤发生时早期常无肺部症状，也无明显体征，约2/3的患者是在做胸部常规影像学检查时才发现。更值得注意的是，15%～25%的患者先发现肺转移瘤，而后发现胃肠肿瘤。左右两肺的转移机会大致相同，也可能两肺同期发生转移。患者可能的症状包括咳嗽、咳血、胸闷、胸痛和气急等，如双肺有播散性病灶时可能出现紫绀。呼吸困难的常见原因有支气管阻塞、肺实质破坏或胸腔积液。

2. 胸部X线及CT特点　常见于中下肺野，肺外周或胸膜下，圆形或类圆形，单发或多发，大小不等，无分叶状和毛刺征，密度较淡，轻至中度强化。有作者将肺转移癌在影像学的表现总结为7种类型：多发结节型、单发结节型、粟粒型、浸润播散型、淋巴管型、空洞型和混合型。以上这些影像学的特点可作为鉴别诊断时的参考（图35－11至图35－13）。

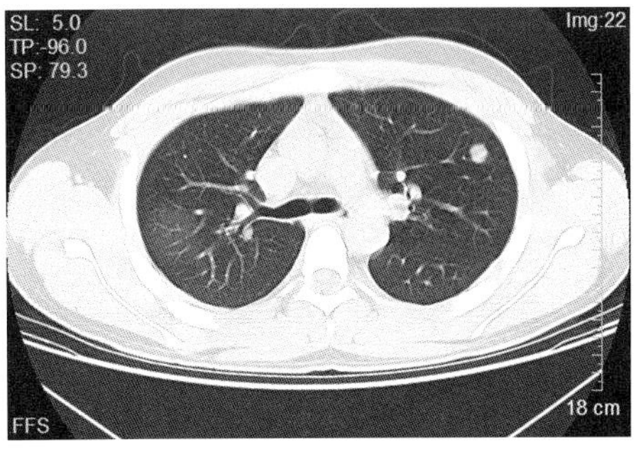

图35－11　直肠癌术后左上肺单发转移瘤

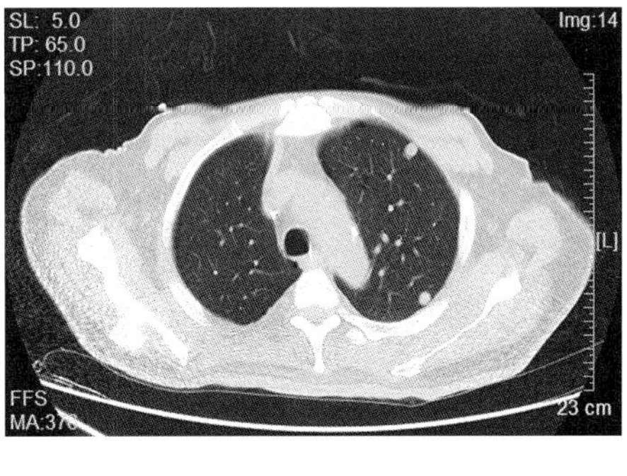

图35－12　结肠癌术后左下肺多发转移瘤

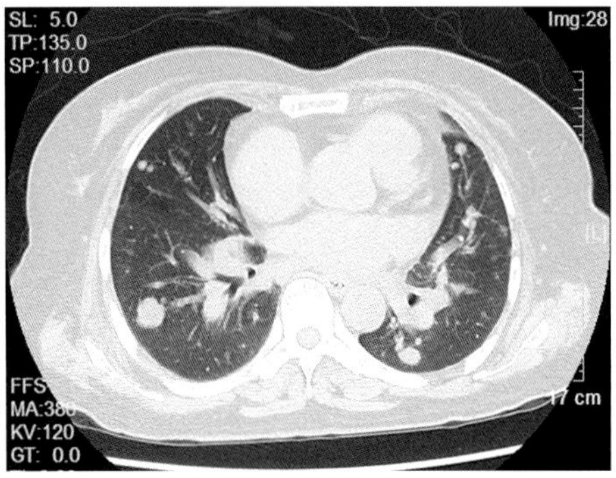

图 35－13　结肠癌术后双肺多发转移瘤

3. 对于有原发胃肠恶性肿瘤病史的病例出现肺转移瘤时诊断不难，但是在没有原发肿瘤病史或只出现单发转移瘤时，诊断有一定困难。以下几点有助鉴别：

（1）尚未发现原发肿瘤，但肺内出现多发、大小不等、无分叶状和毛刺征的结节时，转移瘤的可能性大，原发于肺的肿瘤可能性较小。

（2）对原发癌治疗后肺内出现孤立性病灶时，要仔细分析，其中有15%～20%可能为原发性肺癌，即双重或多个原发癌。可按以下原则鉴别：①原发是鳞状细胞癌，肺内肿瘤大多是第2个原发癌；②原发是腺癌，肺内肿瘤原发及转移癌各占50%左右；③原发是肉瘤，肺内肿瘤大多是转移性肉瘤。

（3）临床上也有切除转移灶后数月内出现新的肺内转移灶的病例，此时还应仔细检查其他脏器，如脑、腹部及骨骼有无转移灶，如鉴别困难应争取进行纤维支气管镜肺活检或针刺肺活检，以证实单纯肺转移而无其他器官转移。

四、手术治疗

胃肠恶性肿瘤肺转移的治疗模式仍是综合治疗。广泛性的转移瘤，可根据肿瘤的组织类型采取化疗为主的综合治疗。而对孤立性或局限性的肺转移瘤，应选择手术为主的综合治疗。

（一）手术适应证

1. 原发肿瘤必须已经或能够得到完全控制。
2. 原发肿瘤的组织学类型确定。
3. 除肺外其他部位无转移灶。
4. 转移灶能够完全切除。
5. 肺功能良好，能耐受手术。

（二）手术禁忌证

对于肺内病变广泛，多部位转移或心肺肝肾功能差的患者不宜手术治疗。

（三）其他应考虑的问题

1. 转移瘤出现的时间　原发肿瘤根治术至肺转移瘤出现的时间间隔称为无瘤间期（disease－free interval，DFI）。有部分作者认为DFI是影响结直肠癌肺转移手术切除患者术后生存的重要因素，DFI越短提示患者预后越差。DFI 0～11个月、12～35个月和35个月以上患者的术后5年生存率分别为22.6%、38.6%和55%，差异明显。上海市胸科医院的经验认为肺转移瘤出现时间和原发灶初治相距时间<1年，且倍增时间<3个月，说明肿瘤的发展较快，预后不良，手术应慎重。

2. 转移瘤的数目、大小和分布范围　多数认为，单发转移患者的预后要好于多发转移患者，肺多发转移瘤者手术疗效较差。对于多发性或双侧性的肺转移瘤患者，尤其是病灶数目超过5个，外科是否干预值得探讨。对于肿瘤大小，大多数作者认为肿瘤最大径对患者预后无明显影响，但也有作者认为肿瘤最大径>3cm患者的5年生存率比<3cm的患者明显低（分别为32%和43%）。总之，手术切除的彻底性是影响预后的重要因素，如果需要手术切除，就必须包括全部转移病灶，部分切除对患者无益。

（四）手术方式

肺转移瘤的手术治疗应遵循最大限度切除肿瘤、最大限度保留正常组织功能这一肿瘤外科的基本原则。肺转移瘤的术式应首选肺楔形或肺段切除，肺叶及多叶肺叶切除应慎重，应避免行全肺切除。还没有足够的证据支持要做肺门及纵隔淋巴结清扫。对于双侧肺转移瘤，应根据患者的具体情况决定是同期双侧开胸，还是分期开胸手术。

1. 电视胸腔镜下（viodeo - assisted thoracoscopic surgery，VATS）转移瘤切除术　具有创伤小，恢复快等优势，而且还有视野放大作用，便于发现胸膜表面的小病灶，对于转移瘤位于肺周边或胸膜下的病例，适合胸腔镜下肺楔形切除术。目前胸腔镜技术被越来越多地用于肺转移瘤的外科治疗，使更多心肺功能较差的患者能够接受外科手术。但是胸腔镜只能发现胸膜下的病灶，肺实质深部的肿瘤却很难触及，使完全切除肿瘤受到限制（图35－14至图35－17）。

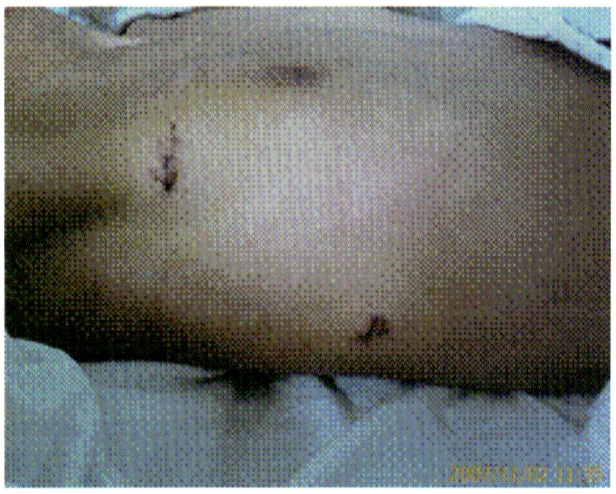

图35－14　胸腔镜肺转移瘤切除

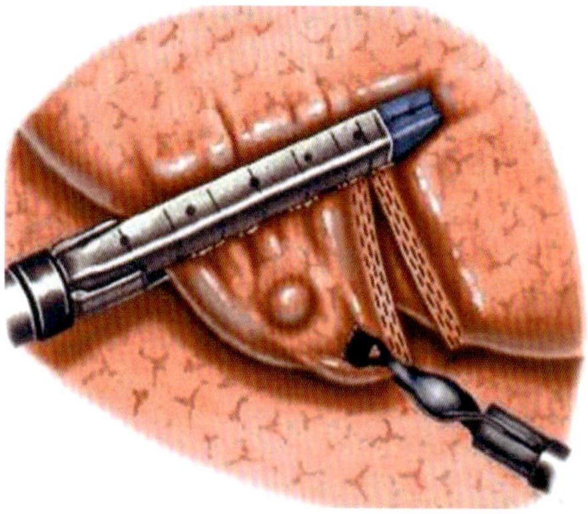

图35－15　肺转移瘤楔形切除

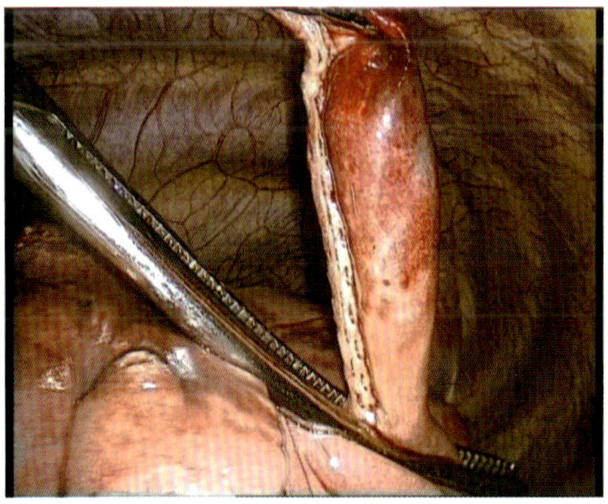

图35－16　直线切割缝合器切除上叶肺转移瘤

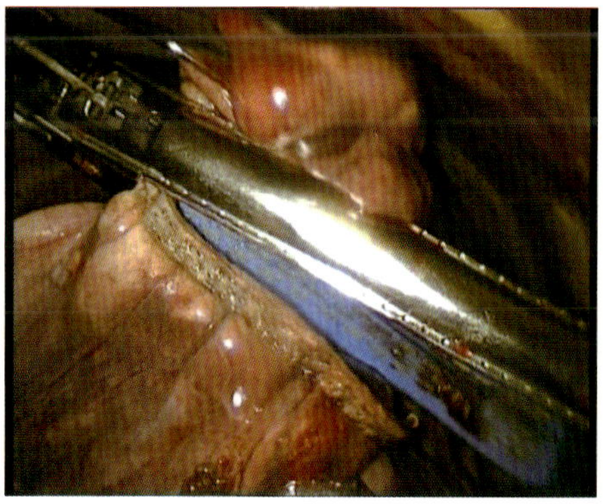

图35－17　直线切割缝合器切除舌叶肺转移瘤

2. 小切口辅助手术　胸腔镜下显露困难，或术前怀疑有无法确定的隐匿病灶时，为减少病灶遗漏和方便触诊定位，可附加胸外侧小切口，进行最大限度触摸以利发现潜在的转移瘤。

3. 常规开胸手术　标准的后外侧开胸切口能很好地显露一侧全肺，但只能局限于一侧胸腔。很少同期施行双侧开胸手术，双侧胸腔探查通常分期手术，两次手术需间隔2～4周。当患者有双侧、数量不多的肺转移瘤时，也可考虑行胸骨正中劈开或横断胸骨的双侧前外侧切口，可以同期进行双肺转移瘤的切除。但这些切口创伤大，恢复慢，目前较少用。

（五）手术治疗效果及预后

转移瘤切除是胃肠恶性肿瘤肺转移的一种有效治疗手段。经过数十年的临床资料积累及分析，观点基本一致，即对于经过选择的患者行转移瘤切除能有效延长患者的生命，结直肠癌肺转移手术切除患者的术后5年生存率为29%～67.8%，完全切除是影响预后的重要因素。

手术并没有改变恶性肿瘤的生物学特征，肺部转移瘤切除后可能再次出现转移瘤。即使术后再次出现转移瘤，也可以考虑再次手术切除，Ogata等报道的一组大肠癌肺转移瘤切除术后肺部复发病例，接受再次手术后5年生存率达32%。

（中山大学附属第三医院　廖洪映）

第四节　胃肠恶性肿瘤骨转移的处理

骨骼是恶性肿瘤转移的第3器官，仅次于肺和肝，发病率为18%～90%，已成为影响肿瘤患者生存质量及威胁患者生命的主要问题。转移性骨肿瘤发病率目前以每年76%的速度递增，其中原发肿瘤来自胃肠道的占5.7%。不同器官来源的肿瘤的骨转移率不同，结肠癌骨转移率2.9%，直肠癌转移率7.5%，胃癌骨转移约占总骨转移患者的3.9%。

（一）临床特点与诊断

1. 临床表现　肿瘤骨转移是疾病的晚期表现，主要临床表现为疼痛，疼痛一般都比较局限，个别患者表现为多处疼痛。骨痛出现较早，开始不易发现，多为骨转移部位的骨痛或放射性痛，逐渐呈持续性疼痛。当转移至脊柱时可出现脊髓压迫或神经根压迫症状，肢体上的并发症主要就是病理性骨折。结直肠癌骨转移多发于脊柱和盆骨，以腰椎多见。

2. 影像学表现

（1）骨扫描：放射核素^{99m}锝的骨闪烁扫描具有很高的敏感性，但是特异性较差。其敏感性远远高于X线平片、CT和MRI。核素骨显像显示病变主要基于局部骨血流量和骨盐代谢状况，灵敏度高，可早期发现病灶，一般较X线检出转移灶早3～6个月。且全身显像可1次发现不同部位多个病灶，克服了X线检查的局限性。当怀疑术前或术后存在骨转移时可行该检查，90%以上的转移灶表现为放射性核素浓集，是目前较先进的检查转移性骨肿瘤的方法（图35－18）。

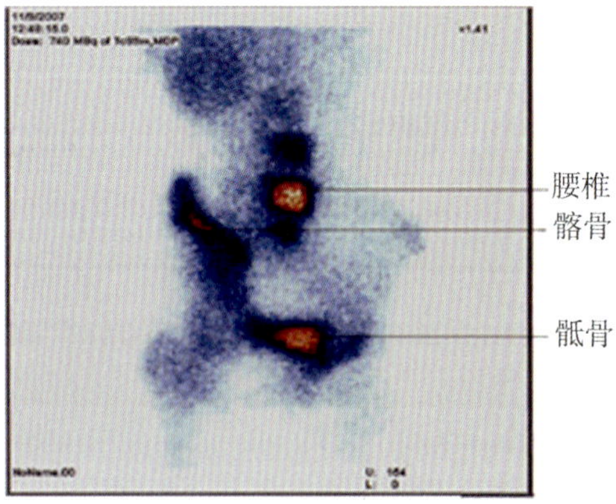

图35－18　直肠癌多发骨转移

（2）影像学：X线平片是首先检查的手段，其特异性很高，但敏感性低。特别是对于一些位于松质骨内的病变诊断难度大于皮质骨内的病变。因此，对早期骨转移的诊断敏感性相当低。CT在诊断骨转移癌上敏感性为71%～100%；MRI的敏感性为82%～100%，特异性为73%～100%。图35－19所示为1例76岁男性贲门胃底癌患者胸椎转移瘤，胸T_5椎体及右侧附件区可见不规则软组织密度影，最大横断面约35mm×50mm，边界较清楚，密度较均匀，局部椎管受压变扁，脊髓右后缘受压变形。

3. PET检查　正电子断层扫描（PET）是通过恶性肿瘤细胞摄取18F葡萄糖水平增加而发现恶性肿瘤，表现为结节状的局限性放射性浓聚影，即高代谢病灶。其敏感性和特异性明显高于骨闪烁扫描。但检查价格昂贵，患者难以接受，而且检查也有一定局限性，需要通过PET与CT的联合检查方可有效诊断（图35－20）。

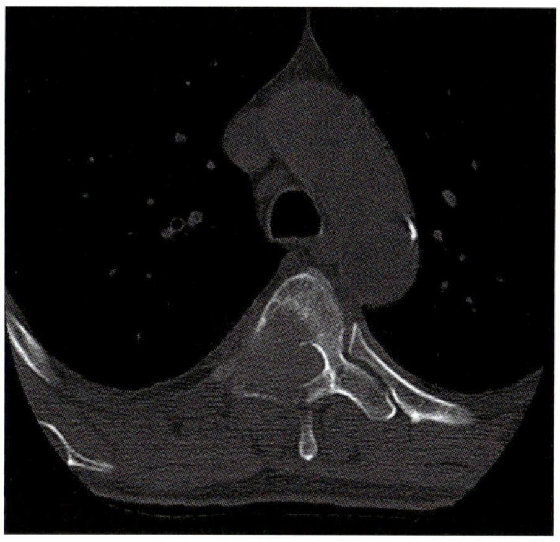

图 35－19　胸椎转移 CT 所见

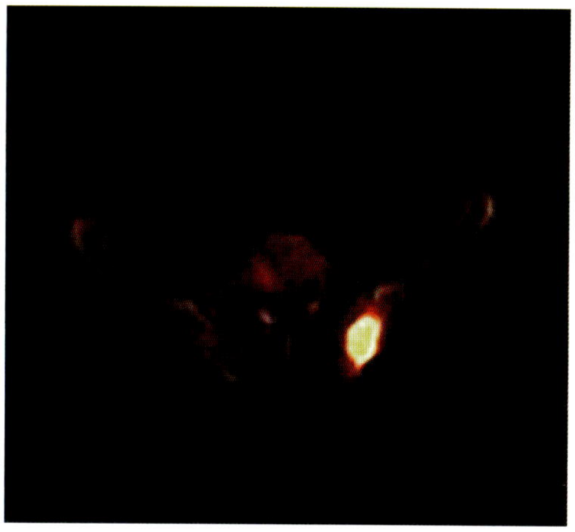

图 35－20　髂骨转移 PET－CT 所见

（二）实验室检查

碱性磷酸酶及血 Ca^{2+} 水平测定对多数病例诊断有帮助，但正常时不能作为排除诊断的证据。结直肠癌随访时最常用的实验室指标是 CEA。连续监测 CEA 水平对鉴别是否出现远处转移很有帮助，但 CEA 对结直肠癌骨转移的诊断没有直接帮助。对一些阳性结果需要更多的特异性检测以排除诊断，如检测甲状旁腺素水平测定排除代谢性骨病。

（三）穿刺活检

对于骨转移癌，在临床上仍有约 1/3 病例无法明确原发灶，因此对这些患者可以选择穿刺活检。目前，较常用 CT 引导下穿刺活检，方法简便可行。通常仅不足 10% 的病例无法通过穿刺活检明确。在进行活检时，部位的选择对外科医生十分重要，需要考虑到在采取手术治疗时能否做到切除针道并有软组织覆盖。

（四）诊断

骨转移癌的诊断主要基于有至少一项上述临床表现，并且伴有血清碱性磷酸酶和血钙异常，以及闪烁骨扫描、X 线片、CT 和 MRI 等影像学表现。核素骨扫描由于对转移灶检出的敏感性高是目前的首选方法。如结合 X 线片，诊断准确性可明显提高，仍不确定时可直接行 MRI 检查。全身 PET－CT 对软组织或骨骼转移灶的检出率都很高，如排除价格因素也可作为首选检查方法。

（五）综合治疗

1．全身治疗

（1）化学治疗：化疗的目的就是要有效地减少肿瘤负荷。减轻肿瘤组织对神经的压迫和对骨质的侵蚀，从而缓解疼痛。骨转移瘤是一种继发性病症，无论原发病灶发现与否均应以整体治疗的观念进行处理。原发病灶明确的要积极治疗原发病，根据原发病灶的不同选择相应的治疗方案。对于原发不明的骨转移癌可选用抗瘤谱广的药物治疗。

（2）放射性核素治疗：发生广泛骨转移者可行放射性核素内照射。目前临床中经常使用的 ^{153}钐－乙二胺四甲基膦酸和 ^{89}锶均可定向聚焦骨转移病灶，使病灶缩小或消失、缓解疼痛、预防病理性骨折的发生。

（3）骨吸收抑制剂的应用：双膦酸盐药物已成为治疗骨转移癌造成的高钙血症及骨痛的标准治疗药物，骨吸收抑制剂均不具备直接的抗癌作用，不能改善骨转移的预后，只能作为晚期骨转移的一种止痛措施。因此必须和其他抗癌治疗方式一起使用，才能控制疾病的进展。双膦酸类药物发展经过了 3 代，第 1 代代表药物为依替膦酸钠，第 2 代为帕米膦酸钠，第 3 代为埃本膦酸钠及唑来膦酸。

（4）镇痛治疗：疼痛是癌症患者最常见和最难忍受的症状之一，它比癌症引起的死亡更令人畏惧。为此世界卫生组织（WHO）在1986年发布了缓解癌痛的指南——《癌症三阶梯镇痛方案》。针对无创原则，出现了许多新的给药途径，芬太尼透皮贴剂就是其中之一。另一重要原则就是个体化给药方式。在安全范围内通过提高吗啡类药物剂量来提高患者的痛阈，降低对外界刺激的敏感性。对阿片类药物属半反应或无反应的患者，联合应用止痛药非常重要，非甾体类药物是必不可少的。常用的方案是非甾体类药＋阿片类药，必要时加用精神药物（如抗抑郁药、抗惊厥药物等）。

2. 局部治疗

（1）手术治疗：骨转移癌多属于原发恶性肿瘤的晚期，以往多放弃进一步的治疗。但近年有研究表明，即使是转移性骨肿瘤仍有患者从手术中获益。手术治疗骨转移瘤的首要目的是提高患者的生活质量，预防及纠正因骨转移瘤造成的功能障碍。

通常骨转移癌的生存时间从几周至数年不等，对患者生存时间的预计是在手术治疗骨转移癌患者前首先要考虑的问题。美国对预期寿命有2个月者即行手术治疗，其标准是：①管状长骨病理性骨折或濒临病理骨折，且估计生存期可>6周者；②骨盆区病变经化疗、放疗等无效，影响负重功能，且估计能存活>4个月者；③脊柱转移灶椎体骨小梁破坏>40%，有病理性骨折或合并有神经症状，估计能存活>6个月者。常见手术有肿瘤刮除术、缩小切除术、骨水泥填充或人工假体置换术、截肢术、自体或异体植骨术、脊椎转移瘤并发骨折的前椎板减压切除术、后根固定术等。

（2）放射治疗：绝大多数消化道骨转移瘤对放疗不敏感。但放疗可作为姑息治疗以缓解疼痛，预防病理性骨折的发生，减少脊髓压迫症，避免发生截瘫。同时放疗还能抑制肿瘤发展，有延长生存期的作用。最常用的方法是转移部位进行外照射放疗，止痛有效率常在80%以上，放疗对溶骨性或混合性骨转移的疗效要强于成骨性骨转移。不过放疗不能缓解由脊柱结构异常而引发的机械性疼痛。

（3）介入治疗：经皮椎骨成形术（PVP）对于癌症骨转移不能行放疗，或由于骨质疏松引起病理性骨折的患者可以通过这项技术改善疼痛症状，而且并发症较少。PVP应用于椎骨转移瘤的止痛治疗，80%～90%的患者72h内能达到疼痛显著缓解，止痛效果可达70%以上。治疗前要严格掌握适应证与禁忌证，术前必须对患者病变进行严格评估，特别对成形椎体的影像学评估。一般对多发病灶，不宜行外科切除重建，明确病椎皮质完整，特别是椎体后缘完整的可行椎体成形。而对于椎体已经发生重度压缩性骨折且椎体后缘骨皮质已破坏，或肿瘤已经累及椎管压迫脊髓的不宜行椎体成形术。对有出血性疾患，凝血机制障碍者，不宜应用椎体成形术。对有合并病椎椎弓根及椎板破坏，也不宜行椎体成形术。其并发症：①局部疼痛，注射后几小时可发生一过性疼痛加重或发热，一般服用解热镇痛药，2～4天后症状缓解，严重时可行穿刺部位局部封闭治疗。②硬膜外或椎间孔内骨水泥渗漏，可导致脊髓或神经根受压。神经症状可以是局部炎症引起，一般数天后自行缓解。如果确认神经症状为骨水泥机械压迫所致，应急症行椎管或椎间孔减压术。

总之，消化道肿瘤骨转移日益增多，预后差。但随着各种治疗手段的不断完善，骨转移患者也能像其他癌症患者一样高质量地生活，关键是要早发现、早治疗，争取最大限度地减轻疼痛，减少功能损害。治疗的不同阶段中，肿瘤医师、肿瘤放射医师、疼痛控制医师、内放疗医师、骨科医师，甚至精神科医师都是必不可少的。通过不断地研究肿瘤细胞与骨微环境之间的关系，最终实现抑制肿瘤骨转移的目标。

（中山大学附属第一医院　何穗文　王天宝）

参考文献

[1] 万德森. 结直肠癌肝转移的治疗［M］//万德森. 结直肠癌. 北京：北京大学医学出版社，2008：295－303.

[2] 蔡磊，董家鸿，李晓武，等. 结肠癌肝转移外科治疗的临床与病理分析（附25例报告）［J］. 消化外科，2005，4（1）：14－16.

[3] 王平，崔彦. 结直肠癌肝转移的早期诊断和防治进展［J］. 中国普通外科杂志，2004，13（9）：688－690.

[4] 王庆新，徐斌，晏建军，等. 同时性结直肠癌肝转移患者治疗策略探讨［J］. 癌症，2008，27（7）：748－751.

[5] 冯跃，秦凤艳，孟荣贵. 结直肠癌肝转移治疗进展［J］. 国外医学肿瘤学分册，2002，29（2）：150－153.

[6] 檀谊洪，邱万寿. 异时性结直肠癌肝转移及其治疗［J］. 医学综述，2009，15（3）：346－349.

[7] 孙益红，秦断裕，汪学非，等. 胃癌肝转移的手术治疗［J］. 中华胃肠外科杂志，2003，6（5）：301－304.

[8] 王洪义，李明，顾晋. 胃癌肝转移患者的手术治疗及预后分析［J］. 中华胃肠外科杂志，2005，8（1）：11－13.

[9] 周辉，金哲俊，翟博，等. 胃癌肝转移肝切除的预后分析［J］. 肝胆胰外科杂志，2006，18（3）：147－149.

[10] 李松林，沈海滨．结直肠癌肝转移行肝切除术的疗效分析 [J]．肝胆胰外科杂志，2004，16 (2)：129－130.
[11] 王春友．胰腺外分泌肿瘤 [M] //张启瑜，钱礼．腹部外科学．北京：人民卫生出版社，2007：721－746.
[12] 杨广顺，吴孟超．肝脏围手术期处理 [M] //吴孟超．肝脏外科学．上海：上海科学技术出版社，2000：519－529.
[13] 俞卫锋．肝脏手术与麻醉 [M] //吴孟超．肝脏外科学．上海：上海科学技术出版社，2000：530－541.
[14] 吴孟超，陈汉．肝切除术 [M] //吴孟超．肝脏外科学．上海：上海科学技术出版社，2000：542－577.
[15] 岳爱民，田金凤，郭树平．356 例肝切除术后常见并发症的防治 [J]．临床医学，2010，30 (5)：59－61.
[16] 赖佳明，梁力建．肝切除相关的几个问题 [J]．腹部外科，2008，21 (5)：269－271.
[17] 单毅，车旭，赵东兵，等．结直肠癌卵巢转移的外科治疗 [J]．中华胃肠外科杂志，2007，10 (2)：146－148.
[18] 廖坚松，吴敏华，张伟斌，等．结直肠癌卵巢转移 21 例临床分析及综合治疗 [J]．实用医学杂志，2006，22 (16)：1904－1905.
[19] 黄偶麟，周允中，赵珩．肺部转移性恶性肿瘤 [M] //顾凯时．顾凯时胸心外科手术学．上海：上海科学技术出版社，2003：715－718.
[20] 姜格宁，蒋雷．肺转移瘤切除术 [M] //何建行．微创胸外科手术与图谱．广州：广东科技出版社，2005：284－291.
[21] 谢丛华，吕晓辉．肺转移性肿瘤 [M] //戈伟，伍钢．实用肺部肿瘤学．北京：人民军医出版社，2003：474－476.
[22] 王浩，姜格宁，张鹏，等．直肠癌肺转移外科治疗的预后因素分析 [J]．中国胸心血管外科临床杂志，2009，16 (1)：22－26.
[23] 宋舒平．临床肿瘤转移学 [M]．济南：山东科学技术出版社，2001.
[24] 刘放，丁秀杰，张菁茹，等．大肠癌骨转移 191 例临床分析 [J]．中华普通外科杂志，2001，16：354－355.
[25] 张新涛，徐栋梁，谭本前，等．转移性骨肿瘤 897 例临床分析 [J]．中国骨肿瘤骨病，2005，4：135－138.
[26] 许小飞．核素骨显像对消化道肿瘤骨转移特点的探讨 [J]．交通医学，2003，17 (1)：78－ 79.
[27] 杨迪生．四肢骨转移癌的治疗决策 [J]．现代实用医学，2008，20 (1)：1－3.
[28] Yoneda T, Hiraga T. Crosstalk between cancer cells and bone micro－environment in bone metastasis [J]. Biochem Biophys Res Commun, 2005, 32 (8): 679－687.
[29] Suresh M, Katherine NW, Michael LC. Third North American symposium on skeletal complications of malignancy [J]. Cancer, 2003, 97 (3): 719－725.
[30] Nozue M, Oshiro Y, Kurata M, et al. Treatment and prognosis in Colorectal cancer patients with bonemetastasis [J]. Oncol Rep, 2002, 9: 109－112.
[31] Mercadante S, Villari P, Ferrera P, et al. Optimization of opioid therapy for preventing incident pain associated with bone metastases [J]. J Pain Symptom Manage, 2004, 28 (5): 505－510.
[32] Malawer MM, Sugarbaker PH. Musculoskeletat Cancer Surgery Treatment of Sarcomas and Allied Diseases [M]. Kluwer Academic Publishers, 2001.
[33] Barr J D, Barr MS, Lemley TJ, et al. Percutaneous vertebroplasty for pain relief and spinal stabilization [J]. Spine, 2000, 25: 923－928.
[34] Watanabe K, Nagai K, KabayashiA, et al. Factors influencing survival after complete resection of pulmonary metastases from colorectal cancer [J]. Br J Surg, 2009, 96 (9): 1058－1065.
[35] Koga R, Yamamoto J, Saiura A, et al. Surgical resection of pulmonary metastases from colorectal cancer: four favourable prognostic factors [J]. Jpn J Clin Oncol, 2006, 36: 643－648.
[36] Nakayama H, Ichinose S, Kato Y, et al. Long－term survival after a surgical resection of pulmonary metastases from gastric cancer: report of a case [J]. Surg Today, 2008, 38 (2): 150－153.
[37] Kanemitsu Y, Kondo H, Katai H, et al. Surgical resection of pulmonary metastases from gastric cancer [J]. J Surg Oncol, 1998, 69 (3): 147－150.
[38] Rena O, Casadio C, Viano F, et al. Pulmonary resection for metastases from colorectal cancer: factors influencing prognosis. Twenty－year experience [J]. Eur J Cardiothorac Surg, 2002, 21 (5): 906－912.
[39] Windschitl H, Scott M, Schutt A, et al. Randomized phase II studies in advanced colorectal carcinoma: a north central cancer treatment group study [J]. Cancer Treat Rep, 1983, 67 (11): 1001－1008.
[40] Welter S, Jacobs J, Krbek T, et al. Prognostic impact of lymph node involvement in pulmonary metastases from colorectal cancer [J]. Eur J Cardiothorac Surg, 2007, 31 (2): 167－172.
[41] Iizasa T, Suzuki M, Yoshida S, et al. Prediction of prognosis and surgical indications for pulmonary metastasesctomy from colorectal cancer [J]. Ann Thorac Surg, 2006, 82 (1): 254－260.
[42] Goya T, Miyazawa N, Kondo H, et al. Surgical resection of pulmonary metastases from colorectal cancer, 102 year follow up [J]. Cancer, 1989, 64 (7): 1418－1421.
[43] Vogelsang H, Haas S, Hierholzer C, et al. Factors influencing survival after resection of pulmonary metastases from colorectal cancer [J]. Br J Surg, 2004, 91 (8): 1066－1071.

[44] Melloni G, Doglioni C, Bandiera A, et al. Prognostic factors and analysis of microsatellite instability in resected pulmonary metastases from colorectal carcinoma [J]. Ann Thorac Surg, 2006, 81 (6): 2008 -2013.

[45] Lee WS, Yun SH, Chun HK, et al. Pulmonary resection for metastases from colorectal cancer, prognostic, factors and survival [J]. Int J Colorectal Dis, 2007, 22 (6): 699 -704.

[46] Yedibela S, Klein P, Feuchter K, et al. Surgical management of pulmonary metastases from colorectal cancer in 153 patients [J]. Ann Surg Oncol, 2006, 13 (11): 1538 -1544.

[47] Ogata Y, Matono K, HayashiA, et al. Repeat pulmonary resection for isolated recurrent lung metastases yields results comparable to those after first pulmonary resection in colorectal cancer [J]. World J Surg, 2005, 29 (3): 363 -368.

[48] Jovine E, Biolchini F, Talarico F, et al. Major hepatectomy in patients with synchronous colorectal liver metastases: whether or not a contraindication to simultaneous colorectal and liver resection [J]. Colorectal Dis, 2007, 9 (3): 245 -252.

[49] Lochan R, White S A, Manas D M. Liver resection for colorectal liver metastasis [J]. Surg Oncol, 2007, 16 (1): 33 -45.

[50] Bolton J S, Fuhrman G M. Survival after resection of multiple bilobar hepatic metastases from colorectal carcinoma [J]. Ann Surg, 2000, 231 (5): 743 -751.

[51] Lau W Y, Lai E C. Hepatic resection for colorectal liver metastases [J]. Singapore Med J, 2007, 48 (7): 635 -639.

[52] Turrini O, Viret F, Guiramand J, et al. Strategies for the treatment of synchronous liver metastasis [J]. Eur J Sur Oncol, 2007, 33 (6): 735 -740.

[53] Petrowsky H, Gonen M, Jarnagin W, et al. Second liver resections are safe and effective treatment for recurrent hepatic metastases from colorectal cancer: a biinstitutional analysis [J]. Ann Surg, 2002, 235: 863 -871.

[54] Yamamoto J, Kosuge T, Shimada K, et al. Repeat liver resection for recurrent colorectal metastases: 143 cases [J]. Am J Surg, 1999, 178 (4): 275 -280.

[55] Suzuki S, Sakaguchi T, Yokoi Y, et al. Impact of repeat hepatectomy on recurrent colorectal liver metastases [J]. Surgery, 2001, 129 (4): 421 -428.

[56] Manfredi S, Lepage C, Hatem C. Epidemiology and management of liver metastases from colorectal cancer [J]. Ann Surg, 2006, 244 (2): 254 -259.

[57] Bradley AL, Chapman WC, Wright JK, et al. Surgical experience with hepatic colorectal metastasis [J]. Am Surg, 1999, 65 (6): 560 -566.

[58] Scheele J, StanglR, Altendorf - HofmannA, et al. Resection of colorectal livermetastases [J]. World J Surg, 1995, 19 (1): 59 -71.

[59] Ochiai T, SasakoM, Mizuno S, et al. Hepatic resection formetastatictumours from gastric cancer: analysis of prognostic factors [J]. Br J Surg, 1994, 81 (8): 1175 - 1178.

[60] Gleisner AL, Assumpcao L, Cameron JL, et al. Is resection of periampullary or pancreatic adenocarcinoma with synchronous hepatic metastasis justified [J]. Cancer, 2007, 110 (11): 2484 -2492.

[61] Tani M, Kawai M, Miyazawa M, et al. Livermetastasis as an initial recurrence has no impact on the survival of patients with resectable pancreatic adenocarcinoma [J]. Langenbecks Arch Surg, 2009, 394 (2): 249 -253.

[62] De Jong MC, Farnell MB, Sclabas G, et al. Liver - directed therapy for hepatic metastases in patients undergoing pancreaticoduodenectomy: a dual - center analysis [J]. Ann Surg, 2010, 252 (1): 142 -148.

[63] Takada T, Yasuda H, Amano H, et al. Simultaneous hepatic resection with pancreatoduodenectomy for metastatic pancreatic head carcinoma: does it improve survival? [J]. Hepatogastroenterology, 1997, 44: 567 -573.

[64] Adam R, Chiche L, Aloia T, et al. Hepatic resection for noncolorectal nonendocrine liver metastases: analysis of 1, 452 patients and development of a prognostic model [J]. Ann Surg, 2006, 244: 524 -535.

[65] Kiyokawa T, Young RH, Scully RE. Krukenberg tumorsof the ovary clinicopathologic analysis of 120 cases with emphasis on their variable pathologic manifestations [J]. Am J Surg Pathol, 2006, 30 (3): 277 -299.

[66] Al Agha OM, Nicastri AD. An in depth look at Krukenberg tumor: anoverview [J]. Arch Pathol Lab Med, 2006, 130 (11): 1725 -1730.

[67] Moore RG, Chung M, Granai CO, et al. Incidence of metastasis to the ovariesfrom nongenital tract primary tumors [J]. Gynecol Oncol, 2004, 93 (1): 87 -91.

[68] Chang TC, Changchien CC, Tseng CW, et al. Retrograde lymphatic spread: a likely route for metastatic ovarian cancers of gastrointestinal origin [J]. Gynecol Oncol, 1997, 66 (3): 372 -377.

[69] Holtz F, Hart WR. Krukenberg tumors of the ovary: a Clinico - pathologic analysisof 27 cases [J]. Cancer, 1982, 50 (11): 2438 -2447.

第三十六章　胃肠恶性肿瘤侵袭转移的分子机制

第一节　胃癌侵袭转移的分子机制

胃癌是消化系统最常见的恶性肿瘤，在我国其死亡率居恶性肿瘤首位。胃癌术后转移（尤其是腹膜转移），是胃癌患者死亡的主要原因。尽管目前对其分子生物学机制已有深入的研究，仍然缺乏针对肿瘤转移的有效对策。利用分子标志物预测肿瘤转移的潜能，对制定有效的个体化治疗方案有决定性作用，同时对提高患者的生存率和生活质量具有重要意义。

临床确诊病例中早期胃癌检出率不足10%，多为进展期胃癌，其转移可以通过以下4种途径：直接蔓延、淋巴转移、血行转移和腹腔种植转移。胃癌转移既遵循肿瘤转移共通的过程（包括肿瘤血管生成，肿瘤细胞间以及肿瘤细胞与细胞外基质间的黏附与脱黏附，细胞外基质降解及肿瘤细胞迁移侵入基质、进入血管或淋巴管并在循环系统内存活，与特定部位的血管内皮细胞结合并穿出血管壁、在远隔器官存活和增殖等），又具备自身的特点（胃癌细胞发生“上皮－间质”转化及形成腹膜种植转移，后者包括3个连续的步骤：胃癌细胞浸润胃壁全层，突破浆膜层，游离癌细胞自浆膜面脱落入腹腔；游离癌细胞黏附于腹膜；癌细胞侵入腹膜，新生血管生成，形成腹膜种植灶）。其中，胃癌细胞发生“上皮－间质”转化（epithelial－mesenchymal transition，EMT）被认为是胃癌细胞获得侵袭与迁移能力的关键。越来越多的研究认为EMT赋予了胃癌细胞干细胞特性，表达与亲本细胞完全不同的基因表达谱，成为具备转移潜能而且恶性程度更高的细胞。

关于胃癌腹膜种植转移的机制，多数学者倾向于“种子－土壤”学说。癌细胞自原发灶脱落形成复发的“种子”，腹膜本身的解剖生理特性、腹腔手术所致的机械性损伤以及肿瘤细胞通过与腹膜的相互作用使腹膜发生改变共同促进腹膜成为有利于“种子”定植与生长的“土壤”。无论胃癌细胞最终通过何种途径发生转移，其基本过程不外乎分为以下几个阶段：黏附分子介导的癌细胞从原发灶脱黏附以及远处“着床”后与细胞外基质（extracellular matrix，ECM）的黏附与定植；水解酶降解癌细胞附着处周围ECM，从而使胃癌细胞能够向纵深方向运动，或穿透基底膜结构实现血管和淋巴管侵犯；转移相关运动或生长因子促进细胞运动和生长；着床的癌细胞在多种促血管生成因子的作用下形成新生血管；癌细胞通过自身机制逃避宿主免疫监视系统的杀伤作用得以生存增殖。本节主要介绍参与胃癌细胞转移过程各阶段的主要相关分子标志物及其机制的研究进展。

一、胃癌细胞与周围组织、细胞的黏附与脱黏附

多种黏附分子介导癌细胞与癌细胞之间及癌细胞与周围组织细胞之间的相互作用。肿瘤细胞间、肿瘤细胞与细胞外基质间的黏附与脱黏附是肿瘤转移中的重要步骤。众多研究表明，E－钙黏蛋白（E－cadherin，E－CD）、整合素（integrins）、CD44等是介导胃癌细胞侵袭和转移的主要黏附分子，这些黏附分子在肿瘤原发灶和（或）转移部位的表达变化势必影响到此过程。

1. E－CD　E－CD是最受关注的黏附分子家族成员，为钙依赖性的跨膜黏附分子，主要参与同源细胞间的连接，是上皮细胞间相互黏附和维持组织结构稳定的重要蛋白，E－CD基因表达降低或缺失，与肿瘤的分化、侵袭及远处转移密切相关。E－CD的表达与胃癌去分化程度和组织结构的破坏程度相关。Chu等利用免疫组化的方法研究了118例胃癌，发现与正常黏膜相比，胃癌原发灶中E－CD的表达明显降低，低表达E－CD的胃癌细胞更易向深层胃壁侵袭从而导致血管侵犯、淋巴结转移及远处转移。Wu等利用RT－PCR的方法检测30例胃癌患者原发肿瘤中的E－CD表达水平及其与淋巴结转移间的关系，发现E－CD的失表达与胃癌Lauren分期及淋巴结转移有关。Zheng等用siRNA的方法降低E－CD的表达水平，发现肿瘤细胞

的侵袭能力显著增加。多种恶性肿瘤存在 E－CD 启动子区 CpG 岛的甲基化，导致该基因表达降低。在肿瘤细胞 EMT 过程中，许多转录因子（Snail 家族、Twist、SIP1、ZEB2 等）参与对 E－CD 的抑制，而这些转录因子在进展期食管腺癌、胃癌、胰腺癌、直肠癌处于高表达，同时伴有 E－CD 失表达。因此，E－CD 表达的降低或缺失高度提示胃癌发生侵袭和转移的可能，是胃癌进展的早期标志物。

2．整合素　整合素是一大类由 α、β 亚单位形成的跨膜异二聚体，可以同时与 ECM 成分及细胞骨架结合而形成配体－整合素－细胞骨架跨膜信息系统，参与介导细胞与细胞及细胞与细胞外基质间相互作用，促进细胞固着和形成新组织。其中在胃癌脱落细胞与腹膜间皮细胞的黏附过程中，β_1 整合素亚家族，也称为 VLA（very late activation antigen）家族，其介导的黏附作用至关重要，其表达的增高使癌细胞易黏附于腹膜基底层的纤维组织上，研究证实腹腔内注射抗 β 整合素单抗可明显减轻这种黏附作用，抑制癌细胞在腹膜着床，减少腹膜种植结节的数目。肿瘤细胞膜上不同亚型整合素的表达及表达程度的高低对肿瘤转移有不同的影响。Yasoshima 等发现 VLA－1～VLA－5 高表达、VLA6 低表达的胃癌细胞株 AZ－H3C 肝转移率达 71%，明显高于另外一个细胞株 AZ521（14%），后者表达低水平的 VLA－1、VLA2 和高水平的 VLA－6；使用 VLA－1～VLA－5 的抑制剂可完全抑制 AZ－H3C 的肝转移。有资料显示，整合素亦为胃癌腹膜转移的关键黏附分子，而其特异性抗体可以抑制 TMK－45、MKN－45、MKN－75 等胃癌细胞株穿越人造基底膜的能力，使这些细胞的腹膜种植能力下降。Ke 等用 ELISA 的方法检测 57 名胃癌患者及 47 名健康对照的血清中的 VLA，发现尽管两组实验对象血清中均表达 VLA，但胃癌组的表达水平显著高于对照组，并且血清 VLA 的表达水平在患者接收根治术后显著下降。Takatsuki 等的研究发现，VLA－3 高表达的肿瘤细胞能够更好地黏附于腹膜；把经或未经 VLA－3 特异性抗体处理的胃癌细胞 NUGC－4 种植到去胸腺小鼠的腹腔内，发现经抗体处理过的胃癌细胞所形成的腹腔结节明显少于未经抗体处理过的胃癌细胞。

除 β_1 整合素亚家族外，其他各整合素亚家族与胃癌转移的关系陆续被报道。Li 等用原位杂交的方法检测 118 例胃癌标本中 β_3 整合素的 mRNA 水平，发现存在血管侵犯、淋巴结转移、肝脏或腹腔转移的标本的 β_3 整合素 mRNA 水平显著高于不存在以上事件的标本；β_3 整合素 mRNA 检测阳性患者的 5 年生存率显著低于阴性患者。Park 等发现 α_4 整合素在胃癌细胞株中表达缺失系由于该基因发生异常甲基化，用甲基化转移酶抑制剂恢复 α_4 整合素基因的表达，或通过质粒转染使胃癌细胞稳定表达 α_4 整合素能够大大降低胃癌细胞的侵袭能力。更为复杂的是，同种整合素的表达程度与细胞迁移的关系在不同组织来源的恶性肿瘤中不同。如 α_2 整合素高表达于胰腺癌和迁移性黑色素瘤，但在转移性乳腺癌中表达降低甚至缺乏。

3．CD44　CD44 是一个由单一基因编码的糖蛋白家族，定位于染色体 11p13。CD44 蛋白为一种尚未归类的黏附分子，广泛分布于多种内皮细胞、造血干细胞、间充质细胞以及肿瘤细胞表面，与透明质酸（hyaluronan）等配体结合，发挥细胞黏附、信号传导作用，参与造血以及肿瘤的生长、转移等多种生理和病理过程。许多学者认为，CD44 基因和蛋白的异常表达与肿瘤的侵袭、转移行为密切相关。通过转染反义寡核苷酸或基因敲除等方式抑制肿瘤细胞中 CD44 表达后，可以明显地抑制这些细胞的增生、转移潜能。Takaishi 等从胃癌细胞株中分离出的 CD44（＋）细胞在体外无血清培养基中具有比 CD44（－）细胞更高的成瘤性，并且可形成类似于干细胞生长方式的球形克隆；当把这类细胞植入到 SCID 小鼠的胃及皮肤时，这些细胞表现出自我更新和分化等干细胞特性，并产生 CD44（－）的细胞群。Chen 等从胃腺癌组织中分离出肿瘤干细胞（cancer stem cell，CSC）并证明这些细胞表面表达 CD44 分子，体外细胞实验及动物实验分别证实了这类细胞能够分化出胃上皮细胞，具备自我更新的干细胞特性。

二、水解酶对细胞外基质的降解

细胞外基质（ECM）是由蛋白、蛋白多糖、弹性蛋白和胶原组成的结缔组织三维网状结构，是肿瘤侵袭和转移的重要组织屏障。胃癌细胞通过其表面受体与 ECM 成分黏附，分泌多种蛋白水解酶，使贴近肿瘤表面的有限区域的基质降解而形成癌细胞移动通路。文献报道，胃癌细胞分泌多种蛋白水解酶参与胃癌侵袭和转移，包括：丝氨酸蛋白酶（尿激型纤溶酶原激活物）、金属蛋白酶（MMP－1、MMP－2、MMP－7、MMP－9、MMP－10、MMP－11）、天冬氨酸蛋白酶（组织蛋白酶 D）、胱氨酸蛋白酶（组织蛋白酶 E）。其中以尿激酶型纤溶酶原激活物（urinary plasminogen activator，u - PA）和金属蛋白酶（MMPs）尤为重要。

1. 尿激酶型纤溶酶原激活物（u - PA）　u - PA 是一种特异性的丝氨酸蛋白水解酶，可以激活纤溶酶原形成有活性纤溶酶，后者可催化一系列的蛋白质降解，其中包括纤维蛋白、纤黏蛋白、层蛋白等，u - PA 还可直接或间接地激活 MMPs，因此，也有学说认为 u - PA 系统是肿瘤侵袭转移中重要信号转导通路的始点，而 MMPs 的表达是信号转导的终点。

早在 1995 年，Heiss 等在一项前瞻性研究中用免疫组化染色的方法检测 203 例胃癌组织中 u - PA、其受体（uPA - R）及其抑制物（PAI）的表达，发现胃癌中心、癌边缘及正常组织中的 u - PA 活性逐渐减低，说明 u - PA 是胃癌侵袭转移的一个重要指标；其中 u - PA、uPA - R、PAI - 1 的表达与生存时间呈负相关，提示 u - PA 系统对胃癌预后非常重要。Lee DH 等发现胃癌细胞株 SNU - 216 高表达 MIG - 1（TGF - β 超家族中的一种），后者促进胃癌细胞转移的机制就是通过 EPK1 或 EPK2 依赖的通路上调 u - PA 的表达。Lee KH 等用 RT - PCR 测定 uPA - R 的 mRNA，发现胃癌组织中 uPA - R 的表达高于正常黏膜；伴淋巴结转移的胃癌组织中 uPA - R 的表达显著高于不伴淋巴结转移者；且 uPA - R 高表达患者的生存率显著降低，说明 u - PA系统参与了胃癌侵袭转移过程，并且可能成为胃癌预后的重要指标。Lee do H 等用比较蛋白质组学方法对比了癌细胞株 OCUM - 2M 及其转移性亚株 OCUM - 2MLN 的蛋白表达谱，发现 u - PA 高表达于 OCUM - 2MLN 亚株，而该亚株比 OCUM - 2M 具有显著增强的远处转移能力。Kitadai 等的研究表明，幽门螺杆菌感染能够诱导胃癌细胞株（MKN - 1、TMK - 1）表达 u - PA、VEGF、MMP - 9 等基因的表达，从而促进血管生成和肿瘤侵袭。Zhang 等用原位杂交或免疫组化染色的方法检测胃癌标本中 u - PA、uPA - R 的 mRNA 及 VEGF 蛋白的表达，发现 u - PA、uPA - R 的表达在肿瘤呈浸润性生长，临床分期晚及有淋巴结侵犯或远处转移的病例显著高于肿瘤呈膨胀性生长、无脉管受侵、无淋巴结或远处转移的病例，并得出 u - PA、uPA - R 的表达与 VEGF 诱导的肿瘤血管生成有关的结论。综上所述，u - PA 系统参与肿瘤浸润和转移可能通过以下机制：①蛋白水解作用，首先，pro - u - PA 与细胞表面 uPA - R 结合，被活化为 u - PA，激活纤溶酶原产生纤溶酶；其次，u - PA 可以激活 MMPs，开启 MMPs 对细胞外基质的降解机制。②促进血管形成，血管生成是肿瘤在侵袭部位定植生长的重要原因。

2. 金属蛋白酶（MMPs）　金属蛋白酶（MMPs）是一种 Ca^{2+}、Zn^{2+} 依赖性酶家族，具有广泛的底物特异性，几乎能降解 ECM 中的各种蛋白成分，破坏机体阻止肿瘤细胞侵袭的组织学屏障，在肿瘤侵袭转移中起关键性作用。胃癌细胞发生转移必须穿过基底膜，而 MMPs 对 ECM 的降解作用则为胃癌细胞穿越基底膜，进而侵袭相邻或远处组织器官创造条件。

胃癌上皮细胞中表达的 MMP - 2 与淋巴结转移、肿瘤进展及预后不良相关；而 MMP - 9 对 ECM 的降解作用对于胃癌的浸润、侵袭及转移至关重要。Wang 等发现，与胃癌原发灶相比，胃癌转移灶具有更高的 MMP - 2 表达水平及浸润性组织形态学特征。Zhao 等的研究证实 Wnt 通路的激活可上调胃癌细胞株中多种 MMP 的表达，其中 MMP - 2 和 MMP - 9 在血浆中的含量显著升高。Gong 等在研究幽门螺杆菌（HP）与胃癌发生发展间关系中证实，HP 空泡毒素亚单位 p37 能够增进癌细胞运动、迁移与侵袭的能力，而这种作用可能与 p37 介导的 MMP - 2 的上调有关。Czyzewska 等证实，进展期胃癌组织中 MMP - 9 的表达与淋巴结转移高度相关，提示 MMP - 9 可作为胃癌晚期淋巴结转移的分子标志物。Chu 等用免疫组化染色的方法分析了来自 286 例未经新辅助化疗患者的胃癌组织及对应的癌旁常组织，发现 MMP - 9 在胃癌组织中的表达显著高于癌旁组织，MMP - 9 阳性病例无病生存率及总生存率均显著短于阴性病例，并通过多变量统计学分析确定 MMP - 9 是胃癌的独立预后因子。

除 MMP - 2、MMP - 9 外，MMPs 家族中的其他成员与恶性肿瘤侵袭转移间的关系也陆续被报道。Lowy 等的研究表明，beta - catenin 的异常导致的 Wnt 信号通路的激活存在于多种恶性肿瘤，包括胃癌，该通路的激活通过上调 MMP 膜型 3（MT3 - MMP）参与胃癌细胞的侵袭和转移。Szarvas 等用 q - PCR 和 ELISA 的方法分别检测患者膀胱癌组织中 MMP - 7 的表达和血清中 MMP - 7 的水平，结果显示发生转移的患者癌组织及血清中 MMP - 7 的水平均显著高于无癌转移的患者，多变量统计分析显示 MMP - 7 是独立于临床分期和细胞分级的预后因子。Yan 等分析了北京朝阳医院自 2005 ~ 2009 年收治的部分进展期胃癌患者血清中 MMP - 11 水平，并结合临床观察其与预后的关系，发现血清 MMP - 11 水平与淋巴结转移呈正相关。而 Yamada 在另外一项研究中得出 MMP - 13 的表达与结肠癌肝转移有关。

对 MMPs 基因甲基化程度的研究发现，改变 MMP 基因启动子甲基化的程度能够调控 MMP 的表达，从而影响肿瘤细胞的侵袭和转移的能力；而作为 MMPs 天然抑制物的基质金属蛋白酶组织抑制因子（TIMPs）被证实在多种组织来源恶性肿瘤中表达降低或缺失则更加证实 MMPs 在肿瘤侵袭和转移中所起的重要作用。

三、胃癌细胞的运动

肿瘤细胞的运动能力是肿瘤侵袭周围组织，发生远处转移的基本条件，而运动因子与之关系密切。运动因子是指既能影响运动（包括细胞迁移、趋化运动、吞噬运动等）又能影响细胞生长的细胞因子。目前发现与肿瘤细胞有关的运动因子有 20 余种，大致可分为 3 类：①刺激肿瘤运动和浸润的运动因子，如迁移刺激因子、单核细胞衍生运动因子。②刺激肿瘤细胞运动和生长的运动因子，如自分泌运动因子、上皮生长因子。③刺激细胞运动但抑制生长的运动因子，如转化生长因子、干扰素。目前，关于运动因子本身和胃癌侵袭转移关系的论述极少，而多从其受体入手。胃癌细胞表达多种运动因子或生长因子的受体，如 EGF - R、TGF - R、HGF - R、AMF - R 等。这些受体与相应配体相互作用，影响胃癌细胞的运动。近期有学者报道，HGF - R 及 AMF - R 的表达与胃癌的进展、浸润深度、淋巴结转移密切相关。

1. 自分泌运动因子（autocrine motility factor，AMF）　Liotta 等 1986 年从人黑色素瘤细胞株 A2058 中分离出由肿瘤细胞产生并分泌的能刺激细胞迁移和运动的细胞因子，命名为自分泌运动因子（AMF）。AMF 及其受体 AMFR 在很多恶性肿瘤组织中表达上调，在侵袭性或转移性强的肿瘤中上调更为明显。AMFR 是一种具有 E3 泛素连接酶活性的细胞表面糖蛋白，与 AMF 结合后能够调节细胞的黏附、增生、运动和凋亡等生物学过程。Gong 等在 86 例胃癌组织中检测 AMF 及 VEGF 的表达，发现 AMF/AMFR 在胃癌原发灶和淋巴结转移灶中的表达水平显著高于癌旁和正常胃黏膜组织；AMF 的表达与 VEGF 的表达及肿瘤微血管形成直接相关；表达高水平 AMF 的患者的生存率显著低于表达低水平 AMF 者，提示 AMF/AMFR 的表达与胃癌的侵袭转移及预后密切相关。对不同组织来源恶性肿瘤（肺、食管、胃、结直肠、肝和皮肤）的研究均证明，AMFR 表达水平上调与肿瘤的恶性程度的升高及生存率的降低显著相关，成为独立的预后不良因子。AMF/AMFR 与 VEGF 在肿瘤侵袭转移中的作用并非孤立，而是相辅相成的。Funasaka 等发现 AMF 与 AMFR 结合后通过目前尚未阐明的机制激活蛋白激酶 C（PKC）、磷脂酰肌醇 - 3 - 激酶（PI3K）等上调 VEGFR 和 AMFR 的表达，促进新生血管的生成、增强肿瘤的侵袭能力。在另一项研究当中，Kodama 等发现胃癌细胞中表达 VEGFR - 3，用 VEGF - C 处理这种细胞后可以诱导细胞周期素 D1（cyclin D1）、血小板生长因子（placental growth factor，PGF）以及 AMF 的表达；转染 VEGF - C 后的癌细胞与对照相比生长更快、形成新生血管更多及淋巴结转移率更高。

2. 肝细胞生长因子或分散因子（hepatocyte growth factor/scatter factor，HGF/SF）　HGF 最早于 1984 年从肝切除后的残余肝组织中被发现，后从大鼠血小板中分离提纯，因最初被发现可刺激肝细胞合成 DNA 而得名。HGF 蛋白由 α 链和 β 链通过二硫键相连接，对肝细胞有很强的促有丝分裂作用。SF 实际上与 HGF 相似，对内皮细胞又很强的促运动作用。HGF 与其受体 HGF - R 结合后可导致细胞分裂增加、细胞运动能力增强及细胞连接消失。HGF - R 是 c - met 原癌基因编码的产物 c - Met 蛋白，结构上属于酪氨酸激酶受体（protein tyrosine kinase receptor）。HGF - R 与 HGF 结合后，构象发生改变进而激活受体胞浆蛋白激酶结构域中的 PTK，活化的 PTK 使受体自身磷酸化，激活 Ras/MAPK 和 PI3K/PKB 等信号转导通路，通过细胞骨架的肌动蛋白作用，调节细胞的运动分裂。另外，胃癌细胞还可以分泌细胞因子促进基质细胞分泌 HGF，HGF 与 HGF - R 结合使癌细胞表面黏附分子表达下调，易从瘤体上脱落，从而促进其运动和转移。研究显示胃癌组织和患者血清中 c - Met 蛋白过表达与胃癌淋巴结转移和 TNM 分期有显著的正相关性。人胃癌细胞株中 HGF 的表达在肿瘤细胞从 G_0、G_1 期进入 S 期逐渐增高，而其受体表达在 G_{2-M}期最高。Park 等发现在胃癌细胞株 SNU - 484 中存在 HGF 自分泌现象，即癌细胞分泌大量 HGF，这些 HGF 与癌细胞膜上的 c - Met 结合后能够促进胃癌细胞的运动和迁移。

四、胃癌的肿瘤血管生成

肿瘤血管生成受来自宿主细胞和肿瘤细胞本身产生分泌的血管生成促进因子和抑制因子的调节，新生血管是这两种因子间失衡的结果。实验表明，一旦实体瘤的生长直径超过2mm（细胞数大于10^6个），继续生长就需要新生的肿瘤血管从宿主获得丰富的营养和氧。新生毛细血管的基底膜往往不完整，新生毛细血管顶端的内皮细胞分泌多种水解酶，促进新生血管向组织纵深延伸及肿瘤细胞沿新生血管迁移。肿瘤血管生成依赖于肿瘤细胞及周围宿主细胞释放促血管生成因子。胃癌细胞及周围组织可以分泌多种促血管生成因子，其中VEGF是众多生长因子中唯一特异作用于血管内皮细胞的因子，参与血管内皮细胞的增殖、移动、血管构建。VEGF通过与其相应受体结合发挥效应，其机制：①增加血管内皮通透性；②促进内皮细胞有丝分裂；③诱导血管内皮细胞表达基质蛋白酶，降解基质和血管基底膜，促进内皮细胞迁移及向组织纵深延伸。对胃癌组织及对应正常组织中VEGF表达及新生血管密度的检测发现，VEGF的表达与肿瘤血管生成密切相关；结合临床分级发现VEGF与侵袭深度、淋巴结转移、脉管侵犯之间相互关联，VEGF阳性者得生存率显著低于VEGF阴性者。Smith等在最新的研究中证实，在囊括13种不同组织来源肿瘤的400例肿瘤病例标本中，肿瘤血管内皮表达VEGFR-2和VEGFR-3的水平远高于临近正常组织血管内皮。两种VEGFR的分布在不同肿瘤中有所差别，例如在结肠癌组织中，VEGFR-2表达于肿瘤血管及淋巴管，而VEGFR-3则主要表达于淋巴管；而在乳腺癌组织中，两种VEGFR均高表达于血管。Battinelli等在研究血小板促血管生成时证实，活化的血小板通过分泌VEGF促进脐静脉内皮细胞迁移及形成毛细血管结构，于是提出一个假设：肿瘤细胞可能通过刺激血小板使之分泌自己所需的促血管生成物质。他们进一步证实，乳癌细胞株MCF-7能够刺激血小板释放VEGF，而抗血小板药物阿司匹林能够抑制经MCF-7活化后血小板的血管生成作用。

既往发现一些酶类如环氧合酶-2（cyclooxygenase-2，COX-2）、一氧化氮合成酶（inducible nitric oxide synthase，iNOS）等在肿瘤组织中的表达显著高于正常组织，并与新生血管密度呈正相关。Yao等报道了用siRNA下调胃癌细胞株SGC7901中COX-2的表达导致多种与肿瘤血管生成有关的因子同时受到抑制的结果，这些因子中就包括VEGF。缺氧诱导因子-1（hypoxia inducing factor，HIF-1）高表达于胃癌组织，并且与VEGF在胃癌组织中的高表达以及胃癌组织新生血管的密度成正相关。Lee等对HIF-1促肿瘤血管生成的作用机制进行了探讨，发现在缺氧状态下，胃癌细胞中Akt被激活，诱导HIF-1α及VEGF的表达，共同促进肿瘤血管的发生和细胞的侵袭转移。Kobayashi等也发现缺氧状态可以导致Akt的磷酸化、HIF-1α的表达及VEGF的分泌；磷酸化Akt在肿瘤组织中的检出率高达57%，与VEGF的表达，肿瘤血管的生成、临床分期及不良预后显著相关。因此VEGF被认为是不同机制下肿瘤血管生成的共同效应分子。

此外，研究发现多肽细胞因子类分子如成纤维细胞生长因子（FGF）、血管生成因子（ANG）、白介素-8（IL-8）等，金属蛋白酶类（MMPs），甚至一些黏附分子如E-钙黏素、整合素等，在胃癌组织中与VEGF的上调及血管生成显著相关，认为这些分子或者通过VEGF发挥促血管生成效应，或与VEGF协同促进肿瘤血管生成。

五、胃癌细胞的免疫逃避

肿瘤侵袭转移的关键在于肿瘤细胞能够逃避被免疫系统杀伤而得以生存。导致胃癌细胞发生免疫逃避的因素主要分为与宿主有关的因素和与肿瘤细胞有关的因素。宿主免疫功能低下或免疫耐受有助于肿瘤细胞逃避宿主免疫系统的攻击。胃癌细胞是一个异质性群体，由许多相关但遗传学不同的克隆组成，故胃癌有多种免疫逃避方式。

1. 肿瘤细胞的抗原缺失和调变　抗原缺失是指某些肿瘤细胞不表达可诱发机体抗肿瘤免疫反应的抗原性物质。在受到免疫攻击后，肿瘤细胞表达的抗原减少或抗原性质发生改变以避免被免疫细胞杀伤，这种现象称为抗原调变。肿瘤抗原还可以被某些非特异性成分覆盖或封闭，从而干扰免疫细胞对肿瘤抗原的识别和杀伤。某些肿瘤细胞（如人小细胞肺癌）不能将MHC-Ⅰ类分子-抗原肽复合物转移至肿瘤细胞表面，导致肿瘤抗原的加工、处理和呈递障碍，使肿瘤细胞逃脱机体免疫机制的攻击。另外，自然杀伤细胞（NK cell）以及 $CD8^+$T 细胞某些表面抗原，如 NKG2D，对这两类细胞的活化非常重要。NKG2D 在许多恶性肿瘤包括胃癌患者的外周血及肿瘤组织周围浸润的 NK 细胞、$CD8^+$T 细胞表面表达降低或缺失，与肿瘤的恶性程度及淋巴结侵犯相关；胃癌根治术后，这两种细胞表面的 NKG2D 表达水平得到不同程度的恢复。尽管 NKG2D 并非胃癌细胞表达的肿瘤特异性抗原，但其在 NK 细胞、$CD8^+$T 细胞表达缺失与胃癌有关，并最终导致癌细胞逃避机体细胞免疫系统的攻击，因而也归入此机制内。

主要组织相容性抗原（MHC－Ⅰ）类分子的低表达或缺失 MHC 在介导肿瘤免疫反应中具有重要作用，所有抗原必须经过 MHC 处理并和 MHC 结合在细胞表面才能被 T 细胞、B 细胞和巨噬细胞识别。MHC 在人类又称为人类白细胞抗原（HLA），一般情况下，肿瘤细胞表面的 HLA 与癌旁正常组织相比明显减弱，转移性肿瘤细胞 HLA 抗原表达显著减弱甚至消失。Wang 等通过检测 50 例新鲜术后胃癌标本及其对应正常黏膜中 HLA－1 的表达发现，胃癌组织中 HLA－1 的表达显著低于正常黏膜组织，导致这种现象的其中一个很重要的机制是胃癌组织中 HLA－A 基因发生了杂合性缺失（loss of heterozygosity，LOH）。

2．协同刺激信号的缺乏　在人体的抗肿瘤免疫的机制中，T 细胞介导的细胞免疫是主要方式。T 细胞活化需双信号，即由抗原递呈细胞（APC）上 MHC－I 与抗原结合的复合体与 T 细胞受体（TCR）特异性结合传递第 1 信号，由 APC 表达的众多共刺激分子与 T 细胞表面相应协同受体结合传递第 2 信号。在细胞活化过程中如果缺乏第 2 信号，将引起 T 细胞失去免疫功能。在众多共刺激分子中以 B7 家族最为重要。大多数肿瘤细胞都表达 MHC －I 类分子和肿瘤抗原，是潜在的 APC，但其细胞表面通常缺乏共刺激分子的表达，不能为细胞毒性 T 淋巴细胞（CTL）提供协同刺激信号，导致 CTL 无能或凋亡。研究证明低分化胃癌细胞中B7－1 分子表达下降，同时，与原发灶相比，胃癌转移灶中 B7－1 分子表达显著降低，说明 B7－1 表达降低或缺失与胃癌进展有关。Sakate 等把 B7－1 基因导入到胃癌细胞株中，发现外源性 B7－1 的表达能够通过增强胃癌细胞的免疫原性而显著减少淋巴结或腹腔转移。

3．抑制因子的产生　肿瘤细胞可分泌多种免疫抑制因子和表达某些蛋白分子，下调免疫效应细胞的活性，保护肿瘤细胞免受特异性 CTL 的杀伤。肿瘤细胞可通过分泌 TGF－β、IL－10 和 VEGF 等，负调节机体对肿瘤的免疫应答和促进肿瘤生长的作用。

TGF－β 通过多种机制抑制 T 细胞的增殖、分化及功能。TGF－β 通过阻断 IL－2 的生成而抑制 T 细胞的增殖和活化；TGF－β 通过控制与细胞周期有关的调节因子的表达而实现对 T 细胞增殖的抑制；TGF－β 抑制 CTLs 分泌效应分子 IFN－γ 和 perforin 而削弱 CTLs 的效应；此外，TGF－β 还能抑制由炎症因子如 IL－1、TNF－α 等介导的 IL－12 的生成。除了对传统 T 细胞增殖和功能方面的抑制外，TGF－β 还通过促进调节性 T 细胞（tregs）的生成而参与肿瘤的免疫逃逸。调节性 T 细胞是 1999 年发现的一群具有免疫抑制功能的 T 细胞亚群，其标志是 $CD4^+CD25^+FOXP^+$，具有免疫抑制作用，防止免疫系统产生过强的免疫反应，避免引起对机体的免疫损伤。tregs 参与肿瘤免疫逃逸机制可能通过非特异性抑制 $CD4^+$ 和 $CD8^+$ T 细胞的活化、增殖；抑制 NK 细胞增殖、细胞因子分泌和细胞毒作用；以及抑制或杀伤单核/巨噬细胞、树突状细胞（dentritic cell，DC）、B 细胞等免疫活性细胞。同样，TGF－β 通过阻断 NK 细胞 IFN－γ 的生成而削弱 Th1 细胞对刺激的应答；TGF－β 还可以通过下调对 NK 细胞杀伤作用非常关键的某些受体（如 NKp30 及前面提到的 NKG2D）的表达，以抑制 NK 细胞发挥细胞毒性作用。

IL－10 是公认的使机体发生免疫耐受、防止炎症反应过强而对机体造成损伤的细胞因子。目前认为IL－10 的免疫抑制作用主要是间接通过 DC 和 tregs 介导的。IL－10 通过下调 MHCII 类分子、细胞间黏附分子（ICAM－1）、共刺激因子 B7 家族以及 Th1 细胞因子的表达，抑制 DC 与 T 细胞间进行肿瘤相关抗原的交叉呈递。IL－10 的表达在肿瘤发生早期能够促进 tregs 的生成，调控 Tr－1 细胞的分化。另外，IL－10 与TGF－β 通过某种正反馈调节机制促进彼此的表达，IL－10 还能调控靶细胞对 TGF－β 的反应能力。需要注意的是，IL－10 对免疫系统的影响并非只是抑制，许多研究表明，IL－10 亦参与机体对肿瘤细胞的免疫清除。因此，目前对 IL－10 是否介导肿瘤免疫逃逸的关键分子尚无定论。

VEGF 除作为最主要的肿瘤新生血管促进因子，亦可发挥一定的肿瘤免疫抑制作用。胃癌细胞分泌的 VEGF 能强烈抑制 CD34 前体细胞向 DC 分化。Ohm 等在动物试验中发现，模拟患有进展期肿瘤患者体内的高 VEGF 状态，用重组 VEGF 处理后的小鼠发生胸腺萎缩，同时 $CD4^+/CD8^+$ 胸腺细胞极度减少，并证明病理生理浓度下的 VEGF 影响造血干细胞向 T 细胞的发育、分化及迁移。Huang 等进一步证明，病理生理浓度下 VEGF 抑制 T 细胞的发育主要是通过 VEGFR－2 来实现的，但 VEGFR－1 和 VEGFR－2 均可介导对 DC 的抑制。Ziogas 等用 VEGF 处理体外培养的 $CD3^+$ T 细胞，发现 T 细胞的增殖受到显著抑制，并且这种现象随 VEGF 浓度递增而递增。分析 VEGF 处理后 $CD3^+$ T 细胞蛋白表达谱发现，活化的 $CD3^+$ T 细胞不仅分泌 VEGF，其表面还表达 VEGFR－2 受体，其细胞毒性作用受到显著抑制。

4. 肿瘤细胞高表达 FasL　Fas 和 FasL 相互作用是细胞凋亡的重要途径之一。FasL 与细胞表面的 Fas 结合可诱导靶细胞（表达 Fas）进入凋亡程序。肿瘤细胞可表达 FasL，而活化的 CTL 表达 Fas，故二者结合可介导肿瘤抗原特异性 CTL 凋亡，使肿瘤逃逸 CTL 的特异性杀伤效应。Bennett 等发现胃癌组织广泛表达 FasL，而浸润在 FasL（＋）区域的淋巴细胞大量发生凋亡。另外，肿瘤细胞往往高表达多种癌基因产物（如 Bcl－2 家族、Survivin、IAPs），这些分子能抵抗由活化 CTL 介导的肿瘤细胞凋亡，利于肿瘤细胞异常增生。表达 FasL 的淋巴细胞与表达 Fas 的肿瘤细胞接触，原本能引起肿瘤细胞凋亡，但由于抗凋亡蛋白的过度表达等原因导致肿瘤细胞对 Fas/FasL 的易感性较淋巴细胞相对低，结果是淋巴细胞死亡而不是肿瘤细胞死亡。

六、胃癌侵袭转移的治疗展望

综上所述，肿瘤的生物活性及众多黏附分子、蛋白水解酶、促移动因子、血管生成因子等的参与及表达，胃癌细胞的免疫逃逸，在胃癌侵袭转移过程中至关重要，是多基因作用的结果。从不同方面深入认识胃癌侵袭转移的分子机制将有助于对胃癌的远处转移作出早期诊断并指导临床治疗，对提高患者的生存率，改善预后具有十分重要的意义。尽管目前对胃癌转移分子标志物的研究已经广泛开展，但这些分子标志物的特异性、敏感性、检查方法或技术的标准化程度及实用性等方面还有待进一步评估，其应用价值仍待商榷，目前仅能作为辅助诊断参考指标之一。在筛选胃癌转移早期预测的分子标志物方面，应加强基础和临床研究的联系，使基础研究的新成果能尽快应用到临床，指导胃癌的个体化防治。

（中山大学附属第一医院　龙健婷）

第二节　胰腺癌侵袭转移的分子机制

目前关于胰腺癌细胞的具体转移途径及内在分子生物学机制尚未明确。研究认为，肿瘤与宿主微环境中的器官相互作用中发放各种信号因子，进而改变局部间质组织的重构，刺激肿瘤细胞的迁移，造成其成功定植于组织器官中。另外，诸如肿瘤干细胞、内皮－间质细胞转化（EMT）、基因变异、抑癌信号失活、凋亡缺失等机制均在胰腺癌转移的过程中发挥重要的作用。本节就目前关于胰腺癌转移的分子生物学机制进行概述，其中主要介绍胰腺癌肿瘤干细胞在胰腺癌侵袭和转移过程中的相关研究成果。

一、胰腺癌干细胞与胰腺癌侵袭转移

1. 肿瘤干细胞的概念　根据各种研究显示，实体肿瘤中存在功能上的异质性，在肿瘤组织中存在一小部分有干细胞样功能的无限增殖和分化的细胞，并且这群细胞被认为与肿瘤的侵袭和转移有密切的关系。同时，此类细胞可能是肿瘤复发及肿瘤耐药的最根本原因。目前研究者们倾向把这类细胞称为肿瘤干细胞（cancer stem cell，CSC）。肿瘤干细胞的概念表明了在肿瘤的发生、发展及转移的过程中，肿瘤干细胞是最终的“罪魁祸首”。肿瘤干细胞是总体肿瘤细胞中的小部分细胞成分，它们主要有以下 3 个特征：自我更新、无限增殖和定植于第二器官造成肿瘤转移。一般肿瘤干细胞具有其特殊的一些细胞表面标志物，并且可以通过对称或非对称的细胞分裂导致其快速的增殖和产生分化程度较高的肿瘤细胞。研究发现肿瘤干细胞常常对常规的化疗不敏感。

尽管在概念上饱受争议，但自 Bruce 等人首次在白血病和黑色素瘤中发现了肿瘤干细胞后，肿瘤干细胞在其他的实体肿瘤中陆陆续续被发现，如乳腺癌、脑胶质瘤、结直肠癌、肝癌和胰腺癌等。在这些研究中，研究者们均根据若干项标准以证实肿瘤干细胞在肿瘤发生与发展过程中的作用：表面标志物取决于肿瘤细胞的来源；自我更新和分化的能力；在体内及体外实验中重新获得原始干细胞的各种成瘤能力。

肿瘤干细胞的理论可以用来解释在单一的瘤体中发现的细胞组分异质性现象，并且为何在治疗后仍会存在肿瘤的复发和转移。但是，肿瘤干细胞理论在用于解释胰腺癌的发生发展及预后的问题中仍存在争议。并且，胰腺癌肿瘤干细胞的细胞标志物仍需要进一步的确实。一种可能性是肿瘤干细胞起源于发生了基因突变的体细胞，基因的突变导致其产生恶性的生物学行为。另一种可能性是肿瘤干细胞起源于组织器官中本身存在的一群去分化的细胞，通过突变后获得干细胞的特性。但由于在正常胰腺中未发现有稳定存在的干细胞，因此这个假说也存在一定的限制性。

2. 胰腺癌肿瘤干细胞标志物及胰腺癌细胞异质性　胰腺癌肿瘤干细胞首次被定义为 CD44、CD24 及 EpCAM共同阳性的胰腺癌细胞，该类细胞具有成瘤性及自我更新和产生子代细胞的能力。Hermann 等人在胰腺癌细胞中筛选出 $CD133^+$ 阳性的细胞群，同样发现这类细胞有高度的增殖活性和体外成瘤能力等干细胞特性。并且他们证实了 $CD44^+CD24^+EpCAM^+$ 的细胞亚群与 $CD133^+$ 的细胞亚群互相重叠。其他的一些胰腺癌肿瘤干细胞标准有 ALDH1（乙醛脱氢酶 -1）等。

目前对肿瘤干细胞的特异性表面标志物如 CD133 等存在很大的争议，从而可见对于肿瘤干细胞的单纯检测技术仍存在不足。对于不同的 CD133 抗体选择，也可能产生不同的实验结果。

3. 肿瘤干细胞与肿瘤侵袭和转移　转移仍是胰腺癌最重要的致死原因，目前尚无有效的方法治疗转移的胰腺癌。研究发现，并不是所有的胰腺癌细胞均具有高度的转移恶性，只有少数一部分的细胞会定植于机体的特殊部位。肿瘤的转移是一个多步骤的过程，其中包括肿瘤细胞在局部的侵袭，沿淋巴管或血管的播散，定植于远处器官形成微转移灶等。在异质性的肿瘤细胞中，只有一小部分具有干细胞特征的肿瘤细胞能完成这一系列的恶性转化过程（图 36 -1）。

有趣的是，肿瘤干细胞导致肿瘤转移的理论仍存在未明确的地方：如果说肿瘤干细胞是肿瘤增殖的启动因子，那么这些必定是肿瘤转移的重要起源。为了验证这个假说，研究者们对一系列潜在的胰腺癌干细胞标志物进行了分析，研究其与远处转移发生的关系。Hermann 发现分离出的 $CD133^+$ 胰腺癌干细胞与远处转移存在显著的相关性。进而分析了 $CD133^+/CXCR4^+$ 亚群细胞，发现这群细胞对存在 CXCR4 配体 SDF -1 的组织有很高的迁移活性。并且这群细胞的迁移活性可被外源性 CXCR4 中和抗体和小分子抑制剂 AMD3100 所抑制。在体内实验中，$CD133^+/CXCR4^+$ 的细胞与胰腺癌肝转移直接相关。其他的一些研究均发现，CXCR4 在如乳腺癌、胰腺癌等恶性肿瘤的转移过程中起了重要的作用。另外，Nakata 亦证实 CCR7 的表达与胰腺癌的淋巴结转移相关（图 36 -2）。

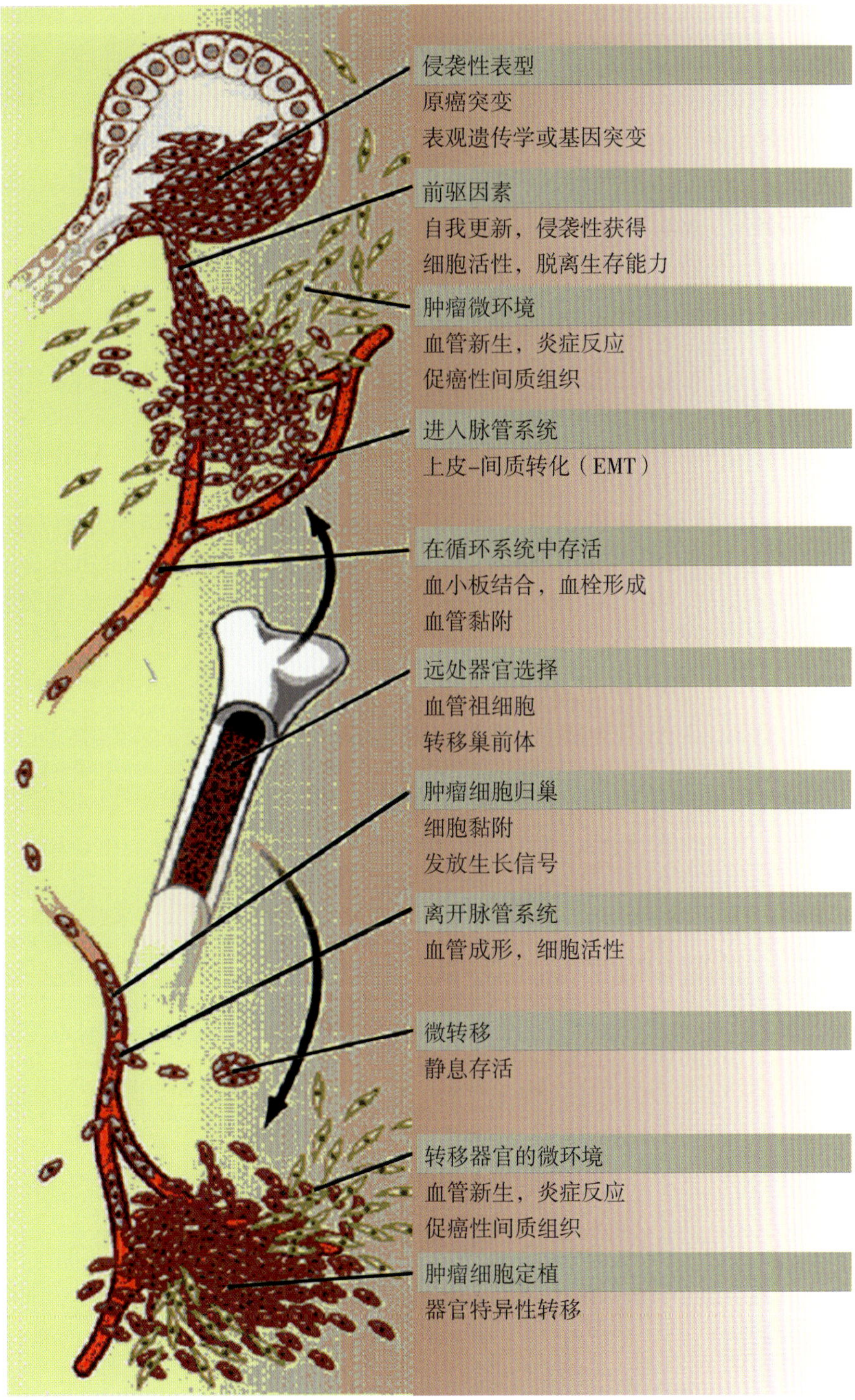

图 36－1　肿瘤转移的多步骤学说

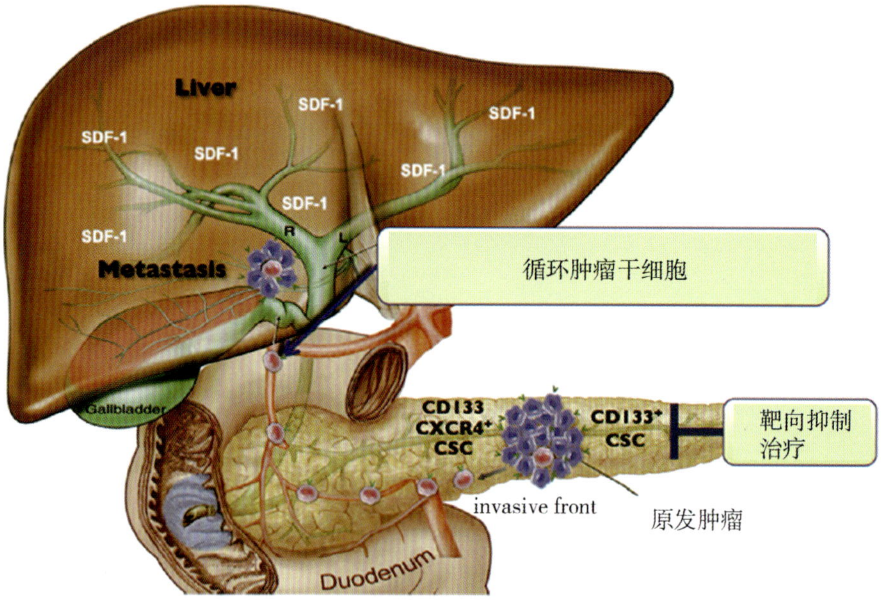

图 36－2　胰腺癌干细胞的转移假说

肿瘤干细胞在原发部位可通过上皮－间质转化（EMT）过程获得恶性的侵袭能力使其播散至远处器官。Wellneret 等人证明，EMT 的诱发因子 ZEB1 可通过增加肿瘤细胞活性，抑制 miR200 家族成员维持肿瘤干细胞特性等途径促进肿瘤细胞的转移。这些研究成果均表明，由胰腺癌肿瘤干细胞引起的侵袭和转移并不是随机发生的结果，而是基于不同趋化因子、黏附因子受体及配体在特定器官中的存在所介导的（图 36－3）。

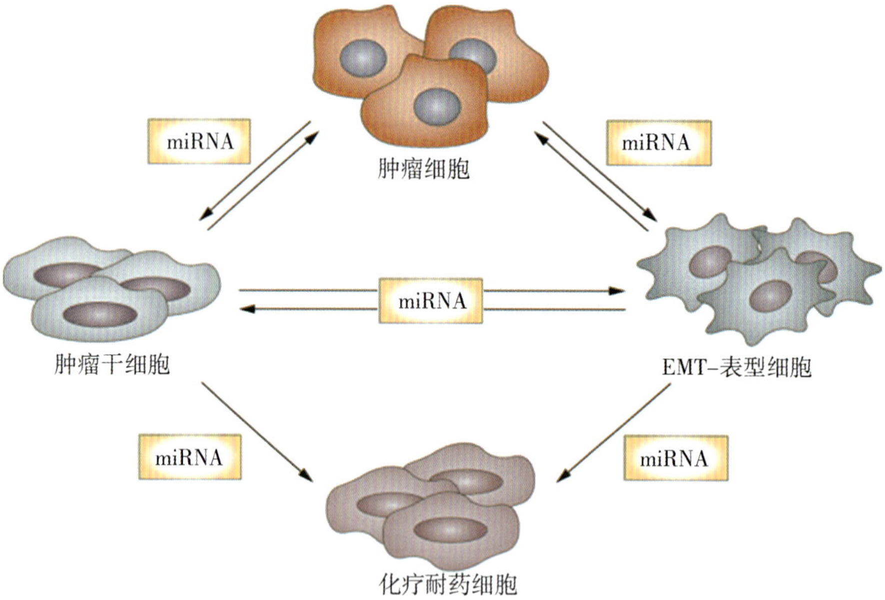

图 36－3　肿瘤干细胞、EMT－表型细胞与肿瘤细胞化疗耐药的关系

4. 肿瘤干细胞与新型治疗策略　已有不同的研究证实胰腺癌干细胞、脑瘤干细胞是传统化疗、放疗等治疗失效的根本原因之一。在胰腺癌的相关研究中，细胞周期分析提示 $CD133^+$ 的细胞群在细胞毒性药物吉西他滨的作用下停止增殖但不发生凋亡，但停止使用吉西他滨后，这群细胞又重新开始增殖（干细胞特征）。与之对比，分化程度更高的 $CD133^-$ 细胞群在接受吉西他滨治疗后大部分细胞出现凋亡现象。因此实验证明传统的化疗只有对分化程度较高的肿瘤细胞才起效。尽管研究已经证实这群肿瘤干细胞在肿瘤转移过程中起重要的作用，但是否可以将其定为新型的胰腺癌治疗靶点尚不得而知。根除肿瘤干细胞主要有两种潜

在方法：寻找特异性杀灭这群细胞的特效制剂；促使肿瘤干细胞重新分化，使其对传统放化疗反应。尽管前一种方法看似更加有效可行，但由于目前对于肿瘤干细胞的特异性标志尚未完全明确，特异的靶向治疗仍在研究阶段（图 36 -4）。

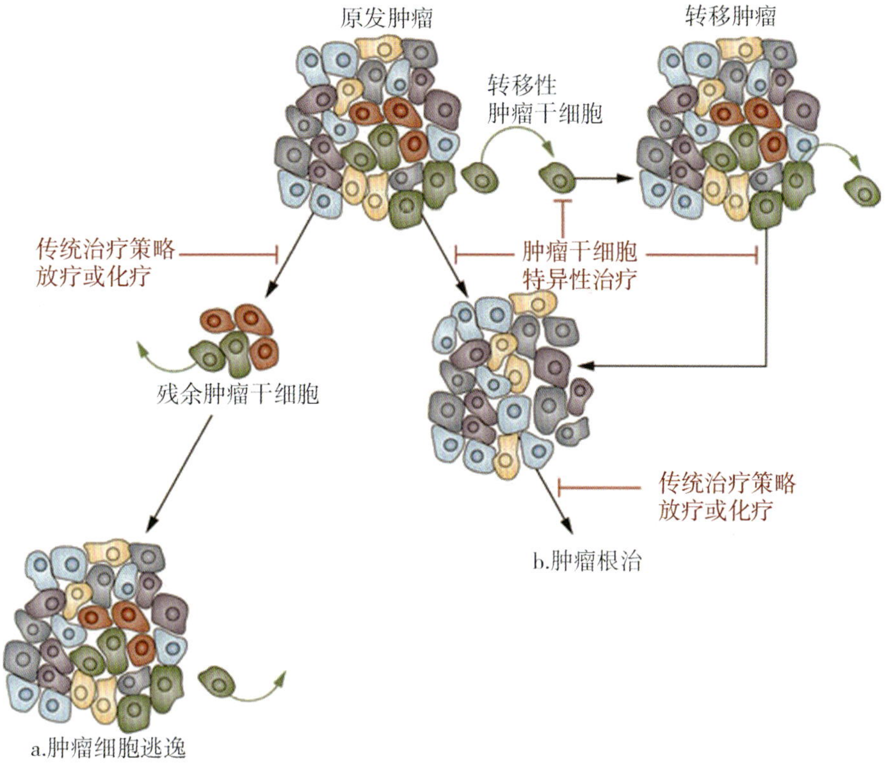

图 36 -4　传统与肿瘤干细胞靶向治疗对比

肿瘤干细胞的生物学特性决定其对于传统化疗药物的耐药性。研究发现肿瘤干细胞表达 ABC 膜转运体，可以将毒性物质排出细胞外。同时肿瘤干细胞具有高度的 DNA 损伤修复功能，具有较弱的免疫原性和抗凋亡特性。更重要的是，肿瘤实体中的肿瘤干细胞可能在静止时处于休眠状态，从而逃避细胞毒性药物的作用。因此在常规的放疗、化疗治疗中肿瘤干细胞得以逃避。

因此，以杀灭肿瘤干细胞为目标的治疗策略必须克服上述的肿瘤干细胞特性。其中最有研究前景的抑制肿瘤干细胞的方法为抑制肿瘤干细胞相关的一些信号通路的关键因子（如 sonic hedgehog、mTOR、notch、BMI、BMP 等）。其他更进一步的治疗策略包括特异性酶（端粒酶等），细胞膜受体转运体抑制剂（ABC 转运体抑制剂等）和 RNA 干扰等方法。Feldmann 等人的研究发现 sonic hedgehog（Shh）通路在胰腺癌中存在激活现象，在缺乏 Shh 的时候，patched 膜受体抑制 smoothened 膜受体，导致 Shh 信号通路处于“关闭”状态。当 Shh 存在的情况下，Shh 与 patched 的结合使其失活，进而释放 smoothened 受体引起 Shh 下游信号通路的激活，引起 Gli 蛋白家族的翻译。hedgehog 通路导致肿瘤发生的机制可能包括调节细胞周期的变化，通过 PI3K - Akt 通路及稳定 Bcl2 和 BclXL 抑制凋亡，联合激活的 KRas 蛋白及血管新生等（图 36 -5）。

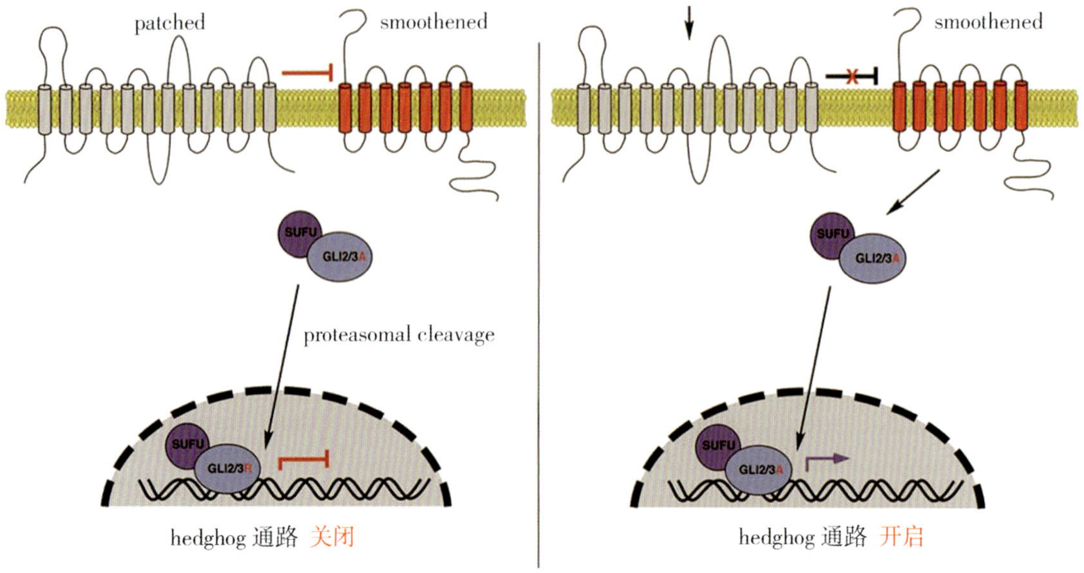

图 36－5 hedghog 信号通路

尽管目前有很多基因工程改造的动物模型去研究 Hh 通路在胰腺癌中的作用机制，但这些模型都无法分辨胰腺癌中旁分泌和自分泌的 Hh 信号通路。有趣的是，有研究者发现，用 Hh 通路抑制剂环杷明（cyclopamine）预处理体外培养的胰腺癌细胞后，发现其中的肿瘤干细胞含量有所下降，但是这并不影响其成瘤能力。同时，单独用环杷明处理的胰腺癌细胞的转移能力较单独用吉西他滨下降。Feldmannet 等人发现环杷明处理的多种胰腺癌细胞株的转移能力均有下降。Mueller 等人则发现联用环杷明和吉西他滨可完全消除 $CD133^+CXCR4^+$ 的肿瘤干细胞亚群，这可能可以解释其抑制胰腺癌肿瘤干细胞的转移能力。

单独抑制 Hh 通路并不能完全消除肿瘤干细胞，因此必须寻找另外的靶点。有研究者发现 $CD133^+$ 的细胞群 mTOR 的信号通路激活。mTOR（哺乳动物雷帕霉素靶蛋白）是一种丝氨酸激酶，属于 PI3K 超家族成员，可激活其下游多种信号通路。在血液系统中，有研究发现，敲除 mTOR 上游的抑制因子 PTEN 可导致正常干细胞的清除，但引起白血病干细胞的增殖。这可能与 mTOR 的激活有关。雷帕霉素作为 mTOR 的天然抑制剂，不仅可清除白血病干细胞，同时可恢复机体正常的造血干细胞功能。最近的研究证实 mTOR 信号通路是乳腺癌干细胞生存和增殖的基本条件。mTOR 通路在肿瘤干细胞中的研究颇具前景，因为这类治疗方案的选择性更高，并且对机体正常的干细胞没有毒性作用。

对于胰腺癌干细胞来说，单用雷帕霉素可以显著下降 $CD133^+$ 亚群细胞的数量，但是仅抑制 mTOR 通路并不能完全清除肿瘤干细胞。当联合使用环杷明、雷帕霉素和吉西他滨后（CRG 三联治疗），研究发现胰腺癌干细胞的数量有明显的下降。经体外 CRG 处理后的胰腺癌细胞完全失去体内成瘤能力。Mueller 等人观察了在人胰腺癌细胞种植的小鼠中使用 CRG 三联治疗的疗效，结果发现三联治疗可显著地清除肿瘤干细胞，降低胰腺癌细胞成瘤性和抑制其转移的发生，在长期无瘤生存时间上三联治疗的小鼠有显著的延长。

二、肿瘤微环境理论

肿瘤学者们对胰腺癌及其周围的微环境相互作用关系的研究由来已久。因为在组织学上发现在局部促纤维增生的间质微环境中存在有侵袭的肿瘤细胞，各类炎症细胞和胰腺星状细胞等（PSCs）。间质组织一开始被认为是组织胰腺癌细胞侵袭的天然屏障。但最近越来越多的研究发现间质对于肿瘤的作用存在促进和抑制两种，其具体作用取决于不同的肿瘤背景和发展阶段。除了自身可分泌一些细胞外基质的组成因子之外，胰腺癌细胞可以刺激胰腺星状细胞合成细胞外基质的常见组分（如成纤维生长因子 2、FGF－2 和 TGF－β 等）。被激活的胰腺星状细胞（αSMA 表达阳性细胞），在胰腺癌的标本中有很高的表达。胰腺星状细胞同时可以促进致密成纤维间质的生成，为肿瘤提供细胞生长、血管新生、细胞侵袭等支持性的微环境。

结缔组织形成（desmoplasia）在胰腺癌的发展和侵袭中起了重要的作用，并且其与胰腺癌细胞的化疗耐药性相关。在高致死性化疗耐药的胰腺癌小鼠模型中，研究者们应用 hedgehog 的抑制剂 IPI－926 可减少间质的形成，进而促进脉管化的形成，促进化疗药物吉西他滨转运至肿瘤部位，延长了总体生存时间。这项研究证实了间质成分在胰腺癌发展中的重要作用，并且发现了在间质形成过程中涉及的一些关键信号通路。hedgehog 信号可由肿瘤细胞分泌，其可以旁分泌的形式作用于胰腺星状细胞，促进间质形成。另外，与其他许多恶性肿瘤不同，胰腺癌是一种相对血供分布稀疏的肿瘤，这可能是由于胰腺星状细胞导致的间质成分增生有关。这也从另一个侧面提示了抗血管新生药物在胰腺癌的治疗的临床试验中失败的原因。目前尚未得知为何缺氧（hypoxia）环境会促进肿瘤的发展，但是已有证据显示缺氧可诱发细胞恶变成侵袭程度较高的恶性表型。同时，多种肿瘤利用无氧代谢途径产生能量，因此氧并不是肿瘤生长的先决条件。另外，稀疏的血供可能会阻止了正常的机体免疫细胞进入肿瘤组织发挥正常的免疫杀灭功能。尽管间质组织的减少一方面可增加脉管化提高化疗药物的效率，但另一方面亦可能增加转移的发生。但应用 hedgehog 抑制剂的治疗的小鼠胰腺癌模型的转移率则有一定的下降。在人类组织的胰腺癌研究中，胰腺癌微环境的变化与其临床预后也有显著的联系。在最近的一个研究中发现，激活的间质指数（αSMA 的表达强度）与胰腺癌患者的预后相关。

hedgehog 信号并不是间质形成的唯一通路。因为在 hedgehog 抑制剂 IPI－926 作用后的小鼠胰腺癌模型大多数最终胰腺癌复发和重新形成疏血管间质。成纤维细胞生长因子（FGF）是胰腺癌生长和血管新生过程中的另一种重要的细胞因子。已有研究发现胰腺癌组织高表达多种 FGF 受体亚型，并且抑制 FGF 信号通路可以抑制胰腺癌细胞的生长。另外，FGF 亦可促进胰腺癌细胞表达成纤维性的细胞表型。同样，胰岛素样生长因子（IGF）与胰腺癌的发展相关，研究发现 IGF－I 及其受体在胰腺癌组织和间质组织中均高表达。体外实验证明，IGF－I 信号促进细胞增殖，抑制此通路可抑制肿瘤细胞的生长和促进其对化疗敏感性。干细胞生长因子（HGF）及其酪氨酸激酶受体 Met 可调节细胞的活性和侵袭能力。Met 受体在外分泌胰腺中的表达十分低，但在胰腺上皮内瘤变（pancreatic intraepithelial neoplasia）和胰腺癌组织及其间质中均表达上升。当 HGF 和 Met 结合时，可激活胰腺癌细胞的增殖和迁移活性，造成其脱离邻近组织最终可能导致转移。因此，利用 NK4 抑制 HGF 通路可抑制肿瘤的生长及其血管新生能力。

胰腺星状细胞可分泌 periostin 黏附蛋白，periostin 积聚在胰腺癌间质组织中可促进胰腺癌细胞通过 $\alpha_6\beta_4$－整合素介导的侵袭。另外，胰腺癌细胞分泌的基质金属蛋白溶解酶和胞浆素原活化体（plasminogen activator）等因子的激活可降解肿瘤外基质成分，从而间接增加胰腺癌细胞的侵袭能力。另外，胰腺癌转移的其中一个重要途径是神经浸润转移，这可能与胰腺癌细胞分泌的神经营养因子 artemin 等促进肿瘤细胞沿胰腺神经迁移的作用有关。最近的一项研究发现在胰腺癌神经浸润转移中有多种基因的变异。

三、上皮－间质转化和胰腺癌侵袭转移

上皮－间质转化（EMT）可以看作为肿瘤转移的起始步骤。肿瘤细胞从内皮层脱落可使其获得迁移的潜力。在胰腺癌中，TGF－β、HGF、EGF、IGF 和 FGF 等一系列细胞因子均可促进 EMT 的发生。EMT 的一个重要特征是上皮特异性的连接蛋白 E－cadherin 向间质特异性的 N－cadherin 蛋白的转换。E－cadherin 可通过介导肿瘤细胞与周围间质的紧密连接或通过细胞内信号传导途径抑制肿瘤细胞的侵袭。E－cadherin 通过 α 和 β 亚基和激动蛋白细胞骨架相结合，这种紧密结合可维持细胞间黏附，组织肿瘤细胞的脱落。在胰腺癌细胞中常见有 E－cadherin 的表达下降，这种下降的表达与胰腺癌的分级即淋巴结转移有显著相关性。同时，在胰腺癌组织中可见 N－cadherin 的表达升高，其表达强度与较差的预后及侵袭性的胰腺癌表型相关。EGF、FGF、IGF 和 HGF 等信号通路的激活可导致 E－cadherin 的失活性突变（图 36－6）。

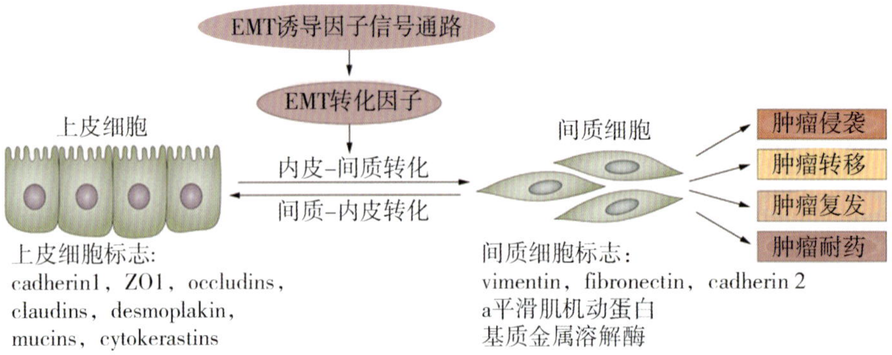

图 36 -6　EMT 的发生过程

总而言之，胰腺癌是高度恶性的肿瘤，在早期即可发生血行和淋巴结转移。尽管关于胰腺癌发生发展的内在分子生物学机制目前已有众多研究成果，但是对于胰腺癌来说，仍缺乏行之有效的治疗策略。各种与胰腺癌发生、发展及转移相关的关键信号通路是目前研究的热点，胰腺癌干细胞理论在胰腺癌转移、化疗耐药等方面具有高度的研究前景。

（中山大学附属第一医院　杨东杰）

第三节　结直肠癌侵袭转移的分子机制

结直肠癌侵袭转移是一顺序发生发展的复杂过程，需要肿瘤细胞、间质支持组织、血管及器官之间的相互作用。可能步骤：①癌基因激活及抑癌基因失活，癌基因的活化及过度表达和抑癌基因的失活，在结直肠癌发生过程中发挥重要作用，已得到人们的共识；②癌细胞逃避免疫监控而大量增殖；③肿瘤血管形成；④肿瘤进一步增大并向周围浸润；⑤癌细胞脱离迁徙；⑥癌细胞进入血管或淋巴管并形成癌栓，后者由血液或淋巴液运送至其他器官；⑦形成转移性肿瘤。近年来，不但在经典基因研究上有了新进展，而且还对其他一些相关基因进行了研究。

1. ras 基因与结直肠癌　ras 基因家族（Ha - ras、Ki - ras 和 N - ras）编码的 p21 蛋白的密码子 12、13、59 或 61 突变与许多人类肿瘤有关，ras 癌基因可能与特定癌细胞转移相关。直肠癌中，K - ras 基因突变，使其下游的 MAP 激酶通路激活，从而使 E - 钙黏蛋白（E - cadherin，E - cad）的表达减少，恶性肿瘤细胞易于脱落，继而发生侵袭和转移。如于淋巴结发现突变型 K - ras 基因则提示直肠癌患者预后较差，突变型 K - ras 基因阳性高度警惕直肠癌根治术后肝转移和复发。但亦有研究发现直肠癌 p53 基因突变率为 52.6%，K - ras 突变率为 62.9%，二者突变与直肠癌临床病理因素及生存率无关。虽然 K - ras 基因检测微转移的准确度较低，但无假阳性，因此有望成为判断微转移的有用指标。

2. 原癌基因 c - erbB2 与结直肠癌　原癌基因 c - erbB2 定位于人类第 17 号染色体长臂（17q21），编码相对分子质量为 185kU 的细胞膜跨膜糖蛋白，具有酪氨酸蛋白激酶活性。促进恶性肿瘤细胞增殖分化，c - erbB2 高表达者预示患者预后不良，术后也易于复发。在正常结直肠及腺瘤组织中 c - erbB2 蛋白均呈低表达，而直肠癌组织中则存在明显表达升高现象，提示 c - erbB2 的表达增高可能是直肠癌发生的分子标志，c - erbB2 阳性表达与直肠癌分化程度、Dukes 分期和淋巴结转移有关，在分化程度越低、Dukes 分期越晚和有淋巴结转移的癌组织中，c - erbB2 表达上调就越明显。c - erbB2 的表达上调与癌肿的浸润、转移有关，也同时预示了患者的不良预后。c - erbB2 基因可抑制凋亡，高表达 c - erbB2 的直肠癌组织凋亡指数显著低于低表达组。Bcl - 2 与 c - erbB2 的抑制凋亡机制类似，在 Bcl - 2 高表达组中 c - erbB2mRNA 阳性细胞率明显高于低表达组。c - erbB2、nm23 和 p53 在大部分直肠癌组织表达，而 Bcl - 2 仅有 20% 表达率。在有淋巴或血管浸润的直肠癌中 c - erbB2 和 p53 表达明显升高，而且两年生存率明显低于阴性者，二者可作为估计直肠癌预后的有用指标。

3. c－met 基因与结直肠癌　c－met 是一种跨膜受体蛋白酪氨酸激酶，主要表达于上皮组织细胞。研究表明 c－met 激酶活性增加促进恶性肿瘤形成和转移。c－met 促进直肠癌侵袭和转移的分子通路：c－met 可与 α－连环蛋白相互作用导致后者酪氨酸磷酸化，两者相互作用可降低细胞间黏附性而促进侵袭转移。c－met 表达在结直肠癌明显高于正常黏膜组织，在肝转移灶中表达明显高于原发灶，但 c－met 表达与临床病理因素无关，预示 c－met 在肿瘤发生及远处转移中具有一定作用。

4. p53 基因与结直肠癌　p53 基因是恶性肿瘤细胞中最常见的突变基因，位于染色体 17p13，是一段 16～20kb 的 DNA。野生型 p53 基因，监视着细胞 DNA 的完整性。当 DNA 损伤时，积聚的 p53 蛋白促进下游基因 WAF1/cip 表达，后者与细胞周期蛋白激酶（CDK）结合，抑制后者活性，从而细胞周期停止于 DNA 合成前期，给予细胞修复 DNA 的机会；修复失败情况下，野生型 p53 即诱导细胞凋亡，进一步阻止恶性肿瘤细胞的形成。在 p53 缺失或突变情况下，这些具有恶变倾向的细胞便克隆扩增而形成肿瘤。有研究表明，Dukes B 期和 Dukes C 期结肠癌中，突变型 p53 基因与预后有显著的关系，突变型 p53 表达越强其预后越差。直肠癌淋巴结出现突变型 p53 基因患者预后较阴性的差，认为突变型 p53 基因阳性预示根治术后可能出现肝转移或复发。

5. nm23 基因与结直肠癌　nm23 基因是被确定的第一个转移抑制基因，定位于人类染色体 17q21.3～22。人类 nm23 基因包括两个同源的基因：nm23－H1 与 nm23－H2 基因。nm23－H1 是一种核苷酸二磷酸激酶（NDPK），NDPK 可以催化脱氧核苷三磷酸盐的 γ 磷酸盐转化为脱氧核苷二磷酸盐的转磷酸反应，并伴有中间物磷酸化组氨酸的生成。nm23－H1 等位基因缺失的直肠癌病例发生转移的比率明显高于无等位基因缺失者。直肠癌中 nm23－H1 表达水平明显降低，与组织分化、浸润程度、淋巴结转移、Dukes 分期及转移有关。研究亦显示 c－erbB2 高表达者 nm23 和 p53 表达率明显低于 c－erbB2 低表达组，证实抑癌基因 nm23 和 Bcl－2 的表达缺失共同参与了肿瘤的发生发展、浸润转移。检测直肠癌组织 nm23－H1 蛋白表达水平对预测直肠癌转移和术后生存具有一定的应用价值。

6. 抑癌基因 p27 与结直肠癌　癌变多阶段多步骤形成过程中，各种因素的平衡制约机制极为重要。细胞周期蛋白 cyclin D1、cyclin E 和 p27 关系可能为：在恶性肿瘤细胞中表达增强的 p27 进一步加强 cyclin D1 或 cyclin E 导致胞增殖抑制效能；如 p27 蛋白滞留于细胞质中，未能进入核内结合 cyclin E/CDK2，进而不能发挥抑制细胞增殖的作用，最后导致恶性肿瘤的发生。p27 在直肠癌的发生过程中表现为下调，在转移灶癌细胞内表达要高于原发灶。Cox 比例风险回归模型分析结果显示 p27 是肿瘤浸润转移的危险因素之一。然而文献亦报道 p53、p27 与 p21 三者与直肠癌病期进展以及局部、远处均无关，需进一步予以研究。

7. Runx3 与结直肠癌　Runx3 是定位于染色体 1p6.1 的抑癌基因，是高度保守的 runt 基因家族成员之一。runt 基因家族由 Runx 1～3 三个成员组成，其编码蛋白是一组 DNA 结转录因子，在细胞生长、发育和凋亡过程中起重要作用。抑癌基因 Runx3 广泛表达于消化道上皮细胞，异常表达的 Runx3 与消化系恶性肿瘤的发生密切相关。约 34% 的结直肠癌中可以监测到 Runx3 基因启动子甲基化，特别是在低分化的肿瘤组织中更为常见，提示异常的 Runx3 基因在结直肠癌发生中具有一定作用。直肠癌组织中 Runx3 蛋白的表达显著降低癌旁黏膜组织，Runx3 蛋白与浸润深度、分化、淋巴结转移密切相关。Runx3 蛋白表达下调参与直肠癌发生发展，可能与直肠癌浸润、分化和转移有关。

8. 抑癌基因 PTEN 与结直肠癌　PTEN 是第一个具有磷酸激酶活性的抑癌基因。许多恶性肿瘤中存在着 PTEN 功能的失活。PTEN 抑制 ERK 激活的蛋白激酶 MAPK；下调 FAK 和 ras 活化；抑制突触形成和细胞的扩散；减弱细胞的侵袭性。研究表明许多恶性肿瘤细胞中存在 PTEN 丢失，促进肿瘤进展。结直肠癌 PTEN 阳性率为 59.3%（16/27），其中 62.5%（10/16）对人体细胞外表皮生长因子受体拮抗剂 cetuximab 治疗有效。PTEN 蛋白表达水平直肠癌组织低于正常大肠组织，在低分化、高侵袭性、高转移性的直肠癌 PTEN 表达显著下降，检测 PTEN 表达对直肠癌患者的预后评估具有一定意义。

9. 端粒酶与结直肠癌　恶性肿瘤组织中端粒酶（telomerase）阳性率为 85%～90%，在良性病变中，阳性率为 4.2%。其中，肠腺瘤、直肠癌中端粒酶的阳性率分别为 45%、89%，邻近组织的阳性率为 25%。直肠癌、乳腺癌、膀胱癌中，随着肿瘤组织学分级和肿瘤恶性度的增高，hTR、hTRT 的表达也有增高的趋势；在发生浸润转移的恶性肿瘤组织中端粒酶 hTR、hTRT 的表达均高于未发生转移的肿瘤。在 Bcl－2 高表达的结直肠癌中端粒酶活性高于低表达者。端粒酶基因表达检测有可能为直肠癌诊断及鉴别诊断的依据及判断预后指标。

10. 基质金属蛋白酶与直肠癌　恶性肿瘤细胞的远处转移能力取决于：高增殖活性、细胞黏附能力下降、蛋白酶类对基质的降解和血管的破坏。基质金属蛋白酶（MMPs）是一Zn离子依赖性蛋白水解酶家族，在恶性肿瘤主要通过癌细胞分泌或诱导间质细胞分泌。MMP－2、MMP－9由纤维母细胞分泌，与恶性肿瘤的侵袭转移有密切关系。膜型Ⅰ基质金属蛋白酶（membranetype Ⅰ metalloproteinases，MTI MMP）在恶性肿瘤细胞表面表达，降解Ⅰ型胶原，促进肿瘤转移；MTIMMP结合并激活MMP－2前体，后者是Ⅳ型胶原酶；MTIMMP可通过CD44和整合素来调节细胞与ECM间的相互作用，最终促进细胞迁徙。在结直肠癌中MMP－2，MMP－9与TIMP－1均升高，TIMP－2下降；uPA活性直肠癌高于结肠癌，uPAR与PAI－1活性无差别。转移灶MMP－2的高表达是直肠癌患者生存预后的主要危险因素之一；MMP－2蛋白在恶性肿瘤与基质交界处表达较多，提示此处为MMP－2酶解作用的主要场所。TIMP－2是MMP－2的天然抑制物，癌肿细胞表达的TIMP－2对MMP－2降解有抑制作用，高表达TIMP－2的直肠癌组织患者预后较好。MMP－9的作用底物是细胞外基质和基底膜中的纤维网架，MMP－9特异性地降解其中的胶原。多种恶性肿瘤中呈现过度表达的MMP－9被认为在浸润转移中具有重要作用。

11. 组织蛋白酶类与结直肠癌　组织蛋白酶B（cathepsin B，CATB）和组织蛋白酶L（CATL）在恶性肿瘤侵袭和转移过程中发挥重要作用。CATB是溶酶体胱氨酸蛋白酶，位于肿瘤上皮和基质，降解ECM和基底膜，在原发性及转移性肿瘤病灶中均可测到。它可以将无活性的尿激酶纤维蛋白溶酶激活因子（uPA）前体转化为活性uPA。在直肠癌CATL水平亦增加。组织蛋白酶D（CATD）是一种溶组织蛋白酶，可直接消化细胞外基质、降解Ⅵ型胶原及层粘连蛋白，从而利于癌细胞局部浸润及远处转移。CATD在结肠癌中的阳性率为41.6%，阳性表达的患者5年生存率明显低于阴性者［(27.6±4.6)个月 vs (46±2.7)个月］。CATD在黏液性癌与非黏液性癌中的表达没有差异性，伴淋巴结转移的结、直肠癌表达明显高于无淋巴结转移者。

12. survivin与结直肠癌　survivin基因定位于染色体17q25，全长14.7kb，包含3个内含子和4个外显子，编码分子质量为16.5kU的蛋白质。survivin是凋亡抑制蛋白家族的成员之一，抑制细胞凋亡途径为：survivin的蛋白激酶区域，特异性地结合caspase－3和caspase－7，阻断各种刺激引发的细胞凋亡；survivin与细胞周期蛋白激酶CDK4结合，诱发p12从p21－CDK4复合体上解离后，再与caspase－3结合而抑制caspase－3活性，进而阻止细胞凋亡。细胞凋亡水平在肿瘤的发生发展过中具有重要意义。survivin主要表达于恶性肿瘤细胞胞质，通过调节Fas、Bax及caspase的功能从而影响细胞凋亡。survivin在恶性肿瘤中呈阳性表达，正常组织中多为阴性。然而已经发生转移的直肠癌，survivin表达高低与患者预后无关。survivin基因的表达使得细胞获得抗凋亡性，进一步导致其他基因、抑癌基因改变的积累而使肿瘤发生发展。末端标志法检测细胞的凋亡显示直肠癌组织中survivin阳性组凋亡指数显著低于阴性组。p53，Ki－67与survivin表达与术前化放疗效果无关。总之，survivin在直肠癌的发生发展过程中具有一定意义，有待更深入的研究。

13. 黏附分子与结直肠癌　细胞表面黏附分子有称为细胞表面分化抗原（CD），CD44是其中重要的一种，分子实质为跨膜糖蛋白，与透明质酸酯特异性结合，介导细胞迁移和肿瘤转移。研究发现含有v6外显子的CD44变异体（CD44v6）表达与结肠癌的浸润及转移密切相关，CD44v6可通过促进癌细胞与血管内皮细胞与细胞外基质黏附，促进肿瘤向基质浸润；影响恶性肿瘤细胞骨架蛋白聚集和分布，调节恶性肿瘤细胞迁徙运动能力，促进远处转移的发生。CD44v6在结肠腺瘤和直肠高分化腺癌组织中表达上调，而在侵袭转移的直肠癌中表达下调。直肠癌中常见CD44启动子区域性甲基化，与CD44v6下调有关。阳性表达CD44的结直肠癌患者无病生存时间明显缩短。TNM分期，术前CEA和组织CD44v6表达与直肠癌预后明显相关。尽管目前研究显示CD44v6是直肠癌预后的有用指标，但其在直肠癌局部复发中的作用尚需进一步深入探讨。

14. 癌胚抗原与结直肠癌　癌胚抗原（CEA）是一种最常见的肿瘤相关抗原和目前国际上公认的肿瘤标志物，首先在人结肠癌和胰腺癌组织中发现。其基因定位于人类19号染色体，全长为3.1kb。CEA出现于胚胎时期胃肠绒膜上皮细胞内，随着胚胎发育成熟，抗原水平逐渐下降，乃至消失。当消化道上皮癌变时，又可合成并分泌此抗原。Dukes B期直肠癌根治术后检测淋巴结中CEA的表达，发现淋巴结中CEA mRNA阳性病例较阴性的预后差，CEA mRNA阳性病例具有很高的复发率，可指导术后的综合治疗。术前正常血清

CEA 水平预示较好的预后，然而经术前化放疗后 CEA 降至正常水平和预后无关，术后 CEA 升高往往预示直肠癌术后复发，值得重视。

15. 血管形成与结直肠癌　血管形成（angiogenesis）或脉管基质形成在肿瘤生长和转移过程中至关重要。血管形成生长因子（VEGF）是目前所知的作用强、特异性最高的促微血管生成因子。VEGF 转录调控区含有激活蛋白 - 1（activator protein 1，AP - 1）结合位点，AP - 1 结合于 VEGF 启动子，诱导表达 VEGF。VEGF 是一种促血管形成的内皮细胞特异的生长因子，对肿瘤血管形成起着重要的调节作用，生物学主要功能：①作用于血管内皮细胞，促进细胞分裂趋化。②增加血管通透性，使血浆蛋白外渗，作为内皮细胞与成纤维细胞迁移、新生毛细血管网建立和恶性肿瘤细胞生长的优质基质。③诱导血管内皮细胞产生间质胶原酶、纤溶酶原激活物，促使基质降解的要求，利于癌细胞脱落和浸润转移。新生的肿瘤血管存在缺陷：管壁薄弱；内皮细胞间存在裂隙；缺乏完整的基底膜；无神经支配；血流紊乱。因此，恶性肿瘤细胞易于侵入并形成远处转移。血管形成还促进恶性肿瘤细胞侵入淋巴管而导致淋巴道转移。VEGF 表达在 Dukes B 期、Dukes C 期大肠癌明显高于 Dukes A 期，伴有淋巴转移和远处转移的大肠癌 VEGF 表达亦显著升高，提示 VEGF 与大肠癌的浸润、转移密切相关。直肠癌肿瘤组织微血管密度明显高于癌旁组织，促进转移、复发。VEGF - D 属于 VEGF 家族，可与 VEGF 受体 2 以及受体 3 结合，受体 2 位于血管内皮，受体 3 分布于淋巴管，因此，VEGF - D 不但刺激血管内皮增殖，而且对淋巴管生长亦有促进作用，是 VEGF 家族中最强大的血管与淋巴管生成因子。文献报道 VEGF - D 于结直肠癌组显著增强，微血管密度高于正常组织，而且二者均与肿瘤进展呈正相关，提示 VEGF - D 促进癌组织血管生成与肿瘤生长。由于新生血管与淋巴管基底膜不完善，癌细胞易于进入其中而导致血行远处转移与淋巴道转移，是许多实体肿瘤发展为晚期以及术后复发的原因之一。进一步研究发现随结直肠癌病期进展 VEGF - D 表达增强与内皮抑素表达减弱具有相关性，证实肿瘤病期进展伴随血管生长调节失衡，VEGF - D 促血管生成作用超过内皮抑素抑制作用而占据主导地位。VEGF 表达及血管生成与实体瘤的进展之间关系明确，因此抑制血管形成疗法目前已成为结直肠癌治疗的主要方法之一。

16. 钙黏蛋白家族与结直肠癌　根据抗原性和分布的不同，钙黏蛋白家族（cadherin）分为 E 、N 、P 、R 等。E - 钙黏蛋白（E - CD）是一种钙依赖性跨膜细胞间黏附分子和信号转导分子，通过 β 连环蛋白将其胞质部分和 α 连环蛋白连接到肌动蛋白骨架。E - CD 表达的下调与直肠癌强大的侵袭能力与结肠癌血管浸润及组织分化有关。肝肠钙黏蛋白（LI - CD）是新近识别的结构独特的钙黏蛋白超家族的一员，LI - CD 表达下降与人直肠癌的进展和淋巴结转移密切相关。

17. 鸟氨酸脱羧酶与结直肠癌　鸟氨酸脱羧酶（ODC）是多胺生物合成的关键酶，能催化鸟氨酸脱羧生成腐胺，腐胺又可顺序生成精脒和精胺。腐胺、精脒和精胺统称多胺。多胺在维持恶性肿瘤细胞恶性表型中起重要作用，抑制多胺合成可抑制恶性肿瘤细胞增殖并诱导其分化及凋亡，引起肿瘤恶性表型逆转。大肠癌组织中 ODC 活性升高，癌组织中 ODC mRNA 的表达量为同体癌旁组织的 2 倍左右，ODC mRNA 的表达量随着大肠癌恶性程度的增加而增加，提示 ODC 基因表达增强与大肠癌的发生发展密切相关。ODC 过度表达组大多属于 Dukes C 期、Dukes D 期，侵袭力更强，更易发生淋巴转移，但其促进细胞侵袭力增强的具体机制有待深入研究。

18. TIP30 与结直肠癌　TIP30（tat interacting protein 30）基因是研究结直肠癌发生、发展、转移与复发的新靶点。肠癌组织中 TIP30 蛋白表达水平明显降低于癌旁组织及正常组织，TIP30 蛋白的表达水平下降或缺失与结直肠癌的发生可能有关。TIP30 基因发生突变或缺失常伴随 p53 表达水平降低，而 p53 功能丧失是目前肿瘤发生最常发生的变化之一。TIP30 抑制肠癌的转移可能通过抑制 VEGF 的转录途径来实现，但 TIP30 基因表达降低作为判断结直肠癌转移和预后指标为时尚早。

19. 环氧化酶与结直肠癌　环氧化酶（COX）是一完整的膜结合蛋白，为花生四烯酸（AA）合成前列腺素（PG）过程中的一个重要限速酶。COX - 2 属诱导型酶，位于染色体 1q25. 2 - 3，定位于内质网和核膜，在正常组织中不表达或微弱表达。生长因子、细胞因子、炎症介质、一氧化氮、促肿瘤剂 、癌基因等因素刺激后 COX - 2 mRNA 很快升高 20 ~ 40 倍，高水平维持 6 ~ 8h，24h 后降至基础水平。COX - 2 促进肿瘤发生和进展机制：刺激肿瘤血管形成；抑制恶性肿瘤细胞凋亡；增加细胞侵袭和转移能力等。结肠癌细胞

COX－2高表达可诱导膜型基质金属蛋白酶合成，使肿侵袭能力及转移潜能增加。直肠癌患者术后5年生存率COX－2高表达组显著低于低表达组，多因素分析显示COX－2表达和Dukes分期可作为术后独立预后因素，COX－2高表达预后不良。流行病学及研究资料证实，长期使用非甾体抗炎药阿司匹林和特异性COX－2抑制剂可降低发生直肠癌、胃癌、胰腺癌等消化道肿瘤的危险性，尤其是直肠癌的发病率降低40%～50%。提示非甾体抗炎药能对消化道肿瘤具有一定的预防作用。目前认为阿司匹林是通过抑制COX－2的表达进而诱导恶性肿瘤细胞凋亡，抑制生长因子及其受体等机制而发挥抗肿瘤作用，选择性COX－2抑制剂有望成为有效的预防结直肠癌和治疗复发转移的药物之一。

20．人类DNA错配修复基因与结直肠癌　人类DNA错配修复基因（MMR）包括hMLH1、hMSH2、hMSH3、hPMS1、hPMS2等，其中hMLH1和hMLH2基因起主要作用。MMR通过修复DNA碱基错配，降低自发性突变而维持DNA复制保真性和基因组稳定。错配修复基因如发生突变，则产生带有缺陷的错配修复蛋白，后者不能发挥正常的错配修复功能，导致细胞增殖、分化异常，增加肿瘤发生概率，促进恶性肿瘤的发生发展。研究结果表明直肠癌、胃癌的发生与hMLH1表达降低显著相关，高分化、不伴有淋巴结转移直肠癌组织中hMLH1表达的阳性率高于低分化及伴有淋巴结转移组。由于hMLH1表达低者多为伴有淋巴结转移的临床晚期且预后较差的患者，因此研究hMLH1表达对于探讨直肠癌发生机制及预后均具有一定意义。

21．脆性组氨酸三联体与结直肠癌　脆性组氨酸三联体（fragile histidine triad，FHIT）基因定位于染色体3p14.2。由10个外显子组成，分布在总长度为1mb的基因座上。研究表明，FHIT基因表达异常见于各种类型的恶性肿瘤细胞和原发癌组织中。FHIT基因在癌旁正常黏膜、结直肠腺瘤及直肠癌中的表达依次降低。研究还发现FHIT蛋白降低表达与直肠癌的组织学分级、淋巴结转移、浆膜浸润及Dukes分期有显著相关性。目前关于FHIT基因在直肠癌中的研究尚存在许多争议，其抑癌机制仍不甚清楚，需要进一步研究。

22．早期生长反应基因与结直肠癌　早期生长反应基因（early growth response gene－1，Egr－1）定位于第5对染色体，全长310bp，其产物是一种含有锌指结构的转移因子。Egr－1及其产物调节细胞生长和分化，可修复细胞损伤而被称为“抑癌基因”。直肠癌组织中Egr－1几乎全失，而癌缘、癌周至切缘（正常）组织呈现递增现象，出现典型抛物线变化。值得注意是同为癌旁组织，远端的表达高于近端，与前期研究，即直肠癌组织远侧直接浸润距离较短的临床现象吻合。资料表明局部复发病例其癌旁组织Egr－1呈低表达状态，与未发生局部复发者差异显著，提示Egr－1为局部复发的独立因素。肠腺瘤组织，瘤旁组织、正常组织细胞内Egr－1表达并未发生明显变化，与癌组织标本差别较大。Egr－1在直肠癌组织及其周边组织由低或无至高表达的规律性变化与直肠癌浸润的临床现象的一致性，为低位直肠癌保肛手术治疗提供了基因层面的理论依据，有必要进一步深入研究。

23．FAK与结直肠癌　FAK是一非受体酪氨酸蛋白激酶，它是整合素依赖性信号转导通路的基础分子，在整合素介导的信号转导途径中起着关键作用，整合素－FAK信号转导通路介导细胞黏附和迁移，调节细胞增殖和存活。在转移结直肠癌组织中，FAK是患者生存时间长短的保护因素，转移灶FAK高表达的患者生存预后要好于FAK低表达的患者。由于研究资料尚少，尚未能达成统一观点。

24．细胞周期蛋白p107与结直肠癌　p107基因位于20q11.2，表达p107蛋白。p107蛋白和细胞周期素E/细胞周期素依赖性激酶2（cyclindependentkinase 2，CDK2）结合作用于G_1晚期，与细胞周期素A/CDK2结合作用于S期来调节细胞周期。p107蛋白在G_0和G_1早期无表达或仅少量表达，从G_1中期通过G_1/S到有丝分裂期起表达快速增加。p107表达从结直肠黏膜上皮细胞增生到腺瘤到早期癌的发生过程中p107表达异常增加，而在结直肠癌肿块较大、黏液型、血管侵袭、淋巴管侵袭、低分化型、深层侵袭、淋巴结转移、肝转移或处于晚期时表达下降，p107蛋白表达下降往往预示不良预后，但该基因是否是直肠癌的抑癌基因还有待进一步的证明。

25．窖蛋白与结直肠癌　窖蛋白（caveolin）是一种整合膜蛋白，相对分子质量为21 000～24 000，是胞膜窖（caveolinae）的主要结构部分。caveolin基因家族中的3个成员：caveolin 1，caveolin 2和caveolin 3。人类caveolin 1基因定位于染色体7q31.2，caveolin 1既可以膜蛋白形式存在，又可以可溶性形式存在于细胞内多种组分中，提示了它具有多种生物学功能。caveolin 1可能对eNOS、表皮生长因子受体（EGFR）及H－ras等多种蛋白有负调节作用，提示了caveolin 1在恶性肿瘤形成和转移过程具有重要作用。乳腺细胞系发生肿瘤转化时，caveolin 1 的表达降低，而将 caveolin 1 导入乳腺肿瘤系后，可逆转一些恶性特征，提示 caveolin 1具有肿瘤抑制活性。单独 caveolin 1 或与 eNOS 协同作用调节结直肠癌的遗传特性；caveolin 1 表达率在正常结肠组织中高于癌组织；结直肠癌组织中 caveolin 1 的高表达率高于肝转移瘤中的高表达率，这提示 caveolin 1 的表达降低可能与结直肠癌发生和肝转移发生有关。

目前，基于结直肠癌发生、发展的分子生物学研究如火如荼，特别是对肝转移的探索。可喜的是抑制血管形成（贝伐单抗）以及与表皮生长因子受体高度亲和的西妥昔单抗 cetuximab 已经应用于临床并取得较为理想的治疗效果。

（山东省省立医院　崔言刚　中山大学附属第一医院　王天宝）

第四节　胃肠间质瘤侵袭转移的分子机制

胃肠间质瘤（GIST）是起源于胃肠道 Cajal 起搏细胞，或向 Cajal 细胞分化的多能间充质干细胞。主要是因 c－kit 基因或 PDGFR－α 基因功能获得性突变，引起酪氨酸激酶自身磷酸化，异常激活下游信号途径所致。它是由梭形细胞、上皮细胞，偶或多形性细胞组成的胃肠道间叶源性肿瘤，绝大多数表达 CD117 或 CD34。GIST 曾是备受争议的实体肿瘤，不仅是因其起源复杂，还因其难以预测的生物学特性。11%～47% 患者初诊时已有转移，最常转移至肝脏（50%～60%）和腹膜（20%～43%），淋巴结转移很少见（＜10%），骨和肺转移罕见（10%）。GIST 术后容易局部复发、腹腔种植和远处转移，即使是完整切除，仍有较高的复发转移率。因此近年来 GIST 侵袭转移相关分子机制成为研究的重要领域。本节将对 GIST 侵袭转移分子机制进行概述。

1. c－kit 基因与 GIST　c－kit 基因突变是 GIST 发生发展的重要机制。c－kit 基因位于人染色体 4q11～21，属于原癌基因，其 cDNA 全长共 5 230bp，含有 21 个外显子，编码一个 145 kDa 的跨膜酪氨酸激酶受体（tyrosine kinase receptor，RTK）即 CD117。CD117 属于Ⅲ型 RTK 家族，包含有一个膜外配体结合区段、跨膜区段和膜内酪氨酸激酶区段，正常情况下依赖干细胞因子（stem cell factor，SCF），触发 kit 活化使底物蛋白磷酸化，激发下游信号传导通路，在细胞增殖、凋亡、迁移和黏附等生理过程中发挥作用。kit 突变后可以不依赖配体即可以结合成二聚体，进行自动磷酸化，并持续激活酪氨酸激酶，导致不可控增生，最终形成肿瘤。目前研究表明 GIST 中 c－kit 总突变率为 80%～85%，结直肠和胃肠外 GIST 的总突变率较胃及小肠 GIST 低。突变主要发生在编码跨膜区的外显子 11，约占 66.1%；其次为外显子 9 突变，约占 13%；外显子 13（1.2%～2%）和外显子 17（0.6%～1%）突变相对少见。c－kit 突变的位点不固定，但相对较集中，外显子 11 的突变多集中于第 550～560 和第 570～580 密码子。突变形式包括点突变、大片段框内缺失和插入突变。胃 GIST 的 c－kit 基因外显子 11 突变率较其他部位高。外显子 9 突变的位点和方式主要表现为编码丙氨酸（Ala）和酪氨酸（Tyr）的第 502 和 503 密码子的 6 个核苷酸（GCCTAT）的串联插入引起的重复突变。外显子 9 多见于小肠 GIST，偶见于结直肠和胃肠道外 GIST，它在高度危险性的 GIST 中的突变率明显高于其他较低危险度的 GIST 患者。存在该突变的 GIST 多显示出恶性临床行为，预后较差。编码酪氨酸激酶Ⅰ的第 13 外显子以点突变最常见，常表现为 K642E 突变。编码酪氨酸激酶Ⅱ的第 17 外显子，主要表现在密码子 D－816 和 Y－823 之间发生点突变。有研究发现恶性 GIST 中 c－kit 突变率为 62% 远高于良性 GIST 的 16%，原有突变者术后复发病例中仍可检见突变，因此推测 c－kit 突变可作为早期复发的标志。有研究表明 GIST 组织中 c－kit 基因的突变提示恶性，预后差，复发率高，因此推测 c－kit 基因的突变可能是引起 GIST 的恶性转化的关键机制之一，可作为独立的预后因子。

2. PDGFR－α 基因与 GIST　PDGFR－α 基因突变是 GIST 发生发展机制的另一重要机制。PDGFR－α 位于 4 号染色体长臂 c－kit 基因下游，位于 4q11～12，基因全长约 65 kb，由 23 个外显子组成。编码一种单链跨膜糖蛋白即血小板衍生生长因子受体－α（PDGFR－α），它与 kit 同属于酪氨酸蛋白激酶家族。PDGFR－α 与其配体结合后可使酪氨酸残基磷酸化，激活下游的信号传导通路，从而调节细胞的生长、增殖、黏附、转移、分化和凋亡。然而，PDGFR－α 基因突变可持续地促使致癌信号通路激活，导致 GIST 发生。在 GIST

中，PDGFR－α与c－kit两个基因极少同时发生突变。PDGFR－α突变率明显低于c－kit，在没有c－kit基因突变的GIST中，有35%～67%可能产生PDGFR－α突变，其突变集中在近膜区和激酶区，90%的突变发生在编码酪氨酸激酶区Ⅱ的外显子18。PDGFR－α常见突变类型有点突变（V561D、D842V）、缺失突变（DelRVIES560～564，DelDIMH842～845）等。PDGFR－α外显子18的突变类型主要为点突变。编码跨膜区的外显子12突变或编码酪氨酸激酶区Ⅰ的外显子14突变比较少见。多数研究发现，PDGFR－α的突变大多发生于胃，且病理形态以上皮和混合型细胞为多，恶性程度较低，也有研究发现PDGFR－α突变也发生于胃肠道外GIST中，具有高度侵袭性。

3. Cmyc基因与GIST　Cmyc是一种癌基因，为myc原癌基因家族成员，定位于第8号染色体长臂上（8q24），编码p62蛋白。Cmyc在调节细胞周期方面起重要的作用，能诱导cyclin D1的高表达，从而影响细胞周期，促进G_1/S期时相转化，引起细胞持续增殖。正常情况下，Cmyc蛋白不表达或低表达，而在恶性肿瘤中，则常有Cmyc蛋白的过度表达。在一定条件下，Cmyc过度表达，可以迅速导致凋亡的发生，若联合表达Bcl－2，则会阻止Cmyc引发的凋亡。研究发现GIST中存在Cmyc基因扩增，Cmyc蛋白表达和GIST预后密切相关。因此可以使用免疫组化检测GIST组织中的Cmyc蛋白表达情况来判断预后。

4. MDM2基因与GIST　MDM2（murine double minute 2）又称小鼠双微体基因，是一种癌基因。最初是在自发肿瘤鼠Balb/c 3T3成纤维细胞系（3T3DM）中鉴定出来。人类MDM2定位于12q13～14，其表达的调节相当复杂，并且有不同的mRNA剪接形式。人类的MDM2编码区约为1 467 bp，编码蛋白质分子量为90 kDa。在MDM2基因内鉴定出两个启动子p1和p2，p1在编码基因的上游，可组成性地表达，p2存在于第一个内含子中，由p53通过其附近的2个p53结合位点进行控制。MDM2能增强细胞的生存活力，延长细胞生存期，促进细胞增生及肿瘤的生长。其作用方式为：与p53结合，抑制p53的抑癌功能；激活E2F－1，使E2F－1与pRb分离，解除pRb的生长阻滞作用使细胞由G_1期进入S期；其酸性激活区和锌指区直接结合到细胞基因启动子上，激活基因使细胞由G_1期进入S期；MDM2蛋白与p21结合，终止p21被p53活化的抑制细胞增生的作用。研究发现5.3% GIST患者出现MDM2基因扩增，MDM2基因扩增与GIST危险度分级及临床预后有关。

5. erbB1基因与GIST　EGFR是原癌基因erbB1的表达产物，它是一种跨膜糖蛋白，分子量为170 kDa，属于酪氨酸激酶受体，是erbB受体家族成员之一。该家族包括EGFR（erbB1，HER－1）、HER－2/c－neu（erbB2）、HER 3（erbB3）和HER 4（erbB－4）。erbB1基因位于人类第7号染色体7p11.2。EGFR与其配体（EGF、TGF－α、HB－EGF、amphiregulin、betacellulin）结合后在细胞表面形成二聚体，然后激活蛋白激酶，使酪氨酸激酶磷酸化，激活其下游的3条主要信号通路：Ras/Raf/MAPK通路、PI3K/AKT通路、JAK/STAT通路，在细胞增殖、生存、迁移、侵袭、黏附、损伤修复等过程中发挥重要作用。目前大量研究证实许多实体肿瘤如非小细胞肺癌、乳腺癌、食管癌、胃癌、结直肠癌、胰腺癌等均发现EGFR过表达和（或）突变。EGFR突变一般发生在胞外区，极少发生在跨膜区和酪氨酸激酶区。目前发现3种EGFR胞外缺失突变体：EGFRvⅠ、EGFRvⅡ、EGFRvⅢ，其中以EGFRvⅢ最常见，EGFRvⅢ主要是由于基因重排引起。EGFR突变后虽然失去了配体结合区，但仍可自身磷酸化及自身活化酪氨酸激酶，刺激细胞的增殖效应。EGFR与肿瘤细胞的增殖、血管生成、肿瘤侵袭、转移及细胞凋亡抑制有关。有研究检测到5.3% GIST患者中存在EGFR基因扩增，但EGFR基因扩增与GIST临床恶性程度以及预后无关。也有研究推测TGF－α/EGFR组成自分泌环促进GIST细胞增殖。Xiao等使用组织微阵免疫组化方法检测33例胃间质瘤中EGFR的表达情况，结果发现EGFR阳性表达率为24.2%（8/33），并且倾向于在肿瘤直径较小、核分裂数较少，坏死较少的良性病例中表达，但EGFR并不能作为评价预后的因子。因此推测EGFR参与了GIST发生发展，但并非主要因素。

6. cyclin D1基因与GIST　cyclin D1基因位于11q13染色体上，其编码含有295个氨基酸的cyclin D1蛋白，分子量约为36 kDa。cyclin D1在细胞周期从G_1期进入S期的调控中发挥重要作用。正常生理过程中cyclin D1蛋白与细胞周期素依赖激酶4和6（cyclin dependent kinase 4/6，CDK4/6）结合形成复合体，CDK活化激酶（CAK）激活该复合体，活化后的复合体与cyclin E/CDK2复合体一起促使视网膜神经胶原瘤蛋白（pRb）磷酸化，从而释放与Rb结合的转录因子E2F，促进DNA的合成，加快细胞由G_1期进人S期，加速细胞增殖分化。cyclin D1基因对细胞周期的调控作用受到其他因素的影响，如细胞周期素依赖激酶抑制剂

(cyclin dependent kinase inhibitor, CDKI)，包括 p16ink4 抑癌基因，它可特异性抑制 CDK4/6 的活性；另外 p53 诱导蛋白 p21/WAF1，可抑制任何 cyclin/cdk 复合体。cyclin D1 基因的致癌作用需与其他多种癌基因相互作用才能体现出来。目前研究证实，cyclin D1 基因的异常扩增和蛋白的过度表达与消化道肿瘤预后有极其密切的关系。研究发现 8.9% 的 GIST 中存在 cyclin D1 基因扩增，并发现 cyclin D1 扩增与 GIST 组织学恶性程度及临床预后相关。Yang XD 等使用免疫组化检测 48 例 GIST 中 cyclin D1 蛋白表达，发现 cyclin D1 蛋白阳性表达率为 58.33%。Wong NA 和 Sabah M 等研究发现根据免疫组化检测 GIST 组织中 cyclin D1 蛋白的表达情况并不能判断 GIST 的预后。cyclin D1 在 GIST 中的作用机制以及对患者预后的影响尚需要大样本深入研究阐明。

7. Bcl-2 基因与 GIST　Bcl-2 基因又称 B 淋巴细胞瘤/白血病-2 基因。该基因及其表达的蛋白可抑制多种组织细胞的凋亡和延长细胞寿命，故称为凋亡抑制基因。正常 Bcl-2 基因位于 18q21.3 染色体上，约含 230kb，该基因有 3 个外显子和 2 个启动子。Bcl-2 基因家族是目前最受重视的调控细胞凋亡的基因家族，可通过促凋亡基因和抑凋亡基因两类基因相互作用来调节细胞的凋亡。正常情况下 Bcl-2 蛋白主要表达于增殖状态的细胞中，对维持人体正常新陈代谢发挥重要作用。若 Bcl-2 基因发生 t (q14; q18) (q21; q32) 异位，则可导致 Bcl-2 过量表达，使细胞增殖与凋亡平衡失调，促进肿瘤的发生。然而，Bcl-2 蛋白在 GIST 中表达的作用尚存在争议。Cunningham 等研究认为 Bcl-2 表达是 GIST 不良预后指标，GIST 中 Bcl-2 阳性表达者其生存率要低于 Bcl-2 阴性表达者。而国内陶雪勤等研究认为 Bcl-2 可能在 GIST 早期阶段就参与了肿瘤的发生发展，但不能作为判断良恶性的指标。汪润芝等研究发现 Bcl-2 蛋白在 GIST 中有明显的表达 (60.3%)，但 Bcl-2 蛋白的阳性表达率在不同恶性度分级 GIST 中并无统计学差异。最近 Aoyagi K 等研究进一步证明 Bcl-2 的表达与胃间质瘤恶性程度以及预后无关，Bcl-2 阳性表达组的细胞凋亡率明显高于阴性组。故目前人们认为 Bcl-2 参与了 GIST 的发病过程，对其发展、恶变存在一定的作用。

8. survivin 基因与 GIST　survivin 蛋白是 1997 年由耶鲁大学的 Ambrosini 等用效应细胞蛋白酶受体 (effector cell protease receptor-1, EPR-1) cDNA，在人类基因组库的杂交筛选中分离出来的凋亡抑制蛋白 (inhibitor of apoptosis protein, IAP) 家族成员。其基因定位于不稳定性较高的染色体 17q25，有 4 个外显子和 3 个内含子。编码含 142 个氨基酸的 survivin 蛋白。它是迄今发现的最强的凋亡抑制因子。其生物学功能有凋亡抑制，干扰细胞周期，促进细胞增殖和分裂，参与血管生成等。还能对抗各种凋亡诱导因子的作用。在生理情况下，除子宫内膜组织、胎盘和胸腺组织外，survivin 在正常的其他组织均无表达，研究认为其与多种肿瘤的生长及恶性程度均有关，表达的高低与肿瘤的治疗效果、预后都有关系，阳性表达的肿瘤患者生存期短，复发率高及对化疗药物耐药。国内有研究发现 GIST 中 survivin 阳性率为 66.7%，survivin 蛋白阳性表达与 GIST 的恶性潜能相关，其表达与 GIST 浸润转移、肿瘤直径及坏死相关。检测 survivin 表达有助于 GIST 恶性潜能的评估。另外还发现 survivin 与 GIST 组织中 VEGF 的表达成正相关，两者可能协同促进 GIST 的血管生成，参与 GIST 的发生发展。

9. p16 基因与 GIST　p16 是一种抑癌基因，又称多肿瘤抑制基因 Ⅰ (multiple tumor suppressor Ⅰ, MTS-Ⅰ)，位于 9p21，其编码的 p16 蛋白直接与细胞周期素依赖性激酶 CDK4 和 CDK6 结合而阻止细胞周期素 D 与 CDK4 和 CDK6 的结合，从而阻止细胞从 G_1 期进入 S 期，抑制细胞无限增殖，防止癌变。当 p16 基因失活时，可致 p16 蛋白表达下降或缺如，其抑制细胞增生能力降低而致肿瘤产生。目前在多种肿瘤中发现 p16 基因的缺失或突变，其中以基因缺失为主。肿瘤恶性程度越高，p16 阳性表达率就越低。目前多数研究表明 p16 基因参与了 GIST 的发生与发展。研究发现 GIST 基因中 9 号染色体短臂常有缺失。有研究报道检测到 GIST 中存在 p16 点突变。研究发现 GIST 组织中 p16 低表达或者是无表达与 GIST 预后转差有关，p16 是影响 GIST 预后的独立危险因素，p16 启动子甲基化是 p16 的低表达的原因之一，并促进 GIST 病情进展。免疫组化检测 p16 的表达可以作为判断 GIST 预后的方法。Schneider-Stock R 等用组织芯片免疫组化技术检测了 284 例 GIST 患者中 p16 的表达情况，同时对病例进行随访，中位随访时间为 45 个月。结果发现 50% 的 GIST 中存在 p16 缺失，p16 缺失与年龄、性别、组织类型、坏死、转移无关。p16 阴性者比阳性者预后更差，其相对危险度增加 2.3 倍。胃间质瘤中 p16 缺失者预后更差。多因素分析显示 p16 缺失、肿瘤坏死、转移是影响 GIST 预后的独立危险因子。Schmieder M 等发现在高危以及转移复发的 GIST 中，p16 低表达是提示预后不良的很好指标。国内张云等研究表明 p16 蛋白在 GIST 标本中的阴性表达率为 41.2%（21/51）。高度与低度或极低度侵袭风险组 p16 阴性表达率分别为 60%（12/20）和 23.5%（4/17），差异有统计学意义。p16 阴性与阳性表达组 5 年生存率分别为 70.8% 和 92.0%，差异有统计学意义。p16 蛋白与 GIST 侵袭风险及预后关系密切。

10. p53 基因与 GIST　p53 基因有野生型和突变型两种，野生型 p53 基因是一种抑癌基因，它的突变或缺失对许多肿瘤的发生起重要作用，人类约 50% 的肿瘤与 p53 基因突变有关，p53 蛋白在恶性肿瘤中表达的阳性率，常与肿瘤预后呈负相关，因此 p53 常作为判断恶性肿瘤预后的一个有用指标。研究显示 p53 蛋白在 GIST 中的阳性率为 20% ~67%。Ryu 等研究表明 p53 基因突变是 GIST 患者无病生存率的独立预后因素，p53 蛋白在 GIST 组织中的高表达率与患者预后呈负相关。其他的一些研究也得出相似的结果。

11. PTEN 基因与 GIST　目前发现在许多肿瘤中都有 PTEN 基因表达异常，其表达异常与肿瘤发生发展有关。在部分原发和转移性 GIST 中，已发现染色体 10q22 ~ q23 缺失。Ricci R 等用免疫组化检测了 21 例 GIST 病理组织中 PTEN 的表达情况，结果发现 9 例中 PTEN 无表达或者是低表达的细胞数超过 25%，生存分析发现 PTEN 无表达或者是低表达的细胞数超过 25% 与肿瘤恶性程度相关。PTEN 表达下调提示肿瘤进展，应用免疫组化方法检测 PTEN 蛋白的表达有望成为判断 GIST 预后的指标。国内黄文生等发现 PTEN 的表达水平在极低、低、中、高度恶性各组中依次下降，各组间差异有统计学意义，检测 PTEN 可以帮助判断 GIST 的恶性程度及预后。

12. nm23 基因与 GIST　目前 nm23 基因在人类已经发现 6 个异构体，即 nm23 - H1、nm23 - H2、Dr - nm23、nm23 - H4、nm23 - H5、nm23 - H6。其中，nm23 - H1 和 nm23 - H2 研究较多，目前研究证实 nm23 - H1 的低表达与乳腺癌、肝癌、胃癌等肿瘤的转移和预后转差有关，但胰腺癌中过度表达的 nm23 并无抑制肿瘤转移作用。这些研究表明 nm23 作用的多效性。Kanat O 等使用免疫组化检测 32 例局限性 GIST 中 nm23 的表达情况，并研究 nm23 与患者预后的关系。结果发现高表达 nm23 的 GIST 表现出更低转移潜能。高表达 nm23 的患者中位生存期更长，这些结果表明 nm23 的表达水平可以作为判断 GIST 预后的因子。然而，因该研究样本量较少，另外 nm23 本身也表现出多效性的特点，其在肿瘤中的确切的作用机制目前并不清楚，所以仍需要进一步的研究来证实 nm23 在 GIST 发生中的作用。

13. 转录因子 E2F 与 GIST　E2F 最初是作为腺病毒早期区域 2（E2）启动子的激活子而被发现并得名的，它是一种诱导细胞从 G_1 期进入 S 期的转录因子，可通过调节一系列细胞增殖相关基因的表达来控制细胞周期的进展。一些生长相关基因如 Cmyc、Nmyc、Bmyc、cdc2、dhfr 及胸苷合成酶、胸苷激酶、DNA 聚合酶 α 等基因调节区域均含有 E2F 结合位点。游离 E2F 具有结合活性，它与这些细胞周期调控基因启动子上的 E2F 结合位点结合，从而调控基因的表达，促进细胞周期的进展和细胞增殖。目前已经发现从 E2F1 到 E2F6 共 6 个不同的 E2F 家族成员，其中 E2F1 是转录因子 E2F 家族中可调节细胞凋亡的唯一成员，定位于染色体 20q11.2，在调控细胞周期进展和细胞增生中起着关键性的作用，既能引起细胞增殖，又能促进细胞的凋亡。El - Rifai W 等人研究结果表明 E2F1 可能是 GIST 中 20q 扩增的靶点之一。Haller F 等研究发现 kit 突变的 GIST 比 PDGFR - α 突变的 GIST 高表达 E2F1，而核分裂计数＞5/50HPF 比≤5/50HPF 高表达 E2F1，高度侵袭危险性的 GIST 高表达 E2F1；E2F1 的高表达与较高的核分裂数和增殖率有显著相关性。Sabah 等研究表明 E2F1 在高度恶性 GIST 中呈过表达，其高表达与 GIST 临床侵袭行为有关，可能是 GIST 的一个不良预后因子。

14. 端粒酶与 GIST　目前大量的研究表明人类许多肿瘤内都有端粒酶的表达，并且被认为是肿瘤侵袭进展的重要原因之一。最早在 1998 年，Sakurai S 等检测 26 例 GIST 中共 29 例标本中端粒酶活性的情况，结果发现：7/24（29%）原发 GIST 组织和 5/5（100%）例转移 GIST 组织中检测出端粒酶活性。端粒酶活性阳性 GIST 比阴性者肿瘤体积更大，同时肿瘤细胞表现出更高的增殖性。因而端粒酶活性阳性的 GIST 均表现出高度危险性的生物学行为。多数端粒酶活性阴性的 GIST 为低度恶性肿瘤。端粒酶活性与原发 GIST 预后密切相关。检测端粒酶活性可能是判断 GIST 恶性潜能的有用指标。Sabah M 用抗人端粒酶逆转录酶抗体研究端粒酶在 GIST 中的表达情况，发现所有恶性 GIST 均为阳性而大部分低危 GIST 则为阴性。故推测端粒酶逆转录酶在恶性 GIST 中比在低危 GIST 中高表达，并且在 GIST 进展时可出现端粒酶的活动，抗人端粒酶逆转录酶抗体可作为预示 GIST 预后的一个有用的指标。Kawai J 等检测 36 例原发胃间质瘤中端粒酶的活性以及其中 24 例 c－kit 外显子 11 的突变情况。结果发现，58% 原发胃间质瘤中存在 c－kit 基因外显子 11 的突变，14 例（39%）标本中检测到端粒酶活性，而在没有 c－kit 基因突变的标本中均未检测到端粒酶活性，5 例转移及复发的患者均表现出 c－kit 基因突变和高的端粒酶活性。因此检测端粒酶活性以及 c－kit 基因突变情况能有效判断 GSIT 潜在的恶性行为。Wang Q 等研究发现，恶性、潜在恶性和良性 GIST 中端粒酶活性阳性率分别为 85%（17/20）、22.8%（2/9）、0（0/9）。端粒酶活性与细胞凋亡呈反比，与 p53、Bcl－2 蛋白表达呈正比，故检测端粒酶活性、细胞凋亡和 p53、Bcl－2 表达有利于鉴别 GIST 的良恶性和判断预后。

15. VEGF 与 GIST　Takahashi 等发现 VEGF 高表达与 GIST 肝转移显著相关，是预后不良的指标。也发现发生肝转移的 GIST 组织中 MVD 值显著高于未发生肝转移者，提示肿瘤血管形成能够促进 GIST 的浸润和转移。姚大鹏等研究发现 GIST 病理组织中 VEGF 阳性率为 73.7%。VEGF 蛋白的阳性表达与 GIST 的恶性潜能相关，与 GIST 浸润转移、肿瘤直径及坏死相关。国内王天宝等研究发现 GIST 患者血清中 VEGF 的水平和病理组织中 VEGF 的表达与 GIST 患者预后呈负相关。Miao R 等发现 COX－2 和 VEGF 在恶性 GIST 中表达较良性和潜在恶性 GIST 中表达要明显增高。COX－2 与 VEGF 表达正相关，此外 COX－2、VEGF 与肿瘤生长，肿瘤大小，以及坏死密切相关，高表达 COX－2 与 VEGF 的患者 5 年生存率明显低于低表达者。高表达 COX－2 和 VEGF 促进 GIST 生长，侵袭与转移。

16. COX－2 与 GIST　Türköz HK 等发现 GIST 中 COX－2 的阳性表达率为 51%（21/41）。COX－2 在肿瘤复发、坏死、高核分裂像、肿瘤浸润性生长的病例中高表达。国内游猛等研究发现 COX－2 的阳性表达率为 76.0%（79/104），COX－2 的表达与患者的年龄、性别、肿瘤的部位（胃与非胃）、大小无关，但与组织学分型和分级相关。COX－2 在上皮细胞型和混合细胞型 GIST 的表达率高于梭形细胞型，在潜在恶性和恶性 GIST 的表达率高于良性 GIST，但潜在恶性和恶性 GIST 之间 COX－2 的表达率无差异。另外发现 COX－2 表达与 VEGF 呈正相关。Miao R 等发现 COX－2 和 VEGF 在恶性 GIST 中表达较良性和潜在恶性 GIST 中表达要明显增高。COX－2 与 VEGF 表达正相关，此外 COX－2、VEGF 与肿瘤生长、肿瘤大小以及坏死密切相关，高表达 COX－2 与 VEGF 的患者 5 年生存率明显低于低表达者。推测高表达 COX－2 和 VEGF 促进 GIST 生长、侵袭与转移。因此在 GIST 中可以考虑使用 COX－2 的抑制剂，可以与酪氨酸激酶抑制剂联合使用。

17. CD44 与 GIST　近年来研究证明 CD44S 以及其他亚型如 CD44v6 和 CD44v9 在一些肿瘤包括软组织肿瘤中与疾病发生发展以及预后密切相关。CD44 与 GIST 侵袭转移以及预后的关系近年来也得到关注。Deasel MR 等研究表明虽然胃 GIST 不同强度表达 CD44 和其他亚型，但只有 CD44S 与临床预后相关，CD44 表达阴性者预后较差。Hsu KH 研究表明 73%（59/81）的 GIST 患者 CD44 表达阳性，CD44 阴性表达与肿瘤进展有关。单因素生存分析显示 CD44 表达强阳性的患者具有更好的无疾病进展生存率以及较低危险度，但多因素分析发现只有肿瘤高度危险性才是疾病进展的独立危险因素也是较差无疾病进展生存的独立预测因子。Hsu KH 等在体外实验中 CD44 与骨桥蛋白（osteopontin，OPN）相互作用增加 GIST 肿瘤细胞株的有丝分裂，增强肿瘤细胞的增殖作用。目前 CD44 在 GIST 侵袭与转移的相关研究并不多，其确切的作用机制仍需要进一步的研究证实。

18. 肿瘤恶性增殖系数（Ki－67）与 GIST　目前多数研究证明 Ki－67 能有效和准确的反映恶性肿瘤细胞增殖率，与多种肿瘤的发展、转移及预后有关，现已成为检测肿瘤细胞增殖活性可靠的指标，并在临床上广泛应用。虽然核分裂被认为是影响 GIST 预后的一个很重要因素，但由于制片质量和病理医生读片的主观差异较大，很难作为一个很客观的指标。Ki－67 增殖指数与核分裂呈明显相关，所以将 Ki－67 增殖指数作为核分裂像的一个有益的补充指标，更能准确的预测 GIST 的恶性潜能。目前的研究结果也证实 Ki－67 增殖指数在 GIST 不同危险度之间具有显著性差异，增殖指数越高，危险度也越高。Ki－67 增殖指数是判断 GIST 危险度及预测预后的一个很有价值的指标，并且可能是独立的预后指标。目前，很多大的医疗中心已将 Ki－67作为判断 GIST 危险度和预测预后的一个指标。

19. 蛋白激酶 C－θ（PKC－θ）与 GIST　在正常细胞中 PKC－θ 可能起到抑凋亡、促存活的作用，而在肿瘤细胞中很可能起到促进细胞凋亡、抑制肿瘤远处转移的作用。并且，PKC－θ 在细胞周期的 G_1 期起重要作用，缺失会影响正常的细胞周期进程，从而影响细胞正常分化。近年来 DNA 微阵列技术证实 PKC－θ 与

CD117 同时表达于豚鼠消化道的 ICC，并且在 GIST 中高表达。Blay 等用免疫组化、Western blot、RT－PCR 等方法检测了 PKC 在 GIST 和其他间叶性肿瘤中的表达，结果证实，PKC－θ 在 GIST 中高表达，但在其他间叶组织肿瘤中则不表达，包括 kit 阳性肿瘤。PKC－θ 在 CD117 表达阳性的 GIST 以外的肿瘤如平滑肌瘤、平滑肌肉瘤、恶性黑色素瘤、精原细胞瘤、胸腺瘤中均不表达，而仅表达于 GIST 及部分神经鞘瘤。Debiec－Rychter M 等通过 Western blot 发现，有 PDGFRA 突变 GIST 不表达 c－kit 蛋白，但表达 PKC－θ。Motegi A 等检测的 GIST 中，PKC－θ 免疫组化阳性率为 85%（41/48），主要表达于 c－kit 阴性的病例。PKC－θ 是一个细胞周期蛋白，在细胞周期 G_1 期起关键作用，对于 PKC－θ 在 GIST 中的表达与预后的关系，目前尚有争论，需要进一步的研究。

20. E－CD 与 GIST　E－CD 被认为是一种抑癌基因和一种侵袭转移抑制基因，它定位于人染色体 16q22，染色体 16q 的等位基因缺失、失活或其启动子 CpG 岛的高度甲基化等均可导致 E－CD 表达异常，结果导致分化越低，恶性程度越高，预后越差的肿瘤，其表达率越低。目前已经在很多肿瘤如乳腺癌、结直肠癌、胃癌、肝癌等研究中得到证实。E－CD 与 GIST 的相关研究目前仍较少。2003 年，House 等研究表明在 38 例胃间质瘤中发现 37% 的病例中存在 E－CD 基因启动子甲基化，E－CD 基因甲基化是 GIST 早期复发的一个独立预后指标，E－CD 基因甲基化的患者 5 年无病生存率比无甲基化的患者要差。E－CD 基因甲基化可作为判断 GIST 早期复发和预后的重要的生物学指标。

21. 缺氧诱导因子－1 与 GIST　GIST 的快速生长常常导致肿瘤内部组织细胞缺血缺氧，导致坏死、囊性变等病理改变。缺氧诱导因子－1（hypoxia－inducible factor 1，HIF－1）是在组织低氧环境下诱导产生的一种转录因子。它在维持肿瘤细胞能量代谢、细胞增殖和血管生成中发挥重要作用，并在基因水平直接调节血管内皮生长因子（VEGF）等因子的活性。人的 HIF－1 已经纯化和克隆，是由 HIF－1α 和 HIF－1β 两种亚基组成的异源二聚体，基因分别定位于染色体 14q21～24 和 1q21，HIF－1α 是其主要活性成分。目前研究表明 HIF－1 与多种肿瘤细胞增殖，血管新生以及预后密切相关。HIF－1 与 GIST 相互关系的研究目前的报道较少，Takahashi R 等研究表明 HIF－1α 在 53 例 GIST 中有 17 例表达阳性（32.1%），HIF－1α 阳性表达与肿瘤大小、肝转移、VEGF 阳性表达，微血管密度（MVD）密切相关。HIF－1α 表达阳性的患者预后明显比表达阴性的患者差。因此推测 HIF－1α 可能通过调节 VEGF 的表达在 GIST 肿瘤血管新生已经肿瘤进展中发挥重要作用。Chen WT 等根据肿瘤大小、核分裂数、PCNA 增殖指数将 62 例 GIST 分为低危组和高危组，用免疫组化检测 62 例 GIST 中 HIF－1α、VEGF 的表达及微血管密度，结果发现 HIF－1α 在高危组中阳性表达率为 93.5%（29/31）明显高于低危组 25.8%（8/31）（$P<0.0001$）。高表达 HIF－1α 的 GIST 的复发及远处转移率（12/35，34.3%）明显高于低表达组患者（1/24，4.2%）（$P=0.009$）。此外 HIF－1α 高表达组中 VEGF 的表达（37/43，86.0%）和微血管密度（30/32，93.8%）明显高于低表达组（$P<0.0001$）。因此推测 HIF－1α 在 GIST 肿瘤血管生成以及侵袭性行为中发挥重要的作用。此外高表达 HIF－1α 与肿瘤的复发转移密切相关，因此 HIF－1α 可能是预测 GIST 预后的有效指标。

目前，关于 GIST 的侵袭转移的分子生物学研究成为令人瞩目的焦点，特别是近年来 GIST 肿瘤动物模型的建立在相关分子机制研究中发挥了重要的作用，另外针对靶向治疗药物耐药性等分子机制的研究，进一步揭示了 GIST 的生物学特性。格列卫作为 GIST 一线靶向治疗药物已经广泛应用于临床并取得较为理想的治疗效果。舒尼替尼作为二线治疗药物给晚期患者以及对格列卫产生耐药的患者带来了福音。

（中山大学附属第一医院　戴伟钢　王天宝）

参 考 文 献

[1] 颜歌，杜祥. 结直肠癌侵袭转移机制研究进展［J］. 中国癌症杂志，2005，15（6）：579－583.

[2] 孙爱华，刘贤锡，何庆泗，等. 大肠癌鸟氨酸脱羧酶基因表达及临床意义研究［J］. 中国现代普通外科进展，2004，7（3）：150－152.

[3] 邓川，陈向明，张鹏飞. PTEN 在结直肠癌中的表达及其临床病理学意义［J］. 中华肿瘤防治杂志，2007，14（2）：126－129.

[4] 王珣，王明林，胡义奎. RUNX3 蛋白在人结直肠癌中的表达及其临床意义［J］. 胃肠病学，2007，12（7）：414－417.

[5] 苑昕，张波，应建明，等. 端粒酶基因在人肿瘤组织中的表达［J］. 中华病理学杂志，2000，29（1）：16－19.

[6] 吴俊伟，陈林兴，陈泽钦，等. 人类直肠癌组织 Egr－1 表达水平对低位直肠癌保肛手术的理论意义［J］. 中国临床康复，2004，8

(23)：4786－4787.

［7］刘天舒，李卫东，姚庆娟，等. 血管内皮生长因子与大肠癌侵袭转移的相关性研究［J］. 天津医科大学学报，2006，12（4）：502－505.

［8］姚红兵，吴爱国，陈佑江，等. 运用组织芯片技术检测 COX－2 在结直肠癌中的表达及其临床意义［J］. 第一军医大学学报，2005，25（12）：1524－1529.

［9］曹杰，夏杰，王辉，等. 脆性组氨酸三联体基因蛋白在直肠癌组织中的表达及其与细胞凋亡的相关性研究［J］. 中华胃肠外科杂志，2007，10（2）：177－181.

［10］程明荣，蔡元坤. 结直肠癌微转移基因的研究进展［J］. 国外医学外科学分册，2005，32（5）：366－371.

［11］张霞，欧阳学农，李晓冬，等. 肠癌组织中 TIP30 基因的表达与转移、预后间的关系及机制［J］. 第二军医大学学报，2005，26（5）：488－492.

［12］唐卫中，李卫，彭涛，等. 结直肠癌及肝转移瘤中 Caveolin 1 的表达研究［J］. 广西医科大学学报，2006，23（4）：579－580.

［13］王天宝，黄奕华，兰平，等. 结直肠癌血管生成与抑制的相关性研究［J］. 中华普通外科杂志，2005，20（8）：513－515.

［14］郭旭，于登峰，王艺. 胃癌、结直肠癌组织中 Hmlh1 的表达及其临床意义［J］. 结直肠肛门外科，2007，13（3）：143－145

［15］杜春燕，师英强，周烨，等. 胃肠间质瘤 c－kit 及 PDGFRA 基因突变及其临床意义［J］. 中华胃肠外科杂志，2008，11（4）：371－375.

［16］刘晓红，谢强. 胃肠间质瘤 c－kit 基因突变体的研究［J］. 世界华人消化杂志，2005，13（3）：321－324.

［17］姚大鹏，彭贵勇，孙永刚，等. Survivin 在胃肠间质瘤中的表达及其与 VEGF 表达的相关性［J］. 胃肠病学与肝病学杂志，2008，17（4）：309－312.

［18］陶雪勤，熊永炎，姚兴凤，等. 胃肠间质瘤中 PCNA 和 Bcl－2 蛋白的表达及临床意义［J］. 肿瘤防治研究，2006，33（6）：411－413.

［19］汪润芝，韩真，袁鹤鸣，等. 胃肠间质瘤中 survivin、Ki－67、Bcl－2 蛋白的表达及意义［J］. 临床消化病杂志，2008，20（3）：160－163.

［20］张云，曹晖，汪明，等. 胃肠间质瘤中 9p21 区域杂合子丢失及 p16 蛋白表达研究［J］. 中华胃肠外科杂志，2010，（10）：762－765.

［21］黄文生，王天宝，钟诗龙，等. PTEN 和 survivin 在胃肠间质瘤中的表达及临床意义［J］. 中华胃肠外科杂志，2010，13（9）：704－705.

［22］游猛，胡智强，周建平，等. COX－2 和 VEGF 在胃肠间质瘤中的表达及其相关性研究［J］. 外科理论与实践，2009，14（2）：198－201.

［23］Gupta P，Tewari M，Shukla HS，et al. Gastrointestinal stromal tumor［J］. Surg Oncol，2008，17（2）：129－138.

［24］Corless CL，Fletcher JA，Heinrich MC. Biology of gastrointestinal stromal tumors［J］. J Clin Oncol，2004，22（18）：3813－3825.

［25］Antonescu CR，Sommer G，Sarran L，et al. Association of kit exon9 mutations with nongastric primary site and aggressive behavior：kit mutation analysis and clinical correlates of 120 gastrointestinal stromal tumors［J］. Clin Cancer Res，2003，9（9）：3329－3337.

［26］Lasota J，Wozniak A，Sarlomo-Rikala M，et al. Mutations in exons9 and 13 of kit gene are rare events in gastrointestinal stromal tumors. A study of 200 cases［J］. Am J Pathol，2000，157（4）：1091－1095.

［27］Lasota J，Kopczynski J，Sarlomo－Rikala M，et al. kit 1530ins6 mutation defines a subset of predominantly malignant gastrointestinal stromal tumors of intestinal origin［J］. Hum Pathol，2003，34（12）：1306－1312.

［28］Hayashi J，Nakashima K，Yoshimura E，et al. Detection of HCV RNA in subjects with antibody to hepatitis C virus among the general population of Fukuoka，Japan［J］. J Gastroenterol，1994，29（2）：147－151.

［29］Lasota J，Jasinski M，Sarlomo－Rikala M，et al. Mutations in exon 11 of c-kit occur preferentially in malignant versus benign gastrointestinal stromal tumors and do not occur in leiomyomas or leiomyosarcomas［J］. Am J Pathol，1999，154（1）：53－60.

［30］Medeiros F，Corless CL，Duensing A，et al. kit-negative gastrointestinal stromal tumors：proof of concept and therapeutic implications［J］. Am J Surg Pathol，2004，28（7）：889－894.

［31］Lasota J，Stachura J，Miettinen M，et al. GIST with PDGFRA exon 14 mutations represent subset of clinically favorable gastric tumors with epithelioid morphology［J］. Lab Invest，2006，86（1）：94－100.

［32］Marcu KB，Bossone SA，Patel AJ. Myc function and regulation［J］. Annu Rev Biochem，1992，61：809－860.

［33］Tornillo L，Duchini G，Carafa V，et al. Patterns of gene amplification in gastrointestinal stromal tumors（GIST）［J］. Lab Invest，2005，85（7）：921－931.

［34］Panizo-Santos A，Sola I，Vega F，et al. Predicting metastatic risk of gastrointestinal stromal tumors：Role of Cell Proliferation and Cell Cycle Regulatory Proteins［J］. Int J Surg Pathol，2000，8（2）：133－144.

［35］Cahilly-Snyder L，Yang-Feng T，Francke U，et al. Molecular analysis and chromosomal mapping of amplified genes isolated from a transformed mouse 3T3 cell line [J]. Somat Cell Mol Genet, 1987, 13 (3): 235 - 244.

[36] Momand J, Zambetti GP. Mdm - 2: "big brother" of p53 [J]. J Cell Biochem, 1997, 64 (3): 343 - 352.

[37] Piette J, Neel H, Maréchal V. Mdm2: keeping p53 under control [J]. Oncogene, 1997, 15 (9): 1001 - 1010.

[38] Nakashima M, Kondo S, Shimizu Y, et al. Impact of MDM2 single nucleotide polymorphism on tumor onset in head and neck squamous cell carcinoma [J]. Acta Otolaryngol, 2008, 128 (7): 808 - 813.

[39] Haupt Y, Maya R, Kazaz A, et al. MDM2 promotes the rapid degradation of p53 [J]. Nature, 1997, 387 (6630): 296 - 299.

[40] van den Eynde M, Baurain JF, Mazzeo F, et al. Epidermal growth factor receptor targeted therapies for solid tumours [J]. Acta Clin Belg, 2011, 66 (1): 10 - 17.

[41] Wikstrand CJ, Reist CJ, Archer GE, et al. The class Ⅲ variant of the epidermal growth factor receptor (EGFRvⅢ): characterization and utilization as an immunotherapeutic target [J]. J Neurovirol, 1998, 4 (2): 148 - 158.

[42] Cai YC, Jiang Z, Vittimberga F, et al. Expression of transforming growth factor-alpha and epidermal growth factor receptor in gastrointestinal stromal tumours [J]. Virchows Arch, 1999, 435 (2): 112 - 115.

[43] Qiu XF, Montgomery E. Expression of EGFR in gastric stromal tumors: a clinicopathologic study [J]. Appl Immunohistochem Mol Morphol, 2008, 16 (4): 310 - 315.

[44] Gansange S, Gansange F, Ramadani M, et al. Overexpression of cyclin D1 in human pancreatic carcinoma is associated with poor prognosis [J]. Cancer Res, 1997, 57 (7): 1634 - 1637.

[45] Yang XD, Zuo M, Pan K. Expression and clinical significance of p27 protein and cyclinD1 protein in gastrointestinal stromal tumors [J]. Chinese Medical Journal, 2005, 85 (19): 1352 - 1354.

[46] Wong NA, Young R, Malcomson RD, et al. Prognostic indicators for gastrointestinal stromal tumours: a clinicopathological and immunohistochemical study of 108 resected cases of the stomach [J]. Histopathology, 2003, 43 (2): 118 - 126.

[47] Sabah M, Cummins R, Leader M, et al. Altered expression of cell cycle regulatory proteins in gastrointestinal stromal tumors: markers with potential prognostic implications [J]. Hum Pathol, 2006, 37 (6): 648 - 655.

[48] Cunningham RE, Abbondanzo SL, Chu WS, et al. Apoptosis, Bcl - 2 expression, and p53 expression in gastrointestinal stromal/smooth muscle tumors [J]. Appl Immunohistochem Mol Morphol, 2001, 9 (1): 19 - 23.

[49] Aoyagi K, Kouhuji K, Yano S, et al. Malignant potential of gastrointestinal stromal tumor of the stomach [J]. Int Surg, 2009, 94 (1): 1 - 9.

[50] Yang JH, Zhang YC, Qian HQ. Survivin antisense oligodeoxynucleotide inhibits growth of gastric cancer cells [J]. World J Gastroenterol, 2004, 10 (8): 1121 - 1124.

[51] Debiec - Rychter M, Lasota J, Sarlomo - Rikala M, et al. Chromosomal aberrations in malignant gastrointestinal stromal tumors: correlation with c - kit gene mutation [J]. Cancer Genet Cytogenet, 2001, 128 (1): 24 - 30.

[52] Schneider - Stock R, Boltze C, Lasota J, et al. High prognostic value of p16 INK4 alterations in gastrointestinal stromal tumors [J]. J Clin Oncol, 2003, 21 (9): 1688 - 1697.

[53] Ricci R, Arena V, Castri F, et al. Role of p16/INK4a in gastrointestinal stromal tumor progression [J]. Am J Clin Pathol, 2004, 122 (1): 35 - 43.

[54] Schneider-Stock R, Boltze C, Lasota J, et al. Loss of p16 protein defines high-risk patients with gastrointestinal stromal tumors: a tissue microarray study [J]. Clin Cancer Res, 2005, 11 (2 Pt 1): 638 - 645.

[55] Schmieder M, Wolf S, Danner B, et al. p16 expression differentiates high-risk gastrointestinal stromal tumor and predicts poor outcome [J]. Neoplasia, 2008, 10 (10): 1154 - 1162.

[56] Prives C, Hall PA. The p53 pathway [J]. J Pathol, 1999, 187, (1): 112 - 126.

[57] Ryu MH, Kang YK, Jang SJ, et al. Prognostic significance of p53 gene mutations and protein overexpression in localized gastrointestinal stromal tumours [J]. Histopathology, 2007, 51 (3): 379 - 389.

[58] Meara RS, Cangiarella J, Simsir A, et al. Prediction of aggressiveness of gastrointestinal stromal tumours based on immunostaining with Bcl - 2, Ki - 67 and p53 [J]. Cytopathology, 2007, 18 (5): 283 - 289.

[59] Waite KA, Eng C. Protean PTEN: form and function [J]. Am J Hum Genet, 2002, 70 (4): 829 - 844.

[60] Ricci R, Maggiano N, Castri F, et al. Role of PTEN in gastrointestinal stromal tumor progression [J]. Arch Pathol Lab Med, 2004, 128 (4): 421 - 425.

[61] Steeg PS, Bevilacqua G, Kopper L, et al. Evidence for a novel gene associated with low tumor metastatic potential [J]. J Natl Cancer Inst, 1988, 80 (3): 200 - 204.

[62] Nakamori S, Ishikawa O, Ohigashi H, et al. Expression of nucleoside diphosphate kinase/nm23 gene product in human pancreatic cancer: an association with lymph node metastasis and tumor invasion [J]. Clin Exp Metastasis, 1993, 11 (2): 151 - 158.

[63] Kanat O, Adim S, Evrensel T. Prognostic value of nm23 in gastrointestinal stromal tumors [J]. Med Oncol, 2004, 21 (1): 53-58.

[64] Chen D, Yu Z, Zhu Z, et al. E2F1 regulates the base excision repair gene XRCC1 and promotes DNA repair [J]. J Biol Chem, 2008, 283 (22): 1538-1539.

[65] Stevens C, La Thangue NB. E2F1 and cell cycle control: a double-edged sword [J]. Arch Biochem Biophys, 2003, 412 (2): 157-169.

[66] El-Rifai WZ, Sarlomo-Rikala M, Andersson LC, et al. DNA sequence copy number changes in gastrointestinal stromal tumors: tumor progression and prognostic significance [J]. Cancer Res, 2000, 60 (14): 3899-3903.

[67] Haller F, Gunawan B, von Heydebreck A, et al. Prognostic role of E2F1 and members of the CDKN2A network in gastrointestinal stromal tumors [J]. Clin Cancer Res, 2005, 11 (18): 6589-6597.

[68] Sabah M, Cummins R, Leader M, et al. Altered expression of cell cycle regulatory proteins in gastrointestinal stromal tumors: markers with potential prognostic implications [J]. Hum Pathol, 2006, 37 (6): 648-655.

[69] Sakurai S, Fukayama M, Kaizaki Y, et al. Telomerase activity in gastrointestinal stromal tumors [J]. Cancer, 1998, 83 (10): 2060-2066.

[70] Sabah M, Cummins R, Leader M, et al. Expression of human telomerase reverse transcripttase in gastrointestinal stromal tumors occurs preferentially in malignant neoplasms [J]. Hum Pathol, 2004, 35 (10): 1231-1235.

[71] Kawai J, Kodera Y, Fujiwara M, et al. Telomerase activity as prognostic factor in gastrointestinal stromal tumors of the stomach [J]. Hepatogastroenterology, 2005, 52 (63): 959-964.

[72] Wang Q, Kou YW. Study of the expressions of p53 and Bcl-2 genes, the telomerase activity and apoptosis in GIST patients [J]. World J Gastroenterol, 2007, 13 (18): 2626-2628.

[73] Takahashi R, Tanaka S, Kitadai Y, et al. Expression of vascular endothelial growth factor and angiogenesis in gastrointestinal stromal tumor of the stomach [J]. Oncology, 2003, 64 (3): 266-274.

[74] Wang TB, Qiu WS, Wei B, et al. Serum vascular endothelial growth factor and angiogenesis are related to the prognosis of patients with gastrointestinal stromal tumors [J]. Ir J Med Sci, 2009, 178 (3): 315-320.

[75] Miao R, Liu N, Wang Y, et al. Coexpression of cyclooxygenase-2 and vascular endothelial growth factor in gastrointestinal stromal tumor: possible relations to pathological parameters and clinical behavior [J]. Hepatogastroenterology, 2008, 55 (88): 2012-2015.

[76] Dannenberg AJ, Altorki NK, Boyle JO, et al. Cyclooxygenase 2: a pharmacological target for the prevention of cancer [J]. Lancet Oncol, 2001, 2 (9): 544-551.

[77] Türköz HK, Alkan I, Sisman S, et al. Cyclooxygenase-2 expression and connection with tumor recurrence and histopathologic parameters in gastrointestinal stromal tumors [J]. APMIS, 2009, 117 (11): 825-830.

[78] Montgomery E, Abraham SC, Fisher C, et al. CD44 loss in gastric stromal tumors as a prognostic marker [J]. Am J Surg Pathol, 2004, 28 (2): 168-177.

[79] Hsu KH, Tsai HW, Shan YS, et al. Significance of CD44 expression in gastrointestinal stromal tumors in relation to disease progression and survival [J]. World J Surg, 2007, 31 (7): 1438-1444.

[80] Hsu KH, Tsai HW, Lin PW, et al. Osteopontin expression is an independent adverse prognostic factor in resectable gastrointestinal stromal tumor and its interaction with CD44 promotes tumor proliferation [J]. Ann Surg Oncol, 2010, 17 (11): 3043-3052.

[81] Rubin BP. Gastrointestinal stromal tumors: an update [J]. Histopathology, 2006, 48 (1): 83-96.

[82] Blay P, AstudilloA, Buesa JM, et al. protien kinase C theta is highly expressed in gastrointestinal stromal tumor'S but not in other mesenehymal neoplasias [J]. Clin Cancer Res, 2004, 10 (12 Pt 1): 4089-4095.

[83] Debiec-Rychter M, Wasag B, Stul M, et al. Gastrointestinal stromal tumours (GIST) negative for kit (CD117 antigen) immunoreactivity [J]. J Pathol, 2004, 202 (4): 430-438.

[84] Motegi A, Sakurai S, Nakayama H, et al. PKC theta, a novel mmunohistochemical marker for gastrointestinal stromal tumors (GIST), especially useful for identifying kit-negative tumors [J]. Pathol Int, 2005, 55 (3): 106-112.

[85] House MG, Guo M, Efron DT, et al. Tumor suppressor gene hypermethylation as a predictor of gastric stromal tumor behavior [J]. J Gastrointest Surg, 2003, 7 (8): 1004-1014.

[86] Takahashi R, Tanaka S, Hiyama T, et al. Hypoxia-inducible factor-1alpha expression and angiogenesis in gastrointestinal stromal tumor of the stomach [J]. Oncol Rep, 2003, 10 (4): 797-802.

[87] Chen WT, Huang CJ, Wu MT, et al. Hypoxia-inducible factor-1alpha is associated with risk of aggressive behavior and tumor angiogenesis in gastrointestinal stromal tumor [J]. Jpn J Clin Oncol, 2005, 35 (4): 207-213.

[88] Alexakis N, Halloran C, Raraty M, et al. Current standards of surgery for pancreatic cancer [J]. Br J Surg, 2004, 91 (11): 1410-1427.

[89] Neoptolemos JP, Dunn JA, Stocken DD, et al. Adjuvant chemoradiotherapy and chemotherapy in resectable pancreatic cancer: a randomised controlled trial [J]. Lancet, 2001, 358 (9293): 1576 – 1585.

[90] DiMagno EP, Reber HA, Tempero MA. AGA technical review on the epidemiology, diagnosis, and treatment of pancreatic ductal adenocarcinoma [J]. Gastroenterolgy, 1999, 117 (6): 1464 – 1484.

[91] Visvader JE, Lindeman GJ. Cancer stem cells in solid tumours: accumulating evidence and unresolved questions [J]. Nat Rev Cancer, 2008, 8 (10): 755 – 768.

[92] Bonnet D, Dick JE. Human acute myeloid leukemia is organized as a hierarchy that originates from a primitive hematopoietic cell [J]. Nat Med, 1997, 3: 730 – 737.

[93] Al – Hajj M, Wicha MS, Benito – Hernandez, et al. Prospective identification of tumorigenic breast cancer cells [J]. Proc Natl Acad Sci USA, 2003, 100: 3983 – 3988.

[94] Hermann P, Huber S, Herrler T, et al. Distinct populations of cancer stem cells determine tumor growth and metastatic activity in human pancreatic cancer [J]. Cell Stem Cell, 2007, 1 (3): 313 – 323.

[95] Wicha MS. Cancer stem cells: an old idea e a paradigm shift [J]. Cancer Res, 2006, 66 (4): 1883 – 1890.

[96] Singh SK, Hawkins C, Clarke ID, et al. Identification of human brain tumour initiating cells [J]. Nature, 2004, 432 (7015): 396 – 401.

[97] Ricci – Vitiani L, Lombardi DG, Pilozzi E, et al. Identification and expansion of human colon – cancer – initiating cells [J]. Nature, 2007, 445 (7123): 111 – 115.

[98] Ma S, Chan K, Hu L, et al. Identification and characterization of tumorigenic liver cancer stem/progenitor cells [J]. Gastroenterology, 2007, 132 (7): 2542 – 2556.

[99] Clarke MF, Dick JE, Dirks PB, et al. Cancer stem cells e perspectives on current status and future directions: AACR workshop on cancer stem cells [J]. Cancer Res, 2006, 66 (19): 9339 – 9344.

[100] Li C, Heidt DG, Dalerba P, et al. Identification of pancreatic cancer stem cells [J]. Cancer Res, 2007, 67 (3): 1030 – 1037.

[101] Immervoll H, Hoem D, Sakariassen P, et al. Expression of the "stem cell marker" CD133 in pancreas and pancreatic ductal adenocarcinomas [J]. BMC Cancer, 2008, 8: 48.

[102] Maeda S, Shinchi H, Kurahara H, et al. CD133 expression is correlated with lymph node metastasis and vascular endothelial growth factor – C expression in pancreatic cancer [J]. Br J Cancer, 2008, 98 (8): 1389 – 1397.

[103] Hermann PC, Mueller MT, Heeschen C. Pancreatic cancer stem cells: insights and perspectives [J]. Expert Opin Biol Ther, 2009, 9 (10): 1271 – 1278.

[104] Nakata B, Fukunaga S, Noda E, et al. Chemokine receptor CCR7 expression correlates with lymph node metastasis in pancreatic cancer [J]. Oncology, 2008, 74 (1 – 2): 69 – 75.

[105] Wellner U, Schubert J, Burk UC, et al. The EMT-activator ZEB1 promotes tumorigenicity by repressing stemness-inhibiting microRNAs [J]. Nat Cell Biol, 2009, 11 (12): 1487 – 1495.

[106] Hong SP, Wen J, Bang S, et al. CD44 – positive cells are responsible for gemcitabine resistance in pancreatic cancer cells [J]. Int J Cancer, 2009, 125 (10): 2323 – 2331.

[107] Jimeno A, Feldmann G, Suarez – Gauthier A, et al. A direct pancreatic cancer xenograft model as a platform for cancer stem cell therapeutic development [J]. Mol Cancer Ther, 2009, 8 (2): 310 – 314.

[108] Bao S, Wu Q, Mclendon R, et al. Glioma stem cells promote radioresistance by preferential activation of the DNA damage response [J]. Nature, 2006, 444 (7120): 756 – 760.

[109] Goodell MA, Brose K, Paradis G, et al. Isolation and functional properties of murine hematopoietic stem cells that are replicating in vivo [J]. J Exp Med, 1996, 183 (4): 1797 – 1806.

[110] Visvader JE, Lindeman GJ. Cancer stem cells in solid tumours: accumulating evidence and unresolved questions [J]. Nat Rev Cancer, 2008, 8: 755 – 768.

[111] Wilson A, Laurenti E, Oser G, et al. Hematopoietic stem cells reversibly switch from dormancy to self-renewal during homeostasis and repair [J]. Cell, 2008, 135 (6): 1118 – 1129.

[112] Mueller MT, Hermann PC, Witthauer J, et al. Combined targeted treatment to eliminate tumorigenic cancer stem cells in human pancreatic cancer [J]. Gastroenterology, 2009, 137 (3): 1102 – 1113.

[113] Inoki K, Corradetti MN, Guan KL. Dysregulation of the TSCemTOR pathway in human disease [J]. Nat Genet, 2005, 37 (1): 19 – 24.

[114] Yilmaz, Valdez R, Theisen B. Pten dependence distinguishes haematopoietic stem cells from leukaemia – initiating cells [J]. Nature, 2006, 441 (7092): 475 – 482.

[115] Zhou J, Wulfkuhle J, Zhang H, et al. Activation of the PTEN/mTOR/STAT3 pathway in breast cancer stem - like cells is required for viability and maintenance [J]. Proc Natl Acad Sci USA, 2007, 104 (41): 16158 - 16163.

[116] Berman DM, Karhadkar SS, Maitra A, et al. Widespread requirement for Hedgehog ligand stimulation in growth of digestive tract tumours [J]. Nature, 2003, 425 (6960): 846 - 851.

[117] Olive KP, Jacobetz MA, Davidson CJ, et al. Inhibition of Hedgehog Signaling Enhances Delivery of Chemotherapy in a Mouse Model of Pancreatic Cancer [J]. Science, 2009, 324 (5933): 1457 - 1461.

[118] Bachem MG, Schünemann M, Ramadani M, et al. Pancreatic carcinoma cells induce fibrosis by stimulating proliferation and matrix synthesis of stellate cells [J]. Gastroenterology, 2005, 128 (4): 907 - 921.

[119] Erkan M, Kleeff J, Gorbachevski A, et al. Periostin creates a tumor-supportive microenvironment in the pancreas by sustaining fibrogenic stellate cell activity [J]. Gastroenterology, 2007, 132 (4): 1447 - 1464.

[120] Armstrong T, Packham G, Murphy LB, et al. Type I collagen promotes the malignant phenotype of pancreatic ductal adenocarcinoma [J]. Clin Cancer Res, 2004, 10 (21): 7427 - 7437.

[121] Thayer SP, di Magliano MP, Heiser PW, et al. Hedgehog is an early and late mediator of pancreatic cancer tumorigenesis [J]. Nature, 2003, 425 (6960): 851 - 856.

[122] van Cutsem E, Vervenne WL, Bennouna J, et al. Phase Ⅲ trial of bevacizumab in combination with gemcitabine and erlotinib in patients with metastatic pancreatic cancer [J]. J Clin Oncol, 2009, 27 (13): 2231 - 2237.

[123] Heldin C, Rubin K, Pietras K, et al. High interstitial fluid pressure - an obstacle in cancer therapy [J]. Nat Rev Cancer, 2004, 4 (10): 806 - 813.

[124] Nelson DA, Tan T, Rabson AB, et al. Hypoxia and defective apoptosis drive genomic instability and tumorigenesis [J]. Genes Dev, 2004, 18 (17): 2095 - 2107.

[125] Vander Heiden MG, Cantley LC, Thompson CB. Understanding the Warburg effect: the metabolic requirements of cell proliferation [J]. Science, 2009, 324: 1029 - 1033.

[126] Feldmann G, Dhara S, Fendrich V, et al. Blockade of hedgehog signaling inhibits pancreatic cancer invasion and metastases: a new paradigm for combination therapy in solid cancers [J]. Cancer Res, 2007, 67 (5): 2187 - 2196.

[127] Erkan M, Michalski CW, Rieder S, et al. The activated stroma index is a novel and independent prognostic marker in pancreatic ductal adenocarcinoma [J]. Clin Gastroenterol Hepatol, 2008, 6 (10): 1155 - 1161.

[128] Cross MJ, Claesson - Welsh L. FGF and VEGF function in angiogenesis: signalling pathways, biological responses and therapeutic inhibition [J]. Trends Pharmacol Sc, 2001, 22 (4): 201 - 207.

[129] Kleeff J, Ishiwata T, Kumbasar A, et al. The cell - surface heparan sulfate proteoglycan glypican - 1 regulates growth factor action in pancreatic carcinoma cells and is overexpressed in human pancreatic cancer [J]. J Clin Invest, 1998, 102 (9): 1662 - 1673.

[130] Kleeff J, Kothari NH, Friess H, et al. Adenovirus - mediated transfer of a truncated fibroblast growth factor (FGF) type Ⅰ receptor blocks FGF - 2 signaling in multiple pancreatic cancer cell lines [J]. Pancreas, 2004, 28 (1): 25 - 30.

[131] Bergmann U, Funatomi H, Yokoyama M, et al. Insulin - like growth factor I overexpression in human pancreatic cancer: evidence for autocrine and paracrine roles [J]. Cancer Res, 1995, 55 (10): 2007 - 2011.

[132] Stoeltzing O, Liu W, Reinmuth N, et al. Regulation of hypoxia - inducible factor - 1alpha, vascular endothelial growth factor, and angiogenesis by an insulin - like growth factor - Ⅰ receptor autocrine loop in human pancreatic cancer [J]. Am J Pathol, 2003, 163 (3): 1001 - 1011.

[133] Nair PN, de Armond DT, Adamo ML, et al. Aberrant expression and activation of insulin-like growth factor - 1 receptor (IGF - 1R) are mediated by an induction of IGF - 1R promoter activity and stabilization of IGF - 1R mRNA and contributes to growth factor independence and increased survival of the pancreatic cancer cell line MIA PaCa - 2 [J]. Oncogene, 2001, 20 (57): 8203 - 8214.

[134] Maloney EK, McLaughlin JL, Dagdigian NE, et al. An anti - insulin - like growth factor I receptor antibody that is a potent inhibitor of cancer cell proliferation [J]. Cancer Res, 2003, 63 (16): 5073 - 5083.

[135] Min Y, Adachi Y, Yamamoto H, et al. Genetic blockade of the insulin - likegrowth factor - I receptor: a promising strategy for human pancreatic cancer [J]. Cancer Res, 2003, 63 (19): 6432 - 6441.

[136] Ebert M, Yokoyama M, Kobrin MS, et al. Induction and expression of amphiregulin in human pancreatic cancer [J]. Cancer Res, 1994, 54 (15): 3959 - 3962.

[137] Di Renzo MF, Poulsom R, Olivero M, et al. Expression of the Met/hepatocyte growth factor receptor in human pancreatic cancer [J]. Cancer Res, 1995, 55: 1129 - 1138.

[138] Paciucci R, Vilá MR, Adell T, et al. Activation of the urokinase plasminogen activator/urokinase plasminogen activator receptor system and redistribution of E - cadherin are associated with hepatocyte growth factor - induced motility of pancreas tumor cells overexpressing Met

[J]. Am J Pathol, 1998, 153 (1): 201 -212.

[139] Birchmeier C, Birchmeier W, Gherardi E, et al. Met, metastasis, motility and more [J]. Nat Rev Mol Cell Biol, 2003, 4 (12): 915 -925.

[140] Tomioka D, Maehara N, Kuba K, et al. Inhibition of growth, invasion, and metastasis of human pancreatic carcinoma cells by NK4 in an orthotopic mouse model [J]. Cancer Res, 2001, 61 (20): 7518 -7524.

[141] Saimura M, Nagai E, Mizumoto K, et al. Tumor suppression through angiogenesis inhibition by SUIT -2 pancreatic cancer cells genetically engineered to secrete NK4 [J]. Clin Cancer Res, 2002, 8 (10): 3243 -3249.

[142] Baril P, Gangeswaran R, Mahon PC, et al. Periostin promotes invasiveness and resistance of pancreatic cancer cells to hypoxia - induced cell death: role of the beta4 integrin and the PI3k pathway [J]. Oncogene, 2007, 26 (14): 2082 -2094.

[143] Tan X, Egami H, Nozawa F, et al. Analysis of the invasion - metastasis mechanism in pancreatic cancer: involvement of plasmin (ogen) cascade proteins in the invasion of pancreatic cancer cells [J]. Int J Oncol, 2006, 28 (2): 369 -374.

[144] Yamamoto H, Itoh F, Iku S, et al. Expression of matrix metalloproteinases and tissue inhibitors of metalloproteinases in human pancreatic adenocarcinomas: clinicopathologic and prognostic significance of matrilysin expression [J]. J Clin Oncol, 2001, 19 (4): 1118 -1127.

[145] Ceyhan GO, Giese NA, Erkan M, et al. The neurotrophic factor artemin promotes pancreatic cancer invasion [J]. Ann Surg, 2006, 244 (2): 274 -281.

[146] Abiatari I, de Oliveira T, Kerkadze V, et al. Consensus transcriptome signature of perineural invasion in pancreatic carcinoma [J]. Mol Cancer Ther, 2009, 8 (6): 1494 -1504.

[147] Christofori G. New signals from the invasive front [J]. Nature, 2006, 441 (7092): 444 -450.

[148] Cavallaro U, Christofori G. Cell adhesion and signaling by cadherins and Ig - CAMs in cancer [J]. Nat Rev Cancer, 2004, 4 (2): 118 -132.

[149] Wong AST, Gumbiner BM. Adhesion - independent mechanism for suppression of tumor cell invasion by E - cadherin [J]. J Cell Biol, 2003, 161: 1191 -1203.

[150] Joo Y, Rew J, Park C, et al. Expression of E - cadherin, alpha - and beta - catenins in patients with pancreatic adenocarcinoma [J]. Pancreatology, 2006, 2 (2): 129 -137.

[151] Nakajima S, Doi R, Toyoda E, et al. N - cadherin expression and epithelial - mesenchymal transition in pancreatic carcinoma [J]. Clin Cancer Res, 2004, 10 (12 Pt 1): 4125 -4133.

[152] Pan ZZ, Wan DS, Chen G, et al. Co - mutation of p53, K - ras genes and accumulation of p53 protein and its correlation to clinicopathological features in rectal cancer [J]. World J Gastroenterol, 2004, 10 (24): 3688 -3690.

[153] Lebe B, Sarioĝlu S, Sökmen S, et al. The clinical significance of p53, p21, and p27 expressions in rectal carcinoma [J]. Appl Immunohistochem Mol Morphol, 2005, 13 (1): 38 -44.

[154] Kim TD, Song KS, Li G, et al. Activity and expression of urokinase - type plasminogen activator and matrix metalloproteinases in human colorectal cancer [J]. BMC Cancer, 2006, 6: 211.

[155] Theodoropoulos GE, Panoussopoulos D, Lazaris AC, et al. Evaluation of cathepsin D immunostaining in colorectal adenocarcinoma [J]. J Surg Oncol, 1997, 65 (4): 242 -248.

[156] Terzi C, Canda AE, Sagol O, et al. Survivin, p53, and Ki -67 as predictors of histopathologic response in locally advanced rectal cancer treated with preoperative chemoradiotherapy [J]. Int J Colorectal Dis, 2008, 23 (1): 37 -45.

[157] Demirbas S, Sücüllü I, Yildirim S, et al. Influence of the c - erb B -2, nm23, Bcl -2 and p53 protein markers on colorectal cancer [J]. Turk J Gastroenterol, 2006, 17 (1): 13 -19.

[158] Peng JJ, Cai SJ, Lu HF, et al. Predicting prognosis of rectal cancer patients with total mesorectal excision using molecular markers [J]. World J Gastroenterol, 2007, 13 (21): 3009 -3015.

[159] Wiig JN, Larsen SG, Dueland S, et al. Preoperative irradiation and surgery for local recurrence of rectal and rectosigmoid cancer. Prognostic factors with regard to survival and further local recurrence [J]. Colorectal Dis, 2008, 10 (1): 48 -57.

[160] Fujita S, Sugano K. Expression of c - met proto - oncogene in primary colorectal cancer and liver metastases [J]. Jpn J Clin Oncol, 1997, 27 (6): 378 -383.

[161] Guzińska - Ustymowicz K, Chetnik A, Kemona A. Effects of changes at the site of E - cadherin expression as an indicator of colon cancer aggressiveness [J]. Rocz Akad Med Bialymst, 2004, 49 (Suppl 1): 70 -72.

[162] Iida A, Yamaguchi A, Hirose K. Telomerase activity in colorectal cancer and its relationship to Bcl -2 expression [J]. J Surg Oncol, 2000, 73 (4): 219 -223.

[163] Imamura Y, Hibi K, Koike M, et al. RUNX3 promoter region is specifically methylated in poorly - differentiated colorectal cancer [J]. Anticancer Res, 2005, 25 (4): 2627 -2630.

[164] Frattini M, Saletti P, Romagnani E, et al. PTEN loss of expression predicts cetuximab efficacy in metastatic colorectal cancer patients [J]. Br J Cancer, 2007, 97 (8): 1139 - 1145.

[165] Wu F, Li JQ, Miki H, et al. p107 Expression in colorectal tumours rises during carcinogenesis and falls during invasion [J]. Eur J Cancer, 2002, 38 (14): 1838 - 1848.

[166] Conde MC, Ramirez - Lorca R, Lopez - Jamar JM, et al. Genetic analysis of caveolin - 1 and eNOS genes in colorectal cancer [J]. Oncol Rep, 2006, 16 (2): 353 - 359.

[167] Bilimoria KY, Bentrem DJ, Rock CE, et al. Outcomes and prognostic factors for squamous - cell carcinoma of the anal canal: analysis of patients from the National Cancer Data Base [J]. Dis Colon Rectum, 2009, 52 (4): 624 - 631.

[168] Perera D, Pathma - Nathan N, Rabbitt P, et al. Sentinel node biopsy for squamous - cell carcinoma of the anus and anal margin [J]. Dis Colon Rectum, 2003, 46 (8): 1027 - 1029.

[169] Indinnimeo M, Cicchini C, Stazi A, et al. Prognostic impact of CD31 antigen expression in anal canal carcinoma [J]. Hepatogastroenterology, 2001, 48 (41): 1355 - 1358.

[170] Lukan N, Ströbel P, Willer A, et al. Cetuximab - based treatment of metastatic anal cancer: correlation of response with KRAS mutational status [J]. Oncology, 2009, 77 (5): 293 - 299.

[171] Touboul E, Schlienger M, Buffat L, et al. Epidermoid carcinoma of the anal canal. Results of curative - intent radiation therapy in a series of 270 patients [J]. Cancer, 1994, 73 (6): 1569 - 1579.

[172] Jacopo M. Endoanal ultrasound for anal cancer staging [J]. Int J Colorectal Dis, 2011, 26 (3): 385 - 386.

[173] Hannoun - Levi JM, Ortholan C, Resbeut M, et al. High - dose split - course radiation therapy for anal cancer: outcome analysis regarding the boost strategy (CORS - 03 study) [J]. Int J Radiat Oncol Biol Phys, 2011, 80 (3): 712 - 720.

[174] Engledow AH, Skipworth JR, Blackman G, et al. The role of ^{18}fluoro - deoxy glucose combined position emission and computed tomography in the clinical management of anal squamous cell carcinoma [J]. Colorectal Dis, 2011, 13 (5): 532 - 537.

[175] Deniaud - Alexandre E, Touboul E, Tiret E, et al. Epidermoid carcinomas of anal canal treated with radiation therapy and concomitant chemotherapy (5 - fluorouracil and cisplatin) [J]. Cancer Radiother, 2006, 10 (8): 572 - 582.

第三十七章　肠造口护理与康复

第一节　肠造口的康复治疗发展史

肠造口（intestinal stoma）最常见的是回肠末端或是结肠造口，俗称人工肛门。全球每年由于结直肠癌、外伤、炎性肠病、先天性畸形而需行肠造口的患者达数十万之多。肠造口已有悠久的历史，最初应用肠造口时多因疾病、外伤所需，称为自然性肠造口，早在《圣经》中已提及古代战士腹部被刺伤，有的带着肠瘘幸存下来。但有目的、有计划的肠造口手术仅有200～300年的历史。

随着肠造口技术的产生和逐步完善，正式提出肠造口技术是一门新兴学科的是美国外科医生Rupert Beach Turnbull（罗培·坦波），被后人誉为造口治疗之父。他认为肠造口治疗是一种特别的护理，除了注意肠造口技术外，应格外注意造口患者的腹部造口护理、预防和治疗造口的并发症，开展造口患者及家属的心理咨询，为患者提供各种康复护理。1954年，坦波医生为一位患溃疡性结肠炎的家庭妇女做了永久性的回肠造口术，这位患者康复后又积极地帮助其他肠造口患者，这位患者叫Norma Gill（诺玛·基尔）。1958年坦波医生特邀她到克利夫兰医学中心协助工作，使她成为世界首位造口治疗师（ET）。造口治疗师是指导患者术前、术后如何进行造口护理，给予患者良好的心理支持，帮助患者选择造口材料，制定出院计划及随访等护理工作的专业技术人员。随后，在坦波医生的策划下，1961年全世界第一个造口治疗学校诞生了。1958年国际造口协会（IOA）在加拿大多伦多召开会议，有5位造口治疗师参加会议并讨论成立其他分会。在坦波医生的建议下，1968年成立了美国造口治疗师协会，随后此协会改为国际造口治疗师协会（IAET）。1975年IAET规定其新会员必须具备护士资格，已加入的会员虽不是护士，仍能维持其会员资格。1978年诺玛·基尔与其他人士商议另组一个协会，使非护理专业的人士但热衷于造口护理的人也能参加，于是成立了世界造口治疗师协会（WCET），于1978年在多伦多召开会议。目前WCET已有近50个国家参加，正式会员是造口治疗师，非正式会员是医生和造口器材人员，每2年召开1次世界性会议。国际造口协会（IOA）的会员主要是造口人，但医生和护士也可参加，它由58个正式协会和4个非正式协会组成，分布在非洲、欧洲、拉丁美洲、南太平洋、北美、中美、加勒比海等地。亚洲造口协会成立于1993年9月，由中国、日本、印度、泰国、马来西亚和中国香港地区组成。此外，各个国家也都有自己的协会，如美国造口协会、英国造口协会、日本造口协会等。中国造口协会于1996年4月在沈阳成立，喻德洪教授为主席，挂靠在上海长海医院。其实，1988年上海已率先成立了上海肠造口协会，随后相继在兰州、天津、北京、杭州、贵阳、南昌、广州等30多个城市和地区成立了造口联谊会。造口联谊会的诞生和工作，得到广大造口患者拥戴。

造口患者的康复问题越来越受到全社会的重视，除上述外，世界上尚有不少公司为造口患者研制造口材料、出版专门杂志，世界卫生组织还将1993年10月2日定为第一个“世界造口日”，以后每3年举行1次，每次都在10月份第一个星期六。“世界造口日”是对造口患者的社会环境与生活质量提供帮助的世界性活动，全球许多国家和地区在这一天举办各种有益的活动，以唤起全社会关心造口患者，给他们最大的关怀和支持，鼓励他们更好地生活。

随着造口学校的发展，造口器材亦不断改进，辅助用品亦应运而生。自从1935年美国首次研制出肠造口袋以来，造口器材经历了很大的发展，有非黏性→黏性，腰带式→非腰带式，固定式→裁剪式，一次性→非一次性，无防逆流→防逆流，一件式→两件式，透明→肉色。1975年曾研制出磁性人工肛，并对造口栓不断改进，灌洗工具亦逐步普及到患者自用。而且相应生产出很多护肤用品用以防治粪水性皮炎、过敏性皮炎、溃疡，也用于除臭、防漏等。目前世界上有十几家大公司专营造口器材，为造口患者提供各式各样造口用具，给患者带来舒适和方便。

据不完全统计，全世界已有6 000多名造口治疗师，有近50间造口学校。美国专职造口治疗师（ET）

必须是经2年护理专业学习后，再经造口治疗学校培训2～3个月才能上岗。为了更快培养造口护理人才，提高我国造口治疗水平，进一步推动中国造口事业的发展，促进造口护理事业与国际接轨，2001年中山大学肿瘤医院、中山大学护理学院、香港大学专业进修学院和香港造瘘治疗师学会在广州联合主办中山大学造口治疗师学校，这是我国第一所国际承认的造口治疗师学校，至今为止，已培养了10批140多名国际造口治疗师。随后，北京、南京、上海、杭州、温州和湖南相继成立了类似的造口治疗师学校。迄今中国经正规培训并获得世界造口治疗师协会（WCET）认可的造口治疗师有300多名，分布在全国20多个省市和地区，成为当地造口康复治疗的骨干，他们从事肠造口护理、复杂伤口和失禁的处理，在大医院还开设了专门的造口门诊，造口访问者活动也正在逐步开展。

随着造口治疗师队伍的不断扩大，相应的学术团体和学术会议也逐渐增加。2001年7月中华护理学会在北京召开了17家三级医院护理部主任参加的“造口治疗专科进展”研讨会，与会者一致认为造口护理属于专科护理范畴，造口治疗师的培养对确立中国专科护士的地位起到了积极的推动作用。2003年11月中华护理学会组织成立造口、伤口、尿失禁专业委员会，2004年广东省护理学会也成立了造口专业委员会，有些省市护理学会也相应成立造口专业委员会，上海、杭州、广州等地举办了多次国际造口康复治疗研讨会。

综上所述，肠造口和造口康复治疗已经历较长的发展历史，而造口治疗学是一门新兴的学科，随着造口技术的发展和人们对生活质量要求的不断提高，该领域有着广阔的发展前景。同时对造口治疗师的需求也越来越多，职责包括造口护理、复杂伤口处理、大小便失禁的护理，涉及多学科的知识；又由于造口治疗师肩负临床护理、会诊、教学、科研和心理咨询等工作，因此要求更专业化的人员。

第二节　肠造口患者术前和术后护理

一、术前评估及护理

（一）肠造口手术前患者的评估

肠造口手术解救了许多患者的生命，同时也给患者带来了身体和心灵的创伤。排便方式的改变，长期配戴造口袋患者形象改变，心情压抑、自觉衰老，与配偶及朋友关系冷淡，从而出现抑郁等心理障碍，严重影响了患者的生活质量。为了更好地促进肠造口患者的术后康复，提升生活质量，做好术前评估是关键。通过评估可以获得每一位将行肠造口手术患者的相关的信息，以便制定个体化的护理计划。评估的内容主要包括以下几个方面。

1. 现病史　有利于评估造口手术的可能性和造口的类型。

2. 过去病史　如曾做过肠道手术，造口的手术位置可能会有改变；如曾患有中风的患者，有可能导致双手的灵活性欠佳，将会影响造口术后的自我护理。

3. 职业和生活规律　患者的职业特点将不同程度地影响造口位置的选择。例如：电工需戴工具带、司机需长期坐位开车、警察腰间戴枪带、体育教练常弯腰下蹲等。所有这些患者往往在进行造口位置选择时，不能按常规的造口定位进行，而应结合其职业特点选择适合的造口位置。

4. 皮肤情况　需了解皮肤过敏史，如过敏体质的患者应考虑进行皮肤接触试验，同时在应用造口用品期间注意观察是否有过敏反应；造口袋粘贴的稳固性与造口周围皮肤状况有很大的关系，术前评估腹部拟开设造口的区域皮肤是否完整，是否有局部或全身皮肤疾病等。

5. 语言沟通能力　语言能力包括听、说、阅读和理解能力。尽管丧失听力并不是造口护理的障碍，但会影响到患者接受健康教育的效果。阅读和理解能力的不同，患者的接受能力可能有很大的差别。故在进行健康教育或造口护理指导时，应根据患者的个体情况来制定不同的措施，对听力障碍的患者，造口护理教育可选择写或看的形式进行信息交流，如看录像带、幻灯片、图片、造口护理的小册子等，尽量使用最简单的方法来指导患者掌握造口护理方法。

6. 视力　患者的视力状况直接影响造口护理目标的制定、造口器材的选择及造口护理计划的实施。如果视力明显损害，可通过触觉的方法来指导患者使用造口器材，术前可选择一个非黏性、比造口稍大的模型或造口袋给患者练习。同时术后鼓励患者家属协助患者做好造口护理。

7. 手的灵活性　造口护理需要手的灵活配合。评估患者手指是否健全及其灵活性。了解患者是否患有影响手灵活性的疾病（如脑卒中后肢体活动障碍、意向性震颤、限制性关节炎等），双手能否进行协调操作等。通过观察，护士可明确知道患者能否打开夹闭的锁扣、引流的阀门、裁剪造口底板的尺寸或把造口袋粘贴在腹部上。患者双手的灵活性将影响造口器材的选择，一件式的造口袋比两件式的造口袋使用简单，一些裁剪好的造口袋对手灵活性较差的患者是比较合适的。对个别手的灵活性较差的患者，应给予更多的时间和耐性去指导和帮助。对于手指残缺不能自理、术后需要家属帮助者，术后应指导患者家属掌握造口护理方法。

8. 了解患者及家属对造口手术的了解程度及对造口手术的接纳程度　解释手术的目的和意义、造口的类型，引荐手术成功病例，安排造口人回访。让患者及家属对造口手术有所了解，造口手术只是排便出口不同，配戴合适的造口袋、护理妥当，对生活不会造成太大的影响。希望患者，特别是家属能接纳造口，在术后早期，家属协助护理，多给予关心和照顾，帮助患者渡过困难时期。

9. 社会、心理状况　造口手术后由于肠造口没有括约肌的功能，粪便的排空无法控制，将会给患者和家属带来很大的麻烦。任元满等对34例直肠癌患者的心理分析发现有27%的患者出现恐惧心理，不能或不愿意配合医生进行治疗，甚至有1例患者因恐惧而精神崩溃未治出院，有4例患者因拒绝腹部造口而放弃手术。许多患者认为肠造口术后就会成为残疾人，充满极度的恐惧。有些患者意识到行造口手术是必然的选择，但对手术后的恢复缺乏信心，同时因手术后需要长期护理腹部造口，担心自己术后生活不能自理，遭家人嫌弃，这类患者往往出现抑郁心理。老年患者担心术后无法自理造口，自觉生存无价值，将给家庭和子女带来麻烦和不便，表现出悲观甚至绝望的情绪。造口师通过评估制定有针对性的心理疏导计划，可在一定程度上减轻或消除患者的心理压力，帮助并支持他们渡过这困难时期。

10. 经济状况　很多情况下肠造口将伴随患者的余生，造口产品的费用将会增加患者的经济负担。因此，要了解患者的经济情况，以便更好地指导患者选择合适的造口用品。

（二）肠造口手术前的健康教育

因受传统观念的影响，患者及家属往往对于肠造口手术难以接受，容易产生抗拒、悲观甚至绝望的心理，同时因对手术恐惧而产生焦虑，随着手术日期的临近，患者的忧虑和恐惧可达高峰。做好患者术前健康教育对减轻患者的术前心理压力、促进术后康复起到重要作用。

1. 向患者和家属讲述造口手术的原因和重要性　利用肠道解剖图向患者和家属讲解肠道的解剖和生理、患病目前的病情，因疾病治疗的需要，必须行肠造口手术，使之明确造口手术的重要性。

2. 向患者和家属讲述造口的类型和相关的造口护理知识　利用书籍、造口模型及图片向患者及家属讲解肠造口的手术方式、造口的位置、造口的排便功能及造口手术后的生理，还可以通过使用幻灯、录像等视听设施及派发肠造口护理手册，使患者认识到造口手术只是排便出口途径的改变，对胃肠道功能无影响，只要掌握造口护理知识，术后仍然可以过正常人的生活。

3. 向患者及家属讲述造口袋的作用　介绍造口袋的作用和特性，让患者和家属对造口袋的作用有初步的感性认识，必要时让患者试戴造口袋，使其初步体会到其实造口袋隐蔽性很高，不会对日常生活造成影响，从而消除患者对配戴造口袋的恐惧感，增强接受造口手术的信心。

4. 针对性进行心理辅导　每个患者会因年龄、文化修养、职业特点、宗教信仰的不同而对肠造口手术的认识程度和接受程度存在差异，可有针对性地给予患者心理疏导，减轻其心理压力，树立其信心。

5. 安排造口者探访　欲解决拟行造口术患者对造口的困惑及恐惧等心理问题，仅依靠医务人员的帮助是远远不够的。安排造口人进行术前访视，通过现身说法，对缓解患者的心理压力有重要作用。同时让患者亲身感受到造口人可以重返社会健康的生活和工作，以便解除顾虑，增强治疗的信心。

6. 鼓励家属给予支持　家庭成员的心理状况如何，能否给患者以精神上的支持和鼓励对患者的心理起着直接影响。良好的家庭支持可以影响患者的行为，当家庭成员提供照顾时，可以增强患者的自尊和被爱的感觉，起到互相协调、共同面对疾病的作用。

患者一旦诊断明确，确定需行造口手术时就要进行健康教育，而且健康教育要反复多次，特别是那些对造口手术存在恐惧和焦虑的患者，同时也要对家属进行健康教育，并且需要耐心聆听患者及家属的倾诉，健康教育能提高肠造口人的生活质量。

（三）术前肠道准备

术前肠道准备的目的：去除肠腔内粪便，减少肠道内细菌，防止术后腹胀和切口感染。

1. 饮食　术前3天低渣半流，术前1天流质饮食，术前晚8时后开始禁食。

2. 药物　口服肠道抗生素，以抑制肠道细菌。首选的抗生素：灭滴灵0.4g，庆大霉素或卡那霉素8万U，术前1天服用，每天3次。

3. 清洁肠道

（1）服用泻药（肠梗阻或不全梗阻者禁服）：

1）口服番泻叶：番泻叶10g放入500～1 000mL沸水冲泡，术前1天下午4时开始口服，晚8时再服1次，直到排出无渣的清水样便。

2）口服和爽（复方聚乙二醇电解质散）：和爽1包137.15g，溶于1 500～2 000mL温水，术前1天下午4时开始口服，首次喝至有饱胀感，稍后视可承受程度将余下液体追加喝下，再饮1 500～2 000mL温水，直到排出无渣的清水样便，当喝完泻剂后仍有便渣时可继续增加喝水量。

3）口服恒康正清：恒康正清2～3盒，溶于2 000～3 000mL温水，术前1天下午4时开始口服，首次服用600～1 000mmL，以后每隔10－15min服用1次，每次250mL，直至喝完或排出无渣的清水样便，当喝完泻剂后仍有便渣时可继续增加喝水量。

4）口服辉灵：辉灵2瓶（90mL）溶于1 500～2 000mL温水，术前1天下午4时开始口服，首次喝至有饱胀感，稍后视可承受程度将余下液体追加喝下，再饮1 500～2 000mL温水，直到排出无渣的清水样便，当喝完泻剂后仍有便渣时可继续增加喝水量。

5）口服硫酸镁：术前1天下午4时予25%硫酸镁溶液200mL口服，10min后口服5% GNS 1 500mL，2h内服完，直到排出无渣的清水样便，当喝完泻剂后仍有便渣时可继续增加喝水量。

6）口服甘露醇：20%甘露醇溶液500mL，术前1天下午4时开始口服，先服20%甘露醇溶液250mL，然后喝水或糖盐水1 000mL；再服余下的250mL，然后再喝1 000mL以上液体，服用液体量的多少以排出清水样便为度。术中需使用电刀者，不宜采用此方法，因为有引起肠道内气体爆炸的风险。

（2）清洁灌肠：对于不能耐受口服泻药或口服泻药后出现呕吐的患者，以及年老、体弱、心肺肾疾患者可选用术前晚及术晨清洁灌肠。

二、术前定位

术前选择造口位置对造口者是非常重要的，因为患者一旦接受造口手术，造口将会伴随他们一段时间甚至余生。一个位置选择得当、结构完美的肠造口可以使患者以后的生活过得更加有信心。粘贴牢固的造口袋、健康的造口周围皮肤和良好的自理能力都是加速患者康复并重返社会的重要因素。选择的位置是以腹直肌内为原则，并适应患者手术后的日常生活习惯。造口定位的程序如下。

（一）定位时间

手术前24～48h，不超过72h。若过早定位，穿衣、沐浴等擦拭，会影响标志的清晰度。若术前定位时间匆忙，也不便于对患者进行评估和辅导。

（二）位置

1. 理想的造口位置　位于脐部下方脂肪最高处的腹直肌内，患者自己能看见并且手能触及，远离瘢痕、皱褶、皮肤凹陷、骨头突出处，患者坐、立、躺、弯腰、左右倾斜均感舒适，无压褶感。

2. 肠造口应避开的部位　肠造口应避开陈旧的瘢痕、皮肤皱褶、脐部、腰部、髂骨、耻骨、手术切口、肋骨、腹直肌外、现有疝气的部位、慢性皮肤病（如带状疱疹、牛皮癣）的部位，因这些部位不利于粘贴造口用品，并容易导致造口周围皮肤并发症的发生。

3. 根据手术的类型进行造口定位　根据病情、手术的方式确定造口开出的部位。通常乙状结肠造口、降结肠造口位于左下腹部；回肠造口、回肠导管术（泌尿造口）位于右下腹部；横结肠造口位于左或右上腹部（图 37－1）。

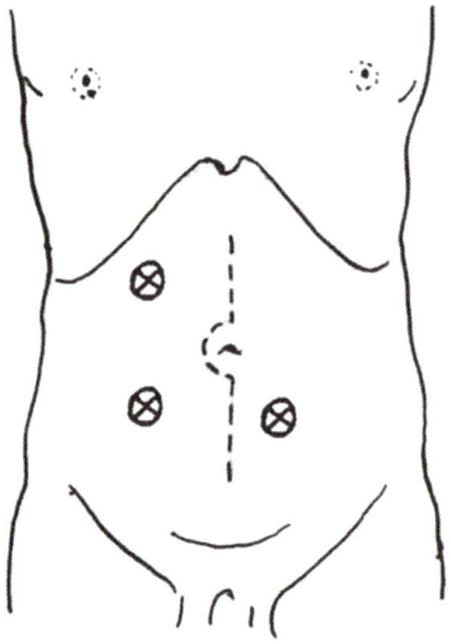

图 37－1　肠造口位置

（三）因造口位置选择不当引起的问题

1. 位置不平坦而造口袋粘贴困难，容易引起大便或尿液渗漏，造成患者生活不便及引起造口周围皮肤损伤，由于频繁更换造口袋，加重患者的经济负担（图 37－2、图 37－3）。

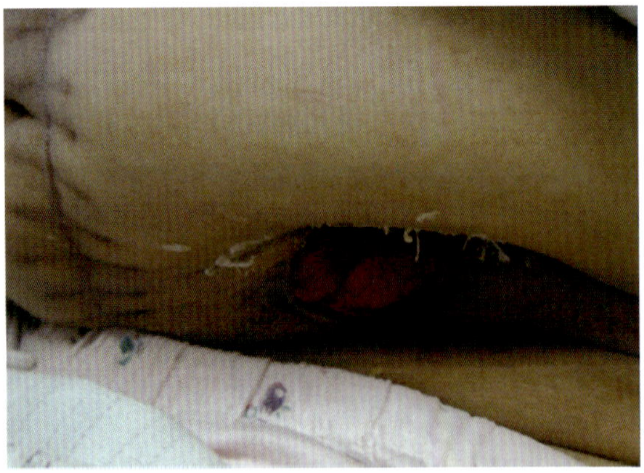

图 37－2　造口位置不平坦

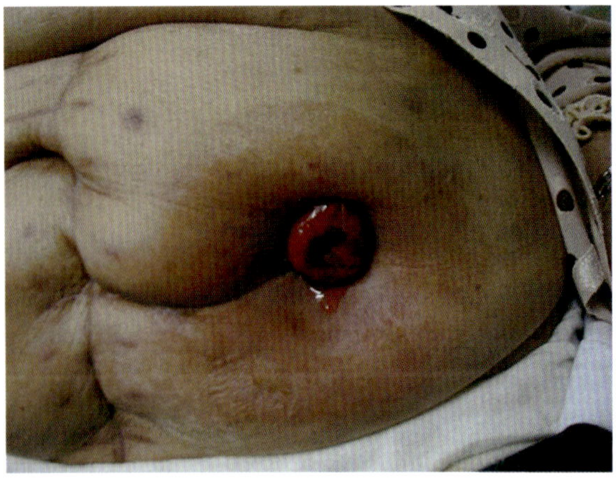

图 37－3　造口周围皮肤凹陷

2. 由于造口位置选择不当，当患者姿势改变时，常会影响造口用具与皮肤之间粘贴的密合度，排泄物经常由造口处渗漏而刺激造口周围皮肤，而引起皮肤的溃烂、红肿、疼痛和感染（图 37－4）。

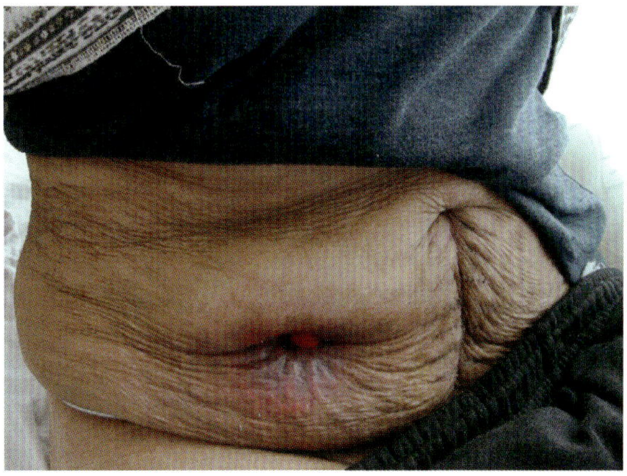

图 37－4　坐位时造口周围皮肤有皱褶，周边皮肤红肿

3. 由于造口位置选择不良导致造口脱垂、造口旁疝、造口回缩和狭窄等并发症发生（图 37－5、图 37－6、图 37－7）。

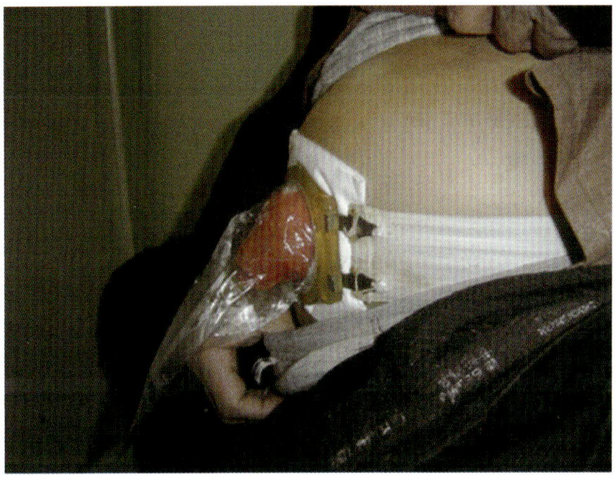

图 37－5　造口脱垂

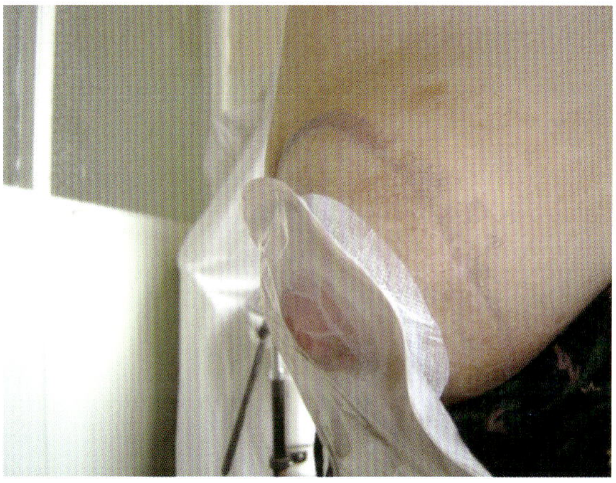

图 37－6　造口旁疝

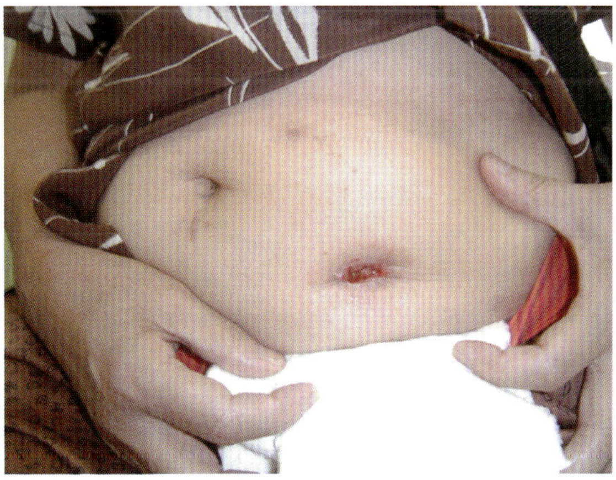

图 37－7　造口回缩与狭窄

（四）定位操作步骤

1. 定位前准备

（1）患者准备：清楚造口定位的目的和配合事项，定位前洗澡并排空膀胱。

（2）环境准备：选择能保护患者的隐私，光线充足的地方，注意保暖。

（3）物品准备：75%酒精、3%碘酒和龙胆紫各1瓶，透明薄膜1块或薄膜喷剂1支，油性笔1支和棉签1扎。

2. 确定造口开出的部位　根据病情、手术的方式确定造口开出的部位。通常回肠造口、回肠导管术（泌尿造口）位于右下腹部；乙状结肠造口位于左下腹部；横结肠造口位于左或右上腹部。

3. 向患者讲述造口定位的目的和重要性，必要的配合。

4. 嘱患者平卧，松裤腰带，身体放松，观察腹部轮廓和皮肤情况，如是否有陈旧瘢痕、慢性皮肤病等。

5. 操作者应根据造口的类型来选择相应的站立位置以便于操作，如回肠造口定位时站在患者的右侧，乙状结肠造口定位时站在患者的左侧。

6. 寻找腹直肌，嘱患者去枕平卧，操作者一手托着患者的头部，嘱患者抬头眼看脚尖，以便使腹直肌收缩，另一手触诊摸到收缩的腹直肌位置边缘，并用油性笔以虚线作标志。

7. 初步标出恰当造口位置

（1）乙状结肠造口：

①方法一：脐与左髂前上棘连线的内上1/3腹直肌内选择平坦合适的造口位置。

②方法二：脐部向左作一水平线，长5cm，与脐部向下作垂直线长5cm围成包括在腹直肌内的正方形区域，选择平坦合适的造口位置。

（2）回肠造口和回肠导管术（泌尿造口）：

①方法一：脐与右髂前上棘连线的内上1/3腹直肌内选择平坦合适的造口位置。

②方法二：脐部向右作一水平线，长5cm，与脐部向下作垂直线长5cm围成包括在腹直肌内的正方形区域，选择平坦合适的造口位置。

（3）横结肠造口：在左或右上腹以脐部和肋缘分别作一水平线，两线之间包括在腹直肌内的区域选择造口位置。注意，初步选择好位置后用油性笔作X或O标志。

8. 标出最佳的造口位置　评估初选择的造口位置，并调整至最佳。嘱患者坐起检查能否看清楚腹部标志并注意标志位置是否在皮肤皱褶的部位，以作出相应的调整。然后嘱患者站起向下看是否看清楚标志，直至满意为止，最后画上标志。

（五）做好定位标志的方法

1. 方法一　用不褪色的笔画一个直径2cm的实心圆，用透明薄膜（将薄膜裁剪成直径2～2.5cm的圆形）覆盖。此方法目前国内许多医生尚未能接受，认为不符合无菌原则，因他们在术前消毒时要将粘贴的薄膜撕去，影响了标志的清晰度。

2. 方法二　用龙胆紫或不褪色的紫色笔涂上一个直径约2cm的实心圆，再用3%的碘酊固定，亦可喷3M无痛保护膜固定。此方法标志不易褪色，但术前应嘱患者沐浴时不要大力擦洗，否则会影响标志的清晰度。

3. 方法三　在选好的位置皮内注入亚甲蓝0.1mL。此方法标志清晰，但有一定的疼痛，同时如术中不需要行造口手术，此标志将留在皮肤上形成难以清除的色素，给患者造成心理压力。

（六）特殊患者的造口定位

1. 暂时性的横结肠造口以及身体肥胖、腹部凸出明显者的造口定位　造口位置要提高到左（右）上腹部，离肋骨下缘至少5cm以上位置，以免隆凸的腹部挡住患者检查造口的视线及影响日后自我护理。

2. 坐轮椅的患者的造口定位　患者必须坐在轮椅上来评估造口的位置才合适。

3. 义肢或上肢功能不全的患者　需让患者穿戴好辅助器材后才评估造口的位置，使患者能看得见并触摸到造口。

4. 乳房下垂的妇女　造口位置应定在腹部左（右）的略下方，以免下垂的乳房遮住视线，影响日后的自我护理。

5. 脊柱侧弯的患者　造口位置应选择腹部较平坦、皱褶较少的位置。

6. 婴儿及小孩患者　婴儿可选在腹部中央或脐部与肋缘连线的中线。较大的小孩则选在脐部下方。若患儿因成长后体型改变而造成造口护理上的困扰时，应考虑重新选择造口位置，新的造口位置与原先的造口位置间隔至少5cm以上，以预防原先的造口愈合后所产生的瘢痕收缩而导致新造口周围皮肤的不平整，影响日后的护理。

7. 若同时做两个永久性肠造口，即泌尿造口和结肠造口时，所选择位置最好在左、右两侧各一个肠造口，并且不要把两个造口做在同一水平线上，泌尿造口和回肠造口位置最好是设置于上方，而结肠造口位于下方，以免影响患者日后需配戴腰带时对另一造口产生压迫。

第三节　肠造口术后评估及护理

一、术后评估

肠造口患者手术后早期，护理人员除了需要密切观察患者的生命体征、引流管、伤口情况外，还需要观察和评估造口的功能及周围皮肤的情况。

（一）肠造口的观察和评估

1. 造口的类型　手术方式不同，造口的类别也随之变化，所以术后要根据手术记录确认造口的类型（结肠造口、回肠造口、泌尿造口等）。

2. 造口的模式　造口的模式根据造口的形成结构来描述，例如单腔造口、袢式造口、双口式造口、分离造口等。泌尿造口可能会放置输尿管支架，它们的停留或开放情况也应描述。

（1）单腔造口：把肠道切断，近端拉出腹腔，在腹壁上缝合形成一个末端功能性单腔造口，其远端肠道可能切除（Miles术）或闭合留在腹腔（Hartmann术）。

（2）袢式造口（双腔造口）：腹部做一切口，整段肠袢被拉出腹腔，用支架管作支撑预防造口回缩，并沿肠管行横切，使近端形成一个具有排泄功能的开口，远端则没有排泄功能，造口外观仍为一个肠造口。远端开口由于能分泌黏液也叫黏液瘘管，可能有黏液从患者的肛门排出；同时由于肠道并没有完全切断，肛门直肠并没有切除，因此会有部分液状粪便由近端开口处渗入远端开口处，慢慢蠕动至肛门口，患者会感到肛门口有瘙痒、灼热感，肛门偶有粪便排出。

（3）双口式造口：肠道完全切断后，肠道的近端末端及远端起始端均被拉出，“肩并肩”地固定于皮肤的表面。这两个造口一同置入一个造口袋中。

（4）分离造口：两个造口完全分开，近端造口是功能性造口，会排出粪便，故需选择适当的造口用具收集排泄物。远端造口仅分泌黏液，只需覆盖纱布吸收黏液即可；由于肛门直肠并未切除，故患者仍会有便意感，偶尔会有肠黏液由肛门排出。

3. 造口的位置和高度　记录造口的位置可用右上腹、右下腹、左上腹、左下腹、伤口正中或脐部等术语来描述。造口高度可记录为平坦、回缩、突出或脱垂等。手术时大多数造口是将肠管外翻，将肠黏膜和腹壁皮下组织间断缝合在腹壁表面，作用是预防肠黏膜种植在皮肤上。尽管造口的高度能够从平坦到突出，但理想的高度应为1～2cm，这样在粘贴造口用品时能较好地将肠造口周围皮肤保护周密，防止排泄物对肠造口边缘皮肤的造成不良刺激；若肠造口高度过于平坦，粘贴上造口用品后，其开口处与造口底板齐平，常易使排泄物由肠造口旁渗透入皮肤，底板失去了保护肠造口周围皮肤的作用，造成皮肤损伤；相反，造口过长会造成上袋困难或使用两件式造口用品时底环摩擦肠管，致使造口糜烂，甚至坏死。另外，造口过长时，肠管悬吊在腹壁上像男性阴茎随患者活动而摆动，会给患者带来很大的心理压力。

4. 造口的形状和大小　造口的形状可记录为圆形、椭圆形或不规则形。造口的大小可通过用尺子或造口量度板测量造口基底部得知。圆形造口测量直径，椭圆形造口则测量最宽和最窄点，不规则可用图形来表示。造口底板的裁剪应根据造口情况而定。

5. 造口的血运　肠造口的血运是根据造口的颜色来判断的。造口实际上是正常肠黏膜，所以正常造口的颜色就像嘴唇的颜色一样，呈牛肉红或粉红色，表面平滑湿润。如果造口颜色苍白，患者可能是贫血；造口暗红或淡紫色可能是术后早期缺血的表现；若外观局部或完全变黑，表示肠管发生了缺血坏死。检查时从造口插入润滑的玻璃试管，从玻璃试管外用手电照射，透过光线检查肠腔是否有坏死。水肿一般是术后的正常现象，造口常变得肿胀、发亮或呈半透明状态，这种水肿一般在术后6～8周内逐渐消退。

（二）造口周围皮肤的观察和评估

观察造口与皮肤黏膜缝合处的缝线是否松脱而导致出血或分离，是否有感染或皮肤对缝线材料敏感，造口周围皮肤是否有红斑、损伤、皮疹或水疱。正常的造口，周围皮肤是健康和完整的，与相邻的皮肤表面没有区别。

（三）造口功能恢复的评估与记录

1. 回肠造口　回肠造口一般在术后即可开始排泄，最初流出物黏稠、绿色、有光泽。但这种情况不能证实肠道功能恢复，因为最初排出的可能是远端小肠储存的液体。一旦肠蠕动恢复，造口可能进入高排出状态，每天排出量＞1 000mL并保持每天在1 500～2 000mL。此期要特别注意监测患者的水、电解质情况。之后，随着近端小肠对液体吸收增加和肠“适应”，造口出量逐渐减少并且大便呈轻到中度褐色、牙膏样。排出量也从最初每天的500～1 500mL降到500～800mL。

2. 结肠造口　结肠造口起初的排出量依造口所在位置而定。远端结肠造口比近端结肠造口排出量黏稠且量少。

（1）横结肠造口：横结肠造口通常在术后3～4天开始排泄，进食后排出物的形态从糊状到柔软。横结肠造口位于上腹部，一般是袢式造口，支架管通常停留5～7天。

（2）乙状结肠造口：乙状结肠造口恢复肠蠕动的时间较慢，一般在术后4～5天才恢复功能。如果术后5天仍然没有排气排便，要密切观察。可示指扩张造口，停留5～10min或用导尿管轻轻插入造口，并注入石蜡油或开塞露10～20mL。一旦正常功能恢复，乙状结肠造口通常排出柔软成形大便。大便性质与手术前相同。

3. 泌尿造口　泌尿造口术后即会有尿液流出，在最初2～3天，尿液呈淡红色，之后会恢复正常的淡黄色。造口同时会伴有黏液排出，这是由于肠道黏膜的杯状细胞分泌黏液所致。

肠造口排便量和黏稠度受肠道的切除长度、近端肠道的情况、药物的使用和饮食因素等影响。随着时间的推移，肠道吸收逐渐增加，排出量减少，大便性质变得更黏稠。

二、护　　理

如果造口患者不能有效地进行自我护理，那么手术仅成功了一半。如果患者能自我护理造口，其自尊就能得以维持，这也是患者康复后能再投入社会生活的关键。医务人员应鼓励患者掌握造口的护理方法，根据患者的康复情况指导患者掌握造口护理方法。术后2天内，由护士观察和评估造口及造口周围皮肤情况，为患者清洗造口及粘贴造口袋，指导患者家属观看换袋过程。术后第3～4天，指导患者和家属观看换袋过程，鼓励患者观看和触摸自己的造口。术后第5～8天，指导患者参与换袋过程，指导如何清洗和测量造口大小，裁剪和粘贴造口袋的技巧，向患者介绍造口袋的种类、特性、价格，指导患者试用合适和喜爱的造口袋。1周后拆除造口缝线和袢式造口支架管。术后第9～10天，评估患者的换袋技能，并及时给予纠正。为患者选择造口用品，指导患者如何储存造口用品和清洗两件式造口袋。

（一）指导术后造口袋的更换

1. 用物准备　两件式造口袋（底板、造口袋）或一件式造口袋、剪刀、造口测量圈或尺、抹手纸、弯盘或垃圾袋或旧报纸（必要时备垫巾、防漏膏、造口护肤粉、保护膜等）。

2. 环境准备　私密和光线充足的环境，调节室温，避免患者受凉。

3. 患者体位　取半坐卧位或坐位。

4. 换袋步骤

（1）暴露造口部位，造口侧铺垫巾或旧报纸（必要时）。

（2）分离两件式造口袋，一手按压皮肤，另一手轻揭两件式造口底板或一件式造口袋，自上而下慢慢撕除，如撕除困难则可用湿纱布浸润底板后再撕。弃置造口袋于垃圾袋或旧报纸中（两件式的造口袋可清洗干净重复使用）。

（3）观察肠造口黏膜及周围皮肤的情况：检查造口周围皮肤是否有红疹、皮损、溃烂、过敏。观察造口黏膜颜色是否正常，有无出血、溃疡、增生、水肿等。观察排泄物的色、质、量及气味，观察造口袋底板渗漏溶解的部位与方向以及造口周围皮肤是否平坦。

（4）用手纸抹除造口上的粪便，用温水或清水沾湿抹手纸或棉布，由外至内环状抹洗造口和造口周围皮肤。注意动作轻柔，以免损伤造口黏膜而引起出血。然后用纸巾或棉布吸干皮肤上的水分。

（5）处理造口及造口周围皮肤的异常情况：如发现造口局部有出血或者皮肤上有破溃、脱皮、过敏等现象，可先用造口护肤粉喷洒，然后用纸巾或纱布将多余的造口护肤粉扫除以免影响造口袋的粘贴效果。如果发现某些部位皮肤有凹陷或皮肤有皱褶，可用防漏膏、防漏条等护肤胶片（造口底板类似的材料）先将凹陷的皮肤或皱褶处垫平，再粘贴造口袋。

（6）粘贴造口袋：造口袋底板剪裁的大小应以造口的形状或大小为标准，再加2mm左右，可以让造口有一定的活动余地。剪裁合适后，可用手指将底板的造口圈磨平，以免剪裁不齐的边缘损伤了造口黏膜，然后将贴在底板上的保护膜揭去，必要时造口圈旁可适当加用防漏膏后对准造口贴上，并先轻轻按压造口边上的底板，以免湿润的分泌物流至底板下，影响使用效果。有皮肤不平整或小肠造口的患者，可在剪裁后的造口底板内圈上涂上一层防漏膏，以减少渗漏。术后早期，患者以卧姿为主，故造口袋的开口可侧向床边。术后恢复期的患者自行换袋，坐或行走的机会增加，造口袋的开口应向下对着自己的大腿。

（7）整理用物并详细记录：整理病房环境及处理用物，记录排泄物的性质、颜色、量、气味，造口周围皮肤情况，患者的反应及接受能力。

5. 开口式造口袋的清洁

（1）一件式造口袋的清洁：打开造口袋的夹子，将粪便排放后用冲洗器装温水或专用胶管接自来水从开口处伸入冲洗造口及造口袋。

（2）两件式造口袋的清洁：先将造口袋的胶环与底板胶环分开后，打开造口袋的夹子排放粪便，然后用清水清洗，造口袋清洗后可重复使用，清洗时不能用刺激性大的碱性物（如肥皂、洗衣粉）清洗，可用刺激性较弱的清洗液（如小儿沐浴露）清洗。造口袋清洗干净后放阴凉处晾干。避免放在阳光下晒干，因造口袋的胶暴晒后会硬化。

6. 注意事项　现在市面上绝大部分厂家生产的造口产品是不溶于水的，所以每次更换下来的造口用品必须用报纸或胶袋装好放在垃圾桶内，不能将其放进厕所用水冲走，避免堵塞厕所。回肠造口最好在进食前或进食后2h更换造口袋，泌尿造口最好选择在清晨未进食前更换造口袋，避免换袋过程中肠液或尿液流出，影响造口袋的粘贴及稳固性。造口袋中的粪便或尿液超过1/3或1/2时就要排放或更换（一件式闭口袋）。

（二）造口用品的选择

理想的造口袋不但能容纳体积、性状不同的排泄物，还能有效地防止排泄物外漏至造口周围皮肤上。目前市面上一般都是粘贴型造口袋，其造口底板能与周围皮肤粘贴，对造口周围皮肤起到很好的保护作用。目前使用的粘贴型造口袋从结构上可分为一件式和两件式；从功能上分为开口袋、密口袋、防逆流泌尿造口袋；从材料上分为透明和不透明的造口袋；根据是否含有碳片又分为含碳片和非含碳片造口袋。造口护理用品种类繁多，各自有其不同的特点。为了能在日常生活应付自如，必须根据造口特点、皮肤状态、生活习惯及经济能力等选择最适合患者的造口护理用品。

1. 造口护理用品的选择取决因素　①造口类型；②手术后的时间；③造口本身的情况；④造口周围皮肤情况；⑤造口者对生活质量的要求、对经济的要求；⑥环境。

2. 临床应用选择　取决于患者的喜好、造口的实际情况，以及当时市面上造口袋的货源。

(1) 凸面底板：用于特殊情况的造口，如凹陷或位置不当等。

(2) 底板有浮动环：上造口袋时，不需施加压力在造口者腹部，而造口者腹部也不需用力，适用术后早期的造口患者。

(3) 防漏膏：若皮肤表面不平或有皱褶，可用防漏膏填平后再贴上造口袋，防止排泄物渗漏。防漏膏可加在护肤胶块的底部，防止排泄物渗入皮肤。由于防漏膏内含有酒精成分，对酒精过敏或者造口周围皮肤破溃较大、肝硬化、腹水或婴幼儿应尽量避免使用。

(4) 护肤粉：造口周围皮肤正常时无需使用护肤粉。护肤粉吸收水分后会形成糊状膜保护皮肤。若造口周围皮肤有损伤，可用温水清洗后涂上护肤粉，之后再贴上护肤胶块保护受损的地方。对于造口周围有很小的间隙，或伴有皮肤炎症、瘙痒、溃烂渗出时，效果显著。但需要注意在喷洒护肤粉时，要均匀并用纸巾或纱布将多余的粉剂抹去，以免过多的粉剂影响造口袋的粘贴。

(5) 护肤膜：可将护肤膜用于造口周围的皮肤，防止皮肤受损。如造口周围皮肤已破损，则应选择不含酒精的护肤膜。

(6) 造口服带：适用于造口回缩、造口凹陷的患者，配合凸面底板，能增加肠造口基部压力，预防造口缩陷，利于排泄物排出。

3. 根据手术后的时间选用

(1) 术后早期胃肠功能恢复前：根据造口的类型、造口的大小、造口的位置等选择一件式或两件式无碳片的白色透明造口袋，以便于观察造口的血运、肠蠕动功能恢复、排泄物的情况。

(2) 术后胃肠功能恢复后：为了避免对排泄物的感官刺激，可选择半透明或不透明的一件式或两件式造口袋，带碳片、有排气、防臭功能的造口袋。

(3) 根据造口的类型选择：

1) 乙状结肠造口：术后早期造口有不同程度的水肿，粪便较稀，宜选用一件式透明造口袋。其优点是易排放，避免压力。

2) 横结肠造口：位于上腹部，与肋缘相近，且一般为袢式造口，造口较大，同时有支架管，宜选用一件式底板较大的造口袋。

3) 回肠造口早期：由于排泄物量多且为水样，可选择有防逆流透明的泌尿造口袋，以避免粪水逆流影响底板的使用时间，量多时可接床边尿袋，减少排放次数。

4) 泌尿造口：早期宜选用两件式透明的泌尿造口袋。便于清洗从造口排出的黏液；后期回肠代膀胱肠黏液分泌减少，也可选用一件式泌尿造口袋。

(4) 根据造口并发症情况选用：

1) 造口脱垂：选用一件式底板柔软的造口袋。

2) 造口狭窄：选用两件式造口袋，便于定时扩肛。

3) 造口皮肤黏膜分离：选用两件式造口袋，便于处理创面。

4) 造口旁疝和造口周围静脉曲张：选用底板柔软的一件式或两件式造口袋。

5) 造口回缩和周围凹陷：选用凸面一件式或两件式造口袋，并配戴造口专用腰带或造口旁疝腹带。

6) 过敏性皮炎：需要更换另一系列造口用品。

7) 造口肿瘤种植：选用底板柔软的一件式或两件式造口袋，并尽量减少换袋次数。

8) 其他：根据患者经济情况、患者的手指灵活性选择。

(三) 造口袋储存注意事项

1. 储存于室温下，不能放在阳光下直射，也不能将造口用品放在高温或潮湿的环境，更不能放在冰箱等低温设施内保存。

2. 严禁重物压迫造口护理用品。

3. 不宜大批量购买长期存放。

(四) 造口用品更换频率

造口用品的更换频率要考虑各种皮肤保护剂所具有的特点后做出决定。例如，长期配戴型的皮肤保护剂的粘着力大多是在24h左右达到高峰。这类皮肤保护剂至少要保留3天，如果每天更换的话，很可能因机械刺激造成皮肤损伤。为此，必须针对皮肤保护剂的种类决定更换频率。此外，剥离时的力量也存在个体差异。皮肤保护剂的更换，要在排泄物和分泌物引起皮肤保护剂溶解，并且容易剥离的时期进行，二者的平衡是非常重要的。每次护理时，都要针对每个患者全面地了解皮肤保护剂剥离的难易程度、溶解程度、有无皮肤损害后设定更换频率。

第四节　肠造口并发症的护理

肠造口术是胃肠外科最常施行的手术之一，是挽救患者生命，改善生活质量的重要手段。虽然肠造口使患者渡过难关，但是诸多的肠造口及周围皮肤并发症又使患者陷入烦恼之中，甚至生命再次受到威胁。因此，医务人员应重视肠造口的护理，并具备肠造口护理的专业知识和技术，提供患者良好的照顾，预防合并症的发生，并及时观察和发现肠造口并发症，使患者能早日获得治疗。

一、常见并发症

行肠造口手术时，若位置设定不当、术后伤口感染、营养不良或肠造口用具选用不当时，常会引起各种肠造口并发症，因而医护人员应对肠造口并发症有所认识，并给予正确处理。造口并发症可分为早期和远期，而预防是首要的。

(一) 肠造口早期并发症

包括水肿、出血、缺血坏死、造口与皮肤黏膜分离、造口旁脓肿、瘘管等。

1. 造口水肿　多因造口手术时肠造口黏膜损伤；或由于造口底盘开口过小，肠造口黏膜受压导致。

预防和处理方法：手术后使用透明造口袋，便于观察异常情况；造口底盘裁剪的开口比造口大4～5mm，避免压迫造口。一般手术后约6周水肿会逐渐消失，颜色转为鲜红。如果水肿情况持续严重，可用25%的硫酸镁或3%的氯化钠湿敷肠造口黏膜，严密监测肠造口黏膜的血运。

2. 造口出血　多发生在术后48h内。常见原因为肠造口黏膜与皮肤连接处的毛细血管及小静脉出血，肠系膜小动脉未结扎或结扎线脱落也可引起出血（图37－8）。

预防和处理方法：清洁造口黏膜时动作轻柔，选用柔软的纸巾或棉布沾湿清洗；造口底盘裁剪内圈光滑，以免损伤肠造口黏膜。少量出血一般会自行止血，或用棉球及纱布稍加压迫；若出血量较多，可用0.1%肾上腺素湿纱布、藻酸钙盐敷料轻轻压迫，或拆开黏膜皮肤缝线，寻找出血点加以钳扎，彻底止血（图37－9）。若是皮下脂肪出血，可去除皮肤黏膜缝线并行填塞，少数情况下需在手术室查找出血点并控制出血。

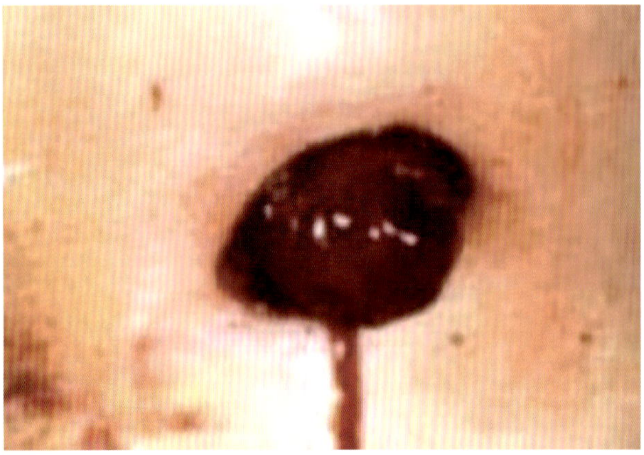

图 37－8　造瘘口出血

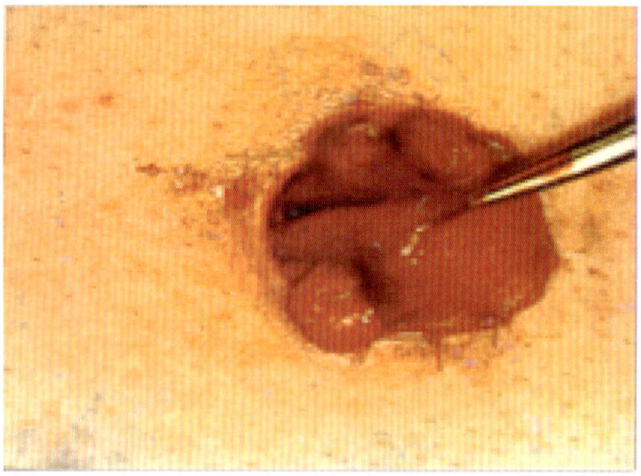

图 37－9　钳夹止血

3. 肠造口缺血坏死　肠造口坏死的原因主要是因血液供应不足所致，与手术中损伤肠管边缘动脉、肠造口腹壁开口太小或缝合过紧、严重的动脉硬化、肠梗阻过久引起肠壁长期缺氧、肠造口处肠系膜过紧等因素有关。当肠造口部分或完全变紫时，及时处理后变紫的肠造口黏膜可能会恢复正常；若无改善则会变黑，最后导致造口坏死（图 37－10、图 37－11）。

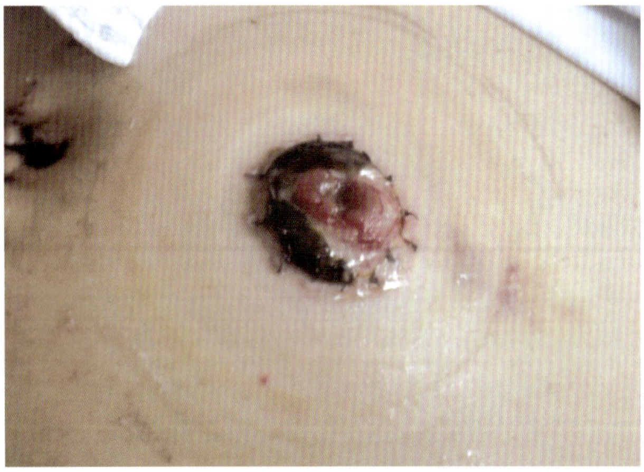

图 37－10　肠造口黏膜部分坏死

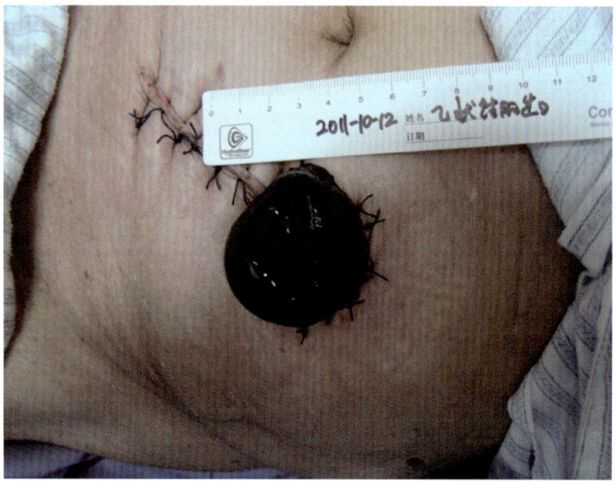

图 37－11　肠造口黏膜坏死

预防和处理方法：造口术中拖出肠管时要注意肠黏膜的血运，必须是鲜红、光滑、有活力的；手术时分离肠管要充分、无张力。肠造口黏膜的正常外观为牛肉红色或粉红色，表面平滑且潮湿，用手电筒侧照呈透光状；若外观造口黏膜局部或完全呈现暗红色时，可能会逐渐恢复正常，如无改善则会变黑紫色，最后坏死。当肠造口外观变紫时，应密切观察肠造口黏膜变化；检查时以小手电筒斜侧照肠造口黏膜，观察黏膜有无呈红色、有无透光。用手指按压肠造口黏膜，放开时观察有无回复红色现象，必要时以可取一小透明试管润滑后插进瘘口，光照以观察腔内黏膜颜色。如在短时间变为黑色时，则需及时施行肠造口重整术；若只是部分肠黏膜变紫色时，有可能是肠造口边缘缝线绑扎太紧，将变紫区域缝线拆 1 ~ 2 针后，用生理盐水纱布清洗干净、擦干，拆线裂缝处撒少许水胶体粉剂，再用防漏膏均匀涂抹，最后粘贴透明造口袋，选用一件式造口袋，以造口量具测量肠造口的口径大小及直径，要大于肠造口内径 2mm，将防漏膏涂在造口粘胶洞口最内环处一圈。1min 后，待防漏膏的酒精挥发后才可粘贴。请患者平躺 10min 后再下床活动，增加造口袋底盘的黏性。继续密切观察肠造口黏膜的变化（图 37－12 至图 37－18）。

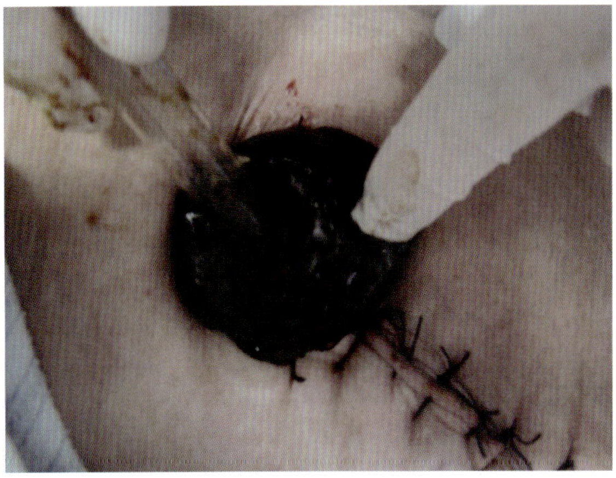

图 37－12　手指按压，观察有无复红

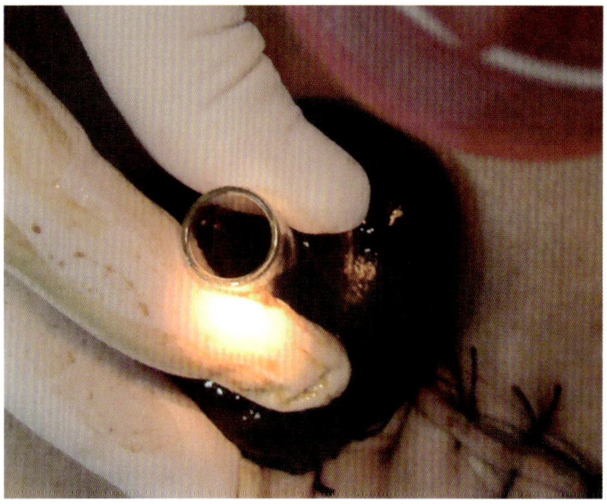

图 37－13　手电筒斜侧照，观察有无红色及透光

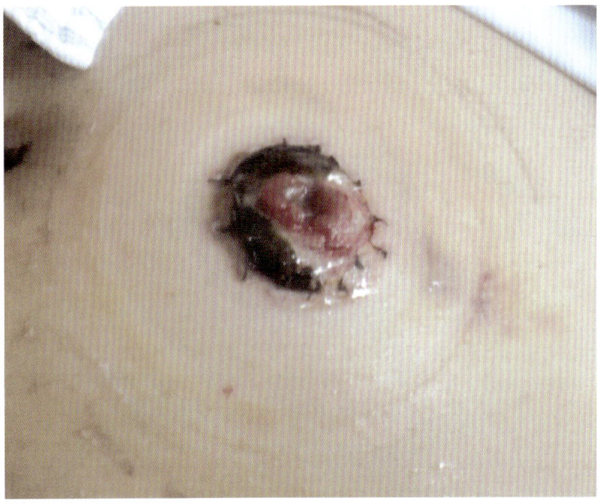

图 37－14　坏死组织局部脱落

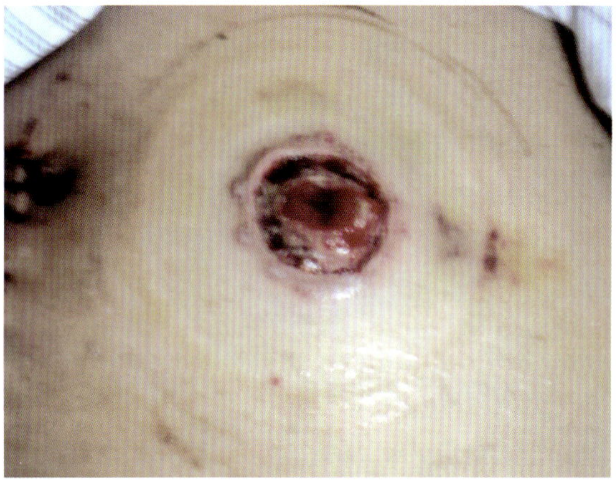

图 37－15　造口与皮肤黏膜部分分离

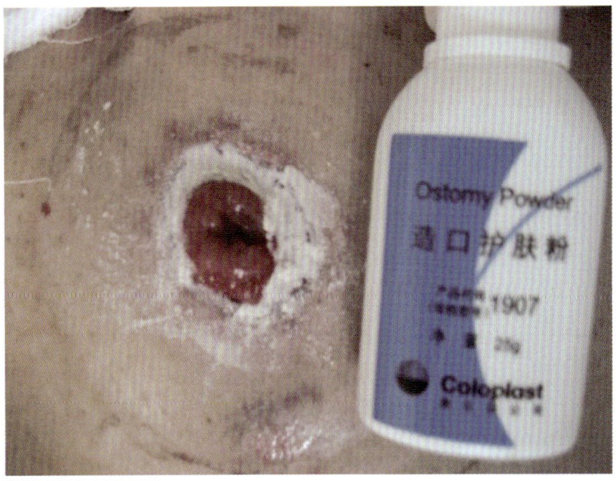

图 37－16　分离处使用造口护肤粉

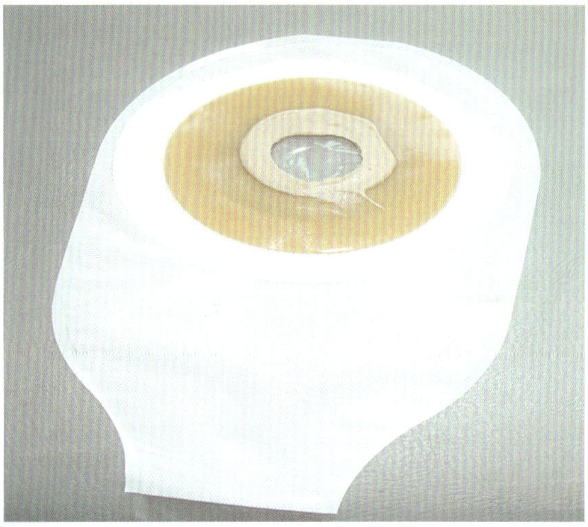

图 37－17　选用一件式造口袋

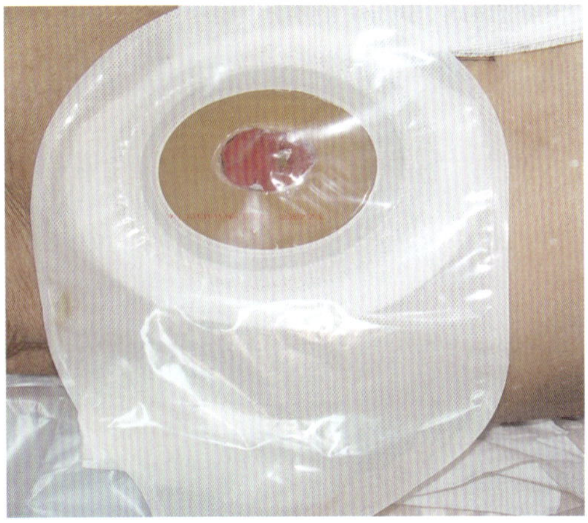

图 37－18　粘贴造口袋

4. 造口与皮肤黏膜分离　皮肤与肠造口黏膜分离见于缝线张力过大、肠造口开端肠壁黏膜部分坏死、肠造口黏膜缝线脱落、腹压过高、伤口感染、营养不良、长期使用类固醇药物或糖尿病患者，造成肠造口黏膜缝线处的组织愈合不良，使皮肤与肠造口黏膜分离留下一个开放性的伤口。

处理方法：评估肠造口黏膜缝合处与皮肤分离深浅情况。一些看似小的分离部位，其下可能存在较大的脓腔，此时可通过蕈头导管予生理盐水冲洗引流。先用无菌生理盐水，将肠造口黏膜缝合分离处彻底冲洗干净，用纱布擦干。勿使用棉枝擦干，以免在操作过程中棉枝伤及已裂开的组织。采用银离子敷料、镁盐或亲水性纤维敷料填塞，再用油纱覆盖，以减少粪水渗入伤口。粘贴两件式造口袋或伤口引流袋，分离处伤口每天换药 1 ~ 2 次。若分离面较大，可能会发生浆膜炎或愈合后出现狭窄（图 37－19 至图 37－21）。

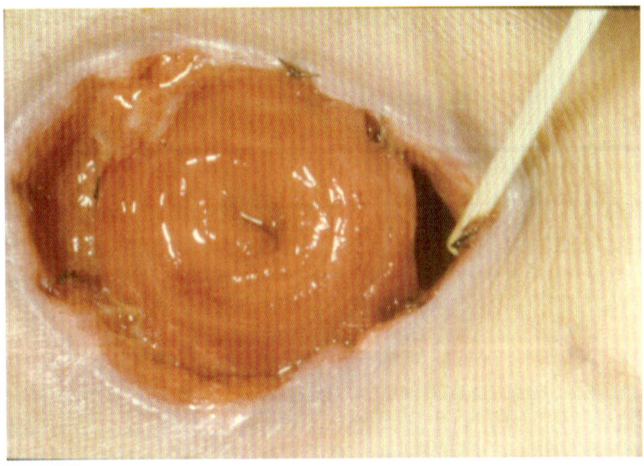

图 37－19　彻底冲洗

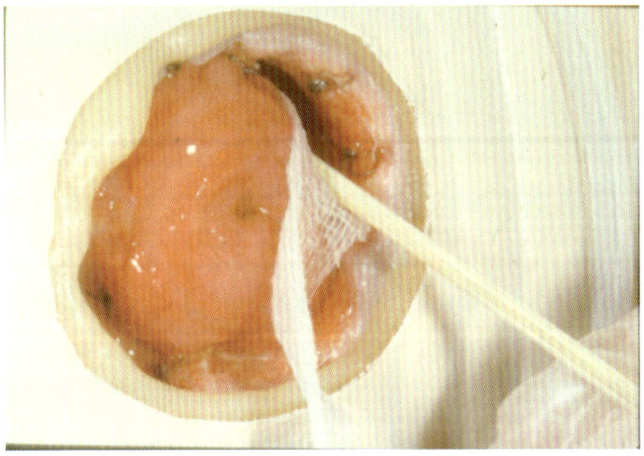

图 37－20　纤维敷料填塞

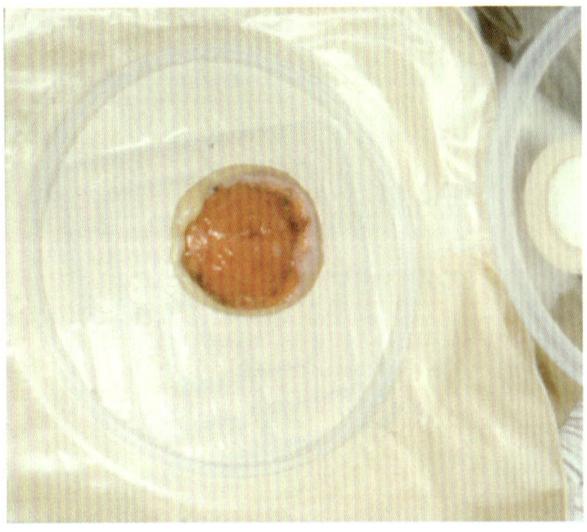

图 37－21　粘贴两件式造口袋

5. 造口旁脓肿或瘘管　多因手术引起。患者因营养不良、长期使用免疫抑制剂、肥胖、糖尿病等，其伤口愈合差，易引起腹部伤口感染，从而导致脓肿形成或腹部伤口与肠造口形成瘘管。早期的脓肿可来源于瘘管或感染的血肿，根据情况可予切开并通过蕈头导管引流。若存在腔隙或皮肤黏膜分离，可置蕈头导管于其中，并使之成为贮袋一部分。

处理方法：先用无菌生理盐水将肠造口及伤口瘘管处彻底冲洗干净，以纱布擦干。勿用棉枝擦拭，以防瘘管伤口变大。使用抗菌敷料（银离子）、镁盐敷料、亲水性纤维或藻酸盐类敷料覆盖在伤口瘘管处。使用水胶体敷料或造口粘胶（猪油膏）粘贴伤口处，伤口与造口的连接处及造口周边缝隙处用防漏膏填补，预防排泄物渗入伤口内。粘贴一件式造口袋。2～3 天更换 1 次造口袋，若出现排泄物渗入伤口内，则及时换药和更换造口袋。露在造口袋外之伤口，视情况每天或隔天换药。或贴上伤口无菌引流袋，避免排泄物污染、促使伤口愈合（图 37－22 至图 37－25）。

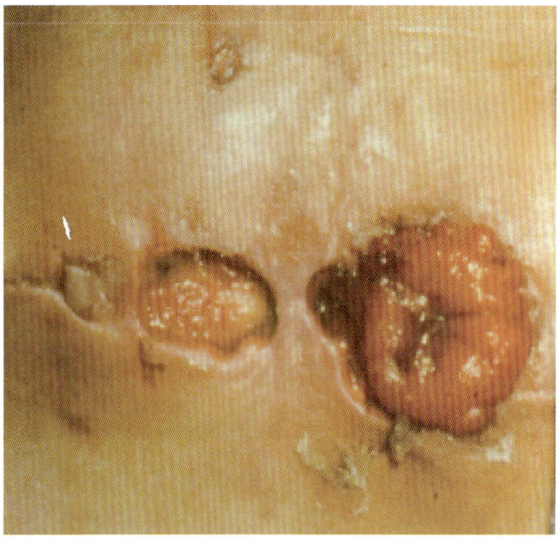

图 37－22　彻底冲洗

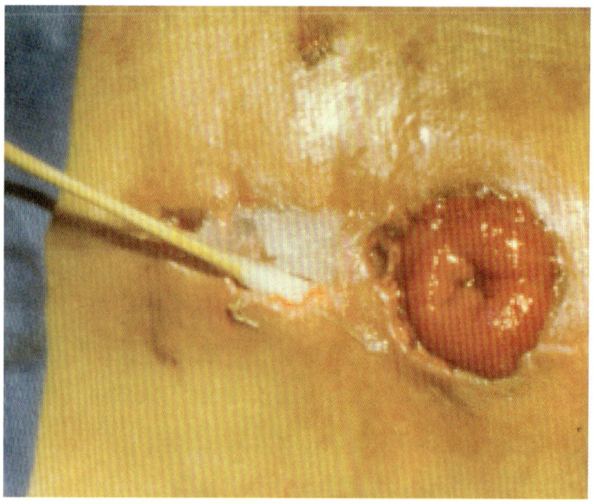

图 37－23　藻酸盐类敷料覆盖

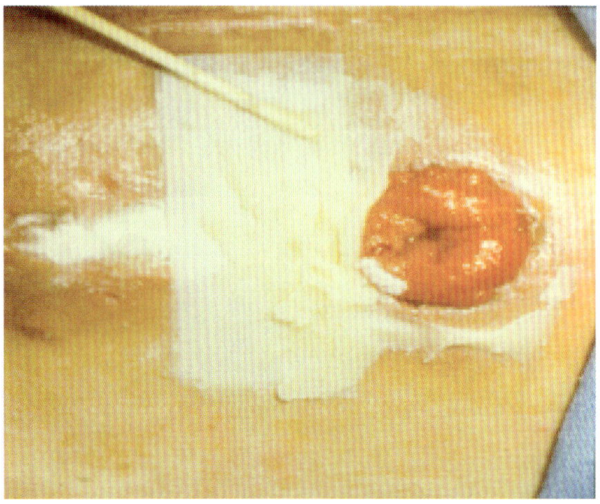

图 37－24　造口粘胶粘贴伤口

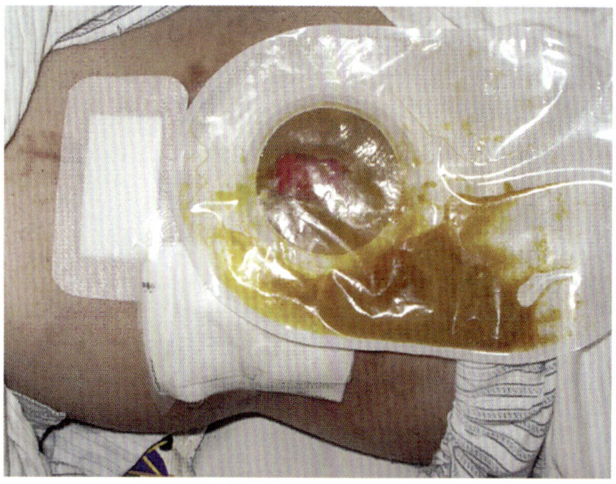

图 37－25　粘贴一件式造口袋

早期出现的瘘管也很可能是技术失误引起，如错误地将浆膜撕开、肠道切开或缝合时使肠管拉出等。若能较容易地把瘘管并入造口，则不需太多的后续处理。通常分段切除是必要的，若发生在术后 7 天内，可于造口周围行局部处理，若超过 7 天，一般会先等 6～8 周，待炎症消退后行再次手术。

（二）肠造口远期并发症

1. 造口出血　常由造口边缘刺激引起，可能因器械或外伤等刺激造成黏膜裂伤，一般可通过调整器械解决，有时是因造口周围皮肤组织增生、肉芽肿而出现小出血（图 37－26、图 37－27）。

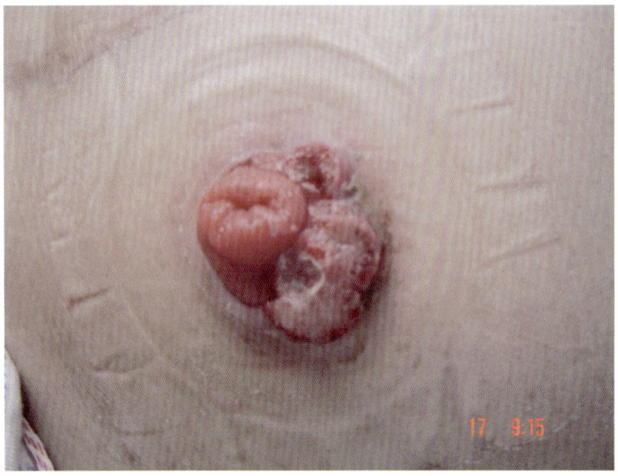

图 37－26　物理刺激引起的出血

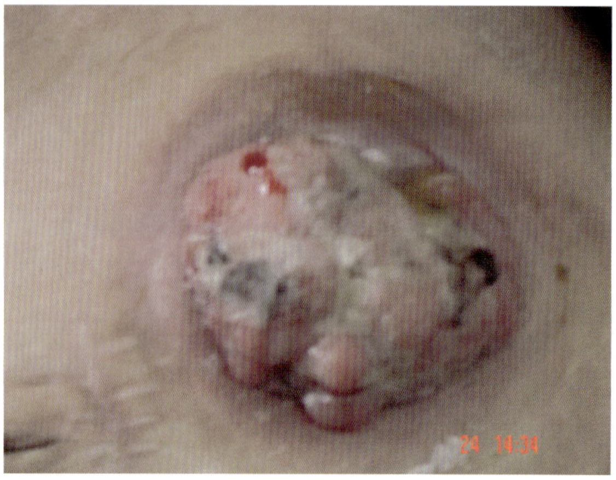

图 37－27　肿瘤组织增生引起的出血

预防和处理方法：清洁造口黏膜时动作轻柔，水温要低，选用柔软的纸巾或棉布沾湿清洗；造口底盘开口适当，内圈裁剪光滑，以免损伤肠造口黏膜。少量出血，一般会自行或用棉球或纱布稍加压迫即可止血；若出血量较多，可用 0.1% 肾上腺素湿纱布、藻酸钙盐敷料轻轻压迫，过长的肉芽组织可剪除或以硝酸银烧灼。若怀疑肿瘤组织增生，剪除要慎重！

造口内出血较难发现，肠镜检查会有帮助。消化性溃疡也会引起造口出血，因此上消化道的全面检查也是必要的，包括胃肠内镜检查。一种较少见的出血发生于有门静脉高压的情况，包括酗酒者、溃疡性结肠炎并原发性硬化性胆管炎及肝硬化患者等。这些情况可引起造口旁静脉曲张，导致反复出血，可通过非手术或手术处理出血。

2. 造口缩窄　手术不当为主要原因，如：手术时皮肤层开口太小、手术时腹壁内肌肉层开口太小、肠造口血液循环不佳、肠造口黏膜皮肤分离愈合后形成瘢痕、肠造口位置设定不当、肠造口周围腹壁紧缩引起术后感染，其次为克罗恩病复发。肠造口狭窄有深浅之分：浅度狭窄者外观皮肤开口缩小而看不见黏膜（图 37－28）。深度狭窄者外观看起来像正常，但实际上指诊时可发现造口呈现紧拉或缩窄（图 37－29）。

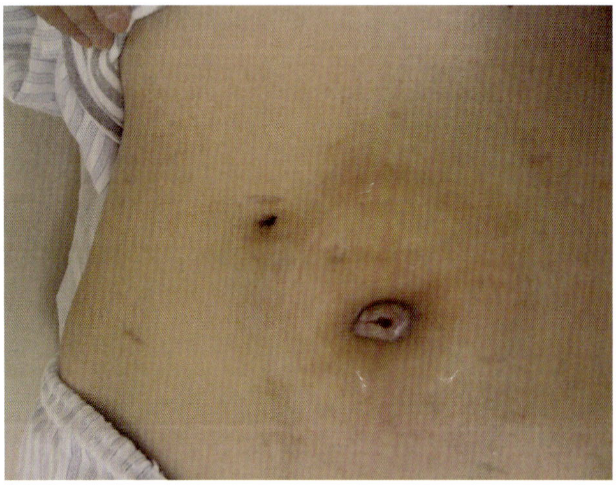

图 37－28　浅度狭窄

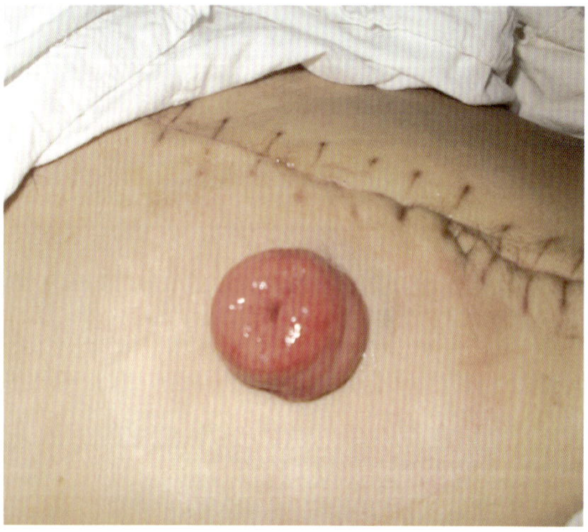

图 37－29　深度狭窄

处理方法：患者主诉排便费力或腹胀不舒服，尤以有成形的粪便时更易产生腹部不适；若再加上饮食不当时更会造成粪便嵌塞情形。若患者无何不舒适主诉或不影响排便的情况下，通常不需要任何治疗，多采用保守疗法，教导患者多摄取含有纤维质的食物如木瓜、香蕉、柑橘类、番薯叶等；每天用小指扩张肠造口开口处，每天2次，每次10min以上，需长期使用；若情况有改善可用示指扩张肠造口。当阻塞症状无法为少渣饮食或扩张术所缓解时，须考虑再手术。

3. 肠造口回缩、凹陷　肠造口缩陷可分为早期（急性，图37－30）及晚期（慢性，见图37－7）。早期多因肠造口黏膜缝线过早脱落、肠造口肠管过短而有张力、肠管游离不充分产生牵扯力、肠造口周围脓疡、腹腔内炎症、肥胖者。晚期多因手术时肠造口周围脂肪过多、肠造口位置设定不当、体重急剧增加、多胎生育老年妇女、造口旁疝及术后伤口瘢痕化等。回缩发生率5%～9%，这一并发症会导致粘贴造口袋困难，若回肠造口，其排出物是液状的，造口不外凸，会出现漏液及皮肤损坏。

处理方法：急性肠造口缩陷通常于术后1周左右即缩陷，常易引起肠造口周围皮肤凹陷；若肠造口缩陷至皮肤表层下面时，可能会引起皮肤与造口黏膜脱离危险，严重时将导致肠造口周围感染，甚至引起腹膜内感染。若有可能会引起腹膜内感染时，应尽早考虑行手术重建肠造口，以免造成严重感染。使用垫高式造口底盘组合或凸面底盘外加腹带或造口腰带以增加其肠造口基部压力，预防肠造口缩陷。处理方法实例：肠造口周边缝线过早脱落，造口粘膜与周围皮肤分离，造口低于皮肤，导致造口袋粘贴困难（图37－31）；采用银离子敷料、镁盐或亲水性纤维敷料填塞，再用油纱覆盖，以减少粪水渗入伤口，使用凸形底盘，底盘内口涂一圈防漏膏，粘贴底盘（图37－32）；接造口袋，配合腰带以增加其肠造口基部压力，预防肠造口缩陷，利于排泄物排出（图37－33）。若漏出物导致皮损而无法处理，应考虑再手术修整。

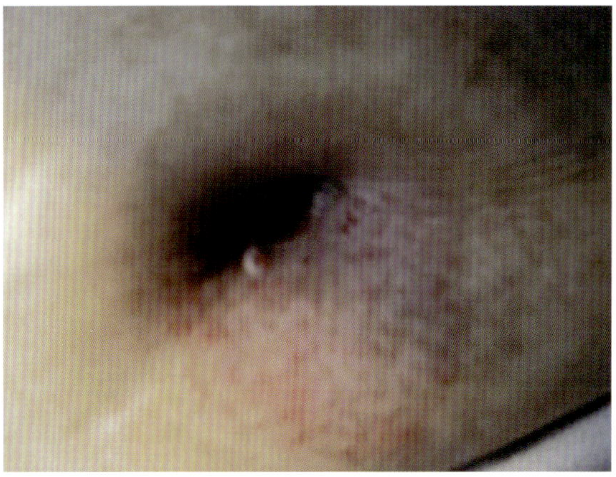

图37－30　急性（早期）肠造口缩陷

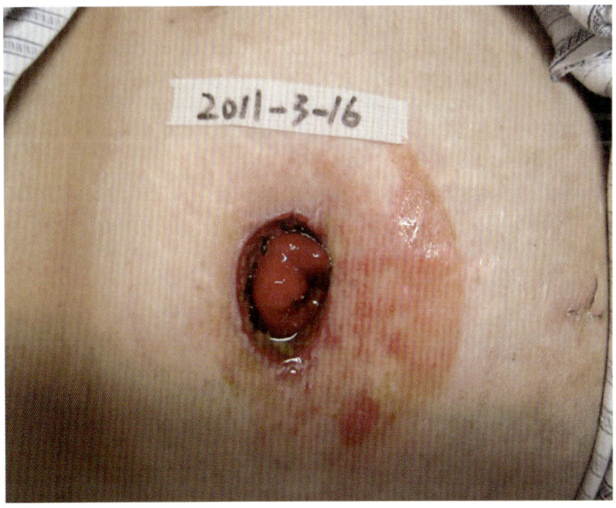

图37－31　造口低于皮肤

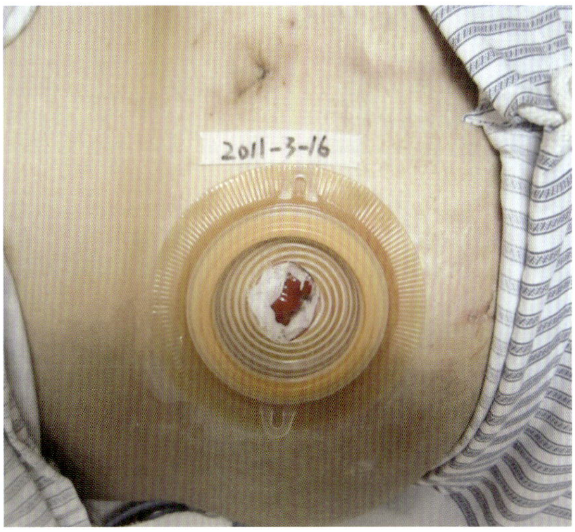

图37－32　使用凸形底盘

4. 肠造口黏膜移位　肠黏膜移位至造口周围皮肤生长（图37－34）。由于黏膜有黏液分泌，使造口周围皮肤潮湿，造口底板易脱落。可能原因手术时将造口缝于表皮，而没有缝于真皮层；使用较坚硬、开口过小的底盘，造成造口边缘经常受压，黏膜随损伤部位向外扩展生长所致。

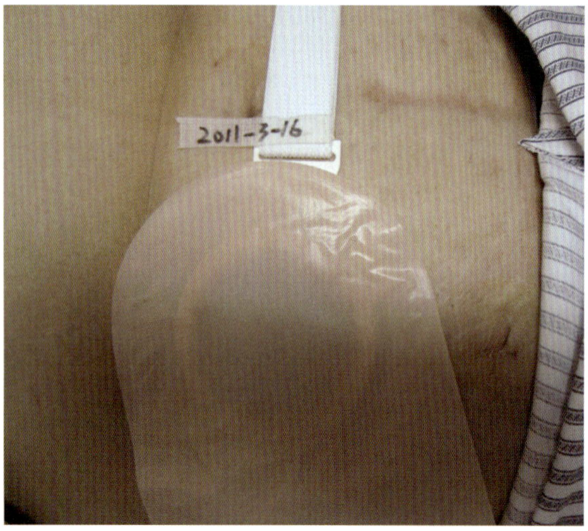

图 37－33　造口袋配合腰带

处理方法：撕离造口袋及清洁造口时动作要轻，避免再次损伤造口；重新测量造口尺寸；损伤处使用皮肤保护粉，促进愈合；必要时用硝酸银点烧（图 37－35）。

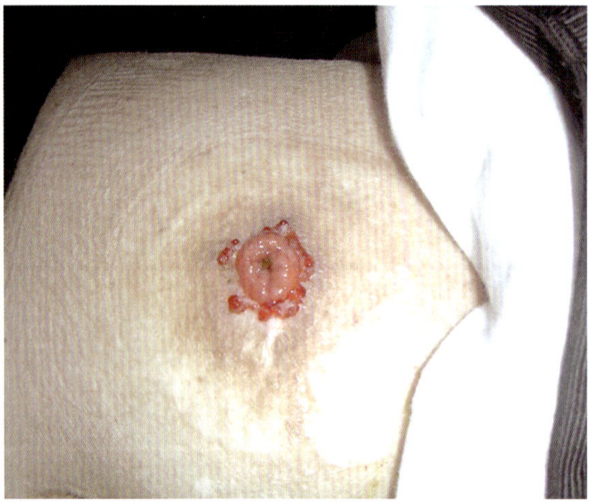

图 37－34　肠造口黏膜移位

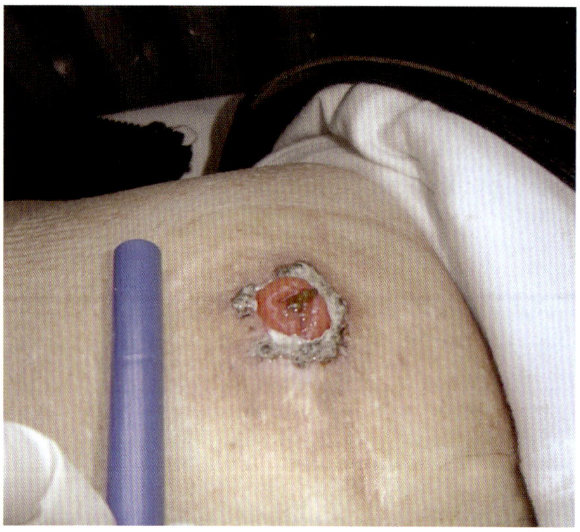

图 37－35　硝酸银点烧

5. 造口脱垂　肠造口脱出原因有腹部肌肉薄弱，手术时腹壁造口处肌层开口过大或过小，未将造口肠段及系膜适当地固定，腹部长期用力（如咳嗽、便秘、用力排尿、排尿困难）造成腹压增高。

处理方法：建议平常用普通腹带或束裤加以支持固定，以预防肠造口脱出。肠造口脱垂时（图 37－36），教导患者平躺放松，医护人员戴上手套，用冷的生理盐水纱布盖在肠造口黏膜部位，顺势缓慢将肠造口推回腹腔内。若是环状式肠造口远端造口脱垂者，可先将奶嘴塞住远端开口处，再将奶嘴固定在造口底板的底环处，并用普通束腹带约束肠造口处，以预防肠造口再脱出。若无法将肠造口推回时，需重做肠造口修整手术。如果肠造口严重脱出而引起肠造口溃烂或坏死时，就必须做肠造口重整术。而肠造口脱出在尚未做肠造口重整术前，肠造口脱垂处须用凡士林纱布包盖保护，以预防肠黏膜过度干燥而坏死。有肠造口脱出者最好选用一件式造口袋，因其质料较柔软不会割伤肠黏膜；勿使用两件式造口袋，因其底环易损伤脱垂的肠管。

6. 造口旁疝　造成肠造口旁疝常见因素为肠造口周围的腹壁组织薄弱（高龄者、腹部多次手术者）、持续性腹内压增加（如打喷嚏、咳嗽、用力解便排尿等）、肌膜切口过大导致腹壁肌开口扩大或裂开。这是最常见的肠造口合并症。轻者引起肠造口基部或周围鼓起（见图37－6）。严重者小肠会经由肠壁疝出，或引起嵌顿性腹壁疝或肠阻塞。

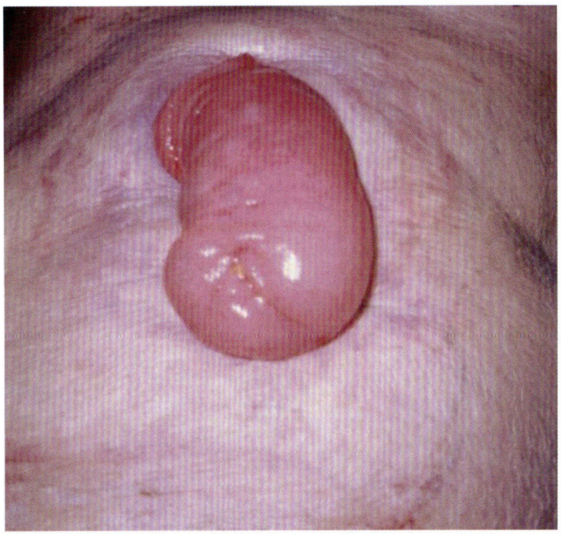

图37－36　造口脱垂

处理方法：指导患者术后3～6个月内不可提重物，咳嗽时需用双手约束肠造口部位，以减少腹部压力造成疝气形成。使用普通腹带或束裤加以支持固定，以预防肠造口疝气形成。造口袋宜采用一件式或两件式有浮动环的造口袋，以减少在粘贴或操作造口扣环与收集袋密合时，增加患者腹部用力。当无法改善时，需行外科手术矫正，多需重新选择造口部位。腹部松弛厉害者，较易发生此问题，所以须特别注意。

7. 腹泻　回肠造口的高输出量是重要致死因素。正常范围为500～800mL/d，高输出是指排出量＞1 000mL/d。水盐丢失可高达120mmol/L。肾脏代偿可防止盐的耗竭。高输出常由短肠综合征、造口狭窄、胃肠炎、克罗恩病复发、小肠部分梗阻、肠梗阻复通或其他原发因素等引起。

处理方法：指导患者平时要注意食物的质量，食物要新鲜、干净、卫生，少吃太油腻食物。同时在尝试某种新食物时，最好不要一次进食过多，无不良反应时，下次才多吃。注意食物仔细咀嚼，多吃含维生素C丰富的水果和新鲜蔬菜，以防维生素C缺乏。建议戒除烟酒，少吃易引起腹泻的食物，如咖喱、卷心菜、菠菜、绿豆、含高浓度香料食物（花椒、八角、蒜头等）、赤豆、南瓜子、丝瓜、啤酒等。每天喝水1 500mL以上，分少量多次喝水。出现腹泻症状，宜进食低纤维、少油炸的食物，也可进食一些炖苹果、苹果酱、香蕉、奶油花生酱、燕麦卷等可溶性纤维食物。同时喝含钠、钾高的溶液来补充丧失的水分及电解质（如果汁、去油的肉汤等），不可随意服用抗生素或制酸药。若腹泻无缓解或严重腹泻应及时到医院就诊，首选治疗包括止泻、补液等。止泻可用易蒙停、盐酸地芬诺酯和止泻宁，最高可用8片/d。二线止泻药物有硫酸可待因、磷酸盐等（每4～8h服用15～60mg），可在用易蒙停等的基础上加用或独自应用。阿片酊可予0.3～1mL，每天4次，小剂量的阿片酊可有效治疗腹泻而不引起欣快或依赖。上述药物可能需长期使用，特别是当它能有效减少患者静脉补充水分和营养的情况下。然而，部分患者仍需长期予以静脉营养支持治疗。

二、周围皮肤常见并发症

肠造口术的目的是重建患者正常的排泄功能，或为治疗上所必要施行外科手术的结果，以期延长患者的生命，但若肠造口周围皮肤时常受损，甚至溃疡发生，不仅难于粘贴造口袋，还会严重影响患者对肠造口的自我控制感。虽然造口材质得到了很大的发展，但肠造口周围皮肤的并发症仍是当前患者最常见的问题。正确地选用适当的造口用具，有效预防及妥善处理造口周围皮肤并发症，是肠造口护理十分重要的环节。

（一）肠造口周围皮肤受损的相关因素

人体健康皮肤由表皮层及真皮层组成，皮肤表层 pH 在 4.5 ~ 6.8 时可避免细菌、病毒感染；皮脂能保持皮肤湿润，防止体内水分及电解质的损失，预防化学、物理性及辐射线的刺激。但当皮肤暴露在潮湿物质中，如尿液、粪便、汗液或伤口分泌物时，皆会造成皮肤受损或皮肤炎问题，尤其肠造口周围皮肤更需特别当心，因长时间粘贴造口底盘及暴露在潜藏尿液、粪便、汗液浸润的环境中，皮肤的弹性与质地会因而下降较容易造成皮肤受损，因此了解造成肠造口周围皮肤受损的相关因素是十分重要的。

1. 皮肤湿度　流汗、尿液及液态粪便（化学性刺激）、皮肤通透性差、清洗皮肤后未待皮肤干爽即粘贴造口底盘或使用不透气材质的胶布等，均易造成皮肤潮湿，而造口底盘渗漏浸润将会使皮肤变薄、变脆，因组织耐受力变差容易导致皮肤受损溃疡。

2. 皮肤 pH　尿液或粪便会改变皮肤酸碱度，当 pH 接近 7.1 时会对局部皮肤造成伤害。大量尿素和氨促使皮肤 pH 增加至 8 以上。而随着时间增长，皮肤酸碱度越偏碱性，造成皮肤受损问题也会增加。

3. 清洁　清洁皮肤时若选用药液性清洁液或碱性肥皂，易刺激皮肤。清洗擦拭肠造口周围皮肤时，若选用粗糙材质的纱布，或用力擦洗，会增加表皮摩擦力，使皮肤的保护力下降，甚至破损。而清洁皮肤的水温过高，则会造成皮肤过度干燥。

4. 排泄物刺激　患者肠造口周围的皮肤若长时间处于潮湿环境中，易使皮肤 pH 上升，造成失禁性皮肤炎。而临床上发现造口袋的渗漏时常和造口位置不佳有关，排泄物的持续渗漏造成皮肤溃疡破损，患者疼痛不堪，其中排泄物刺激皮肤严重度以回肠造口的水液状粪便最严重，其次为膀胱造口的尿液或糊状粪便，而成形粪便对皮肤的伤害性较小。

5. 个人皮肤状况　随着年龄增长，皮下脂肪减少、真皮层变薄、弹性纤维减少，会造成皮肤的弹性与饱满度下降，免疫力降低；当肠造口周围的皮肤损伤时，细菌易于皮肤损伤处生长繁殖，更加深感染的危险性。而患者本身的疾病，如红斑性狼疮等免疫力缺损、糖尿病患者等也易增加感染概率，影响整体的皮肤状况。

6. 微生物生长　皮肤长时间接触尿液、粪便及汗水刺激，使用不当的隔离产品，选用不适当的造口底盘、不透气胶布等，均容易增加菌落生长和感染的机会。而肥胖者的皮肤皱褶处易积存污垢。

7. 选用不适当的造口产品　目前造口厂商所制作的造口产品种类繁多，若选用不当的肠造口产品常会使造口底盘的猪油膏与皮肤密合性差，造成排泄物渗漏、刺激皮肤，导致肠造口底盘更换频繁，导致皮肤耐受力差。因此临床上建议肠造口底盘更换时机为回肠造口 3 ~ 5 天，结肠造口 5 ~ 7 天，但实际上仍要视患者排泄情况调整；常见有几个因素会影响粘贴造口袋的时间，如底盘密合度、天气闷湿、皮肤易流汗、周围皮肤有瘢痕、腹部脂肪皱褶、饮食、活动等。

（二）造口周围皮肤并发症的预防和处理

常见并发症有刺激性皮炎、接触性皮炎、毛囊炎、念珠菌感染、伪上皮增生性皮肤、尿酸结晶、放射线损伤等。

1. 刺激性皮炎　常发生于造口位置设置不当或腹部皮肤不平整时。坐位时造口周围皮肤的不平整，回肠造口稀水性排泄物容易从皮肤的不平处渗漏到造口底板的下面；另外排泄物渗漏到底板下，影响造口底板的粘贴时间，容易出现渗漏（图 37 - 37）。排泄物由造口底盘处漏出而刺激周围皮肤，引起皮肤瘙痒、溃烂、红肿、疼痛，甚至排泄物会浸蚀至肠造口旁术后伤口上，造成伤口污染而引起腹部伤口感染。有时虽然黏膜高于皮肤，但是近端开口的位置低于皮肤时，同样会造成排泄物渗漏至皮肤（图 37 - 38）。

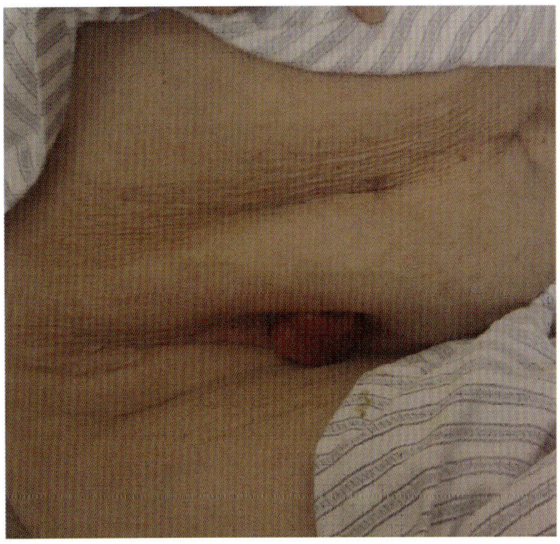

图 37－37　造口周围皮肤不平

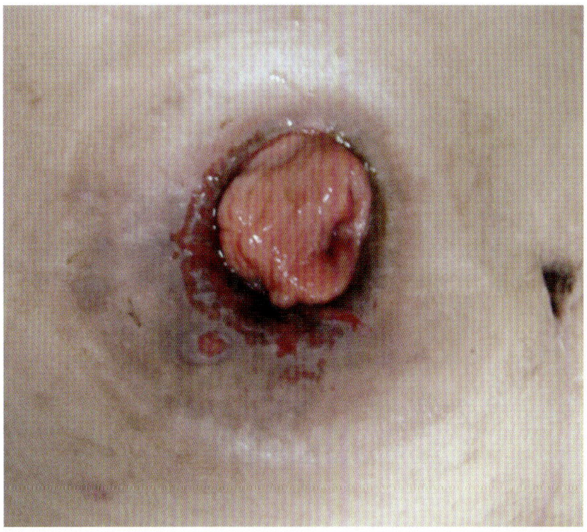

图 37－38　近端开口低于皮肤

预防和处理方法：

（1）术前提供正确的造口定位，以减少因造口位置选择不佳导致术后自我照顾的困难。肠造口位置原则上应该保持在病患的视线之内，避开骨凸、腹部凹凸不平的皱褶、瘢痕处，更重要的是要考虑患者的日常生活、活动时的姿势是否影响造口袋的粘贴稳固；在腰部两侧较易出现皮肤皱褶缝隙，造口袋粘贴困难，所以术前肠造口定位应避开此位置，使患者自我照顾问题降到最低，加强患者自我照顾的能力，进而提升其生活质量，使其早日重返原本的生活方式。

（2）临床上倘若紧急手术时，常无法如术前定位般考虑周全，因此术后在教导患者或家属粘贴造口袋时，要特别注意患者的坐、平躺、侧卧、弯腰等姿势，指导他们如何评估腹部不平整的地方，针对腹部凹陷不平之处，利用可裁剪的造口底盘，条状猪油膏或者防漏膏填补凹陷处，防止患者在姿势改变时发生渗漏。

（3）造口周围皮肤浸润破损也和患者本身的造口状况有关，如造口缩陷患者，易造成造口用具粘贴困难，应指导患者选用合适的造口用具，如能垫高底盘的环、凸面造口底盘配合腰带、腹带、防漏膏、防漏条的使用。

（4）粘贴造口底盘时，应以造口量具测量肠造口的口径大小及直径，要大于肠造口口径 1～2mm，若底盘裁剪过小，易影响患者肠造口的血运及伸缩空间，造口易缩陷于造口底盘下，稀水样便易经底盘渗入皮肤；若底盘裁剪过大，常发生在患者的肠造口是椭圆形状，底盘却裁剪成圆形，虽造口底盘不易有渗漏，但排泄物会持续侵蚀裸露的皮肤，造成患者周围皮肤浸润、疼痛。故根据造口的形状和大小裁剪造口底盘，合理使用防漏膏、防漏条填补肠造口周边皮肤空隙，能有效地保护造口周围皮肤。

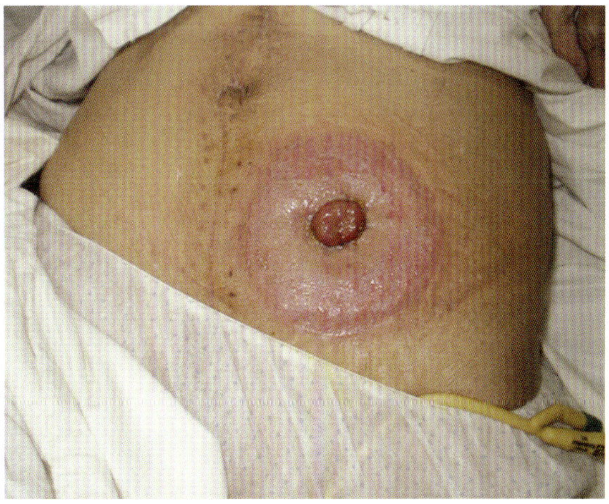

图 37－39　接触性皮肤炎

2. 接触性皮肤炎　多由于肠造口用具选择不适当，或是在清洗皮肤过程中未将清洗剂擦拭干净，导致出现皮肤问题，常见脱皮、发红；有些患者因造口底盘粘贴过久，未按时更换，有的粘贴天数＞7 天，加上天气闷热，皮肤流汗，患者对于胶布出现过敏反应，无法有效透气，轻则出现底盘周围及胶布粘贴处出现瘙痒、发红症状，严重者皮肤会有浸蚀、溃疡（图 37－39）。

预防和处理方法：

（1）评估造口用具是否适当，了解患者及家属清洁造口周围皮肤的方式，是否有使用安尔碘、碘伏、双氧水、酒精等消毒液擦拭；清洗造口周围皮肤时，只需用弱酸性沐浴露或普通清水清洗即可，且务必将残余的泡沫或者残胶清洁干净，最后还需将周围皮肤擦拭干后，才可粘贴造口袋，定期更换造口底盘，原则上3～5天更换。

（2）对胶布易过敏的患者，建议使用全猪油膏的底盘；若遇到天气闷热时，勿出门太久，可选择待在有空调的室内。严重溃疡的皮肤治疗方法以保持干爽为原则，每次更换造口底盘时用生理盐水或温水、自来水清洁皮肤，及时擦干，可先贴水胶体类敷料保护后，再贴造口底盘；周边胶布粘贴处可根据医嘱涂抹类固醇类药膏治疗。

（3）针对某些敏感性皮肤患者，术前先做皮肤过敏测试：即将所有厂商的造口粘胶剪小块贴在患者的腹部皮肤上，做皮肤成斑试验，评估患者皮肤是否有红、肿、痒、烧灼感或其他过敏反应；并给予选择2种以上最适当的造口粘胶，于术后可选择有2种以上不同品牌的造口底盘交替更换使用，以减少患者对造口粘胶产生敏感。若对任何品牌的造口粘胶都过敏的话，可先贴水胶体敷料保护，再贴造口底盘。其他过敏的情况包括有造口裁剪的洞口边缘有一圈红疹，患者可能对造口胶过敏，因为造口胶内含有酒精成分，有些人会对酒精过敏，则不可再使用造口胶，改用条状猪油膏或造口粉喷撒于肠造口周围0.2cm缝隙处即可。而少部分的人则对造口腰带、束腹带过敏，出现皮肤发痒的症状，此时建议可在腰带、束腹带内铺上棉质的手帕或毛巾，隔绝与皮肤的接触及减少摩擦。

3. 毛囊炎　是毛囊发炎，与患者本身有体毛有关，患者常会抱怨撕除造口袋时，会有毛发拉扯的疼痛感，故他们常用剃刀刮除体毛，长期影响之下，患者会更频繁刮除毛发，从而伤害了毛囊。

处理方法：当患者主诉撕离造口袋有毛发拉扯的疼痛时，指导患者正确的撕离方法，一手按压皮肤，一手缓慢撕除造口底盘；若造口底盘粘贴过紧，不易撕除时，则用湿纱布先湿敷几分钟后再移除。避免使用过多及黏性过强的造口胶，以免造成更多伤害造口周围皮肤。当造口周围皮肤有毛发时，需用剪刀将毛发剪平，不可用剃刀剃毛，以免伤到皮肤的毛囊。当毛囊处出现红疹时，可使用造口粉或喉风散喷涂在红疹的皮肤处，倘若毛囊出现脓疱情形时，应排除是否有霉菌或金黄色葡萄球菌感染，并针对其菌种，按医嘱使用抗生素粉剂药物。

4. 念珠菌感染　肠造口周围皮肤感染念珠菌，与患者长期使用类固醇类激素、免疫功能低下、口服抗生素或是造口底盘长期渗漏，排泄物渗进底盘的缝隙中，利用温暖、湿润的环境繁殖导致皮肤伤害；念珠菌感染初期症状是皮肤痒，若未及时清洁皮肤及用药膏治疗，即会出现脓疱状白色皮疹及界线清楚的皮肤红斑，皮肤会奇痒无比（图37－40）。

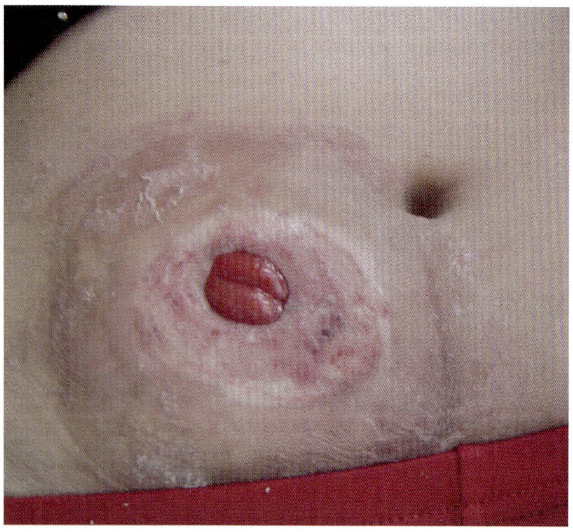

图37－40　念珠菌感染

处理方法：重新评估患者的造口底盘选择是否适当，以免周围皮肤受到排泄物浸蚀；粘贴造口底盘的皮肤区域若有毛发时，指导患者将粘贴造口底盘部位的毛发剪短，不可用剃刀剃毛发；更换造口底盘时需用弱酸性沐浴露将皮肤清洗干净后、擦干；若出现造口底盘渗漏应马上重新更换。当出现白色念珠菌感染时，建议每次更换造口底盘时，涂抹抗真菌药物，疗程2～3周，千万勿在症状改善后立即停药，以免影响治疗成效。

5. 伪上皮增生性皮肤　紧邻造口周围皮肤区域出现疣状的突起，多见于泌尿造口或回肠造口等，在潮湿的环境下才会引起，加上造口底盘裁剪过大，造口周边皮肤长期浸泡在尿液及水液状粪便里，皮肤会发红、溃疡、疼痛；长时间的影响，便会演变成湿疣状似的皮肤组织增生，围绕在造口边缘（图37－41）。

处理方法：重新评估肠造口状况，评估患者使用的造口用具是否适当，了解患者粘贴造口用具操作步骤并请回复示教。可采用硝酸银点灼伪上皮增生皮肤，再粘贴底盘，每日多次喷洒适量的造口粉于增生的皮肤上吸收渗出液。而对于困难性极高的上皮增生严重患者，建议手术治疗。

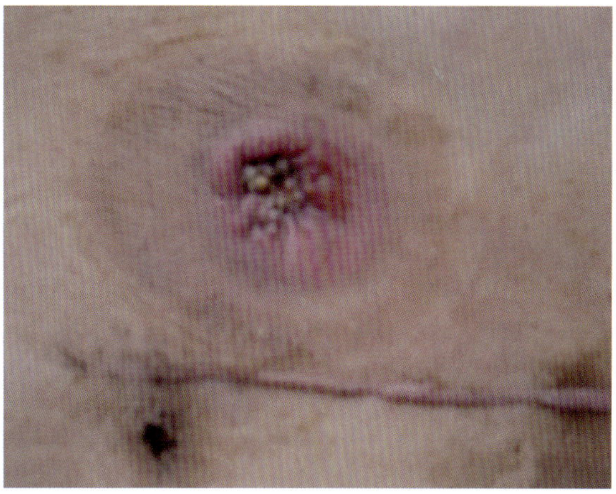

图 37－41　伪上皮增生性皮肤

6. 尿酸结晶　正常泌尿造口排出的尿液呈弱酸性，pH 为 5.5～6.5。而尿液结晶的发生与饮食中摄取较多碱性食物有关，如水果及蔬菜类，再加上水分摄取不足所引起。其临床表征呈现造口周围皮肤一圈白色，有沙砾状的沉淀物（图 37－42）。

预防和处理方法：建议泌尿造口患者平时可多吃一些酸性食物，如肉类、燕麦、面包、蛋及面类等，增加水分摄入，每天喝水 2 000～2 500mL。平时，在更换膀胱造口尿袋时，皮肤宜用弱酸性沐浴精将少许的沉淀物清洗及擦拭干净，若不易将结晶清洁干净，则处理方式建议可用 1∶3 的食用醋加水稀释，湿敷后擦拭，或用稀释的小苏打水擦拭。

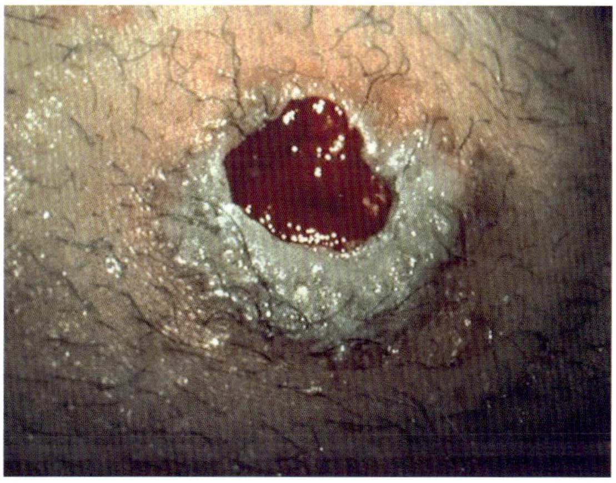

图 37－42　尿酸结晶

7. 放射线损伤　患者接受放射线治疗后，放射线会引起肠造口及其周围皮肤损伤；通常放射线治疗时都会以铅板覆盖肠造口，保护肠造口，所以因放射线治疗引起肠造口损伤较少见。而因放射线损伤造成的皮肤炎，可发现患者造口周围皮肤会因放射线照射，导致真皮弹性纤维组织受损，皮肤表层变薄及破损（图 37－43）；皮肤末梢微小血管受损，使皮肤呈现发红状态，时日过久便会出现皮肤黑色素沉淀、纤维化、肥厚，久之弹性下降。

放疗期间的皮肤护理非常重要，在急性期要预防肠造口处再受伤害，应避免使用刺激性物品：如油脂类、有机溶剂。患者接受放射线治疗时，须用铅板覆盖在肠造口处；此外，可建议患者在治疗期间使用较柔软带护肤胶的造口袋，以避免因用力撕除造口底座，造成二次皮肤破损。若肠造口周围皮肤已溃烂，可先使用藻酸盐敷料或亲水性纤维敷料覆盖创面，吸收伤口渗液，再用亲水性敷料粘贴，最后粘贴造口袋；并密切观察敷料吸收伤口分泌物后的情况，及时给予伤口换药和更换造口袋，以免造成再度的伤害。

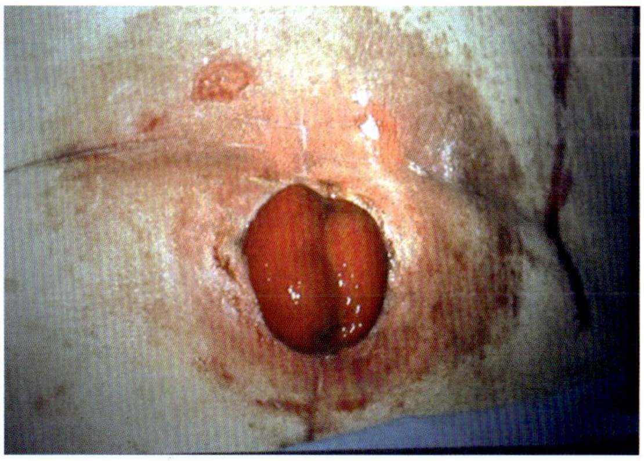

图 37－43　放射线损伤

肠造口周围皮肤的并发症是一件让患者、家属相当困扰的事，不仅造成皮肤受损，更增加日后自我护理的困难，加重经济的负担，使患者的心理受到影响，对人际关系感到退缩；若处理不好，甚至会影响其患者的身心恢复。临床上，造口周围皮肤并发症的预防及处理，对医务人员而言，无疑是一件极富挑战的事，故医务工作者不但需要了解肠造口周围皮肤受损的相关因素及合并症种类，还要明确预防甚于治疗的重要性，教导肠造口患者和家属正确清洁、评估、保护肠造口周围皮肤是预防肠造口皮肤并发症的关键。开展造口专科护理门诊，完善造口随访，进行电话咨询能及时提供他们评估及处理造口周围皮肤并发症的技巧，减缓皮肤破损的发生，进而提升患者的生活质量。

第五节　肠造口的康复护理

肠造口患者手术后处于康复期，所面临的困扰是今后的生活问题，如能否自我护理、继续工作、参加社交活动及担任以前的角色等。肠造口并非是一种疾病，而是排除体内废物的一种人为开口。康复过程是一个持续的适应过程。造口者只要对自己有信心，正确地掌握造口器材的使用和护理方法，注意生活细节，那么造口带来的不便就可以减至最低，也可以同正常人一样愉快生活、娱乐、旅游和工作，同样享受人生的快乐。

一、心理护理

对选择接受造口手术的患者来说，他们要在治疗上付出巨大的代价。这个代价不单指身体上极度的不适，而且还包括心理上的困扰及创伤。有作者认为，造口手术对患者的心理影响远远超越对其生理影响。所以，医护人员必须主动向造口患者提供心理帮助，帮助他们如何面对疾病、处理造口以及回归社会。理想的医疗，应包括医护人员向造口患者提供的全面照顾。

1. 帮助患者在情绪上取得平衡　即使当前的困难看似多么难以解决，医护人员也要帮助患者维持有希望及乐观的态度。帮助患者兼从正面及负面的角度看每一件事情，鼓励患者采取积极的行动，以减少问题的恶化。鼓励患者不要因自己的惰性及负面预感而令自己变得无能为力。

2. 帮助患者保存一个满意的自我形象　令他们觉得自己是有一定的能力和控制力的长期病患者，需要重新对自己的能力做出评估。当他们遇上困难，即使是一些自己以前轻而易举的事，都可能要接受别人的帮助。只要他们仍然觉得自己能在个人护理及日常生活中采取正面的行动，他们便能维护自尊心，以及对自己能力有一定的认同，以至重新肯定自己的能力。

3. 帮助患者与其家人及朋友保持良好的关系　患者往往会因为自卑及不想负累别人而隔离自己。医护人员需要消除他们那种离群的自然倾向。只有这样，他们才能与社会保持联系，从而继续在当中获得朋友及家人的鼓励，以维持他们在长期适应过程中的斗志。

4. 帮助患者接受不可预计的将来并做好准备　癌症患者是会有病情反复的情况，可是，患者必须对日常生活有信心及兴趣。不要因为害怕癌症复发而变得惊慌或使自己陷入困境。要尽量帮助患者投入现实的生活，而不要过分受制于将来的威胁。

5. 教育患者并向其提供有关疾病和治疗的资料　让他们知道其他患者冲破康复期间障碍的方法，帮助患者解决在适应疾病时所产生的种种实际问题。

二、饮食护理

肠造口患者不能像正常人一样能完全控制排便的过程，所以饮食问题也是他们最关心的问题之一。有的患者认为限制饮食的摄入可以减少排泄量，以减少造口所带来的不便。这往往会导致更多的问题产生，如癌症患者手术后过分地限制食物的摄入会令身体的恢复减慢，使机体处于不良的状态，影响伤口的愈合。其实，肠造口手术后仅仅是排便的部位和习惯改变而已，肠造口者原消化吸收功能没有丧失。因此，肠造口者不必为饮食而烦恼。如造口者没有糖尿病、肾病、胃病、心血管疾病等需要特别注意限制饮食外，只需要在平时生活中稍加注意，掌握饮食规律，就能和正常人一样享受美味食品。

（一）肠造口术后初期饮食的注意事项

肠道手术经常要涉及切除全部或部分的大肠、小肠而影响了食物的消化吸收过程，因此，在手术后需要调整食谱，改变一些饮食习惯，直到身体可以适应这些变化。肠造口手术后，当造口有排气、排便，医生检查确认肠道功能恢复时，饮食就可以开始。饮食应由流质—半流质—普食逐渐过渡。进入康复期，造口者饮食则根据患者需要而进食，无需忌口。但应定量进食，防止暴饮暴食，有利于造口者的身心康复。同时适当注意下列问题。

1. 少进食易产气的食物　因为肠造口没有括约肌来调节粪便的排出，因此患者需要配戴造口袋来收集由肠道所排出的废物。肠道产气过多，在造口袋内积聚会使造口袋鼓起而对患者的外表形象有影响。如与家人或朋友在一起时，造口排气的响声将令患者尴尬并产生自卑感。同时腹部胀气会给患者带来不适。某些食物、水果、饮料会增加肠道内产气，如豆类、卷心菜、芥菜、黄瓜、青椒、韭菜、豌豆、萝卜、洋葱、番薯、巧克力、苹果、西瓜、哈密瓜、碳酸饮料、啤酒等。某些行为如嚼香口胶、吸烟、进食时说话也能使肠道内气体增加。因此，在进食时宜细嚼慢咽及进食时少说话来减少吞咽空气。

2. 少进食易产生异味的食物　不良气味的散发可能成为造口者最头疼的问题。不良气味的产生通常来自于脂肪痢或是肠道的细菌将某些特殊的食物发酵，产生酸性且令人不适的气味。如果患者配戴的造口袋不具防臭功能，应少进食易产生异味的食物。产生气味大的食品有玉米、洋葱、鱼类、蛋类、大蒜、蒜头、芦笋、卷心菜、花椰菜、香辛类的调味品等。多喝去脂奶或酸奶，食用含叶绿素高的绿叶蔬菜有助于控制粪臭，如臭气相当明显，还可以内服次碳酸铋、活性炭片、叶绿素片等。但应注意，服用这些药物后可能会引起大便颜色的改变。

3. 避免进食容易引起腹泻的食物　由于肠道功能的不完整，因此造口者比正常人更容易产生胃肠道的不适，尤其是腹泻。肠造口者腹泻是指大便稀薄或水样，粪水对造口周围皮肤会产生刺激。同时大量腹泻会引起电解质紊乱和脱水，因此应引起重视。造口者在饮食上应特别注意食物的质量，食物要新鲜、干净、卫生，少吃太油腻的食物。同时在尝试某种新食物时，最好不要一次进食过多，无不良反应时，下次才多吃。过量饮用酒精类饮品可导致稀便。容易引起腹泻的食物有咖喱、卷心菜、菠菜、绿豆、含高浓度香料的食物（花椒、八角、蒜头等）、赤豆、南瓜子、丝瓜、白酒、啤酒等。出现腹泻症状，宜进食低纤维、少油炸的食物，也可进食一些炖苹果、苹果酱、香蕉、奶油花生酱、燕麦卷等可溶性纤维食物。同时喝含钠、钾高的溶液来补充丧失的水分以及电解质（如果汁、去油的肉汤等）。一般的抗生素可能会导致稀便或腹泻。而有些抗胃酸药物也会引致腹泻或便秘，故不可随意服用。腹泻无缓解或严重腹泻者应及时到医院就诊。

4. 进食粗纤维食物应适量　粗纤维食物能促进肠蠕动，增加粪便量。对便秘的造口患者，多吃粗纤维食物能帮助粪便的形成，减轻排出困难。但是一般造口者大量粗纤维的饮食形成大量粪便，需经常排放粪便或更换造口袋，给造口者外出活动带来不便。造口狭窄者，出口狭小，粪便排出困难，粗纤维饮食后，容易引起造口梗阻，出现腹痛、腹胀，甚至呕吐等症状。注意进食粗纤维的食物时要有充足的水分。含粗纤维较多的食物有玉米、芹菜、南瓜、红薯、卷心菜、莴笋、绿豆芽、叶类蔬菜、贝壳类海鲜等。

5. 避免进食容易引起便秘的食物　对于造口者保持大便的通畅是很重要的。大便过硬，排出时很容易引起造口出血，长期便秘也容易引起肠造口的脱垂。大便的稠度与所进食的食物种类有关，也与饮食的时间、次数、服用的药物和患者的情绪等有关。容易引起便秘的食物有番石榴、巧克力、隔夜茶等；氢氧化铝、碳酸钙以及吗啡类药物等也容易引起便秘。便秘出现时，最佳方法是多喝水、多进食蔬菜和水果，适当进食有通便作用的食物如香蕉、红薯等，同时进行适当的运动，有便意感应立即上厕所，用手在脐部周围顺时针方向按摩等方法，以助肠蠕动利于排便，必要时，在医生指导下服用缓泻药。

（二）回肠造口者的饮食注意事项

因回肠造口的管径小，故高纤维的食物会有可能阻塞造口。为了避免引起回肠造口的堵塞，回肠造口者在饮食上应注意少食难消化的食物，如种子类食物（如干果、坚果等）、椰子、菠萝、木瓜、芒果、芹菜、蘑菇、冬笋、玉米等。同时要仔细咀嚼食物。多吃含丰富维生素 C 的水果（如橙、柚、柠檬、山楂等）和新鲜蔬菜，以防维生素 C 的缺乏。处理暂时性的回肠食物梗阻的小窍门：①洗一个热水澡，或用热水袋放松腹肌；②右侧卧位，沿造口上方到造口方向按摩，促进梗阻物排出；③按摩并呈膝胸卧位可能会提高成功率；④如果回肠造口排出物是干的，应避免进食固体食物并增加液体摄入量；⑤如果近期无排泄物流出，应及时停止经口进食。这种情况如果超过 6h，建议应及时就医。

回肠造口者因为结肠切除后影响了水分和无机盐的重吸收，而容易导致水和电解质平衡失调，应注意补充水和无机盐，尤其在炎热的天气及大量出汗时。如水分损失较多，尿量往往会减少，容易发生肾结石，因此在水分的摄取上必须足够，每天的饮水量至少有 1 500～2 000mL。可通过饮用运动饮料或进食增加盐的摄入来维持钠的平衡。如果回肠造口高排出情况持续超过 24h，建议看内科医生和营养师，服用抗腹泻的药物以及合理的膳食。如出现口干、小便量少且颜色深；昏睡和乏力，恶心、呕吐等应及时就诊。某些坚硬或有胶囊包裹的药物，可能会不被吸收而由回肠造口排出。

（三）化疗期间加强营养提高机体免疫力

许多大肠癌患者造口术后需要进行化疗。化疗中患者的味觉、嗅觉发生改变，厌食、恶心、呕吐、腹泻、腹胀等不适，导致营养摄入不足，造成水和电解质失衡。保证良好的营养供给对大肠癌造口者的康复是一个重要问题，良好的营养可加快患者的康复，减轻化疗中的不良反应，调动机体免疫系统，抵御感染，确保完成治疗计划。宜少量多餐，在烹调上尽量满足患者的胃口，保证营养的摄入。不能进食者应通过静脉补充营养。

（四）参加社交活动时饮食注意事项

社交活动不是造口人的禁区，如想减少夜晚外出时粪便的排出，只要白天适当减少进食含纤维多的食物和减少进食量，就有可能避免频频需要更换造口袋或排放粪便带来的苦恼。有气饮品可能会刺激造口排出大量气体及水分，如啤酒、可乐等，故应少饮为佳。

三、日常生活指导

（一）衣着

肠造口者很担心出院后该穿什么样的衣服，是否需要特别制作。其实，肠造口者不需要重新制作衣服，穿回手术前的服装即可。但最好避免穿紧身衣裤（裙），以免摩擦或压迫造口，影响肠造口的血液循环。

（二）沐浴

是否可以洗澡（沐浴）是肠造口者非常关注的问题之一。有了肠造口，并不会从此剥夺了造口者沐浴的乐趣。当手术的切口已愈合，无论是粘贴着造口袋还是取下造口袋均能像正常人一样轻轻松松沐浴，水分是不会由造口进入身体内的，也不会影响造口袋的使用时间和身体的康复。沐浴前，最好在造口底板的边缘贴上防水胶布，以免沐浴时水渗入底板，影响造口底板的稳固性。使用一件式闭口袋，沐浴前最好先将造口袋除下；使用一件式开口袋最好先将造口袋排空，沐浴后可用柔软的抹布将造口袋外层的水珠抹干即可；使用两件式造口袋，沐浴后可用柔软的抹布将造口袋外层的水珠抹干或更换另一干净造口袋，也可以配戴浴盖进行沐浴，沐浴后再装上造口袋。

（三）旅行

旅游是有益身心的事，随着人民生活水平的提高及造口护理用品的多样化，肠造口者走出家门游览胜景是可以实现的。肠造口者在体力恢复后，同样可以外出旅游，领略大自然风光，陶冶情操，调节身心。无论坐船、飞机、火车，对肠造口者均不会有影响。但在旅游中要注意：

（1）路程的选择：要遵循由近到远、由易到难逐步进行。这样可以使自己逐渐适应在外生活与在家生活的不同，更有利于克服造口带来的一些意想不到的问题。

（2）物品准备：首先准备充足的造口袋，要比平时用量稍大，以应付意外发生（如水土不服，会有腹泻的情况发生）；部分造口袋应放在随身的行李中，以便随时更换，并将其余分别装在不同的行李箱内是明智之举，千万不要全部托运，以免发生行李箱丢失时手忙脚乱；最好配戴造口腰带，因为在旅游中会有比平时的身体运动多一些，加上腰带会更安全；在飞机上由于压力的变化，胃肠气会多一些，宜使用开口袋或配有碳片过滤的用品，除臭过滤片可解决肠胀气过多所带来排气的臭味；造口袋不能减轻旅行者系安全带时对造口部位的压迫，备一小的垫子将能保护造口。平时习惯进行结肠灌洗的造口者，如果所住的地方条件允许（必须有洗浴设施），旅行时只要带一套灌洗系统及几个袋子或造口栓就可以了。还要带些止泻药和抗生素，消毒湿纸巾也是必备之物。无论到哪里旅游，一定要事先了解当地造口治疗师及造口用品经销商的情况，以便出现紧急情况时能够得到及时帮助。

（3）饮食选择：主要是注意饮食卫生，尽量不改变饮食习惯。尝试新品种的食物时，应尽可能少食，以免引起腹泻。不易消化、产气较多或有刺激性的食物尽量避免食用，如粽子、汤圆、壳类的瓜子、花生、含碳酸饮料（啤酒、可乐）、辣椒、咖啡、洋葱等。最好养成随身自带一瓶矿泉水的习惯，这样既可以保证饮水，也可在有意外时用于冲洗。

（四）性生活

接受造口术的患者都有发生器质性或心理性性功能障碍的可能。但有一点需要注意的：造口术不一定会引来性方面的问题。术后早期应是患者的康复及适应阶段，包括患者的自我适应及家庭适应。这个时期的性康复重点应放在患者及配偶对造口的心理适应、熟悉护理方法和加强体力的恢复上，正确认识性生活与原发病及肠造口的关系。随着造口者生理及心理条件的不断完善，在有关医师正确指导下，可逐渐过渡到正常的性生活。

1. 生理方面　医护人员应高度重视肠造口术给患者带来的性生理变化，主动了解他（她）们的性问题，提供康复护理措施，协助他们重新获得性满足。

（1）男性：有些造口者会因手术时机械性的伤害而造成盆腔血管神经的损伤，引起部分或全部的性功能丧失。也有专家认为，性功能状态并不完全取决于根治范围及有否神经损伤，性功能减退的程度及持续时间与手术并发症、年龄、术前身体状况等诸多因素有关。无论直肠癌行腹会阴联合切除术还是膀胱肿瘤行膀胱全切术，部分男性患者可能会出现反射性勃起功能丧失、腺体分泌减少、无法射精、射精疼痛、早泄等部分或全部性反应障碍。有些情况经过一段时间后会逐渐恢复，如果情况严重者需要到泌尿科做进一步检查、治疗（如药物性阴茎勃起、外部装置和假体等等）。

（2）女性：由于手术损伤了盆腔血管及正常的血液循环，影响了性生活中盆腔充血及性快感的出现；术后子宫后倾或翻转造成性交时子宫或阴道壁受力后引发的紧张性疼痛；也可因手术野周围的阴道后壁瘢痕收缩、阴道干燥而导致性交困难、疼痛等，这些都可能降低患者对性生活的兴趣。医护人员应该提供相应的咨询和健康教育，如使用润滑剂（油性润滑剂不被推荐使用）、改变性交姿势、阴道整形术松解瘢痕组织等方法解决性交困难及增加舒适度。

2. 心理方面　心理性性功能障碍在造口者中较为普遍。无论造口的原发病如何，施行造口术后患者将面临由此引起的一系列心理变化。在整体上，这类患者患者常因自己排便方式与众不同、难以保持自身清洁、体形外观变化、吸引力下降等因素感到自卑。尤其在术后的前半年，患者对自己外观形象的突然改变尚不适应，对造口的护理也不熟练，心理负担很大。性生活中肠造口带来的异味、肠内容物外漏和异常声响都会令患者及其配偶感到沮丧，严重干扰性生活的质量。那些因恶性肿瘤接受肠造口术的患者，还需面临肿瘤复发对自己的生命带来威胁这样非常现实的问题，因此极易产生抑郁、悲观、暴躁等情感变化。这些患者的心理状态十分敏感、脆弱。如果缺乏社会、亲友、配偶的理解、关怀和鼓励，尤其是缺乏医务人员对术后康复过程中的有关性生活的指导，该类患者极易丧失自信，这是心理性性功能障碍发生的主要根源。心理性因素造成的性功能障碍，往往需要医务人员、亲友、配偶及患者本人的相互配合、理解来完成治疗，效果通常令人满意。

对造口者这样一组特殊人群来说，虽然他们很少主动提到手术后的性问题，但并不说明不存在这方面的问题，只是这方面的问题难以启齿，不便与人交流。事实上，无论其造口的原发病如何，在造口者术后康复过程中，将不可避免地面临一系列个人生活及社会生活的改变，其中性生理和性心理的变化是一个相当突出的问题，处理不好，往往会造成生理、心理及社会交往上的压力，甚至导致婚姻及家庭的危机，严重影响患者的生活质量。

恰当适度的性生活对患者术后的康复、自信的确立、生活质量的提高无疑是有益的。造口者性生活前还应在以下几方面进行一些必要的准备。

（1）环境：最好布置富有罗曼蒂克的气氛；女性可使用少许的香水；偶尔安排外宿，常会有强烈的感受和意想不到的效果。

（2）情绪：不要把所有的注意力都放在肠造口上，互相爱抚、欣赏，尽情享受性生活的乐趣，必要时学会用幻想加入性爱的领域。有专家调查后指出，在术后早期（8 个月内），造口者往往更乐于接受亲吻、拥抱、抚摸等亲昵动作，以获得自己是否仍然被社会、亲友所接受和理解，从而增强自信心，而对于性交本身并不热衷，女性造口者尤为明显。与配偶分享彼此的看法、意见，说出自己担心的事情，多体贴对方，检查是否有不适之处。造口者克服心理障碍时，有时还需要心理专家的辅导，逐渐重新接受自己，在恢复及适应期间，给自己及伴侣双方一些时间来适应。

（3）身体：注意饱餐后最好休息 2 ~ 3h 后才可进行性生活。对结肠造口灌洗者，事先可粘贴闭口式造口袋、造口栓或使用迷你型造口袋，可预防粪便泄漏，又不会有异味产生。未做灌洗者，事先须更换造口袋或将造口袋内的排泄物清理干净，预防排泄物的泄漏。可用腹带约束覆盖造口处，这既可预防造口袋脱落，又可使患者感到有安全感。选择有颜色图案的袋子套在造口袋上，可改善视觉感受。

（4）姿势：鼓励造口者在性交过程中应用各种不同的姿势，以选择最舒适、最合适的方式，原则是不直接压迫肠造口。性交时的姿势可让造口者位于上方或侧卧。女性患者腹部会阴切除术后会造成会阴的瘢痕及骨盆阴道解剖上的变形，而导致阴道角度改变引起插入困难；若阴道肌肉受损且腺体分泌消失时，性交时会造成疼痛。一般可使用润滑剂，女性采取在上位的姿势，以减轻阴茎对阴道后壁的撞击痛。若女性患者有将膀胱全部切除时，则女性最好采取下位姿势，以预防阴茎对阴道前壁撞击造成不适，且性伴侣会觉得宽松，使得夫妻间都易获得快感及满足。

（五）怀孕与生育

年轻妇女自然会关心造口术后能否怀孕生孩子，对于一些人来讲它的意义包含着社会、宗教等方面的因素。无论如何，对于一个年轻女性造口患者而言，保持一个积极乐观的身心健康对于受孕是必不可少的。无并发症怀孕及自然顺产也是可能的。关于生孩子问题可建议她们咨询外科医生和产科医生。造口孕妇的护理需要产科医生、外科医生及造口治疗师非常细心、互相协作配合，对用药进行监督指导。

肠造口术后产生男性不育的病因主要为逆行射精或不射精，当然性功能障碍也可以产生不育。药物治疗、辅助生殖技术（子宫内受精、试管内受精或细胞内精子注射等）已广泛应用于男性不育的治疗。手术后，造口者若在性生活方面有任何问题，应与医护人员商讨。医护人员也应采取开放态度，帮助造口者解决疑难问题。

（六）社交活动

人类离不开友情，离不开人群，肠造口者也不例外。肠造口者不是患者，更不是传染病者。当他们身体体力恢复、掌握造口的护理方法后，就可以正常地进行社交活动。同时应鼓励造口者多参加造口联谊会，在这个组织中可以找到新朋友，互相了解、互相鼓励，交流造口护理的经验和体会，以便减轻造口者的孤独感，激发重新走向新生活的勇气，对促进其心理康复有着积极的作用。

（七）锻炼和运动

生命在于运动，只有锻炼和运动才能保持健康的身体。造口者也不例外，造口是不会阻碍锻炼和适当体力劳动的。可以根据术前的爱好与身体的耐受力，选择一些力所能及的运动，如打太极拳、散步、做体操、游泳、跑步、练气功等，其中最简单的锻炼方法是散步，它可以改善血液循环，促进新陈代谢，提高机体的免疫功能。但应尽量避免贴身的运动，如摔跤，以免造口意外受损；进行某些球类运动或会有轻微碰撞的运动，如壁球、篮球等，可能需要配戴肠造口护罩来保护造口，以免肠造口意外受损；避免举重运动，以减少造口旁疝的发生。

（八）工作

肠造口不是一种疾病，因此不会影响造口者的工作。手术后，一般需要一段时间来康复，特别是肿瘤患者。当身体体力完全恢复，便可以恢复以前的工作，但应避免重体力劳动，尤其是术后第1年，应避免举重或提重物，如从事搬运工作应更换。必要时可配戴造口服带加以预防造口旁疝的发生。

四、定期复诊

医护人员应指导造口者定期复诊，以便及时了解其生理及心理的康复情况、对家庭及社会的适应情况、对造口的适应情况、放疗及化疗对患者的影响，及早诊断出造口及皮肤并发症，给予适当的治疗和心理辅导。

造口者住院期间遇到的一些问题，如过度焦虑、疾病、手术、药物、护理方法等，相关知识能及时地从医生和护士那里获得帮助。但是，造口者从医院回家后，康复过程中会在不同的时间面临各种各样对其产生不同影响的困惑，并且大部分并发症是在出院后不知不觉地发生，如术后初期，造口较大及肿胀，渗漏机会较少；当造口收缩完成后，造口会较小及扁平，渗漏机会增大；造口者体重明显增加或消瘦，导致体形的改变；回家后造口者活动量增多；放疗对皮肤及造口的影响；化疗的影响，使患者抵抗力降低，易受细菌感染等原因都可在不同时期出现渗漏，导致皮肤损伤。造口者不断受到造口外漏的困扰时，将无法重新工作，无法成为对家庭及社会有用的人，其生活也将无疑处于与世隔绝或疏远的状态。造口者因为护理方法不正确，没有及时得到纠正，致使出现了一些本不应该出现的并发症，有的甚至越来越加重，不但给生活带来不便，更重要的是加重了患者的精神负担和经济负担。造口袋及皮肤护理产品的可靠性也至关重要，造口袋质量不好或无法固定，受到损害的不仅是造口周围的皮肤，也包括造口者与社会、配偶甚至家庭成员交往的自信心和勇气。还有其他问题，如造口表面出血、脱垂、旁疝、狭窄、回缩等如何护理，在哪里能购买到自己所需的造口用品，如何正确使用等，这些可能都需要在专业人员的指导下才能解决。

作为造口治疗师有责任向造口者提供相关知识、康复服务及教育，使造口者能够顺利、完全地康复。出院时应让造口者了解复诊的时间、地点。复诊时间为出院后1周开始，每周1次；半个月后，每2周1次；2个月后每月1次，连续2个月；以后每3个月1次；2~3年内每3~6个月1次；以后每6个月至1年复诊1次。有新症状者随时就诊。复诊内容主要是帮助肠造口者解决在家时所遇到的困难与问题，指导健全生活所需的因人而异的护理知识和技巧。造口者复诊时最好多备一副造口袋，以便医生或造口治疗师检查后换上新袋。

总而言之，康复成功的关键在于：手术的效果；专业人员提供的教育、辅导及咨询；提供数量充足、质量可靠、外观令使用者满意的造口产品；终身的随访。无论对医护人员还是造口者来说，造口术后的生活质量正变得越来越重要。近年来我国造口康复事业发展迅速，造口治疗护理水平得到很大提高，许多大医院已拥有专业的造口治疗师，部分医院开设了造口门诊，极大地提高了造口者的生活质量。

（中山大学附属第六医院　叶新梅）

参考文献

[1] 万德森，朱建华，周志伟，等．造口康复治疗［M］．北京：中国医药科技出版社，2006.

[2] 喻德洪．肠造口治疗［M］．北京：人民卫生出版社，2004.

[3] 徐洪莲，喻德洪，卢梅芳，等．肠造口术前定位护理［J］．中华护理杂志，2001，36（10）：741－742.

[4] 肖丽蓉，陈红宇，王虹，等．对直肠癌结肠患者全面康复认知与需求的调查分析［J］．南方护理学报，2005，12（5）：11－14.

[5] 喻德洪．重视肠造口，提高生活质量［J］．外科理论与实践，1998，3（3）：135.

[6] 张俊娥，郑美春，颜君．结肠造口患者术后不同时期自我护理状况的调查［J］．中华护理杂志，2006，22（1）：57－59.

[7] 汪建平，汪宗芳，叶新梅，等．肠造口患者的心理康复［J］．中华护理杂志，1999，34（10）：623－625.

[8] 李桢，张红梅，张建宏．康复指导对直肠癌 Miles 术后恢复期患者性生活质量的影响［J］．中国临床康复，2004，8（35）：

7898 - 7899.
[9] 叶新梅，张振路，郭少云，等. 健康教育对肠造口人生活质量的影响 [J]. 齐齐哈尔医学院学报，2001，3 (3)：246 - 247.
[10] 应利华，张燕华. 造口袋粘贴失败的原因分析及对策 [J]. 护理与康复，2005，4 (6)：453 - 456.
[11] 张惠芹，覃惠英，郑美春. 影响粘贴性造口袋使用的因素及对策 [J]. 现代临床护理，2005，4 (6)：56 - 57.
[12] 丁慧芳，郑美春. 肠造口术后造口袋的粘贴技巧 [J]. 中华护理杂志，2002，37 (6)：449.
[13] 徐洪莲，王汉涛. 造口周围粪性皮炎的治疗 [J]. 中国普外基础与临床杂志护理杂志，2005，12 (1)：13 - 14.
[14] 叶新梅，姚秋琼，刘艳萍，等. 尿路造口袋在回肠造口术后早期使用的效果观察 [J]. 广东医学，2009，30 (8)：1031 - 1032.
[15] Goldstein，Lue TF，Harin PN，et al. Oral Sildenafil in the Treatment of Erectile Dysfunction [J]. New England Journal of Medicine，1998，338：1397 - 1404.
[16] Black PK. Psychological，sexual and cultural issues for patients with a stoma [J]. Br J Nurs，2004，13 (12)：692.
[17] Blackley P. Practical stoma wound and continence management [M]. Victoria：Research Publications Pty Ltd，1998，155 - 205.
[18] Ayise Karadag. Frequency of stoma complications in Ankara，Turkey [J]. JWCET，2004，24 (2)：41 - 43.
[19] Simmons KL，Smith JA，Bobb KA，et al. Adjustment to colostomy：Stoma acceptance，stoma care self - efficacy and interpersonal relationships [J]. JADV Nurs，2007，60 (6)：627 - 635.
[20] Wu WQ，Yu BM. The relationship between site selection and complications in stomas [J]. The World Council of Enterostomal Therapists Journal，2001，21 (2)：10 - 12.
[21] McMullen CK，Baldwin CM，Altschuler A. The greatest challenges reported by long - term colorectal cancer survivors with stomas [J]. The journal of supportive oncology，2008，6 (4)：176 - 182.

第三十八章　胃肠道常用手工缝合方法

吻合口瘘是消化道手术中最常见，也是最严重的并发症之一，其发生除了与患者营养状况、吻合口血供、吻合口张力密切相关外，与吻合技术的关系也非常重要。而吻合技术是胃肠道外科最基本的，也是每位外科医生必须掌握的技术，熟练应用并能够根据具体情况选择合适的胃肠道吻合方法对降低手术并发症发生率具有非常重要的意义。自开展胃肠道手术以来，吻合技术经历了100多年的发展，尽管器械吻合、可分解生物吻合环的应用逐渐增多，但手工吻合仍然是最基本的操作，并且在某些特定解剖部位，或特殊病理状态下，只能选用手工吻合。器械吻合在本书第三十九章论述，本章主要介绍胃肠道手工吻合常用缝合线、缝合方法及吻合方式。

一、常用缝合线

由于胃肠道自身的生理、解剖及组织学特点的差异，缝合线的选择在一定程度上决定了胃肠道吻合术的效果。理想的缝线应该具备以下特征：无致敏性、无致癌性、张力足够、易于成结，且表面不利于细菌附着，在体内吸收时仅仅引起轻微的组织反应。随着科学技术的发展，用于胃肠道吻合术的缝合线逐步得到较大改进，为普外科医生提供了更大的选择范围，使胃肠道吻合的效果也更加优良。

根据缝合线理化性质的不同，应用于临床的缝合线主要分为4类：可吸收线、不可吸收线、单股残、多股线。各类缝合线又根据具体情况分成粗细不等的不同规格，以满足不同部位的吻合需要。缝合线的选择没有具体的标准，需要结合患者的具体情况进行。一般情况下，可根据以下原则进行。

1. 需要缝线被吸收　首先考虑可吸收线。由于技术的不断进步，可吸收线除了强度和在体内持续时间方面，能够满足胃肠道吻合的要求外，同时还能通过水解完全吸收而不残余任何杂物，有效减少了不可吸收线引起的异物肉芽肿、线结残留及吻合口水肿、溃疡、出血等的发生率。虽然其价格要比不可吸收丝线高，但随着经济发展与居民经济水平提高，价格已经不再成为影响其使用的主要因素。

2. 合并腹腔感染、肠梗阻　如有条件则首先考虑选用强度较好的单股缝线。目前国外多强调单股缝合线，主要原因是有学者认为单股线不利于细菌移走，而多股线之间的空隙则是细菌侵入的良好通路，选用单股缝线能够在一定程度上减少感染机会。根据国内相关文献，在一般胃肠道手术进行胃肠道吻合时，单股与多股缝线无显著差别，而在合并腹腔感染、肠梗阻或患者高龄、一般情况较差的情况下则存在一定差别。鉴于此，笔者认为，选择单股还是多股缝线要根据患者具体情况选择。

3. 缝线的粗细　选择用于胃肠道缝合型号时，一般以1-0或者3-0为佳（具体以丝线为准）。因为在进行胃肠道间断全层缝合中，收紧结扎缝线时，细线会对胃肠道黏膜层造成切割而到达黏膜下层，而因为黏膜下层是胃肠壁中最坚固的一层而不会被切割。黏膜愈合后胃肠腔内就会无缝线外露或残留。

二、常用手工缝合方法

胃肠道手工吻合方法经历了相当长的发展过程，缝合方法也经历了多种变化，随着不断的积累，得以广泛认同的方法有单层吻合、双层吻合、黏膜外吻合、浆肌层吻合和袖套吻合等，而目前最常用的缝合方法主要有单层吻合法和双层吻合法。单层吻合法是一种既能内翻黏膜又能拉拢两侧肠曲的吻合方法，要求进针入浆肌层、黏膜下层和少许黏膜，而没有必要将缝针穿过黏膜层。根据《2008胃肠吻合专家共识》，单层吻合技术所用的缝线少，缝线反应轻微，吻合口边缘血运良好，其安全性已经得到广泛认可。双层吻合即内层为黏膜层缝合，外层为浆肌层和黏膜下层的内翻缝合。由于该方法会对内层组织造成压迫绞窄，影响吻合口血供而导致愈合不良和狭窄，临床应用受到一定影响。但仍有学者主张对水肿明显、质地较脆以及血供丰富的组织采用双层吻合，以减轻吻合张力，避免造成吻合口的相关并发症。不管采用单层还是双层吻合，常用的缝合法如下。

1. Lembert 缝合法　即间断垂直褥式内翻缝合法，是用于缝合浆肌层的一种方法，最常用于浆肌层的间断缝合。即缝针咬住约 5mm 组织，包括黏膜下及靠近切缘的浆肌层，该法多用于间断缝合，但可做连续缝合（图 38－1）。

2. Cushing 缝合法　即连续水平褥式浆肌层内翻缝合法，Cushing 缝合法与 Lembert 缝合法类似，主要差别在于该法是距离切缘 2～4mm 处做平行进针。进针宽度要求 5mm，包括黏膜下组织。本方法主要适用于局部条件欠佳的浆肌层的拉拢，如低位结直肠吻合（图 38－2）。

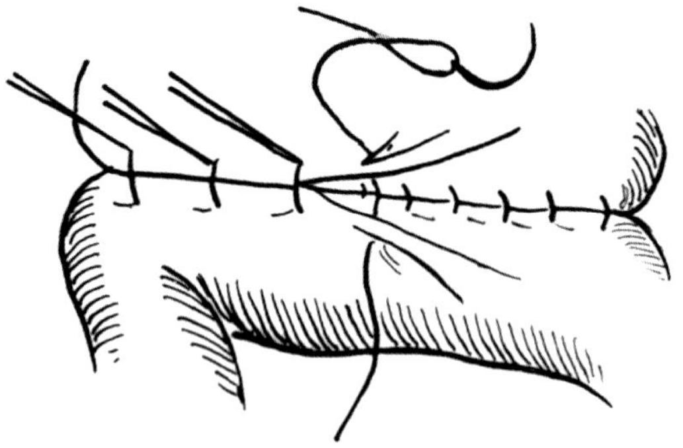

图 38－1　Lembert 间断垂直褥式内翻缝合

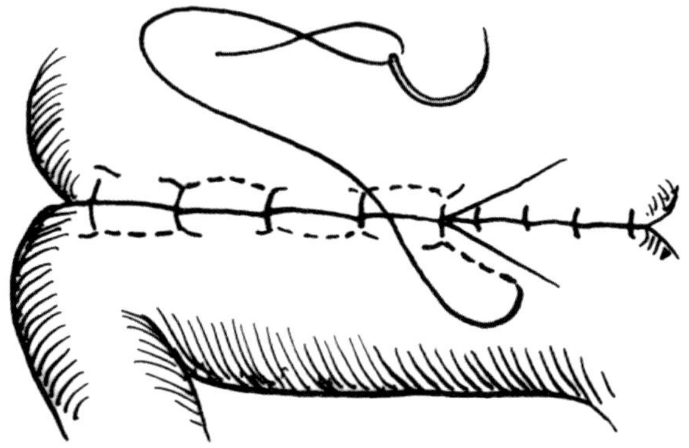

图 38－2　Cushing 连续水平褥式浆肌层内翻缝合

3. Connell 缝合法　即连续全层水平褥式内翻缝合法，该法是 1892 年由 Connell 报道的用来进行单层缝合作为肠道端端吻合的方式，直到最近，该方法才用于 2 层吻合中的内翻前壁黏膜层缝合。具体方法是缝针自浆膜层穿透肠壁至肠腔，再从同侧黏膜进针，由浆膜穿出，同法再进行对侧对应肠壁的进针缝合。该方法与上面 Cushing 法的区别在于肠壁全层的连续缝合（图 38－3）。

4. Halsted 缝合法　即间断水平褥式内翻缝合法，是一种进行浆肌层缝合的方法。该法能够很好地将两侧肠曲的浆肌层拉拢到一起，但是存在与 Cushing 法同样的不足，即打结过紧时比 Lembert 法更容易发生组织坏死（图 38－4）。

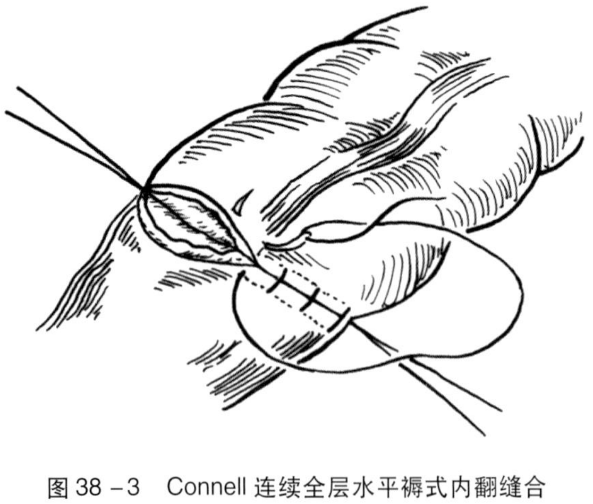

图 38－3　Connell 连续全层水平褥式内翻缝合

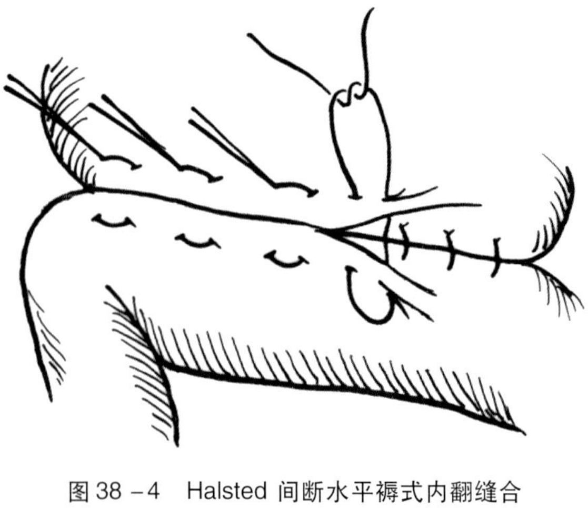

图 38－4　Halsted 间断水平褥式内翻缝合

5. 连续锁边缝合法　该方法如同衣服锁边一样，在将吻合口后方黏膜层拉拢的同时起到止血的作用。在血供丰富组织，需要不断止血时（如胃肠吻合）可以采用该方法，应将锁边线置于胃黏膜一侧。皮肤切口也可用此法缝合（图 38－5、图 38－6）。

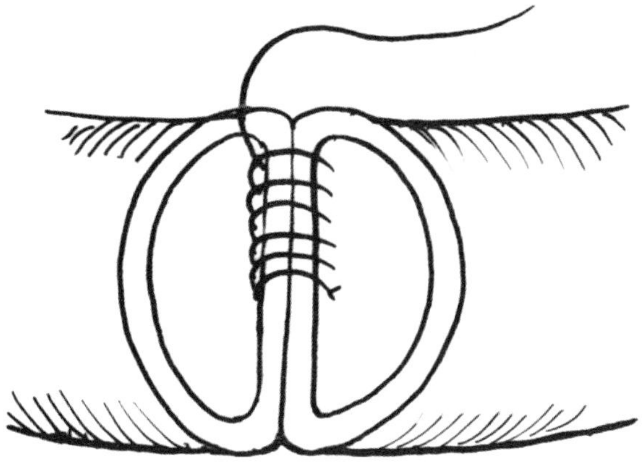

图 38－5　肠道连续锁边缝合

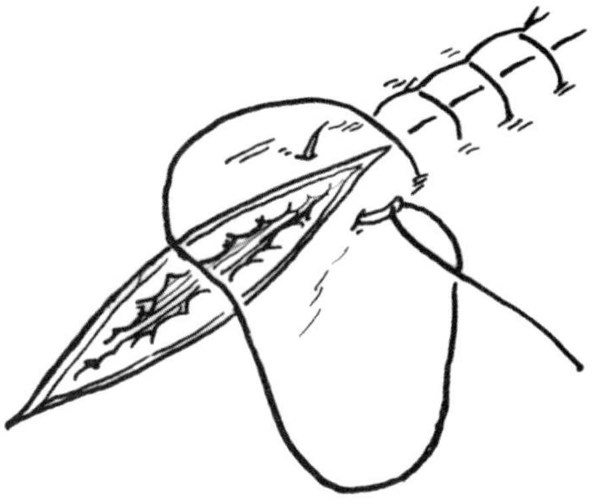

图 38－6　皮肤连续锁边缝合

6. 逐次等分缝合法　该方法可以有效保证肠吻合的均匀性，尤其在吻合两端肠腔直径不等的情况下。具体为分别在吻合口两角各缝合 1 针作为基准线，而第 3 针则在前 2 针中点，第 4 针则在第 1 针或第 2 针与第 3 针中点，以次类推，直至吻合完毕。虽然此法可保证各针距间的均匀性，但有时会出现不加针时针距过宽的情况而加缝一针导致针距过窄的情况，遇到这种情况，建议再进行浆肌层包埋缝合。

7. 荷包与半荷包缝合　即用丝线做一环形水平褥式浆肌层缝合，恰似荷包缝线，收紧打结可将阑尾残端等妥善包埋。半荷包缝合法同荷包缝合，但仅用 3/4 周径，主要用于肠管两侧角的包埋处理（图38－7、图 38－8）。

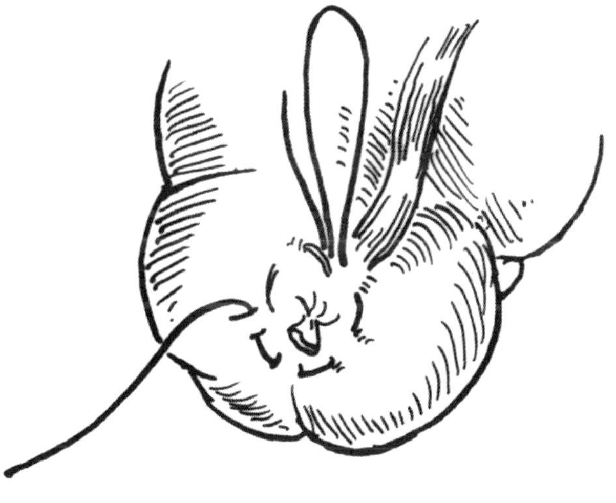

图 38－7　荷包缝合

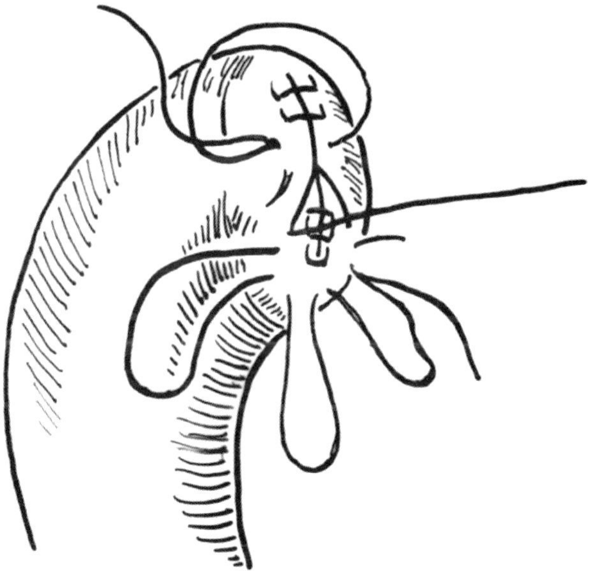

图 38－8　半荷包缝合

三、吻合方式

不同胃肠道部位的吻合对吻合方式的要求各不相同，如胃大部切除术后的胃肠吻合就有毕Ⅰ式、毕Ⅱ式及 Roux－en－Y 等多种吻合方式，但肠道间的吻合可概括为 3 种，即端端吻合、端侧吻合及侧侧吻合。

1. 端端吻合　端端吻合最常用于部分小肠切除后吻合，该方法是最符合生理状况的吻合方式。距两断端约 4cm 用肠钳钳夹关闭小肠并相互靠拢，使肠钳远端位于系膜侧，系膜缘位于同侧，先缝合前壁，3－0 丝线间断全层内翻缝合，边距 3～5mm，针距 3～4mm，应先缝合两侧角，在采用中间对等分法完成余部缝合，确保每 1 针黏膜均妥善内翻（图 38－9）。然后翻转肠钳，再同法缝合后壁（图 38－10）。采用 0 号丝线行 Lembert 间断垂直褥式内翻缝合前后壁的浆肌层，针距 3～4mm，内翻切勿太多，以防影响吻合口通畅。最后间断缝合系膜裂孔（图 38－11、图 38－12）。

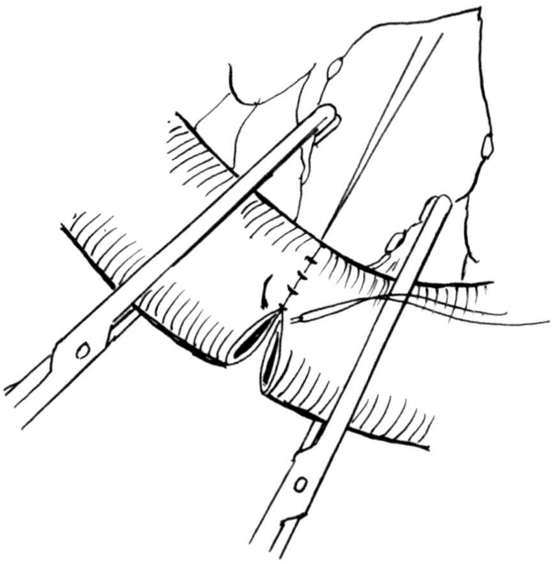

图 38－9　间断全层内翻缝合

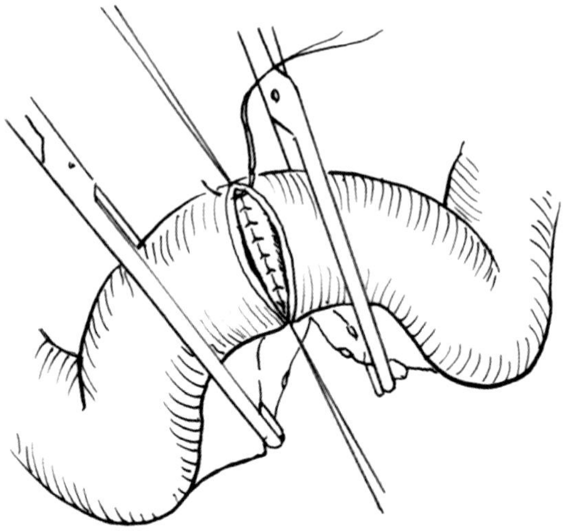

图 38－10　间断全层内翻缝合后壁

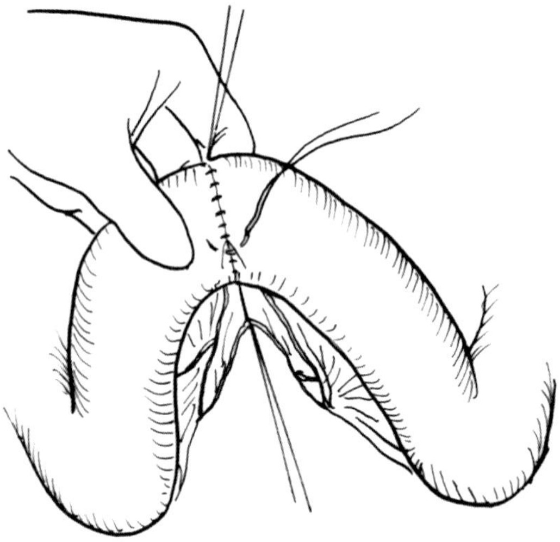

图 38－11　Lembert 间断垂直褥式内翻缝合前壁的浆肌层

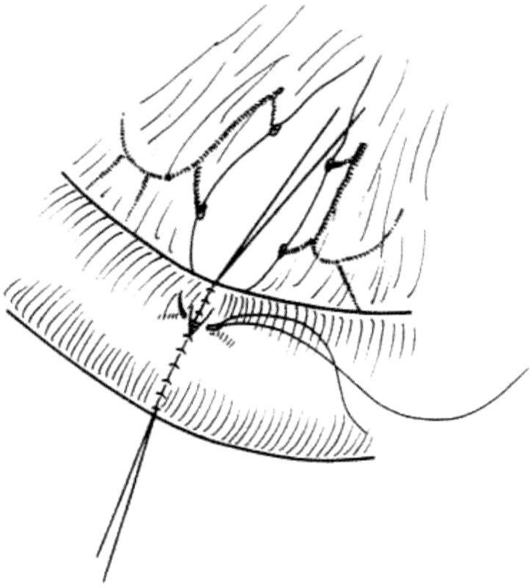

图 38－12　Lembert 间断垂直褥式内翻缝合后壁的浆肌层

2. 端侧吻合　适用于两端肠管直径相差较多，或者为了防止肠内容物的逆流而进行的 Y 形吻合。临床常用于全胃切除食管空肠 Roux－en－Y 空肠与空肠的吻合。用于侧面吻合的空肠系膜缘和对系膜缘缝 0 号丝线，打结后牵起肠管，距缝线 2～3cm 上持肠钳。将近侧空肠断端用库克钳钳夹关闭，与远侧空肠靠拢，系膜缘对系膜缘，距离吻合口 5mm，0 号丝线间断缝合浆肌层（图 38－13、图 38－14）。切开远端空肠侧壁，3－0 丝线间断内翻缝合后壁，边距 3～4mm，针距 3～4mm。切除近侧空肠断端，同法完成前壁缝合（图 38－15 至图 38－17）。0 号丝线间断前壁浆肌层缝合，再间断缝合关闭系膜裂孔。为减少肠内容物逆流机会，在吻合口近端将两段肠管拉近并将其并行缝合浆肌层 5～8cm（图 38－18、图 38－19）。

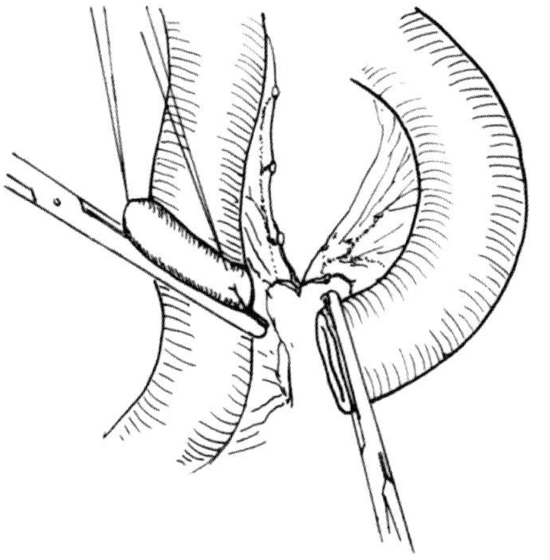

图 38－13　空肠系膜缘和对系膜缘做牵引线缝合

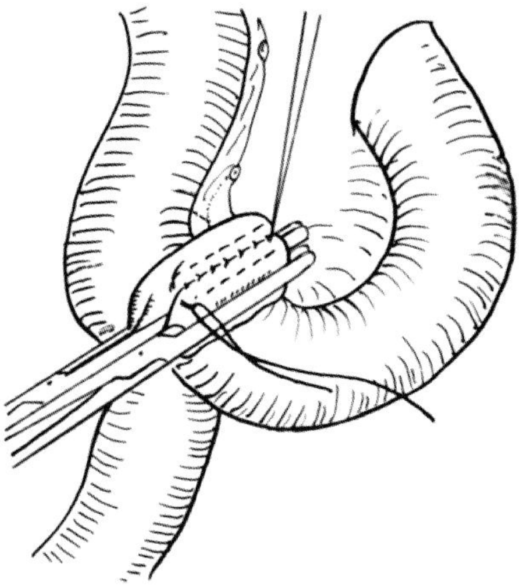

图 38－14　间断缝合近端空肠与远端空肠侧壁浆肌层

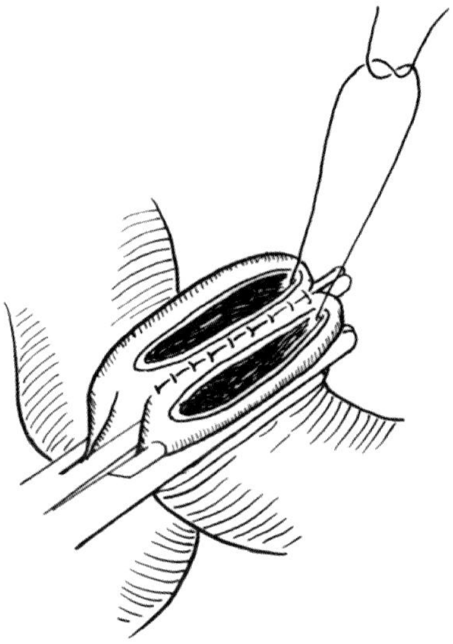

图 38－15　切开近端空肠后壁

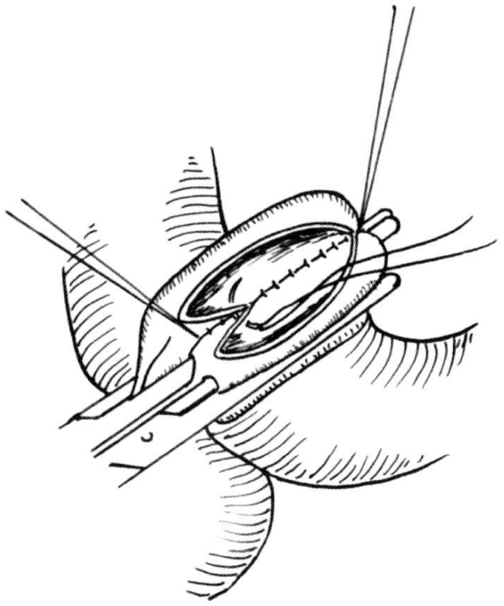

图 38－16　间断全层缝合后壁

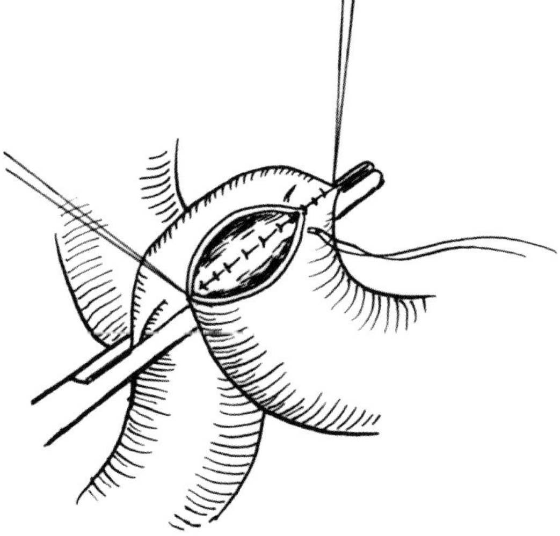

图 38－17　间断全层缝合前壁

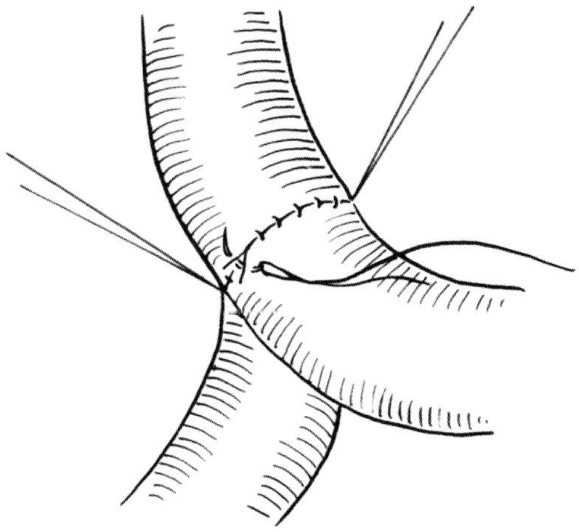

图 38－18　间断缝合前壁浆肌层

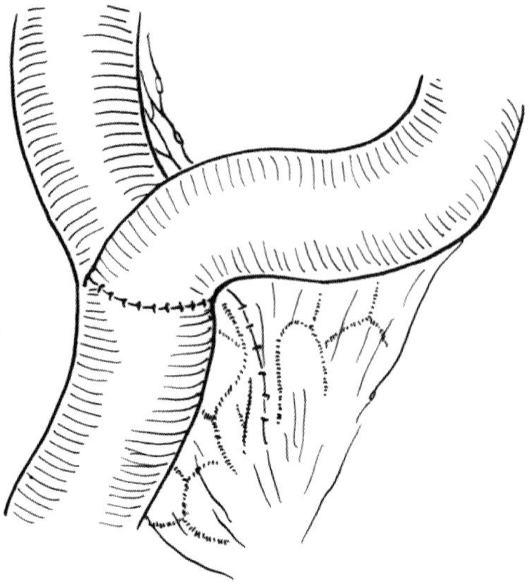

图 38－19　间断缝合系膜裂孔

3. 侧侧吻合　主要适用于需吻合两段胃肠道直径相差太大或者病变不能切除的吻合。此处以胃－空肠吻合为例叙述，具体步骤如下。

将预吻合胃和空肠靠拢，吻合口两侧角缝 0 号丝线，并向两侧牵引。完成 0 号丝线浆肌层缝合，针距 3～4mm（图 38－20）。距离吻合口 4～5cm，肠钳夹持胃侧壁和空肠袢。距浆肌层缝线 4～5mm 切开胃壁浆肌层，切口长度应稍短于浆肌层缝线长度（图 38－21、图 38－22）。为减少术后胃出血，用 3－0 丝线缝扎胃壁两切缘附近的黏膜下血管，再于两排缝线间切开胃黏膜，吸净胃液并用安尔碘消毒（图 38－23、图 38－24）。距离浆肌层缝线 4～5mm，切开空肠壁，长度等同于胃壁切口，吸净肠内容物，安尔碘消毒（图 38－25）。3－0 丝线间断缝合后壁切口，针距 3～4mm，深度不超过浆肌层缝线，进而完成前壁间断内翻缝合。去除夹持胃壁及空肠袢的两把肠钳（图 38－26、图 38－27）。采用 0 号丝线行 Lembert 间断垂直褥式内翻缝合前壁的浆肌层，针距 3～4mm，检查吻合口是否通畅，吻合完毕（图 38－28）。

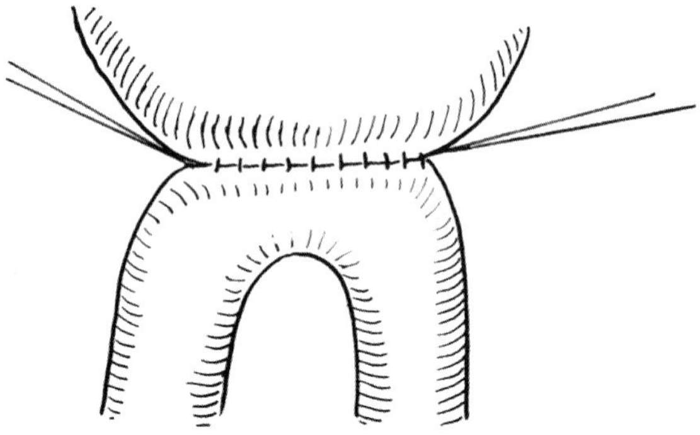

图 38－20　间断缝合空肠侧壁与胃壁浆肌层

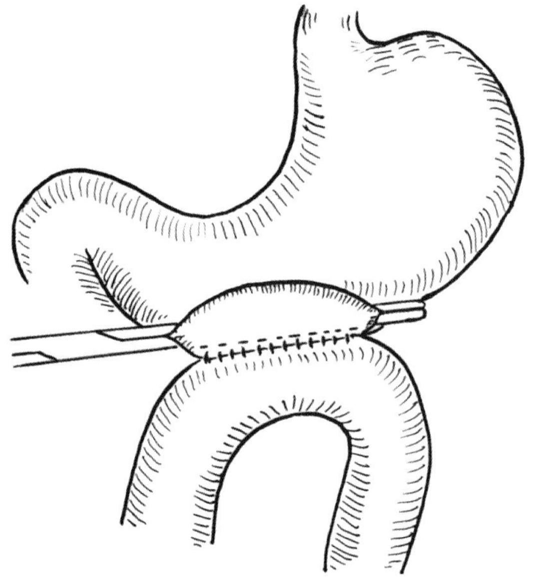

图 38－21　肠钳夹持胃侧壁及空肠袢

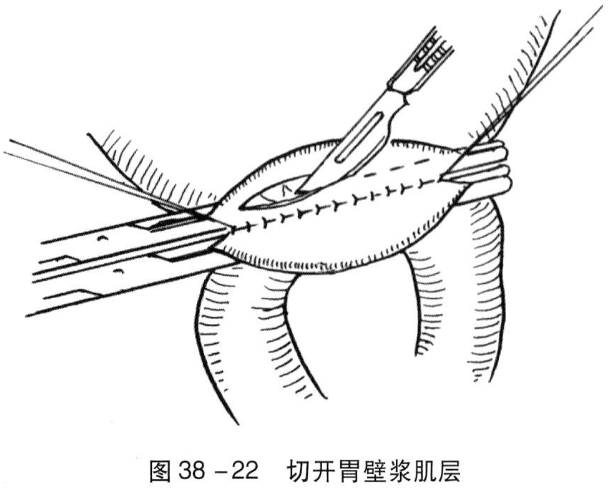

图 38－22　切开胃壁浆肌层

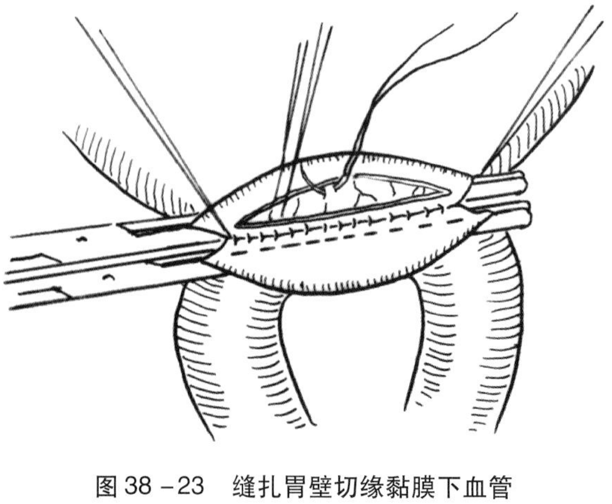

图 38－23　缝扎胃壁切缘黏膜下血管

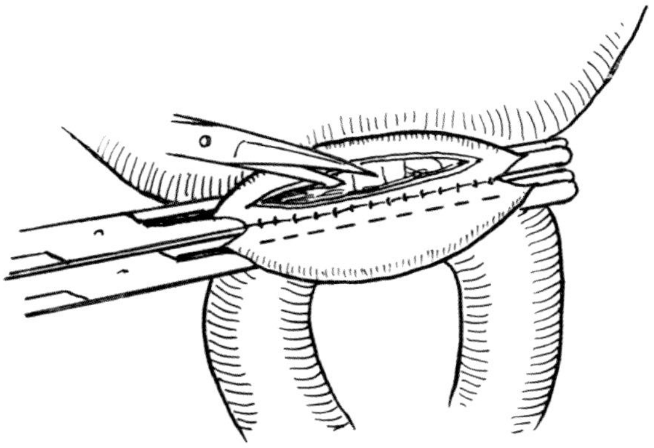

图 38－24　剪开胃壁黏膜层

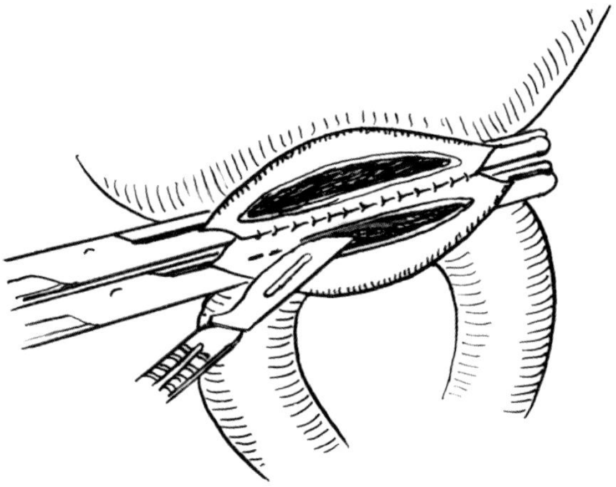

图 38－25　切开肠壁全层

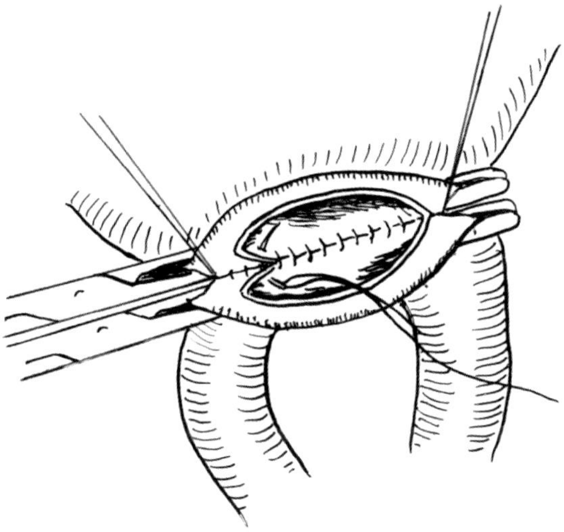

图 38－26　间断全层缝合后壁

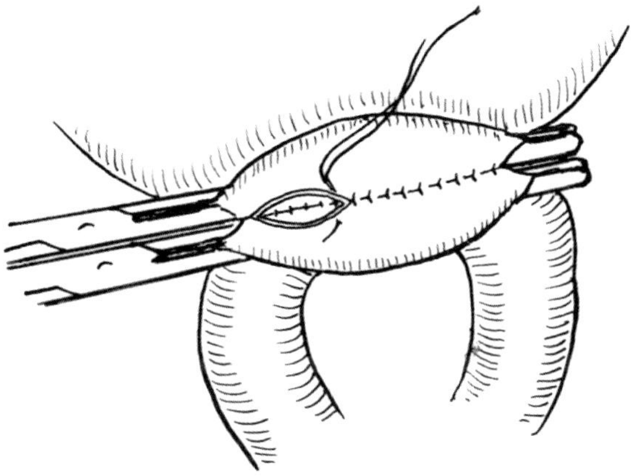

图 38－27　间断全层缝合前壁

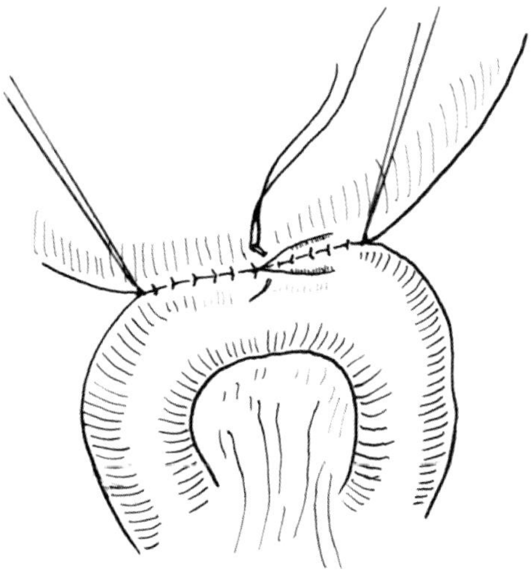

图 38－28　Lembert 间断垂直褥式内翻缝合前壁浆肌层

（香港中文大学威尔斯亲王医院　胡宝光　中山大学附属第一医院　王天宝）

参考文献

[1] 赵玉沛. 普通外科缝合技术和缝线的发展历史、现状和展望 [J]. 中国实用外科杂志, 2008, 28 (10): 789-792.
[2] 陈双, 杨斌. 外科缝合材料进展与选择缝线的原则 [J]. 中国实用外科杂志, 2005, 25 (8): 511-513.
[3] 季加孚, 何裕隆, 朱维明. 胃肠吻合专家共识 (2008) [J]. 中国实用外科杂志, 2008, 28 (10): 810-813.
[4] Emilio Etala. Gastrojejunostomy [M] //Cameron JL, Sandone C. Atlas of Gastrointestinal Surgery. Connectiuct: PMPH - USA, 2009: 1101 - 1121.

第三十九章　胃肠道吻合与切割器械的使用方法

胃肠吻合器械的应用有100多年的历史，匈牙利的医师Huld和器械制造师Fischer于1908年发明了缝合器，1924年Von－Pitz采用B形缝合钉，保证了缝合部位有良好的血液供应。1960年，苏联研制出管状端端（胃肠）吻合器。1964年，日本人发明了胃肠侧侧吻合器（gastrointestinal anastomosis，GIA）。1978年美国外科公司生产第一支管状吻合器（end to end anastomosis，EEA）。1981年美国又设计成功腔内吻合器（intraluminal stapler，ILS）。1989年美国出产荷包缝合器。我国1973年生产食管胃缝合器，主要是可反复使用器械。近年来常州、上海等开发一次性管状吻合器，质量可靠，价格便宜。吻合与切割器械在胃肠道重建中应用极广，包括食管与胃、食管与空肠、空肠与结肠、结肠与直肠等。缝钉材质为钛或钛合金，具有以下特性：坚韧、相比不锈钢更轻、惰性、良好的组织相容性、抗腐蚀、无生物毒性、应用温度范围广泛、极低密度以及无磁性等。缝钉B字成形，允许微小的渗血通过B形的空间，携带营养物质到达愈合中的组织，为切缘提供良好的营养，从而加速愈合。自动缝合器的优点：两排或三排钉合线平行交叉排列，止血可靠，不影响吻合口血供；缩短手术时间；减少组织损伤；降低污染与感染的可能；减少失血；蠕动加速恢复；使不可能的手术成为可能及患者提早出院等。由于吻合器械生产厂家不一，应用方法各异，现就代表吻合器两种主要类型的美国强生公司及国产瑞奇切割及管状吻合器的使用方法作一简述。

第一节　常用管状吻合器

一、强生管状吻合器

（一）结构名称

强生管状吻合器结构名称见图39－1所示，为一次性击发器械，单患者使用。

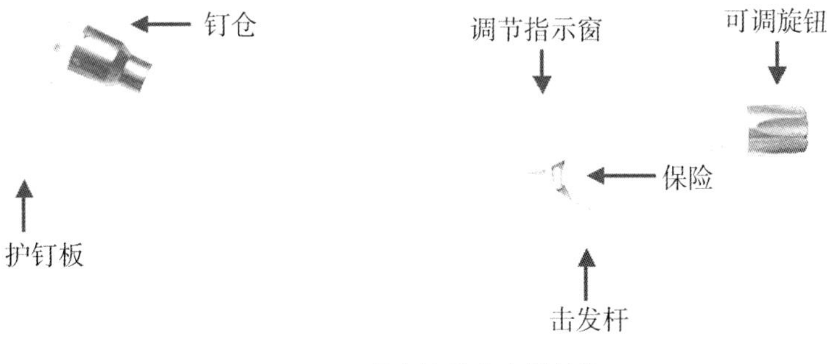

图39－1　强生管状吻合器结构

（二）型号及其参数

强生管状吻合器型号及其参数见表39－1。

表 39－1　强生管状吻合器型号及其参数

器械型号（mm）	钉砧头颜色	内腔大小（mm）	闭合缝钉高度（mm）
21	橙色	12.4	1.0～2.5
25	白色	16.4	1.0～2.5
29	蓝色	20.4	1.0～2.5
33	绿色	24.4	1.0～2.5

（三）强生管状吻合器特性及其优点

见表 39－2。

表 39－2　强生管状吻合器特性及其特点

特征	特点
组织压缩可调装置，可调节成钉高度	医生控制缝钉高度，钉合组织的效果更好
最大的环形刀直径	内径超过其他圆形吻合器的 30%
5.5mm 缝钉脚长度	可适应厚组织，最长的缝钉长度

（四）强生管状吻合器使用步骤

1. 拆除器械的包装，注意无菌技术。
2. 逆时针转动可调旋钮两圈，即可拆下护钉板。
3. 逆时针转动可调旋钮直到可见橙色的打结区即可打开器械。
4. 拆下可拆卸的钉砧头组件露出穿刺锥。
5. 顺时针转动可调旋钮直到穿刺锥低于钉仓平面即可。
6. 将可拆卸的钉砧头置入管腔内并用荷包线将钉砧固定在打结凹槽以上的钉砧轴上。
7. 退回穿刺锥低于钉仓平面，将吻合器器身（简称器身）插入闭合的另一端管腔内。
8. 逆时针转动可调旋钮全部伸出穿刺锥并穿刺组织。将组织推下至可见橙色的打结区。
9. 将钉砧套入穿刺锥并推下直到听到“咔嗒”一声，证实钉砧头组件完全落到位。注意：在试图重新连接可拆卸的钉砧头组件时切勿夹紧或夹住锁定弹簧。
10. 将待吻合组织置于正确的方向，检查确保不包括周围组织。顺时针转动可调旋钮关闭器械。
11. 继续关闭直到橙色指示器是在绿色的安全区域范围内（根据组织厚度及医生偏好确定）。
12. 如要击发器械，打开红色安全装置（如果无法打开，那么说明不在安全击发范围）。
13. 击发前核对：橙色指示器完全是在绿色范围内；钉砧组件和吻合器紧紧连接完全压下击发手柄（P to P）。
14. 击发后，释放击发手柄，使其返回至原位置并重新复位安全装置。
15. 逆时针转动可调旋钮 1/2～3/4 圈即可打开器械。
16. 向两边转动器械 90°，确保钉砧未夹住组织。
17. 轻轻地施加反向牵引力，同时轻轻地进行鱼尾形摆动即可退出打开的器械。
18. 如要检查切割圈（甜甜圈），那么应拆下缝钉座中的可拆卸钉砧台头、垫圈，即可取出甜甜圈。

二、国产瑞奇管状吻合器

（一）结构名称

瑞奇管状吻合器（RCS）结构名称见图 39－2 及图 39－3。RCS 系列管状吻合器提供两排相互交替、环形排列的缝钉，缝钉成形后钉合组织，同时，环形刀切除多余组织形成圆形吻合口。

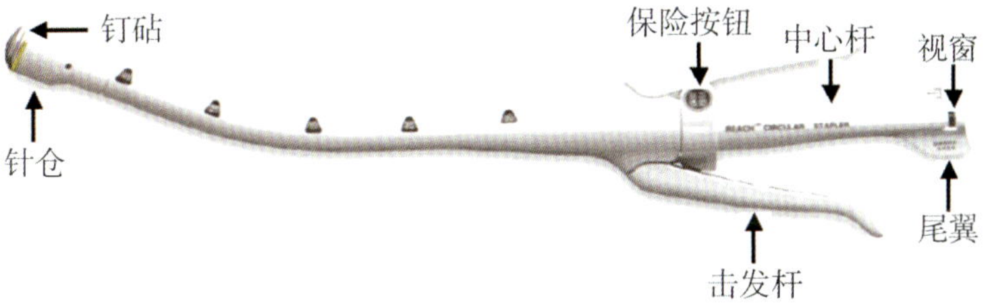

图 39－2　瑞奇管状吻合器结构名称

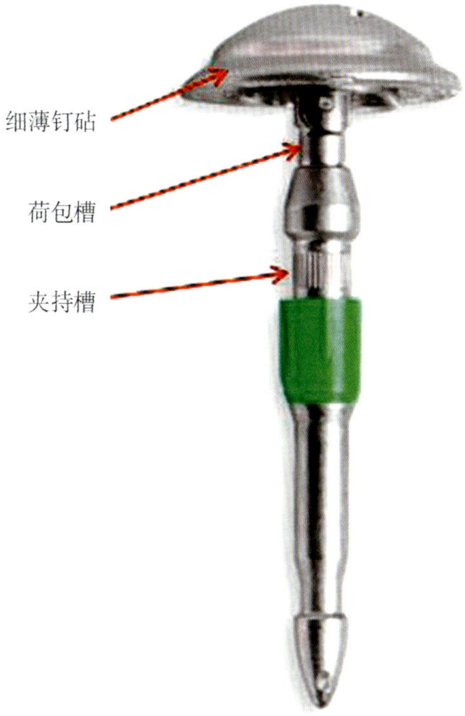

图 39－3　瑞奇管状吻合器钉砧结构名称

（二）型号及其参数

瑞奇管状吻合器型号及其参数见表 39－3。

表 39－3　瑞奇管状吻合器型号及其参数

产品型号	吻合器外径（mm）	临床应用
RCS25C	25	食管手术、胃小肠手术
RCS28C	28	胃小肠手术、结肠手术
RCS31C	31	结肠手术、直肠手术
RCS34C	34	直肠手术

（三）瑞奇管状吻合器使用方法

1. 逆时针旋转尾翼，待橘色标志完全露出后，拔出钉砧；确认橘色标志完全露出后拔除钉砧（图 39－4）。

2. 在欲吻合组织的一端做荷包，将钉砧如“系钮扣”般置入荷包内；荷包线收紧于钉砧中心杆的荷包槽中；务必将荷包线收于荷包槽中（图 39 -5）。

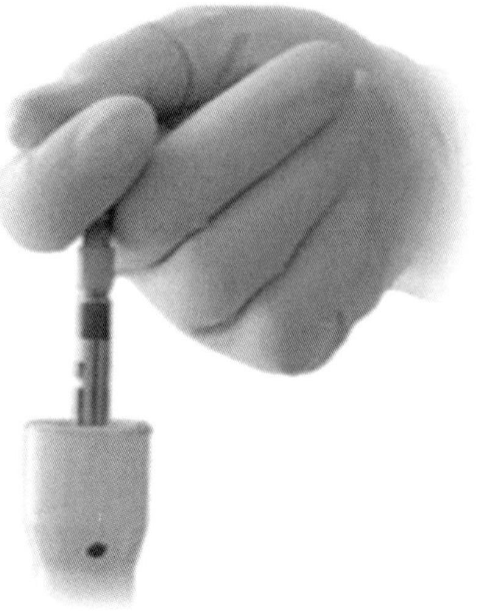

图 39 -4　拔除钉砧

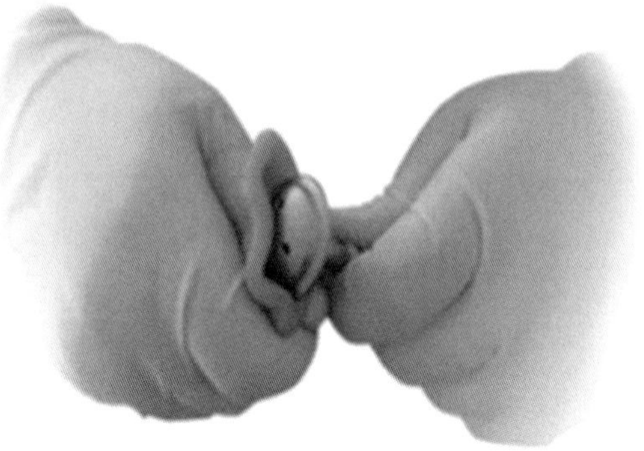

图 39 -5　钉砧置入荷包

3. 在欲吻合组织的另一端做荷包，将吻合器器身中心杆置入荷包内；直接在器身中心杆上收紧荷包线；不可将此荷包线收于器身中心杆的卡槽上；不可将此荷包线系得太紧，以可容纳钳子尖为度（图 39 -6）。

4. 另一种方法　将辅助穿刺器插入器身中心杆内，顺时针旋转尾翼，使辅助穿刺器完全没入钉匣头部；使用瑞奇直线闭合器（RLS），将欲吻合组织的断端闭合，之后将吻合器置入欲吻合组织中，逆时针旋转尾翼，使辅助穿刺器尖端从缝钉线中点处穿出，直至器身中心杆末端的橘色标志完全露出；盖上辅助穿刺器安全帽，拔除辅助穿刺器（图 39 -7、图 39 -8）。

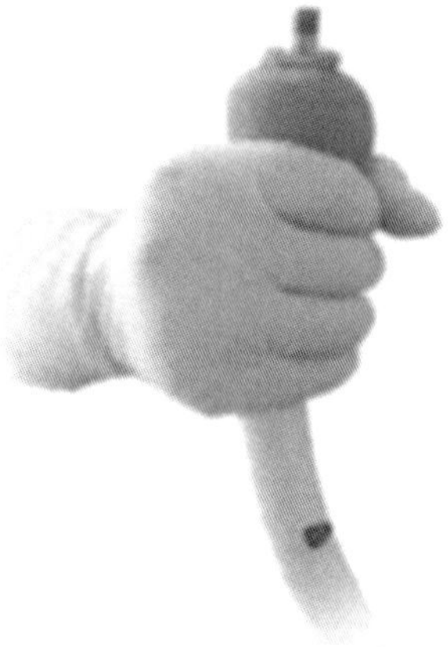

图 39 -6　吻合器中心杆置入荷包

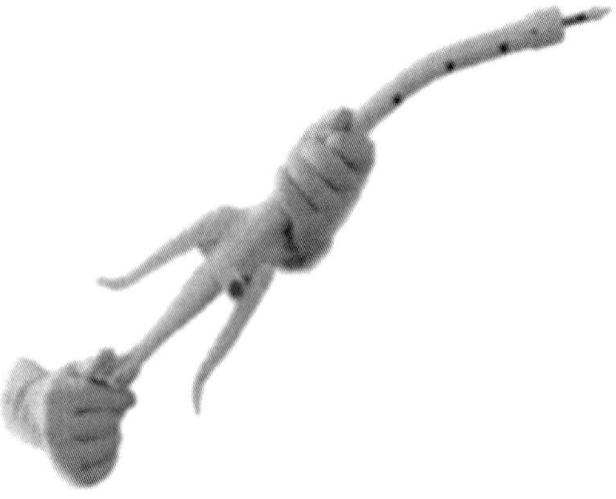

图 39 -7　旋出穿刺锥

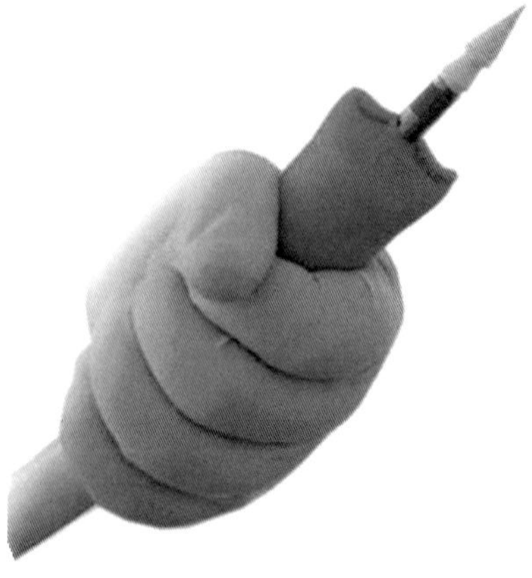

图 39 -8　穿刺锥穿透闭合组织

5. 将钉砧中心杆插入器身中心杆内，听到“咔嗒”声确认对合完全；确认听到“咔嗒”声，确保器械对合正确、完全（图 39 -9）。

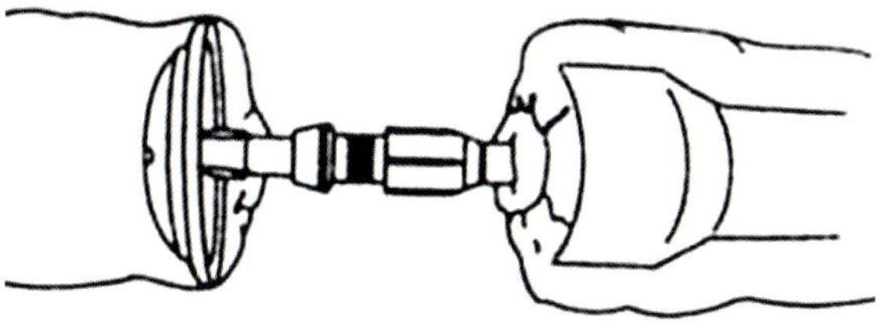

图 39－9　钉砧中心杆插入器身中心杆

6. 顺时针旋转尾翼，逐渐对合钉砧与器身，确保无多余的组织卷入（图 39－10、图 39－11）。

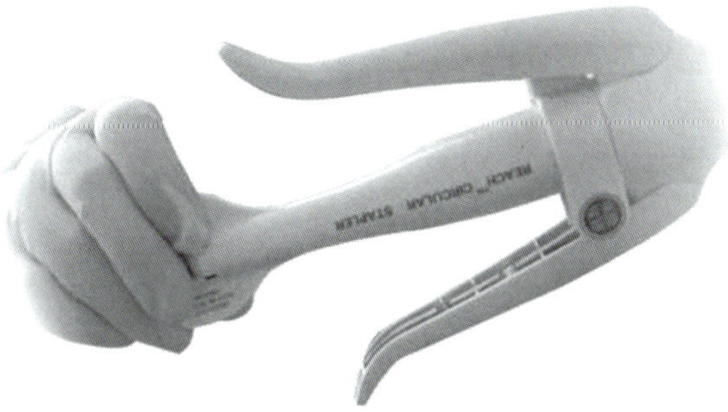

图 39－10　顺时针旋转尾翼

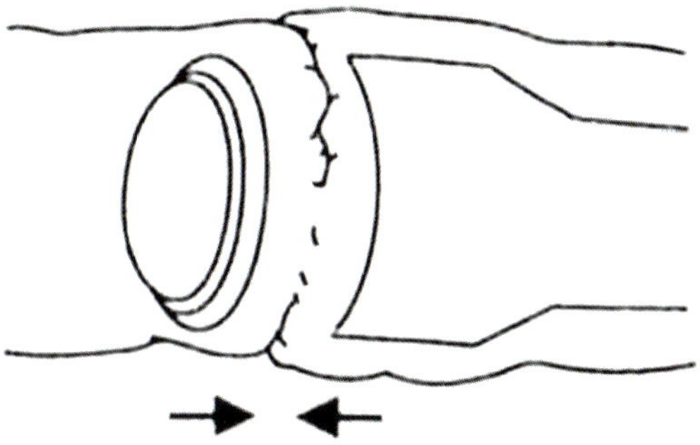

图 39－11　对合钉砧与器身

7. 当视窗内绿色标志完全露出后，打开保险，握紧击发手柄，用力击发到底（图 39－12 至图 39－14）。

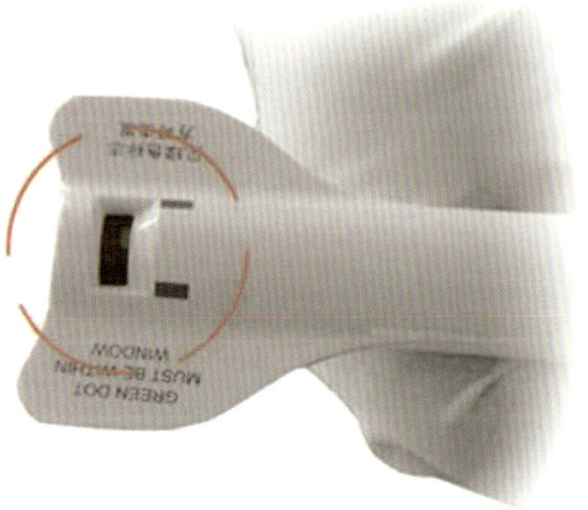

图 39－12　视窗内绿色标志

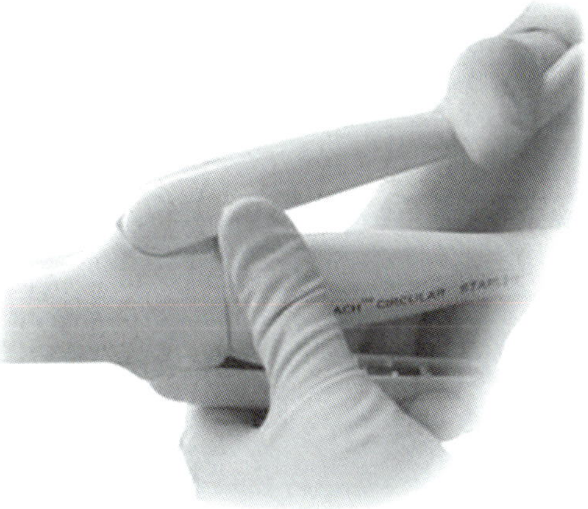

图 39－13　打开保险

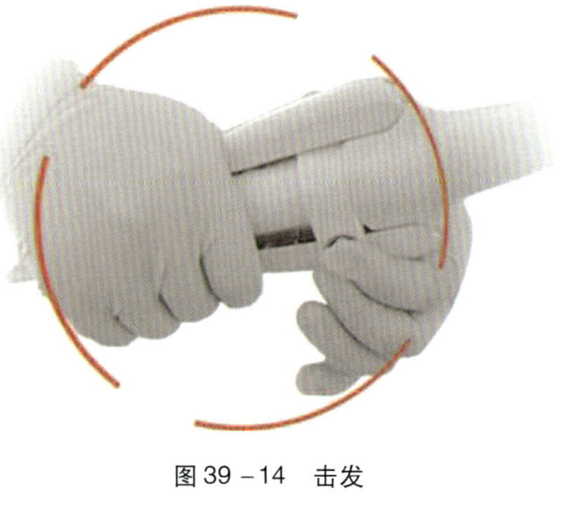

图 39－14　击发

8. 击发后，松开击发手柄，保险自动复位。逆时针旋转尾翼两圈，此时，弹跳帽自动翻转。将吻合器从吻合口中取出；击发后，尾翼的旋转不可超过两圈（图 39 - 15、图 39 - 16）。

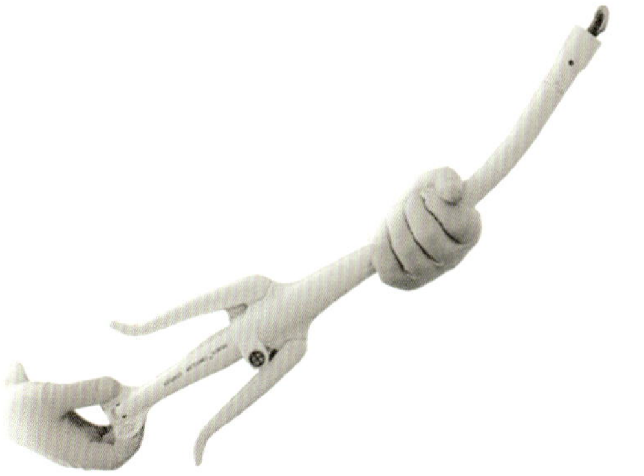

图 39 - 15　逆时针旋转尾翼两圈

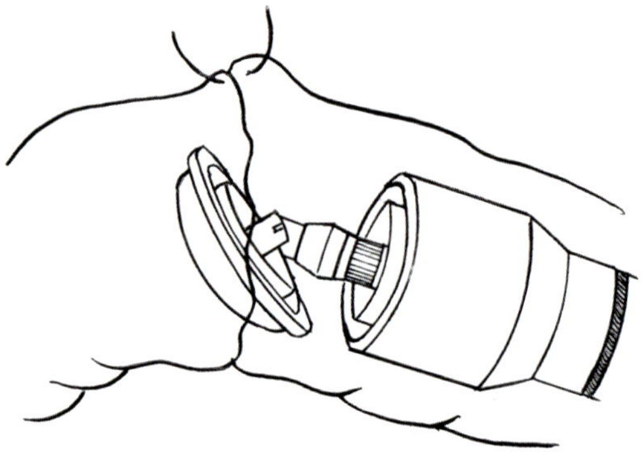

图 39 - 16　取出吻合器

9. 确认吻合口无活动性出血，缝钉成形良好。检查钉砧上的两个切割圈（甜甜圈）的完整性，并确认组织各层完整（图 39 - 17、图 39 - 18）。

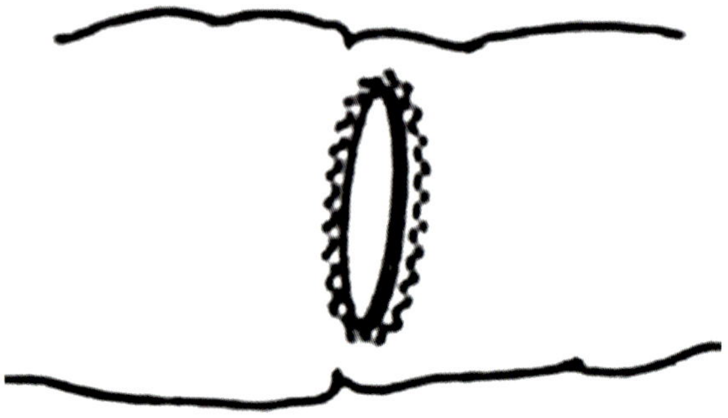

图 39 - 17　吻合示意图

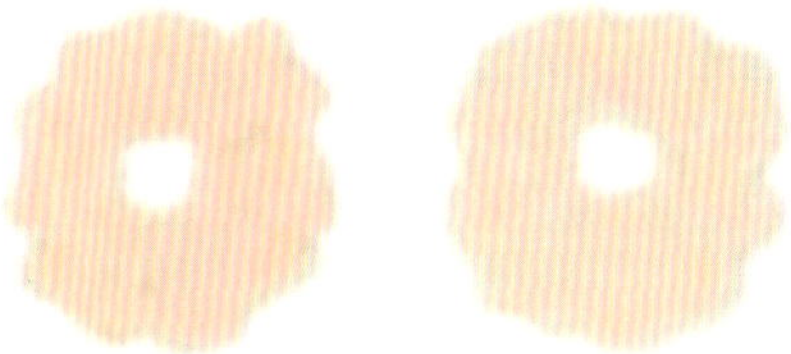

图 39 - 18　远近切缘完整

（四）瑞奇管状吻合器特点

1. 弹跳帽　钉砧在激发后可自动翻转，退出时最大限度减少对吻合口的牵拉，确保吻合安全，器械退出容易（图 39 - 19）。

2. 带线孔　方便胃管置入，减少吻合口损伤（图 39 - 20）。

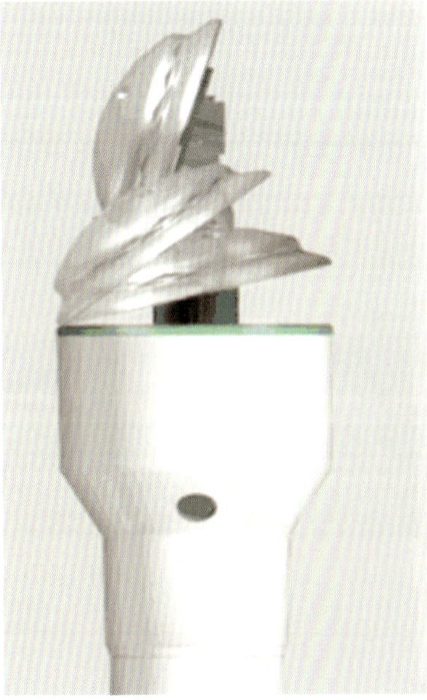

图 39 - 19　RCS 弹跳帽

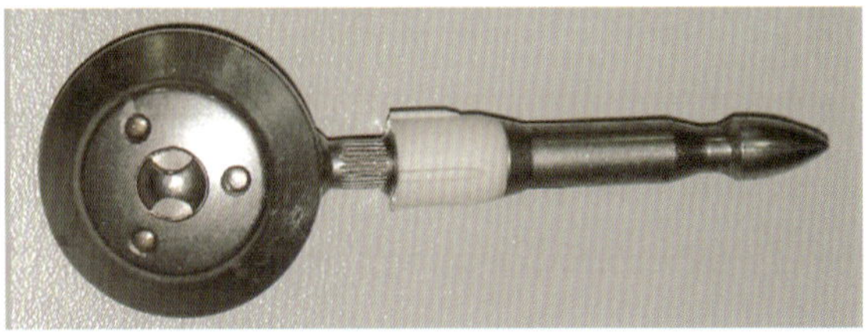

图 39 - 20　RCS 带线孔

3. 缝钉数量　相比同型号其他品牌的吻合器多2～4枚缝钉，使吻合更安全、可靠（图39－21）。

4. 改进的钉砧设计　细薄钉砧设计，如“系钮扣”样置入荷包，使操作更方便、容易；荷包槽、夹持槽设计，使手术操作更方便、稳定、可靠（图39－22）。

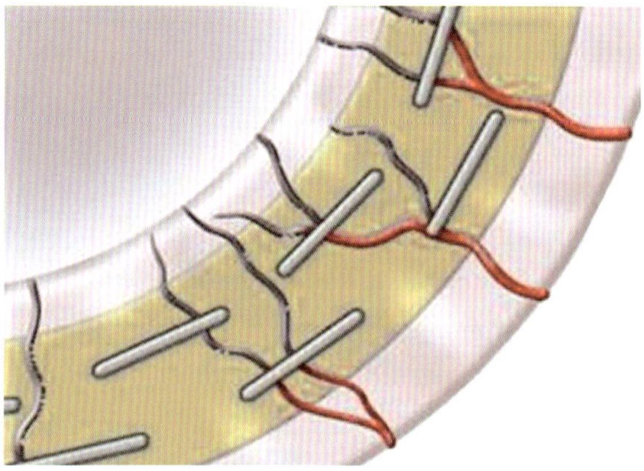

图39－21　RCS吻合止血示意图

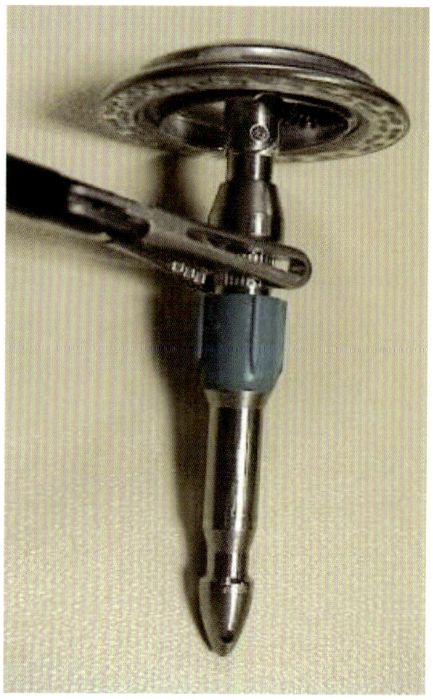

图39－22　RCS夹持槽

5. 开放和腔镜两用　器身具有气密性，可用于腔镜手术而无需购买昂贵的腔镜专用吻合器；拥有更长的器身，其长达到49.6cm，使开放和腔镜手术均方便。

6. 见绿击发　在视窗见到“绿色”标志即可安全击发，减少人为经验性判断失误，使吻合更安全、可靠。

7. 自动复位保险　在击发后自动复位，避免误操作和二次击发，使手术安全更有保障。

第二节　直线闭合器

一、瑞奇直线闭合器（RLS）结构

如图39－23所示，提供两排相互间隔的缝钉，用于关闭组织，在同一个患者身上换7次钉匣，击发8次；适应于胸外科、腹部外科的手术中用于组织的闭合和横断（图39－24至图39－27）。

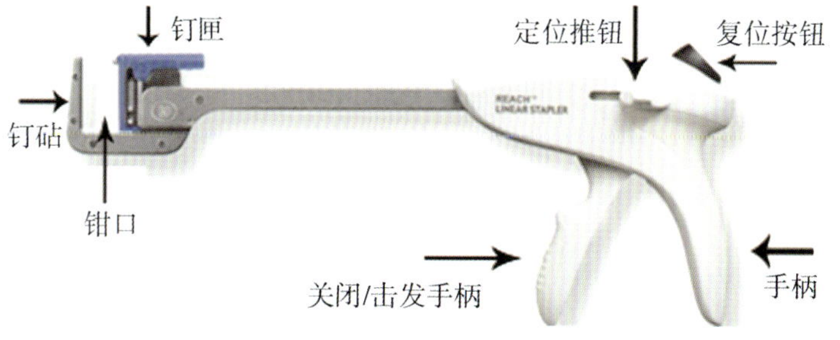

图39－23　瑞奇直线闭合器（RLS）结构名称

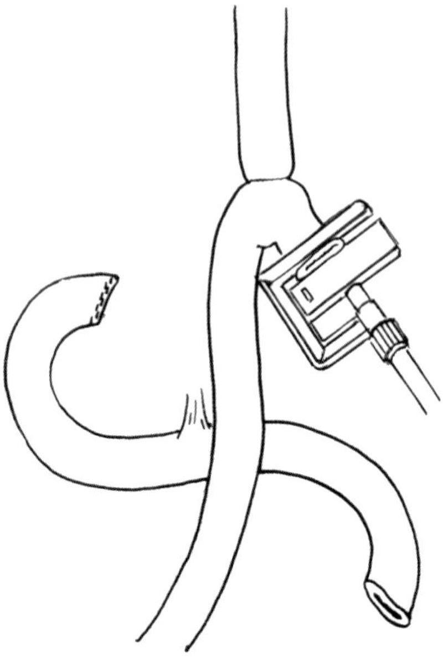

图 39－24　瑞奇直线闭合器（RLS）闭合空肠

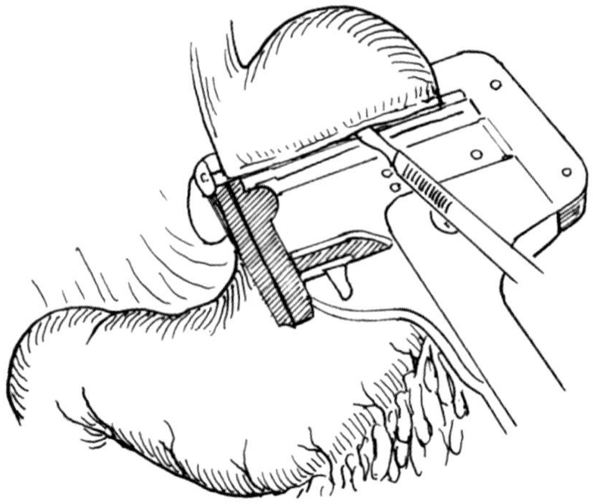

图 39－25　瑞奇直线闭合器（RLS）闭合胃体

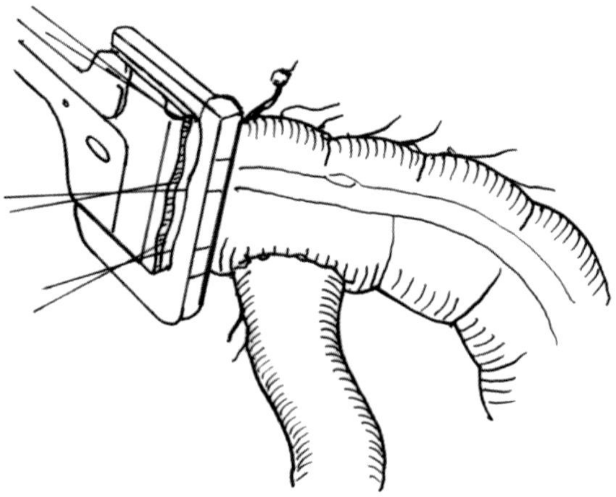

图 39－26　瑞奇直线闭合器（RLS）闭合结肠残端

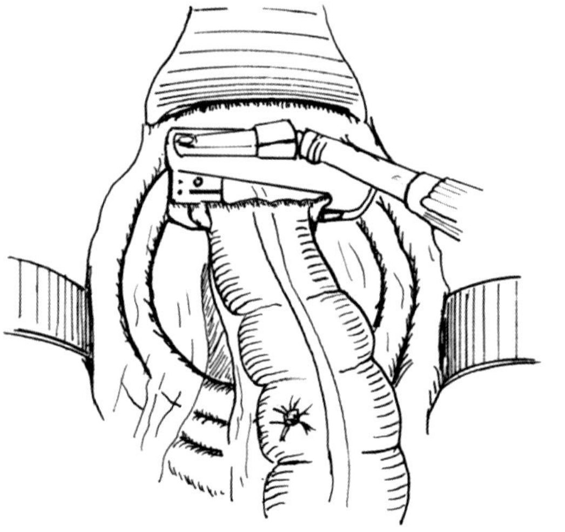

图 39－27　瑞奇直线闭合器（RLS）闭合直肠远切缘

二、瑞奇直线闭合器（RLS）钉匣的种类与选择

目前瑞奇钉匣有 3 种规格，依据不同组织选择不同钉匣（表 39－4、表 39－5）

表 39－4　钉匣的种类

类别	V3	V3.5	V4.8
钉腿高度（mm）	2.5	3.5	4.8
闭合后高度（mm）	1.0	1.5	2.0
缝钉线	三排	两排	两排
缝钉线长度（mm）	30	30、45、60、90	30、45、60、90
钉匣色标	白色	蓝色	绿色

表 39－5 钉匣的选择

根据缝钉钉腿的高度（mm）			根据钉匣缝钉线的长度（mm）		
V3	V3.5	V4.8	30	45、60	90
血管组织如肺动静脉、肾动静脉、下腔静脉、肝门静脉、动脉瘤、输卵管骨盆韧带	一般的肺、胃肠组织	厚组织如幽门、胰头、主支气管、直肠、病态肥胖者的胃等	偏重用于胸外科如支气管的关闭以及各种血管的关闭	用途最为广泛，可用于小肠、结肠、直肠及肺组织等的切除	主要用于胃等较为宽大的组织

三、瑞奇直线闭合器（RLS）使用方法

1. 纳入　将欲关闭或横断的组织纳入组织钳口，确定欲关闭组织完全纳入组织钳口（图 39－28）。

2. 关闭　手动使定位针入位：前推定位针推钮，可手动使定位针入位，握紧手柄，直到组织钳口关闭，确定关闭后，完全松开手柄，手柄将自动返回原位（图 39－29 至图 39－31）。

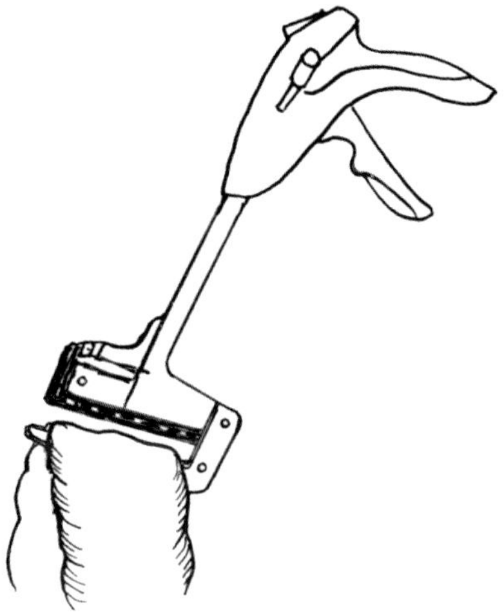

图 39－28　组织纳入组织钳口

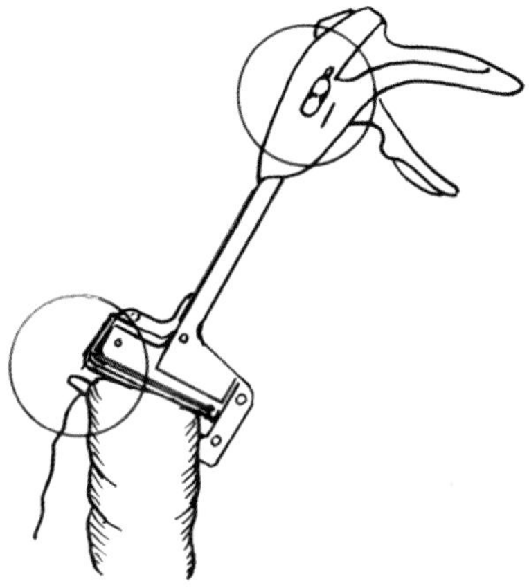

图 39－29　定位针入位

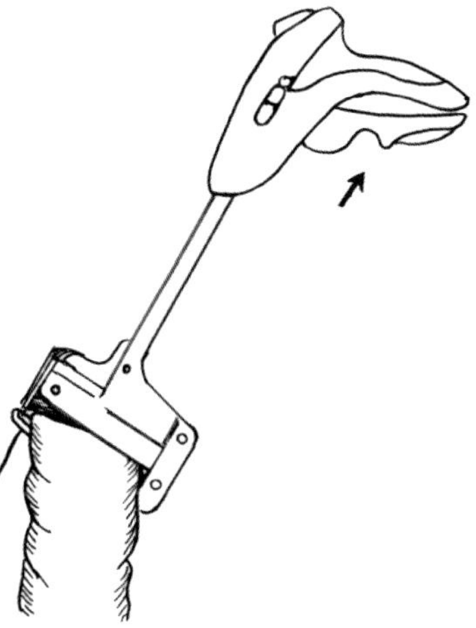

图 39－30　组织钳口关闭

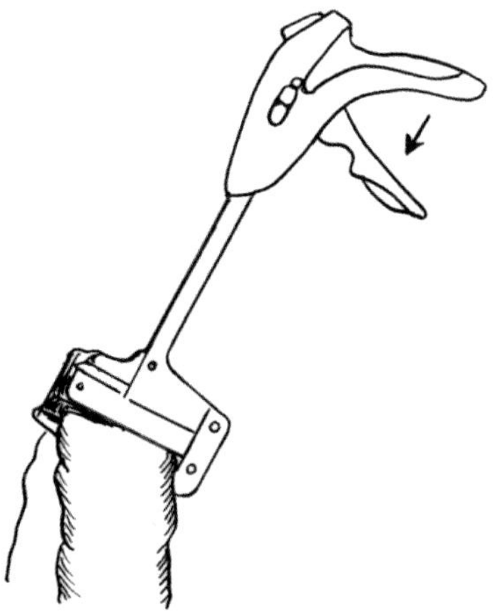

图 39－31　松开关闭手柄

3. 击发　握紧击发手柄，直至手柄锁定在握紧位，松开击发手柄，此时手柄不能自动复位，提示击发状态（图 39－32）。

4．切断　如需切断组织，可沿切割导向切割（图 39－33）。

5．复位　按压复位按钮，打开钳口，将器械从组织取下（图 39－34）。

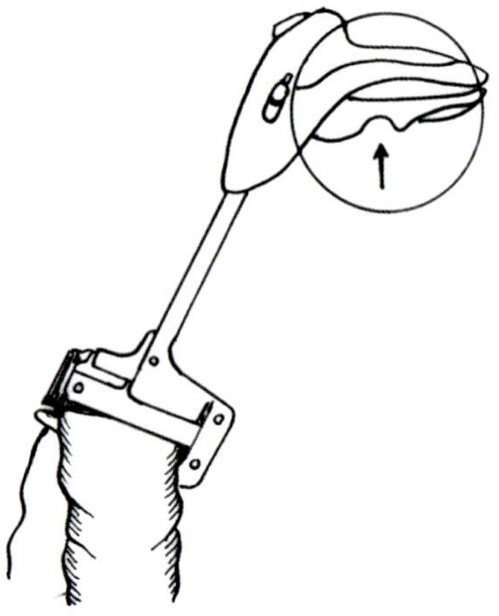

图 39－32　击发

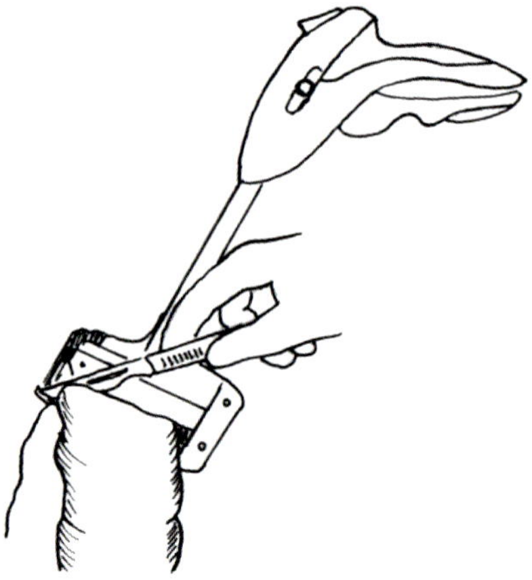

图 39－33　切割

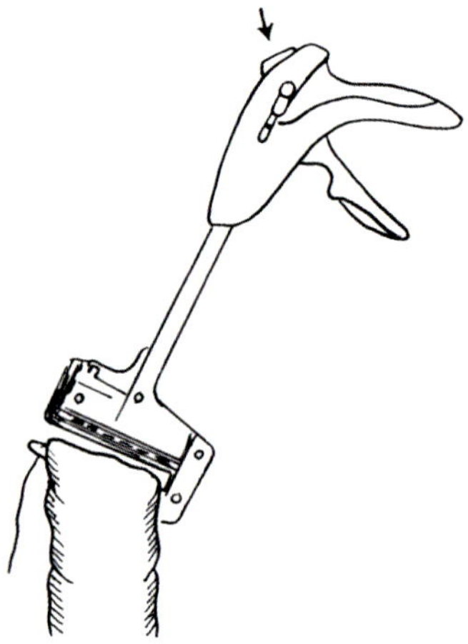

图 39－34　复位

6．更换钉匣

（1）确保锁定装置已完全打开：定位针完全复位，组织钳口完全打开，手柄完全复位（图 39－35）。

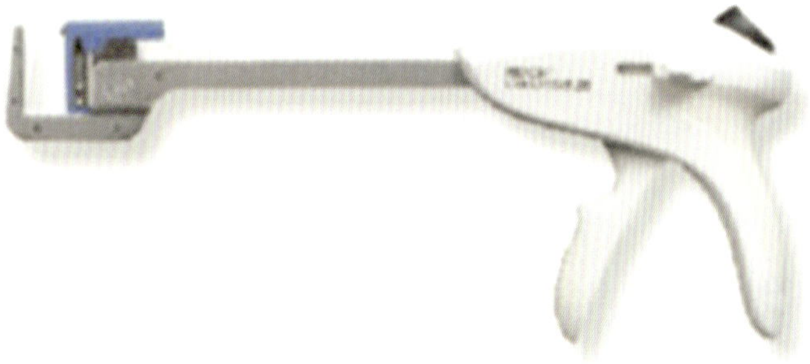

图 39－35　锁定装置完全打开状态

（2）拆除使用过的钉匣：捏住钉匣指垫部位，向上拉拔（图 39－36）。

（3）更换新的钉匣：捏住钉匣指垫部位，钉孔对钉砧，插入钉匣仓，用力下压，听到“咔嗒”声响，确认钉匣入位（图 39－37）。

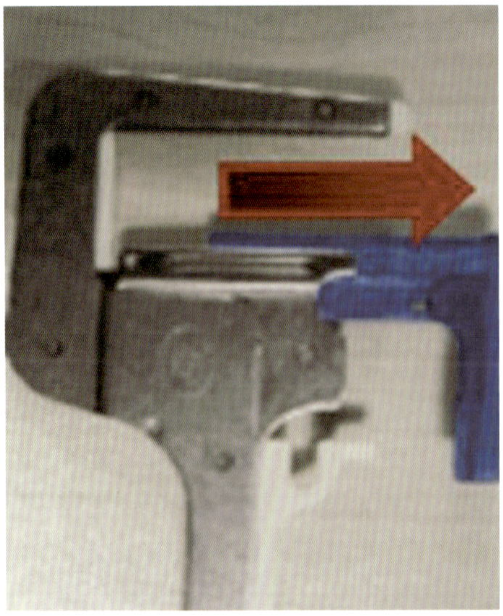

图 39－36　拆除钉匣

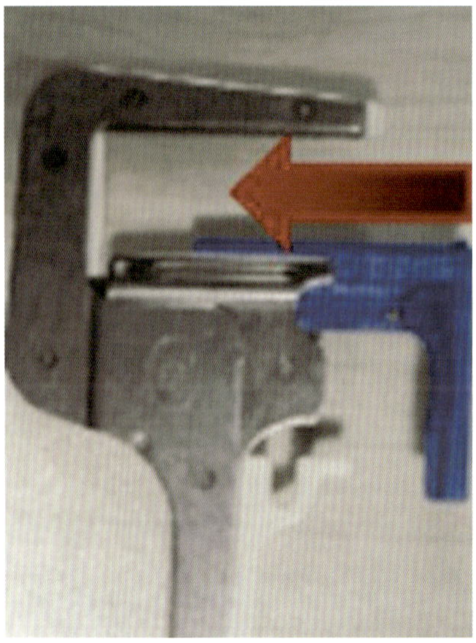

图 39－37　钉匣入位

四、瑞奇直线闭合器（RLS）特点

1. 将“长方形”钉砧槽改进为“哑铃形”，提升缝钉成形表现力；对于较厚或致密的组织，即使偏移存在，钉砧槽也可以引导缝钉进入目标区域，并保持在同一平面成形，从而避免缝钉成形不良及其相关并发症。

2. RLS钉砧最厚处厚度为7.90mm，其他品牌钉砧最厚处厚度为9.20mm，相比于其他闭合器产品，RLS钉砧更加纤薄，进入狭窄组织内部更加便利。

3. 可在组织钳口完全关闭前，重新调整组织收纳，确保完整收纳，增强闭合稳定性。

4. 钉匣侧面提供切割导向，便捷切除多余组织，并保证切缘顺滑平整。

5. 纤薄加长器械杆，轻松到达操作部位，并保持良好可视性，更可用于TME、LAR手术，降低手术器械成本。

第三节　切割吻合器

一、强生弧形切割吻合器

（一）构造特点

美国强生公司研制的弧形切割吻合器凯图（Contour）最适用于低位直肠癌切割与闭合，具有以下特点：30mm的空间内有40mm的切除线；切割缝合同时完成，省略了两个手术步骤；尸体实验表明，在骨盆中能够到达的最低位置Contour比Access55低1～4cm，比TA45低2cm，比PI30低1cm。

（二）Contour结构名称及其型号

Contour各部件名称见图39－38。Contour缝钉线如图39－39所示。

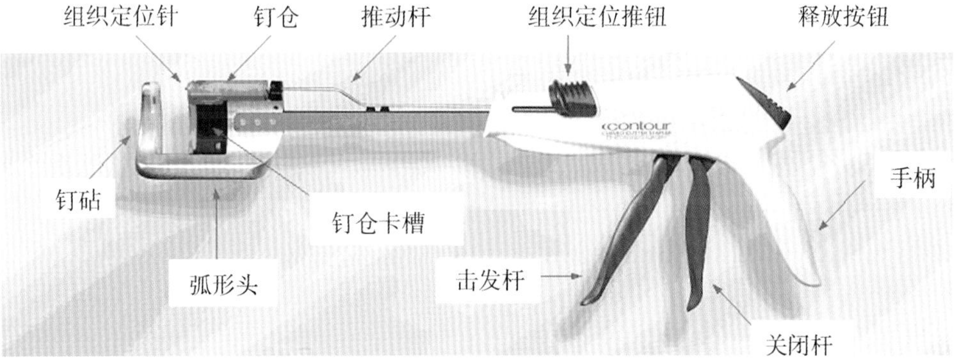

图39－38　Contour结构名称

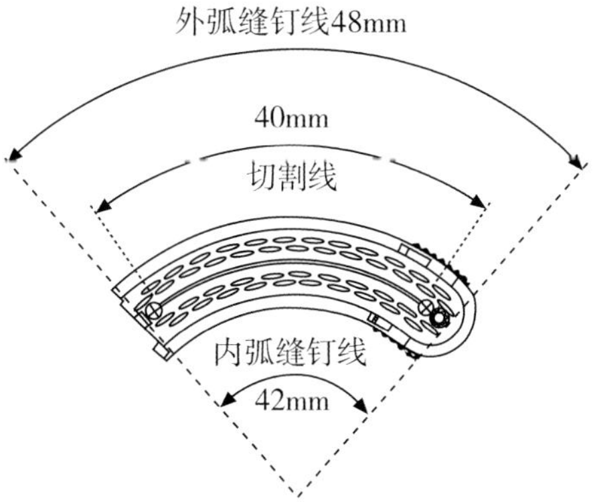

图39－39　Contour缝钉线示意图

（三）特征及优点

Contour 独特的弧形设计，利于低位直肠癌手术操作，具有直线闭合器无法比拟的优点（表 39－6）。

表 39－6　Contour 特征及优点

特征	优点
吻合与切割同步	本创新器械提供 4 排弧形缝钉线，在中间进行切割组织，消除了以下两个手术步骤：上肠钳及切断肠管
独特的弧形头设计易于放置	能更深进入骨盆，手术视野更好，也可以在 30mm 的空间宽度上提供 40mm 的缝钉线遵循骨盆的自然解剖结构
手术视野更好	弧形设计使在骨盆中操作的视野更好
更深进入骨盆	对于狭窄的骨盆，Contour 能够比 30mm 的直线闭合器进入盆底更深的位置（1～4cm）
杆身长度增加	与现有的线性吻合器比较，能够更深进入骨盆而无手柄阻碍
手动定位针选项	在关闭器械前将拟定操作的组织限制于钳口范围内
符合人体工程力学的设计	单手击发，推下组织定位针及闭合，可空出另一只手在骨盆中操作
中间锁定位置	关闭器械前允许进一步进行组织操作及检查

（四）Contour 使用步骤

1．推动护钉板上标志有“Push to Remove”的部位，即可从器械上拆下护钉板，弃置护钉板。

2．将器械手柄握在手掌中，手指置于关闭杆上（也可抓住关闭杆表面）。

3．将要切割及吻合的组织置于钉砧与钉仓之间。

4．使用手柄顶部的组织定位推钮推进组织定位针，将钳口开口中的组织限制于钳口之间，或通过压下关闭杆自动推进组织定位针。

5．如果需要的话，重新定位器械中的组织。

6．在此时可以松开关闭杆，让器械保持其钳口打开状态，以便最终定位要切割及吻合的组织。组织定位针仍然保持完全接合。

7．向手柄方向压下关闭杆，直到器械闭合住。

8．器械闭合住时，击发杆也移动至准备击发位置。在此位置上，器械夹住要准备切割及吻合的组织。

9．将手柄及关闭杆握在手掌中，将所有手指置于击发杆周围。击发前，检查确保组织定位针落坐在钉砧中。

10．压下击发杆直到其接触到关闭杆，即可击发器械，“Plastic to Plastic”表明器械已击发缝钉，并且刀片已切除组织。

11．手一旦松开，击发杆自动退回至中间位置，关闭杆仍然处于完全闭合位置。

12．击发器械后，挤压关闭杆并用拇指压下释放按钮，即可打开器械钳口。

13．也可以使用控制释放法，即在按住释放按钮时，手松开关闭杆，此时推钉板外露，可以提示此钉仓已被使用。

14．取出器械。

二、强生线性切割吻合器

（一）构造特点

美国强生公司研制的线性切割吻合器（TLC）具有以下优点：组织切割的同时完成吻合；在切割线的左右两侧纵横交错放置两排缝钉；在无剪刀差情况下一致的缝钉效果；将组织定位在中间锁定位；防止末端组织溢出；一致的缝钉高度；预先装有钉仓，并且可更换7次钉仓，击发8次。

（二）TLC 结构名称及其型号

TLC 结构如图 39－40 所示。

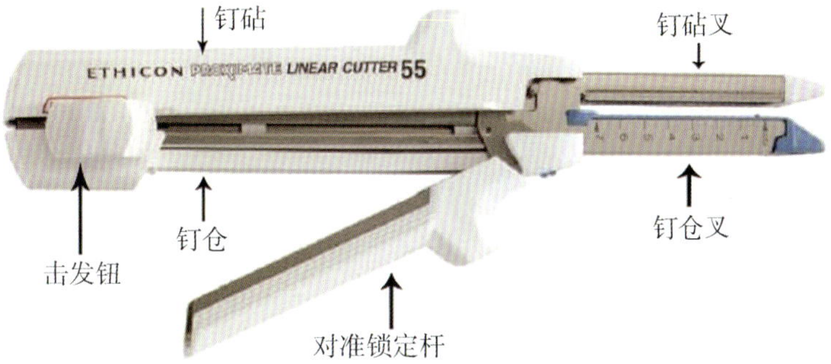

图 39－40　TLC 结构名称

（三）使用 TLC 的步骤

1. 取下钉仓的缝钉定位帽。
2. 将组织包纳在钉仓和钉砧之间的钳口里。
3. 将器械拨到中间锁定位，如需要重新定位组织。
4. 完全关闭对准锁定杆，直到锁定在钉仓上，即可关闭置于组织上的器械。
5. 将非主操作手的示指和中指置于器械“肩”突出部周围，即可击发器械，并使用你的操作手的手掌以一次性连续动作推进击发钮。
6. 一旦器械已击发，将击发钮调到其最近端位置。
7. 释放对准锁定杆并将钉仓与钉砧分开即可打开器械。

三、瑞奇直线切割闭合器

（一）构造特点

瑞奇直线切割闭合器（RLC）提供4排相互间隔的钛钉，同时一次性刀片从中切开，两排在患者侧，两排在样本侧，可用于消化道、肺及支气管组织和器官的切除、横断和吻合。目前，RLC 有两种型号，参数见表 39－7，其结构如图 39－41 所示。

表 39－7 瑞奇直线切割闭合器型号及参数

产品型号	钉仓长度（mm）	钉腿高度（mm）	成形高度（mm）	击发次数（次）
RLC6038S/ RLC8038S	60/80	3.8	1.5	8
RLC6048S/ RLC8048S	60/80	4.8	2.0	8

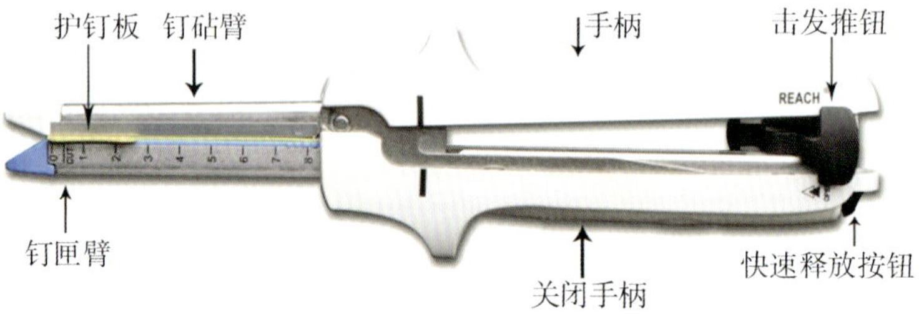

图 39－41 瑞奇直线切割闭合器结构名称

（二）使用方法

1. 下压快速释放按钮打开器械（图 39－42、图 39－43）。

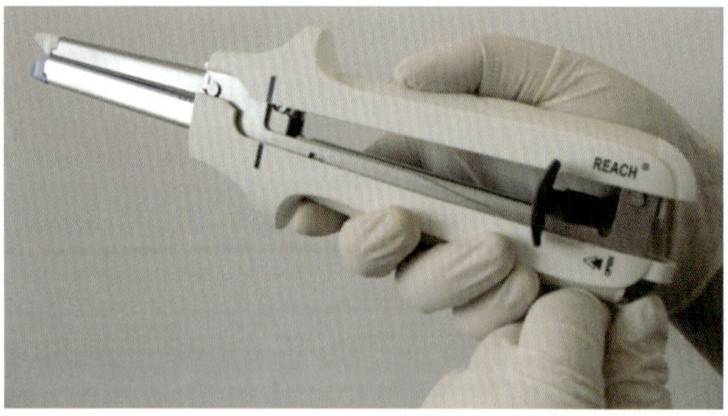

图 39－42 下压快速释放按钮

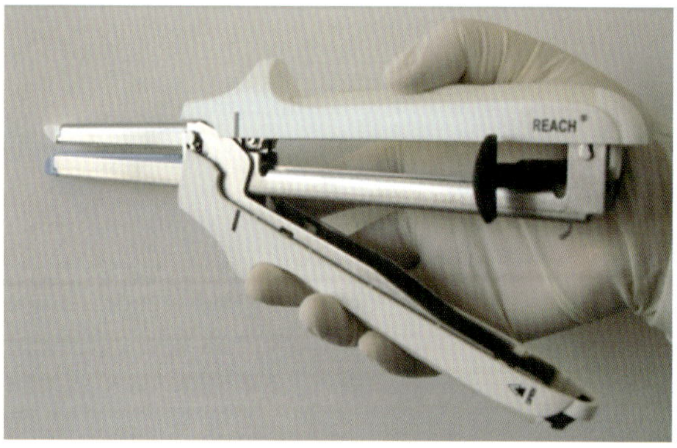

图 39－43 打开器械

2. 将器械放入组织，器械的两个臂可完全分开，或者可以单手操作，样子像剪刀（图 35－44、图 35－45）。

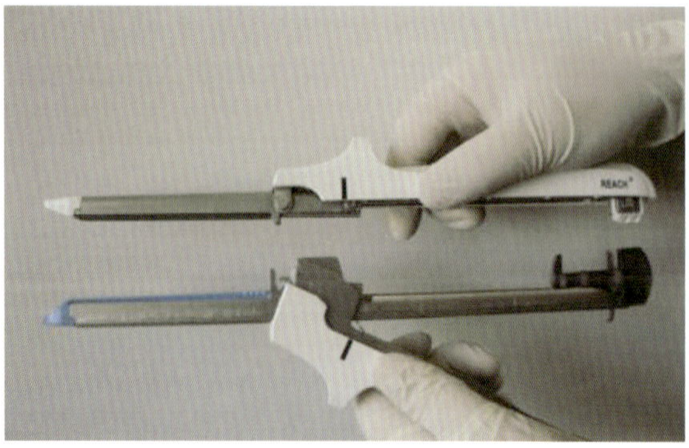

图 39－44 双手操作

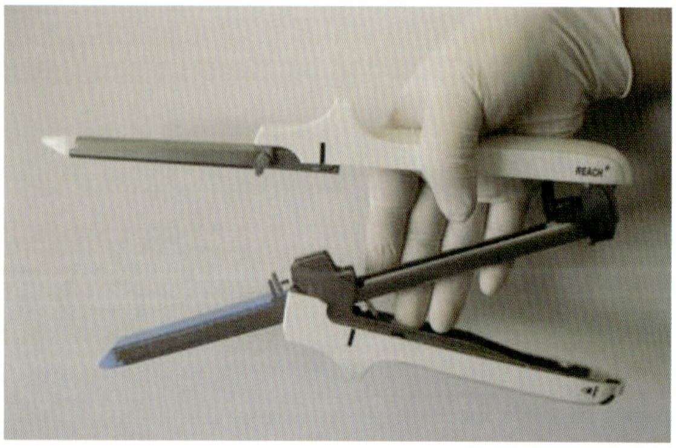

图 39－45 单手操作

3. 当器械完全闭合时可听到清晰的“咔嗒”声（图 39－46）。

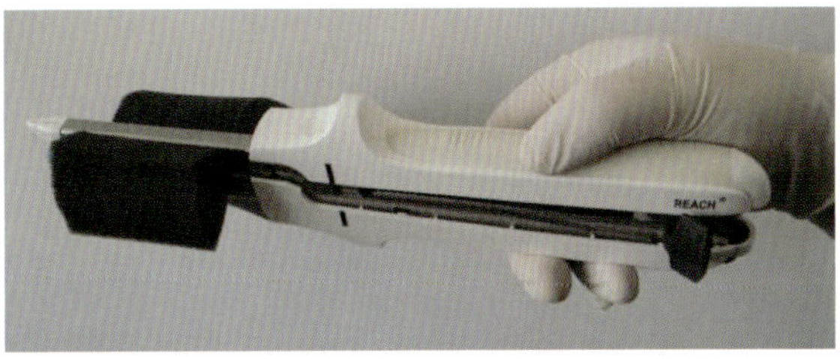

图 39－46　器械完全闭合

4．双向击发推钮可从任意一边进行击发，击发前停留 15s（图 39－47、图 39－48）。

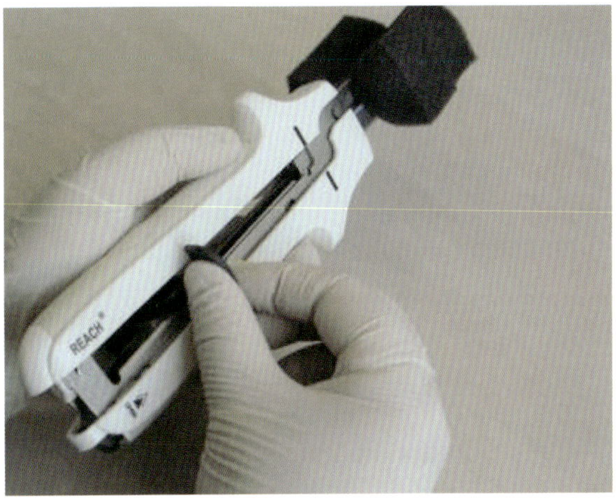

图 39－47　双向击发推钮可一边进行击发

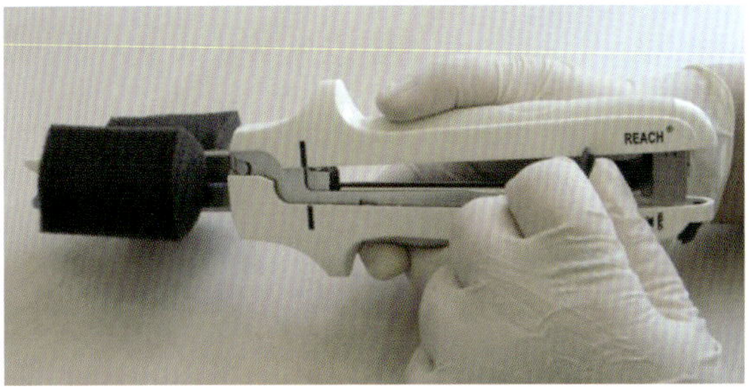

图 39－48　双向击发推钮可从另一边进行击发

5．将击发推钮完全推到最前方切割终止线即为击发完毕（图 39－49 至图 39－51）。

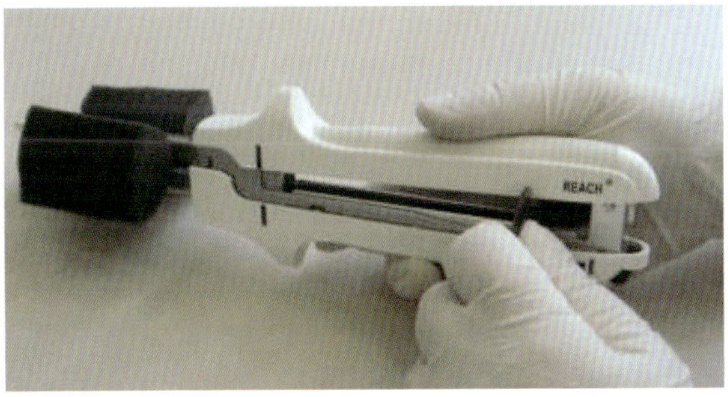

图 39－49　开始击发

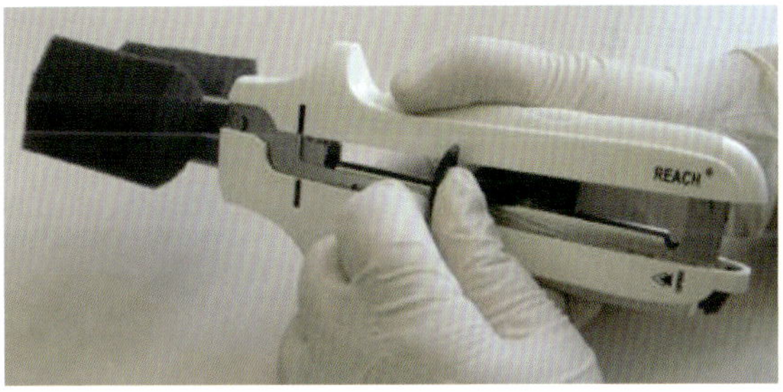

图 39－50　击发中间

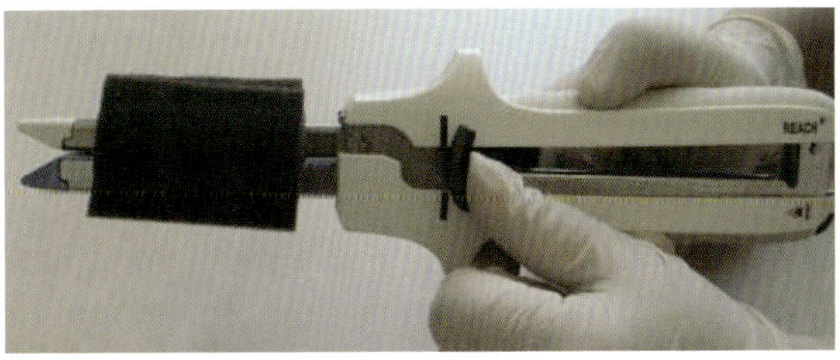

图 39－51　击发结束

6．复位　击发完毕后将击发推钮完全回退至最初状态（图 39－52、图 39－53）。

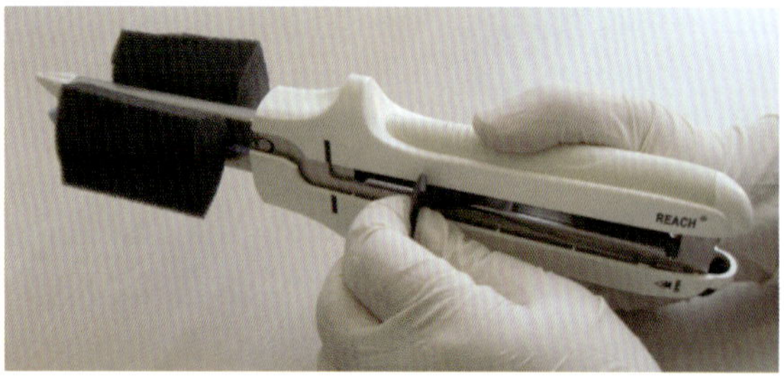

图 39－52　开始复位

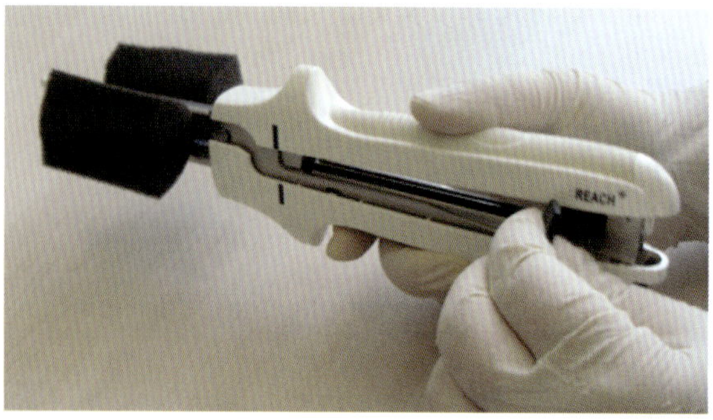

图 39－53　复位结束

7. 打开　按器械后方的快速释放按钮打开器械两臂（图 39－54）。

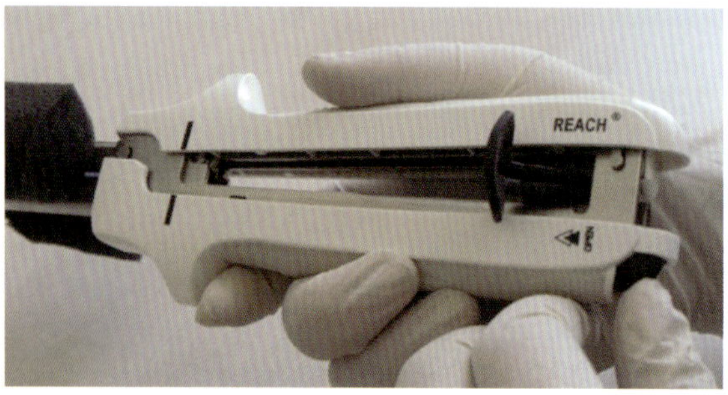

图 39－54　打开器械两臂

8. 将器械移离组织　此时内保险装置将会弹起。内保险装置有两个作用：保护刀片并且不允许击发过的钉匣再次击发。内保险装置弹起并处于直立位（图 39－55、图 39－56）。

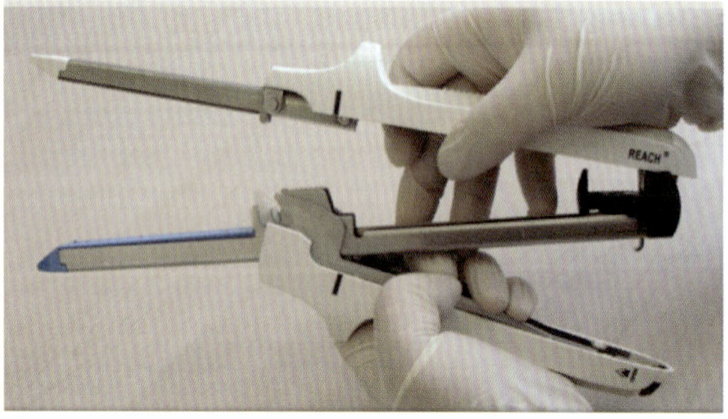

图 39－55　器械移离组织

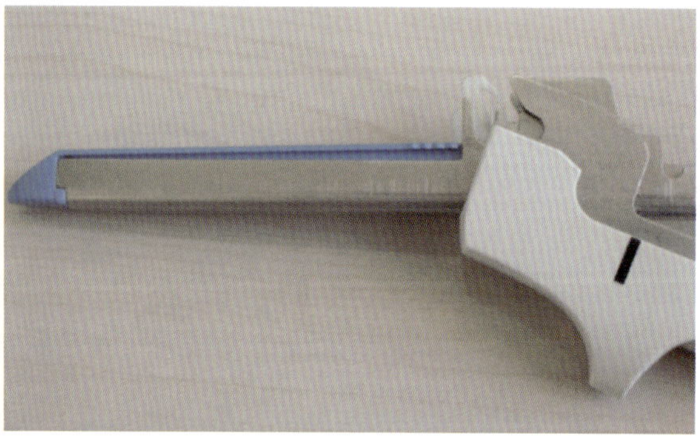

图 39－56　内保险装置弹起

9. 卸钉移除钉匣，用手指捏住钉匣后方拔起（图 39－57、图 39－58）。

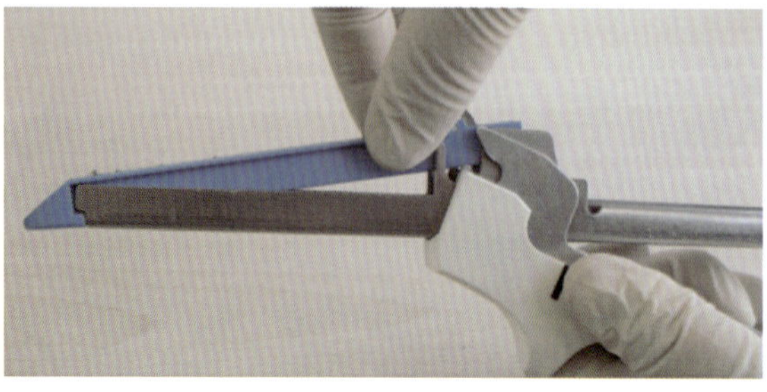

图 39－57　手指捏住钉匣

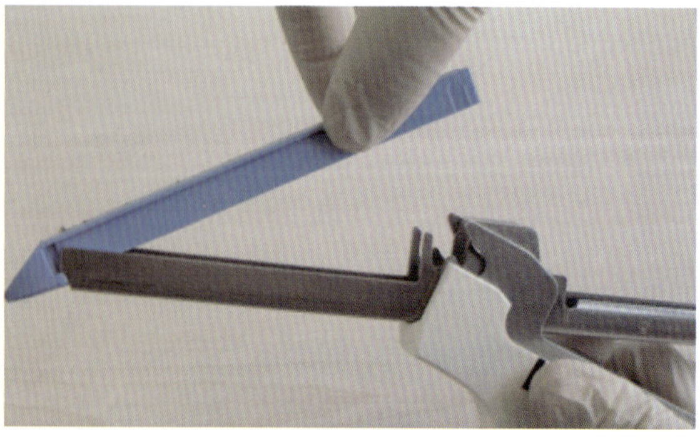

图 39－58　拔起钉匣

10. 装钉　安装新钉匣，手指如图 39－59 所示。

11. 将钉匣前端插入钉匣臂，注意将钉匣的挂钩放到钉仓上（图 39－60）。

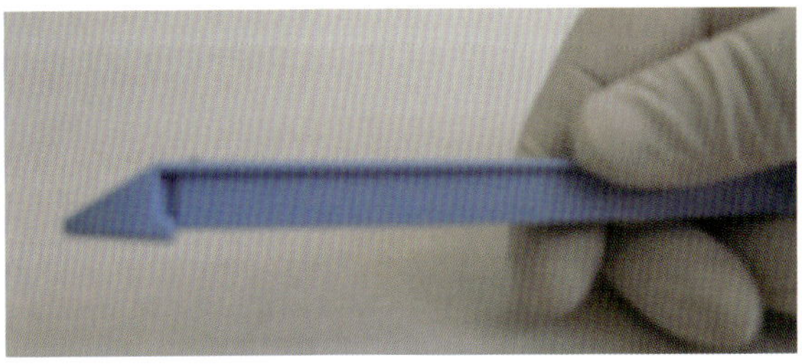

图 39－59　拿持钉匣

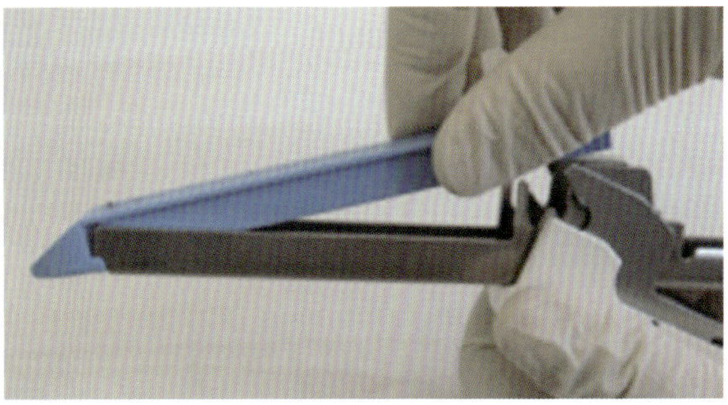

图 39－60　钉匣前端插入钉匣臂

12. 向下压钉匣直到听到“咔嗒”声（图 39－61）。

13. 钉匣安装到位（图 39－62）。

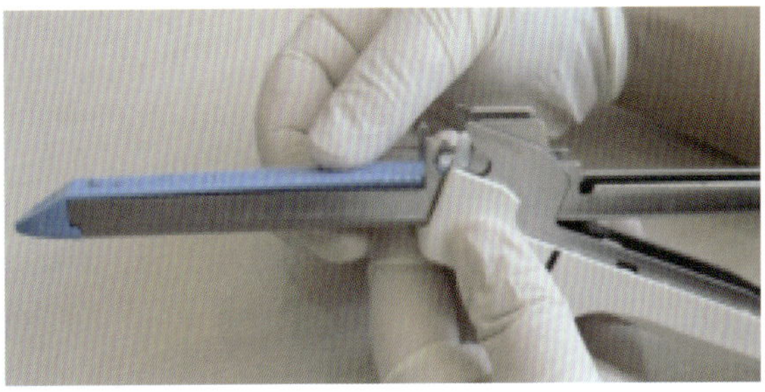

图 39－61　下压钉匣

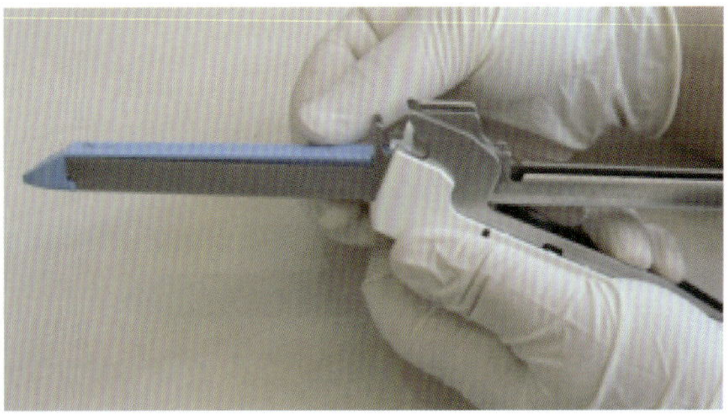

图 39－62　钉匣安装完毕

14. 钉匣的后端将浮在钉仓的表面，这是一个保险装置，用以防止器械在未上到位之前的误击发（图 39－63）。

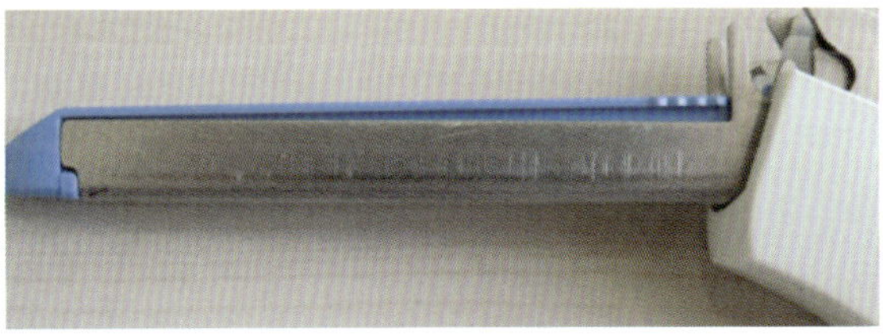

图 39－63　钉仓保险装置

四、瑞奇腹腔镜切割闭合器

（一）构造特点

瑞奇腹腔镜切割闭合器具有 6 排相互间隔的缝钉，中间用刀片划过，3 排在患者侧，3 排在样本侧；适应于开放或内镜下肺、支气管组织及胃、肠的切除、横断和吻合（图 39－64 至图 39－66）。目前其钉匣有 30mm、45mm 及 60mm 3 种类型。

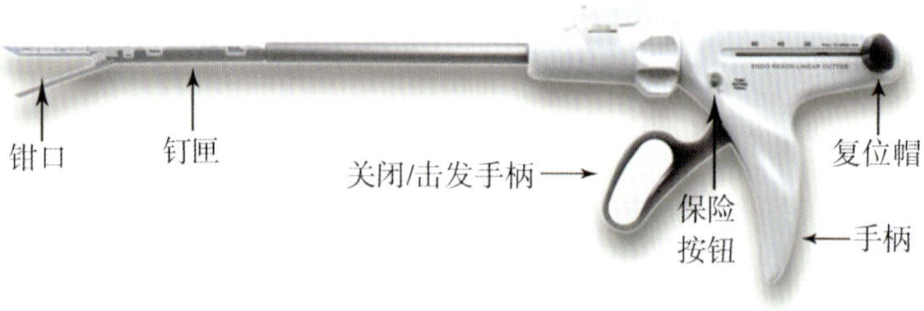

图 39－64　瑞奇腹腔镜切割闭合器结构名称

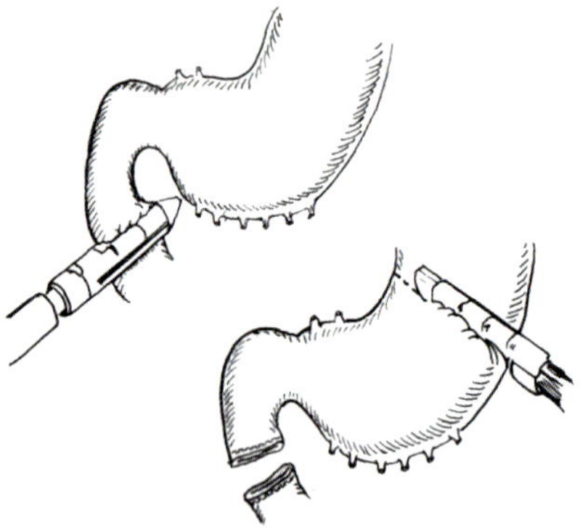

图 39－65　瑞奇腹腔镜切割闭合器横断胃肠道

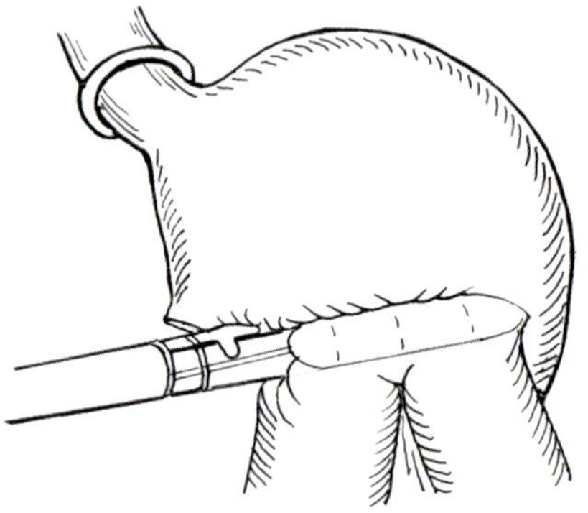

39－66　瑞奇腹腔镜切割闭合器胃肠吻合

（二）操作步骤

1. 装钉　装钉之前，首先“清枪”，即将复位帽拉至原位（图 39－67）；将钉匣与器械杆上的白色标志线对齐，下推钉匣并相对器械顺时针旋转，使钉匣到位，白色标志线再次对齐（图 39－68、图 39－69）；取下钉匣保护套（装钉前不可取下保护套 Do Not Remove Until Loaded，图 39－70）。

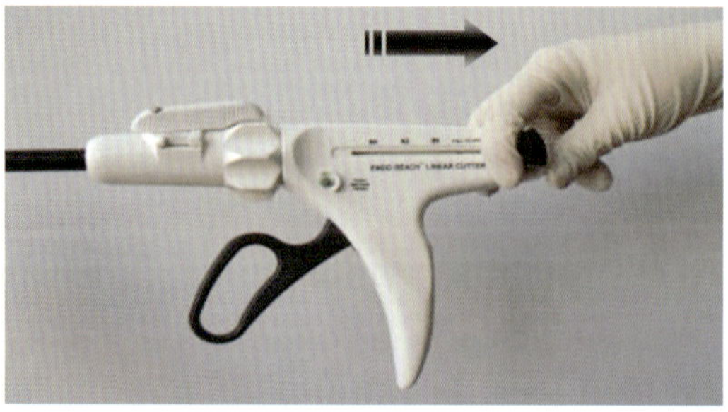

图 39－67　复位帽拉至原位

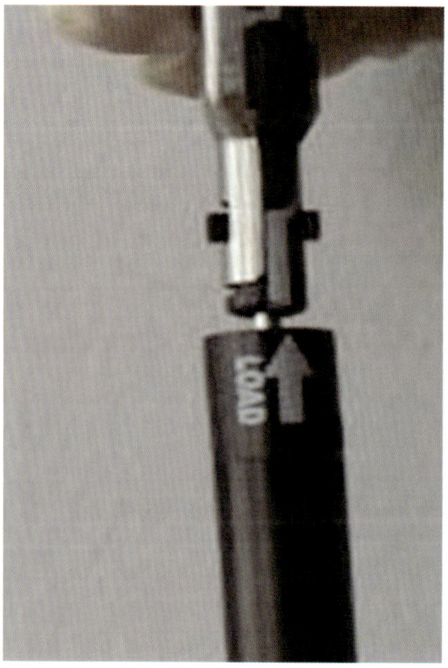

图 39－68　白色标志线对齐

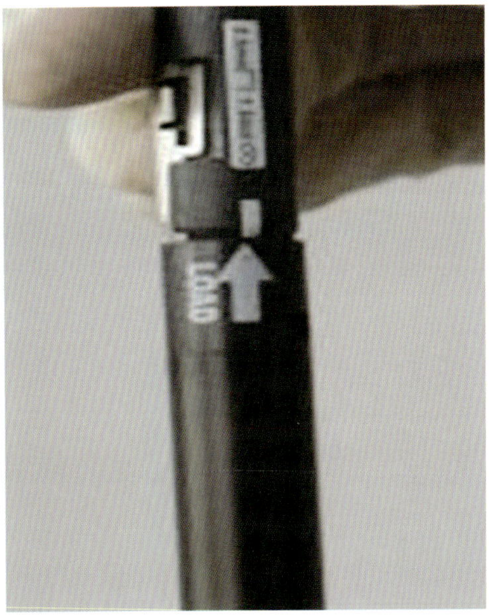

图 39－69　下推钉匣并相对器械顺时针旋转，白色标志线再次对齐

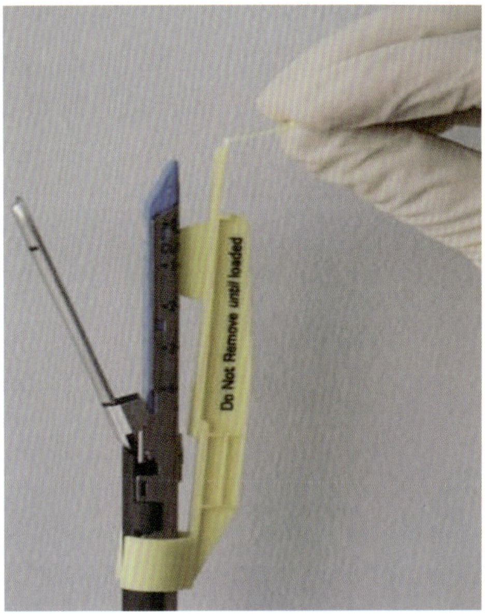

图 39－70　取下钉匣保护套

2. 关闭　插入穿刺器之前，先握紧手柄关闭器械钳口（图 39－71）；进入体腔后，向后拉黑色复位帽，打开器械钳口（图 39－72）；将欲切割闭合的组织放入钳口内，握紧手柄一次，关闭器械钳口（图 39－73）。

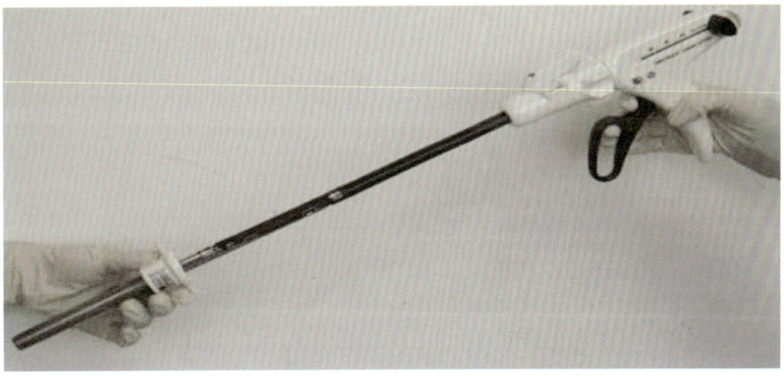

图 39－71　关闭钳口

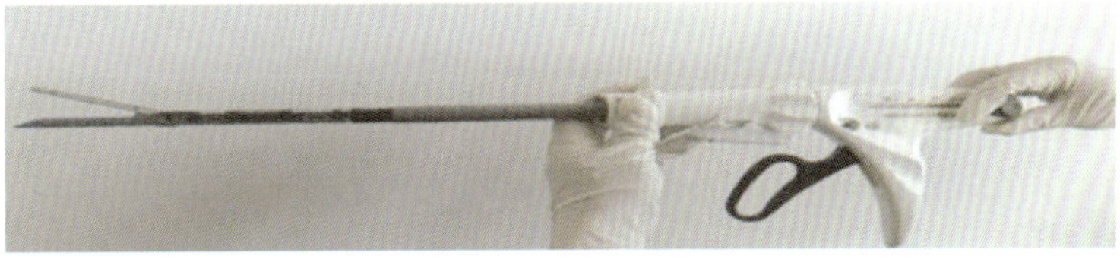

图 39－72　打开钳口

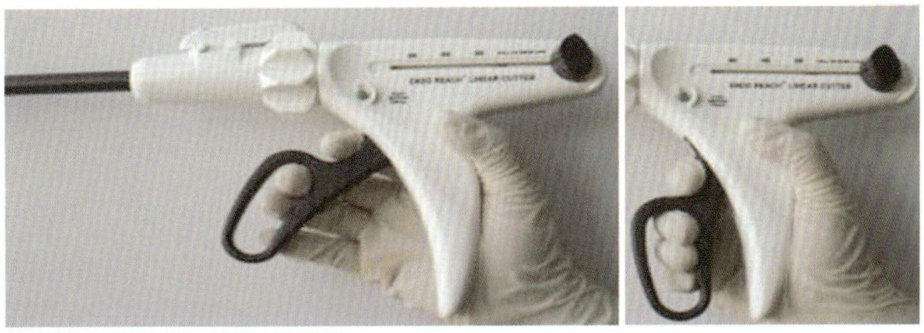

图 39－73　关闭钳口

3. 打开保险　击发前，推按器身上的绿色保险按钮，打开内保险装置；左右两侧推按保险按钮均可打开保险（图 39－74）。

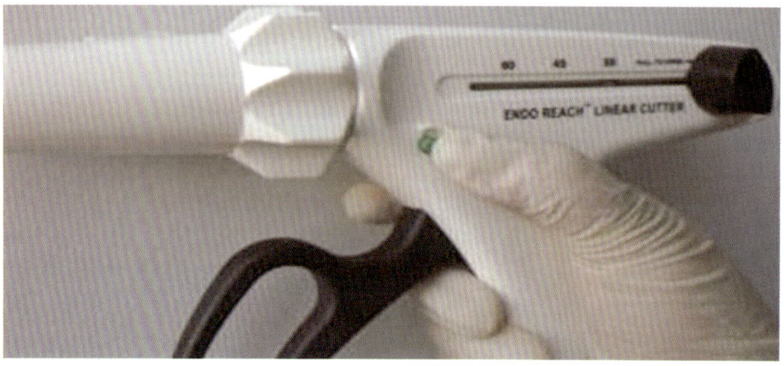

图 39－74　打开保险

4. 击发　扣动手柄次数视钉匣的长度而定，注意：连续扣动手柄到底，一定要避免快速扣动手柄，确保每次扣动手柄均到底，击发到底后避免强行扣动手柄（图 39－75）。

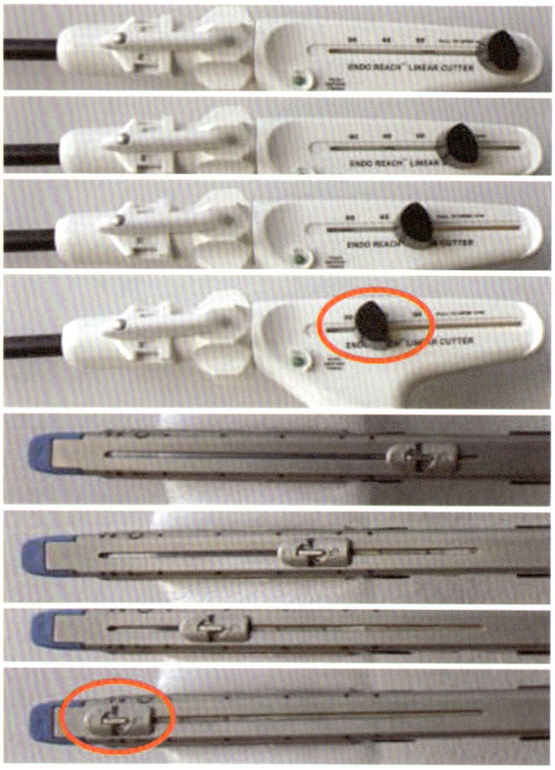

图 39－75　逐次击发

5. 打开钳口　击发完毕，向后拉动复位帽，打开器械钳口（图 39－76）。

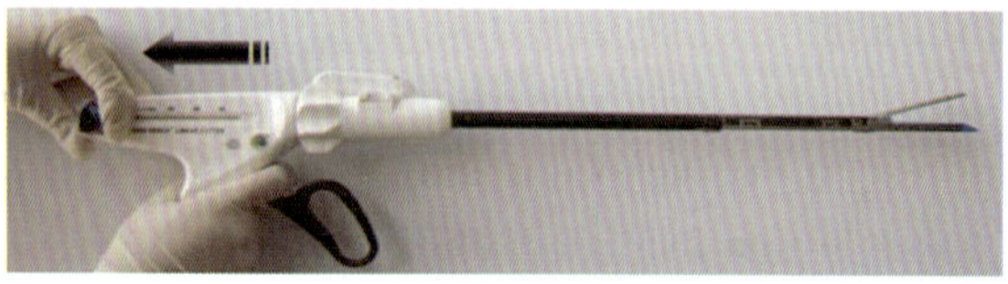

图 39－76　打开钳口

6. 卸钉　“清枪”确认钳口处于完全打开的位置（图 39－77）；滑动位于器械外套管上的蓝色按钮，同时逆时针旋转钉匣，将其取出（图 39－78）。

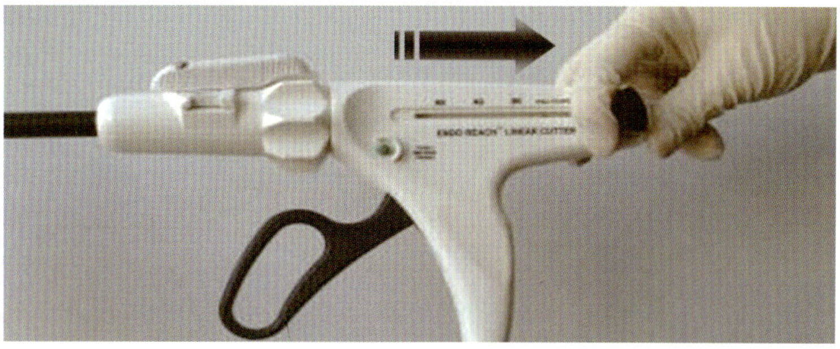

图 39－77　钳口完全打开

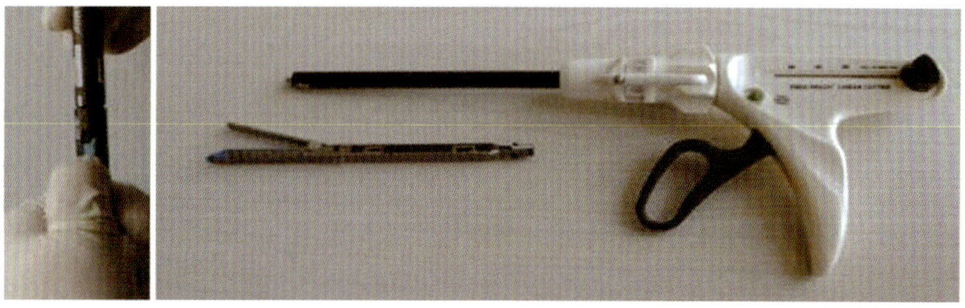

图 39－78　卸下钉匣

（三）瑞奇腹腔镜切割闭合器特点

1. 一次性切割刀片，随钉匣同时更换，保证刀片始终锋锐，确保组织切割完整，减少组织损伤。
2. 等距间隙控制，确保钉匣远近端成钉一致。
3. 有 6 排缝钉，确保腔镜手术的安全性。
4. 纤薄钉砧，无需分离更大间隙，即可平滑进入，降低组织损伤。
5. 开口更大，宽大的钉匣前端开口，方便组织纳入。
6. 更优的性价比，同一把器械可配合使用所有型号的钉匣，减少操作繁复，在同一病例反复使用 25 次，降低医疗成本。

第四节　自动吻合器在外科手术中的应用

一、胃食管吻合

1. 应用瑞奇直线切割闭合器关闭胃底（图 39－79）。
2. 直线切割闭合器胃前壁造口（图 39－80）。
3. 在胃前壁放置荷包缝合器，并做荷包；使用 RCS 进行吻合，将器械自胃前壁造口导入，将荷包线系于器械中心杆上（图 39－81）。
4. 在食管欲横切的部位的近端放置荷包缝合器，并做荷包（图 39－82）。
5. 移开荷包缝合器，将胃管用缝线固定在钉砧的带线孔上，将钉砧放入食管内。将荷包线系于钉砧的荷包槽内（图 39－83）。
6. 荷包缝线打结于钉砧中心杆，剪除多余食管组织（图 39－84）。

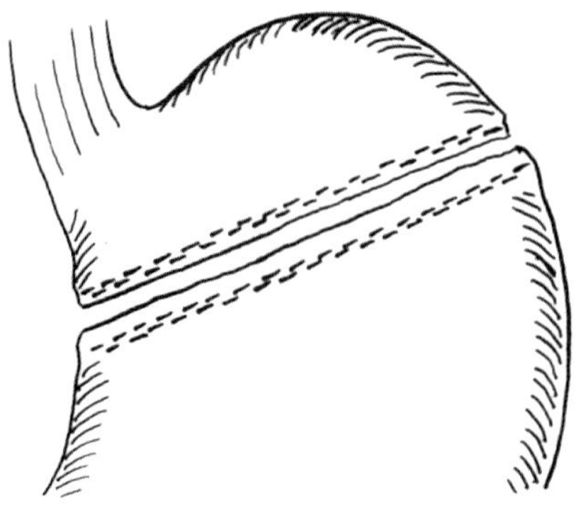

图 39－79　瑞奇直线切割闭合器关闭胃底

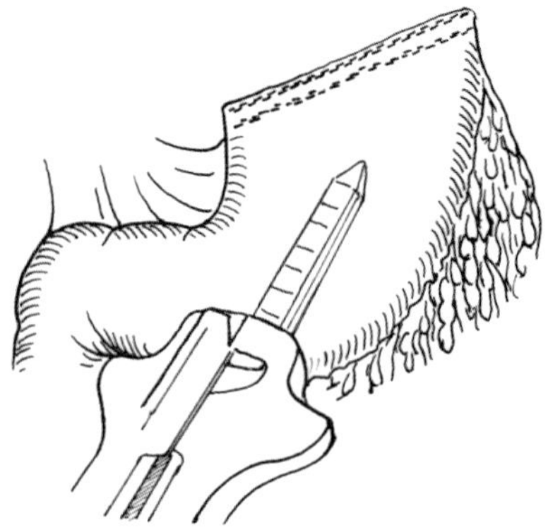

图 39－80　直线切割闭合器胃前壁造口

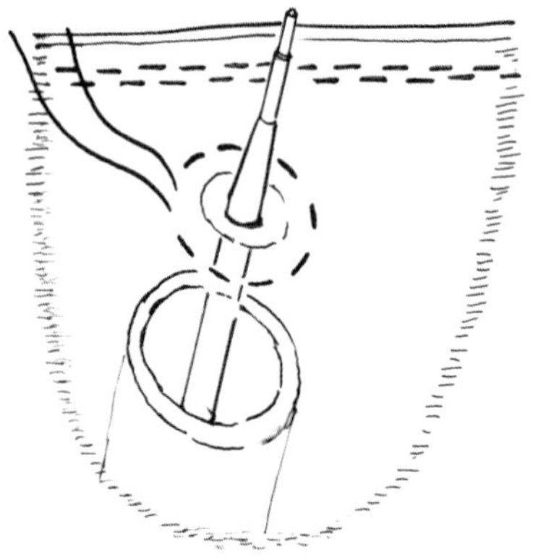

图 39－81　胃前壁荷包缝合，置入管状吻合器

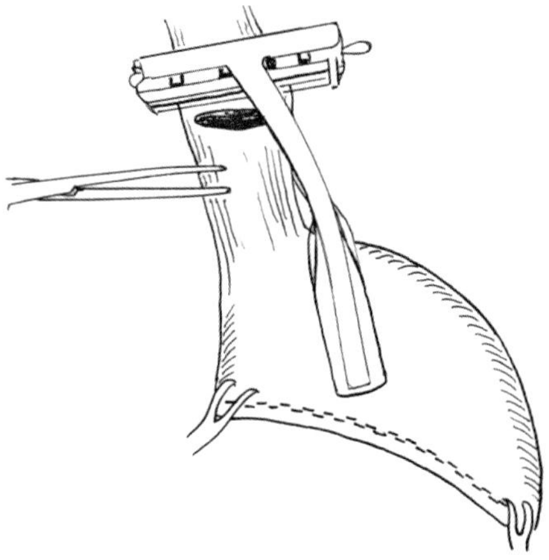

图 39－82　食管荷包缝合

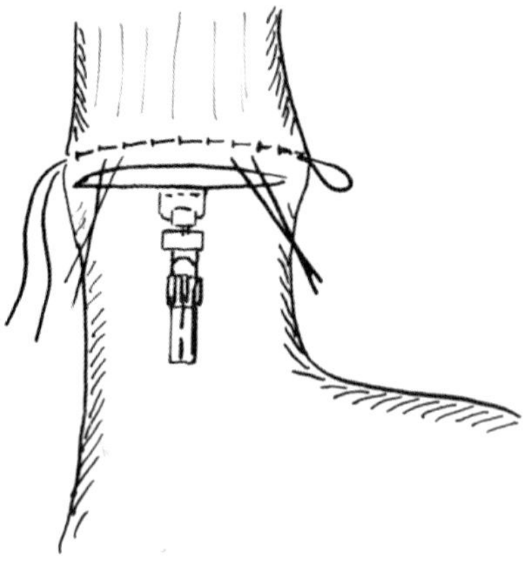

图 39－83　置入钉砧

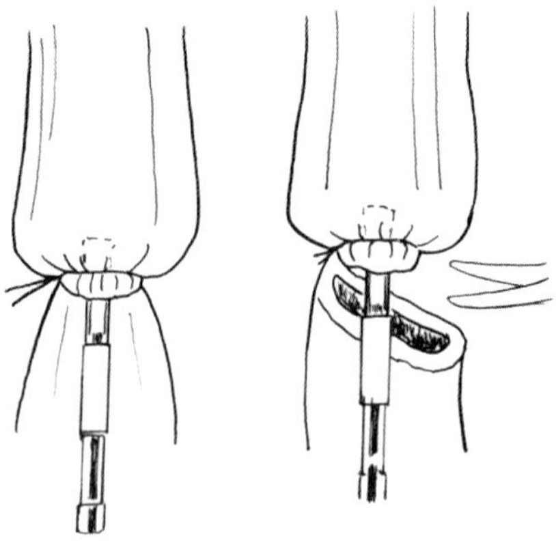

图 39－84　荷包缝线打结

7. 将钉砧中心杆和器身中心杆对合，击发器械，完成吻合（图 39－85）。

8. 直线闭合器关闭前壁切口（图 39－86）。

9. 如果可能，将近端胃组织包绕在吻合口处，以增加食管下段和吻合口的压力，防止胃内容物的反流。手术操作完成（图 39－87）。

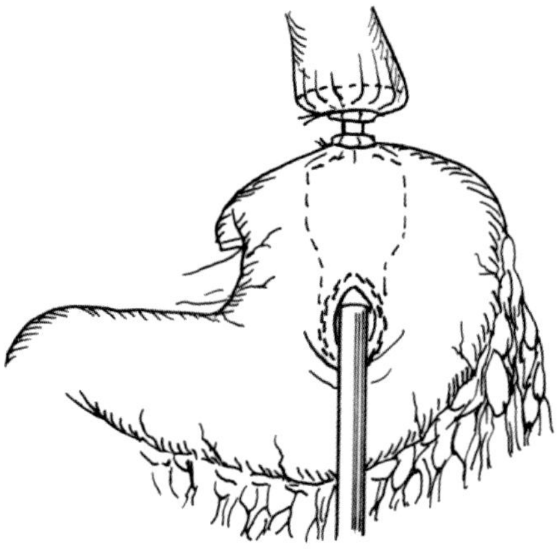

图 39－85　胃食管吻合

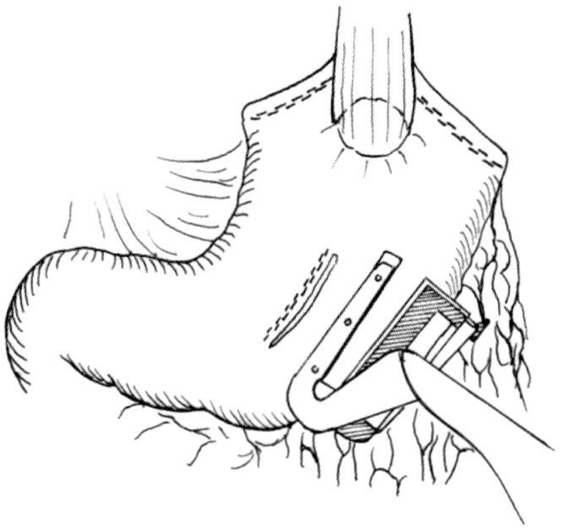

图 39－86　关闭胃前壁切口

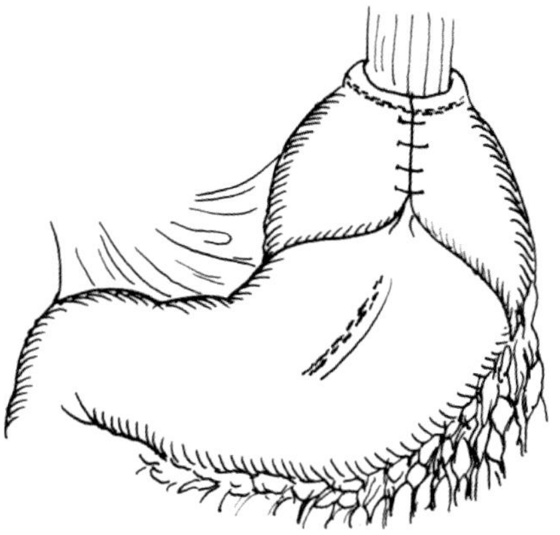

图 39－87　近端胃组织包绕在吻合口

二、胃大部切除术（毕Ⅱ式胃肠道重建）

1. 用 RLS 闭合十二指肠，将器械放置于十二指肠欲横断的部位，关闭器械并击发。之后利用 RLS 的切割导向作为切缘横切十二指肠（图 39－88、图 39－89）。

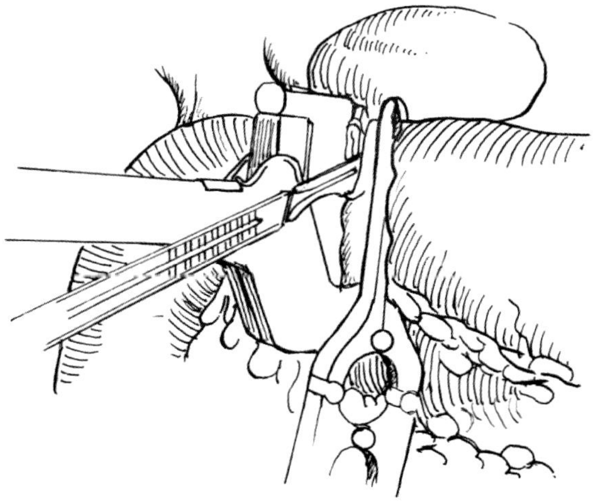

图 39－88　RLS 闭合十二指肠

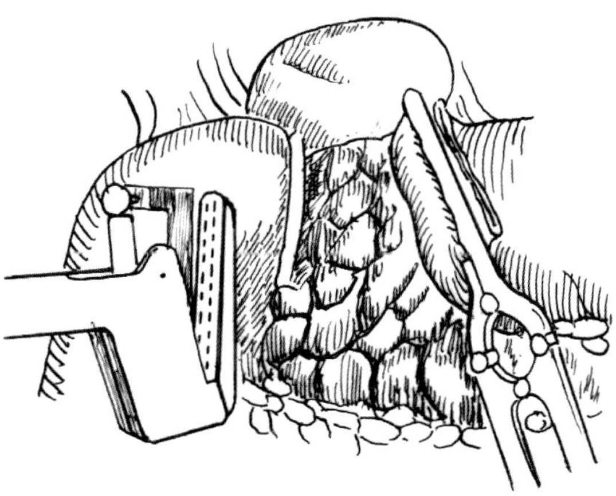

图 39－89　十二指肠切断后移除 RLS

2. 使用RLS或RLC切割并横断胃体（图39－90、图39－91）。

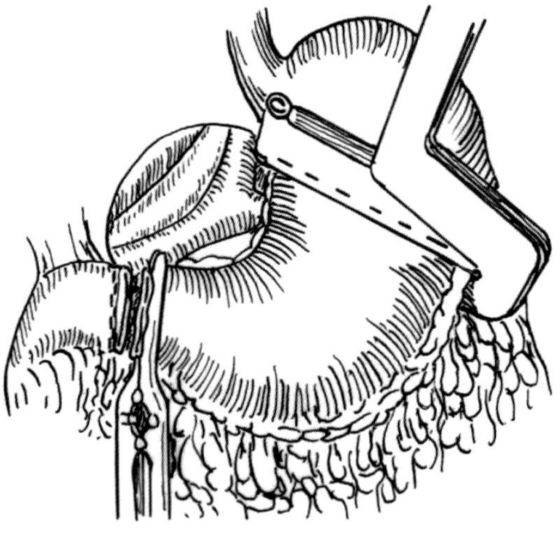

图39－90　RLC夹闭胃体

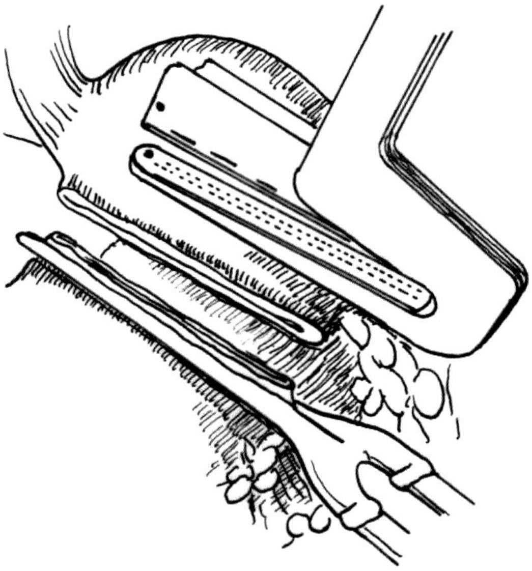

图39－91　RLS横断胃体

3. 上提空肠，输入袢对胃小弯，输出袢对胃大弯，吻合口两端缝牵引线，电刀在胃后壁及空肠壁相应位置切开约1cm，置入直线切割吻合器，夹持胃壁与小肠壁，关闭锁定杆，检查无其他组织嵌入，一次性连续动作推进击发推钮，完成吻合，回拉击发推钮，释放对准锁定杆并将钉仓与钉砧分开即可打开器械（图39－92、图39－93）。

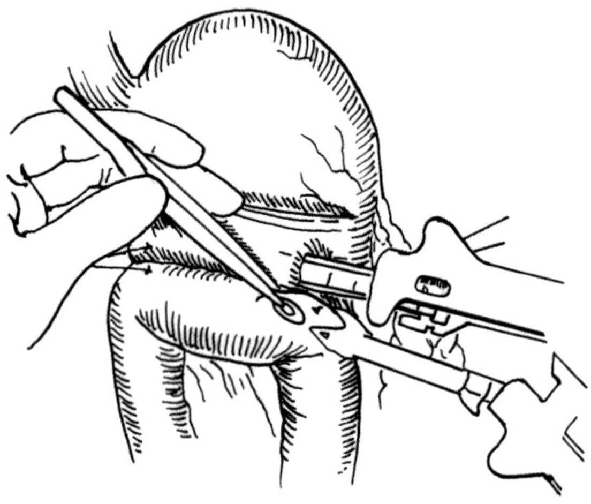

图39－92　置入直线切割吻合器

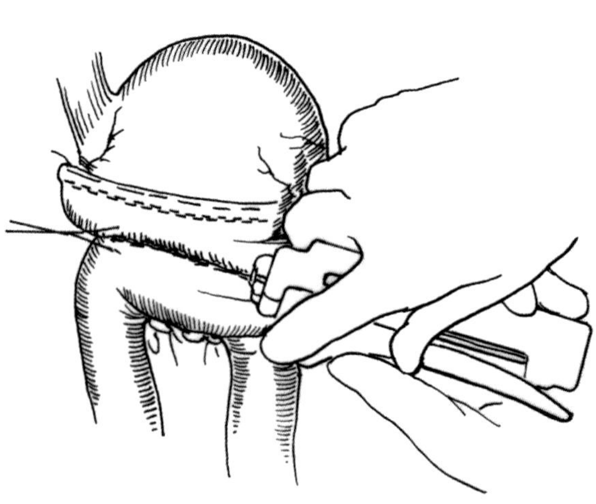

图39－93　击发吻合胃肠道

4. 胃壁及肠壁尚未吻合处的两角，缝置牵引线，直线吻合器将其吻合关闭（图39－94至图39－96）。

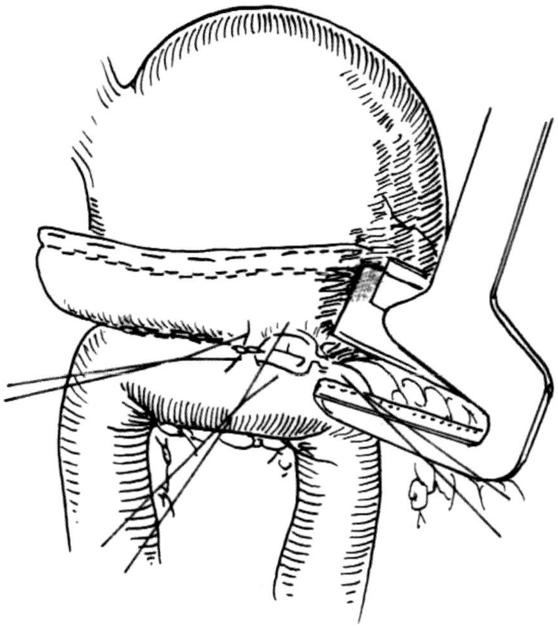

图 39－94　直线型闭合器闭合胃肠切口

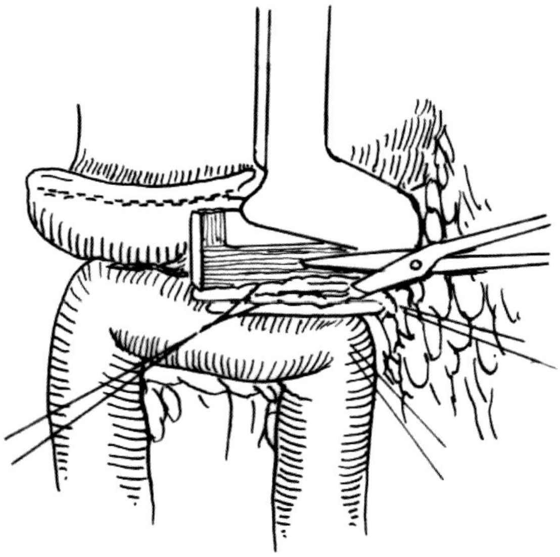

图 39－95　闭合完毕，切除多余组织

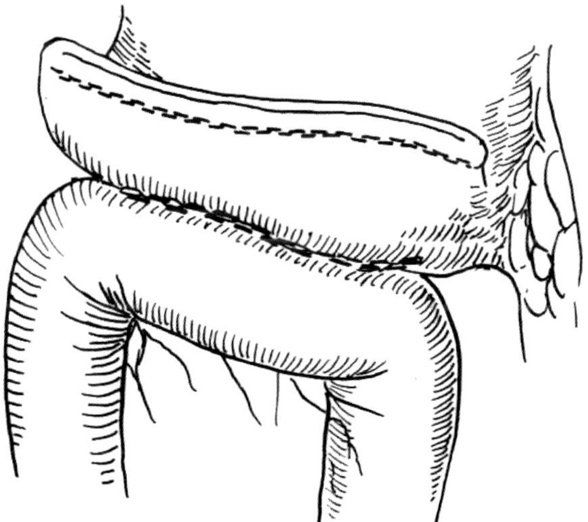

图 39－96　胃肠吻合完毕

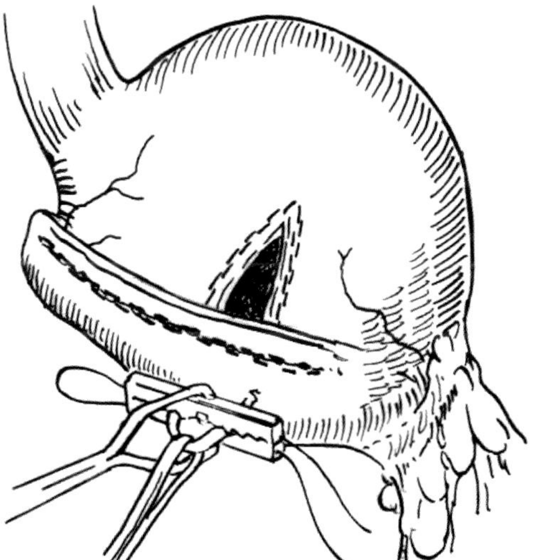

图 39－97　胃前壁切开，后壁荷包缝合

5．管状吻合器胃肠吻合法　在胃前壁用切割吻合器做一大小为 3cm 的切口，以置入管状吻合器，再于胃后壁做荷包缝合（图 39－97）。

6．亦可在胃大弯侧距离残胃关闭线 2～3cm 做荷包缝合（图 39－98）。

7．空肠侧置荷包缝线，将钉砧置入空肠，荷包线打结，收紧吻合器，检查输入袢、输出袢无扭转，击发，取出吻合器，完成胃肠吻合（图 39－99、图 39－100）。

8．线性吻合器关闭胃前壁切口（图 39－101）。

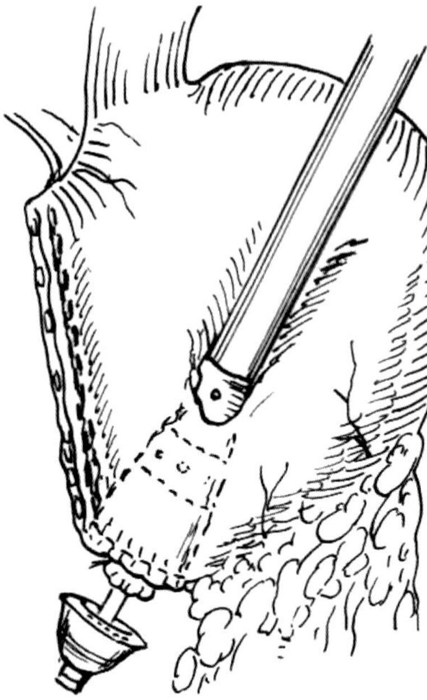

图 39－98　胃大弯荷包缝合

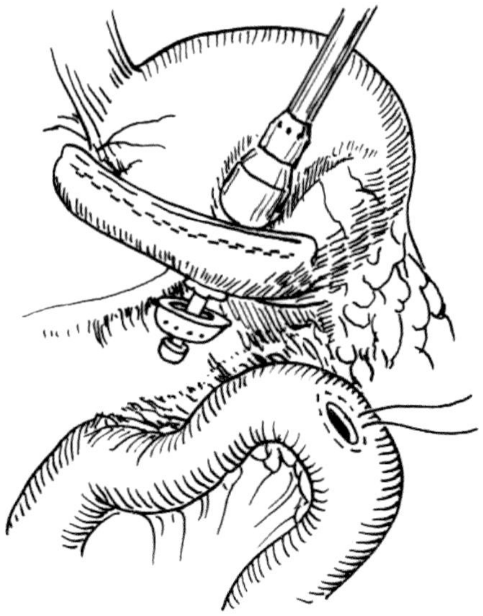

图 39－99　空肠置荷包缝线

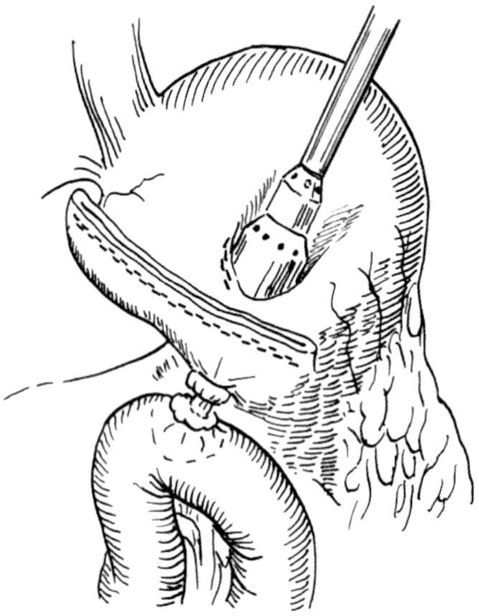

图 39－100　胃肠吻合

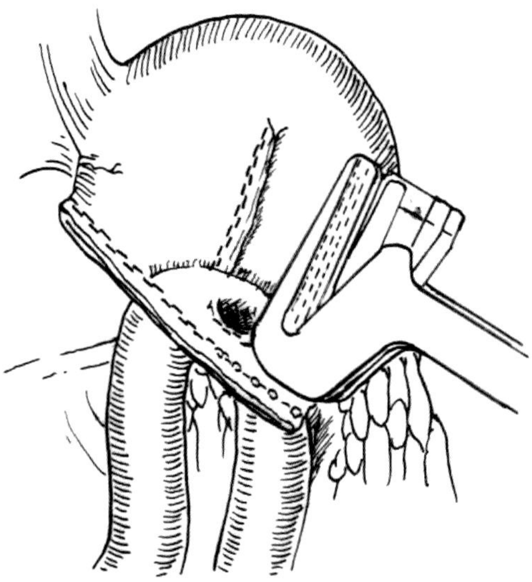

图 39－101　线性吻合器关闭胃前壁切口

三、右半结肠切除术

1．将病变切除后，在回肠末端置荷包缝线，用 RCS 进行回肠结肠吻合术，通过横结肠的断端将器械导入，将器身中心杆伸出由荷包线环绕的位于对肠系膜缘的结肠切口，将荷包线系紧于中心杆上，将钉砧导入回肠腔内（图 39－102）。

2．回肠断端置荷包缝线，将钉砧导入回肠腔内（图 39－103）。

3．空肠荷包线打结，收紧管状吻合器，检查空肠方向有无扭转，击发，击发，回旋尾翼两周，取出吻合器，胃肠吻合。取出 RCS 并检查吻合边缘是否良好，同时检查甜甜圈的完整性（图 39－104）。

4．使用 RLS 闭合结肠残端，之后切除多余组织（图 39－105、图 39－106）。

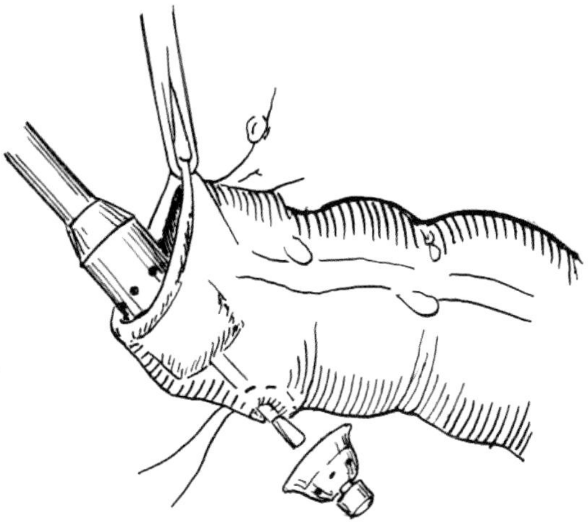

图 39－102　结肠对系膜缘置荷包缝线

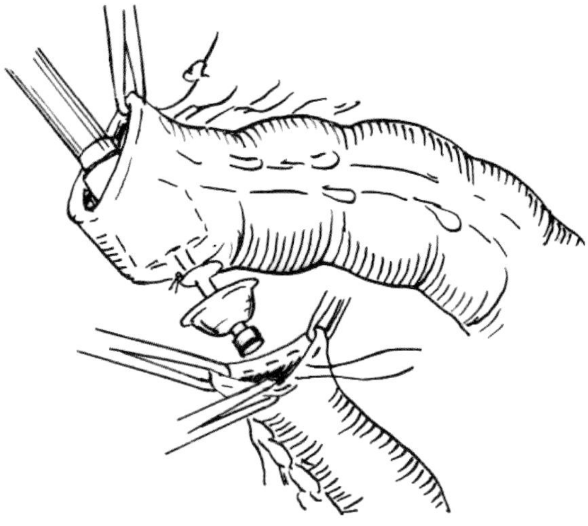

图 39－103　钉砧置入空肠

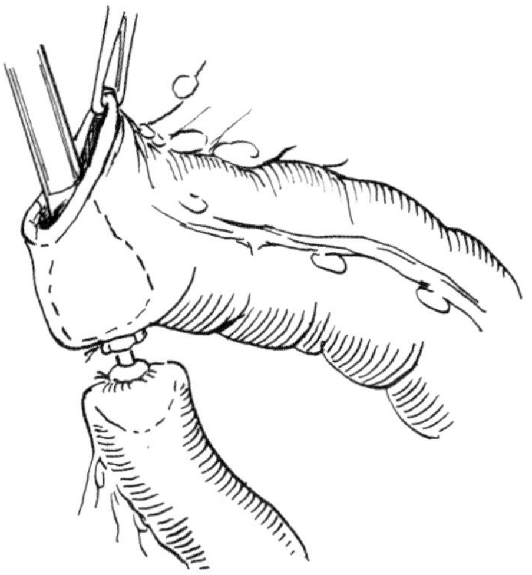

图 39－104　空肠结肠端侧吻合

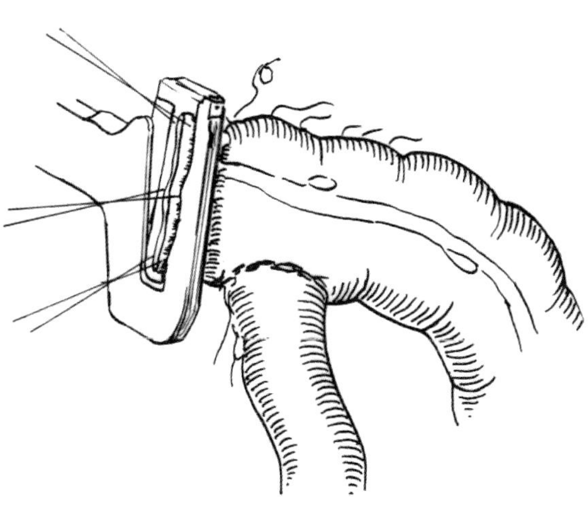

图 39－105　RLS 闭合结肠残端

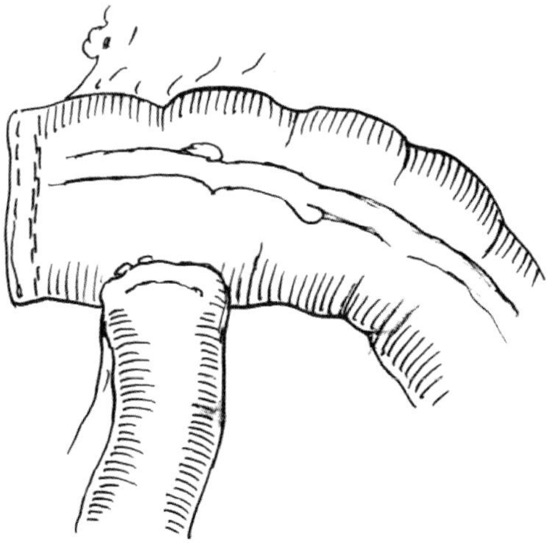

图 39－106　空肠结肠端侧吻合

四、左半结肠切除术

1. 直线侧侧吻合器切割关闭两切缘（图39－107）。
2. 剪去断端两侧角，置入侧侧吻合器两臂（图39－108）。
3. 击发后完成侧侧吻合（图39－109）。
4. 直线闭合器闭合残端，切除多余部分（图39－110、图39－111）。

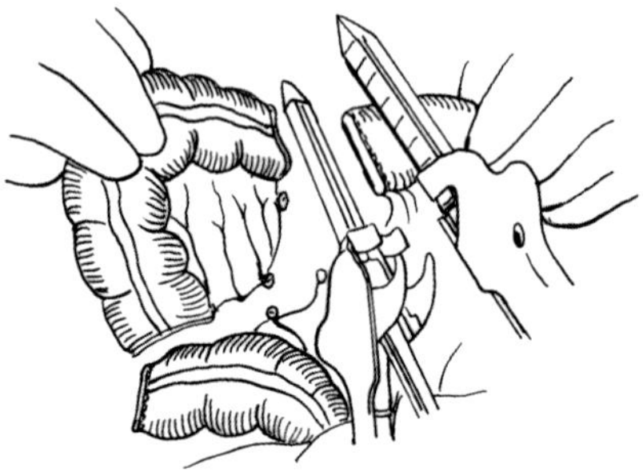
图39－107　切断两端

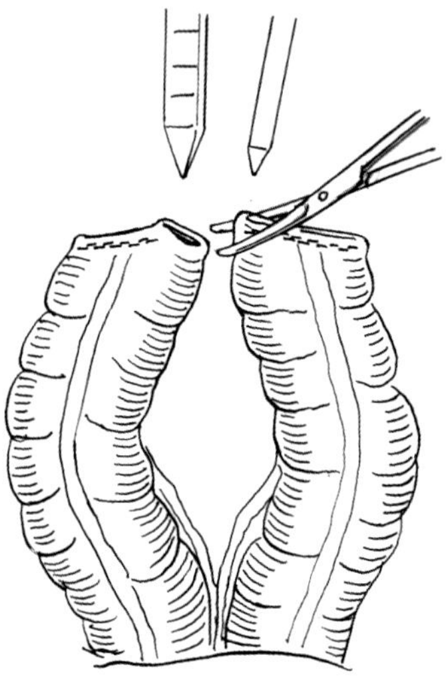
图39－108　置入侧侧吻合器

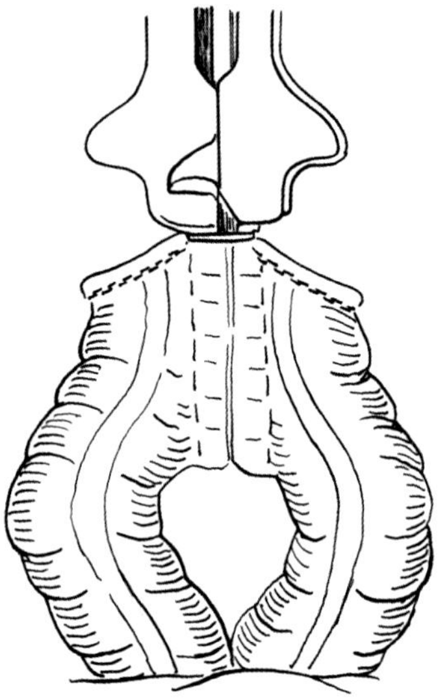
图39－109　侧侧吻合

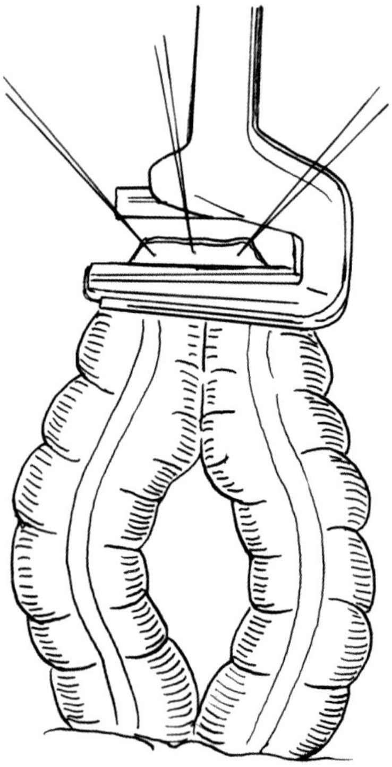
图39－110　闭合器闭合残端

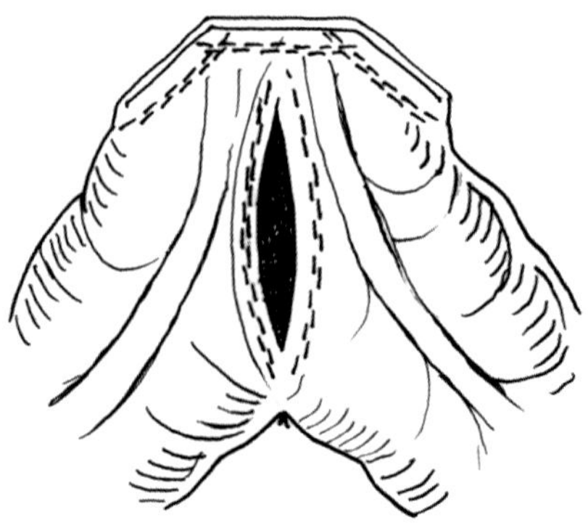
图39－111　吻合完毕

五、直肠低位吻合术

1. 使用RLS关闭，并利用切割导向横断肿瘤远侧端直肠（图39－112）。

2. 使用荷包钳，在肿瘤口侧结肠远端做荷包，利用荷包钳做切割导向，横断近端远肠，并将标本移除（图39－113）。

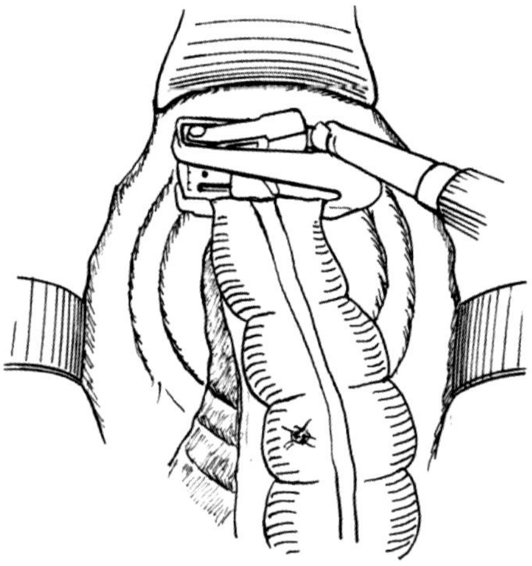

图39－112 RLS横断肿瘤远侧端直肠

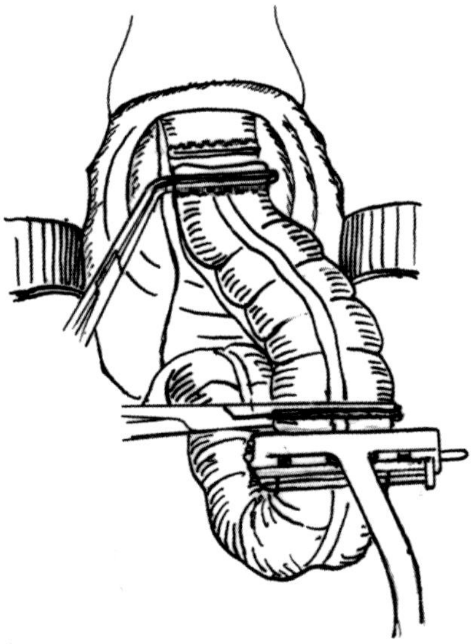

图39－113 近切缘置荷包线

3. 将钉砧置入结肠近端的荷包内，荷包线收紧于钉砧的荷包槽内，将RCS器身从肛门导入，推进至直肠缝钉线处，逆时针旋转尾翼，使辅助穿刺器从缝钉线的中点穿出；待器身中心杆完全露出后，盖上辅助穿刺器安全帽，将辅助穿刺器拔除（图39－114）。

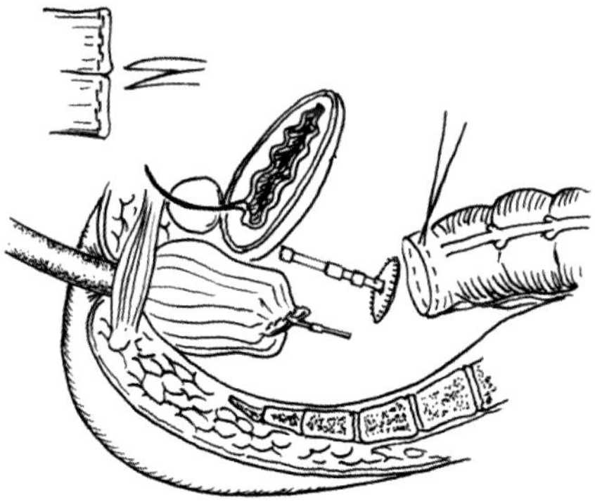

图39－114 RCS器身从肛门置入

4. 对合器械中心杆和钉砧中心杆，关闭器械并击发，轻轻打开器械，同时左右旋转并取出器械。检查吻合处的缝钉线的止血情况，检查甜甜圈的完整性（图39－115、图39－116）。

5. 超低位回肠肛管吻合可行J成形术，回肠末端缝合器关闭后，平行对折10cm，自对折顶端切开肠壁少许，置入直线切割闭合器，完成侧侧吻合（图39－117）。

6. 置入侧侧吻合器处回肠壁置荷包缝线，置入抵针座，用管状吻合器完成回肠肛管吻合（图39－118）。

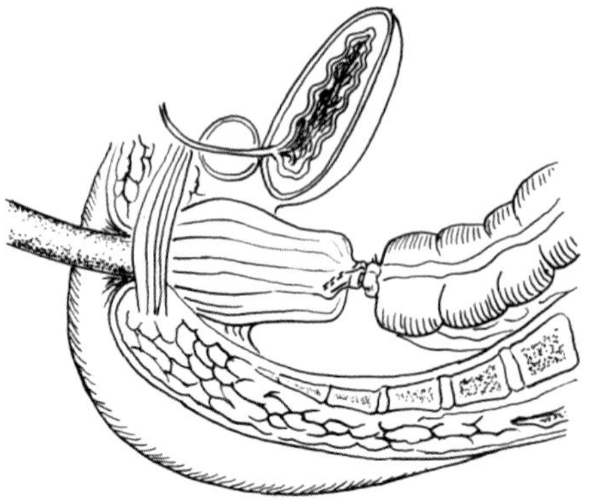

图 39－115　对合吻合器

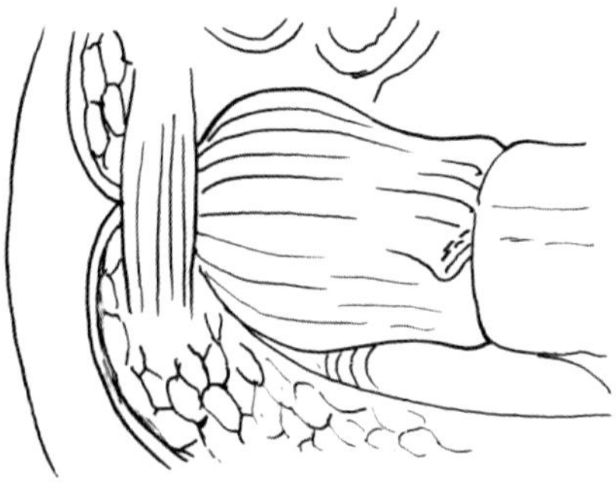

图 39－116　结肠直肠吻合

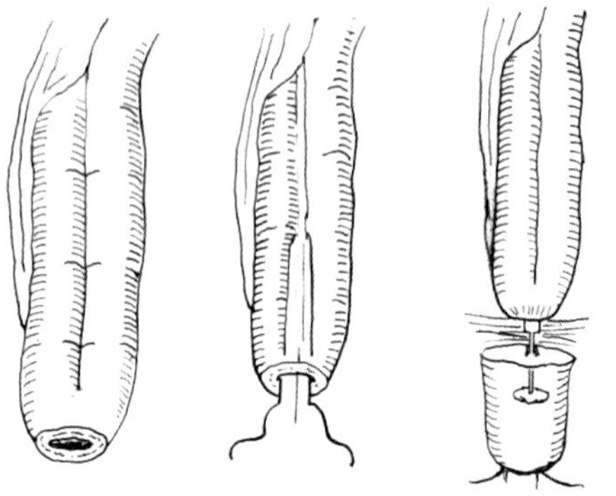

图 39－117　J 成形术

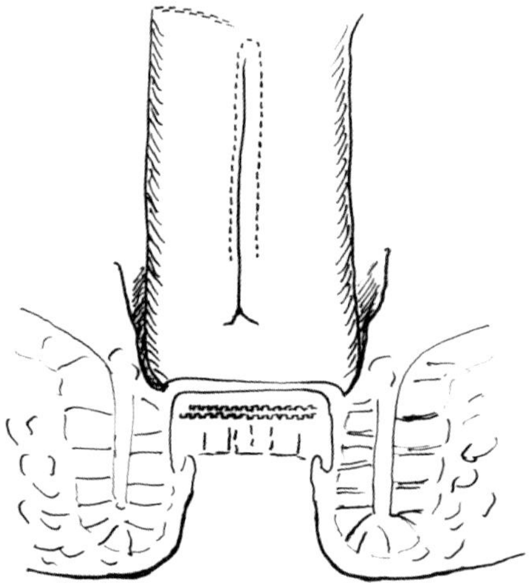

图 39－118　回肠肛管吻合

六、腹腔镜右半结肠切除术

1. 腹腔镜用 GIA 横断回肠末端及横结肠（图 39－119）。
2. 并拢结肠与回肠断端，相对缘剪除少许，腹腔镜用 GIA 行侧侧吻合（图 39－120）。

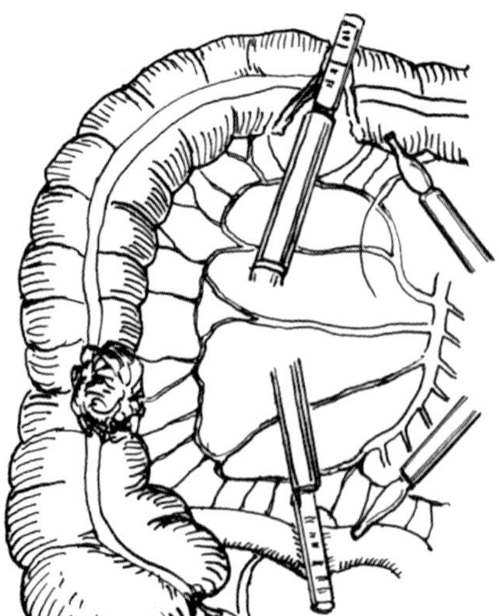

图 39－119　回肠与结肠横断

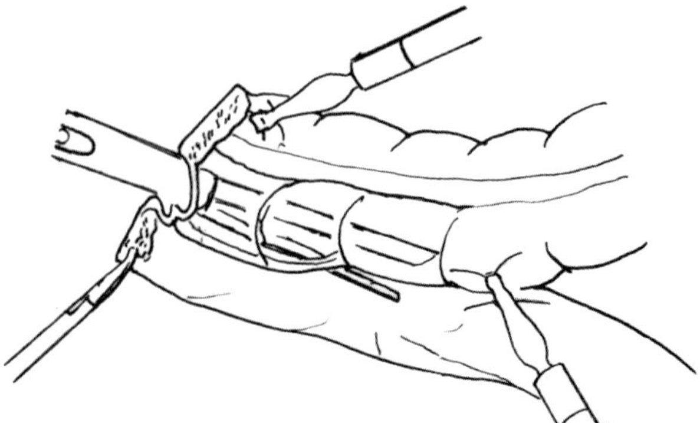

图 39－120　回肠结肠侧侧吻合

3. GIA 切割关闭回肠与结肠切开部分，完成吻合（图 39－121）。

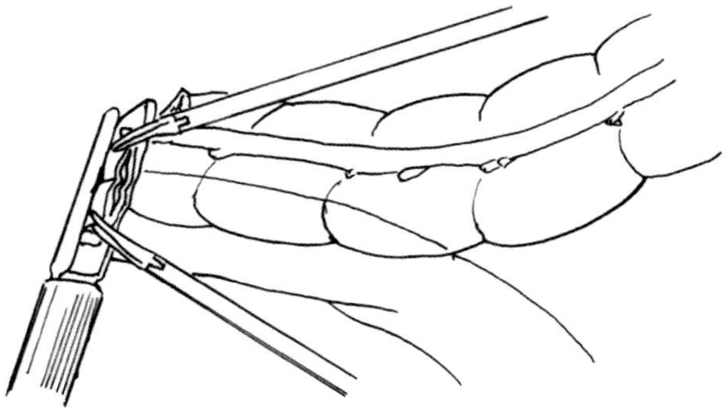

图 39－121 GIA 切割关闭切开部分

第五节 胃肠吻合器术中意外的处理

1. 管状吻合器退出困难 这是较为常见的一种情况，多由于吻合器过大或组织切割不全。此时，应在吻合口两侧加缝几针浆肌层缝合，以防止吻合口撕裂；然后，回旋尾翼，做鱼尾样摆动，多数可以退出；无法退出者，可先退出吻合器身，然后右手示指伸入吻合口，顶住钉砧边缘，中心杆向对侧牵拉，使其一边先退出吻合口，将其取出；吻合口较高，示指难以触及，可于吻合口近侧 3～5cm 处对系膜缘纵行切开 2～3cm，伸入卵圆钳将钉砧取出，双层横行缝合切口。

2. 切割组织不全 这种情况多由于器械故障或操作失误引起，吻合口较低时，可将肛门拉开，电刀切断牵连组织，然后经肛门或腹腔加固缝合几针。位置较高者，可于吻合口近侧切开，直视下切断牵连组织，加缝几针，横行关闭切口。

3. 切割圈不完整 意即吻合不全，存在术中吻合口漏。原因多是荷包缝合不完全，部分断端在吻合口之外。因此，要原位检查甜甜圈是否完整，在缺损处应加缝几针，极低位置经腹腔难以缝合者，可经肛门缝合。如果，缝合欠佳，很可能发生术后吻合口漏者，最好行横结肠或回肠末端造瘘术，以转流粪便，促进漏口愈合。

4. 吻合口出血 其实器械吻合多少都有少许渗血，这是保证吻合口良好血运的基础，也是吻合器设计的原则之一，不可将吻合口血运完全阻断，这样会导致吻合口漏或狭窄等并发症。但有时会出现大出血。笔者遇到 2 例，1 例为胃大部切除术后，另外 1 例为直肠癌切除后结肠直肠侧端吻合术后，非手术治疗无效后探查，均未见明显出血点，前者改行胃次全切术＋残胃空肠 Roux－en－Y 吻合术，后者吻合口可疑点缝扎加横结肠造瘘术，两者均痊愈出院。至于吻合器吻合口出血原因，詹文华认为系膜进入吻合口，系膜缘切割后出血；吻合两侧组织过厚，超出吻合钉闭合高度，导致闭合不全，组织切缘渗血不止；另外一种少见情况为，组织过薄，吻合钉 B 字成形后，不能形成对吻合组织应有的压迫作用。如有可能，术中应检查吻合口是否出血，必要时予以缝扎。

5. 术中吻合口漏 术中盆腔置水测漏实验证实吻合口漏时有发生，多见于甜甜圈不完整、直肠残端过度裸化损伤肌层、切割不全强行退出吻合器导致吻合口撕裂或吻合器过大导致吻合口肌层撕裂。处理方法基于有无再次吻合空间而定，如果肠管足够，应继续向远侧分离，再次吻合；如果为超低位吻合，已无空间放置闭合器，则修补漏口，高度怀疑可能术后吻合口漏者，行横结肠或回肠末端造瘘术。

6. 侧侧吻合吻合口周围胃肠袢浆肌层破裂 在组织过厚或原本存在水肿的情况下，采用 GIA 吻合时，可出现吻合口附近胃壁或肠壁浆肌层破裂。应加缝浆肌层缝合包埋。对组织过厚或水肿者，最好予以手工缝合，反而省时。

7. 荷包缝合不全或撕裂 特别是直肠残端做荷包缝合时出现较多，由于直肠无浆膜层，抗拉力有限，撕裂情况时有发生。笔者还曾遇到荷包线全在残端一边的情况，而荷包缝合针又确实分别经两进针空穿过，可能是荷包钳夹闭太紧，将对侧肠壁挤入一侧的缘故，但这种解释笔者本人亦难信服，真是匪夷所思。处理方法可用丝线加固或重置荷包线，必要时应用凯图闭合远切缘，行双吻合器吻合。

8. 荷包线安置困难　在男性的超低位吻合术的肥胖患者发生较多，现在有强生公司的弧形切割吻合器凯图可解决此问题，缺点是费用较高。

9. 钉砧进入肠管困难　这是吻合器选择不当，更换吻合器或用卵圆钳扩张肠管后，将其置入，笔者建议当二者直径相差较多时，更换合适直径的吻合器是明智之举。

10. 器械故障　毋庸置疑吻合器本身可能出现故障，包括切割不全、不能击发、不能释放等。笔者曾用国产吻合器行痔上黏膜环切钉合术，术中发现切割后，所有的吻合钉均未闭合，术中行全周缝合。发生器械故障后，应采取上述补救措施；将吻合器交回厂家检验以发现问题所在，改善吻合器质量。

第六节　胃肠吻合器常见并发症防治

一、术后吻合口出血

直肠癌术后吻合口大出血是一种十分罕见的并发症。董新舒报道的146例直肠癌手术中有4例发生了吻合口大量出血，短期内出现失血性休克，3例进行了开腹手术，其中1例因吻合口过低而改行Hartmann手术后止血。笔者亦曾遇到1例低位直肠癌手术，采用结肠直肠侧端吻合法，术后患者血压下降，血红蛋白剧降，但引流管无血液流出，患者腹胀明显，肛诊时大量新鲜血液自肛门喷出；急诊探查，经肛门可见吻合口并未见明确出血点，可疑处予以缝扎并横结肠造瘘，最后痊愈。另外1例是胃大部切除、吻合器吻合术后并发上消化道大出血，反复发作，胃镜检查未见出血点，最后行胃次全切除术，手工缝合重建胃肠道，出血停止。董新舒认为原因可能有：两切端尤其是近切端肠管的肠脂垂上的血管处理不当；进行吻合时闭合不严密，致使黏膜下渗血；可能吻合钉正巧钉在血管上造成出血。因此，建议吻合时采用在肠脂垂的根部缝扎，吻合时指示窗内的指针一定超过60%时方可击发吻合。

二、吻合口狭窄

（一）吻合口狭窄的发生率

据国外报道吻合口狭窄的发生率为6%～10%。Griffen报道吻合口狭窄发生率为2.7%，Detry报道为0.4%。Yendamuri发现食管为管状吻合器吻合后吻合口狭窄发生率为16.8%。一篇综合20项有关研究的文献结果显示827例患者中，有6%的病例出现了吻合口狭窄。美国结直肠外科医生协会（ASCRS）资料证实，在3 594例使用吻合器手术的直肠癌患者中，术后有352例（9.8%）出现吻合口狭窄。笔者综合国内报道的780例直肠癌器械吻合术后，共有25例（3.2%）发生吻合口狭窄（图39-122、图39-123）。

（二）吻合口狭窄的原因

1. 吻合口漏　二期愈合形成轻重不等的瘢痕，缺少黏膜组织，易于形成狭窄。

2. 吻合技术不当　吻合口处嵌入过多的脂肪或结缔组织，机化后形成瘢痕，造成狭窄。

3. 吻合器的内径　过小的内径使得吻合口直径较小，在其他因素的作用下，易狭窄。

4. 吻合口部血管障碍　缺血组织诱发纤维细胞增生，纤维组织过度增生，促发狭窄。

5. 吻合口的厚度　过厚时易吻合不全，过紧压迫吻合时，组织损伤严重，易造成吻合口缺血甚至坏死，二期愈合导致狭窄。

6. 盆底肌群的影响　外括约肌的持续收缩可以增加吻合口处的收缩造成狭窄，始为功能性，后期则可

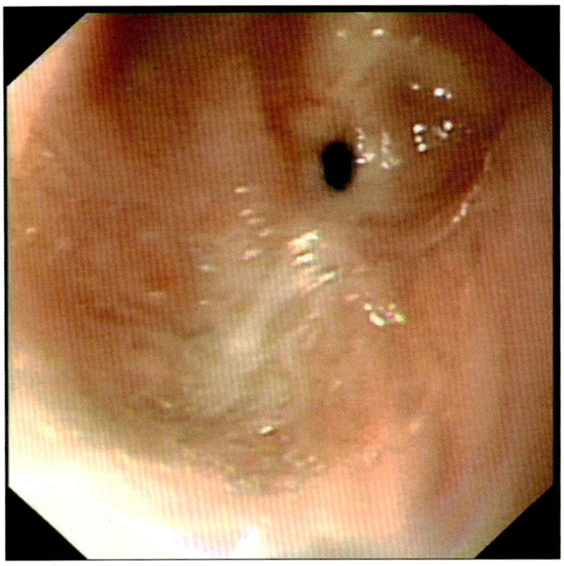

图 39－122　胃空肠吻合口狭窄

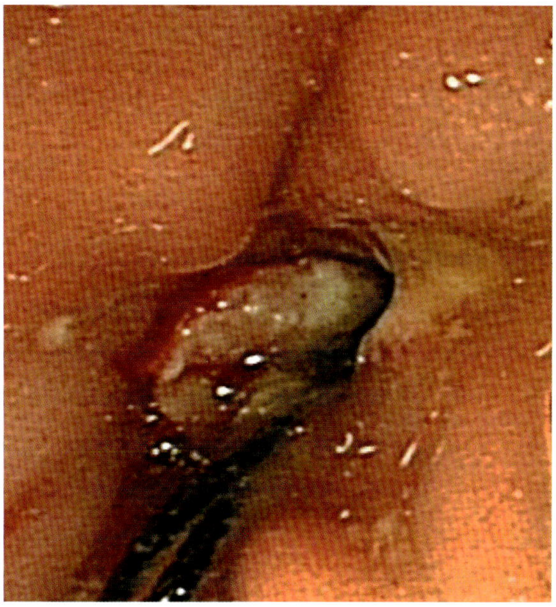

图 39－123　结肠吻合口狭窄

为器质性。

7. 术后饮食　未能及时恢复普通饮食，大便不成形，无足够扩张肠管所需的压力。

8. 术中做预防性结肠造瘘　等同于完全禁食，导致术后吻合口缺乏成形便的自然扩张作用，日久形成狭窄。

（三）吻合口狭窄的预防

1. 为预防术后吻合口狭窄，应注意手术操作的各个细小环节　减少吻合口漏的发生；避免吻合口张力及缺血；吻合时确保无其他组织一并夹入吻合口；应用外径 33mm 或 34mm 吻合器进行吻合；不过度压迫吻合口组织；尽量不用或少用术中预防性结肠造瘘。

2. 术后尽早（3～5 天）恢复正常饮食。

3. 术后 2 周应常规做直肠指检，了解吻合口情况。如有狭窄，立即每天行指法扩张；如无狭窄可于手术后 1 个月复查 1 次，通常如能保持成形大便，以后就不会再发生狭窄。

（四）吻合口狭窄的治疗

对于已有吻合口狭窄的病例，可每天或隔天做经肛门的手指扩张法。一般经 2～3 周的扩张，均可使吻合口通畅。对于手指不能触及的吻合口狭窄，可试用乙状结肠镜等器械扩张。同时鼓励患者用力排便，因成形便通过本身即可起到扩张吻合口的作用。扩肛失败者，可行狭窄瘢痕组织切开松解或狭窄肠段切除吻合术。当狭窄为吻合口局部复发引起时，应按复发的处理原则予以处置。

三、吻合口漏

（一）吻合口漏发生率

Griffen 报道吻合口漏的发生率为 2.7%。Detry 报道为 3.5%，其中吻合口距齿状线 5cm 者，吻合口漏的发生率为 11.4%；>5cm 者仅为 2%。Yendamuri 发现食管为管状吻合器吻合后吻合口漏发生率为 3.3%。Offodile 2nd 报道管状吻合器术中操作失误率为 9%，包括击发错误、吻合不全及原发器械故障，其中 34% 需行近侧结肠转流术，术后肠梗阻发生率为 24%，4% 患者并发消化道出血。Kim 资料显示腹腔镜乙状结肠和直肠手术后，吻合口漏的发生率为6.3%，相关因素包括肿瘤部位、手术时间、缝合器击发次数以及管状吻合器的直径。Nakada采用腹腔内吻合器结肠直肠侧端吻合方法，术后吻合口漏的发生率为4.3%，其中吻合口位于腹膜返折以上者发生率为2.5%，腹膜返折以下者为6.9%。Memon在直肠癌前切除术采用吻合器吻合，吻合口漏的发生率为3%，2年复发率为7.3%。Moore比较单吻合器和双吻合器与直肠癌手术并发症的关系，结果显示吻合口漏在单吻合器组为2.9%，双吻合器组为6.1%；2年局部复发率单吻合器组为3.5%，双吻合器组为5.9%。De Salvo报道采用不同的吻合器吻合法，直肠癌术后并发症发生率明显不同：结肠直肠侧端吻合吻合口漏发生率术中为19%，术后为4.7%，死亡率为4.7%；双吻合器吻合后吻合口漏发生率术中为18.2%，术后为22.7%，13.6%出现吻合口狭窄，死亡率为4.5%；端端吻合后未出现吻合口漏等并发症，认为后者是直肠癌手术消化道重建最好的方式。Matthiessen分析432例直肠癌手术后吻合口漏的发生率为12%，相关因素包括位置较低、男性患者、术前放疗以及术中不良事件。Takeyoshi报道直肠癌手术采用手工吻合与器械吻合后吻合口漏的发生率分别为4.5%和3.1%；吻合口狭窄发生率分别为1.5%及4.9%。总之，吻合口漏的发生率为0～12%，多见于低位吻合、男性、吻合失误、多次吻合患者。

（二）吻合口漏原因

1. 吻合口张力过大　特别是男性、肿瘤低位及肥胖患者，张力过大，甚至吻合后肠管呈弓弦样跨在骶前，极易导致吻合口破裂。

2. 未能熟练掌握器械吻合方法　吻合失误的发生率可达2%，部分由器械本身引起，大多数由于术者操作不熟练。包括切割不全、吻合失败、操作失误导致吻合口撕裂或肠管浆肌层破裂等。文献报道，术中测漏实验发现吻合口漏高达19%，应引起关注。器械吻合成功的标志是切下两圈内翻组织呈全层完整的甜甜圈。

3. 结肠清洁不佳　肠道内大量粪便易于造成术野污染，大量粪便积存于吻合口肠袢，在术中扩肛导致肛管损伤，肛管疼痛，以及新的直肠尚未有良好蠕动的情况下，易于导致吻合口破裂。

4. 吻合后盆腔出血　吻合完毕后再发现盆腔存在出血，反复翻动肠管，寻找出血点，对吻合口愈合极为不利。

5. 盆腔感染　术中无菌操作不严格，在盆腔渗血未能及时引流的情况下，引起盆腔污染，进而导致吻合口漏。

6. 吻合口位置过低　低位吻合易发生吻合口漏，正如前述，吻合口距齿状线5cm者，吻合口漏的发生率为11.4%；>5cm者仅为2%。其原因是吻合口位置越低，张力越大；盆腔易积血；残留直肠较短；直肠残端荷包缝线安置困难，甚至不完整，导致切割不全。

7. 吻合口肠管血运障碍　TME要求切除肿瘤以远5cm系膜，其实对于低位直肠癌，基本上不存在直肠系膜残留的可能，直肠残端裸化后易于出现血供不足。吻合时，将过多夹入其他组织如脂肪，对吻合口血供不利。笔者还见1例低位直肠癌患者采用双吻合技术重建消化道，穿刺锥自凯图闭合线的后壁穿出，穿出点与闭合线约有2cm距离，吻合时导致残端闭合线和吻合口之间大约有0.5cm直肠边缘，此部分必然缺血，结果术后发生吻合口漏。

8. 吻合次数　器械1次吻合成功者吻合口漏的发生率为4.6%，2次者高达21.4%。2次吻合易于出现吻合口张力过大，吻合口周围肠袢损伤增加，在有吻合口位置过低等不利因素下，出现吻合口漏的概率增加。

（三）吻合口漏的预防

1. 避免吻合口张力存在　吻合前充分估计吻合口有无张力，笔者习惯在低位吻合时在肠系膜下动脉根部切断，以利于肠袢延伸，常规游离脾区，吻合后肠管松弛卧在骶前，从而使吻合口完全无张力。

2. 熟练掌握器械操作规程　不同厂家的吻合器械操作方法不同，如果操作者不熟悉，很可能导致灾难性后果，特别是超低位保肛手术。笔者经验是：腹腔组医生指导器械操作者，吻合器钉仓的运动方向均以腹腔内的钉仓为准，而不是吻合器手柄方向；双吻合时，吻合器身的穿刺锥必须自闭合线中点位置穿出；吻合时腹腔组医生用左手探查吻合口周围是否夹入其他组织；吻合完毕后，再次嘱器械操作医生将尾翼回旋2周；吻合器取出后原位检查甜甜圈是否完整；盆腔倒入生理盐水，夹闭降结肠，肛门注气实验，测试有无吻合口漏，如有缺损，可在双合诊检查的引导下进行必要的全层修补和浆肌层缝合加固。

3. 良好的肠道准备　在无肿瘤梗阻的情况下，一般口服和爽均可达到清洁肠道的目的。对于不完全性梗阻者，术前3~5天口服流质，给予缓泻剂如麻仁软胶囊口服。伴有完全梗阻者，术前给予温生理盐水低压灌肠，术中全结肠灌洗：切除阑尾；自残端置入18号导尿管，荷包缝合残端并打结，导尿管气囊注水15mL；自肿瘤近侧10cm处横断结肠，远切断封闭，近切缘置入直径相宜的麻醉用螺纹管，双7号丝线妥善结扎，将螺纹管另一端置入床旁3个已套叠好的容量大于10L的优质塑料袋中并结扎紧密；自导尿管注入温生理盐水5 000~10 000mL，将结肠内粪便清除干净。

4. 吻合前彻底止血　在吻合之前，术者应仔细检查精囊腺、前列腺或阴道壁后方、直肠残端周围以及骶前有无出血，予以5-0血管缝线缝扎止血效果确切。

5. 预防盆腔感染　术中严格无菌操作，盆腔严密止血，温生理盐水冲洗，放置腹膜外双腔引流管负压引流，这均有以利于防止盆腔感染的发生。

6. 低位吻合要点　游离脾区有益无害；肠系膜下动脉根部切断，以利于肠袢延长；荷包困难者，应用强生公司凯图吻合器一次性切割闭合，采用双吻合技术，确保穿刺锥自闭合线中点穿出；腹部手术组与器械操作者的配合至关重要。

7. 保障吻合口肠袢血运良好　肠袢不能过度裸化，杜绝吻合口张力，确保闭合线中心吻合，术后予以吸氧等改善吻合口氧供。

8. 尽量杜绝多次吻合　确保一次吻合成功可减少吻合口漏的发生，多次吻合者，应该游离脾区，提供长度足够的肠袢吻合，术中吻合不满意者，行横结肠转流可减少吻合口漏的发生。

（四）吻合口漏的处理

处理的措施需依据有无弥漫性腹膜炎、盆底腹膜有无关闭以及骶前引流管是否通畅来决定。笔者采用腹膜外途径置骶前双腔引流管，保持引流通畅，必要时生理盐水冲洗，2例吻合口漏的患者均经非手术治疗而痊愈。如出现弥漫性腹膜炎，应剖腹探查，清除盆腔内肠内容物，重置多根引流管，行横结肠或回肠末端转流术。

（中山大学附属第一医院　王天宝）

参考文献

[1] 詹文华. 胃肠吻合器的应用［M］//王吉甫. 胃肠外科学. 北京：人民卫生出版社，2000：1411-1442.

[2] 陈双. 结直肠手术使用吻合器所致吻合口狭窄的原因及防治对策［J］. 岭南现代临床外科，2005，5（1）：1-2.

[3] 方士昌，胡晓晔，邱培林. 直肠癌前切除应用器械吻合术后吻合口漏的防治［J］. 实用肿瘤杂志，1996，11（6）：214-216.

[4] 董新舒，赵鹏，高登群，等. 双吻合器技术在直肠癌低位前切除术中的应用及并发症分析［J］. 中华普通外科杂志，2002，17（5）：280-281.

[5] 董新舒，赵鹏，高登群，等. 双吻合器在低位直肠癌治疗中的应用及并发症分析［J］. 大肠肛门病外科杂志，2001，7（1）：11-14.

[6] 庄競，姬社青，黄长山，等. 直肠癌行双吻合器保肛术后并发症的预防和治疗［J］. 大肠肛门病外科杂志，2002，8（3）：160-162.

[7] 张海涛，李德春，张志德，等. 双吻合器技术在直肠癌保肛手术中的应用［J］. 苏州大学学报：医学版，2002，22（6）：733-734.

[8] 柏亚平，何新阳，梁伟，等. 双吻合器技术在直肠前切除手术中的应用［J］. 安徽医科大学学报，2002，37（4）：303-305.

[9] 邱辉忠，林国乐，吴斌，等. 双吻合器技术在直肠癌术中的应用［J］. 中国实用外科杂志，2003，23（1）：47-49.

[10] 李德群，孙团起，鲁令传，等. 下段直肠癌切除超低位吻合术58例分析［J］. 蚌埠医学院学报，2002，27（5）：431-432.

[11] Griffen FD, Knight CD Sr, Whitaker JM, et al. The double stapling technique for low anterior resection: results, modifications, and observations［J］. Ann Surg, 1990, 211（6）: 745-751.

[12] Detry RJ, Kartheuser A, Delriviere L, et al. Use of the circular stapler in 1 000 consecutive colorectal anastomoses: experience of one surgi-

cal team [J]. Surgery, 1995, 117 (2): 140 - 145.

[13] Yendamuri S, Gutierrez L, Oni A, et al. Does circular stapled esophagogastric anastomotic size affect the incidence of postoperative strictures? [J]. J Surg Res, 2011, 165 (1): 1 -4.

[14] Offodile AC 2nd, Feingold DL, Nasar A, et al. High incidence of technical errors involving the EEA circular stapler: a single institution experience [J]. J Am Coll Surg, 2010, 210 (3): 331 -335.

[15] Kim JS, Cho SY, Min BS, et al. Risk factors for anastomotic leakage after laparoscopic intracorporeal colorectal anastomosis with a double stapling technique [J]. J Am Coll Surg, 2009, 209 (6): 694 -701.

[16] Nakada I, Kawasaki S, Sonoda Y, et al. Abdominal stapled side - to - end anastomosis (Baker type) in low and high anterior resection: experiences and results in 69 consecutive patients at a regional general hospital in Japan [J]. Colorectal Dis, 2004, 6 (3): 165 -170.

[17] Memon AA, Marks CG. Stapled anastomoses in colorectal surgery: a prospective study [J]. Eur J Surg, 1996, 162 (10): 805 -810.

[18] Moore JW, Chapuis PH, Bokey E L. Morbidity and mortality after single - stapled and double - stapled colorectal anastomoses in patients with carcinoma of the rectum [J]. Aust N Z J Surg, 1996, 66 (12): 820 -823.

[19] De Salvo L, Razzetta F, Cagnazzo A, et al. Comparison of colorectal mechanical suture techniques [J]. Ann Ital Chir, 1997, 68 (3): 381 -384.

[20] Matthiessen P, Hallböök O, Andersson M, et al. Risk factors for anastomotic leakage after anterior resection of the rectum [J]. Colorectal Dis, 2004, 6 (6): 462 -469.

[21] Takeyoshi I, Ohwada S, Ogawa T, et al. Esophageal anastomosis following gastrectomy for gastric cancer: comparison of hand - sewn and stapling technique [J]. Hepatogastroenterology, 2000, 47 (34): 1026 -1029.

第四十章　胃肠恶性肿瘤其他相关问题

第一节　短肠综合征

一、定　　义

短肠综合征（short bowel syndrome，SBS）是由于外科手术切除大部分小肠或先天性缺陷（如儿童的先天性畸形）引起，也可由于某些疾病导致肠道吸收面积不足而引起，临床表现为腹泻、脱水、电解质和酸碱平衡紊乱、营养不良。引起SBS的主要原因是由于Crohn病、肠系膜血管栓塞或血栓形成、粘连性肠梗阻反复手术、肠扭转、创伤、恶性肿瘤而行切除大部分小肠，其他原因还有手术造成小肠短路、放射性肠炎等。在儿童还有坏死性肠炎、先天性畸形、肠转位不良等原因而切除大量肠袢。

人体小肠长度为3～8m，切除不足50%的小肠时，一般不会出现SBS，大于70%时则会出现严重营养障碍。如剩余小肠长度＞100cm，而且回盲瓣结构完整，患者多不至于发生SBS。当残留小肠长度＞100cm甚至＞60cm时，就会出现短肠综合征。也有学者提出个体的千克体重数即为发生短肠综合征的小肠长度之临界值。有报道认为在没有肠外营养支持的情况下，残留的空肠长度＜30cm，难以存活。目前认为，具有正常肠黏膜的患者残留小肠肠管应有50～70cm并保留完整结肠，经代偿后可依赖肠道维持机体所需营养，而结肠切除者则残留肠管长度需有110～150cm。

二、病理生理

SBS导致胃肠道动力紊乱，加速胃蠕动与排空，50%患者胃酸分泌增加，易导致溃疡病的发生和营养物质消化吸收障碍。SBS患者排便时间可缩短至进食后15min，营养物质吸收受到严重影响。SBS引起的肠道功能障碍是由于肠道吸收面积不足而导致严重腹泻、吸收不良、失水、电解质、酸碱平衡紊乱、代谢障碍和进行性营养不良。另外，胃肠道激素的丢失也可能改变肠道的生理功能，如肠道的运动、转运、消化、吸收等功能。肠切除至何种程度将不能代偿而需依赖肠外营养来维持生命，主要视小肠的剩余长度、肠道的完整性、剩余肠道的吸收能力、剩余肠道的代偿能力而定，而不以切除小肠的长度作为依据。Messing等人认为在十二指肠、空肠、回肠切除后小肠剩余＜35cm，将依赖肠外营养（PN）维持生命；切除小肠和（或）部分结肠，行空肠结肠吻合术或回肠结肠吻合术的患者，剩余小肠的长度＜60cm，将依赖肠外营养维持生命；行空肠造口术的患者，剩余小肠的长度＜115cm，将依赖肠外营养维持生命。这并不是表明剩余小肠长度超过上述条件，患者就能完全代偿而不需要PN。

对于SBS的患者，在失去了大部分小肠后，结肠的生理作用就显得很重要了。结肠逐渐变成了一个重要的消化器官，它可以用来吸收水分、电解质和短链的脂肪酸及水溶性的中链脂肪酸。在长链脂肪酸缺乏的时候，这些脂肪酸可以合成长链脂肪酸。结肠内的细菌在消化碳水化合物方面有着重要的作用，超过65%的碳水化合物的分解和肠道的细菌有关。若结肠的功能紊乱导致不能吸收葡萄糖、脂肪等营养物质，每天能量将会损失超过2 092kJ。另外，健全的回盲瓣的作用也是很重要的。回盲瓣的功能除了防止食糜过多过快进入结肠，而来帮助充分消化外，还有阻止结肠的细菌进入小肠，防止小肠内的细菌过多。当回盲瓣被切除后，小肠内的细菌就增多。过多的细菌可以引起许多不良后果，例如消耗大量的营养、引起感染、肠道出血、细菌移位、毒血症、肝脏损伤、乳酸性酸中毒等。

伴随着大部分的小肠被切除后，残留的肠段逐步进行代偿，肠黏膜绒毛变长，皱襞增多，肠腺凹加深，肠管增粗、延长，肠壁增厚。动物实验显示，肠道代偿过程是由肠内营养物质刺激引起，这一刺激通过提供给肠上皮细胞营养及刺激营养因子（如肠高血糖素、表皮生长因子、谷氨酸盐、生长因子、胃泌素、胆囊收缩素）的释放来完成。这种代偿过程往往要经过2年时间。因此，这些患者在形成完全代偿之前，需要PN的支持治疗补充不足的能量。但是相当多的患者不能终止PN，有一项研究指出，只要20%的家庭肠外营养（HPN）的患者经过长期的治疗可以完全代偿达到不依赖PN支持的阶段。决定SBS的患者可以不需要PN而经肠道吸收获取营养的因素主要包括有足够长小肠、完整结肠和回盲瓣、患者自身条件、患者年龄、接受PN时间、剩余小肠是否有其他疾病等。效果较好的患者往往是十二指肠完整、空肠超过200cm、有着完整的结肠和回盲瓣；而小肠的长度＜60cm的患者即使结肠完整，也需要长期胃肠外营养治疗。在这些开始就应用全胃肠外营养支持的SBS的患者中，有超过70%的人可以从全胃肠外营养（TPN）过渡到肠内营养（EN）。在经过2年PN后，约有94%的人发生了程度不同的胃肠道功能障碍，这就限制了许多SBS的患者过渡到EN。了解胃肠道功能可以通过检测瓜氨酸水平来确定，因为瓜氨酸是不存在于蛋白质中而且可以由小肠黏膜生成的氨基酸。另外一项关于SBS的患者生存率的研究显示很多死亡的患者不是死于长期TPN带来的并发症，而是死于患者的自身状况。图40－1所示为一男性57岁患者，因胃大部切除术后肠系膜上动脉血栓形成致小肠大部坏死，切除90%远侧小肠及回盲瓣，剩余空肠约50cm，出现典型的短肠综合征表现；2年后肠道部分代偿，输出袢空肠黏膜增生明显，肠腔明显增大；输入袢因缺少食物刺激，黏膜增生不明显，与输出袢空肠黏膜形成鲜明对比；结肠容量增加，但仍需间断予以肠外营养支持。

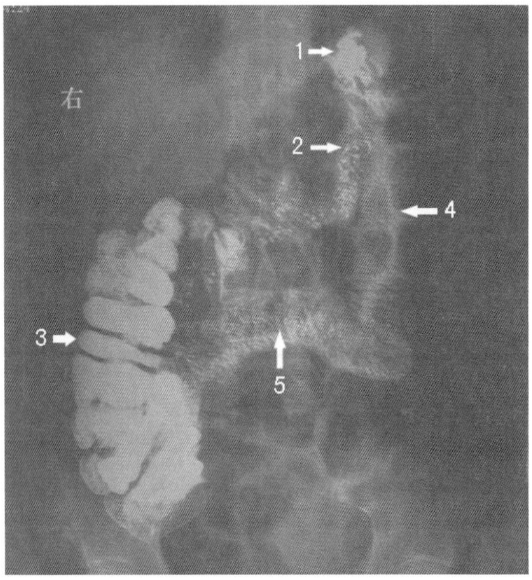

1. 残胃　2. 输入袢　3. 结肠代偿性增粗　4. 输出袢　5. 输出袢空肠黏膜增生，肠腔增大

图40－1　短肠综合征代偿改变

三、临床表现

SBS的临床表现取决于下列因素：切除肠管部位及范围，回盲瓣保留与否，残留小肠及其他消化器官功能，剩余胃、大小肠的代偿能力等。依据切除小肠主要部位不同，患者出现的临床表现不尽相同。

1. 切除空肠为主　十二指肠、空肠近端主要吸收碳水化合物、蛋白质、脂肪、多数维生素、钙、镁、磷、铁等营养素。切除小肠上段将导致3大供能营养素及部分矿物质的吸收障碍，患者表现血浆蛋白降低、缺铁性贫血、低镁血症和低钙血症。后者促使甲状旁腺功能亢进，导致骨质疏松症和骨质软化症等。未被吸收脂肪酸与钙、镁等矿物质结合而沉淀，导致低钙血症和低镁血症，低脂饮食可改善矿物质紊乱。

2. 切除回肠为主　回肠是吸收维生素B_{12}和胆汁酸的主要场所，回肠切除导致维生素B_{12}和胆汁酸的吸收障碍，影响脂肪吸收，患者出现脂肪泻。胆汁酸和脂肪酸刺激结肠分泌，使腹泻更为严重。脂肪吸收障碍必然使脂溶性维生素难以吸收，易于出现骨质疏松和骨质软化。脂肪酸与钙离子增加，草酸则与钠离子结合生成草酸盐而重吸收入血，诱发高草酸尿症，易导致泌尿系结石。胆结石源自胆汁中胆盐缺乏，而维生素B_{12}缺乏则引起巨幼红细胞性贫血。腹泻引起水、电解质、酸碱平衡紊乱及蛋白质-能量营养不良。

3. 切除回盲部 减少细菌在小肠的定植和控制回肠内容物进入结肠速度是回盲瓣的主要功能，切除回盲瓣会加重营养素吸收障碍。

四、治 疗

1. SBS患者治疗分为3个阶段：

第1阶段是手术后的早期（急性期），治疗的目的是在维持血流动力学的稳定和保持患者的水、电解质、酸碱平衡稳定的前提下，给予必要的能量供应维持患者生命稳定，一般给予7~10天的PN。防治感染、控制腹泻及抑制胃酸也是本期的重点。

第2阶段是适应阶段（适应期），治疗的目的是逐渐恢复剩余肠道的功能。在患者及其肠功能耐受的情况下，尽早给予配比适合的EN和（或）饮食逐渐替代一部分PN供应的能量，帮助患者肠功能恢复。同时注意，保持水、电解质的平衡及补充必要的微量元素和维生素，尤其是脂溶性维生素和维生素B_{12}。如腹泻已被控制，可逐渐增加脂肪入量，并加用胰酯酶，SBS患者乳糖不易吸收，故应逐渐增加。可服用含有多种维生素和矿物质药物制剂。防治PN所致的脓毒血症、肝功能损害、小肠细菌增殖过度等并发症。这一阶段要经过大约2年的时间。

第3阶段是维持或稳定阶段，治疗的目的是使患者能从肠道获得足够的营养、水分，不再需要静脉营养的补充，但是，大约30%患者仍然依赖PN以维持生命。

2. 肠外营养（PN）和肠内营养（EN） PN的方案用法比较统一，能量配比比较一致。欧洲肠外肠内营养协会（ESPEN）推荐PN的能量构成大致是：总的能量中葡萄糖与脂肪乳剂比例是2∶1，并且脂肪乳剂不少于总能量的20%，同时，脂类的供应亦不要超过1g/kg（过多可导致慢性胆汁淤积和肝脏疾病）。每天给予的总能量应为静息能量消耗的0.85~1.5倍。考虑到部分氨基酸被消耗，每天氨基酸的量为1~1.5g/kg。

EN常用的产品有百普素（pepit-2000）及爱伦多（elental）等。其中的各种成分无需再消化即可被充分吸收，提供给机体全面的营养成分。遗憾的是这些产品的口味欠佳，虽已调配成适合口服，但毕竟与食物不同，患者往往不愿每天大量服用。

3. 家庭肠外营养（HPN） 目前研究较多的是HPN治疗SBS。如果患者的临床情况稳定，但是肠功能障碍不能获得足够的营养、水分以维持正常的代谢，这样的患者可给予HPN。ESPEN对于HPN治疗指南中，营养治疗的方面主要包括：

（1）进行HPN的患者每天水的摄入量：年龄在18~60岁的成人中，维持每天必需的生理需要量35mL/kg，而60岁以上的患者要减少至30mL/kg。其他重要的影响因素还有体温，每升高1℃应增加2~2.5mL/kg。

（2）每天电解质的摄入量：每天每千克体重需要钠、钾、镁、钙、氯化物、磷分别是1~1.5mmol、1~1.5mmol、0.1~0.2mmol、0.1~0.15mmol、1~1.5mmol和0.3~0.5mmol。

（3）每天的能量供应：每天的PN的总能量应达到83.68~146.44kJ/kg，不要超过167.36kJ/kg。同时要考虑逐渐增加的EN和（或）饮食的能量，以及剩余肠道逐渐增强的吸收功能。为了弥补一部分EN和（或）饮食在肠道不能被消化和吸收，所以必须保证每天供应总的能量应大于必需能量。每天氮量与非氮能量（葡萄糖和脂肪乳剂）比例为1g∶（418.4~627.6）kJ，每天氨基酸0.8~1.0g/kg，葡萄糖供能占总能量的70%~85%，而脂肪乳剂供能占总能量的15%~30%。每天给予葡萄糖3~6g/kg，脂类的供应不要超过1g/kg，但必须包括必需脂肪酸。一项研究指出，对90个HPN病例5年的随访中发现，每天供应脂肪乳剂的量超过1g/kg的患者（>20%）都出现慢性胆汁淤积和肝脏疾病（严重的肝脏疾病可能限制HPN的应应用，最终需要进行移植手术），所以强调每天脂类供应不超 1g/kg；每天蛋白质的供应为 0.8～1.0g/kg，但是在高分解代谢的患者蛋白质的需要量可以增加到 2.0g/kg。因此，要对每个患者进行个体化治疗。

在 SBS 的患者中如何实施 HPN，评估及监测是十分重要的。Cleveland 医学中心为这些患者制订了一整套的肠道康复计划，包括 HPN、药物及手术治疗（包括肠道成形术、移植手术）等。提出了在肠道功能恢复过程中有意义的监测指标，对于评估患者的身体状况、HPN 的疗效以及从 HPN 过渡到 EN 或正常饮食很有帮助。它监测的主要生理指标是记录每天患者的体重、出入量、体温、血糖及尿糖（若接受 TPN）、电解质、血尿素氮、血肌酐、血钙、血镁、血磷、血白蛋白、肝脏酶谱等的变化，如果电解质、血尿素氮、血肌酐、血钙、血镁、血磷、血白蛋白、肝脏酶谱长期保持稳定，可以每周监测 1 次；微量元素 3～6 个月监测 1 次；患者每个月进行 1 次总体评估。

4．有关治疗 SBS 的药物　在 HPN 治疗过程中，药物辅助治疗也是很重要的组成部分。治疗 SBS 的药物有止泻药物，如盐酸洛哌丁胺（易蒙停）、阿托品、可待因及阿片酊等；抗分泌药物，如 H_2 受体阻滞剂、质子泵抑制剂、奥曲肽等。胆汁酸结合药物考来烯胺（消胆胺）也可用来治疗 SBS。抗菌药物可以治疗由肠道过多的细菌导致的疾病。目前研究药物主要集中在生长因子和谷氨酰胺等营养因子上，认为在治疗 SBS 上有较好的效果。对于生长因子（GH）（例如重组人生长因子 r－hGH）和胰高血糖素样肽－2（GLP－2）类似物等营养因子应用，Steiger 等人认为可以促进患者肠黏膜恢复、增强肠功能，有效地终止 PN，使患者可以从肠道获取足够的营养。也有人认为这些营养因子在短期内增强肠功能的恢复，但是长期效果还不明确。另外，益生菌可以改善一些不易被止泻药治疗的腹泻。

5．饮食治疗原则　可概括为能量适宜、低脂肪、少渣、少量多餐。

（1）试用期：可选用低蛋白、低脂肪流食，如稀米汤等，开始 20～30 mL/次，逐渐增加至 50～100mL/次，每天 3～6 次。

（2）适应期：在给予试用期饮食 3～4 天后，可添加米粥、脱脂酸奶及蛋黄等。

（3）稳定期：少渣半流食或软食为主，增加蛋白质、碳水化合物、脂肪摄入量，少量多餐的方式为佳。

（4）在适应期和稳定期可加用营养均衡型肠道营养制剂（百普素、安素、立适康）。SBS 患者应忌（少）用高脂、高纤维、辛辣刺激性及高草酸食物（菠菜、茄子、青椒、豆腐、草莓、葡萄等）。

6．外科治疗　在 SBS 的外科治疗方面，有非移植手术和移植手术两类。非移植的手术目的是延长食物在肠道内滞留的时间以增加吸收量，如倒置肠道手术、小肠瓣或括约肌再造术及小肠缩窄延长术。小肠移植手术目前研究较多，主要强调在严格掌握适应证的前提下，小肠移植可以取得很好的疗效。小肠移植指征主要是不能继续 HPN 的患者，包括出现或可能出现肝脏衰竭、2 处以上与中心静脉置管有关的血栓形成、频繁发作的与导管有关的败血症以及频繁发作的严重的脱水等。在短肠综合征的治疗上，虽然小肠移植手术生存率比以前有了很大的提高，但是还是不能和接受 HPN 治疗的患者相比。所以对于按照规范 HPN 治疗的 SBS 患者，如果没有出现严重的肝脏问题，可以继续 HPN，而不是选择小肠移植；对于已经出现或可能出现严重的肝脏疾病的患者，可以选择小肠移植，而且早期行小肠移植是一种较好的选择，它可以避免因肝脏衰竭而行肝脏移植的麻烦。一项研究调查发现，由 PN 导致的严重肝脏疾病患者中，需要进行小肠移植的患者有 65.5% 接受了小肠移植，8.8% 在等待中死亡；需要行肝脏和小肠联合移植的患者有 51.9% 的患者接受了肝脏和小肠联合移植，29.8% 的患者在等待中死亡。这项调查说明，当发生严重的肝脏疾病需要进行移植时，若延误治疗会使患者获得治疗的机会降低，死亡率升高，因此应尽早行小肠移植。

（中山大学附属第一医院　薛聪龙　王天宝　石汉平）

第二节　腹腔筋膜室综合征

尽管早在 1863 年 Marey 就已经观察到腹腔内高压（intra－abdominal hypertension，IAH）对呼吸功能的危害，但是直到最近 10～20 年，人们才重新认识到 IAH 和腹腔筋膜室综合征（abdominal compartment syndrome，ACS）是临床危重病发病和死亡的重要原因。

一、定　义

正常自主呼吸的患者其腹腔内压力（intra - abdominal pressure，IAP）为0或轻微负压，机械辅助呼吸的患者其IAP为轻微正压，超过上述压力范围即为腹腔内压力升高。Burch 等认为：IAP≥10mmHg才称为IAH，并将IAH分为4级（表40-1）。

表40-1　腹腔内高压分级及处理建议

级别	腹腔内压力（膀胱压力）（mmHg）	推荐处理意见
Ⅰ	10～15	维持正常血容量
Ⅱ	16～25	高容量复苏
Ⅲ	26～35	减压
Ⅳ	>35	减压及再评估

当IAP升高到腹腔内脏器血流受阻，器官组织功能和活力受到威胁这一临界点时，即形成ACS，由于机体的反应性不同，ACS很难定位于某一压力点。1988年Moore等提出了ACS分级的器官功能标准（表40-2）。

表40-2　ACS分级的器官功能标准　（%）

ACS分级	心血管功能	肾功能	肺功能	
	UO＜0.5mL/（kg·h）	PAP＞45%	SVR＞100×10^{-5} [N/（s·cm^{-5}）]	DO_2I＜600 [mL/（min·m^2）]
Ⅰ	—	—	—	—
Ⅱ	0	40	20×10^{-5}	20
Ⅲ	65	78	65×10^{-5}	57
Ⅳ	100	100	100×10^{-5}	100

注：PAP，peak airway pressure（cmH_2O），最大气道压；DO_2I，oxygen delivery index [mL/（min·m^2）]，氧运输指数；SVR，systemic vascular resistance [N/（s·cm^{-5}）]，全身血管阻力；UO，urine output [mL/（kg·h）]，尿排出量

二、病理生理

IAH通过机械性压迫及压力传导逐步影响多个系统器官，其危害不限于腹腔，它可通过直接及间接的方式影响机体的多个器官和系统，最终造成多个系统器官功能不全及衰竭，从而造成死亡（图40-2）。

1. 胃肠道　肠道是对IAP升高反应最敏感，受IAH影响最早、最直接的器官。采用标志微球及激光多普勒等手段，人们发现，当IAP仅达10mmHg时，小肠黏膜灌流即减少19%，为正常值的81%；IAP为20mmHg时，小肠黏膜灌流为正常值的61%；IAP为40mmHg时，小肠黏膜灌流即减少至正常值的28%，肠系膜上动脉血流减少69%，腹腔动脉血流减少43%。实际上，当IAP升高时，除肾上腺外，其他腹腔内及腹膜后所有器官的血流均有不同程度的减少。IAP升高除了降低动脉血流之外，还直接压迫薄壁的肠系膜静脉，从而造成静脉高压及肠道水肿，内脏水肿进一步升高IAP，从而导致恶性循环。其结果是，胃肠血流灌注进一步减少，肠道缺血，组织氧张力下降，细胞无氧代谢，酸中毒及氧自由基产生，肠黏膜屏障障碍，从而发生细菌移居、肠源性脓毒症。有研究发现，当IAP仅达10mmHg时，肠系膜淋巴结即有细菌移居。

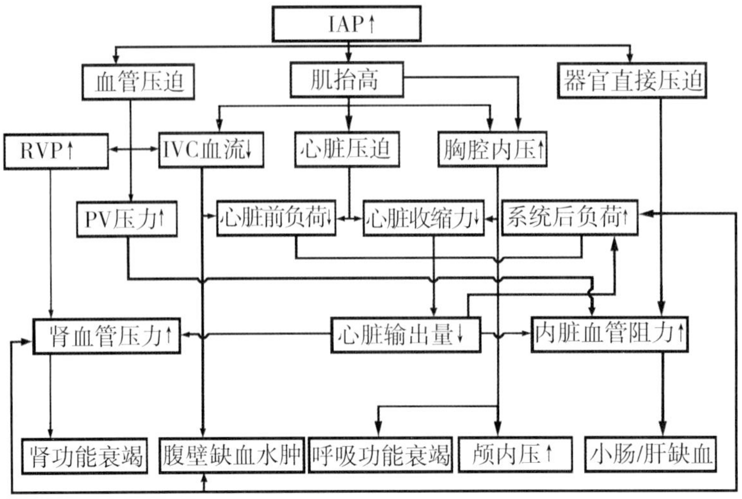

↑升高　↓下降　IAP：intra - abdominal pressure，腹腔内压力　PV：portal vein，门静脉　RVP：renal vein pressure，肾静脉压　IVC：inferior vena cava，下腔静脉

图 40 -2　ACS 的病理生理变化

2. 肝脏　IAH 时，由于心输出量（cardiac output，CO）下降，流经肝动脉血流减少，加上 IAH 致肝脏的外在性压迫及肝静脉穿过膈肌处的解剖性狭窄，使肝静脉及门静脉血流降低。所以，IAH 情况下肝动脉、门静脉、肝静脉血流均下降。尽管如此，肝血管、门静脉血管的阻力却显著增加。肝静脉压力升高使奇静脉血流增加，提示肝静脉充血时胃、食管侧支血流增加。

有人在猪实验中观察到：IAP 为 10mmHg 时，肝微循环血流显著减少；当 IAP 增加到 20mmHg 时，肝动脉、门静脉及微循环血流均显著减少。肝脏血流减少导致肝线粒体功能障碍，能量物质产生减少，乳酸清除率下降。后者可作为反映复苏疗效的有效指征。

3. 肾　早在 1876 年 Wendt 就已经观察到 IAP 升高对肾功能及尿量的不良影响。此后大量的动物和人体研究证明，当 IAP 升高到 15 ~ 20mmHg 时即出现少尿，达 30mmHg 时即出现无尿。IAH 时肾动脉血流明显减少，但其肾静脉压及肾血管阻抗却明显增加，结果导致肾皮质、肾小球血流减少，肾小球、肾小管功能障碍，肾小球滤过率下降，最终导致肾功能衰竭。表现为：血尿素氮、肌酐增加，肌酐清除率下降；血肾素、醛固酮、抗利尿激素水平升高，肾小管水、钠潴留，尿氯、钠浓度下降，尿钾增加。

IAH 影响肾功能的机制有多种解释，包括输尿管直接压迫、肾实质压迫及肾静脉压迫。后两种说法有较多的证据。液体复苏能使 IAP、CO 恢复正常，但肾血流、肾小球滤过率、尿量却丝毫不受影响。腹腔减压术及肾包膜切开术能逆转上述指标。

4. 腹壁　对腹壁的影响常常被忽略，实际上腹壁血流同样受 IAP 升高的干扰，其机制多为直接压迫所致。研究发现，IAH 能急剧降低腹壁血流，当 IAP 为 10mmHg 时，腹直肌鞘血流只有基础值的 58%；当 IAP 增加到 40mmHg 时，其血流降至正常值的 20%。腹腔内脏水肿、腹腔填塞、大量游离腹水，及继发于休克和液体复苏的腹壁水肿均使腹壁顺应性下降，腹壁肌肉及筋膜血流受阻。顺应性下降反过来可以加重 IAH，导致常常出现感染性及非感染性并发症，如伤口裂开、疝形成、坏死性筋膜炎，因而不主张在高度张力条件下行腹部关闭术。曾经妊娠、病理性肥胖、肝硬化腹水，以及其他引起腹壁顺应性慢性增加的因素，因代偿作用，在一定程度上较能耐受 IAH。

5. 肺　人类最早认识 IAH 的危害是从肺开始的。1863 年 Marey 观察到 IAP 升高对肺功能有不良影响，并认为 IAH 导致的死亡是由于肺功能衰竭引起的。

IAP 急性升高造成的呼吸功能障碍的 3 大特征为高通气阻力、低氧血症及高碳酸血症。其直接的致病原因为膈肌上抬造成的机械性压迫。IAH 通过膈肌直接将压力传导给胸腔或通过膈肌头侧的上抬传导给胸部，结果是胸腔内压力升高，肺实质被压缩，肺容积减少，肺泡膨胀不全，功能残气量减少，肺毛细血管膜氧运输减少，肺内分流指数（Qsp/Qt）增加，CO_2呼出减少，肺泡死腔增加，呼吸道压力峰值及平均气道压明显增加，肺泡表面损伤，肺顺应性下降，通气/血流值失调。研究发现：一般情况下，IAP达16～30mmHg时肺实质即开始受压；出血性休克和低血压情况下，IAP更低时即可导致肺受压。另外，肺膨胀不全增加肺部感染的机会，从而促进ACS。正是由于这些特点，患者常常需要辅助压力控制式机械通气，如呼气末正压（PEEP）。

6. 心血管系统　1911年Emerson在多种动物模型上证实，IAH导致的直接死因是心功能衰竭，而不是呼吸功能障碍。IAH对心血管系统的直接影响是CO减少，这一变化当IAP仅为10mmHg时即可发生。CO减少的重要原因是回心血量减少。胸腔内压升高直接压迫心脏，使心脏顺应性下降，收缩力减弱；IAP增高直接压迫下腔静脉和门静脉，使下肢回心血量明显减少。机体为了维系正常的血流，通过增加心跳的形式进行代偿，所以患者心跳加快；同时由于下腔静脉受压，静脉压明显升高，及腹主动脉、体循环血管结构、肺动脉压迫，一方面使体循环后负荷增加，另一方面静脉血栓形成的危险性增加，促使四肢水肿的形成。

由于IAH违背Starlings定律，通常反映心脏充盈压的指标如肺动脉楔压（pulmonary artery occlusion pressure，PAOP）、中心静脉压（central venous pressure，CVP），该情况下不仅不能正确反映血管内容积状况，反而给人以误导。一般情况下，当PAOP、CVP升高，CO下降，意味着液体过多，应予快速利尿；IAH情况下则完全相反，应该积极实施液体复苏，此时快速利尿只会加速患者死亡。右心室舒张末期容积指数是该情况下反映血管内容积状态的最佳指标。

7. 中枢神经系统　IAH对中枢神经系统的影响是增高颅内压（intra cranial pressure，ICP），降低脑灌流压（cerebral perfusion pressure，CPP）。动物实验证明，IAH情况下的肺顺应性下降实际上对ICP有保护作用；低血容量则相反，可加重中枢神经系统损害。ICP和CPP的变化与心肺功能变化无关，而与胸腔内压力升高及CVP升高导致的脑静脉流出障碍有关。其机制可能有：①腰静脉丛血流降低致脑脊液压力升高；②$PaCO_2$升高，使脑血流增加；③胸膜腔内压升高，脑静脉流出减少，回流障碍。外科减压术有助于恢复脑功能。

三、病　　因

IAH/ACS是一种危重征象，广泛见于临床各科。创伤、出血、炎症、感染、肿瘤是常见原因，其原发病灶主要位于腹腔内或腹膜后，也可见于远隔部位。临床上能够引起IAH/ACS的疾病广泛存在于外科、妇产科，甚至内科，其发病原因可概括如下：

1. 严重创伤及休克　特别是大血管、广泛肠系膜血管损伤。
2. 不适当复苏　大量输液，大量晶体液输入。
3. 肠管扩张　肠梗阻及便秘。
4. 凝血功能障碍及其他性质的出血。
5. 腹部张力缝合。
6. 严重污染及感染。

四、腹腔内压监测

（一）直接法

为损伤性操作，不易施行，较少应用。

1. 腹腔内导管法　通过穿刺技术将导管置入腹腔。
2. CO_2吹入器法　腹腔镜手术时，借助气腹机测压。

（二）间接法

1. 胃内压　通过鼻胃管或胃造口置管测定，与临床实际压力差异较大。

2. 下腔静脉压　通过下腔静脉插管进行测量，尽量使本法测得值与实际值较为接近，但因其创伤性操作及可能造成栓塞而影响其应用。

3. 膀胱压（囊内压）（urine bladder pressure，UBP）　最早由 Kron 等创建，并经 Cheatham 及 Safcsak 改良而成，是目前测量 IAP 的标准方法。

4. 直肠内压　尽管为无创伤操作，但与临床实际 IAP 差别较大。

五、诊　　断

1. 病史　腹部创伤、凝血障碍、烧伤、腹腔炎症等。

2. 查体　腹胀。

3. X 线检查　肺（容积）缩小，肺萎陷（膨胀不全）。

4. 腔内压测量　IAP、峰吸气压（peak inspiratory pressure，PIP）、颅内压（intracranial pressure，ICP）升高。

5. 实验室检查　少尿、高碳酸血症、低氧血症、代谢性酸中毒、肠黏膜内 pH 下降。

六、处　　理

（一）外科治疗

损害控制剖腹术及腹部减压术是 IAH/ACS 的标准预防、治疗方案。

1. 损害控制剖腹探查术　又称分期手术。近年来得到广泛的认同，其理论基础在于过长的手术时间及过大的手术只会加重损伤，所以手术的目的在于解决危及生命的问题，如止血、肠穿孔修补、胰十二指肠和胆管损伤的引流术。确定性手术需待病情稳定后进行，通常在 ICU 复苏 24～72h 再行确定性手术。

2. 腹部减压术　是 IAH/ACS 的标准治疗方案，当 UBP 20～25mmHg，无论是否出现临床症状均是手术指征。有时尽管 UBP 10～20mmHg，但出现肠道缺血、对氧治疗无反应及颅腔外伤 ICP 对治疗无反应时也可予以减压。基本要求为开放腹壁（拆除缝线、剖腹），降低腹内压。通常在 ICU 内完成，术前应做好充分准备，尽可能纠正凝血障碍、酸中毒、水及电解质平衡失调。

3. 腹腔临时关闭技术　损害控制剖腹术及腹部减压术后常常不能永久关腹，因而需要临时关闭技术，包括手术巾钳夹关闭及补片的应用。补片材料有多种，按吸收与否分为可吸收和不可吸收两类，其中后者应用较多。补片缝合的层次可为筋膜或皮肤。紧急情况下可用 3L 袋作为补片。5～7 天后当水肿完全消退，IAP 恢复正常后再行关腹。

（二）ICU 监护与治疗

通常在 ICU 内进行，常用措施包括：

1. IAP 监测　IAP 监测应持续进行于整个治疗过程中，以 UBP 最为准确且易于施行。当 IAP 20～25mmHg，即使无 ACS 的临床征象，也应提示行腹部减压术。减压术后其腹腔内压迅速下降，但短期内不可能降至正常范围，术后 IAP 15～20mmHg 是常见的现象。

2. 血流动力学监测　传统的方法如肺动脉楔压（PAOP）、中心静脉压（CVP）易受腹腔内压升高的影响，结果可信度小。研究发现右心室舒张末期容积指数（right ventricular end－diastolic volume index，RVE－DVI）是反映血管内容积状态的最佳指标，它不受腹内压升高的影响，但是目前没有一个固定的正常值，一般认为应使 RVE－DVI ＞120mL /（m^2·h）。

3. 液体复苏　扩容治疗对器官功能的维护是十分重要的，利尿药对 IAH/ACS 有害而无益。一般情况下，PAOP↑、CVP↑，心输出量下降，提示液体过多，应予立即利尿；但在 IAH/ACS 情况下则相反，要求给予液体输入，而不是利尿。大量输液的同时应用 2 个安瓿的碳酸氢钠和 25g 甘露醇有助于防止灌流综合征的发生。

4. 机械通气　任何原因不明的呼吸功能衰竭都要想到IAH/ACS的可能，其最有效的治疗是腹腔减压术，由于气管内压力升高，患者易发生高碳酸血症、肺泡萎陷、功能残气量下降，肺内分流指数（Qsp/Qt）升高，因此，要求降低患者的潮气量，并采用压力控制机械通气，推荐使用呼气末正压（PEEP）。

5. 复温　IAH/ACS患者由于手术散热及治疗、检查环境中的受凉，患者易于出现体温下降，体温下降反过来促进IAH/ACS的发展，从而形成恶性循环，因此应采取各种手段保温、复温，包括液体加热、电热毯及体内升温装置。

6. 营养支持　IAH/ACS患者积极的营养支持是十分必须的。如果患者能够耐受，强调肠道营养支持。过幽门的鼻饲管及胃肠动力药的应用，可提高患者的耐受性，耐受性差的患者，可经胃肠外给予营养支持，但应保证25%～40%总需要量从胃肠内给入，且一旦患者能够耐受，应立即停用肠外营养。

（中山大学附属第一医院　石汉平）

第三节　手术部位感染

手术部位感染（surgical site infection，SSI）是美国医院内感染的第3位原因。美国疾病控制预防中心（Center for Disease Control and Prevention，CDC）最新的调查显示住院患者SSI发生率为2.6%。术后SSI发生率在日间手术室和门诊手术室相对较低。美国的医疗机构每年进行约3 000万台手术，每年新增的SSI为5万～6万例。即使对于那些机体状态良好的患者，SSI仍然是严重的并发症。SSI直接增加住院时间和花费，而且与死亡率以及其他并发症发生率正相关。

一、定　　义

1. SSI指的是手术切口而不是创伤伤口的感染，包括所有深部切口的感染。CDC为临床医生和其他健康工作者制定的SSI标准术语见表40－3。

表40－3　手术部位感染（SSI）定义

浅表切口SSI
术后30天内发生的皮肤或浅表组织感染，并满足下列至少1项 1. 浅表切口和筋膜浅面出现脓性引流液 2. 无菌条件下，收集浅表切口液体或组织，培养出致病菌 3. 具备局部红、肿、热、疼痛、压痛症状中至少1项，需要重新撑开切口，并需经培养结果证实 4. 外科医生或患者的主治医生诊断浅表切口感染
深部切口SSI
术后30天内发生的深部软组织（如筋膜或肌肉）感染；如果有移植物植入，且感染与手术有关，则术后1年内发生的感染也算入；并满足下列至少1项 1. 深部切口有脓液引出 2. 深部切口缝合后自然裂开，伴有发热（体温＞38℃）、局部压痛、疼痛中的1项或几项，并需经培养结果证实 3. 体检，或手术探查，或病理检查，或影像学检查发现脓肿或其他深部切口的感染征象 4. 外科医生或患者的主治医生诊断深部切口感染 ［如果深部切口SSI的引流液体由切口排出，按照深部切口（器官或腔隙）SSI合并浅表切口SSI上报］

续表

器官或腔隙 SSI
术后 30 天内发生，术程中进行了操作或切开的任何解剖结构（如器官和腔隙）的感染，除外切口感染；如果有移植物植入，且感染与手术有关，则术后 1 年内发生的感染也算入；并满足下列至少 1 项
1. 经脏器或空腔切开处引流出器官或腔隙脓液
2. 无菌条件下收集器官或腔隙液体或组织，培养出致病菌
3. 体检，或手术探查，或病理检查，或影像学检查发现脓肿或其他器官或腔隙的感染征象
4. 外科医生或患者的主治医生诊断器官或腔隙感染

2. SSI 包括浅表、深部切口和术中切开过的器官或腔隙的感染。浅表切口感染是最常见的 SSI，包括皮肤和最浅筋膜浅面的皮下组织感染。深部切口感染包括肌肉、筋膜和其他深部组织的感染，可以单独存在或合并浅表切口感染。术后软组织坏死感染、胸骨正中切口感染、假体植入相关感染都属于深部切口感染。器官或腔隙感染涉及的解剖结构包括手术进入脏器空腔的器官，以及施行手术的器官。在此重点讨论浅表、深部切口感染，因为器官或腔隙感染的治疗方法与前两者完全不同。

3. SSI 的特征是切口引流出脓液或者切口组织的细菌培养阳性。局部临床表现包括疼痛、压痛、皮疹、水肿、发热等。只要外科医生或患者的主治医生作出诊断，SSI 就成立。深部切口感染和器官或腔隙感染还有其他诊断标准。

4. 危险因素　SSI 是患者局部和全身免疫系统与入侵的病原体相互作用的结果。病原体方面的因素包括数量和毒力。当机体免疫功能受损时，切口愈合同样受阻。表 40－4 列举了来源于患者本身和围手术期治疗的 SSI 影响因素。这些因素与患者本身，或住院环境，或正确的治疗护理有关。

表 40－4　SSI 的危险因素

患者相关因素	围手术期因素
年龄	术前淋浴
肥胖	术前备皮
糖尿病	外科擦洗时间
吸烟	皮肤消毒
营养不良	手术室通风设备
免疫状态改变	器械消毒
术前住院时间	预防性使用抗生素
远隔部位的感染	手术时间
致病菌定植	手术技术
	血流动力学不稳定
	组织损伤
	没有关闭死腔
	手术部位残留异物
	外科引流
	手术部位监测

5. 美国国家科学院的国家研究委员会（National Research Council，NRC）最先制定切口的等级分类标准（表 40－5）。他们发现细菌污染程度与切口感染风险有直接关系，所以根据细菌污染的估计程度，将手术切口分为 4 类。这个分类方法可以评估切口感染的风险，预测病原体，并确定是否使用抗生素预防感染。NRC 制定的标准还可以指导是否缝合切口。

表 40 -5　切口分类（根据细菌污染程度）

清洁（Ⅰ类）
无急性感染表现 手术未切开呼吸道、消化道、泌尿生殖道 严格执行无菌原则
清洁 - 污染（Ⅱ类）
术中切开呼吸道、消化道、泌尿生殖道，未发生明显污染 术前未发生胆管感染，术中切开胆管 不严格执行无菌原则
污染（Ⅲ类）
肌肉损伤 术中切开呼吸道、消化道、泌尿生殖道，发生了明显污染 急性胆管或泌尿生殖道感染情况下，切开胆管或泌尿生殖道 出现急性炎症反应 严重违反无菌原则
肮脏 - 感染（Ⅳ类）
伤口有坏死组织、异物残留、粪便污染，延迟治疗，或两者并存 手术部位出现脓液 内脏穿孔

美国国家院内感染监测系统（National Nosocomial Infection Surveillance，NNIS）制定的风险系数，是目前预测 SSI 最广泛应用的体系。根据之前 84 000 余例手术的前瞻性研究结果，NNIS 风险系数整合了与 SSI 相关的所有因素。制定后的跟进研究表明这些因素仍然是感染的高危因素。该体系根据患者因素、切口感染等级和手术时间，专为外科患者评分，预测感染风险的能力优于之前的体系。切口感染方面，NNIS 体系采用了 NRC 分类方法，但 NRC 切口等级与感染率不再一一对应；患者因素方面，采用了 ASA 评分方法，即美国麻醉师协会（American Society of Anesthesiologists，ASA）制定的手术患者相关危险因素术前评分方法，该评分突出了基础疾病对于 SSI 的重要性，所以与感染的相关性较好；手术时间长短根据手术类型而定，当手术时间延长，细菌污染的机会增加，机体因切口干燥和皮下组织损伤增多，对细菌的抵抗力同时下降，所以术后抗生素使用未达有效剂量的机会增多。

根据 NNIS 体系，每当 ASA≥3，或 NRC 切口分类≥Ⅲ，或手术时间超过 75% 的同类手术，感染风险系数就增加 1 分，同一分类切口的感染机会也相应地增加（表 40 -6、表 40 -7）。近来研究表明还存在其他导致 SSI 的因素，例如严格的血糖控制和术中正常体温的维持与 SSI 发生率负相关，腹腔镜技术较传统的开腹手术能降低胆囊切除手术的切口感染率。腹腔镜手术能减少切口被细菌污染的机会，减少组织的干燥和烧灼范围，减少机体的应激反应，所以专家建议如果采用腹腔镜技术，NNIS 评分则相应地扣去 1 分。

表 40 -6　切口分类和 NNIS 风险系数与 SSI 发生率　（%）

切口分类	风险系数和对应的感染率			
	0	1	2	3
清洁	1.0	2.3	5.4	—
清洁 - 污染	2.1	4.0	9.5	—
污染	—	3.4	6.8	13.2
肮脏 - 感染	—	3.1	8.1	12.8
全部	1.5	2.9	6.8	13.0

表 40-7 美国麻醉师协会 ASA 术前评分

评分	描 述
1	健康
2	较轻的疾病（如慢性支气管炎、中度肥胖、饮食可以控制的糖尿病、老年心肌梗死、轻度高血压）
3	较严重的慢性疾病（如冠心病稳定型心绞痛、胰岛素依赖型糖尿病、病态肥胖、轻到中度呼吸衰竭）
4	较严重的慢性疾病，随时威胁生命（明显的心功能不全，不稳定型心绞痛，顽固的心律失常，进展期呼吸功能、肾功能、肝功能、内分泌功能不全）
5	濒死状态，预计存活时间不超过 24h，无论手术与否（如腹主动脉瘤破裂深度休克状态）
E	E 是一类疾病的缩写，表示假定患者健康状况较差，接受急诊手术。例如 2E 表示 ASA 评分 =2 的急诊手术患者

二、微生物学

切口感染最常见的菌群是 G^+ 细菌（表 40-8）。现在 G^- 细菌占Ⅱ类和Ⅲ类切口感染菌群的比例有上升趋势。切口感染的致病菌主要来源于患者体内而不是周围环境，然而入院 48～72h 内，患者体内细菌的数量、非社区来源细菌的比例和多重耐药菌株的比例均明显增加。正确进行无菌操作，保证手术室环境清洁，可以避免外源性感染。不同手术部位有不同的切口感染相关致病菌（表 40-9），对于正确选择抗生素预防感染十分重要。

表 40-8 SSI 的微生物学 （%）

病原体	发生率（占分离菌群的百分率）
金黄色葡萄球菌	20
凝血酶阴性葡萄球菌	14
肠球菌属	12
大肠杆菌	8
铜绿假单孢菌	8
肠杆菌属	7
变形杆菌	3
链球菌属	3
肺炎克雷白菌	3
白假丝酵母菌	3
其他厌氧菌	2
其他 G^+ 需氧菌	2

表 40－9　SSI 最常分离的微生物

手术部位	最常分离的微生物
胃肠道	
口咽	金黄色葡萄球菌、拟杆菌（除了脆弱杆菌）、消化链球菌、梭状杆菌
食管	G^- 细菌、链球菌、拟杆菌（除了脆弱杆菌）、消化链球菌
肝胆	G^- 细菌、肠球菌、梭状芽孢杆菌
结直肠、小肠、阑尾	G^- 细菌、脆弱杆菌、厌氧菌
妇产科	G^- 细菌、肠球菌、厌氧菌
整形	金黄色葡萄球菌、凝血酶阴性葡萄球菌、G^- 细菌
甲状腺	金黄色葡萄球菌、肺炎链球菌、凝血酶阴性葡萄球菌、G^- 细菌
心血管	金黄色葡萄球菌、凝血酶阴性葡萄球菌
泌尿道	G^- 细菌

三、预　　防

1. 根据循证医学的指导，CDC 颁布了预防 SSI 的建议，用于指导临床实践。外科方面、感染控制方面的专家最先考虑Ⅰ类建议。ⅠA 类建议来自于精心设计的实验、临床研究、流行病学调查；ⅠB 类建议来自于其他研究和假设性推理。Ⅱ类证据来自于具有提示意义的临床研究和流行病学调查，以及假设性推理。针对不同的患者和环境相关感染危险因素，CDC 制定了不同的建议（表 40－10）。

表 40－10　预防 SSI 的建议

A. 患者准备
术前尽可能发现和治疗远隔部位的感染，推迟择期手术直到感染治愈。ⅠA 类推荐
只除去切口周围可能影响手术的毛发。ⅠA 类推荐
如果可行，建议手术室内术前备皮，尽可能用电动备皮刀。ⅠA 类推荐
严格控制糖尿病患者血糖水平，防止围手术期高血糖。ⅠB 类推荐
鼓励戒烟；距离择期手术 30 天内停止吸雪茄、水烟和其他烟草制品（如咀嚼烟草或吸食烟草浸液）。ⅠB 类推荐
有指征即使用血制品。ⅠB 类推荐
术前当晚消毒剂淋浴或沐浴。ⅠB 类推荐
彻底消毒切口周围皮肤，消毒前物理除去一切可见的皮肤污染。ⅠB 类推荐
使用一种合适的皮肤消毒剂。ⅠB 类推荐
由切口向外周，逐渐画同心圆消毒皮肤，消毒范围应尽可能包括可能延长的切口、新切口或放置引流管的部位。Ⅱ类推荐
尽量缩短术前住院时间。Ⅱ类推荐
B. 术者手部和前臂消毒
剪短指甲，除去人工指甲。ⅠB 类推荐
术前使用合适的消毒液刷手至少 2min，刷手范围达肘部。ⅠB 类推荐
刷手后保持双手高举，远离身体其他部位（屈肘位），使得残水由指尖向肘部流淌；用无菌毛巾擦干手臂，穿戴无菌手术衣和手套。ⅠB 类推荐

续表

1天第1次刷手前，清干净指甲缝。Ⅱ类推荐 不戴手部及前臂饰物。Ⅱ类推荐
C. 手术人员感染或细菌定植后的处理 教育鼓励有传染病感染症状和体征的手术人员及时向上级医生和职业健康服务人员汇报情况。ⅠB类推荐 当手术人员可能患传染病时，制定明确的条例以明确治疗上的责任，包括：a. 医务人员享受健康服务并上报病情；b. 限制工作范围；c. 痊愈后恢复工作，并授权哪些人勒令患病的医务人员离岗。ⅠB类推荐 当手术人员皮肤有引流伤口，应离岗并接受细菌培养检查和相应的治疗，直到感染消除。ⅠB类推荐 当手术人员有细菌（如金黄色葡萄球菌、A族链球菌）定植时，不应常规勒令其离岗，除非有证据显示这种定植与院内同菌种流行有关。ⅠB类推荐
D. 预防性使用抗生素类推荐 只在有指征时预防性使用抗生素，并根据特定手术部位选择最有效或推荐制定的抗生素。ⅠA类推荐 首剂给药途径采用静脉注射，调整疗程使得手术时血药浓度达到有效的杀菌浓度，维持整个术程直至切口关闭后数小时的组织和血清的药物浓度。ⅠA类推荐 择期结直肠手术前使用灌肠剂和泻药，术前1天内分次口服不可吸收的抗生素。ⅠA类推荐 高危剖宫产在脐带结扎时开始给产妇预防性使用抗生素。ⅠA类推荐 不常规预防性使用万古霉素。ⅠB类推荐
E. 手术衣和布巾* 当手术准备开始或正在进行，或消毒器械暴露于空气当中时，进入手术室应戴好口罩并完全遮盖口鼻。ⅠB类推荐 不穿鞋套。ⅠB类推荐 手术人员在穿无菌手术衣后，戴无菌手套。ⅠB类推荐 使用隔水的手术衣和布巾。ⅠB类推荐 当刷手刷出现肉眼可见的污染或接触到血和其他潜在的感染源时，更换之。ⅠB类推荐
F. 无菌术和手术技巧 处理组织动作要轻柔以免影响血供，清除无生机的组织和异物（如缝线、烧焦或坏死的组织及碎片），避免手术部位留下死腔。ⅠB类推荐 如果切口严重污染（如Ⅲ～Ⅳ类切口），延迟1期缝合，或敞开切口一段时间后2期缝合。ⅠB类推荐 如果有需要，在手术部位以外另开引流切口，密闭抽吸引流，尽可能减少引流管放置时间。ⅠB类推荐
G. 术后切口护理 切口缝合后覆以无菌纱布，术后24～48h内保护切口。ⅠB类推荐 换药和任何手术切口接触之前之后都要洗手。ⅠB类推荐 换药严格遵循无菌原则。Ⅱ类推荐 教育患者及其家属无菌观念，SSI的症状，如果发现症状即时向主管医生汇报。Ⅱ类推荐
H. 监控 采用CDC制定的SSI标准，对术后住院和门诊的患者进行诊断。ⅠB类推荐 患者住院期间实行全程SSI直接和间接监测。ⅠB类推荐 实施某种手术后的出院随访，应尽可能搜集有用的资源和数据。Ⅱ类推荐 门诊患者SSI的诊断，应尽可能搜集有用的资源和数据。ⅠB类推荐

续表

手术结束时由手术人员评估切口的等级分类。ⅠB类推荐
决定监测某种手术SSI时，记录患者各项指标，这些指标与感染呈正相关（如手术切口分类、ASA术前状态评估、手术时间）。ⅠB类推荐
根据感染相关因素定期进行分层分析，定期比较各类手术SSI的发生率。ⅠB类推荐
将调整后的各类手术SSI发生率通报手术人员，确定某种手术的感染率计算公式（该公式根据某类手术所有患者样本量和参与医疗质量改善研究的患者样本量计算出该类手术的估计感染率）。ⅠB类推荐

注：* 当中的规定由美国职业安全健康委员会制定

2. 预防性使用抗生素　40年前人们就发现围手术期预防性使用抗生素，可以收到良好的效果。预防性使用的目的是维持一个短暂的抗生素血药浓度，减少切口细菌污染和手术部位感染的发生率。这些抗生素应当安全、廉价，对致病菌有效。一般单剂使用，种类选择应根据切口分类和手术部位而定。第1、第2代头孢菌素是预防SSI的最常用药物。头孢菌素是时间依赖性杀菌药物，使用时应使血药浓度维持在某种病原体的最低有效浓度以上。

术前抗生素静脉注射应开始于术前30~60min以内，使血液和组织抗生素浓度达到有效范围，而不应采用即时输注的方法。当药物分布体积增大时，例如肥胖和创伤患者，应追加抗生素剂量。因大量失血可致抗生素失效，所以每丢失3~4U血时，应追加抗生素剂量。抗生素使用间隔为2个半衰期，因为2个半衰期后，血液中75%的药物被清除。

人工关节、血管瓣膜植入手术和神经、心脏手术需要预防性使用抗生素，因为一旦发生感染后果将十分严重。当患者符合NNIS的高危标准时，也应当预防性使用抗生素，因为每符合1个NNIS高危因素时，感染的机会便翻倍。对于Ⅱ类切口即清洁-污染切口（腹腔镜下胆囊切除术按Ⅰ类切口处理），也应预防性使用抗生素。结直肠手术前应机械灌肠，排空肠内容物以减少污染细菌量，而口服抗生素（不是静脉给药）可以达到类似效果。

四、诊断和治疗

SSI经常在术后4~8天内发生，有些情况下也可以在术后1个月内甚至1年内发生。目前大多数SSI都发生在出院后门诊复查的患者当中。切口处SSI的症状包括发热，局部红、肿、疼痛和压痛。某个患者切口出现感染时，这些症状不一定都出现，也不一定出现白细胞升高。如果致病菌为产气荚膜梭菌或A族β-溶血链球菌，SSI可于术后48h内发生，切口渗液较多，局部疼痛水肿剧烈，但全身中毒症状不明显。链球菌感染以范围迅速扩大的潮红为特征，此时患者中毒症状严重，可合并神志改变。切口渗液革兰染色找到G^+杆菌时提示产气荚膜梭菌感染，找到G^+球菌时提示链球菌感染。这些感染进展很快，常导致组织坏死并增加死亡率。治疗方法包括全身使用林可霉素（能抑菌并减少炎症因子释放），积极清除切口的坏死感染组织。

大多术后切口感染位置浅表，不合并其他部位感染。此时应敞开皮肤和皮下组织，暴露筋膜，探查有无缝线跺开、组织坏死及感染向深部扩散。深部感染需要再次手术以探查体腔并缝合跺开的筋膜。如果切口出现脓液，应送培养和革兰染色，同时清除坏死组织并用生理盐水冲洗切口，之后每天换药2~4次，肉芽组织开始生长后减少为每天1~2次。当患者合并其他部位的感染或有感染扩散的趋势时，应使用抗生素。可以根据手术部位（见表40-10）和革兰染色结果经验用药。

五、发生率和死亡率

SSI 导致的死亡病例占术后死亡病例的 2% ~3%，这些患者多数合并深部组织或脏器、空腔感染，例如 90% 死于 SSI 的患者都出现了深部组织感染；而一旦出现这些情况，死亡率将升高到 20%。浅表切口感染将使患者住院时间延长至少 1 天。如果是复杂的感染，住院时间还会翻倍，再次入院率也会增加。长期随访发现 SSI 可以增加患者对来自家属和社会组织帮助的需求，此外无远期不良影响。而移植假体的感染则后果严重，常需要更换假体。整形假体的感染也会增加致残率并降低生活质量。

总之，SSI 在手术科室中是常见的。应对 SSI 的最佳策略是掌握其高危因素并遵照推荐方法预防这些因素的发生。正确预防性使用抗生素可以降低 SSI 的发生率。早诊断早治疗可以减少 SSI 的不良后果，降低死亡率。

（中山大学附属第一医院　石汉平）

第四节　胃肠外科抗生素应用问题

一、抗生素应用的基本原则

1. 及早确认感染性疾病的病原菌　确定正确诊断是合理使用抗生素的先决条件。应尽一切努力分离出病原菌（主要为细菌），痰、胆汁、脓液、渗出液、脑脊液、血液和各种分泌物都能成为细菌学检验的标本。在给予抗生素前多次抽血送培养可提高败血症的病原菌检出率。分离出和鉴定病原菌后必须做细菌药物敏感试验，并尽可能同时测定联合药敏，并保留标本，以供血清杀菌试验之用。

2. 经验性用药　在开始治疗的最初 24 ~48h，通常还缺乏感染微生物的详细资料，抗生素的选用是经验性的，但最初的治疗十分重要，因为初始的选药不当可能给一类患者带来灾难性的后果。经验性选药的依据是：①经病史、体检和辅助检查初步确定的感染部位和可能性最大的感染病原；②既往患者使用抗生素的情况；③患者对药物的耐受性，尤其是肝、肾功能和药物过敏史；④近年本地区医院内细菌对抗生素的耐药情况。

熟悉所选用药物的适应证、抗菌活性、药动学、药效学和不良反应、药源、价格等而综合考虑，先行经验性用药。预防用药估计占抗菌药物总用量的 30% ~40%，也有报告达 70% 以上，但有明确指征者仅限于少数情况。近年来外科术前预防性用药的范围有所增大，但大多为术前一次性肌内注射或静脉注射头孢唑啉、头孢拉定、头孢三嗪等。不适当预防用药不仅徒劳无益，反而可引起耐药菌的继发感染。应尽量避免皮肤和黏膜等局部应用抗生素，因易引起耐药菌的产生或变态反应。宜多采用主要供局部应用的抗菌药物如新霉素、杆菌肽、磺胺醋酰钠等。病毒性感染和发热原因不明者，除并发细菌感染或病情危急外，不宜轻易采用抗菌药物。联合采用抗菌药物必须有明确指征。

3. 确定性治疗药物和继续观察　力求及时地获得可靠的病原菌及药敏试验结果，是否调整用药，仍应以经验性治疗的临床效果为主要依据，找出确定性治疗药物，同时继续密切观察临床应用治疗的效果和药物毒副反应。

二、合理应用抗生素

（一）掌握抗菌适应证

1. 病情急、重、危，尤其伴有发热炎症反应者，可行经验性抗菌治疗。

2. 尽快采集临床标本（痰、血、尿、脓液、脑脊液等），如能尽早分离出病原菌，根据药敏选用敏感抗生素进行治疗。

3. 明确有感染依据，且对抗菌药物敏感（参考体外实验）而选用对应抗生素。

4. 大手术后，尤其高龄或免疫抵抗力低者，但不宜首先选用高档广谱抗菌药物。

5. 临床具有严重感染、二重感染及混合感染征象者，应采用抗菌联合疗法。

（二）注意抗菌药物、病原体和宿主间关系

三者互相作用、互相制约过程。病原体引起感染是主因；不同病原体可引起不同疾病和机体反应，不同机体抵抗力对病原体有不同反应；抗生素种类和剂量不同对病原微生物和机体有不同作用。只有准确了解病原体种类及其特征，同时考虑机体重要器官功能状态和承受能力，且安全有效，使患者在最小风险下获得最大治疗效益，才是正确合理使用抗生素，既要发挥药物的治疗作用，亦要减少药物的不良反应和耐药性产生。

（三）根据患者的生理、病理和免疫状态选药

1. 老年患者　宜选用杀菌剂，避免使用肾毒性大的药物如氨基糖苷类、万古霉素、多黏菌素，注意血药浓度的监测和各重要器官保护，由于肝肾功能减退剂量宜小，重视心、肝、肾功能，水、电解质，血糖、渗透压和可能发生不良反应的监测。

2. 孕妇　全身和肾血流量大，药物分布容积性大，药物浓度较低，剂量需适当加大，对肝毒性大的药物如四环素和红霉素酯化物应避免使用。可透过胎盘屏障，对胎儿有不良反应如氨基糖苷类可致胎儿耳聋、肾功能损伤，氟喹诺酮类等可致软骨发育障碍及甲硝唑、酮康唑等应避用。可采用青霉素、头孢菌素等。

3. 新生儿　体内酶系统发育不成熟，肾功能发育不全，氯霉素、氨基糖苷类、喹诺酮类要慎用。磺胺类可与胆红素竞争血浆蛋白结合，使血中游离胆红素高并沉积于脑组织，引起核黄疸，应避用。

4. 肾功能减退　此时下列抗菌药物应避免使用、慎用、减量或延长给药间期：①四环素类、磺胺药、氯霉素等不宜使用；②青霉素类、两性霉素 B、林可霉素等在肾功能中度减退时剂量宜略减少；③头孢菌素类、氨基糖苷类、万古霉素、多黏菌素类等按肾功能减退程度而调整给药方案，有条件时进行血药浓度监测。氨基糖苷类的给药方案最好能做到个体化。

5. 肝肾功能同时受损　抗生素需减量如青霉素类、头孢菌素类、氟喹诺酮类；避用或慎用有四环素、氯霉素类、红霉素酯化物、林可霉素、利福霉素、两性霉素 B、酮康唑、氟胞嘧啶、磺胺类等。氨基糖苷类和万古霉素需用者应减量。

（四）按照药代动力学和感染部位选药

掌握各类抗菌药物在体内吸收、分布、代谢和排出过程，有针对性选择在感染部位能达到杀菌或抑菌浓度的抗菌药物，如化脓性脑膜炎需选用容易透过血脑屏障药物如青霉素 G、头孢曲松（罗氏芬）、头孢呋辛（西力欣）等，肺部和尿路感染选用药物浓度高、膜通透性强、组织水平高的抗生素，可用头孢菌素类、喹诺酮类。

（五）选用适当的给药方案、剂量和疗程

外科感染选用抗生素的原则是：①凡可以用一种抗生素或磺胺药控制的感染，不联合应用抗生素；可用窄谱抗生素治疗感染时，不用广谱的。②有数种同样有效的抗菌药物可供选用时，尽量选用药源充足、价格较廉和不良反应较少的。③在全身情况不良的患者中，应尽量选用杀菌性抗生素来治疗感染，以达到较快控制感染的目的。

对严重的感染，能静脉应用的抗菌药物应从静脉途径给药。一般来说，除个别的抗菌药物外，分次静脉注射给药的方法较好，与静脉滴注相比，它产生的血清内和组织内的药物浓度较高。通常采用的方法是将每次剂量放入100mL 5%葡萄糖或生理盐水内，静脉滴注0.5～1h，此法血药峰浓度上升时间、有效血药浓度持续时间均较好，曲线下面积最大。如需联合用药，应将每种抗生素分别稀释后静脉滴注，即使并无配伍禁忌，也不和其他药物混合静脉滴注。

抗生素的剂量间歇，一般选择3～4倍的药物半衰期（$T_{1/2}$），如大多数β－内酰胺类抗生素给药的$T_{1/2}$约1h，故静脉注射青霉素或头孢菌素一般每4h给药1次。而头孢唑啉、拉氧头孢和头孢哌酮的$T_{1/2}$为1.5～2.5h。故这些药物通常6～8h给药1次。

常用抗生素的剂量在血清内可产生超过敏感细菌的敏感度数倍的抗菌药物浓度，能满足一般的治疗要求，通常不需应用过大的剂量来治疗外科感染，以免造成浪费或增加不良反应发生的机会。

关于停药时间，一般认为在体温恢复正常、全身情况和局部感染灶好转后3～4天，即可停药。但严重感染如败血症等，停药不能过早，而应在1～2周后停药，以免感染复发。

在抗生素应用过程中，应注意防止严重过敏和毒性反应的发生，如过敏性休克、剥脱性皮炎等。用药前需仔细询问以往有无药物过敏史或其他过敏性疾病，认真做好皮肤试验。用药过程中，要严格观察各种反应，并及时处理，仅有轻度恶心、呕吐等反应，一般仍可在严密观察下继续使用。发现皮疹、发热等，即应考虑停药。如有其他严重过敏反应、神经系统毒性反应、造血系统毒性反应或肝肾毒性反应等，应立即停药，并积极治疗。必要时，换用其他抗菌药物，继续治疗感染。

（六）联合应用抗菌药物指征

1. 原因未明的严重感染，采集有关标本送检后即给予抗菌药物联合治疗。

2. 单一抗菌药物不能控制的严重混合感染，如创伤感染、尿路感染、肠穿孔后腹膜炎、免疫缺陷者混合感染。

3. 单一抗菌药物不能有效控制的心内膜炎或败血症。

4. 慢性迁延，病程较长，病灶难以清除，细菌可能产生耐药性，机体深部感染或抗菌药物难以控制等。

5. 联合用药可减少个别药物的用量从而减少其毒性反应者，如两性霉素B和氟胞嘧啶联合治疗深部真菌病。

6. 加入易于透入某些组织的药物，从而可更好地控制感染，如SD、氯霉素和磷霉素易于透过血脑屏障进入脑脊液，克林霉素和磷霉素易于透入骨组织。

7. 具有针对性的两种抗菌药物联合应用，以期达到明显协同作用，如青霉素、头孢菌素类、氨基糖苷类之间两药联合应用。

8. 增效剂或酶抑制剂与抗菌药物联合应用，如TMP与磺胺药或抗生素合用，β－内酰胺酶抑制剂克拉维酸或舒巴坦与青霉素类或头孢菌素类合用。

9. 根据药物相互作用的原理，抗菌药物与其他药物联合应用以提高疗效，如青霉素与丙磺舒合用可延缓青霉素的排泄。

随着抗菌药物作用机制研究的进展，注意药物相互作用、合理配伍选用由相同作用或累加作用进行的联合。目前可将抗菌药物分为4大类：第1类为繁殖期杀菌剂如青霉素类、头孢菌素类、万古霉素类等；第2类为静止期杀菌剂如氨基糖苷类、多黏菌素类（对繁殖期和静止期细菌均具杀灭作用）等；第3类为快速抑菌剂如四环素类、氯霉素类、大环内酯类等；第4类为慢效抑菌剂如磺胺药、TMP、环丝氨酸等。第1类与第2类合用常可获得协同作用，乃由于细菌细胞壁的完整性被破坏后，第2类药物易于进入细胞内作用于靶位所致。第3类药物可迅速阻断细菌的蛋白质合成。第3类与第2类合用常可获得累加或协同作用。第3类与第4类合用常可获得累加作用。第4类药物对第1类无重要影响，合用后能产生累加或无关作用。第1类与第3类联合则产生拮抗，作用机制相同的同类抗菌药物较少联合，因可能产生拮抗，毒性也会叠加。作用机制或作用部位不同的同类抗菌药物可以联用，如青霉素与头孢菌素药经常联用。

联合应用抗生素一般应限于2种联合，并结合临床经验和联合敏感试验结果选用。其目的在于：①获得协同作用，可以更快和更有效地控制感染；②防止或延迟细菌产生耐药性；③减少个别抗生素的剂量，降低其毒性反应。

抗生素联合应用，宜采用静脉内分次、分别给抗生素的方法，以免2种以上药液混合，影响抗菌活力，降低疗效。如静脉内滴注，各种药物和静脉用液应无配伍禁忌。

（七）不适当联合用药或滥用抗菌药物的弊端

1. 产生拮抗作用　联合应用杀菌剂加抑菌剂，特别是β-内酰胺类药物加速效抑菌剂常产生拮抗作用，如青霉素G加氯霉素治疗肺炎球菌脑膜炎的病死率高于单用青霉素G，新近已发现有些β-内酰胺类药物，特别是头孢甲氧噻吩可诱导某些革兰阴性杆菌（绿脓杆菌、黏制沙雷菌及枸橼酸杆菌等）产生β-内酰胺酶，如以头孢甲氧噻吩联合氧哌嗪青霉素治疗绿脓杆菌感染，可出现拮抗作用。

2. 增加耐药菌株定植和二重感染　联合抗菌药物治疗时，因抗菌谱广，可抑制或杀灭宿主正常菌群中的敏感菌，导致耐药菌株增殖，特别是真菌、梭状芽孢杆菌或某些革兰阴性杆菌等定植增生，造成二重感染。耐药菌还可播散至环境，致耐药菌医院内感染增加。

3. 增加药物的毒副作用　不合适联合用药，可使药物的毒副作用增加，如头孢噻吩联合庆大霉素应用，肾毒性明显增多。

（八）抗菌药物治疗失败的可能因素

一般用抗菌药物2~5天后，若无效或疗效差时应考虑：

1. 细菌性为主的感染诊断能否成立　抗菌药物主要是针对细菌性感染，以及螺旋体、立克次体、支原体和真菌等感染。对病毒感染和非感染性发热疾病无效，应力争早日确诊。

2. 选用抗菌药物是否恰当、剂量及给药途径是否合适　临床上，对感染要根据受感染部位及病原体特征选药。避免过多依赖体内、体外抗菌活性并不一定都一致的药敏试验，重视给药剂量、途径、次数，可能达到血、体液和组织中药物浓度。

3. 感染部位有无异物　在感染部位的移植物面上附着和生长的细菌，不能用抗菌药物杀灭，需清除。

4. 有无脓肿形成　大多数抗菌药物难穿入脓肿而达到有效浓度，应引流。

5. 感染部位有无梗阻　当腔道阻塞合并感染时，抗菌药物进入感染部位的量常不足，同时，病原体自然排出减少，故易成持久性感染，应消除梗阻。

6. 发生二重感染　应用广谱抗菌药物或联合用药时，可致菌群失调，使原用的抗菌药物无效，应作相应处理。

7. 耐药菌株出现　金黄色葡萄球菌、结核杆菌、吲哚阳性的变形杆菌及绿脓假单孢菌等易发生耐药性，致常用的抗菌药物无效。

8．基础疾病　患有严重的基础疾病或免疫功能受损者感染，可致抗菌药物疗效不佳。

9．药物热　考虑到药物热应停药观察。

三、胃肠外科围手术期预防性抗生素的应用

腹部外科手术与其他外科手术一样在手术中可能发生手术野的细菌污染。尤其在胃肠道手术中，结肠直肠手术细菌污染的可能性更大。为降低术后手术部位感染（SSI）的发生率，使用预防性抗生素是必要的。临床实践证明，预防性抗生素的使用大大降低了 SSI 的发生率，尤其是在结肠直肠手术中。

（一）使用预防性抗生素的指征

通常下列手术需要应用预防性抗生素，如胃肠道手术、结肠直肠手术、胆管手术，胆囊炎及化脓性胆管炎胆管探查手术、肝切除术、胰腺手术。而单纯胆囊结石、息肉、择期胆囊切除是否必要尚存在不同意见。已有临床证据证明，腹腔镜胆囊切除术不使用预防性抗生素并不增加 SSI。而腹壁疝修补术并不需要常规使用抗生素。已有不少对照试验表明，疝修补术使用预防性抗生素其 SSI 并无差别。肝囊肿开窗术也不需常规应用抗生素。

（二）预防性抗生素使用的时间

根据药代动力学研究，静脉注射 5min 后人体血浆及组织的药物浓度很快达到高峰，以后再缓慢下降。大多数抗生素的有效血药浓度可维持在 4h 左右。而口服抗生素则需要 45～60min 才能达到血药浓度高峰。因此，采用口服抗生素需在术前 1～2h 应用。手术结束后再口服抗生素，其预防作用明显减弱，甚至无效。因此，目前应用抗生素多采用静脉注射的方法，在手术开始前，即麻醉诱导期静脉注射抗生素。如果手术时间太长，如采用半衰期短的抗生素，术中追加 1 次。如采用长半衰期的抗生素，如头孢三嗪的半衰期为 8h，单次用药，其有效血浓度可维持 24h，就没有必要再追加 1 次。

（三）使用抗生素的期限

预防性抗生素的使用时间需多久，目前尚未达成共识。有研究表明，抗生素使用期长并不能进一步降低 SSI 的发生率。抗生素使用时间的长短还与药物半衰期的长短有关。美国 Wisconsin 大学医院 1 项有关手术时间长短对手术后 SSI 影响的研究显示，数千单次使用 cefazolin 的情况下，手术时间长则 SSI 的发生率高。801 例轻度污染手术的 SSI 与手术时间的研究调查结果表明，使用短半衰期的 cefazolin 在手术时间＞3h 时，应追加 1 次药物；而使用长半衰期的 cefazolin 则无必要再追加 1 次药物。

过长时间使用抗生素，有可能诱发难辨菌性肠炎，有些抗生素过长时间使用影响凝血机制。但对有些外科手术如化脓性阑尾炎、胆囊炎手术，因其腹腔已存在感染，延长抗生素使用时间是治疗性的，而不仅仅是预防性的了。

大量临床研究证明，过长时间使用预防性抗生素是无益的，也没有依据。笔者建议，择期腹部手术预防性抗生素使用时间不超过 24h。在欧美即使更大的手术抗生素的使用也不超过 48h。抗生素以第 1、第 2 代头孢菌素为首选，使用方便。如为下消化道手术则加用甲硝唑。

（四）预防应用抗生素的方法

1．掌握给药的时机　应在切开皮肤（黏膜）前 30min（麻醉诱导时）开始给药，以保证在发生细菌污

染之前血清及组织中的药物已达到有效浓度（>MIC90），不应在病房给药而应在手术室给药。

2. 静脉给药，30min 内滴完，不宜放在大瓶液体内慢慢滴入，否则达不到有效浓度。

3. 血清和组织内抗菌药物有效浓度必须能够覆盖手术全过程　常用的头孢菌素血清半衰期为 1～2h，因此，如手术延长到 3h 以上，或失血量超过 1 500mL，应补充一个剂量，必要时还可用第 3 次。如果选用半衰期长达 7～8h 的头孢曲松，则无需追加剂量。

4. 一般应短程使用，择期手术结束后不必再用　若患者有明显感染高危因素，或应用人工植入物，或术前已发生细菌污染（如开放性创伤）时，可再用 1 次或数次到 24h，特殊情况可以延长到 48h，连续用药多天甚至用到拆线是没有必要的，并不能进一步降低 SSI 发生率，手术中发现已存在细菌性感染，手术后应继续用药直至感染消除。

（五）合理使用预防性抗生素的建议和注意事项

1. 时间较短（估计 2～3h 内可完成）的清洁手术，术前给药 1 次；时间较长（4h 以上）的手术，除了术前给予抗感染药物外，手术过程中也应补充给药。

2. 污染性手术（胃、十二指肠穿孔在 12h 以内）使用单次抗生素；可切除的感染，如阑尾炎阑尾切除、胆囊炎胆囊切除、绞窄性肠梗阻肠切除术后，使用抗生素 24h。

3. 对于术前已有感染（如腹膜炎、肺部感染等）的治疗，已不属于外科围手术期抗感染药物的预防性应用的范畴内。

4. 预防性应用的疗程应尽可能短，所有预防性抗生素使用均不超过 24h。

5. 一般来说，手术后 3 天以后继续使用抗菌药物者不属于预防性应用的范畴。抗菌药物应用必须有细菌感染的证据。

（六）常见胃肠外科手术预防性抗生素应用指征

1. 清洁手术　一般不需要预防性应用抗生素。手术范围较大时以预防性应用抗生素。

2. 胃手术　大致上把患者分成两类：一类为低危患者（术后感染率低于 5%），见于慢性十二指肠溃疡，胃液量较多或正常，胃动力正常，故胃腔内很少或无微生物。此外，十二指肠穿孔者在手术当时，腹腔炎症很可能是化学性，如因延误多时而未获手术者，腹膜炎才转为细菌性。另一类为高危患者（术后感染率高于 5%），见于十二指肠溃疡出血或梗阻，或胃溃疡和胃恶性肿瘤。

胃内定居的微生物来自口腔的唾液。在这种情况下有适应证应用预防性抗生素。选用第 1 代或第 2 代头孢菌素，在手术切开前 30min，单次静脉输入，即能取得良好效果。

3. 择期结肠切除术　远端小肠及结肠储存着大量需氧菌及厌氧菌，依靠肠道黏膜的屏障功能使其保留在肠腔内。创伤、全身性感染或其他疾病可使肠道屏障功能丧失，或手术过程中切开结肠腔，细菌将外溢，导致严重感染。这就是为什么近年来外科医师如此强调结肠需氧菌（如大肠杆菌）及厌氧菌（如脆弱拟杆菌）均能引起感染。然而，对抗生素方案的选择，意见并不一致。国外多数外科医师主张预防性应用抗生素，同时在术前进行肠道情况准备。主张预防性口服抗生素者着眼于在切开结肠前，减少肠腔内细菌数量。主张静脉输入抗生素者着眼于保持组织内抗生素的有效浓度。根据国外文献所述，多数医师主张在术前 30min 内单次静脉输入抗生素，加以术前口服抗生素及机械性肠道清洁准备，可以取得满意效果。术前静脉输入抗生素如头霉素（头孢西丁），可同时兼顾肠阴性杆菌及厌氧菌。

4. 阑尾切除术　原则上所有阑尾手术前应预防性静脉输入抗生素，同时针对肠道革兰阴性杆菌及厌氧菌。

5. 腹部穿透伤　脏器损坏、肠道内细菌外溢是引起术后感染并发症的首要危险因素。如有多个脏器损坏，尤其伴有左结肠穿孔者，术后感染率更高。在剖腹探查前，即使未诊断胃肠道穿孔或破裂，也应单次静脉输入抗生素。选用的抗生素需同时针对需氧菌和厌氧菌。如不能覆盖厌氧菌很可能导致治疗失败。

（七）胃肠外科围手术期抗感染药物预防性应用的适应证

1. 高龄或免疫缺陷者。
2. 手术野有明显污染。
3. 大型手术时间长，创面大者。
4. 异物植入手术。

（八）作为外科预防性应用抗感染药物的要求

1. 安全有效，短程预防应用的抗菌药物应选用杀菌剂。
2. 不良反应少。
3. 给药方便。
4. 能渗入可能发生感染的组织中。
5. 价格较为便宜。

（九）常用预防性抗感染药物

1. 第1代头孢菌素，如头孢唑啉、头孢拉定等最常用。
2. 第2代头孢菌素，如头孢呋辛、头孢西丁等。
3. 哌拉西林（或庆大霉素）+甲硝唑（或克林霉素），适用于预防厌氧菌和革兰阴性需氧菌的混合感染。
4. 万古霉素，适用于预防耐甲氧西林金黄色葡萄球菌（MRSA）的感染。
5. 其他药物，如青霉素、阿莫西林、氨苄西林、头孢三嗪等。

四、胃肠外科感染初始治疗的抗生素选用

在腹部外科，感染约占腹部外科疾病的一半。抗生素在腹部外科感染治疗中的重要作用毋庸置疑。已知早期应用抗生素有利于控制腹腔感染性疾病引起的血流感染并预防迁徙性病灶，有利于减少化脓性并发症并预防感染的扩散；在经手术或经皮干预处理的术后感染的治疗中，应用抗生素可促使感染微生物清除，有利于缩短术后感染的临床过程和减少腹腔内感染复发，与必要的外科干预共同作用治愈患者。抗生素治疗欲达应有的疗效，取决于适时、充分的经验治疗。有许多令人信服的文献资料表明，凡初始经验治疗未能覆盖随后确定病原菌的治疗组，治疗无效的比例和患者的病死率均明显增加，而过度的广谱抗生素治疗将会损害机体微生态并导致病原菌获得性耐药。初始经验治疗的抗生素选取是否合理，取决于临床医生对感染部位最可能遭遇病原菌的种类和药敏类型的推断，以及对感染严重度的认识。

（一）推断最可能的病原菌，提供充分的覆盖面

常见的腹部外科感染有两大类，即手术后感染和需手术治疗的腹腔感染性疾病。前一类包括手术部位感染、手术后腹腔内感染、围手术期腹腔外脏器感染和全身性感染；后一类主要包括腹腔脏器的感染、继发性急性化脓性腹膜炎和腹腔脓肿。不论是哪一类，腹腔内感染最多见而突出，并多由寄殖在腹腔脏器的细菌所致；切口感染主要为手术部位消化道寄殖菌污染所致；腹腔外脏器感染和全身性感染多继发于腹腔内感染，

其病原菌也常与腹腔内感染同源并与感染起源部位相关。所以，弄清感染的起源部位是推测病原菌种类的基础。

腹腔内感染是腹部外科临床最多见的情况，大肠杆菌和脆弱类杆菌是腹腔内感染最常见的分离菌，也是腹腔内感染最可能引起菌血症的细菌，其他较常见的革兰阴性兼性细菌还有克雷伯菌属、肠杆菌属、变形菌属；其他可见的专性厌氧菌还有产黑色素普雷沃菌、消化链球菌梭杆菌、迟缓真杆菌和梭菌属；不常见的病原菌有金黄色葡萄球菌、铜绿假单孢菌和念珠菌属等。

10 余年来，腹部外科感染抗生素治疗已有较大的发展，常用的初始经验性治疗方案如表 40 - 11 中所列。这些经验性方案已能基本满足治疗最可能病原菌的需要。

表 40 - 11　初始经验性抗生素治疗的常用方案

常用的经验治疗方案	特点
单药治疗方案	
β - 内酰胺酶复合制剂	
氨苄西林 - 舒巴坦	同时覆盖肠杆菌和厌氧菌
哌拉西林 - 他唑巴坦	同时覆盖铜绿假单孢菌、肠杆菌和厌氧菌
替卡西林 - 克拉维酸	同时覆盖铜绿假单孢菌、肠杆菌和厌氧菌
碳青霉烯类	
厄他培南	具有广谱抗菌活性，但不覆盖非发酵菌
亚胺培南 - 西司他丁	同时覆盖铜绿假单孢菌、肠杆菌和厌氧菌
美罗培南	同时覆盖铜绿假单孢菌、肠杆菌和厌氧菌
头孢菌素类	
头孢替坦	同时覆盖肠杆菌和厌氧菌
头孢西丁	同时覆盖肠杆菌和厌氧菌
联合用药方案	
以氨基糖苷类为基础的组合	
氨基糖苷类联合甲硝唑或克林霉素	覆盖铜绿假单孢菌、厌氧菌
以头孢菌素为基础的组合	
头孢呋辛联合甲硝唑	第 2 代头孢菌素能覆盖铜绿假单孢菌
头孢曲松或头孢噻污联合甲硝唑	第 3 代头孢菌素能覆盖铜绿假单孢菌
头孢吡污联合甲硝唑	第 4 代头孢菌素能覆盖铜绿假单孢菌
以喹诺酮为基础的组合	
环丙沙星联合甲硝唑	环丙沙星能覆盖铜绿假单孢菌
左旋氧氟沙星联合甲硝唑	左旋氧氟沙星能覆盖铜绿假单孢菌
以单环类为基础的组合	
氨曲南联合甲硝唑	氨曲南能覆盖铜绿假单孢菌

（二）估计病原菌的耐药类型，选取敏感抗生素

细菌的耐药增长和耐药变迁，在腹部外科感染中比其他领域更为突出，其中肠杆菌科细菌对氨苄西林普

遍耐药，对第1代头孢菌素的耐药率在30%～50%（其中肠杆菌属、摩根菌属、枸橼酸杆菌属和沙雷菌属等的耐药率已达70%～90%），大肠杆菌对哌拉西林、庆大霉素和喹诺酮类的耐药率已接近或超过50%、多数肠杆菌科细菌对第3代头孢菌素的耐药率在30%～40%，所以上述药物原则上不再适用于初始经验治疗。

在获得病原菌药敏结果以前，对是否存在耐药菌感染是很难做出临床判断的，但耐药菌感染多见于医院内感染和复杂性腹腔内感染、术前长时间（2天以上）抗生素治疗和术前长时间住院或入住ICU者，以及免疫缺陷的患者。上述情况多由较耐药的菌群引起，包括铜绿假单孢菌、肠杆菌科细菌、变形菌属、MRSA、肠球菌和念珠菌属等。为能预测敏感的抗生素，临床医生必须掌握上述常见菌群的耐药趋势和在本医院经常出现的耐药类型。以下是腹部外科常见病原菌的耐药特点和抗生素的选择，供参考。

1. 大肠杆菌和克雷伯肺炎杆菌产超广谱酶（ESBLs）菌株　由于ESBLs能水解第3、第4代头孢菌素和氨曲南，而导致病原菌对这些药物耐药，其中多数可被β-内酰胺酶抑制剂（如克拉维酸、他唑巴坦和舒巴坦）所抑制，故对酶抑制剂复合制剂敏感。如本地耐药监测结果提示ESBLs发生率高，初始经验治疗应选用添加β-内酰胺酶抑制剂的β-内酰胺类，或碳青霉烯类（轻、中度感染患者用厄他培南，重症感染患者用亚胺培南或美罗培南），对肺炎克雷伯菌产ESBLs还可考虑氟喹诺酮类。ESBLs也在肠杆菌科其他细菌及铜绿假单孢菌中发现，均应引起重视。

2. 肠杆菌属、枸橼酸杆菌、沙雷菌属等产AmpC酶菌株　产AmpC酶菌株的特征是对第3代头孢菌素及头霉素类耐药，添加β-内酰胺酶抑制剂也无效，但部分菌株对第4代头孢菌素敏感。耐药监测结果提示产AmpC酶菌株发生率高的地区或时段，均不应采用第3代头孢菌素、广谱青霉素、酶抑制剂复合抗生素、氨曲南和头霉素作为初始经验治疗的选择。有效的治疗方案应选亚胺培南、美罗培南或第4代头孢菌素（头孢吡肟）。如耐药监测提示阿米卡星、环丙沙星敏感，可考虑作为轻、中度感染的一种选择。

3. 耐万古霉素的肠球菌　耐万古霉素的肠球菌（VRE）占肠球菌的2.0%～3.5%，在ICU耐药比例明显增高。其对万古霉素的耐药性主要有6种基因型，即VanA、VanB、VanC1、VanC2/C3、VanD和VanE，除VanA对替考拉宁也耐药以外，其余基因型可能对替考拉宁敏感。利奈唑胺（linezolid）可用作耐万古霉素肠球菌重症感染患者的选择。

4. 多药耐药的革兰阴性非发酵菌　近年来，多药耐药的细菌已经成为危重患者腹部外科手术后出现的新问题。其中嗜麦芽窄食单胞菌对包括碳青霉烯类在内的多种抗生素耐药，仅有氟喹诺酮类、替卡西林-克拉维酸、复方磺胺甲噁唑等少数药物可选，但各医院或病房的敏感性不尽相似，疗效也不稳定。不动杆菌的多药耐药也日益严重，以往认为即便其对第3代头孢菌素等多药耐药，但对舒巴坦复合抗生素仍有良好疗效，碳青霉烯类对其有强大的抗菌作用。然而，近几年中已见碳青霉烯类耐药，舒巴坦复合抗生素中介的菌株，目前无可靠的治疗药物，多黏菌素和米诺环素等可有不很稳定的疗效。

5. 真菌的耐药变迁　主要表现在对氟康唑的耐药，白念珠菌、克柔念珠菌和光滑念珠菌的耐药均见报道，新的吡咯类药（伏立康唑）和葡聚糖合成酶抑制剂对耐氟康唑菌株可有效。

6. 耐甲氧西林金黄色葡萄球菌（MRSA）和凝固酶阴性葡萄球菌（MRCNS）　凡是对甲氧西林耐药的葡萄球菌，对所有青霉素类和头孢菌素类都耐药。所以，即使药敏报告提示对其中某个药物敏感，也不应使用。对MRSA和MRCNS须直接使用万古霉素，也可选用利奈唑胺。葡萄球菌所致的腹腔内感染和腹部切口感染为少数，但MRSA和MRCNS所占比例较高。如感染部位标本的涂片见革兰阳性球菌，在获得有用的培养结果前宜用万古霉素治疗。

（三）感染严重程度是选择治疗方案的重要依据

感染的严重程度与病原菌的种类和耐药状况关系密切，因而直接影响抗生素治疗方案的选择。

1. 治疗轻中度感染　对于轻、中度社区获得性感染宜使用窄谱抗生素，主要覆盖肠道革兰阴性需氧菌和兼性细菌，以及β－内酰胺类敏感的革兰阳性球菌，同时应选其价格低廉的药物。所以，可选用的方案主要有氨苄青霉素－舒巴坦、替卡西林－克拉维酸、厄他培南、头孢唑啉或头孢呋辛联合甲硝唑等。

2. 治疗严重感染　严重感染的患者控制感染的免疫能力低下或受损，故需扩大抗菌谱治疗。尽管尚无严格的定量标准对这部分患者进行界定，但一般认为，APACHEⅡ积分较高、营养状况不良、罹患重要的心血管疾病的患者，因器官移植、肿瘤或炎性疾病等接受免疫药物治疗，以及患其他自身免疫疾病的患者应属此类，应扩大对革兰阴性菌抗菌谱。可供选择的方案有美罗培南、亚胺培南－西司他丁、哌拉西林－他唑巴坦、环丙沙星联合甲硝唑、第3或第4代头孢菌素联合甲硝唑。由于这些治疗方案与氨基糖苷类相比有相等的疗效甚或优于后者，故氨基糖苷类已不再作为腹腔内感染治疗的金标准。但有研究显示，针对伴有低血压的革兰阴性菌菌血症患者，包含氨基糖苷类的联合用药方案作为初始治疗的患者，细菌清除更加迅速，存活率提高，有的患者病情恶化减缓。所以，对于严重腹腔内感染伴低血压的患者应使用氨基糖苷类和β－内酰胺类抗生素联合进行初始治疗。

总之，在经验性抗生素治疗的诸多因素中，选择用药必须考虑充分覆盖病原菌和克服耐药，充分注意药物的安全性和费用。掌握药效学特征有助于特殊部位感染的治疗，如胰腺感染应选择能透过血胰屏障并在胰腺组织形成有效杀菌浓度的药物。此叙述的药物选择只是经验治疗成功的第一步，按药代动力学特征用好抗生素也是有效治疗的关键。

五、抗菌药物在特殊情况下的应用

（一）肝、肾功能受损时的用药

1. 肾功能受损　肾是排泄抗菌药物的主要器官。在肾功能受损时应用抗菌药物应考虑对肾脏的毒性作用及其药代动力学特点来决定用药剂量和给药时间。

（1）肾功能受损时不需要改变剂量的抗菌药物：利福霉素类、大环内酯类、强力霉素、新生霉素、苯唑青霉素、头孢哌酮。

（2）剂量略减少或间期略延长者：林可霉素类、其他青霉素类（羧苄青霉素例外）、头孢噻吩、头孢噻污、头孢唑污、异烟肼、乙胺丁醇。

（3）剂量适当减少或间期适当延长者：羧苄青霉素、氨基糖苷类、多黏菌素类、头孢唑啉、对氨水杨酸。

（4）禁用或慎用者：四环素类、头孢噻啶、磺胺药、万古霉素。氯霉素也以不用为宜。

2. 肝功能受损者

（1）照常应用者：青霉素类、头孢菌素类、氨基糖苷类、万古霉素。

（2）禁用或慎用者：四环素类、氯霉素类、磺胺类、利福平、林可霉素、红霉素酯化物、异烟肼。

（二）老年人用药

老年人很多器官的功能均有所减退，因此不良反应比较多见。其中尤以听力和肾功能损害为明显，故应尽量避免应用能够损害听力和肾脏的药物。另外老年人的肾功能常有减退，清除主要从肾脏排出的药物如青霉素G、庆大霉素、万古霉素等均较慢。因此应用这类药物，特别是氨基糖苷类，应根据肌酐清除率予以调整。

（三）孕妇的用药

1. 孕妇肝脏易受损害，故四环素及红霉素类应慎用。

2. 很多药物都可以通过胎盘影响胎儿，故链霉素、卡那霉素、磺胺药、喹诺酮类最好不用。

3. 很多药物也均可进入乳汁，故磺胺药、四环素及喹诺酮类，产妇也尽量不用。

（四）新生儿用药

新生儿有以下特点：①体内酶系尚不成熟；②血浆蛋白结合药物的能力较弱；③肾小球滤过率较低。因此应用抗菌药物后血浓度常较高，半衰期常较长。故用量宜偏小，间隔时间宜较长。出生 30 天内，肾功能不断变化而趋完善，故应按不同日龄的药代动力学调整剂量及给药间期。磺胺药忌用以免引起核黄疸。喹诺酮类亦禁用。

（五）哺乳期妇女的用药

几乎任何药物皆可进入母乳中，但在多数情况下母乳中的药物总量并不多，很少超过给药量的 1%。如药物自胃肠道易吸收，则婴儿摄取的药量可能较多。此外，初乳中的药量较高，而新生儿代谢的排泄药物的能力甚差，出生后数周内的血浆蛋白结合力亦低，这样使组织中的药物浓度达相当高的水平。因此，哺乳期妇女应用药物后，有时可对母乳喂养幼儿产生一定影响。

磺胺甲Dǒ唑和异烟肼在乳汁中的浓度与母体血药浓度相等。氯霉素、红霉素和四环素在乳汁中的浓度为母体血浓度的一半。而青霉素和头孢霉素类在乳汁中浓度低。因此，哺乳期妇女应用磺胺药、氯霉素或四环素时，应停止哺乳，以免对婴儿产生影响。当哺乳期妇女肾功能减退时，乳汁中药物浓度更高，应特别注意。而乳母应用青霉素和头孢菌素类药物时，对乳儿较安全。

六、抗菌药物的不良反应和细菌耐药性防治

（一）不良反应

抗菌药物应用后的不良反应与剂量、疗程、合并用药、肝肾功能、患者年龄等有关，主要有毒性反应、变态反应、二重感染及细菌耐药性等。

1. 毒性反应　毒性反应是药物引起的生理、生化等功能异常及（或）组织、器官等的病理改变，其严重程度随剂量增大和疗程的延长而增加。毒性反应是抗生素所引起的各种不良反应中最常见的一种。表现在神经系统、造血系统、肾脏、肝脏、胃肠道和精神等方面。

（1）神经系统：抗菌药物鞘内注射剂量过大、速度过快时可引起头痛、颈强直、呕吐、下肢疼痛、感觉异常、尿意频繁、发热，甚至惊厥、昏迷等。青霉素 G、链霉素、多黏菌素、庆大霉素及其他氨基糖苷类均可引起。某些抗生素对神经可产生毒害，如链霉素、卡那霉素、庆大霉素、万古霉素等对第 8 对颅神经有明显损害；一次注入大量卡那霉素及多黏菌素可引起呼吸抑制。

1）大剂量青霉素静脉给药可引起青霉素脑病，大剂量异烟肼引起癫痫，长期口服氯霉素（或滴眼）可引起视神经炎，乙胺丁醇可致球后视神经炎，氨基糖苷类抗生素可引起前庭障碍等。

2）神经肌肉接头阻滞可引起眼睑下垂、复视、吞咽困难、四肢无力、神志不清、呼吸麻痹等。胸腔或腹腔内放置，或大剂量静脉注射多黏菌素或氨基糖苷类均可引起。

3）周围神经炎：链霉素及其他氨基糖苷类、异烟肼、呋喃类药物、环丝氨酸及多黏菌素类都可引起。

4）精神症状：如失眠、幻视、幻听、定向力障碍、类偏狂、癔病样发作等。氯霉素、普鲁卡因青霉素 G、异烟肼、环丝氨酸和两性霉素 B 等都可引起。

（2）肾脏毒性：用药后可引起蛋白尿、尿中有管型或红细胞、尿量改变、氮质血症、肾功能减退等。以氨基糖苷类引起者最多；多黏菌素 B、万古霉素亦可引起。利福平、青霉素类及第 1 代头孢菌素（尤其甲

氧西林和头孢噻啶）偶亦可引起。

（3）肝脏毒性：患者可出现厌食、恶心、腹痛、乏力、肝肿大、黄疸等并可进入肝昏迷。异烟肼、红霉素酯化物、利福平、氯霉素、四环素类、两性霉素 B、半合成青霉素、头孢噻吩、头孢噻啶、酮康唑等咪唑类药物、灰黄霉素等均可引起。

（4）血液系统：氯霉素、青霉素 G、链霉素、四环素类、两性霉素 B、氟胞嘧啶、灰黄霉素、半合成青霉素、头孢菌素类、万古霉素、多黏菌素类、利福平等有造血抑制作用，引起贫血、白细胞及粒细胞减少、血小板减少及再生障碍性贫血等。以氯霉素引起者最多见。

（5）胃肠道反应：大多数抗生素口服或注射后胆汁中浓度较高者，均可引起一些胃肠道反应，如胃纳减退、恶心、呕吐、胃肠胀气、腹痛、腹泻等，药物的化学刺激是胃肠道反应的重要原因，但也可以是胃肠道菌群失调的后果。采用最小的有效量可减少或减轻这些反应。

（6）其他：很多抗菌药物静脉滴注或静脉推注后可产生血栓性静脉炎。多数抗菌药物口服可引起胃肠道症状，以四环素引起者最常见。许多抗菌药物肌内注射可引起局部疼痛，四环素不可肌内注射。四环素类可影响新生儿和小儿牙齿及骨骼生长，故 7 岁以下儿童及妊娠后期禁用。新生儿应避免使用氯霉素，必须采用时应严格控制剂量，以免产生灰婴综合征。

2. 变态反应：几乎每一种抗生素均可引发一些变态反应，最多见为皮疹，其他为过敏性休克、血清病型反应、药物热、接触性皮炎、血管神经性水肿等。

（1）速发型超敏反应Ⅰ型（过敏型）：表现为休克症状，大多发生于肌内注射青霉素后，肌内注射链霉素亦能引起，常在用药后数分钟发现，严重者可立即猝死。

（2）速发型超敏反应Ⅲ型（免疫复合物型）：①血清病样过敏反应，可出现皮疹、全身淋巴结肿大、四肢水肿、关节痛等。②血管神经水肿，如波及脑部和呼吸道时可有生命危险。

（3）迟发型超敏反应Ⅳ型（细胞介导型）：表现为皮疹、接触性皮炎，严重者可产生剥脱性皮炎及多型性红斑。

变态反应是应用抗菌药物后的常见不良反应之一，几乎每一抗菌药物均可引起一些变态反应，最多见者为皮疹，其他尚有过敏性休克、血清病型反应、药物热、血管神经性水肿、嗜酸性粒细胞增多症、溶血性贫血、再生障碍性贫血、接触性皮炎等。以青霉素类引起过敏性休克最多见，其次为链霉素。以氨苄西林、阿莫西林引起的皮疹最多见。此外，氟胞嘧啶、喹诺酮类、磺胺类、TMP、呋喃妥因等亦可引起。

3. 二重感染　也称菌群交替症，是发生于抗生素应用过程中的新感染。长期应用抗生素和采用多种抗菌药物者，寄生菌群可因敏感菌受到抑制发生失调，未受抑制的细菌乘机繁殖，外来细菌乘虚而入，从而引起二重感染，这是一种极其严重的并发症。

二重感染的致病菌主要有革兰阴性杆菌、真菌、葡萄球菌属等，引起口腔及消化道感染，伪膜性结肠炎、肺部感染、尿路感染、败血症等。发生率为 2% ~3% ，一般出现于用药后 3 周，多见于长期应用广谱抗生素者，婴儿、老年人、有严重原发病（如恶性肿瘤、白血病、糖尿病、肝硬化等）者及进行腹腔大手术者。

因此，对应用广谱抗生素治疗的患者，应严密观察口腔内有无念珠菌感染的征象，并做涂片和培养，有时还应定期送尿、粪、痰、血液等标本真菌培养。如找到真菌，应改广谱抗生素为窄谱抗生素，积极抗真菌治疗，并努力改善患者的体质。

（二）细菌耐药性防治

随着抗生素的广泛应用，细菌对抗生素的耐药性逐年增加，其中以金黄色葡萄球菌、痢疾杆菌、结核杆菌、绿脓杆菌、大肠杆菌最为多见，局部用药更易引起耐药菌株的形成。这些耐药菌株具有耐药因子（由

DNA 组成）是染色体外物质，在细菌细胞分裂时可能传给后代，使敏感菌变为耐药菌，因此细菌耐药性的增加已成为临床上的严重问题。

细菌对抗生素的耐药性主要是耐药菌产生的各种类型的酶对抗生素的破坏作用，为耐药性金黄色葡萄球菌产生青霉素酶破坏了青霉素 G 的 β－内酰胺环，使青霉素变成青霉素噻唑而失效。另外，由于细菌细胞内的染色体基因突变，突变后产生其核蛋白体不同于敏感菌的结构，因而对抗生素产生耐药性。

细菌对各种抗生素的耐药表现可分为两型：

1. 链霉素型　此型耐药性发展迅速且持久，如细菌对链霉素的耐药性即是。

2. 青霉素型　此型耐药性发展缓慢且不稳定，停药后即可消失。细菌对青霉素、庆大霉素、卡那霉素、杆菌肽的耐药性即属此型。

交叉耐药性：细菌对一种抗生素产生耐药后，而对另一种抗生素也产生耐药，称为交叉耐药性。多见于化学结构十分类似或同类抗生素之间，因此必须合理使用抗生素及不断更新品种或交替使用，可减少交叉耐药性。

因此，为了控制或减少耐药菌株的发生和传播，应严格掌握选用抗菌药物指征，切忌滥用，并尽量选用有效的窄谱抗菌药物，用药剂量应充足，疗程要适当。医院内应严格消毒，定期监测医务人员和环菌的带菌及污染情况，必要时作相应的处理，以防耐药菌交叉感染。另外，寻找新的抗菌药物、钝化酶拮抗剂和作用于特殊质粒功能的药物是值得研究的方向。

（中山大学附属第三医院　蔡常洁）

第五节　机械通气概述

外科手术后并发呼吸功能不全是最常见的术后并发症之一，常发生于术前已有轻度呼吸功能不全或开胸手术及上腹部手术后的患者，其中腹部手术后呼吸功能异常发生率约为 22%。术前正确评估患者呼吸功能，充分估计手术可能对呼吸功能带来的不良影响，并在术中、术后采取适当的措施来防止呼吸功能减退，对提高患者手术成功率十分重要。

手术后呼吸功能减退，可在手术后立即发生，也可在术后 1～2 天内出现，严重者发展为呼吸衰竭，需要机械通气治疗。呼吸机辅助通气是严重呼吸功能减退患者的主要治疗方法之一，是替代或部分替代患者自主呼吸的装置。使用呼吸机是为病因治疗争取时间和创造条件，而不是病因治疗，当呼吸衰竭的病理生理学基础不存在时，应及时撤离呼吸机。

一、手术后呼吸功能减退的原因

（一）术前因素

术前呼吸功能减退的程度直接关系到术后是否发生呼吸衰竭。与限制性通气障碍相比，阻塞性通气障碍更易引发术后呼吸功能不全。若术前肺活量（VC）＜预计值的 50% 或第 1 秒量/肺活量（FEV_1/VC）＜70% 者，术后发生呼吸衰竭的可能性显著增加。

（二）术中、术后因素

1. 肌松剂、镇痛剂、镇静剂和麻醉剂的残留作用，可抑制呼吸中枢和呼吸运动。

2. 手术后切口疼痛，限制患者呼吸。

3. 胸带和腹带的影响，限制呼吸运动幅度。

4. 肺不张

（1）分泌物滞留于气道，堵塞小支气管，造成局部肺不张。

（2）胸廓手术后，限制了肺泡膨胀。

（3）腹部手术后，肠麻痹造成膈肌上移，压迫肺底部，造成肺不张。

（4）上腹部手术后，可发生原因不明的弥漫性小气道闭陷，出现粟粒状肺不张。

5. 肺水肿

（1）心功能不良者引起心源性肺水肿。

（2）短时间内大量输血、输液也可促发急性肺水肿和心力衰竭。

6. 肺部感染

术前长期吸烟、慢性阻塞性肺疾病、气管插管、气道分泌物排除不畅、机体抵抗力下降以及胃内容物误吸，都是引发术后肺部感染的因素。

7. 急性呼吸紧迫综合征（ARDS）

常发生于出血性坏死性胰腺炎、感染性中毒性休克、严重创伤或大手术等。

二、机械辅助通气的临床意义

1. 纠正低氧血症　通过改善通气和气体交换，纠正因呼吸障碍造成的严重低氧血症和组织缺氧，满足机体代谢所需要的能量供应。

2. 减少呼吸肌做功　严重的呼吸困难和缺氧，肺泡有效通气量降低，呼吸肌做功加大。呼吸机能够减少呼吸肌的做功，缓解或逆转呼吸肌的疲劳。

3. 纠正急性呼吸性酸中毒　通过改善通气，缓解严重二氧化碳潴留引起的呼吸性酸中毒，维持酸碱平衡。

4. 预防或治疗肺不张　由于大手术、创伤患者容易发生肺膨胀不全或肺不张，呼吸机的正压通气，具有有效的防治作用。

5. 维持胸壁的稳定性　胸壁发挥保护心肺和大血管等内脏器官、维持胸膜腔内负压和正常呼吸运动的重要作用。如果胸壁的完整性遭到破坏，将会严重影响心肺功能。呼吸机的正压通气可以起到稳固胸壁的作用。

三、机械通气的适应证和禁忌证

1. 适应证　①肺泡通气不足；②氧合不足；③气道梗塞；④胸壁完整性破坏；⑤心力衰竭。

2. 生理学指标　①呼吸频率>35 次/min 或<5 次/min；②潮气量<5mL/kg；③肺活量<10～15mL/kg；④呼吸指数（f/V_T）>105；⑤肺泡－动脉血氧分压差：$P_{(A-a)}O_2$>50mmHg（吸空气），$P_{(A-a)}O_2$>300mmHg（吸纯氧）；⑥氧合指数（PaO_2/FiO_2）<300mmHg；⑦PaO_2<50mmHg（吸氧时）；⑧$PaCO_2$>50mmHg，伴pH<7.30；⑨生理无效腔/潮气量>60%；⑩静－动脉血分流量（Qs/Qt）>15%；⑪最大吸气压<25cmH_2O。

3. 禁忌证

（1）未经引流的气胸是绝对禁忌证，建立胸腔闭式引流后可以进行呼吸机治疗。

（2）伴有肺大疱的患者使用呼吸机有发生气胸的危险，应避免过高的正压通气，一旦发生气胸，应及时行闭式引流。

（3）大咯血的患者在未保证气道通畅之前，不应使用呼吸机。

四、机械通气常用通气模式和参数调节

（一）常用通气模式

1. 容量控制/辅助通气（CV/AV） 在此模式下患者的每次呼吸均被呼吸机支持，既能够控制通气的安全性，又使呼吸机与患者呼吸同步。但清醒的患者不能耐受，容易发生人机对抗。需要设定的参数有潮气量、吸气流速、触发灵敏度、气流模式和通气频率等。

2. 同步间歇指令通气（SIMV） 是呼吸机强制指令通气和患者自主呼吸相结合，间歇地提供机械通气的一种模式。呼吸机在设定触发灵敏度后由患者吸气触发，按设定的潮气量、气体流速和吸气时间送气。如果无吸气触发，则机器按预设的条件强制送气。此模式下，既能够保证指令的通气，患者也有不同程度的自主呼吸，既可以减少患者做功，也可以增加患者的呼吸做功。是撤机的常用过渡方法。

3. 压力控制通气（PCV） 在此模式下，患者的每次呼吸均被呼吸机支持。既能够控制通气的安全性，使机器与患者的呼吸同步，又能保证肺容量和肺泡内压，有助于肺泡复张，符合生理需要。吸气和呼气之间的切换为时间切换，需要调节的参数有触发灵敏度、通气频率、吸呼比和压力控制水平。

4. 压力支持通气（PSV） 是一种压力和气流速率切换的辅助通气模式，在自主呼吸时提供吸气辅助，支持患者的每次呼吸。多数是在吸气流速降低到峰值流速的25%时，压力支持停止，吸气转为呼气，有利于减少患者的呼吸做功，不易引起呼吸肌疲劳，是撤机过渡的常用方法，临床上常常与SIMV模式连用。需要设定的参数有压力水平和触发灵敏度。

5. 持续气道正压通气（CPAP） 此模式通过按需阀或持续气流在气道内形成持续正压，防止肺泡塌陷，增加肺容积，维持有效通气量，减少呼吸做功，降低肺内分流，改善通气/血流值，改善氧合。此模式可以应用于气管插管或鼻面罩通气的清醒、合作患者。

6. 气道压力释放通气（APRV） 是CPAP通气模式的改进，在CPAP系统的呼气端增加一个压力释放阀，通过周期性短暂终止CPAP而增加肺泡通气量。此模式下可以保持气道正压，较少气道塌陷，维持肺泡开放，气道压力变化较小，有助于减少气压伤。

7. 气道双相正压通气（BiPAP） 是APRV模式基础上改进形成的保留自主呼吸的压力控制模式，是自主呼吸和时间切换、压力控制通气理想结合的通气模式，可以任意选择切换时间，随时调节高压、低压水平。它与压力控制通气不同之处在于它提供指令通气的同时也允许患者自主呼吸。目前认为BiPAP模式是实施低潮气量通气的最佳模式之一，主要优点：

（1）通过保持不同水平的CPAP，更加有效促进肺泡复张。

（2）平均气道压低，防止气压伤。

（3）保留自主呼吸，减少肌松剂和镇静剂的使用，对循环影响较小。

（二）通气参数的调节

1. 潮气量（V_T） 成人一般为6～12mL/kg。对于正常肺在麻醉后需要机械通气的患者，10～12mL/kg的潮气量可预防肺不张导致的低氧血症，但对于ARDS患者应实施小潮气量通气（6mL/kg），以防止肺泡的过度膨胀引起肺损伤。定容型呼吸机可以直接设定，定压型呼吸机则可根据设定的吸气压力来调节潮气量。

2. 呼吸频率（RR） 设定呼吸频率应根据通气模式、潮气量、生理死腔以及自主呼吸频率等指标来调

节。不同通气模式下自主呼吸水平及呼吸频率的选择：

（1）CV 模式：完全控制，不受自主呼吸的影响，成人一般选择通气频率为 10～20 次/min，并根据 $PaCO_2$ 调节。

（2）CV/AV 模式：设定频率低于自主呼吸的 2～4 次/min，在自主触发的基础上保障通气。

（3）SIMV 模式：允许自主呼吸，可先设 12～20 次/min，逐步减少设定频率直至完全自主呼吸。

（4）PSV 模式：不设定通气频率，只在呼吸流速降低到峰值流速的 25% 时切换。

3. 吸气流速（IFR）　在一定的吸气时间内，IFR 愈大，V_T 愈大，若 V_T 恒定则 IFR 愈大，气道内峰压及胸内压愈高。在应用 CV/AV 模式时，IFR 应满足患者的最大的吸气需要，减少呼吸做功，降低人机对抗，增加舒适感，成人一般选择 40～100L/min。压力控制通气时吸气峰值流速由设定的压力水平和患者的吸气压力共同来决定。

4. 吸气时间（Ti）和吸呼比（I：E）为减少人机对抗，设定的 Ti 和 I：E 应与自主呼吸水平相一致，同时应考虑氧合和血流动力学状态。Ti 一般预设为 0.8～1.2s，I：E 一般预设为（1：1.5）～（1：2.0）。对于 COPD 患者应延长呼气时间，避免内源性 PEEP 的产生，设定的 I：E 常为（1：2）～（1：3）；对于 ARDS 患者可延长的 Ti 或增加 I：E，通常 I：E 为（1：1.5）～（1：1），甚至进行反比通气，即 I：E 为（2～4）：1。

5. 吸入氧浓度（FiO_2）　较高的 FiO_2 可以迅速改善氧合，但不应超过 30min，如果氧合良好，可以逐渐降低至 40%～60%，若 FiO_2>50% 时 SaO_2<90%，则加用 PEEP。应尽量避免长时间高浓度供氧，以免发生氧中毒。

6. 触发灵敏度（TS）　一般触发压力为低于呼气末气道压 0.5～2.0cmH$_2$O 水平。流速触发系统更为灵敏，一般选为 1～3L/min。

7. PEEP　是指呼气末肺泡的压力高于大气压，它是维持肺泡开放、增加肺容积、改善气体交换的重要措施。对于胸部或上腹部手术后的患者，术后机械通气时采用 3～5cmH$_2$O 的 PEEP，有助于防止肺不张和低氧血症。

五、机械通气的监测

（一）一般监测

1. 生命体征　包括体温、呼吸频率、心率、血压等监测。

2. 物理检查　应经常检查患者呼吸运动、气管位置、捻发音、呼吸音及心音等体征，及时发现病情变化和并发症的发生。

3. 影像学检查　常规进行 X 线胸片检查，确认人工气道位置，了解有无气胸、纵隔气肿、胸腔积液或积血等。

（二）气道监测

1. 气管插管深度　定时检查气管导管的深度并可靠固定，防止气管导管脱出插入过深进入单侧支气管。

2. 气囊压力　最大可维持于 20～25mmHg，压力过高导致气管黏膜缺血、坏死；压力过低可导致漏气。

3. 气道清洁与检查　机械通气过程中应及时吸痰，清理呼吸道分泌物。怀疑肺不张时及时行纤维支气管镜检查，对特殊患者可做支气管肺泡灌洗。

（三）通气监测

1. 潮气量（V_T）　如果呼出潮气量比设定吸入潮气量明显降低，应检查通气管路是否漏气。当通气管路顺应性不理想，也会出现呼出潮气量略低于设定吸入潮气量，近代呼吸机有通气管路顺应性补偿功能，呼出潮气量监测是设定或调节该通气管路顺应性补偿的依据。

2. 每分通气量（MV） 成人每分通气量可设定在6～10L/min，并根据PaO_2调节。尤其是在部分辅助通气的情况下，可了解呼吸机通气量、患者自主通气量以及总通气量，每分通气量监测除了解患者通气有效性外，在脱呼吸机的过渡过程中也可对患者脱机的成功可能性提供依据。

（1）MV＞15L/min，呼吸急促的患者脱机成功机会较小。

（2）MV＜13L/min，最大用力通气量（MMV）大于MV的1倍时，脱机成功机会较大。

3. 无效腔与潮气量之比（V_D/V_T） V_D/V_T＝（$PaCO_2$－P_ECO_2）/$PaCO_2$，P_ECO_2为混合呼出气二氧化碳分压。在具有呼出气二氧化碳监测功能的呼吸机上可动态监测V_D/V_T，判断ARDS患者病情及预后有参考意义。

（四）气体交换监测

1. 血气分析（ABG） 动脉血气分析是检测患者气体交换与酸碱平衡可靠与常用的方法，是机械通气患者评价疗效的重要指标。

（1）酸碱度（pH）：正常值为7.35～7.45。

（2）氧分压（PaO_2）：正常值为80～100mmHg，是氧合是否理想的重要指标。

（3）二氧化碳分压（$PaCO_2$）：正常值为35～45mmHg，是衡量肺通气量是否理想与酸碱失衡的重要指标。

2. 经皮脉搏氧饱和度（SpO_2） 为无创性连续监测血氧饱和度的方法，与SaO_2相关性很好。还可从脉搏图观察到末梢循环灌注及脉率。但是局部皮肤颜色、末梢循环灌注、皮肤角化层厚度可影响SpO_2的测定，应选择指尖、耳垂等影响较小的部位。

3. 经皮二氧化碳分压（$PtcCO_2$） 将局部皮肤加热至44℃左右，血液中O_2和CO_2经毛细血管、皮下组织弥散到皮肤表面，用电极测定其分压，并连续显示监测结果。仪器可输入同时所测定的$PaCO_2$并进行校正：$PaCO_2$＝$PtcCO_2$/1.55。

4. 呼出气CO_2与呼气末CO_2分压（$P_{ET}CO_2$） $PaCO_2$和$P_{ET}CO_2$的相关性较好，在气道正常的机械通气条件下，$P_{ET}CO_2$比$PaCO_2$低3～4mmHg，自主呼吸时两者几乎相等。连续监测可指导呼吸机设定参数的调节，防止通气量不足或过多。

（五）呼吸力学监测

1. 吸气峰压（PIP） 是指应用呼吸机时，患者吸气相最大的气道压力，或者说呼吸机送气过程中的最高压力，正常值9～16cmH_2O。PIP过高会造成气道损伤，临床多数情况下应将其限制在40cmH_2O以下。

2. 吸气末正压（又称平台压，P_{plat}） 是吸气末屏气时的压力，代表吸气末肺泡内的压力，正常值5～13cmH_2O。维持一定的吸气末正压，有利于肺泡内氧向毛细血管内弥散。如果吸气末正压过高，将增加肺内血液循环负荷，增加气胸的风险。

3. 呼气末正压（PEEP） 指呼气即将结束时的压力，通常与大气压相等，而在呼气末时呼吸道保持一定的正压，称为呼气末正压。PEEP能够避免肺泡的早期闭合，使一部分因为渗出、肺不张等原因失去通气功能的肺泡复张，增加功能残气量，以提高血氧水平。但是PEEP过高可使心排血量减少。

4. 平均压力（P_{mean}） 为整个呼吸周期的平均气道压力，可间接反映平均肺泡压力。

5. 顺应性（compliance，C） 顺应性是指单位压力改变下所形成的容量变化。包括静态顺应性和动态顺应性。

(1) 静态顺应性(C_{st}):又称呼吸系统顺应性(C_{rs}),$C_{st}=V_T/(P_{plat}-PEEP)$,静态顺应性实际包含了肺与胸廓的顺应性,同一患者的动态监测可较好地反映病情的进展,而在不同的患者间的比较应排除不同身高、体重的影响。

(2) 动态顺应性(C_{dyn}):$C_{dyn}=V_T/(PIP-PEEP)$。由于动态顺应性实际上包含了肺顺应性与气道阻力两方面的因素,在评价患者肺顺应性改变时不如静态顺应性准确,例如在支气管痉挛的患者,C_{dyn}可明显降低,而C_{st}仍维持原来水平不变。

6. 气道阻力(R_{AW})　正常情况下气道阻力在0.6~-2.4cmH_2O/(L·s),气管插管的患者气道阻力可达6cmH_2O/(L·s),肺气肿或支气管哮喘患者可达18cmH_2O/(L·s)。气道内分泌物增多、气管黏膜水肿、支气管痉挛等因素均可导致气道阻力增加。

(六) 血流动力学监测

1. 中心静脉压(CVP)　指胸内上、下腔静脉压或右房压,正常位为5~12cmH_2O。CVP升高见于容量过多、右心功能不全、三尖瓣反流或心包压塞;CVP降低示血容量不足。呼吸机正压通气时CVP会升高。

2. 肺动脉压(PAP)　正常值为18~30/6~12mmHg,其升高见于左心功能不全、肺栓塞、急性呼吸窘迫综合征、二尖瓣狭窄或关闭不全等;PAP降低见于容量不足和肺动脉瓣狭窄。

3. 肺动脉楔压(PAWP)　正常值为6~12mmHg,实际上是经肺静脉和肺毛细血管传来的左房压,其升高见于左心功能不全和二尖瓣病变。

4. 心排血量(CO)与心指数(CI)　CI=CO/体表面积,正常值为2.7~4.2L/(min·m^2),减少提示心功能不全。

5. 肺循环阻力(PVR)　正常值为15~25kPa·s/L。低氧血症可伴有肺循环阻力升高,肺血管病变或肺组织疾患伴肺动脉高压时,均可致PVR升高。

六、机械通气的撤离

(一) 撤机指征

1. 患者一般情况好转,感染控制,营养状态和肌力良好。

2. 呼吸功能明显改善

(1) 自主呼吸增强,常与呼吸机对抗。

(2) 咳嗽有力,能自主排痰。

(3) 暂时撤离呼吸机时患者无明显的呼吸困难,无缺氧和CO_2蓄积表现。

(4) 降低机械通气参数,患者能自主代偿。

3. 循环稳定　血压、心率稳定,无低血容量或心功能不全,无严重心律失常。

4. 水、电解质及酸碱失衡得到纠正,肝、肾功能基本恢复。

5. 神志清楚,患者能够配合。

(二) 撤机的生理指标

1. 最大吸气压力>-20cmH_2O。

2. 肺活量>10~15mL/kg。

3. 自主潮气量>5mL/kg,深吸气量>10mL/kg。

4. 第1s用力呼出量>10mL/kg。

5. 静息 MV >0. 1L/kg。

6. $FiO_2 = 1.0$ 时，$P_{(A-a)}O_2 < 300 \sim 500mmHg$。

7. $FiO_2 = 1.0$ 时，$PaO_2 > 300mmHg$。

8. $FiO_2 < 0.4$ 时，$PaO_2 > 60mmHg$，$PaCO_2 < 50mmHg$。

9. 肺内静－动脉分流率<15%。

10. 无效腔/潮气量<0. 55～0. 6。

11. 肺顺应性>25mL/cmH_2O。

以上参数不是孤立的，应综合判断分析。如患者达到以上参数，争取及早撤机，避免“依赖”。

（三）撤机的过渡方法

1. 直接撤机 部分术后患者仅需短期应用呼吸机，符合撤机条件后可以直接撤机。

2. SIMV 过渡法 SIMV 模式下患者不脱离呼吸机可以进行自主呼吸，并可逐步减少指令通气的次数，逐步、安全地过渡到完全自主呼吸。必要时还可合并使用 PEEP 与压力支持。此法方便、安全，适用于临床多数患者。

3. CPAP 过渡法 为了使呼吸机撤离更为安全，对于呼吸、循环功能条件不足的患者，可考虑采用 CPAP 过渡法。当患者经过 SIMV 过渡仍不能安全撤机时，可以进一步改为 CPAP 过渡，当设定的 CPAP 降低至 0 时，患者在完全自主呼吸条件下，通气量、血气分析结果与血流动力学状态稳定时，可安全撤机。

4. MMV 过渡法 在患者进行部分自主呼吸的同时，此法能够保证患者每分通气量，当患者自主呼吸的通气量低于设定值时，呼吸机即给予正压通气。此法较适用于自主呼吸通气量不足的患者的撤机过渡。

5. PS 过渡法 作为一种辅助过渡方式，PS 可与 SIMV 或 CPAP 联合使用。压力支持的设定值可以逐步降低，使患者具有自主呼吸的舒适感，及一定的机械辅助，能够安全地过渡到成功撤机。

6. BiPAP 过渡法 由于 BiPAP 可以保留自主呼吸，调节灵活多变，可以根据患者自主呼吸情况，逐步增加患者的呼吸做功，降低机器做功，直至撤机。

7. T 形管过渡法 目前临床使用的呼吸机多数均有较好的过渡模式，此过渡法已很少使用。此法是用 T 形管装置供氧，每天间断脱离呼吸机，逐步延长脱离呼吸机的时间，最后完全停用呼吸机。

（四）撤机失败的原因

1. 患者的病情控制尚不满意，呼吸衰竭的病因尚未得到彻底的控制或纠正。

2. 血流动力学不稳定，心功能失代偿。

3. 咳嗽无力，呼吸肌肉废用，不能承受长时间的自主呼吸。

4. 患者贫血在撤机前没有得到纠正（HCT >30%）。

5. 患者存在较明显的感染，撤机前应得到满意的控制。

6. 气道分泌物多，撤机早期应加强排痰，必要时以纤维支气管镜吸痰。

7. 撤机前 12h 内使用了镇静与肌松药物。

8. 患者产生对呼吸机的精神依赖。应做好患者的思想工作，争取配合。

七、手术后并发呼吸功能不全的预防

（一）术前的预防措施

1. 对于上腹部手术，术前应进行肺功能测定，特别是那些术前已有肺部疾病的患者。

2. 充分评估手术对患者呼吸功能可能带来的影响，选择对呼吸影响较小的手术方式和麻醉方法。

3. 术前禁烟2周，进行咳嗽排痰锻炼。

4. 有原发呼吸系统疾病的患者，应进行积极的治疗，改善肺功能。

（1）对阻塞性肺病患者，术前应用麻黄碱或异丙基肾上腺素雾化吸入等治疗，以扩张支气管，增加肺活量。

（2）对于哮喘患者，术前给予地塞米松和支气管扩张药物，以减轻支气管核膜水肿和支气管痉挛。

（3）对于肺部感染的患者，术前必须得到有效控制。

（二）术中的预防措施

1. 麻醉中，合理控制液体输入，尽量少用对呼吸有抑制作用的药物和麻醉方法。

2. 尽量避免大出血、休克的发生。

3. 减少对膈肌、肺组织的损伤和牵拉。

（三）术后的预防措施

1. 保持呼吸道通畅，防止误吸。

2. 合理氧疗。

3. 鼓励尽早活动，自行排痰。

4. 严密监测，常规进行血气检查。

（中山大学附属第三医院　廖洪映）

第六节　胃肠恶性肿瘤相关的泌尿外科问题

一、泌尿系统与胃肠毗邻关系

（一）肾

1. 肾的位置　位于腹膜后隙内，脊柱两侧，贴靠腹后壁的上部；右肾低于左肾，女性低于男性，儿童低于成人。以椎骨为标志，左肾：上端平 T_{12} 上缘，下端平 L_3 上缘；右肾：上端平 T_{12} 下缘，下端平 L_3 下缘；肾门约平 L_1，距正中线5cm。

2. 肾的毗邻　前面：左肾与胃、胰、空肠、脾和结肠左曲相邻，右肾与十二指肠、肝右叶和结肠右曲相邻；后面：上1/3借膈与肋膈隐窝相邻，下2/3邻腰大肌、腰方肌和腹横肌；上端：邻肾上腺。

3. 肾被膜　由内向外分：①纤维囊，与肾表面相贴、薄而坚韧，易与肾实质分离，在病理情况下，发生粘连则不易分离；②脂肪囊，为纤维囊外面的脂肪组织，通过肾门与肾窦内的脂肪组织相连续，对肾起弹性垫的保护作用；③肾筋膜，最外层，在脂肪囊外面分前、后层，向上包绕肾上腺，两层在上方和外层相互融合，在内侧前层与对侧前层相互延续，后层与腰大肌筋膜融合，在下方两层分开，有输尿管通过。

（二）输尿管

为细长的肌性管道，长25～30cm，起于肾盂下端，止于膀胱，输尿管按行程分为3段：

1. 腹段　起自肾盂下端，经腰大肌前面、腹后壁腹膜后方下行，在小骨盆入口处，左侧跨过髂总动脉，右侧跨过髂外动脉进入盆腔。

2. 盆段　从小骨盆入口至膀胱底外上角，先沿盆侧壁向后下，再经盆壁血管神经表面，在坐骨棘水平向前入膀胱底外上方：在女性，距子宫颈外侧1.5～2cm处与子宫动脉交叉，子宫动脉在前上方，输尿管在后下方；在男性，还有输精管越过其前方。

3．输尿管壁内段　在膀胱壁内斜行穿过膀胱部分。

（三）膀胱

膀胱是储存尿液的肌性囊状器官，其形状、大小和位置均随尿液充盈度而变化，其容量成人为300～500mL，最大容量可达800mL。膀胱空虚时呈三棱锥体形。膀胱空虚时位于小骨盆腔内，膀胱尖不超过耻骨联合上缘。充盈时可超过耻骨联合以上，儿童的位置高于成人，新生儿大部分位于腹腔内，随年龄增长位置渐下降。前方为耻骨联合。后方在男性为精囊腺、输精管壶腹和直肠；在女性为子宫和阴道。下方为男性邻前列腺或女性邻尿生殖膈。上方为腹膜覆盖，男性邻小肠，女性有子宫伏卧其上。

（四）尿道

1．男性尿道分为：①前列腺部，有前列腺包绕，后有精囊腺、直肠；②膜部，周围有尿道膜部括约肌环绕，该肌为横纹肌，有控制排尿作用，称尿道外括约肌；③海绵体部。

2．女性尿道　长度约5cm，起于尿道内口，与阴道前壁相邻，穿尿生殖膈止于尿道外口，在女性尿道穿尿生殖膈处，有尿道阴道括约肌环绕，属随意肌；穿尿生殖膈时，周围有括约肌连同阴道一起包绕，称为尿道阴道括约肌，该括约肌是横纹肌。

（五）泌尿器官与直肠的关系

直肠的后面借疏松结缔组织与骶、尾骨和梨状肌邻接，在疏松结缔组织内除骶正中血管、骶外侧血管、骶静脉丛外，还有出骶前孔的骶、尾神经前支，骶交感干及其神经节等。直肠前面的毗邻有明显的性别差异，在男性，直肠上部隔直肠膀胱凹陷与膀胱底上部和精囊相邻，直肠下部（即腹膜返折以下）借直肠膀胱隔与膀胱底下部、前列腺、精囊、输精管壶腹及输尿管盆部相邻。在女性，直肠上部隔直肠子宫凹陷与子宫及阴道穹后部相邻，直肠下部借直肠阴道隔与阴道后壁相邻。直肠两侧的上部为腹膜形成的直肠旁窝，两侧的下部（在腹膜以下）与盆丛，直肠上动、静脉的分（属）支，直肠侧韧带及肛提肌等邻贴。肛管前方与会阴体接触，男性与尿道膜部、尿道球部和尿生殖膈后缘相邻；女性与阴道前庭、阴道下1/3相邻。

（六）膀胱与排尿的神经调节

膀胱的神经为内脏神经所分布，其中交感神经来自第11、12胸节和第1、2腰节，连合成为盆神经，经盆丛随血管分布至膀胱壁，使膀胱平滑肌松弛，尿道内括约肌收缩而储尿。副交感神经为来自脊髓第2～4骶节的盆内脏神经，支配膀胱逼尿肌，抑制尿道括约肌，是与排尿有关的主要神经。膀胱排尿反射的传入纤维，通过盆内脏神经传入。以外阴神经为代表，其分支分别支配膀胱、前列腺、会阴及尿道外括约肌；在女性则支配膀胱、尿道及阴道。自主神经和躯干神经皆参与膀胱和尿道的排尿功能。这两个神经系统，均包含着感觉和运动神经；自主神经包括交感和副交感神经。副交感神经为运动神经，起排尿作用。躯干神经主要作用为控制尿道外括约肌的收缩。交感神经为感觉神经，和逼尿神经的运动无关，不起排尿作用。

膀胱平滑肌、膀胱括约肌及尿道括约肌与排尿动作有关。平滑肌不同于横纹肌，横纹肌由躯干神经支配，具有明显的运动神经纤维；平滑肌由自主神经系统双重神经支配，但未发现有真正的运动神经存在。平滑肌的收缩比较迟钝，但能持久，同时在神经切断以后，并不长期丧失它的紧张性。膀胱平滑肌的收缩是由尿液膨胀刺激引起的。紧张性和收缩性是膀胱逼尿肌本身赋有的特性。这种特性可能是由于肌球蛋白在肌肉中活动的影响，也可能是血液中化学物质因素所造成。一般认为膀胱逼尿肌和膀胱颈部运动神经的作用是由副交感神经支配的。

正常排尿是一种受意识控制的神经性反射活动。当尿量为300～400mL，膀胱内压升至60～70cmH_2O时，逼尿肌受到膨胀刺激，发生阵发性收缩。膨胀刺激的冲动，对平滑肌加强以后，排尿感觉由副交感神经感觉纤维反映到脊髓反射弧，再由薄神经束传导到大脑中枢，随后至高级排尿中心，将运动冲动，由降皮质调节束，通过盆神经、副交感神经输出纤维，到达膀胱，使膀胱逼尿肌收缩。排尿开始中间有一个潜伏期，当逼尿肌收缩时，所有膀胱各肌层，除基底圈外，均同时活动，但基底圈紧张性的收缩，仍能维持底盘扁平的形状。因此，膀胱颈仍然是关闭着的。在这一潜伏期间，内外纵肌层的收缩，对三角区肌的牵拉，使底盘开放，开始排尿。待膀胱近乎排空，仍有少量残余尿时，尿道旁横纹肌的收缩能打开底盘，使尿液排空。

二、胃肠手术中泌尿系统损伤

胃肠手术中，术者对肿瘤或手术切除范围解剖学结构清晰，能辨认出肾、输尿管、膀胱、后尿道及其血管神经位置，常规情况下不会损伤泌尿系统结构及功能。大多数情况，术者对解剖学结构不清晰、不熟悉泌尿系统形态结构、手术野层次不清、术中大出血或手术复杂时术者处理不了而慌乱出错。损伤泌尿系统器官应及时处理，保证术后的泌尿功能正常。

（一）肾、输尿管损伤

1．肾脏损伤　在上腹部手术时，病变或肿瘤粘连、侵犯肾脏包膜和血管时，术者强行分离或切开肾脏皮质或肾蒂血管，或者肠系膜手术操作，大血管周围淋巴结清扫造成损伤或大出血，属意外或罕见，进行局部血管修补或皮质缝合即可。

2．输尿管损伤　术中意外损伤输尿管，可根据病灶处理完检查，发现有渗尿或术野确认输尿管损伤，据不同的类型术中立即分别处理；如果术后才发现渗尿、肾绞痛，可能是术中输尿管损伤。输尿管损伤处理：

（1）撕裂、切断、结扎输尿管：术中发现局部创面渗尿就要明确输尿管的损伤，如果是小的撕裂，输尿管浆膜层可缝合1～2针；撕裂伤大或切断输尿管，应两端置双J管后，裂口间断缝合或端端吻合；术中发现创面输尿管局部扩张，下端有明显的部分结扎线，应拆线后观察输尿管蠕动情况、尿液能否通过，如基本正常可不做特殊处理，如损伤明显应放入双J管预防局部坏死或术后狭窄；如果完全结扎即拆线后切开输尿管放入双J管再缝合输尿管切口；如果术后发现引流口渗尿、创面渗尿，应考虑存在输尿管裂伤，放置引流管进行充分引流后，观察能否自愈，如不能自愈应进行肾盂静脉造影检查，确诊损伤部位及漏口大小，设计处理方案，输尿管小裂口可进行内支架引流，输尿管离断即应进行手术处理，游离两端输尿管进行端端吻合。

（2）切除：术中切除一段输尿管，通常在术毕检查时会发现术野渗尿、输尿管缺失，如患者血压过低、损伤侧肾功能不佳，则无尿液分泌，可能术中无法发现。切除的输尿管被发现后，如果是正常的输尿管并可分离出，长度不长，可重新吻合两端，放入内支架，损伤的输尿管用大网膜包裹，留置支架3个月以上；损伤的输尿管如有病灶侵犯，缺失的输尿管位置可用回肠代输尿管。

（3）输尿管损伤预防：在泌尿系毗邻区域进行手术时，如操作可能会损伤泌尿系统，可先分离或辨认出泌尿系统器官后再进行手术部位切除。

（二）膀胱、尿道损伤

下腹部、盆腔及会阴手术均有可能损伤膀胱、后尿道。术中发现肌层撕裂出血，并在膀胱、后尿道部位，即可考虑损伤膀胱、后尿道；如可见尿液流出或见停留的尿管，可诊断为膀胱或尿道全层撕裂。膀胱、后尿道肌层撕裂，术中应进行间断缝合，不用其他特殊处理；膀胱或尿道全层撕裂，应术中进行肌层间断缝合并外层间断加固，留置尿管促进愈合，术后停留尿管5~7天。熟悉手术部位解剖结构，手术沿正确层面进行，保留筋膜。

三、排尿功能障碍

胃肠手术不仅可以损伤泌尿系器官，甚至器官组织损伤修复后，术后还可能发生功能的损害、障碍，尤其是排尿功能障碍，不管是什么原因，都会影响患者术后顺利康复。

1. 胃肠肿瘤患者术后排尿功能障碍的原因

（1）麻醉：排尿反射的初级中枢在脊髓骶段，高级中枢在脑干和大脑皮层，全麻和硬膜外麻醉可分别从高级和初级中枢抑制排尿反射。镇痛泵中的局麻药进入硬膜外腔后直接作用于神经根，阻滞了骶交感运动神经纤维，影响了膀胱逼尿肌功能，更易引起术后排尿困难。

（2）切口疼痛：腹部手术后因切口疼痛可使腹肌和膈肌等肌肉收缩运动减弱，并引起膀胱逼尿肌和后尿道括约肌反射性痉挛，从而影响了正常的生理性排尿功能。

（3）尿管：术后留置导尿管，膀胱一直处于无张力的开放状态，如未予及时定期夹闭进行膀胱功能锻炼，膀胱失去了规律性的生理收缩和舒张，时间一长，易导致膀胱括约肌无力或挛缩。

（4）生活习惯：患者不适应卧床排尿，术后卧床，排尿的方式发生改变，增加了术后排尿困难的发生率。

（5）创伤：低位直肠癌手术如损伤盆神经丛，将直接阻断排尿反射，可造成术后较长时间内的排尿功能障碍；膀胱后方空虚致膀胱颈梗阻。

（6）引流管：常规留置腹腔引流管，容易导致创面渗出液在盆腔的聚集，压迫膀胱或导致盆腔感染，也可能是造成术后排尿困难的原因。

2. 诊断　胃肠手术后，不能自解小便或排尿困难，尿液不能自控流出，或拔除尿管后出现上述症状，即可诊断为术后排尿功能障碍，包括尿潴留和尿失禁。可根据影响功能的程度进行不同的辅助检查：

（1）尿常规和尿培养。

（2）排尿时尿流动力学检查：判断逼尿肌收缩能力、下尿路梗阻，估计预后。

（3）膀胱压力容积肌电图检查，对神经源性尿失禁有诊断意义。

（4）尿道膀胱造影，观察有无梗阻及反流。

（5）膀胱尿道镜检查，以排除器质性病变。

3. 处理依胃肠手术后排尿功能障碍的程度不同可分：重度排尿障碍，因尿失禁或尿潴留需导尿处理；中度排尿障碍，极少情况下需要排尿治疗，膀胱残余尿量＞50mL；轻度排尿障碍，尿频，膀胱残余尿量＜50mL。按不同的程度给予不同的处理措施。

（1）热敷耻骨联合上或温水冲洗会阴部：可刺激膀胱或尿道周围神经感受器，反射性抑制阴部神经，使外括约肌松弛而促进排尿。按摩利尿穴能诱导膀胱收缩促进排尿，肛门内注入开塞露可通过排便促进排尿神经反射的机制使逼尿肌收缩，尿道括约肌松弛而导致排尿。

（2）盆底肌肉群康复训练：主要是对盆底肌肉进行收缩训练，达到对膀胱功能的正常恢复。效果有赖于动作正确和长期坚持锻炼。盆底肌锻炼的方法是有意识地收缩盆底肌肉20~30次，每次3~5s，每天3遍，坚持6~8周方可见效。

（3）生物反馈技术：如患者不能正确完成盆底肌锻炼法，生物反馈技术能帮助患者识别相应的肌肉群，从而完成盆底肌锻炼。该技术是一种正性加强方法，治疗时将电极放于患者腹部和肛门周围。电刺激治疗采用低压电流对盆底肌肉进行刺激，从而使相应的肌群收缩，而电流是通过肛门或阴道电极传导的。

（4）药物治疗：使用增强膀胱收缩力的药物有 α－肾上腺素能受体激动剂、抗胆碱能药物和雌激素等。

（5）中医药治疗：术后排尿功能障碍经中医辨证，中药辅助调理，宣肺理气、清利温热或疏肝理气，以达到促进膀胱气化而通利水道的作用；可服用补中益气汤、缩泉丸、桑螵蛸散、巩提丸、固浮汤等中药。

（6）可进行穴位按压配合艾灸：针灸中极、关元、足三里、三阴交等穴位也有增强盆底肌肉群收缩的作用。

（7）手术治疗：只有当患者进行了全面检查并明确尿道功能障碍的真正原因后才考虑手术治疗。选择手术治疗的患者在期望受益的同时也应考虑潜在的危险。重度尿失禁患者，控尿手术的目的是提升膀胱颈的位置、支撑尿道中段或增加尿道阻力（人工尿道括约肌），如：后尿道注射硬化剂、各种悬吊术、人工尿道括约肌置入术以及尿道延长或折叠术等。

4．预防

（1）加强术前宣教和心理辅导：提前告知围手术期留置导尿管的必要性，指导患者术前床上排尿练习，解除患者对留置尿管的恐惧心理，安抚并尽可能消除患者因此导致的痛苦，使其即便在尿管未拔除前，仍应坚持早期下床活动，而在尿管拔除后，应鼓励患者自行排尿，减轻患者因惧怕排尿引起的伤口疼痛和心理负担。

（2）术前 2 天，由责任护士指导患者在床上进行排尿练习，每天练习 2～3 次，直至患者在床上排尿顺利并感到舒适自然为止，减轻在床上排尿的不适感，解除大脑皮层对初级排尿中枢的抑制作用。

（3）术后 12h 后开始夹闭导尿管，每 2～3h 开放 1 次，并按常规进行留置尿管的护理，每天用碘伏擦洗尿道口 2 次，至患者有排尿感后，在膀胱充盈状态下拔除尿管。

（4）麻醉后插尿管：麻醉前患者处于恐惧和紧张状态，尿道括约肌张力增高，此时若尿管过粗插管动作不够轻柔，石蜡油润滑不足，很容易导致尿道黏膜水肿和损伤，而选择麻醉后插尿管，患者在没有知觉的安静状态下，尿道括约肌松弛，加上选择合适口径的尿管，操作轻柔、规范，既减轻了患者痛苦和恐惧，减少了应激信息，又最大限度减少了尿道损伤。

（5）调整镇痛泵配方：尽量不用吗啡类镇痛药，同时加入罗哌卡因，可以抑制胆碱酯酶，副交感活性加强，利于膀胱排尿，降低术后排尿困难的发生率。

（6）芬太尼透皮贴剂是阿片类中枢镇痛药，可增加肌张力甚至引起痉挛，对术后胃肠道和排尿功能的恢复都是不利的。提倡采用非甾体类抗炎镇痛药。

（7）低位直肠手术时，应熟悉解剖结构，手术沿正确层面进行，保留后筋膜，无需解剖和直接裸露盆神经，最好隔着一层筋膜，就可保证不损伤盆神经。

术后排尿功能障碍看似小事，但患者围手术期诸多这样的细节关怀，才能最终实现胃肠外科疾病顺利康复，达到最佳治疗效果。

（广东省深圳市龙岗区人民医院　周建华）

四、直肠癌术后勃起功能障碍

1．直肠癌术后勃起功能障碍的原因　勃起功能障碍（erectile dysfunction，ED）旧称阳痿（impotence），是指过去 6 个月中阴茎不能获得或维持充分硬度的勃起以进行满意的性生活，是低位直肠癌手术常见的伴发症之一。阴茎受骶副交感神经（盆神经）、胸腰段交感神经（腹下神经和腰交感神经链）及体神经（阴部内神经）支配，阴茎勃起需要这 3 种神经的参与，神经因素在阴茎勃起的发生及调控中起重要作用，阴茎勃起的任何神经通路的阻断均可导致ED。直肠癌手术易于损伤交感神经和副交感神经，前者导致射精障碍，后者损伤引起ED，发生率为16.7%～57.4%。

2. 直肠癌术后ED的诊断　为了较客观地量化勃起功能，在病史询问过程中可以采用国际勃起功能指数评分表（international index of erectile dysfunction，IIEF）。根据过去6个月内情况进行评分，如>21分判断为勃起功能正常，≤21分则诊断为ED，其敏感性为98%，特异性为88%。根据IIEF－5可初步评估ED的程度。轻度ED是指过去6个月内性生活中仅有少数几次发生ED，IIEF－5评分在12～21分。中度ED为过去6个月内性生活中有一半时候发生ED，IIEF－5评分在8～11分。重度ED为过去6个月内多数性生活时不能勃起或不能维持勃起（称为完全性ED），IIEF－5评分为5～7分（表40－12）。神经损伤的检测有两种方法：①温度阈值检测（thermal threshold testing，TTT）可以间接地了解自主神经纤维的功能状况，其在评价神经性ED的价值已经确立，是检测小神经纤维病变的方便而有价值的方法；②球海绵体肌反射潜伏时间（bulbocavernosus reflex latency time，BCRL）检测阴茎背神经（感觉传入）至骶髓，再由运动传出神经至球海绵体肌、坐骨海绵体肌及肛门括约肌的传导速度，可用于勃起神经检测。

表40－12　勃起功能指数国际标准－5（IIEF－5）问卷

问题	0分	1分	2分	3分	4分	5分
1. 对获得和维持勃起的自信程度如何？		很低	低	中等	高	很高
2. 受到性刺激阴茎勃起时，有多少次能够插入？	无性活动	几乎完全不能	少数几次能	约半数能	多于半数能	几乎总是能
3. 插入后，有多少次能够维持勃起？	没有尝试性交	几乎完全不能	少数几次能	约半数能	多于半数能	几乎总是能
4. 性交时，维持阴茎勃起至完成性交有多大困难？	没有尝试性交	困难极大	困难很大	困难	有点困难	不困难
5. 性交时，有多少次感到满意？	没有尝试性交	几乎没有	少数几次	约半数	多于半数	几乎总是

3. 直肠癌术后ED的治疗

（1）心理治疗：ED患者如存在心理性因素，应进行性心理治疗，主要有心理分析、行为治疗、性感集中训练、以亲昵为主的性治疗和教育疗法等。

（2）口服药物治疗

1）磷酸二酯酶－5（PDE－5）抑制剂：磷酸二酯酶－5主要存在于人体阴茎组织中，目前国内外主要有3种口服PDE－5抑制剂，即西地那非、伐地那非和他达那非。枸橼酸西地那非（sildenafil citrate，商品名万艾可）是首先推出的一种治疗ED的新型口服药物，1998年3月经美国FDA批准上市，可用于各种原因引起的ED，包括心理性、动脉粥样硬化、前列腺根治术后等，安全有效，总有效率为40%～80%。盐酸伐地那非（vardenafil hydrochloride，商品名艾力达）于2003年上市，与同类药物相比，伐地那非的分子结构与体内cGMP最为接近，也是目前起效更快的PDE－5抑制剂。口服后0.7～0.9h达峰值，高脂肪餐时可推迟到1h。伐地那非最快10min起效，绝大多数在25min内起效，疗效不受食物与酒精的影响。他达那非（tadalafil，商品名希爱力）于2003年上市。口服后2h达峰值。半衰期为17.5h，老年人可达22.5h。受高脂肪餐影响明显，达峰可推迟到3h。

2）α_2－受体阻滞剂：育亨宾（yohimbine，商品名痿必治）对中枢和外周均有作用。选择性阻断神经节突触前的α_2－肾上腺素能受体，使血管平滑肌扩张，增加外周副交感神经张力，降低交感神经张力，导致阴茎动脉扩张，阴茎静脉回流减少，增加海绵体血流量而使阴茎勃起。通过阻断中枢α_2－肾上腺素能受体，使去甲肾上腺素分泌增加，中枢性交感神经兴奋，刺激阴茎勃起，并可增加性欲。适用于精神性ED的治疗，有效率为46%，对器质性ED无效。

3）5－羟色胺受体阻滞剂：曲唑酮（trazodone）为三环吡啶类抗抑郁药，主要是选择阻断5－HT_2受体，抑制突触前5－HT重吸收，具有抗抑郁作用，还有抗胆碱活性和肾上腺阻断作用，故治疗ED的机制是复杂的、多方面的。该药因在抑郁症的治疗过程中发现正常性功能者出现异常勃起而引起关注，并逐渐应用于ED的临床治疗。据报道，该药50mg，每天3次口服，治疗心理性ED，有效率为65%，也有人报道该药效果不明显，副作用大。主要不良反应为异常勃起和镇静作用。

（3）血管活性药物注射疗法：阴茎海绵体药物注射疗法是治疗ED的有效方法，于1977年后开始应用，对ED的治疗也有较好疗效。常用的血管活性药物有罂粟碱（papaverine）（30mg/mL）、酚妥拉明（phentolamine）（0.2～1mg/mL）和前列腺素E_1（40μg/mL），目前应用最广泛的为PGE_1。

1）罂粟碱：罂粟碱为非特异性磷酸二酯酶抑制剂，抑制平滑肌细胞cGMP和cAMP的分解，使胞质内钙离子浓度下降和平滑肌松弛。应用罂粟碱海绵体注射，能使动脉血流增加，静脉回流阻断，导致阴茎海绵体勃起。罂粟碱注射治疗心理性ED常用剂量为15mg，血管性ED为30mg，神经性ED起始剂量为7.5mg，最大剂量不超过120mg。有报道，罂粟碱注射治疗ED有效率为17%。副作用为阴茎异常勃起和海绵体纤维化。需要指出的是对于精神－心理性ED易引起持续性勃起，而器质性ED，不易发生持续性勃起。

2）酚妥拉明：是α－受体阻滞剂，能阻断肾上腺素能神经递质与α－受体结合，使平滑肌松弛，导致阴茎勃起。该药在血浆中的半衰期短，约30min，但局部应用可达4h。在阴茎海绵体局部注射后，酚妥拉明能使动脉松弛，降低动脉阻力，动脉血流量增加，但静脉关闭作用较小。单独海绵体注射酚妥拉明不会产生较长时间的勃起。目前多与罂粟碱联合应用，如罂粟碱30mg，酚妥拉明0.2～0.5mg，勃起效果确切。此种联合以前较为常用，因持续性勃起和海绵体纤维化发生率高而被PGE_1取代。

3）前列腺素E_1（PGE_1）：海绵体注射PGE_1是目前最常用的治疗方法。大量实验和临床应用证明PGE_1对阴茎海绵体平滑肌有明显的松弛作用，增加动脉血流量，使阴茎勃起。PGE_1引起阴茎勃起主要有两种机制：PGE_1与阴茎平滑肌的PGE_1受体结合，激活腺苷酸环化酶，提高细胞内cAMP浓度，导致平滑肌松弛；PGE_1直接与血管上皮受体结合，抑制交感神经末梢去甲肾上腺素的释放，降低交感张力，扩张动脉血管，增加动脉血流量，降低海绵体阻力，使阴茎勃起。

（4）物理疗法

1）真空吸引装置：又称真空环缩装置（vacuum constriction device，VCD），或真空阴茎套、真空勃起仪，是一种简单、便宜、无创、有效的一线疗法，对各种原因ED有一定效果，适用于不愿采用药物治疗及有药物治疗禁忌的患者，也可作为口服药物无效时的一种有效的补救措施。

2）增强型体外反搏（enhanced external counterpulsation，EECP）：体外反搏（external counterpulsation，ECP）是利用包裹在人体下肢的气囊，在心脏舒张期对人体施加外力，将其下肢及臀部的血液驱回主动脉，从而增加动脉各分支的灌注压和供血（30%～50%），达到改善血液循环及代谢等目的，使心脏供氧增加，减少血小板聚集，降低血栓素水平，是治疗心脑血管疾病的一种无创疗法。增强型体外反搏是在ECP的技术上应用变频技术，使其治疗更安全高效。目前认为EECP能改善阴茎的微循环，增加血液灌注流量，增强内皮细胞功能，激活内皮细胞一氧化氮合酶（NOS）活性，从而使一氧化氮（NO）合成和释放增加，促进勃起功能的改善。Froschermaier等人1995年始将EECP用于ED的治疗，共入选患者13例，每次治疗1h，共20天，治疗后彩色多普勒超声检查其阴茎海绵体动脉收缩期峰值血流速度有明显升高，勃起功能显著改善。笔者用 EECP 治疗 26 例 ED 患者，30 次为一治疗周期，1h/次，15 例治疗后性生活时勃起成功次数增加，勃起持续时间增加。

（5）经尿道药物治疗：用前列地尔（alprostadil）糖丸通过一种特殊的聚丙烯涂药器经尿道黏膜给药，可治疗 ED，这种给药系统称为 MUSE（medicated urethra system for erection）。Alprostadil 糖丸剂量有 125μg、250μg、500μg、1 000μg4 种，尿道内给药的常用剂量为 500～1 000μg。用药后 15min 内阴茎勃起，可维持 30～60min，40% 以上的患者可满意性交。

（6）阴茎假体植入术：随着 ED 发病机制的研究进展以及非手术治疗手段的增多，外科手术治疗措施的选择已逐渐减少，但有一些 ED 患者经其他各种治疗无效，需要手术植入阴茎假体（penile prosthesis）治疗，以便性交时用以维持足够的阴茎硬度。1973 年后各种阴茎假体问世，目前各国广泛应用的主要有两种：

1）半硬的可弯曲性假体（semirigid penile prostheses）：为单根或双根硅胶棒内含金属芯。平时阴茎可向下弯曲，性交时可扶直，这样易适应患者的可接受性。这类假体的特点是结构简单、很耐用，性交时容易操作，植入手术简单，但隐蔽性较差。仅有极少发生断裂的报告。

2）可膨胀性假体（hydraulic penile prostheses）：主要由可膨胀阴茎柱体、泵和储水囊 3 个部分组成。分为两件套和三件套。两件套假体的注水泵和储水囊放在阴囊内，用来使阴茎内的筒状假体膨胀而处于勃起状态，按压泵的底部，可以将液体压回储水囊，假体因此恢复原状。在三件套中，注水囊放在阴囊，储水囊放在腹部。可膨胀性假体隐蔽性好、美观，更符合生理要求，但价格昂贵，机械故障率也较高（5%～20%）。

阴茎假体植入目前已成为 1h 内即可完成的常规手术，但主要用于其他治疗失败时的器质性 ED 患者，手术成功率可达 93%～98%，术后 6 周可进行性交，据报告夫妻满意率可达 80%～90%。阴茎假体植入手术常见的并发症有感染和穿孔。

（中山大学孙逸仙纪念医院　玄绪军）

第七节　鼻肠营养管置入术

临床实践中，部分患者因某种原因不能进食，需要将营养物质直接送入空肠内，以减少误吸、呕吐等并发症。鼻肠营养管 CORPAK 10－10－10 方法始创于 1993 年，经国外多次临床实验证明，此方法安全有效，在置管过程中能够同时确定营养管是否盘曲，操作者能轻松置管，并且置管后能马上进行 X 线定位和开始喂养。据文献报道，平均置管成功率可达 88%。主要适应证：需短期肠内营养但有误吸高风险者（如昏迷患者、老年患者），胃动力障碍者，急性胰腺炎患者，严重呕吐（如妊娠呕吐）者以及食管气管瘘患者。禁忌证：胃肠道功能衰竭，胃肠道梗阻及腹腔感染，严重应激状态、上消化道出血、顽固性呕吐、腹泻急性期，小肠广泛切除术后、胃大部切除术后，3 个月以内婴幼儿。CORPAK 10－10－10 方案中 3 个“10”的含义为：静脉推注 10mg 胃复安，10min 后插入 1 条非配重 109cm 或 140cm 的胃肠营养管，最终体外只保留 10cm（图 40－3）。

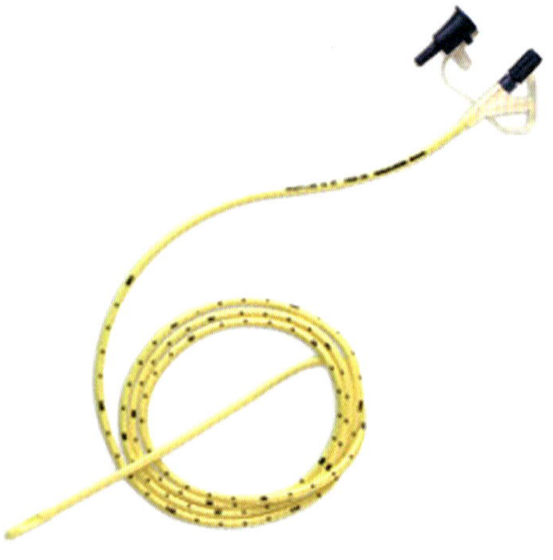

图 40－3　CORPAK 10－10－10

1．使用材料

（1）Corflo® －Ultra 10FR 或 12FR 胃肠营养管，109cm 营养管适合于身高＜163cm 的患者，140cm 营养管适合于身高＞163cm 患者。

（2）毛巾、纱布、中盆。

（3）消毒手套。

（4）听诊器。

（5）一杯水（可加吸管）。

（6）50mL 注射器。

（7）固定营养管的胶布。

（8）胃复安 10mg（成年人，儿童 0.1mg/kg）。

2. 置入方法

（1）向患者解释程序，洗手，戴消毒手套，给患者静脉慢速推注 10mg 胃复安，10min 后开始置管。

（2）选择适当的鼻孔插管，询问患者喜欢哪个鼻孔置管或哪个鼻孔更容易呼吸。查看患者是否曾经有鼻中隔偏曲或骨折。也可以自行选择较大的一个鼻孔置入。注意：如果患者有一个较大的鼻孔在进行胃管减压、引流，另一个鼻孔就可以用来放置营养管进入小肠，胃管可以在不需要时拔出。

（3）拆掉饲管和导丝的包装，关闭接入端口，把导丝连接器牢牢固定在饲管衔接处，确保导丝连接器在插管过程中始终保持牢固。

（4）预测量置管到胃的长度：从患者的鼻尖到耳垂再到胸骨剑突处。

（5）使用温开水浸泡导管及尖端以激活水活性润滑剂。如果从浸泡液中取出营养管几分钟后还不能进行置管，可能需要再进行浸泡。

（7）提高床头至少 30°，将患者置右侧卧位。

（8）将管通过鼻孔尖后方导入，旨在使鼻中隔和硬腭上表面平行。使管进入鼻咽部，轻轻弯曲患者的颈部让营养管尖端自然通过。一旦营养管进入鼻咽部，可以让患者少量喝水或做吞咽动作以辅助营养管置入。当患者吞咽时，轻柔、快速地送营养管进入患者胃内，直至达到预先测量的长度，确认营养管已经置入胃内。如果遇到阻碍，轻轻旋转营养管，不要强行用力。咳嗽或窒息可能表明营养管置入到气管里。如果怀疑置入气管，移除营养管，当患者适应后再重新置管。

（9）继续向前轻柔推进营养管，一旦感觉到遇到阻碍马上往回撤营养管，直至将营养管再推进 15cm，检查导管路径：随患者呼吸缓慢进管并感觉到轻度摩擦阻力，如缓慢进管超过 75cm，大多数管端已通过幽门并有一种突破感，继续轻柔推进，如遇阻力明显增大即停止进入尝试抽取内容物；此时导丝应向后回撤（≤5cm），如果回撤导丝时遇到阻碍（这种阻碍感觉就像导丝被弹出），说明营养管可能在胃内盘曲；如果营养管盘曲，向后慢速回撤，每次 5cm，直到感觉导丝能够在营养管内自由移动；正常如遇阻力明显增加，不应盲目用力进管。

（10）继续慢速推进营养管，在 70cm、75cm、80cm、85cm、90cm、95cm 时检查导丝在营养管内移动情况，确保营养管没有盘曲。如果感觉营养管弹起同时阻力明显变小，提示管端在胃腔内盘绕。导丝应向后回撤（≤5cm），如果回撤导丝时遇到阻碍（这种阻碍感觉就像导丝被弹出），说明营养管可能在胃内盘曲。向后慢速回撤营养管，每次 5cm，直到感觉导丝能够在管内自由移动。如果患者有良好的胃蠕动，慢慢地会“感受”营养管被吸引着向前走，在这个阶段不要用力猛推。

（11）当营养管推进至 95cm 并确认没有盘曲的情况下，可将管直接推进至 105cm，以确保营养管成功置入到幽门后。营养管进入小肠越远，营养管缩回胃的可能性越低，反流的可能性越低，因此尽可能使营养管进入体内，体外只保留 10cm 的长度。

（12）营养管位置的最后确认：如果回抽含有大于 20mL 空气，说明营养管在食管或者胃部上方；如果回抽 20mL 含有分泌物，说明营养管在胃部，分泌物的 pH＜5.0；如果有不超过 10mL 浅黄色分泌物，说明营养管很可能进入到小肠，此时的分泌物的 pH 为 6～7；如果不含有分泌物，向管内注入 10mL 空气，若遇到回抽阻碍，可以确定营养管已进入小肠；向管内注入 10mL 0.9% 的生理盐水，如果易回抽液体＜5mL，可以确定营养管已进入小肠。

（13）拔除导丝，用 10mL 温开水润滑管内的导丝，如果导丝能顺利拔除，可确认营养管已经进入小肠。通过胸部或腹部 X 线片确定营养管是否在幽门后（即使导丝已拔除，营养管仍然可以在 X 线下清晰显影，

图40－4)。确认置管成功，将营养管固定在患者头部旁边，即可开始喂养。

3. 鼻肠营养管CORPAK10－10－10维护

(1)在每次喂养前查看刻度记录，判断营养管是否在合适位置。

(2)每次喂养前后用20mL(或根据残余量所需)温开水进行管道冲洗。高残余量提示管道可能迁移回胃或远端阻塞。

(3)每次用药前后用20mL温开水冲洗。如果药物太稠，它可能需要有足够的水稀释，以便它容易通过。

(4)建议每隔4h进行1次管道冲洗。

4. 鼻肠营养管CORPAK10－10－10并发症　Corflo胃肠营养管临床使用无明显并发症，因管道表面有水活性润滑剂，能最大限度避免对黏膜的损伤，管道的内腔也有水活性润滑剂，能大幅度降低堵管的概率，但不排除会堵塞。若发生堵塞，有以下的处理方式：用20mL的温开水冲洗，将管拔出，用原配的导丝进行疏通，再重新置管。

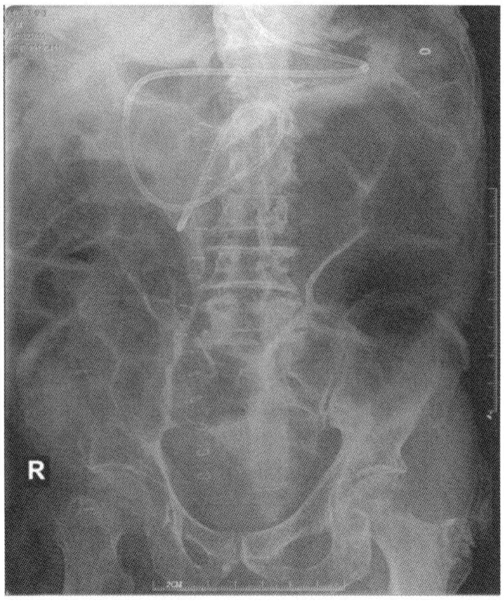

图40－4　X线片下定位于空肠

(中山大学附属第一医院　王天宝)

第八节　胃肠减压术

(一)胃肠减压术作用

胃肠减压是利用负压吸引原理，将胃肠道积聚的气体和液体吸出，以降低胃肠道内压力，改善胃肠壁血液循环，有利于炎症的局限，促进伤口愈合和胃肠功能恢复的一种治疗方法。胃肠减压在腹部外科中广泛应用，其目的：①解除或者缓解肠梗阻所致的症状；②进行胃肠道手术的术前准备，预防手术中呕吐胃内容物造成窒息，减少胃肠胀气，利于手术操作；③术后吸出胃肠内气体和胃内容物，减轻胃肠道内压力，改善胃肠壁血液循环，减轻腹胀，减少缝线张力和伤口疼痛，促进伤口愈合，促进消化功能的恢复；④通过对胃肠减压吸出物的判断，可观察病情变化和协助诊断。

(二)胃肠减压术适应证

急性胃扩张、急性胆囊炎、胰腺炎、腹膜炎、胃肠手术术前准备，肠梗阻、胃肠穿孔、食管、胃肠道手术后及胆囊、胆管手术后的患者。

(三)胃肠减压术禁忌证

食管狭窄、严重的食管静脉曲张、严重的心肺功能不全、支气管哮喘、食管和胃腐蚀性损伤。

(四)胃肠减压术前准备

1. 操作前的评估工作

(1)评估患者病情，使用胃肠减压的目的，意识状态，对胃肠减压的了解程度、心理状况、合作程度。

(2)评估患者有无胃肠减压术禁忌证。

(3)评估患者鼻腔情况有无鼻腔阻塞、鼻腔炎症、鼻中隔偏曲。

2. 操作前准备

(1)环境：清洁，舒适，安静。

（2）护士：着装整洁，七部洗手法洗手，戴口罩，必要时戴手套。

（3）物品：胃管、胃肠减压器、治疗巾、治疗碗、安全别针、手电筒、50mL 灌注器、水杯内盛温水、石蜡油、纱布、弯盘、棉签、镊子 2 把、胶布、方纱、听诊器；另加上拔管用物：治疗巾、弯盘、方纱、纸巾。

（4）患者：协助患者取下活动性义齿和眼镜，妥善处理、安置。

（五）胃肠减压术步骤

1. 二人核对医嘱、患者姓名，向患者解释操作目的、配合技巧、注意事项。

2. 为患者摆好体位，取坐位或半坐位，昏迷患者取去枕头平卧位，颌下铺治疗巾，置弯盘，清洁鼻孔，测量并标志胃管置入长度。

3. 将胃管前段涂以润滑油，用镊子或戴无菌手套的手，顺鼻腔下鼻道缓缓插入，胃管插至咽部 10～15cm 时，嘱患者头稍向前倾并做吞咽动作，同时将胃管轻轻送至预定的长度。边插管，边观察患者的一般情况，在插管的过程中如患者出现恶心，应暂停片刻，嘱患者做深呼吸；插入不畅时应检查胃管是否盘在口中；对咳嗽剧烈者可适当使用镇静剂；咽部过敏者，可使用丁卡因等进行咽部喷雾，表面麻醉后再插；如患者有呛咳、呼吸急促、紫绀等，表示胃管误入气道，应立即拔出，稍事休息后重插。术前停留胃管的，为了减少刺激和插管的痛苦，可在手术室麻醉后插，为昏迷患者插管时，应撤除枕头，使头后仰，插入胃管 15cm 时，抬高患者头部，使下颌靠近胸骨柄，增大咽喉部通道的弧度，便于胃管顺利通过会厌部；对于有舌后坠的患者可采取侧卧位，在插入胃管 12～14cm 时，助手用舌钳协助将舌体拉出后再插管。

4. 验证胃管是否在胃内

（1）将胃管开口端置于水中，如有大量气体逸出，证明误入气管。

（2）用注射器抽吸出胃液。

（3）用注射器注入 10cm 空气，用听诊器在胃部听气过水声。

5. 胃肠减压术

（1）用灌注器进行胃管内注水 30mL，能回抽去 24mL，回抽量达 80%，证实胃管的位置已插入最佳引流的位置，如单纯胃肠减压者，可在胃管放置到 75cm 时，从管内抽吸出少量液体，行酸碱实验，如为碱性可提示导管已通过幽门进入肠内。在验证胃管到达最佳引流位置后，用胶布将管固定于上唇颊部，检查并连接胃肠减压装置，连接胃肠减压器，1～2h 挤压减压装置或接灌注器抽吸 1 次，或接中心吸引装置进行持续负压引流，注意调节合适的负压，避免负压过高，导致胃肠黏膜被吸附于导管小孔而堵塞胃管，进而导致引流不畅或损伤胃、肠壁黏膜。

（2）拔管指征：患者肠蠕动恢复，肛门已排气，无明显腹胀，遵医嘱拔除胃管。拔管时重点：动作轻柔，切莫使用暴力，在拔管时，要注意防止管内液体反流或胃管内残留液体滴入气管；防止拔管时损伤鼻、口腔黏膜。在拔管前先停止负压吸引，将吸引装置与胃管分离，嘱患者深吸气并屏气，将胃管反折夹紧，用方纱和纸巾包裹胃管，边拔边擦拭胃管，管端至咽喉部快速拔出，然后协助患者漱口，清理、检查鼻腔，清洁患者口、鼻、面部，擦去胶布痕迹。停留时间较长的，可先用石蜡油滴鼻，或口服少量的石蜡油润滑后拔管。

6. 胃肠减压术中意外处理

（1）胃肠减压术中常见的意外问题：

1）插入鼻腔时，患者紧张过度，屏气或鼻中隔偏曲、鼻息肉等，致插入困难。

2）胃管插入到一定的深度后，经常碰到由于患者的呕吐反射，胃内容物直接由胃管外口溢出，导致污染床单位及自身。

3）单条胶布交叉固定易滑脱。

4）胃肠减压管引流不畅，因引流液稠度及量的增加，或紧贴胃、肠壁黏膜。

（2）意外问题护理对策：

1）置管前加强心理护理，向患者介绍、展示所用的管道，简单介绍置管过程，置管的必要性、安全性，整个置管过程大约的时间。消除患者不必要的顾虑，避免过度紧张。置管时嘱患者深呼吸，避免屏气。置管过程中，不断关心、鼓励患者，以求最佳配合。插管入鼻腔时，尽量靠近鼻中隔，如遇有较大阻力，勿过度用力，应更换另一侧鼻腔。

2）润滑胃管后即连接上一次性负压吸引器，置管到一定深度后即打开负压器，利用负压器弹性回缩产生的负压将胃液经胃管引流出。可防止胃液自胃管溢出，污染床单位。

3）胶布固定方法的改进：贴胶布前，先清洁面部、鼻翼的皮肤，使粘贴部位的皮肤干洁、不油腻、易于粘贴牢固，胶布采用长5～6cm、宽2～3cm。一端1～2cm贴于鼻部，余下的4cm剪开，呈1/2交叉固定于胃管，这样既美观又固定不易脱落，效果好。

4）患者条件允许，遵医嘱用生理盐水低压冲洗胃管，直到能顺利引流出液体；应转动胃管或调节胃管的深、浅位置，但是食管、胃、胆囊、胆管手术后患者禁忌上述操作。

7. 胃肠减压术后护理

（1）胃肠减压期间应禁食、禁饮，如需胃内注药，则注药后应夹管并暂停减压0.5～1h。适当补液，加强营养，维持水、电解质的平衡。

（2）妥善固定：胃管固定要牢固，防止移位或脱出，胃管一般置于胃肠吻合的远端，一旦胃管脱出应及时报告医生，切勿自行再次插管，因可能损伤吻合口而引起吻合口瘘。

（3）保持胃管通畅：1～2h挤压减压装置或接灌注器抽吸1次，或接中心吸引装置进行持续负压引流，注意调节合适的负压，维持有效负压，注意观察负压管中，液面波动情况，以及时发现管道堵塞和保持管腔通畅。

（4）观察引流物颜色、性质和量，并记录24h引流液总量。观察胃液颜色，有助于判断胃内有无出血情况，一般胃肠手术后24h内，有少量血性液，或咖啡样液体100～300mL，2～3天后逐渐减少。若有鲜红色液体吸出，说明有术后出血，应停止胃肠减压，并通知医生。引流装置每天应更换1次。

（5）加强口腔护理：注意观察口腔黏膜的情况，保持口腔清洁，预防口腔感染和呼吸道感染，必要时给予雾化吸入，指导患者有效的深呼吸、咳嗽、咳痰等以保持口腔和呼吸道的湿润及通畅。

（6）观察胃肠减压后的肠功能恢复情况，并于术后12h即鼓励患者在床上早期活动，如协助患者床上翻身，抬腿、屈膝动作等有利于胃肠功能恢复。

（7）胃管通常在术后48～72h，肠鸣音恢复，肛门排气后，可遵医嘱拔除胃管。

（8）拔管后，观察患者有无出现咽部、食管疼痛，及有无恶心、呕吐、腹胀、腹痛等不适症状，如有应及时报告医生，进一步处理。

8. 胃肠减压术并发症防治

（1）体液丢失、电解质紊乱：胃管引流可导致患者消化液大量丢失，加之患者禁食、禁饮，如不及时补充液体可导致水、电解质紊乱，出现低钾血症及代谢性碱中毒等，因此要准确及时记录患者的引流量、24h出入量，掌握患者出入平衡，遵医嘱及时补充水分及电解质，维持内环境的稳定。

（2）医源性无效减压：临床上常见负压吸引瓶漏气或胃管滑脱于食管内而致无效减压，因此注意观察有无胃液引出，及时发现及时处理。在使用过程中应经常检查胃管是否通畅，观察胃管的置管深度，胃管与引流瓶中液体的流动情况，负压吸引机有无正常运转，确保有效的负压，必要时，患者条件允许，遵医嘱按时用少量生理盐水反复冲洗胃管。

（3）呼吸道感染：留置胃管的患者，影响经鼻呼吸，患者不得已，经口呼吸，可引起口咽部干燥，且由于胃管对咽喉部的刺激，局部出现疼痛、吞咽困难，影响咳嗽、咳痰等，都可导致严重并发症如腮腺炎、肺部感染。因此，要做好口腔护理，保持口腔清洁，预防口腔炎及腮腺炎的发生，同时也应协助患者主动床上活动，协助翻身、排痰，必要时雾化吸入而减轻局部症状，促进痰液的稀释和排除，防止肺部感染。

第九节　经外周静脉中心静脉置管（PICC）术

经外周静脉中心静脉置管（peripherally inserted central catheter，PICC）是通过外周静脉穿刺置管，使导管尖端达到中心静脉的静脉穿刺置管技术。与传统的经颈内静脉、锁骨下静脉或股静脉中心静脉置管途径（central venous catheter，CVC）相比较，PICC 置管术风险较小，可以降低气胸、血胸、空气栓塞、大血管和神经损伤等并发症。随着 PICC 技术的不断成熟和完善，使用安全性也随之增加，其应用范围越来越广泛，该技术成为唯一授权可以由护士操作的中心静脉置管术。PICC 的临床最大优势在于可规避传统中心静脉穿刺的风险，延长导管留置时间，减轻患者痛苦。另外，由于它的应用，也大大节省了护士的治疗时间，为患者和护理人员提供多种选择。

一、适　应　证

1. 需要长期静脉治疗的患者。
2. 缺乏外周静脉通路的患者。
3. 有锁骨下或颈内静脉插管禁忌证的患者。
4. 需输注刺激性的药物，如化疗药物等的患者。
5. 需输注高渗性或黏稠性液体，如胃肠外营养（PN）的患者。
6. 家庭病床的患者。
7. 早产儿或儿童。

二、禁　忌　证

1. 穿刺部位有感染或损伤。
2. 穿刺侧有外伤史、血管外科手术史、放射治疗史、静脉血栓形成史与乳腺癌术后患侧上肢。
3. 肘部血管条件差、无法确定穿刺部位者。
4. 有严重的出血性疾病者。
5. 患者顺应性差。

三、术 前 准 备

1. PICC 操作流程　确认患者具有 PICC 适应证→向患者介绍 PICC 相关知识→签署 PICC 知情同意书→用物准备→无菌操作下行 PICC 穿刺术→术后护理。

2. PICC 用物准备　①口罩、帽子；②碘伏、酒精、棉球；③三向瓣膜式 PICC 管（图 40 – 5）；④100mL生理盐水 1 瓶；⑤弹力绷带、止血带、皮尺；⑥无菌手套 2 副；⑦一次性无菌换药盘；⑧20mL 注射器 2 支；⑨PICC 穿刺包：剪子、治疗巾 5 块、纱布、止血钳（图 40 – 6）。

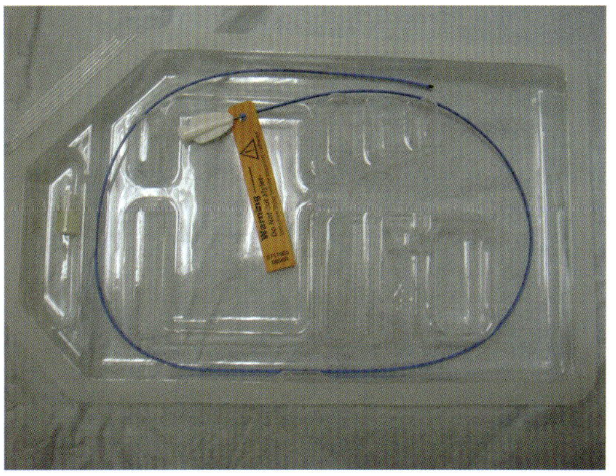

图 40 – 5　三向瓣膜式 PICC 管

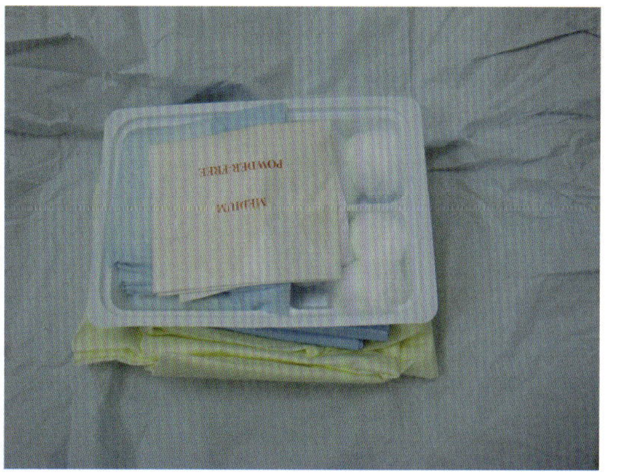

图 40 – 6　PICC 穿刺包用物

四、操作步骤

PICC 操作顺序如下：

（1）选择合适的静脉：在预穿刺部位以上扎止血带，评估患者的静脉状况，常选择的静脉有贵要静脉、肘正中静脉、头静脉；一般选择贵要静脉为最佳首选穿刺血管，其次为肘正中静脉，最后为头静脉，选定后，松开止血带。

（2）测量及定位：患者平卧位，测量时手臂外展 90°。应当注意外部的测量不能准确地显示体内静脉的解剖（图 40－7、图 40－8）。

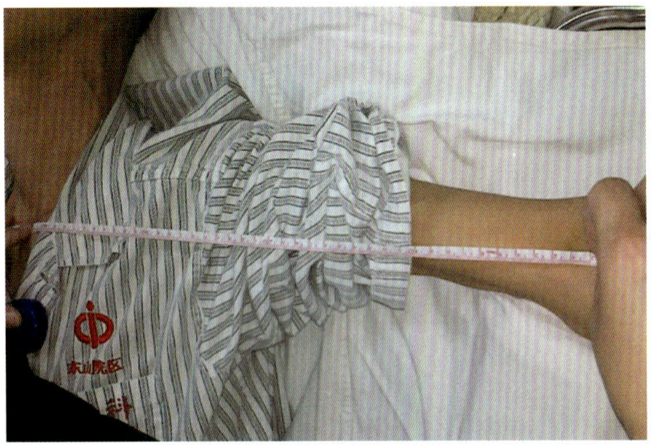

图 40－7　臂外展 90°上腔静脉测量法

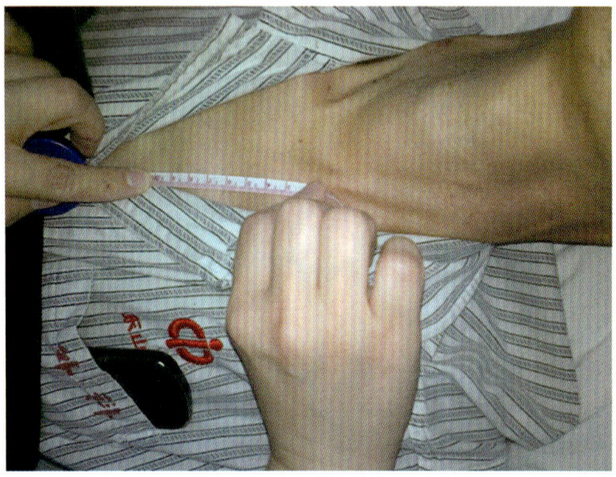

图 40－8　臂外展 90°上腔静脉测量法

穿刺侧臂围周径测量法：将测量方法记录在维护本上，以便于每次维护时核对，比较。

1）在选定穿刺血管后，在预穿刺点上 10cm 的位置测量。

2）在选定穿刺侧肢体后，该肢体肘上 10cm 的位置测量。

上腔静脉测量法：

1）从预穿刺点沿静脉走向，到右胸锁关节，再向下至第 3 肋间。

2）从预穿刺点沿静脉走向，到右胸锁关节的距离加上 3cm 的长度。

3）一字形外测量法：测量尺由穿刺点测量至同侧胸锁关节后，呈水平线一次性测量至对侧胸锁关节锁骨的胸骨端外侧缘。

（3）建立无菌区：打开 PICC 穿刺包，应用无菌技术戴手套，在助手的帮助下，准备碘伏、酒精棉球。将第一块治疗巾垫在患者手臂下。

（4）穿刺点的消毒：按照无菌原则消毒穿刺点，范围 10cm × 10cm 先酒精后碘伏，按照逆时针→顺时针→逆时针方向交替，各消毒 3 遍待干。

（5）建立穿刺环境：脱手套，穿手术衣，更换无菌手套，无菌生理盐水冲洗手套上的滑石粉，无菌纱布抹干，铺治疗巾，做好穿刺前的物品准备，打开 PICC 导管包，准备肝素帽、抽吸生理盐水。

（6）预冲导管：用生理盐水注射器连接导管，预冲导管，检查导管性能，在导管表面冲洗导管，润滑亲水性导丝，将导管、连接器、固定夹浸泡在生理盐水内备用。

（7）扎上止血带：让助手在上臂扎上止血带，使静脉充盈。

（8）去掉保护套：将保护套从穿刺针上去掉，进行静脉穿刺，一旦有回血，立即减小穿刺角度，推进导引套管，进入静脉。

（9）从导引套管内取出穿刺针：左手示指固定导引套管避免移位，中指压在套管尖端所处的血管上，减少血液流出，让助手松开止血带，从导引套管中抽出穿刺针。

（10）置入导管：用右手拇指、示指轻捏住导管，开始将导管逐渐送入静脉，用力均匀、缓慢地将导管置入静脉，当导管进到 15cm 时，教患者头转向穿刺侧（下颌靠肩防导管误入颈静脉）完全将导管置入到预计深度。

（11）移去导引导丝：证实导管在血管内，见回血后用生理盐水冲净，一手固定，一手移去导丝，移去导丝时，要轻柔，缓慢，勿将导丝弯、折，以免刮伤导管内壁。

（12）退出导引套管：置入导管预定位置后即可退出导引套管，指压导引套管上端静脉固定导管从静脉内退出导引套管，使其远离穿刺部位。

（13）修剪导管位置：外留导管至少6cm，平直修剪依次组装连接器和固定夹在导管预定位置处放置导管锁定夹。

（14）抽吸与封管：连接生理盐水注射器，抽吸回血，并注入盐水，确定管道通畅后，无菌生理盐水20mL，用15mL脉冲冲管，5mL正压封管。

（15）清理穿刺点：移去治疗巾用酒精棉签清理穿刺点周围皮肤。

（16）固定导管：覆盖无菌敷料，注意导管的体外部分必须有效固定，任何的移动都意味着导管尖端位置的改变，将体外导管放置呈S形弯曲，在圆盘上贴一胶带，在穿刺点上方放置一小块纱布吸收渗血，并注意不要盖住穿刺点，覆盖一透明敷料在导管及穿刺部位（图40-9、图40-10）。

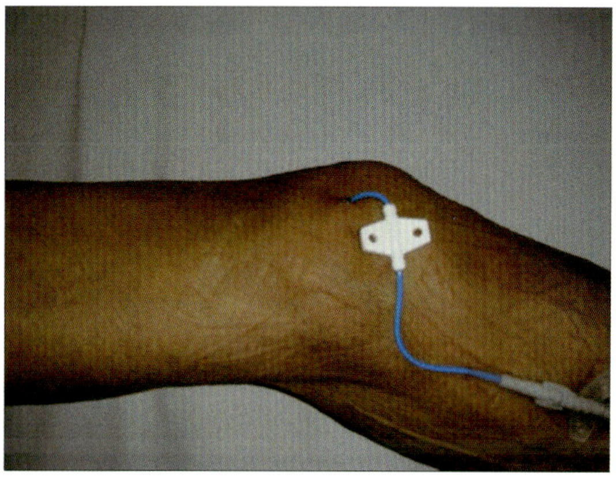

图40-9　PICC体外导管放置呈S形弯曲

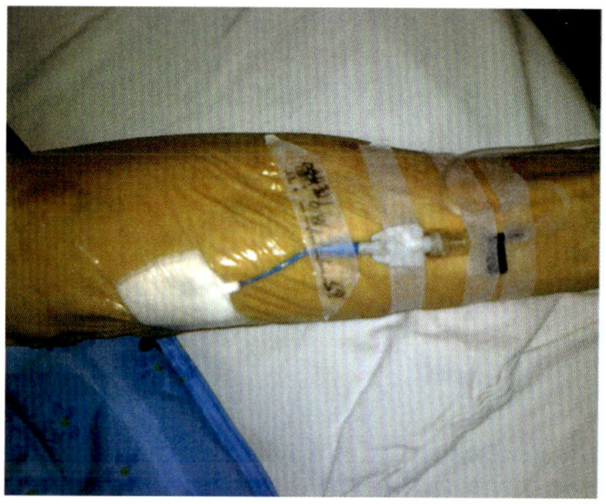

图40-10　PICC体外导管透明敷料覆盖

（17）胸片定位检查X线拍片确定导管位置，记录导管型号、置入长度、穿刺过程、固定状况及上臂臂围，X线检查结果未确定位置前，不得进行任何输液治疗。胸片定位：PICC管尖端到达T_4～T_6前沿为最佳长度，过长或过深都需要调整长度，以免导致患者不适，引起其他严重的并发症。置管后患者拍胸片及胸部X线片（图40-11、图40-12）。

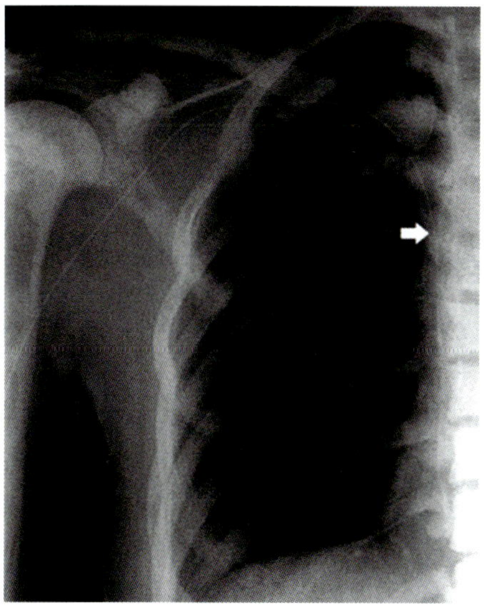

图40-11　PICC管定位尖端（箭头）过深

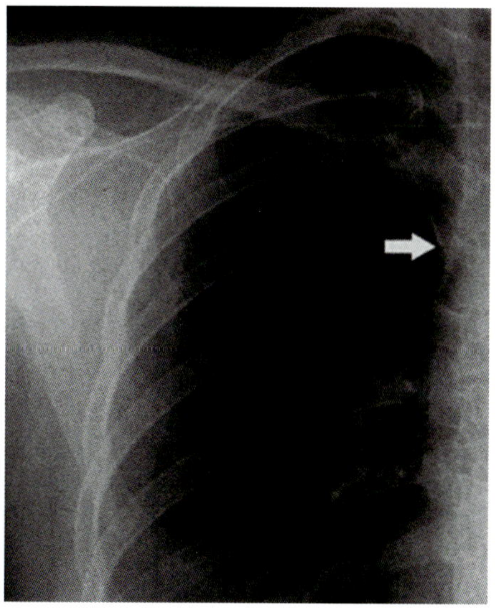

图40-12　PICC管尖端（箭头）定位正常

图 40-11 为 PICC 管头端到达 T_7，易刺激心房，而导致心房纤颤，因此在照片定位后，在无菌操作下重新调整长度，退出 2cm。后重新拍胸片定位，位置正常后输液，行输液治疗。图 40-12 为患者 PICC 管头端到达 T_4 下缘，但是管道从胸片上看有一转折处，约 70°夹角，后经进一步血管造影显示，为患者因个体差异，而血管出现解剖位置变异，位置确实位于上腔静脉内，且头端达最佳长度位置，因此行输液治疗。

五、术中意外处理

PICC 并发症可以分为置管（穿刺中）和导管留置（穿刺后），在留置导管操作前，常规应用超声选择上肢最佳置管静脉，则可避免由此发生的并发症，置管（穿刺中）常见的意外：导管送管困难、心律失常、空气栓塞、穿刺点渗血、血肿。

1. 送管困难　当导管送入 15～20cm 时有阻力，予调整体位，上肢外展和身体成 90°，并行小幅度螺旋式送管，同时嘱患者安静低头使下颌向穿刺侧贴近锁骨。

2. 心律失常　经肘正中静脉置入，置管后患者有心悸、心律不齐。与导管尖端定位不良、刺激上腔静脉丛有关，退出导管至适当的部位。因此，有心脏病史者置管前应进行心电图检查，置管后严密观察心律情况，行 X 线摄片了解导管尖端位置，以免置管过深引起患者不适。

3. 预防穿刺点渗血、血肿　静脉选择不当，或穿刺、护理不当，或患者有出血倾向时易引发此症。故穿刺前先了解、评估患者血小板计数，出血及凝血功能，熟练穿刺技术，选择弹性好的血管穿刺，穿刺后按压穿刺点 2～3min，如凝血机制较差者按压的时间应增加为 5～10min，并在 24h 时内限制置管侧上肢活动，或加压敷料固定 24h，停服抗凝剂，必要时给予止血剂。

六、术后护理

置管后对留置时间可长达数月至 1 年，患者和家属对此应有充分的认识。所以置管后对患者讲解注意事项和间歇期的维护、保养是非常重要和必要的。特别是留置 PICC 带管出院的患者，要进行有效的健康教育，指导患者及其家属带上三向瓣膜式 PICC 管维护本，每周去当地医院维护 1 次，其目的是为了减少感染，预防静脉炎等并发症的发生，有利于延长导管在体内留置时间。三向瓣膜式 PICC 维护流程如下。

（一）评估

1. 患者的年龄、病情、意识状态及其治疗目的，对 PICC 的认知程度及心理反应。
2. 敷料有无潮湿、脱落、污染，换药时间是否到期。
3. 穿刺点局部和周围皮肤肿胀情况以及导管位置。

（二）准备

1. 护士　着装整洁，洗手，戴口罩。
2. 环境　清洁，舒适，光线充足；有独立或隔离单间，整个环境适合无菌操作。
3. 用物　无菌物品：一次性治疗巾、无菌生理盐水、20mL 注射器 1 支、无菌手套 1 副、10cm×12cm 透明敷料、无菌胶布（可用无菌输液帖）、肝素帽、一次性头皮针 1 个；PICC 换药包：弯盘 1 个、治疗巾 1 块、无菌镊子 1 把、止血钳 1 把、纱布 4 块、小药杯 2 个（各装 3×10 个大棉球）；基础治疗盘（含碘剂、75%酒精）、抗过敏胶布肝素帽、无菌透明贴膜、卷尺。
4. 患者予舒适卧位，按需先排大小便。

（三）维护操作

1. 操作者　备齐用物至操作间，着装整洁，洗手，戴口罩。
2. 环境　清洁，舒适，光线充足；有独立或隔离单间，宽敞，环境适合无菌操作。

3. 核对　核对床号、姓名、一般资料、协助患者移向对侧患者相关情况，测量臂围，并与原资料核对。

4. 换药　患者臂下铺一次性治疗巾隔湿，暴露导管穿刺部位，用拉伸的方法去除透明敷料，查看导管刻度，观察穿刺点有无红、肿或渗出物；打开“思乐扣”锁扣，移开导管，用酒精浸润并掀起固定垫的边缘，直至将固定垫从皮肤上移开，切勿强行去除固定垫；快速手消毒剂洗手；打开 PICC 换药包，按无菌原则投递透明敷料、无菌胶布、肝素帽、注射器、一次性头皮针等无菌物品置于换药包内。换药：右手戴一只无菌手套，持无菌 20mL 注射器，左手持生理盐水，抽吸 20mL 生理盐水；右手持小药杯，左手持碘剂、75% 酒精，按无菌原则分别倒于小药杯内；左手再戴无菌手套，在患者臂下铺无菌巾，建立无菌区，用物移至无菌区内。取下白色固定翼，用酒精棉球擦拭，放置无菌区内待干使用，以穿刺点为中心环形消毒，上下各 10～15cm，左右至臂缘。具体方法如下：①酒精消毒，用无菌纱布包裹导管外露接头部分轻轻将导管提起，用酒精棉球消毒距穿刺点 1cm 以外皮肤 3 遍（第 1 遍顺时针，第 2 遍逆时针，第 3 遍顺时针）。②碘剂消毒，碘剂消毒方法及范围同酒精。碘剂消毒穿刺点时均要在穿刺点按压片刻；用碘剂正反着力消毒导管及连接器。用纱布取下原有肝素帽，用碘剂消毒管口，横向、螺旋形消毒，并放置在纱布上（图 40－13）。③冲管，持 20mL 生理盐水注射器接一次性头皮针；预冲新的肝素帽排气，旋紧新的肝素帽，前 15mL 脉冲方式冲管，后 5mL 正压封管，PICC 冲管禁用小于 10mL 注射器。④固定导管，导管 S 形摆放，10cm×12cm 透明敷料无张力粘贴，透明贴膜应完全覆盖皮肤外导管，排尽贴膜下空气；胶布蝶形交叉固定延长管，无菌胶布横向固定透明贴膜下缘，将延长管合理摆放并固定。

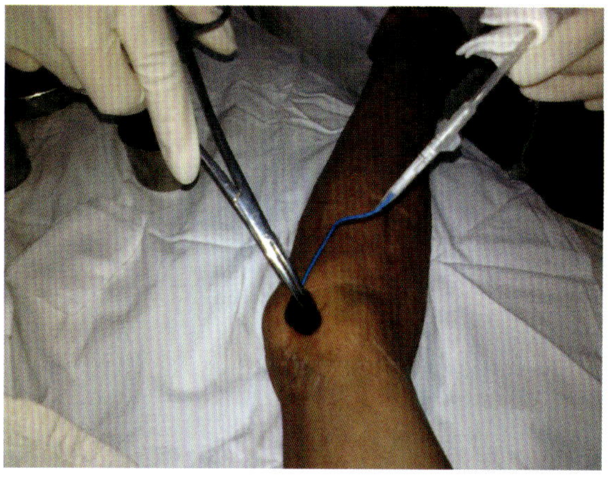

图 40－13　PICC 维护的消毒方法

5. 记录与指导　注明置管臂围、长度、换药者姓名、日期和时间，填写维护记录单，协助患者处舒适体位；再次核对床号、姓名，指导患者下次维护时间，做好维护宣教。

（四）评价

患者能说出 PICC 置管的相关知识，主动配合操作；PICC 维护过程顺利，患者感觉良好，无不良反应。

（五）注意事项

1. 自下而上去除透明贴膜，注意切忌将导管带出体外。
2. 勿用酒精或安尔碘消毒穿刺点，以免引起化学性静脉炎。
3. 消毒导管时防止将导管拽出。
4. 勿在消毒剂未干时贴透明贴膜，应无张力性粘贴，以免损伤导管和皮肤。
5. 将体外导管放置呈逆血管 S 形弯曲，以避免导管移动。
6. 体外导管蓝色部分完全覆盖在透明贴膜下，以防引起感染。

七、导管的拔除

医护人员在拔管前，不仅要知道导管的型号和材料，而且要知道插入时的长度。基本操作：确保患者舒服，解释拔管过程，摆好体位，仔细除掉敷料，将止血带置于患者的上臂，酒精消毒皮肤，在插管处抓住导管，与皮肤平行慢慢拔出 1cm 放松，再在插管处开始拔，轻轻地一段段地拔出。拔完时，置无菌纱布于针孔处，轻压至不出血为止，然后胶布或弹力绷带固定。观察拔出的导管尖端是否完整，测量管长，并与插管时的长度作比较。定时观察穿刺点的情况。

八、并发症的防治

导管留置（穿刺后）常见的并发症为静脉炎和血栓性静脉炎，因此要预防管口皮肤感染，预防导管阻塞，预防导管异位、导管移位、导管脱出。

1. 预防静脉炎和血栓性静脉炎　插管时严格无菌操作，消毒范围>10cm待干后穿刺，避免消毒液随穿刺针进入造成静脉炎。预防血栓性静脉炎应注意选择导管的型号与血管的大小相适宜，穿刺时送管动作轻柔，可减少对血管的机械性刺激，以免损伤血管内膜。穿刺后避免肢体活动过度。若出现置管肢体出现红、肿、热、痛等征兆，立即停止输液，制动抬高患肢，局部使用50%硫酸镁湿敷（每天4次）和喜疗妥软膏外涂。穿刺侧肢体水肿，不慎将导管滑出至腋静脉，大量输液后导致液体回流障碍所致。采取平卧位并抬高肢体60°避免侧卧于穿刺侧。

2. 预防管口皮肤感染　严格执行无菌操作规程，穿刺处皮肤消毒后按要求铺无菌巾，穿刺处用无菌透明膜固定，置管后24h内换药1次，此后每周2次，保持敷料干燥、清洁，敷料如弄脏或不密封应立即更换，血制品及高渗性药物要有专用管，导管脱出部分勿再送入血管内，以免污染。同时采用正确的冲管技术，不治疗时或输液后用20mL生理盐水冲管，可使感染率明显降低。输液环路要及时更换，每天观察上臂色泽及肤温，测量肘上10cm臂围，并与置管前作比较，以便发现问题及时处理。

如果穿刺点出现红、肿、热、痛并有不明的全身感染症状要及时拔管，并送细菌培养。伤口红肿可用50%硫酸镁湿敷、喜疗妥软膏外涂或用红外线照射，加速血液循环，使肿胀消退。或使用碘伏消毒管口皮肤，碘伏能逐步释碘持续消毒，同时应用碘伏的局部皮肤有一层深棕薄痂形成，可起到掩盖导管皮肤入口处的作用，对防止细菌经皮下隧道进入血液有肯定作用。

3. 预防导管阻塞

（1）穿刺部位以右上肢为佳，因为导管经左锁骨下静脉入上腔静脉的途径比右锁骨下静脉入上腔静脉的途径容易，不易发生导管堵塞或反折、缠绕的现象。

（2）尽量不要经导管采血和输血，如环境需要，必须严格按照维护原则，先足量的生理盐水反复脉冲管道，尽可能减少管壁细胞的沉积和纤维蛋白原的黏附，最后再正压封管。

（3）应严格按操作规程，在输注高浓度、刺激性强的药物时，按冲管、输液、冲管、封管顺序操作，封管时用20mL以上注射器装稀释后的肝素钠盐水进行脉冲式封管。如果患者血黏稠度高，可每8～12h冲管1次。一旦发生堵管，不可强行推注药物，防止将小血栓推入血管。正确方法是，当怀疑导管堵塞时应首先检查外部因素及患者体位，排除机械性导管堵塞，在导管外口接三通管，其直端关闭后，遵医嘱连接吸有尿激酶稀释液的注射器（尿激酶10万U加0.9%氯化钠注射液20mL），侧端连接5mL空注射器回抽形成负压后关闭侧端，开放直端，尿激酶液因负压吸入导管后关闭导管5min，再开放侧端用注射器抽回血，若无回血可重复以上操作，尿激酶和肝素钠的使用必须遵医嘱进行。

4. 预防导管异位　导管异位常见的原因为患者体位不当。应摆好患者的体位再进行穿刺；导管送至锁骨下静脉后有分叉，上可至颈内静脉，下可至无名静脉入上腔静脉，故在操作前要指导患者学会阻断颈内静脉法（当导管达肩部时，患者头偏向穿刺侧，下颌靠肩）；对于血管粗直的患者，送管不能过快，遇有阻力时不能强行送管，以免发生导管反折。如果导管异位入颈内静脉，可在无菌操作下重新调整管道，若导管进入无名静脉应拔管；尽量不选择头静脉穿刺，因头静脉进入无名静脉时角度较小，且高低不平，导管易造成反折，增加置管难度。

5. 预防导管移位　置管后常规拍X线片确定导管顶端位置。因为中心静脉的负压及血液回流的动力使导管随血液漂移。预防的关键在于正确测量穿刺点到上腔静脉的体表位置，妥善固定导管。留在体外的导管固定呈弧形，而勿采用直线固定。在更换敷料时应向心性揭开敷料，每次更换敷料时注意观察导管刻度，判断导管有无滑脱，并记录。置管时做好记录（插管日期、导管型号、穿刺血管名称、插入长度、导管留在体外的长度、穿刺时的情况、伤口情况、X线片导管定位情况等）。

6. 预防导管脱出

（1）操作者应严格掌握适应证，并具有一定的临床操作能力。

（2）护理人员要加强对患者的相关健康教育，指导患者对导管的留置情况的观察，尤其在置管24～48 h内的观察。防止衣、物对导管的牵拉，应穿衣袖宽松的衣服。建议患者可套上尼龙的短袜套。使用三通输液的患者应防止重力的垂直作用致导管脱出。

（3）护理人员应正确掌握PICC导管的固定方法，留在体外的导管应呈S形或弧形固定，以利于导管受外力牵拉时有一定的缓冲。此外还应重点加强宣教，指导患者置管侧肢体勿负重和过度活动，PICC置管后宜改穿上拉链式长袖衣服；睡眠时应小心保护；换药应固定专人负责，每次换药应检查导管，并记录好留置在体外导管的位置与长度，以及穿刺侧手臂臂围周径，前后注意观察对比，发现异常及时采取纠正措施。

（中山大学附属第一医院　钱文芳）

第十节　胃镜下PEG及PEJ

各种原因造成的吞咽和进食困难而消化道功能健全的患者，往往需要鼻饲或胃及小肠造瘘补给营养，鼻饲常常出现呼吸道感染以及食管反流等并发症，而传统手术胃及小肠造瘘会造成较大创伤，近年来经皮穿刺内镜下胃造瘘术（percutaneous endoscopic gastrostomy，PEG）及空肠造瘘术（percutaneous endoscopic jejunostomy，PEJ）成为比较受欢迎的、较为安全的新方法。PEG和PEJ是在内镜引导下，经皮穿刺放置胃空肠造瘘管，以达到胃肠营养和（或）减压的目的之方法。经皮内镜胃及小肠造瘘术作为一种微创技术既减少了传统胃肠减压和鼻饲管带来的呼吸道感染以及食管反流等并发症，又避免了手术胃及小肠造瘘的较大创伤，同时作为一种新技术，也存在着技术的完善和远期疗效的随访，因此，PEG和PEJ需掌握手术适应证、禁忌证、操作方法、术后护理以及并发症的防治。

一、适　应　证

PEG和PEJ的适应证：各种原因造成的吞咽和进食困难而消化道功能健全的患者，如头颈部的肿瘤和外伤、脑卒中、运动神经性疾病等，可选用PEG和PEJ进行暂时或永久的胃或小肠造瘘，做较长时间的胃肠减压或肠内营养，但若病情进展较为迅速或患者生存时间较短，PEG和PEJ与鼻胃管相比并不减少并发症的发生和延长患者的生存期；PEG和PEJ的适应证还包括各种原因需长期留置胃管或肠内营养管做胃肠减压或肠内营养，患者一般情况不能耐受手术或手术只是单纯做胃或小肠造瘘，可选用PEG和PEJ减少患者的创伤，而且术后可迅速恢复肠内营养的给予；另外严重的胆外瘘需将胆汁引回胃肠道者也可一并采用该技术。

PEG与PEG＋PEJ的选择：PEG术适用于胃动力无异常，肠内营养制剂可直接注入胃内，这样更符合生理；若患者存在不同程度的胃潴留，则需在PEG的基础上加行PEJ，既能通过胃造瘘管进行胃肠加压，又可通过小肠造瘘管进行肠内营养，由于PEG或PEG＋PEJ均无需通过鼻腔和咽部，因此常规鼻胃管或鼻饲造成的并发症如鼻黏膜水肿、呼吸道感染、食管反流等均大大减少。

二、禁　忌　证

PEG和PEJ的禁忌证：完全性口咽和食管梗阻，不能完成内镜检查；患者的胃前壁与腹壁较难靠近，如肥胖、腹水、肝脏肿大、腹壁广泛损伤、胃大部切除等；创口愈合困难；急性腹膜炎或胰腺炎；严重门脉高压造成腹壁静脉曲张，因穿刺过程中可能导致大量出血。相对禁忌证：进展性胃癌、败血症、腹膜透析、脑室腹腔分流术、凝血障碍等。

三、操 作 方 法

1. 术前准备　器材包括电子胃镜、PEG和PEJ系统如Wilson－Cook公司的PEG－2－PULL（长150cm，外径5.5mm）和PEJ－24－PULL型号以及外科小手术包1个。术前停止鼻饲8h以上，肌内注射654－2

10mg，咽部2%利多卡因麻醉，有些患者因张口困难应用开口器辅助放入牙垫，常规行脉搏、氧饱和度检测，必要时做血压及心电监护，以保持操作过程安全顺利。先做常规胃镜检查，注意观察有无食管静脉曲张、幽门梗阻及胃前壁有无明显影响PEG的病变或器官。

2. PEG的操作方法　一般采用经腹壁导管拉出法技术，术前给予镇静及止痛，胃镜进入胃腔，注气使胃膨胀，另一助手进行上腹部皮肤消毒，见左上腹光点最亮处，用手指轻压辨明胃腔部位，相应处在局麻下切开皮肤0.5～1cm，由此穿刺针进入胃腔，退出针芯，于外套管内插入导线，通过内镜活检钳抓住导线，内镜及活检钳抓住导线一同退出口腔。PEG管与导线相固定，牵拉腹部皮肤切口外的导线，使得PEG管经口腔进入胃内，并从腹壁穿刺处拉出胃腔，拉紧PEG管使内端固定片将胃壁与腹壁紧贴以防出血，然后在腹壁外使用卡片将PEG管固定，再次进入胃镜观察PEG管在胃内的位置是否恰当，有无穿刺处出血，退出胃镜，PEG术毕。图40－14至图40－17为PEG手术过程。

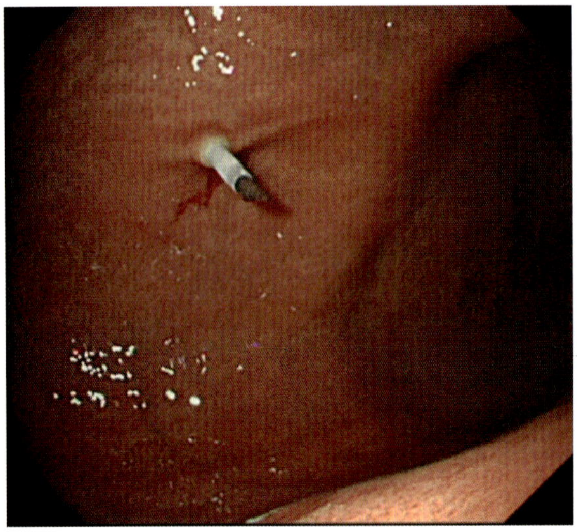

图40－14　套管针穿刺胃壁进入胃腔

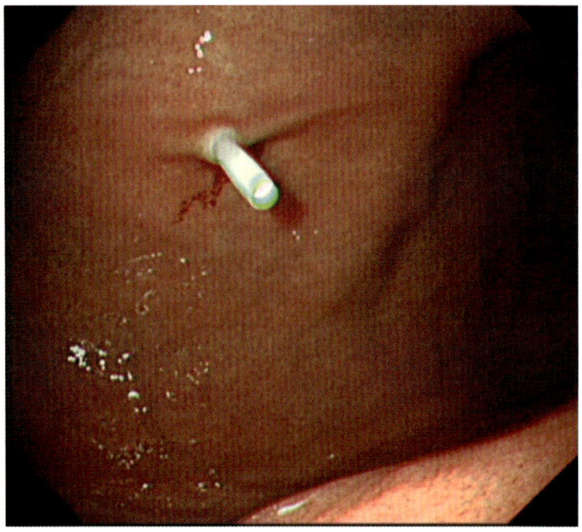

图40－15　套管针穿刺胃壁进入胃腔后拔除针头，保留外套管

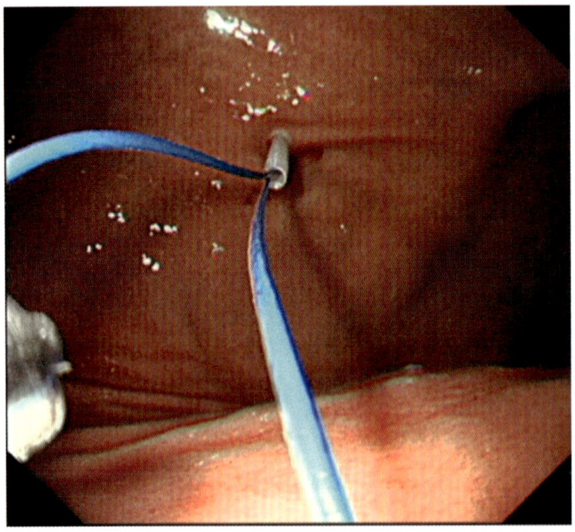

图40－16　沿着外套管插入导线，用异物钳钳住导线，再将导线随胃镜从口腔拔出

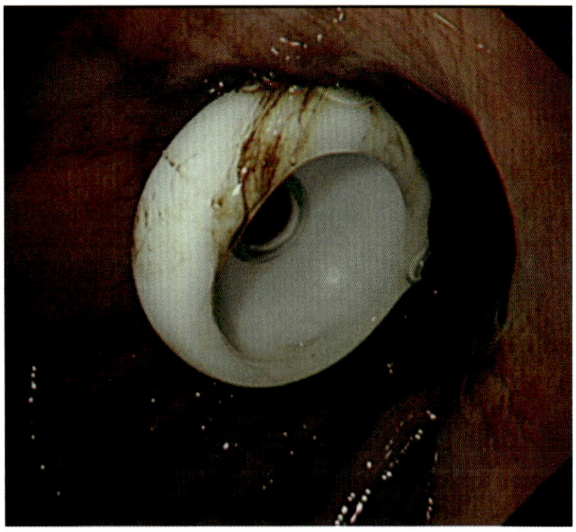

图40－17　固定后的胃腔内造瘘管蘑菇头

3. PEJ方法　PEJ属于间接法的空肠造口，在完成PEG后，通过PEG管进入1根空肠营养管，在胃镜辅助下，利用活检钳抓住导管，逐渐将空肠管送入空肠上段或PEG放置成功后可顺造瘘管置入导丝至空肠

(可在胃镜辅助下将导丝放置到位),顺导丝将空肠营养管放置好。

4. 手术后的监测和护理 在放置后的6h内监测各项生命体征是非常重要的(意识、脉搏、血压),这些参数能提示有无出血特别是内出血。术后应每天消毒创口处,观察造口周围皮肤有无发红或肿胀,轻轻旋动造瘘管,避免于创面挤压过紧使创面缺血,造口完全愈合后,造口周围皮肤用肥皂水清洗就可以了,并需彻底冲净及干燥。开始喂养应在置管后6~8h,最好在24h后滴入营养液,管饲喂养前后均应用至少25mL无菌生理盐水或灭菌水冲洗管道,且应每天冲洗2次以防止管道阻塞,营养液的滴入应遵循先慢后快、先稀后稠、先少后多的原则;从少许等渗温葡萄糖盐水开始,2~3天后逐渐增加肠内营养的质和量,注食时或注食后应保持半卧位,以防误吸,预防造瘘管堵塞,不宜予太干的食物。造瘘管可以根据病情留置半年以上,但至少需留置2周,应在胃窦道形成后才能拔出PEG管,拔出PEG管时,在腹壁皮肤处将管子割断,用胃镜将胃内剩余部分管子取出,遗留的瘘口可用凡士林纱布填塞或缝合2针。

四、并发症的防治

1. 造瘘口周围感染或渗漏 造瘘口旁感染或渗漏是PEG和PEJ最常见的并发症,病原菌多来源于上消化道,也与造瘘管周围皮肤固定得过紧或过松有一定的关系。Sharma等对7项RCT(随即双盲对照实验)进行综合分析(Meta-analysis)后指出PEG和PEJ术前应用广谱抗生素,可使感染的发生率减少73%,因此,术前预防性地使用抗生素,可明显减少此项并发症的发生。出现感染后及早发现并及早给予局部换药及静脉使用抗生素后多可以治愈。

2. 造瘘管滑脱 术后1周以内的滑脱常需开腹手术修补,1周以后发生者,可通过Foley造瘘管补救。

3. 胃肠道的出血 可能与穿刺点偏于大弯侧有关(此处胃浆膜血管弓丰富),可通过拉紧造瘘管或内镜下处理。

4. 肿瘤的种植 较为少见,但有相关报道,应引起重视,建议此种患者可选用穿刺法(Russell法)完成胃造瘘。

5. 导管移位 是PEJ常见并发症,是由于PEJ导管长而细,不易固定,加之患者出现恶心、呕吐等原因所致,术后肌内注射胃复安以促进胃肠蠕动可减少导管移位的发生,发生移位后,需要再次胃镜将营养管重新放置到需要的位置。

6. 导管堵塞 常常因所用流汁食物黏稠,注入后未能及时用水冲洗所致,认真护理可以预防,使用导丝通畅无效后需要重新更换导管。

7. 心肺意外 在PEG和PEJ操作过程中由于应激亦可出现心律失常,甚至发生心搏骤停,危及患者生命,虽然发生率低,但这是最严重的并发症。为了防止出现严重并发症,术前对患者心肺功能做好充分评估,术中监测患者生命体征,可以降低和预防术中并发症的发生。

(中山大学附属第三医院 尉秀清)

第十一节 肝血管全埋入式药物输注装置植入术

胃肠恶性肿瘤肝转移不能手术切除者,可于术中行肝动脉或门静脉全埋入式药物输注装置(drug delivery system,DDS)植入术。DDS具有以下优点:可用于输液、化疗、镇痛、栓塞等多种治疗;操作方便,安全,反复穿刺可达2 500次;肝脏靶向性给药,局部药物浓度增加,利于杀灭肿瘤细胞,而毒副作用减少;避免反复静脉穿刺导致的静脉炎、感染等并发症。DDS结构包括输液港、导管及注射针头(图40-18)。输液港表面为特制的硅胶隔膜,直径2cm,可耐受2 500次穿刺而不渗漏液体;底为金属片,直径为3cm,穿刺针不能穿透。导管为聚氨酯材料,具有抵抗化疗药腐蚀作用,现在多有三向瓣膜结构:回抽时向内侧打开,输液时向外侧打开,不用时自动关闭,防止血液回流;插入动脉的导管还有防滑结,利于妥善将动脉结扎于导管之上而不滑脱。特制的无损伤穿刺针对输液港穿刺膜损害极小。DDS置入途径有:胃十二指肠动脉

→肝动脉→肝左或肝右动脉；胃右动脉→肝动脉→肝左或肝右动脉；胃网膜右动脉→肝动脉→肝左或肝右动脉；胃网膜右静脉→肠系膜上静脉→门静脉→门静脉左支或右支；结肠中静脉→肠系膜上静脉→门静脉→门静脉左支或右支；肠系膜上静脉→肠系膜上静脉→门静脉→门静脉左支或右支。术者依据手术具体情况选择不同的置管通道，已达到局部给药的目的。

1. DDS 植入术适应证　无法切除的肝转移、无法切除的原发性肝癌或姑息性肝癌切除术后化疗。

2. DDS 植入术禁忌证　肝功能严重损害、原发恶性肿瘤病灶未切除。

3. DDS 植入术术前准备、麻醉与体位　同胃肠恶性肿瘤手术。

4. DDS 植入术手术步骤　饶应阳报道 DDS 置管操作步骤如下：首先将1% 肝素生理盐水 5mL 注入输液港，检查输液港是否通畅并予以抗凝处理。选用插管的动脉或静脉应游离出大约 1.0cm 长度，用丝线贯穿结扎近心端动脉，稍加牵引，使远端动脉挺直，并贯穿 1 根丝线，暂不结扎，做反方向牵引；用 7 号注射针横贯穿透血管壁，托起针头，用小圆刀片轻轻切破针头托起部分的血管前壁，即可呈现血管后壁仍然相连的 2 个血管腔，稍稍拉紧远端血管的丝线，控制出血；将剪成 45°斜面的导管端徐徐插入远端动脉，导管表面用石蜡油稍加润滑，使插管顺利；用手指探触导管进入的方向、长度和部位，估计已在确当部位，即用稀释 10 倍的亚甲蓝溶液自药囊注入，如见肿瘤周围染色，即可结扎远端丝线，将导管固定；可自药囊做术中化疗；药囊埋植选择在切口左侧或其上方或下方，但应避开患者束裤腰带的部位，在皮下组织与深筋膜之间，游离出一个可供埋藏药囊的间隙，如脂肪层太厚，用电刀适当切除，以便于术后从皮肤正确触得药囊注射的部位，妥善固定输液港，关闭腹腔。

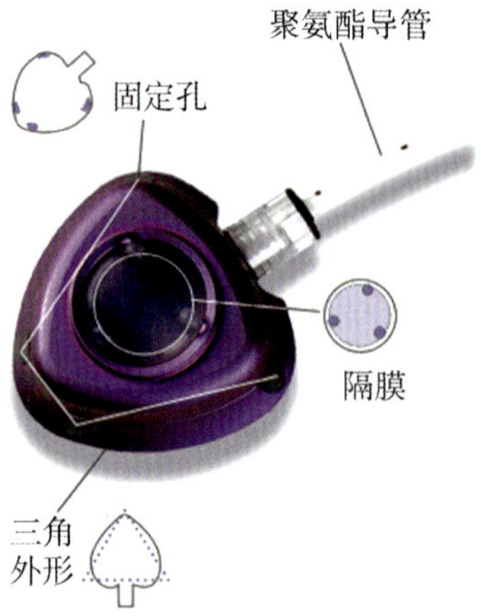

图 40－18　输液港结构

5. DDS 植入术中注意事项

（1）为更准确定向化疗，使导管准确进入肝左、肝右动脉，需全程解剖肝动脉及其分支，暂时用无损伤血管钳夹闭肝总动脉。另外，为减少化疗对胃黏膜的损害，应结扎切断胃右动脉。

（2）经结肠中静脉置管时勿损伤结肠中动脉，而且置管时用手指暂时压迫结肠中静脉汇入下方的肠系膜上静脉，便于将导管插入门静脉。

（3）导管在腹腔内的长度不宜过长，以防自身缠绕导致患者不适。

（4）输液港隧道务必彻底止血，防止局部积血感染。

6. DDS 植入术后处理

（1）术后抗凝：一般需要肝素抗凝，动脉插管 2 周 1 次，静脉插管 3 周 1 次。首先经输液港注入 1% 利多卡因 3mL，进而推注 1% 肝素 3mL。

（2）术后化疗：①将微电脑输液泵的滴速调节为 25～30mL/h，将化疗药物溶于 50mL 生理盐水内备用；②用注射器抽取 0.5%～1% 普鲁卡因 5mL，接上注射针头；③按常规消毒输液港处的皮肤，操作者消毒左手拇指、示指；④用左手拇指、示指触摸固定输液港的体表凸起位置，绷紧皮肤并妥善固定，右手持备好的 0.5%～1% 普鲁卡因的注射器垂直刺入输液港，触及底盘金属片时有撞击感，再将针稍上提，即达到深度，注入普鲁卡因，去掉注射器，接上输液导管；⑤开动微电脑输液泵，并核实调节输液泵的滴速及所需液体量；⑥用无菌纱布包裹注射针头，以胶布固定，然后用塑料护架保护局部穿刺处，防止受压而移动针头位置；⑦滴注完毕用 125U/mL 肝素液 3～5mL 充填导管，使输液港及其导管肝素化；⑧常规消毒局部皮肤，拔去针头，用无菌纱布加压穿刺部位 2～3min。经输液港推注或滴入液体时，操作同上述，特别注意无菌操作及肝素抗凝问题。

7. DDS 植入术后并发症

（1）术后出血：主要为导管脱落引起，少见原因为导管与输液港连接松弛，在腹腔内留置过短的情况下，两者分开。手术时应将血管与导管双重结扎，导管与输液港妥善结扎。一旦出血，需二次开腹止血，如有可能可行再次置管术。

（2）输液港隧道感染：多为术中止血不彻底，局部积血而继发感染所致。因输液港作为异物存在，感染不易控制，多需拆除输液港方可治愈。

（3）输液港及其导管堵塞：主要原因为抗凝不及时引起，如果常规抗凝时发现肝素推注困难，可缩短抗凝间隔时间；如完全堵塞，可将尿激酶或链激酶注入输液港，24h 后，再用肝素冲管，多可疏通；无法疏通者，于植入术后 6 ~ 8 周，估计隧道形成完整时，拆除输液港。

（4）上腹疼痛：多见于经输液港推注液体时，可在推注前给予利多卡因或普鲁卡因，减少化疗药对血管的刺激，减慢或用微量注射器控制液体推注速度，均可减少上腹痛发生率。

（5）恶心与呕吐：主要是化疗的毒副作用，手术时应结扎切断胃右动脉，化疗期间给予埃索美拉唑镁肠溶片、铝碳酸镁咀嚼片、5 - HT 受体拮抗剂如舒呕停及吗丁啉等可减少恶心、呕吐的发生。

（6）输液港渗液：这是少见的一种并发症，多由于产品质量问题而引起，穿刺不当也是原因之一。化疗药物渗漏可导致皮肤及皮下组织坏死，患者局部疼痛、肿胀，此时应拆除输液港。因此，预防更为重要，穿刺务必确切，固定稳妥，防止穿刺针自行脱落于皮下。

（中山大学附属第一医院　王天宝）

第十二节　原发性腹膜后肿瘤切除术

原发性腹膜后肿瘤（primary retroperitoneal tumors，PRT）起源于腹膜后间隙，多为种类繁多的软组织肿瘤，由于来源于周围神经组织的肿瘤通常表现为软组织肿块，诊断治疗与软组织肿瘤相同，现亦将此类肿瘤归为软组织肿瘤一并研究。良性肿瘤无局部侵犯倾向；肉瘤具有浸润、转移及复发特性，组织学上高分化肉瘤恶性程度较低，低分化者为高度恶性肿瘤；还有恶性程度难以确定的组织类型。术前恶性程度判断参考指标：肿瘤直径≥5.5cm，出现临床症状，无钙化，边界不规则，囊性变或坏死。PRT 手术方式基于该肿瘤的生物学特性：膨胀性生长，极少周围浸润，多有完整包膜，远处转移少见，易于局部复发。因此，即使较大肿瘤，包括复发者，也应持积极态度，争取手术治疗。根治性切除是指切除整个腹膜后肿瘤病灶，达到肉眼及镜下无肿瘤残留。联合脏器切除术包括一并将受累的器官部分或全部切除。姑息性切除是指部分肿瘤或包膜内肿瘤切除，其效果等同于活检加非手术治疗，效果较差。由于腹膜后肿瘤很少出现淋巴结转移，淋巴引流无一定规律，因此 PRT 手术不强调淋巴结清扫。PRT 手术切除是最主要的治疗方法，切除过程是一种技巧和经验高度集中的非定形术式。

一、适　应　证

（一）适应证

1. 良性 PRT。
2. 无或仅有轻度重要血管及脏器侵犯。
3. 可联合脏器切除并有望获得较好生存质量者。
4. 并发出血、肠梗阻、穿孔等需急诊外科处理者。
5. 无全身广泛转移者。

（二）禁忌证

1. 无法耐受较大手术者。
2. 并发广泛转移者。
3. 恶性淋巴瘤包绕腹主动脉者。
4. 血源不足，技术欠缺，设备不济。

二、术前准备

1. 心、肺、肝、肾等各项功能务必由专科医生详细评估，患者全身情况足以耐受手术风险方可进行手术。

2. 全面详细的影像学检测，术者术前应仔细阅读 MRI、CT、DSA、IVP、BUS、钡灌肠以及 X 线片，确实掌握肿瘤大小、位置、与周围脏器血管的关系，制定确实可行的手术方案。

3. 手术组、护理组、手术室、麻醉科术前讨论病情，制定详细的配合措施，应急情况处理方案，确保手术室抢救呼吸、心搏骤停的设备功能完好。

4. 对巨大的、重要部位的肿瘤，应行血液系统的各项检查，术中出血量大，应备同型 RBC 15～30U，新鲜血浆 3 000～5 000mL，代血浆如万汶 2 000～4 000mL，各种止血药物，同时通知手术室术中备大量热盐水及碘仿纱。

5. 肿瘤如与输尿管关系密切，术前应逆行输尿管插管，必要时请泌尿外科协助行输尿管切除、吻合及肾切除术。

6. PRT 与大血管关系往往很密切，术前可行血管造影及栓塞，准备人造血管与血管吻合器械，为血管修补或吻合做准备。

7. 女性患者术前应行阴道清洁准备，以利于修补阴道损伤或切除。

8. 常规胃肠道清洁准备，PRT 术经常损伤直肠，因此，术前务必正规清洁灌肠。由于肠道准备易于丢失大量液体，强烈建议术前天下午输注平衡液 2 000～3 000mL。

9. 建立上腔静脉系统输液通道，进行有创动脉测压，为术中大出血抢救做好充分准备。

10. 向家属交代手术的高危险性、高复发特性、较多的并发症，良好的医患沟通亦为顺利完成肿瘤切除的重要保障。

三、麻醉与体位

PRT 手术难度大，为减少对循环系统太大干扰，保证术中生命体征平稳，确保手术安全，应采用气管插管全身麻醉为宜。多采用平卧位。

四、术中应急处理

1. 术者与麻醉师协调配合　PRT 往往较大，压迫大血管，影响下腔静脉及淋巴回流，搬动或移除肿瘤可导致血液循环紊乱。麻醉师应密切检测生命体征，及时提醒术者；术者在涉及大血管等关键步骤时亦应与麻醉师及时沟通。切除化学感受器瘤时必须密切观察患者的血压、脉搏、呼吸等，严防呼吸、心搏骤停；术者在分离肿瘤时，动作必须轻柔，不要过分将肿瘤牵拉、抬举、翻动，减少对肿瘤的刺激，并随时做好抢救工作。

2. 显露充分　显露困难可造成过分牵拉、挤压肿瘤，增加肿瘤转移机会；强烈搬动、压迫等刺激可诱发生心搏、呼吸骤停。不能很好显露的主要原因：切口相对较小，位置选择不当；麻醉效果不佳，肌肉未能完全松弛；盆腔内巨大肿瘤本身造成不可能很好显露；手术组成员对解剖不熟悉、配合欠佳，照明欠理想等。因此采用腹正中切口，可自剑突延长至耻骨联合，必要时可加做双侧横切口，基本上可以完成大部分 PRT 手术切除。盆腔 PRT 四周空间极小，操作极为困难，可切开耻骨联合，进一步松动肿瘤，利于手术操作。骶前肿瘤如畸胎瘤、神经源性肿瘤，可经骶部切口或经腹骶联合切口切除之。不建议采用肋缘下切口，因对肿瘤切除暴露困难。

3. 保持清楚的解剖层次　PRT 无论是良性还是恶性，大多数是膨胀性生长，浸润生长不多，有的甚至像“洋葱”一样有多层类似的包膜，要小心仔细地剥离，以面突入，不要以点突入，盲目直入有损伤大血管与重要组织结构的危险。切开肿瘤附近腹膜，推开表面其他器官，进一步建立 PRT 与主要大血管的解剖平面，进而扩大此平面，完全游离肿瘤并切除之。

4. 术中组织离断　在剥离过程中肿瘤与周围组织均在两钳钳夹之下结扎切断，不要存侥幸心理：①大出血干扰手术操作与术野暴露，被迫停止手术，甚至造成死亡；②根据无瘤手术的原则，为防止肿瘤术中的播散、种植，应由远而近结扎为妥；③对于淋巴类的肿瘤，有许多出入的淋巴管道，若未能结扎，术后淋巴液大量流出，最多可达 2 000mL/d。因此对于明显管道结构保留侧应给予结扎并缝扎各一道，减少术中、术后出血的可能性。

5. 侵犯大血管的处理　这是导致肿瘤切除困难的重要原因之一，对于包绕髂血管主干的巨大腹膜后肿瘤，如肿瘤与血管粘连紧密或已浸润血管壁，或肿瘤来源于血管壁，强行解剖分离容易损伤大血管，将导致难以控制的大出血。视野清楚及暴露良好对处理血管极为有利；如肿瘤巨大，可先姑息性切除肿瘤大部，充分显露血管。首先沿血管垂直方向钝性游离血管，血管鞘内直视下锐性解剖足够长的血管，于两端正常血管放置阻断带备用，血管损伤引起的突然出血，应立即以手指压迫暂时止血后，清除积血，解剖并控制血管两端，明确出血部位横向缝合修补，切忌盲目钳夹。移除肿瘤后迅速重建血管通路，缩短脏器缺血时间。盆腔 PRT 往往压迫髂外静脉，术中损伤轻者可以修复，严重者因血管移植失败的概率很高，一般采用静脉结扎，待以后侧支循环建立后恢复血流。若血管吻合口和直肠损伤修补处距离很近，需用网膜将其隔开，以免两个吻合口贯通，造成消化道大出血。如果肿瘤不能切除，可选择肿瘤活检终止手术、肿瘤部分切除或肿瘤包膜内切除，由于此 3 种处理措施对 5 年生存率无改善，所以均为不得已而为之。

6. 联合脏器切除　肿瘤无远处转移，但局部已侵犯重要的脏器、组织时，可考虑联合脏器一并切除。蒋彦永报道解放军总医院 84 例 PRT 手术，行联合脏器切除 35 例：切断或部分切除输尿管者 11 例，膀胱部分切除 7 例，切除耻骨 1 例，切除部分 $S_3 \sim S_5$、尾骨 1 例，切除子宫附件或阴道 7 例，切除小肠、直肠 14 例，切除髂骨 1 例，切除盆壁肌肉 2 例，切除臀肌 2 例，切除坐骨神经 1 例，切除股神经 1 例，行全盆腔脏器切除（TPE）及前盆腔脏器切除者各 2 例。正是基于此，术前务必了解相应器官功能，做好肠道准备等，而且术者有胜任多脏器切除的能力。

7. 术中大出血　唐云报道 343 例腹膜后肿瘤切除术中出血在 3 000mL 以上的有 54 例（15.7%）。张雪峰等行 PRT 切除术中发生大出血（>800mL）发生率为 19.1%。术前 BUS、CT 或 MRI 可明确肿瘤血液供应、大血管及重要脏器受累情况。血液供应丰富者，应进行 DSA，既可显示腹腔大血管变异，管腔是否梗阻，侧支循环代偿情况及肿瘤供血血管起源和数目，又可以选择性栓塞主要供应肿瘤血管。术中大出血的预防和处理：PRT 体积常巨大，血供丰富，与大血管关系密切，但多为推挤、压迫、包绕。在避开血管丰富的部位切开侧腹膜，进入腹膜后间隙，沿肿瘤被膜分离，肿瘤血管逐一结扎切断，逐渐向基部游离。如损伤大血管，引起大出血，切忌盲目钳夹，可迅速将大部肿瘤切除，留下血管壁上少许瘤组织，在良好的显露下看清出血部位，进行处理。在复发肿瘤术中，大血管周围粘连较多，打开血管鞘，在鞘内游离以保护血管。氩气刀电凝止血对渗血有效，但侵及腰大肌、骶前静脉丛或椎外静脉系前丛的情况，氩气刀也难以奏效，盲目钳夹和强行缝扎会导致更为严重的出血，最好是迅速切除肿瘤，用大纱垫压迫，确认非大血管出血，填塞宫纱或纱垫压迫止血，确切记录宫纱或纱垫数量，并将其一端置于切口外，术后 3～7 天拔除，此时切勿清除残存的肿瘤组织，否则将招致凶猛的大出血。如患者身体状况尚好，可于术后 3 个月再行肿瘤切除。

8. 损伤直肠　巨大 PRT 占据整个盆腔，直肠受压、操作空间小，如有术中出血等情况，易于导致直肠损伤。在理想的术前肠道准备前提下，可以一期修补，否则可行修补 + 近侧结肠（最好回肠）转流术。可疑损伤者，术中直肠注气或亚甲蓝，明确有无损伤。

9. 损伤泌尿道　输尿管被推移在 PRT 极为常见，多为弓状向前或外侧移位，因此麻醉后置入输尿管支架可指导手术，注意在包膜和输尿管之间锐性解剖，保护血运，用小儿导尿管悬吊，如此可减少输尿管损伤。输尿管损伤可行对断吻合术：猪尾式输尿管支架上端置于肾盂，下端置于膀胱，断端可用吸收线吻合，放置引流，术后 3～4 周膀胱镜下拔除支架导管。盆腔的 PRT 可压迫膀胱，三角区难于充分显露，此时游离解剖双侧输尿管直达膀胱三角区对保护输尿管和膀胱三角区有一定帮助。膀胱三角区严重损伤应行双输尿管膀胱吻合术；吻合困难者行膀胱切除 + 双侧输尿管回肠吻合回肠造瘘术。

10. 损伤神经组织　良性神经纤维瘤和神经鞘瘤切除多不困难，一般不会损伤多条脊神经；恶性者切除困难，损伤概率较大。盆腔 PRT 可压迫股神经或坐骨神经，股神经损伤表现为伸膝功能障碍，一般 2 年后可恢复不扶拐行走，否则行部分屈膝肌伸肌化；突入坐骨大孔后方的 PRT 切除时易于损伤坐骨神经，造成足下垂，随时间推移可有部分恢复。

五、术后并发症的防治

1. 术后出血　术后出血是 PRT 最常见的并发症，其主要原因：患者因恶性肿瘤或术中出血导致凝血功能障碍；瘤床巨大或肿瘤部分切除术后残留肿瘤创面，渗血难以自止；术中大血管损伤修补后再次破裂；巨大 PRT 切除后相对术前腹腔内压力下降，负压增加；结扎线脱落等。术中大出血处理已如前述，术后给予大量止血药，密切注意生命体征变化，检测 CVP 及每小时尿量，保持腹腔双腔引流管通畅，记录引流液性状及总量。如血性引流液＞2mL/min，血压进行性下降，经积极输 CRBC、新鲜血浆，滴注止血药、血小板、凝血因子、纤维蛋白原、垂体后叶素，补充维生素 K_1 及葡萄糖酸钙后，出血不止，血压依然难以维持正常，应毫不犹豫再次开腹止血，方法同术中大出血处理，术毕应妥善放置引流管。

2. 血栓形成及栓塞　多见于静脉破裂修补或行血管移植术的患者，可给予：低分子右旋糖酐 500mL/d，共 7 天；速避凝 0.4mL/d，共 5 天；华法林 2.5～5mg/d，第 3～30 天；尿激酶 8 万 U，每天 2 次，共计 10 天；检测 PT、APTT 等以调整用药。

3. 肾功能不全　PRT 术后并发肾功能不全的原因：一侧肾脏术前已无功能，术中大出血造成肾缺血，术后低血容量造成肾灌流不足，肾脏本身存在疾患或误用具有肾毒性药物。避免术中、术后大出血，维持血容量平衡，避免使用氨基苷类抗生素等肾毒性药物。

4. 胃肠道并发症　PRT 手术时间长，对腹腔干扰大，部分患者合并脏器切除或损伤，因此肠蠕动恢复较慢，需较长时间胃肠减压处理，此间注意肠外营养支持及水、电解质平衡维持。

5. 术后复发　即使根治性切除，术后局部复发或种植转移的概率亦可达 60%，多发生于 2 年内。原因：肿瘤巨大，无法达到 1cm 的无瘤切缘；由于切口过小或麻醉欠佳或粗暴操作等导致肿瘤破裂；术中大出血，仓促止血，结束手术导致肿瘤残留；分叶状肿瘤向四周间隙浸润，无法根治性切除；穿刺活检导致肿瘤播散；术时已经存在腹腔游离种植灶。即使复发，大部分仍有包膜，手术切除依然为首选治疗策略，切除率约为 60%。复发肿瘤因解剖关系欠清楚，多为恶性肿瘤，与周围器官紧密粘连，所以手术风险高、难度大、出血多、创伤大，往往需联合脏器切除，术前、术中、术后处理极为重要。文献报道，多次复发，肿瘤组织分化有进一步恶化趋势，但依然可以尝试手术切除。PRT 术后仅有孤立性肺转移，在肺功能尚可耐受开胸手术的情况下，可行肺转移灶扩大切除术。

（山东省立医院　崔言刚　中山大学附属第一医院　王天宝）

第十三节　经腹会阴骶尾部畸胎瘤切除术

畸胎瘤多发生于骶尾部，多见于婴幼儿，男女比例为 1∶20。以不同位置将其分为 3 型：①显型，肿瘤完全位于会阴部，呈球状突出于体外；②隐型，肿瘤位于盆腔直肠与骶骨之间；③混合型，同时占据体外及盆腔骶前间隙。隐型及混合型有恶变倾向，可发生淋巴或血行转移至骨或肺，直至恶液质死亡。故而应早期行经腹会阴骶尾部畸胎瘤切除术，防止畸胎瘤恶化，获得治愈性效果。本术式优点：畸胎瘤盆腔部分显露充分，操作直视下进行，副损伤少；首先结扎供瘤血管，减少出血；同时探查有无淋巴结转移并清除之。

一、适　应　证

1. 位于盆腔的隐型畸胎瘤。

2. 混合型或显型畸胎瘤位置过高，单纯经会阴手术困难者。

3. 对于出现并发症如肠梗阻、尿潴留、破裂等的畸胎瘤，应急诊手术，切勿反复检查，延误手术时机。

二、禁　忌　证

伴有感染者，应于感染控制后再行手术。

三、术前准备

1. 怀疑肿瘤已有感染时，术前应用抗生素。

2. 因手术可能损伤直肠，必须进行正规的肠道清洁准备，参见第二十七章有关部分。

3. 手术于骶前间隙进行，有大出血可能性，术前要充足备血。

4. 留置胃管及尿管。

四、麻醉与体位

全身麻醉，先平卧位，腹部手术结束后改用折刀位或侧卧位。

五、手术步骤

1. 下腹部左侧经腹直肌或耻骨上横切口，于腹膜外或切开腹膜分离，保护输尿管、髂血管及生殖腺血管，进入骶前间隙（图 40－19）。

2. 解剖显露骶中动、静脉，予以结扎切断。保护自主神经丛，但无需有意解剖。

3. 于骶前间隙游离肿瘤，紧靠肿瘤包膜分离，既减少出血，又避免损伤骶前神经丛。最大限度游离至盆腔外口尾骨尖端，转向前方将其与直肠或直肠系膜分离直达肛提肌平面（图 40－20）。

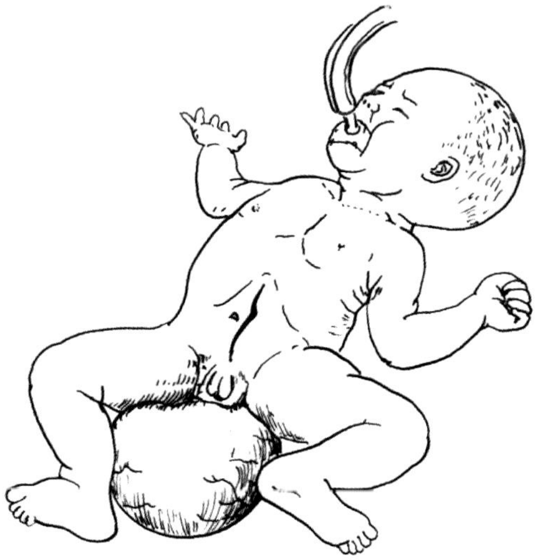

图 40－19　切口

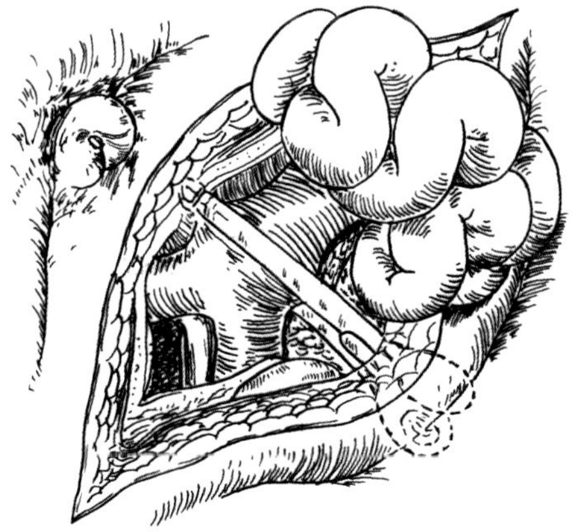

图 40－20　游离肿瘤

4. 妥善止血，缝合腹部切口（图 40－21）。

5. 转为折刀位或双下肢翻上固定于双手腕，呈手足式截石位，进行会阴部手术，暂时缝合肛门，以免术野污染（图 40－22）。

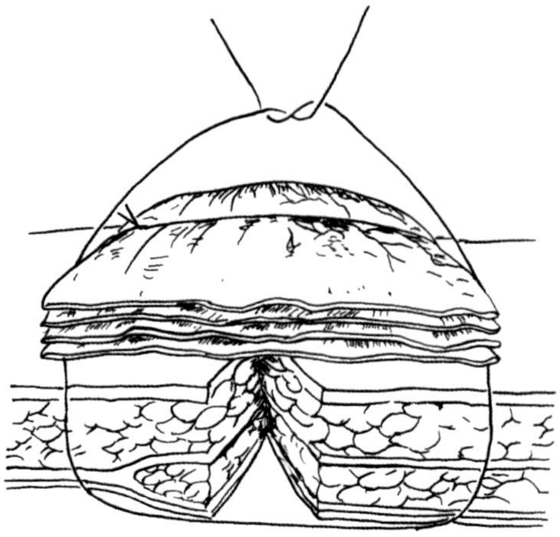

图 40－21　缝合腹部切口

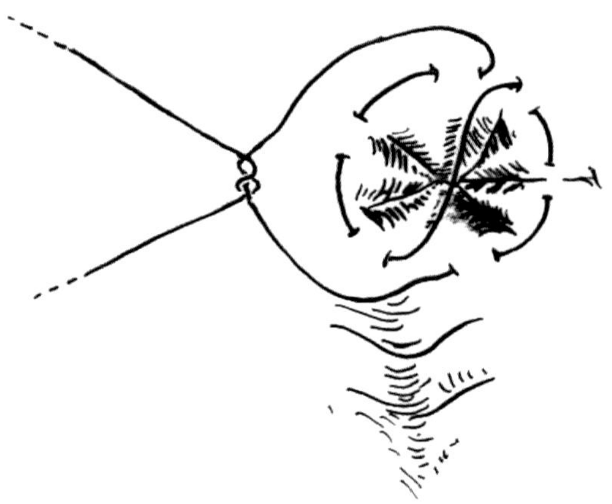

图 40－22　暂时关闭肛门

6. 采用∧形（折刀位）或∨形（截石位）切口，两端超过肿瘤边缘，距离肛门尽量远，以免污染手术野（图 40－23）。

7. 游离皮瓣，于肿瘤包膜外采用锐性、钝性相结合方法，逐步游离，遇血管处妥善结扎。尽可能不损伤或少损伤臀部肌肉（图 40－24）。

8. 术者以手指于直肠内作为指引，分离肿瘤前壁，将其与直肠分开，直至摸到肿瘤上缘，然后向两侧分离，绕到后方骶骨前间隙，从肿瘤上缘向下分离，最后将肿瘤完全由直肠后翻出切口外。根据肿瘤大小，设计切除皮肤面积，避免切口缝合时形成狗耳（图 40－25 至图 40－29）。

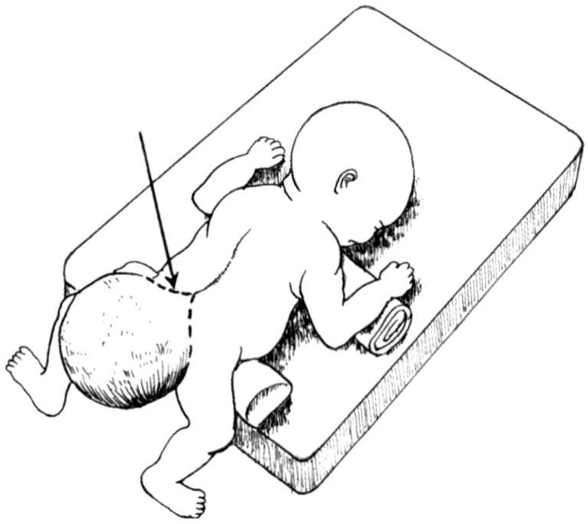

图 40－23　∧形切口

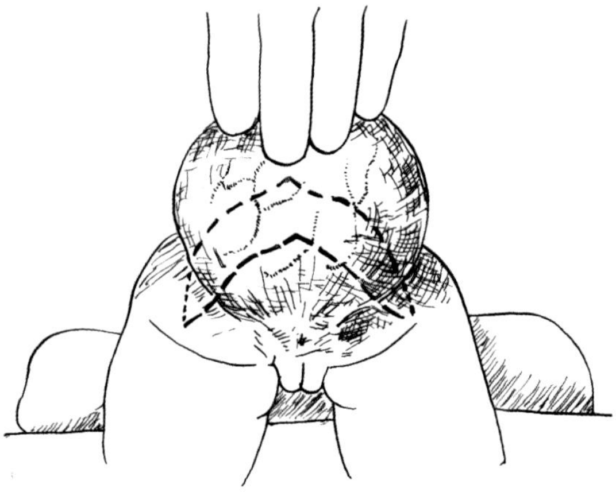

图 40－24　游离皮瓣

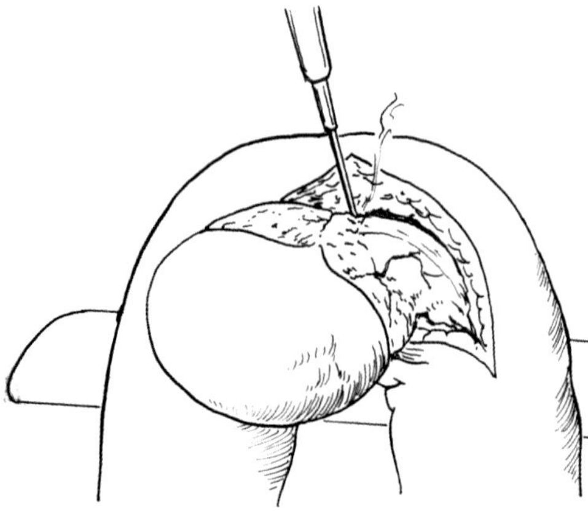

图 40－25　切开

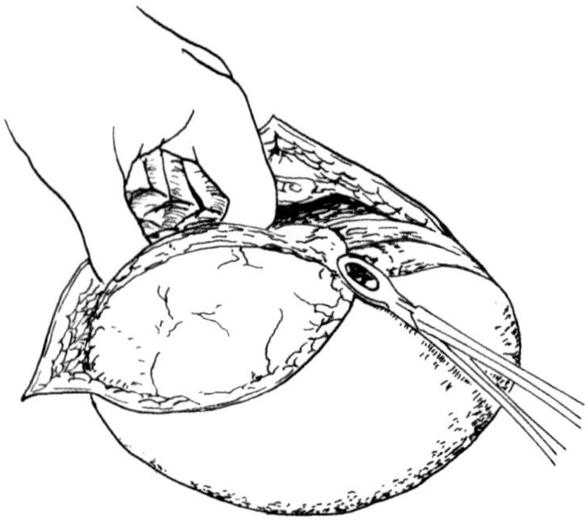

图 40－26　分离肿瘤

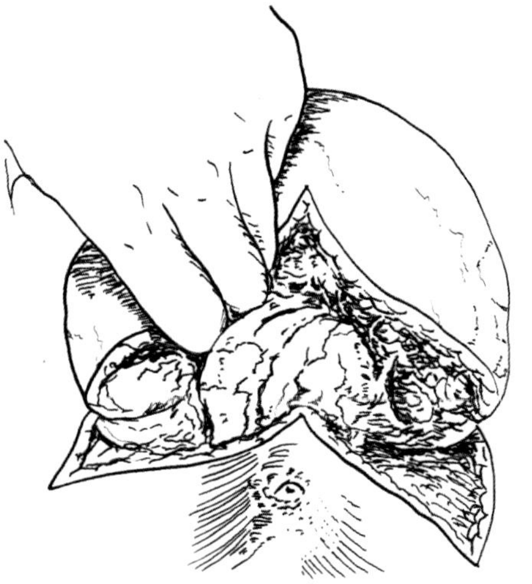

图 40－27　肿瘤与直肠分开

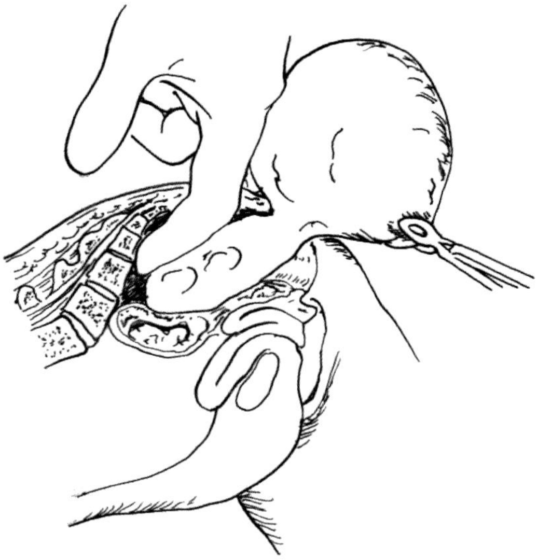

图 40－28　继续分离肿瘤

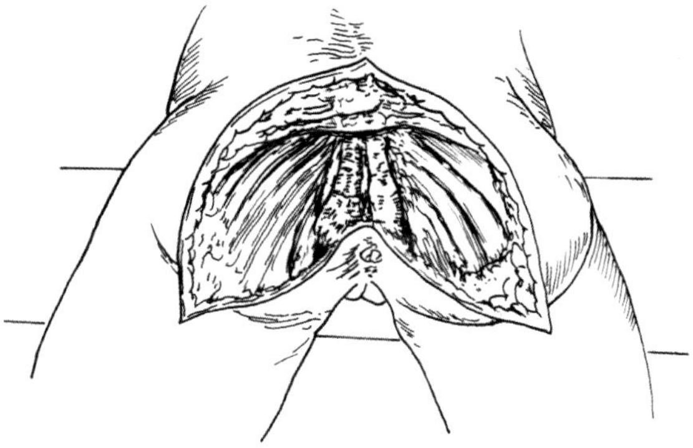

图 40－29　肿瘤切除后

9. 摘除肿瘤后，彻底冲洗，完善止血，创面放置引流管，缝合关闭会阴部切口。拆除肛门临时缝线（图 40－30、图 40－31）。

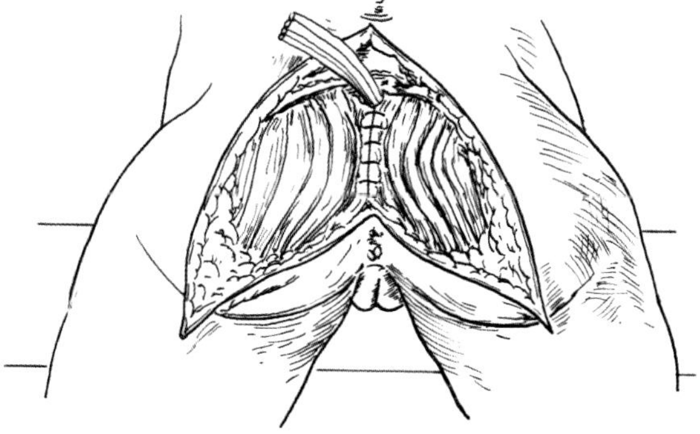

图 40－30　缝合创面

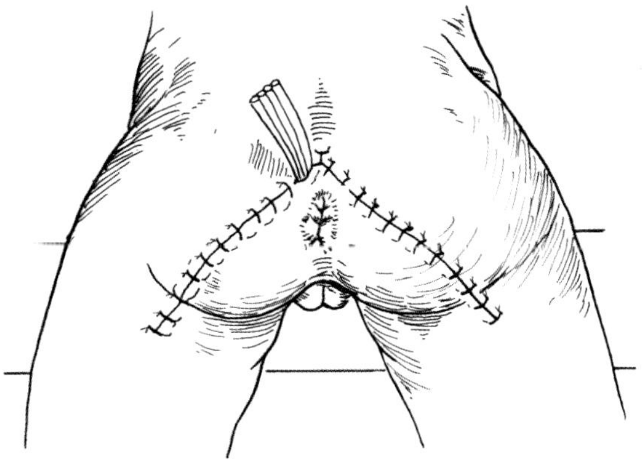

图 40－31　缝合切口并置引流管

六、术中应急处理

1. 术中大出血 见本章第十二节相关内容。

2. 肿瘤侵犯直肠后壁 在理想肠道清洁准备的前提下，畸胎瘤侵犯直肠后壁，只要范围不超过1/2肠壁，均可行连同部分直肠壁的畸胎瘤切除术，直肠缺损采用横行双层缝合，术毕直肠后放置双腔引流管，术后予以禁饮食，肠外营养支持7~10天。

3. 肿瘤包裹骶尾骨，为获得根治性效果，S_4、S_5骶骨及尾骨可一并切除，但切忌超过S_3，以免引起骶前神经不可逆损伤。

4. 术中肿瘤破裂，此时切勿慌张，如为囊性肿瘤，将内容物吸出反而利于手术操作；若有可能，将包膜予以缝合；不能缝合者，纱布压迫，迅速切除肿瘤。蒸馏水及5-Fu冲洗创面，减少肿瘤细胞残留。

5. 有时骶前肿瘤较大，从会阴部取出极为困难，此时可经腹部及会阴部同时协作，即可从腹部或会阴部将其切除。个别特殊情况，亦可经腹部分切除后，再将残余肿瘤自会阴部切口移除。

七、术后处理

1. 采用俯卧位或侧卧位，及时更换会阴部切口敷料，防止感染。
2. 导尿管留置时间以5~7天为宜，减少尿液对会阴部切口的污染。
3. 禁食5~7天，减少排便，保护切口，其间可给予肠外营养支持。
4. 畸胎瘤不伴有感染者，术后24h停用抗生素。
5. 引流管于术后3天，血浆样引流液<10mL，可予以拔除。
6. 恶性畸胎瘤术后需放化疗。

八、术后并发症

1. 切口感染及慢性窦道

(1) 原因：创面积液或出血；大小便污染；术中直肠破裂污染术野；肿瘤本身已有感染；恶性肿瘤残留；术后放化疗导致局部愈合能力降低。

(2) 处理：应用抗生素；避免大小便污染，延长留置尿管及禁食时间；充分引流，保持引流管通畅；创面敞开换药；如考虑肿瘤残留应再次手术完整切除。

2. 肛门失禁或尿失禁

(1) 原因：损伤骶前神经或肛管括约肌。

(2) 处理：可予以理疗以及生物反馈治疗。括约肌损伤可行二期肛管括约肌修补术或成形术。

(中山大学附属第一医院　王天宝)

第十四节　骶尾骨切除术

骶骨切除术主要用于治疗骶骨的脊索瘤或附着在骶骨上的骨盆肿瘤，手术中最常见的并发症是损伤支配肛门和尿道括约肌的神经造成相应的功能障碍，如果肿瘤侵犯骶骨超过骶髂关节下缘以上，术中需要牺牲S_2、S_3神经根，甚至S_1神经根。如果骶骨肿瘤靠前面，手术采取侧卧位或俯平卧位，用联合腹外侧切口；如果骶骨肿瘤靠后面，手术采用俯卧位。有时需要同时整块切除直肠或直肠加肛管。阴部神经走行于坐骨棘后面，在坐骨直肠窝位于闭孔内肌的表面。从骶骨边缘上切断臀大肌的起点后，应注意保护好阴部神经。硬脊膜囊终止于 $S_2 \sim S_3$ 间隙。术中用小咬骨钳把近侧的骶板咬开，把骶神经拉向侧方，把硬脊膜拉向上方，妥善保护，用骨刀截开骶骨体。如果术中损伤硬脊膜，必须仔细修复，以免术后发生脑脊液漏。闭合切口前，创腔放置大量引流管充分引流。

一、适　应　证

1. 骶尾骨原发性良、恶性肿瘤。

2. 骶骨转移性肿瘤，患者全身状况良好，原发病灶未找到或原发病灶可行手术者，此类患者手术后可缓解症状，延长生命。

3. S_1、S_2 肿瘤如手术切除，应考虑行骶骨重建术。

二、禁　忌　证

1. 原发性骶骨恶性肿瘤，肿瘤侵犯腰椎、两侧骶骨。

2. 全身状况差，不能耐受手术者。

三、术前准备

1. 按肠道手术准备胃肠道，术前 2 天服肠道消毒剂，术前行清洁灌肠，参见第二十七章有关部分。

2. 备血，并尽量用新鲜血。

3. 目前笔者在术前做选择性动脉造影及栓塞可避免剖腹手术。骶骨肿瘤的血运来源于骶外侧动脉、髂腰动脉、骶中动脉。骶中动脉发自腹主动脉的末端，单纯结扎髂内动脉不能完全阻断骶骨血流。术前 24 ~ 48h，采用选择性动脉造影可充分显示上述 3 条主要血运来源，并可通过注入明胶海绵将其栓塞，以达到术中减少出血作用。

四、麻醉与体位

先用硬膜外阻滞加静脉复合麻醉，进行腹部手术。腹部手术结束后，患者改俯卧位时，加气管插管给氧，保证呼吸道通畅。做好术中监护，测量动脉压及中心静脉压等，并行上肢静脉切开，保证输血。如果已经明确直肠受到肿瘤侵犯或高度怀疑直肠受到肿瘤侵犯，或者以前手术造成直肠和骶骨前面紧密粘连，最好用侧卧位。大多数情况下，患者右侧卧位，左侧在上面，这样分离直肠和乙状结肠比较容易。对腹部、左胁部、腰骶部消毒铺单，用皮钳将手术单固定好。暴露左侧髂棘，后面将整个骶骨暴露，前面过正中线从脐部到耻骨暴露（图 40 - 32）。在少数情况下，为了将腹腔内的肿块完全游离，需要在腹腔广泛分离。如果内脏受到广泛侵犯或者盆腔中粘连广泛，需要用仰卧位和腹正中切口，经腹腔分离完骶骨肿瘤的附着以后，将肿瘤标本留置在盆腔，将腹腔闭合。将患者改为侧卧位，一般左侧在上面，骶骨上缘的视野最好。可以根据肿瘤的软组织肿块靠骶骨那一侧做适当调整（图 40 - 33、图 40 - 34）。如果骶骨肿瘤位于直肠后侧，并且不需要切除直肠就能获得阴性切除边缘，就用俯卧位。骶骨的原发性肿瘤如脊索瘤，如果直肠内镜检查和 CT 检查发现直肠没有受累及，之前没有做过手术（这会破坏直肠与骶骨之间的间隙），最好从后侧入路，对大多数患者可以完成骶骨切除术。如果肿瘤蔓延到臀部的范围很大，或者复发性肿瘤有多个病灶，需要广泛暴露后面，最好用俯卧位（图 40 - 35）。

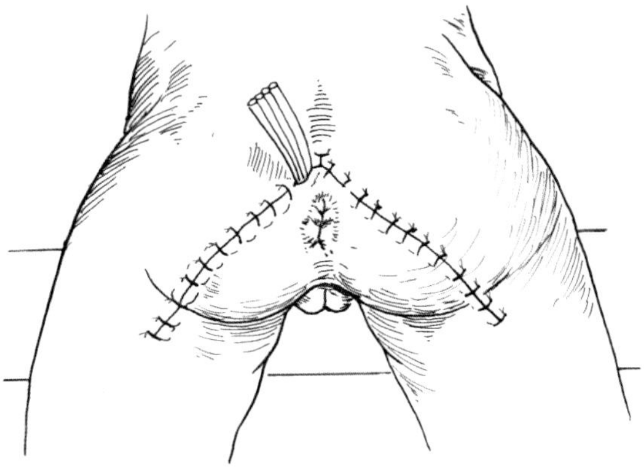

图 40－32　右侧卧位

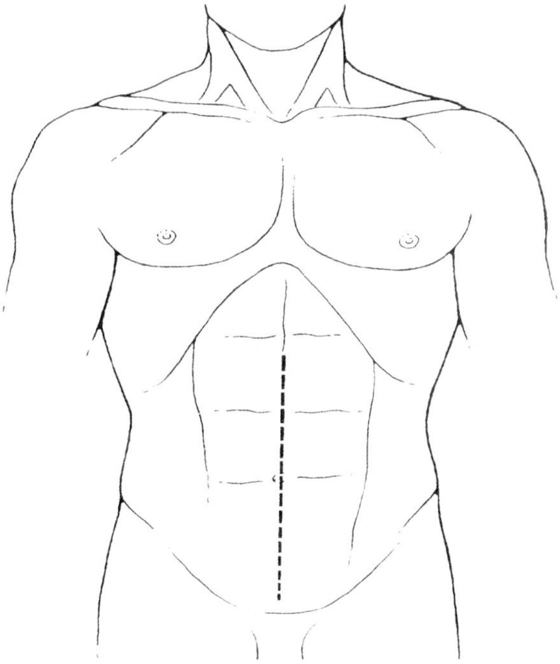

图 40－33　仰卧位

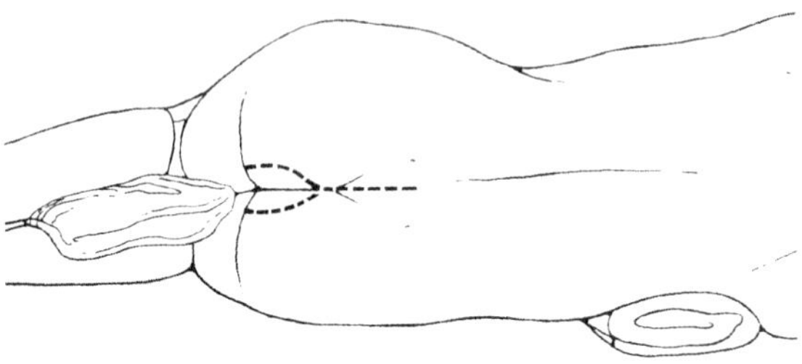

图 40－34　右侧卧位

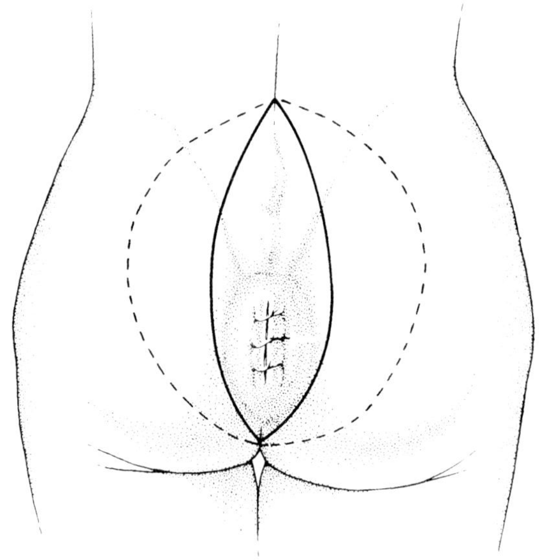

图 40－35　俯卧位

五、手术步骤

（一）前后联合切口

1. 如果术前肛诊或直肠内镜检查发现直肠受到肿瘤侵犯，最好从腹部开始手术。用左肋缘到耻骨联合的斜切口，或者用从脐上到耻骨联合的正中切口。正中切口比较好，不仅切开和闭合较快，而且不影响乙状结肠造瘘。进入腹膜腔，探查腹腔内外转移瘤。

2. 沿降结肠和乙状结肠切开“白”线进行游离，识别并沿左输尿管到膀胱止点。把腹膜上的切口延长到直肠膀胱或直肠子宫部，然后到直肠和乙状结肠的右侧。在骶前区钝性分离结合锐性分离，从骶骨上不将直肠和乙状结肠分离比较容易。分离肠管时不要进入骶骨的肿瘤。尽量游离并保留上两个骶椎，因为将骶骨完全切除会带来很大的问题。尽量将直肠的外侧向下分离，前面与膀胱或子宫和阴道（女性）上部分离。

3. 一旦决定直肠、乙状结肠要与骶骨整块切除，就要从适当的部位切开肠系膜。首先切开腹膜，在适当水平从肠系膜任何一面放射状切开肠系膜和脂肪，暴露肠系膜动脉和静脉分支，结扎血管注意保护肠管的血运。根据具体情况从乙状结肠中部或降结肠下端切开肠管。将远侧端留置于盆腔，近侧端拿出准备最后造瘘。

4. 为了在切除骶骨过程中，经腹腔帮助分离，此时先不要闭合腹腔，保护切口免于受到污染。做骶部的切口，从皮下组织掀起皮瓣，分离到骶骨边缘，沿骶骨边缘切断臀大肌，接着切断骶结节韧带和骶棘韧带。切断肛管尾骨之间的组织，用手指钝性分离骶骨前面，分开一点即可。如果要保留肛管，分离肛管齿状线以上的直肠，分离肠管的前面一直到前面经腹腔分离的范围。为了安全起见，另外一名术者可经腹腔切口引导帮助分离。

5. 如果不保留直肠，就将会阴连同骶骨一起切除。向下延长骶骨中线切口环绕肛门，分离直肠下段前面与前列腺或阴道（女性）之间的间隙，以及直肠侧方一直到前面经腹腔分离的范围。在这种情况下不用暴露骶骨的前面。

（二）后侧入路切口

1. 根据肿瘤范围设计后侧梭形切口，切开皮肤和皮下组织，一直到深筋膜下，从骶骨边缘或在肿瘤软组织肿块以外掀起皮瓣（图 40－36）。切口远侧刚好在尾骨下，直肠远端 4～5cm 不受影响。

2. 切断臀大肌纤维在骶骨后面的起点。如果肿瘤突破骨皮质，边触摸肿瘤的边界边从其外面进行分离。对于巨大肿瘤，为了安全分离，需要暴露双侧的坐骨神经，坐骨神经经过坐骨大切迹。对这种肿瘤，最好在坐骨直肠窝暴露阴部神经，至少暴露一侧。坐骨结节是识别神经的解剖标志，很容易触及，切断附着在上面的臀大肌纤维暴露坐骨结节。在坐骨结节稍内侧切断骶结节韧带，暴露坐骨直肠窝。阴部神经位于该窝的外侧壁闭孔内肌的表面。沿神经向近侧游离，阴部神经走行在骶棘韧带的后面，将骶棘韧带切断，将神经拉向外侧（图 40－37）。

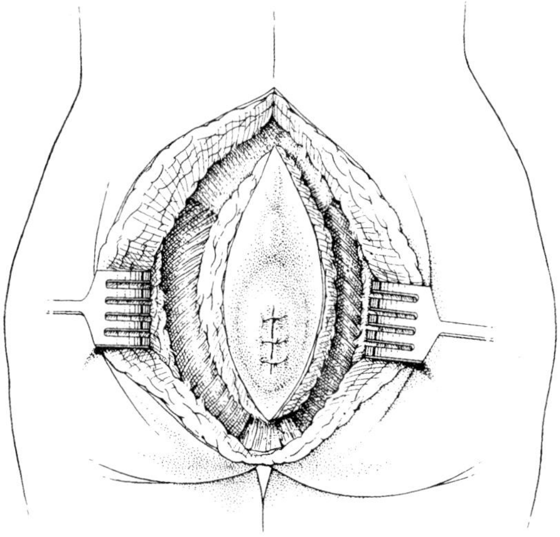

图 40－36　梭形切口

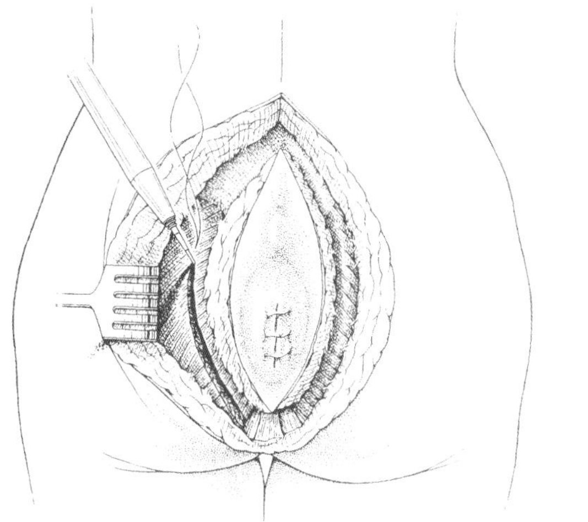

图 40－37　切断臀大肌

3. 切断肛管尾骨缝，进入骶前间隙，沿任一骶尾边缘分离，从外面摸着肿瘤的边缘进行分离。在少数情况下，从直肠内摸着肿瘤进行分离。切断臀大肌纤维以后，可以摸到构成骶结节和骶棘韧带的厚层纤维束。切断纤维束进入坐骨直肠窝。在骶骨前面，用手指将直肠和骶骨分开（图 40－38）。

4. 分离骶骨下部及骶骨两侧，将骶骨近侧截断完成切除术，术中保护好直肠（图 40－39）。

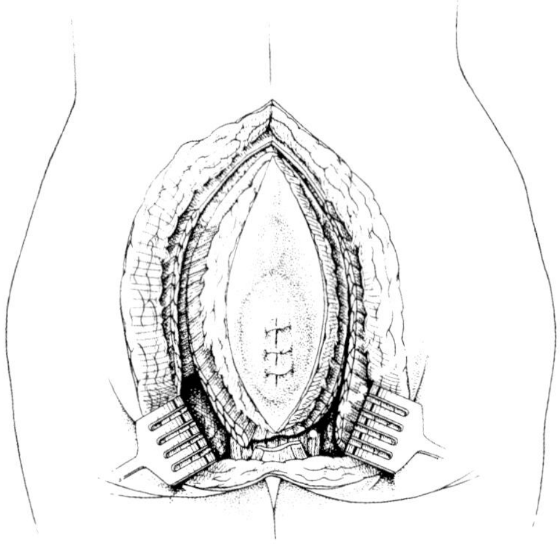

图 40 －38　分离肿瘤

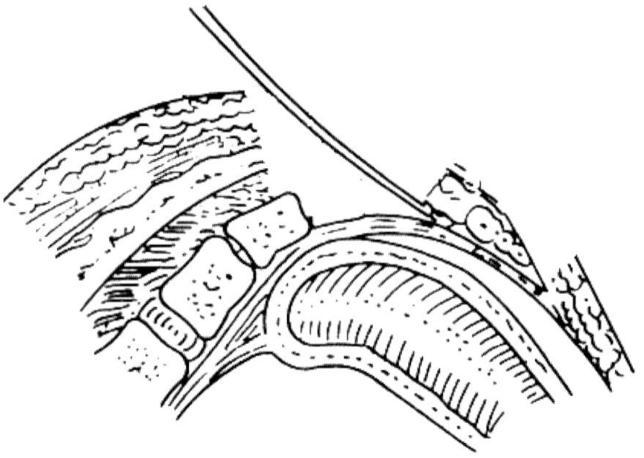

图 40 －39　切断骶骨

5. 在肿瘤未能将骶孔掩盖的时候，识别和计数骶孔比较容易。根据术前放射检查，术者应该知道截骨水平。骶骨的截断水平非常重要，从 S_3 下缘截骨不会影响括约肌的功能。截骨水平太高损伤双侧 S_2、S_3 和 S_4 神经根会引起尿失禁和大便失禁，男性患者还会出现阳痿。进行高位骶骨切除的患者术前应该清楚这种风险。手术需要或者无瘤的切除边缘，如果不手术，肿瘤继续发展，肯定会影响这些功能，甚至引起疼痛。保留单侧 S_2、S_3，对功能影响不大；只保留 S_2，括约肌力弱，但仍有括约肌功能。对此尚有不同看法，有的人认为保留单侧 S_2 神经根，肛管直肠功能良好，而有的人认为即使是双侧 S_2 得到保留，括约肌功能仍有轻度问题，但是可以恢复。术后早期康复治疗，一年内可以恢复正常的膀胱功能（图 40－40）。

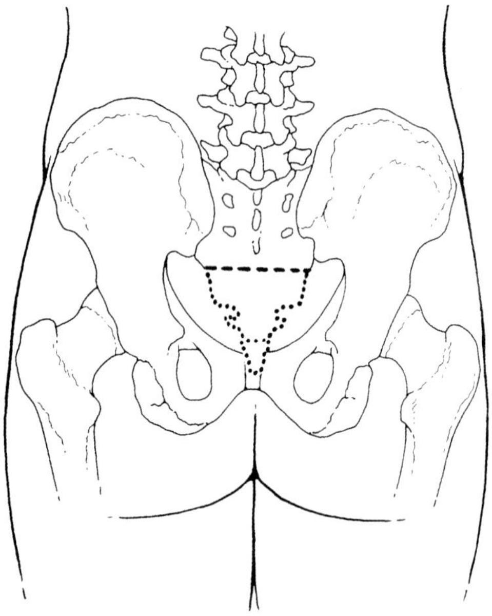

图 40 －40　骶骨离断平面

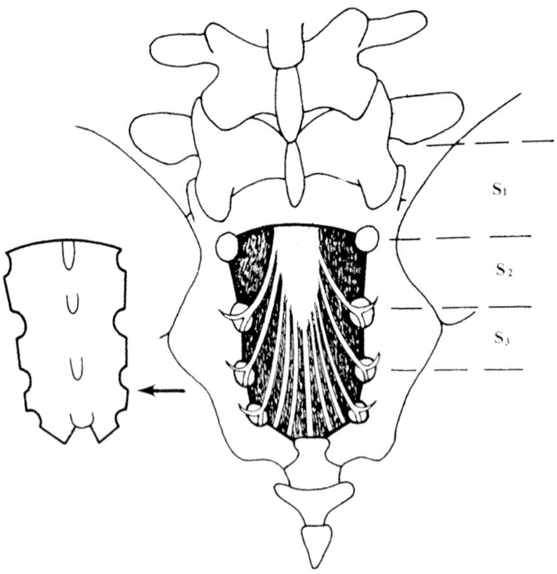

图 40 －41　截断骶骨体

6. 如果术者能够离肿瘤上缘一定距离截骨，那么截骨就很安全。换句话说，如果术者能够用线锯直接将骶骨截断，那么最好低于 S_2 的下缘，通常低于 S_3。Sugarbaker 以前就清楚地指出了这个解剖点。在骶骨的外侧分离骶髂关节不能高于 S_3，除非术者用咬骨钳从骶骨任意一侧将骨咬到 S_1 或 S_2，然后经中线将骨截断。过去，有人用骨刀截断骶骨近侧，这种方法不允许有丝毫偏差。通常截骨平面与阴部神经根之间有 1 ~ 2mm。而且，蛛网膜下腔达到 S_2 水平，用骨刀截骨就会进入其中，结果造成伤口中脑脊液漏，即便缝合硬脊膜，也有发生脑脊膜炎的危险。

7. 在截断骶骨近侧的时候，用小的咬骨钳从设计好的部位将后侧骶板截下来，进入骶管，将骶神经向外侧拨开。如果术者已经分离了骶骨外的阴部神经，可以沿该神经找到 S_2 神经根。下部的骶神经根很细，从肿瘤表面出来几乎呈直角加入阴部神经，靠近阴部神经切除这些骶神经根，尽可能保留 S_2 和 S_3 神经根，至少保留一侧阴部神经的连续性。分离保护好骶神经根以后，用骨刀将骶骨体截断（图 40－41）。

8. 切除肿瘤后，病理科医生做快速冰冻病理检查。如果肿瘤局限于骨内，就不能行冰冻切片检查，可以对骶骨近侧边缘进行图片检查。如果术前 X 线片上骨内肿瘤清晰可见，有些作者建议在伤口闭合前照 X 线片检查切除的边缘。接着冲洗伤口，放置闭式引流管，闭合伤口。由于邻近肛门，这种伤口感染率较高。

六、术中意外的应急处理

1. 术中大出血　在巨大的骶骨肿瘤术中，由于骶前静脉丛损伤或不得不进入肿瘤操作，可发生术中大出血，最高达 1 万 mL，部分患者被迫停止手术。由于髂内、外动脉之间以及骶前静脉丛与椎管静脉丛之间存在大量的交通支，因此单纯结扎髂内动脉一般无效。此时有两种方法可以止血，一是参考本书第二十七章“直肠癌手术骶前大出血”的应急处理，二是暂时阻断腹主动脉；然后迅速切除肿瘤，一般可安全地完成手术。具体方法：与主动脉分叉平面以上放置止血带备用，发生大出血时迅速收紧，并用止血钳妥善夹住，第三助手专职负责并计时，一般在 45min 内不至于引起肢体坏死等并发症，此时迅速切除肿瘤，一般一次即可完成。可反复阻断，放开时可用大纱布垫压迫止血。术毕如有出血可采用继续纱垫压迫的方法，术后 2～3 天逐步将其拔除，较多积液应放置引流管，以免引起切口感染。

2. 切除 S_3 以下的骶骨，不会引起大、小便失禁。只要不损伤骶神经根，用咬骨钳咬除后侧的骶板，进入蛛网膜下腔，可以安全地从 S_2 以下或经 S_2 截骨。在少数情况下，可以经 S_1 截骨。进入骶管，对有的患者，可以识别、分离和保护没有受到肿瘤浸润的神经根。

3. 术中损伤硬膜囊将出现脑脊液漏，切除肿瘤标本以后，需将硬脊膜囊缝合修补，术后脑脊髓膜炎发生率高，需要加强抗生素应用。

4. 浸润到 S_1 的肿瘤有一些特殊问题，为了避免这些问题，从 S_1 的中部截骨，打开后骶板后，小心分离外侧，保护骶神经根。残留在近侧半 S_1 上的肿瘤可以被切除，然后，对可能有微小肿瘤残留的部位进行放疗。术中放疗，对盆腔脏器给予适当的保护。

5. 完全切除骶骨不太实用　完全切除骶骨势必去除骶骨对脊柱的支撑作用，但是，从半身切除术（从 L_5 以下离断）得来的经验，发现切除整个骶骨不会引起脊柱塌陷或其他严重问题。坐骨神经包含 L_4～S_3，腰骶干（L_4、L_5）经骶骨翼上走行，S_1、S_2 和 S_3 神经根经过上 3 对骶前孔。显而易见，切除整个骶骨，会导致括约肌失禁以及双下肢受坐骨神经支配的肌肉的瘫痪。

七、术后处理

参见本书第二十七章“早期直肠癌经骶骨后路局部切除术”有关内容。

八、术后并发症防治

骶骨切除术后治愈率取决于切除是否充分、辅助治疗的方法以及肿瘤的生物特性等。活检使肿瘤播散或者没有经验的医生仅做肿瘤部分切除，严重影响患者的治愈。这一点从治疗骶骨的脊索瘤上看得很清楚。对于局灶性肿瘤，如果遵守肿瘤的治疗原则，切除骶骨的肿瘤十分安全。通常，能够保留括约肌的功能，手术的结果要么治愈肿瘤，要么有很好的姑息治疗的效果。

（中山大学附属第三医院　曾　春　王　昆）

参考文献

[1] 汪复，张婴元. 实用抗感染治疗学［M］. 北京：人民卫生出版社，2004：535－540.

[2]《应用抗菌药物防治外科感染的指导意见》撰写协作组. 应用抗菌药物防治外科感染的指导意见（草案）XXⅡ：胰肠联合移植后感染的防治［J］. 中国实用外科杂志，2006，26（2）：152－153.

[3]《应用抗菌药物防治外科感染的指导意见》撰写协作组. 应用抗菌药物防治外科感染的指导意见XXⅠ：手术后肺炎［J］. 中华外科杂志，2005，43（17）：1158－1161.

[4]《应用抗菌药物防治外科感染的指导意见》撰写协作组. 应用抗菌药物防治外科感染的指导意见（草案）XX：外科患者深部真菌感染的防治［J］. 中华外科杂志，2005，43（15）：1030－1033.

[5]《应用抗菌药物防治外科感染的指导意见》撰写协作组. 应用抗菌药物防治外科感染的指导意见（草案）XV：小肠移植术后感染的防治［J］. 中华外科杂志，2004，42（22）：1389－1390.

[6]《应用抗菌药物防治外科感染的指导意见》撰写协作组. 应用抗菌药物防治外科感染的指导意见（草案）Ⅲ［J］. 中华外科杂志，2003，41（8）：629－630.

[7]《应用抗菌药物防治外科感染的指导意见》撰写协作组. 应用抗菌药物防治外科感染的指导意见（草案）Ⅳ［J］. 中华外科杂志，2003，41（9）：700－702.

[8]《应用抗菌药物防治外科感染的指导意见》撰写协作组. 应用抗菌药物防治外科感染的指导意见（草案）Ⅴ［J］. 中华外科杂志，2003，41（10）：790－792.

[9]《应用抗菌药物防治外科感染的指导意见》撰写协作组. 应用抗菌药物防治外科感染的指导意见（草案）Ⅷ［J］. 中华外科杂志，2004，42（2）：117－118.

[10] 杨雪英，陈华，郑慧琼，等. 148例腹部手术切口感染调查及对策［J］. 中华医院感染学杂志，2005，15（8）：886－887.

[11] 黎沾良，童赛雄，郁宝铭，等. 单剂量头孢曲松和多剂量头孢呋辛预防手术部位感染效果和药物经济学研究［J］. 中华外科杂志，2003，41（5）：372－374.

[12] 黎沾良. 复杂性腹腔感染的抗菌药物治疗［J］. 中华普通外科学文献：电子版，2009，3（5）：359－362.

[13] 乔治，黎沾良，李基业，等. 腹部外科手术后肠道细菌移位及肠道屏障的研究［J］. 中华急诊医学杂志，2004，13（10）：664－665.

[14] 黎沾良. 腹腔感染的抗菌药物治疗［J］. 中国处方药，2005，11（44）：23－24.

[15] 黎沾良，陆连荣，于勇，等. 腹腔严重感染时使用不同抗生素对内毒素释放的影响［J］. 中华实验外科杂志，2003，20（1）：34－35.

[16] 吴德全，高峰. 感染性休克外科干预时机与手段的选择［J］. 中国实用外科杂志，2009，29（12）：1040－1043.

[17] 庞晓军，杜正隆. 外科手术预防应用抗菌药物的研究进展［J］. 中国医院药学杂志，2009，29（23）：2030－2032.

[18] 戴海文，张召才，严静，等. 外科严重脓毒症早期目标指导治疗应用价值研究［J］. 中国实用外科杂志，2009，29（12）：1000－1002.

[19] 石汉平. 腹腔内高压的病理生理变化［J］. 中华创伤杂志，2001，17（1）：56－57.

[20] 张翔宇. 人工呼吸器的临床应用［M］//顾凯时. 顾凯时胸心外科手术学. 上海：上海科学技术出版社，2003：414－438.

[21] 王保国. 呼吸机治疗期间的监测［M］//王保国. 实用呼吸机治疗学. 北京：人民卫生出版社，1995：117－133.

[22] 顾勤. 机械通气［M］//王中镗，刘中民. 外科危重病学. 北京：中国医药科技出版社，2007：1050－1070.

[23] 邱海波. 机械通气［M］//刘大为. 危重病医学. 北京：中国协和医科大学出版社，2000：172－211.

[24] 木海琦，饶大庞，何有华，等. 医源性泌尿系器官损伤的原因分析及诊治处理［J］. 中华创伤杂志，2011，27（1）：31－32.

[25] 王东升，周岩冰，孔营，等. 加速康复外科技术在胃癌围手术期应用的初步观察［J］. 中华胃肠外科杂志，2009，12（5）：462－466.

[26] 李艳华，程黎阳，谢正勇，等. 快速康复外科新理念在结直肠手术中的应用［J］. 中国现代普通外科进展，2009，12（5）：405－408.

[27] 苟成毅，孙天明，张长胜，等. 盆腔手术致输尿管下段损伤12例分析［J］. 齐齐哈尔医学院学报，2007，28（24）：2977－2978.

[28] 成守珍，张振路. 临床专科护理技术操作规程［M］. 广州：广东科技出版社，2008：292－297.

[29] 扈玉红，左东风，李东平. 延长胃管置入长度对改善胃肠减压效果的作用［J］. 中国实用护理杂志：中旬版，2006，22（11）：42.

[30] 陈赢. 普外科术后胃肠减压不适症的原因分析及护理措施［J］. 中国实用医药，2010，5（10）：219－220.

[31] 高春玲. 240例胃肠减压临床护理体会［J］. 中国实用医药，2009，4（4）：212－213.

[32] 侯华丽. 胃肠减压患者食管疼痛的原因分析及护理对策［J］. 中华现代护理学杂志，2009，6（2）：150－151.

[33] 王会英，王燕，邓艳，等. 不同胃肠减压方式对胃癌根治术后患者胃肠功能恢复的影响 [J]. 中华护理杂志，2010，(11)：1012-1013.

[34] 张艺，王翊，姜秀文，等. 1 101 例肿瘤患者行 PICC 置管前评估与预防并发症的护理 [J]. 中华护理杂志，2010，(12)：1140-1141.

[35] 吴红娟，陈雪峰，张美英，等. 肿瘤患者 PICC 置管主要并发症及其相关因素分析 [J]. 中华护理杂志，2008，43 (2)：134-135.

[36] 孙洁，赵巧玲. PICC 置管困难原因分析及护理对策 [J]. 长治医学院学报，2011，25 (1)：71-72.

[37] 韩毛毛，倪冀一，陈玲. 老年患者颈外静脉行 PICC 置管术的护理体会 [J]. 护士进修杂志，2010，(9)：844-845.

[38] 宋宇，王欣然，韩斌如. PICC 置管后机械性静脉炎的防护进展 [J]. 中华护理杂志，2008，43 (3)：266-267.

[39] 郭丽明，上官志毅，纪红梅，等. 1 770 例肿瘤患者 PICC 置管术后并发症的分析 [J]. 护理管理杂志，2010，(6)：436-437.

[40] 张文修. 骶尾部脊索瘤切除术 [M] //张铁良，党耕町. 实用骨科手术技巧. 天津：天津科学技术出版社，1999：1174-1175.

[41] 张雪峰，宗修锟，曲化远，等. 盆腔腹膜后肿瘤的临床特征和手术治疗 [J]. 中国实用外科杂志，2001，21 (9)：540-541.

[42] 李澍，冷希圣，王茂春. 原发性腹膜后肿瘤的诊治策略 [J]. 中国实用外科杂志，2002，22 (8)：460-462.

[43] 吴健雄，邵永孚，荣维淇，等. 原发性盆腔腹膜后巨大肿瘤 26 例的治疗分析 [J]. 中华普通外科杂志，2003，18 (5)：282-284.

[44] 罗成华，李荣，宋少柏，等. 原发性盆部腹膜外肿瘤 84 例的外科治疗 [J]. 中华外科杂志，2004，42 (20)：1250-1253.

[45] 李铁钢，皮执民. 原发性腹膜后巨大肿瘤外科手术经验 [J]. 腹部外科，2001，14 (3)：141-142.

[46] 王进，肖锋，张明礼，等. 腹膜后肿瘤伴下腔静脉瘤栓手术中辅助循环的应用 [J]. 中华外科杂志，2002，40 (2)：127-129.

[47] 郭澎涛，徐莹莹，鲁翀，等. 腹膜后脂肪肉瘤的生物学特性及其诊断和治疗 [J]. 中国实用外科杂志，2007，27 (4)：289-292.

[48] 蒋彦永，罗成华. 原发性腹膜后肿瘤外科学：理论与实践 [M]. 北京：人民军医出版社，2006：17-78.

[49] 董茂盛，宋少柏，尹太，等. 腹腔肿瘤切除伴肠系膜上血管切除与重建术 7 例 [J]. 中华外科杂志，2001，39 (2)：175.

[50] 唐云，宋少柏，梁发启，等. 腹膜后肿瘤切除术中大出血的预防和处理 [J]. 中华普通外科杂志，2000，15 (11)：689-690.

[51] 周伟平，陈汉，杨广顺. 肝血管全埋入式药物输注装置植入术 [M] //黎介寿，吴孟超，黄志强. 手术学：普通外科卷. 北京：人民卫生出版社，2000：633-638.

[52] 薛涣洲，鲁自祥，张宏伟，等. 肝动脉栓塞和门静脉灌注化疗治疗肝癌 [J]. 河南诊断与治疗杂志，1997，11 (1)：4-5.

[53] 薛涣洲，孟广典，王跃伟，等. 肝动脉栓塞和门静脉化疗配合放疗治疗肝癌 [J]. 中华放射肿瘤学杂志，1995，4 (2)：84-87.

[54] 董秀芬，陆翠玉，王文秀. 全埋入式药物输注化疗治疗肝癌的护理 [J]. 中华护理杂志，1992，27 (1)：20-21.

[55] 郑亚新，余业勤，侯凯生. 全埋入式药物输注装置在原发性肝癌治疗中应用的初步体会 [J]. 实用肿瘤杂志，1993，8 (3)：170-171.

[56] 朱亚军，王瑞英，郝咏梅. 神经病变与糖尿病性勃起功能障碍 [J]. 国际内科学杂志，2008，35 (10)：597-601.

[57] Jung HY, Shim HJ, Kwak BK, et al. Percutaneously implantable catheter-port system for chemotherapeutic infusion through the hepatic artery [J]. AJR, 1999, 172 (3): 641-644.

[58] Arai Y, Takeuchi Y, Inaba Y, et al. Percutaneous catheter placement for hepatic arterial infusion chemotherapy [J]. Tech Vasc Interv Radiol, 2007, 10 (1): 30-37.

[59] Ganeshan A, Upponi S, Hon LQ, et al. Hepatic arterial infusion of chemotherapy: the role of diagnostic and interventional radiology [J]. Ann Oncol, 2008, 19 (5): 847-851.

[60] Iguchi T, Arai Y, Inaba Y, et al. Hepatic arterial infusion chemotherapy through a catheter-port system as preoperative initial therapy in patients with advanced liver dysfunction due to synchronous and unresectable liver metastases from colorectal cancer [J]. Cardiovasc Intervent Radiol, 2008, 31 (1): 86-90.

[61] Kemeny N, Fata F. Hepatic arterial chemotherapy [J]. Lancet Oncol, 2001, 2 (7): 418-428.

[62] Novick AC, Kaye MC, Cosgrove DM, et al. Experience with cardiopulmonary bypass and deep hypothermic circulatory arrest in the management of retroperitoneal tumors with large vena caval thrombi [J]. Ann Surg, 1990, 212 (4): 472-476.

[63] Doglietto GB, Tortorelli AP, Papa V, et al. Giant retroperitoneal sarcomas: a single institution experience [J]. World J Surg, 2007, 31 (5): 1047-1054.

[64] Bakker FR, Stoot MB, Blok P, et al. Primary retroperitoneal mucinous cystadenoma with sarcoma-like mural nodule [J]. Virchows Arch, 2007, 451 (4): 853-857.

[65] Fernández-Trigo V, Sugarbaker PH. Sarcomas involving the abdominal and pelvic cavity [J]. Tumori, 1993, 79 (2): 77-91.

[66] Borboroglu PG, Amling CL, Roberts JL. Late pelvic recurrence of nonseminomatous testicular carcinoma after negative retroperitoneal lymph node dissection [J]. Urology, 1999, 54 (5): 924.

[67] Mack LA, Temple WJ, Dehaas WG, et al. Groin soft tissue tumors – a challenge for local control and reconstruction: a prospective cohort analysis [J]. J Surg Oncol, 2004, 86 (3): 147 – 151.

[68] Kaku M, Ohara N, Seima Y, et al. A primary retroperitoneal serous cystadenocarcinoma with clinically aggressive behavior [J]. Arch Gynecol Obstet, 2004, 270 (4): 302 – 306.

[69] Sayer RA, Amundsen CL. Giant pelvic retroperitoneal leiomyoma arising from the rectal wall [J]. Obstet Gynecol, 2003, 101 (5 Pt 2): 1132 – 1134.

[70] Maneschg C, Rogatsch H, Bartsch G, et al. Treatment of giant ancient pelvic schwannoma [J]. Tech Urol, 2001, 7 (4): 296 – 298.

[71] Farley JH, Heaton J, O'Boyle JD. Adenocarcinoma of unknown primary site presenting as an isolated retroperitoneal mass and Trousseau's syndrome [J]. Mil Med, 2001, 166 (9): 831 – 832.

[72] Willis SF, Winkler M, Savage P, et al. Repeat retroperitoneal lymph – node dissection after chemotherapy for metastatic testicular germ cell tumour [J]. Bju Int, 2007, 100 (4): 809 – 812.

[73] Gilcrease MZ, Brandt ML, Hawkins EP. Yolk sac tumor identified at autopsy after surgical excision of immature sacrococcygeal teratoma [J]. J Pediatr Surg, 1995, 30 (6): 875 – 877.

[74] Cho SH, Hong SC, Lee JH, et al. Total laparoscopic resection of primary large retroperitoneal teratoma resembling an ovarian tumor in an adult [J]. J Minim Invasive Gynecol, 2008, 15 (3): 384 – 386.

[75] Localio SA, Eng K, Ranson JH. Abdominosacral approach for retrorectal tumors [J]. Ann Surg, 1980, 191 (5): 555 – 560.

[76] Ng EW, Porcu P, Loehrer PJ Sr. Sacrococcygeal teratoma in adults: case reports and a review of the literature [J]. Cancer, 1999, 86 (7): 1198 – 1202.

[77] Lee KH, Tam YH, Chan KW, et al. Laparoscopic – assisted excision of sacrococcygeal teratoma in children [J]. J Laparoendosc Adv Surg Tech A, 2008, 18 (2): 296 – 301.

[78] Jucá M, de Oliveira FF, Gomes EG, et al. Sacrococcycygeal teratoma in adult: report of a case [J]. Int J Gastrointest Cancer, 2006, 37 (2 – 3): 91 – 93.

[79] Derikx JP, de Backer A, van de Schoot L, et al. Long – term functional sequelae of sacrococcygeal teratoma: a national study in the Netherlands [J]. J Pediatr Surg, 2007, 42 (6): 1122 – 1126.

[80] Haribhakti SP, Choudhary CG, Sikora SS. Malignant retrorectal teratoma presenting as an infected perianal sinus [J]. Trop Gastroenterol, 1995, 16 (2): 117 – 118.

[81] Agrawal PP, Bahadur AK, Mohanta PK, et al. Chordoma: 6 years' experience at a tertiary centre [J]. Australas Radiol, 2006, 50 (3): 201 – 205.

[82] Iwamura T, Hotokezaka M, Eto TA, et al. Advantage of the right lateral position compared with the lithotomy position during the perineal procedure in abdominoperineal resection [J]. Dig Surg, 2006, 23 (1 – 2): 32 – 37.

[83] Gu J, Bo XF, Xiong CY, et al. Defining pelvic factors in sphincter – preservation of low rectal cancer with a three – dimensional digital model of pelvis [J]. Dis Colon Rectum, 2006, 49 (10): 1517 – 1526.

[84] Biagini R, Orsini U, Demitri S, et al. Osteoid osteoma and osteoblastoma of the sacrum [J]. Orthopedics, 2001, 24 (11): 1061 – 1064.

[85] Kehleth. Multimodal approach to postoperative recovery [J]. Curr Opin Crit Care, 2009, 15 (4): 355 – 358.

[86] Charúa – Guindic L. A fast track program reduces complications and length of hospital stay after open colonic surgery [J]. Rev Gatroenterol Mex, 2009, 74 (2): 141 – 142.

[87] Tobin MJ. Advances in mechanical ventilation [J]. N Engl J Med, 2001, 44 (26): 1986 – 1996.

[88] Valenza F, Chevallard G, Fossali T, et al. Management of mechanical ventilation during laparoscopic surgery [J]. Best Pract Res Clin Anaesthesiol, 2010, 24 (2): 227 – 241.

[89] Haas CF. Mechanical ventilation with lung protective strategies: what works? [J]. Crit Care Clin, 2011, 27 (3): 469 – 486.

[90] Richard JC, Lefebvre JC, Tassaux D, et al. Update in mechanical ventilation 2010 [J]. Am J Respir Crit Care Med, 2011, 184 (1): 32 – 36.

[91] García Vicente E, Sandoval Almengor JC, Díaz Caballero LA, et al. Invasive mechanical ventilation in COPD and asthma [J]. Med Intensiva, 2011, 35 (5): 288 – 298.

[92] Windisch W, Walterspacher S, Siemon K, et al. Guidelines for non – invasive and invasive mechanical ventilation for treatment of chronic respiratory failure [J]. Pneumologie, 2010, 64 (10): 640 – 652.

[93] Joseph S, Solomkin, John E, et al. Guidelines for the selection of anti – infective agents for complicated intra – abdominal infections [J]. Cid, 2003, 37 (10): 997 – 1005.

[94] Chatterjee I, Iredell JR, Woods M, et al. The implications of enterococci for the intensive care unit [J]. Crit Care Resusc, 2007, 9 (1): 69 – 75.

[95] Blot S, De Waele JJ. Critical issues in the clinical management of complicated intra – abdominal infections [J]. Drugs, 2005, 65 (12): 1611 – 1620.

[96] Eagye KJ, Kuti JL, Dowzicky M, et al. Empiric therapy for secondary peritonitis: a pharmacodynamic analysis of cefepime, ceftazidime, ceftriaxone, imipenem, levofloxacin, piperacillin/tazobactam, and tigecycline using Monte Carlo simulation [J]. Clin Ther, 2007, 29 (5): 889 – 899.

[97] Dinubile MJ, Friedland I, Chan CY. Bowel colonization with resistant gram – negative bacilli after antimicrobial therapy of intra – abdominal infections: observations from two randomized comparative clinical trials of ertapenem therapy Eur [J]. J Clin Microbiol Infect Dis, 2005, 24 (7): 443 – 449.

[98] Solomkin JS, Yellin AE, Rotstein OD, et al. Ertapenem versus piperacillin/tazobactam in the treatment of complicated intra – abdominal infections: results of a double – blind, randomized comparative phase Ⅲ trial [J]. Ann Surg, 2003, 237 (2): 235 – 245.

[99] Hsueh PR, Hawkey PM. Consensus statement on antimicrobial therapy of intra – abdominal infections in Asia [J]. Int J Anti – microb Agents, 2007, 30 (2): 129 – 133.

[100] Sanabria A. Decision making analysis for selection of antibiotic treatment in intra – abdominal infection using preference measurements [J]. Surg Infect (Larchmt), 2006, 7 (5): 453 – 462.

[101] Lichtenstern C, Schmidt J, Knaebel HP, et al. Postoperative bacterial/fungal infections: a challenging problem in critically ill patients after abdominal surgery [J]. Dig Surg, 2007, 24 (1): 1 – 11.

[102] Burch JM, Moore EE, Moore FA, et al. The abdominal compartment syndrome [J]. Surg Clin North Am, 1996, 76 (4): 833 – 842.

[103] Eddy V, Nunn C, Morris JA Jr. Abdominal compartment syndrome: the Nashville experience [J]. Surg Clin North Am, 1997, 77 (4): 801 – 812.

[104] Ivatury RR, Diebel L, Porter JM, et al. Intra – abdominal hypertension and the abdominal compartment syndrome [J]. Surg Clin North Am, 1997, 77 (4): 783 – 800.

[105] Scheppach W. Abdominal compartment syndrome [J]. Best Pract Res Clin Gastroenterol, 2009, 23 (1): 25 – 33.

[106] Carlotti AP, Carvalho WB. Abdominal compartment syndrome: a review [J]. Pediatr Crit Care Med, 2009, 10 (1): 115 – 120.

[107] Maerz L, Kaplan LJ. Abdominal compartment syndrome [J]. Crit Care Med, 2008, 36 (4 Suppl): 212 – 215.

[108] An G, West MA. Abdominal compartment syndrome: a concise clinical review [J]. Crit Care Med, 2008, 36 (4): 1304 – 1310.

[109] Moore EE, Burch JM, Franciose RJ, et al. Staged physiologic restoration and damage control surgery [J]. World J Surg, 1998, 22 (12): 1184 – 1111.

[110] Duggan S, Egan SM, Smyth ND, et al. Blind bedside insertion of small bowel feeding tubes [J]. Ir J Med Sci, 2009, 178 (4): 485 – 489.

[111] Lee AJ, Eve R, Bennett MJ. Evaluation of a technique for blind placement of post – pyloric feeding tubes in intensive care: application in patients with gastric ileus [J]. Intensive Care Med, 2006, 32 (4): 553 – 556.

[112] Lord LM, Weiser – Maimone A, Pulhamus M, et al. Comparison of weighted vs unweighted enteral feeding tubes for efficacy of transpyloric intubation [J]. Jpen J Parenter Enteral Nutr, 1993, 17 (3): 271 – 273.

[113] Wilhelm SM, Ortega KA, Stellato TA. Guidelines for identification and management of outpatient percutaneous endoscopic gastrostomy tube placement [J]. Am J Surg, 2010, 199 (3): 396 – 399.

[114] Richter – Schrag HJ, Richter S, Ruthmann O, et al. Risk factors and complications following percutaneous endoscopic gastrostomy: a case series of 1 041 patients [J]. Can J Gastroenterol, 2011, 25 (4): 201 – 206.

[115] Roy PM, Person B, Souday V, et al. Percutaneous radiologic gastrostomy versus nasogastric tube in crititically ill patients [J]. Clin Nutr, 2005, 24 (2): 321 – 325.

[116] Sharma VK, Howden CW. Meta – analysis of randomized, controlled trials of antibiotic prophylaxis before percutaneous endoscopic gastrostomy [J]. Am J Gastroenterol, 2000, 95 (11): 3133 – 3136.

[117] Banerjee B, Moore J. Complication of the Russell PEG method [J]. Gastrointest Endosc, 1989, 35 (2): 132 – 133.

[118] Choi SY, Kim AH, Kim KA, et al. A simplified technique of percutaneous hepatic artery catheter port insertion for the treatment of advanced hepatocellular carcinoma with portal vein invasion [J]. Korean J Radiol, 2010, 11 (6): 648 – 655.

[119] O'Keefe SJD, Buchman AL, Fishbein TM, et al. Short bowel syndrome and intestinal failure: consensus definitions and overview [J]. Clin Gastroenterol Hepatol, 2006, 4 (1): 6 – 10.

[120] Buchman AL, Scolapio J, Fryer J. AGA technical review on short bowel syndrome and intestinal transplantation [J]. Gastroenterology, 2003, 124 (4): 1111 – 1134.

[121] Messing B, Crenn P, Beau P, et al. Long – term survival and parenteral nutrition dependence in adult patients with the short bowel syndrome [J]. Gastroenterology, 1999, 117 (5): 1043 – 1050.

[122] Pomare EW, Branch WJ, Cummings JH. Carbohydrate fermentation in the human colon and its relation to acetate concentrations in venous blood [J]. J Clin Invest, 1985, 75 (5): 1448 - 1454.

[123] Dibaise JK, Young RJ, Vanderhoof JA. Intestinal rehabilitation and the short bowel syndrome: part 2 [J]. Am J Gastroenterol, 2004, 99 (9): 1823 - 1832.

[124] Dibaise JK, Young RJ, Vanderhoof JA. Enteric microbial flora, bacterial overgrowth, and short bowel syndrome [J]. Clin Gastroenterol Hepatol, 2006, 4 (1): 11 - 20.

[125] Kaufman SS, Loseke CA, Lupo JV, et al. Influence of bacterial overgrowth and intestinal inflammation on duration of parenteral nutrition in children with short bowel syndrome [J]. J Pediatr, 1997, 131 (3): 356 - 361.

[126] Liu CD, Rongione AJ, Shin MS, et al. Epidermal growth factor improves intestinal adaptation during somatostatin administration in vivo [J]. J Surg Res, 1996, 63 (1): 163 - 168.

[127] Lennard - Jones JE. Indications and need for long - term parenteral nutrition: implications for intestinal transplantation [J]. Transplant Proc, 1990, 22 (6): 2427 - 2429.

[128] vantini I, Benini L, Bonfante F, et al. Survival rate and prognostic factors in patients with intestinal failure [J]. Dig Liver Dis, 2004, 36 (1): 46 - 55.

[129] Crenn P, Coudray - Lucas C, Thuillier F, et al. Post - absorptive plasma citrulline concentration is a marker of absorptive enterocyte mass and intestinal failure in humans [J]. Gastroenterology, 2000, 119 (6): 1496 - 1505.

[130] van Gossum A, Cabre E, Hebuterne X, et al. ESPEN guidelines on parenteral nutrition: gastroenterology [J]. Clin Nutr, 2009, 28 (4): 415 - 427.

[131] Staun M, Pironi L, Bozzetti F, et al. ESPEN guidelines on parenteral nutrition: home parenteral nutrition (HPN) in adult patients [J]. Clin Nutr, 2009, 28 (4): 467 - 479.

[132] Koea JB, Wolfe RR, Shaw JH. Total energy expenditure during total parenteral nutrition: ambulatory patients at home versus patients with sepsis in surgical intensive care [J]. Surgery, 1995, 118 (1): 54 - 62.

[133] Cavicchi M, Beau P, Crenn P, et al. Prevalence of liver disease and contributing factors in patients receiving home parenteral nutrition for permanent intestinal failure [J]. Ann Intern Med, 2000, 132 (7): 525 - 532.

[134] Shatnawei A, Parekh NR, Rhoda KM, et al. Intestinal failure management at the Cleveland Clinic [J]. Arch Surg, 2010, 145 (6): 521 - 527.

[135] Steiger E, DiBaise JK, Messing B, et al. Indications and recommendations for the use of recombinant human growth hormone in adult short bowel syndrome patients dependent on parenteral nutrition [J]. J Clin Gastroenterol, 2006, 40 (S12): 99 - 106.

[136] Parekh NR, Steiger E. Short bowel syndrome [J]. Curr Treat Options Gastroenterol, 2007, 10 (1): 10 - 23.

[137] Buchman AL, Scolapio J, Fryer J. AGA technical review on short bowel syndrome and intestinal transplantation [J]. Gastroenterology, 2003, 124 (4): 1111 - 1134.

[138] Jeejeebhoy KN. Treatment of intestinal failure: transplantation or home parenteral nutrition? [J]. Gastroenterology, 2008, 135 (1): 303 - 305.

[139] Chungfat N, Dixler I, Cohran V, et al. Impact of parenteral nutrition associated liver disease on intestinal transplant waitlist dynamics [J]. J Am Coll Surg, 2007, 205 (6): 755 - 761.

第四十一章　胃肠恶性肿瘤 2011 NCCN 指南概要

第一节　胃癌 2011 NCCN 指南概要

NCCN 证据和共识的分类如下：1 类，推荐基于高水平的证据（如随机对照试验），NCCN 已经达成共识；2A 类，推荐基于稍低水平的证据，NCCN 有统一的共识；2B 类，推荐基于稍低水平的证据，NCCN 无统一的共识，但没有较大的分歧；3 类，推荐基于任何水平证据，NCCN 有较大的分歧。如果没有标明，所有的级别为 2A 类。胃癌 2011 NCCN 指南概要参见本书第十八章第三节相关内容。

第二节　胰腺癌 2011 NCCN 指南概要

一、流行病学

胰腺癌在消化系统恶性肿瘤中发病率相对少见，但恶性程度高，发展较快，是一种预后较差的恶性肿瘤。其死亡率与发病率之比接近 100%。胰腺癌在世界各地均有迅速增加，胰腺癌的发病率在中国也逐年升高：2005 年为 3.6/10 万，2010 年达到 4.25/10 万，新发病例将达 6 万。

二、TNM　分　期

（一）原发肿瘤（T）

T_x　原发肿瘤无法评估。

T_0　无原发肿瘤证据。

T_{is}　原位癌。

T_1　肿瘤局限于胰腺内，最大直径≤2 cm。

T_2　肿瘤局限于胰腺内，最大直径>2 cm。

T_3　肿瘤侵犯至胰腺外，但未累及腹腔干或肠系膜上动脉。

T_4　肿瘤累及腹腔干或肠系膜上动脉（原发肿瘤不可切除）。

（二）区域淋巴结（N）

N_x　区域淋巴结无法评估。

N_0　无区域淋巴结转移。

N_1　有区域淋巴结转移。

（三）远处转移（M）

M_x　远处转移无法评估。

M_0　无远处转移。

M_1　有远处转移。

（四）分期分组

0 期　$T_{is}N_0M_0$。

ⅠA 期　$T_1N_0M_0$。

ⅠB 期　$T_2N_0M_0$。

ⅡA 期　$T_3N_0M_0$。

ⅡB 期　$T_1N_1M_0$。

$T_2N_1M_0$。

$T_3N_1M_0$。

Ⅲ期　T_4，任何 N、M_0。

Ⅳ期　任何 T，任何 N、M_1。

三、外科治疗

肿瘤可切除的判定标准：很显然手术切除是唯一有望根治胰腺癌的治疗方式。但是 80% 以上的患者在诊断时已经无法通过手术切除治愈。即使在最佳条件下，接受切除术的患者中位生存期为 15～19 个月，5 年生存率约为 20%。切缘阴性（R_0切除）、肿瘤 DNA 含量低、肿瘤体积小，以及没有淋巴结转移是最强的长期生存预后因素。必须注意的是非 R_0 切除对胰腺癌的生存无益。

1．可切除指征　无远处转移；腹腔干和肠系膜上动脉（SMA）周围有清晰的脂肪层；肠系膜上静脉（SMV）/门静脉通畅。

2．有可能切除

（1）胰头/胰体癌：严重的单侧或双侧 SMV/门静脉侵犯；肿瘤围绕腹腔干＜180°（适用于胰体）；肿瘤围绕 SMA＜180°；肿瘤围绕或包裹肝动脉，但可以重建；SMV 闭塞，但仅一小段受累，且可以重建。

（2）胰尾癌：肿瘤围绕 SMA 或腹腔干＜180°。

3．无法切除

（1）胰头癌：有远处转移；肿瘤围绕 SMA＞180°，或侵犯腹腔干（任何度数）；SMV/门静脉闭塞且无法重建；肿瘤侵犯或围绕腹主动脉。

（2）胰体癌：有远处转移；肿瘤围绕 SMA 或腹腔干＞180°；SMV/门静脉闭塞且无法重建；肿瘤侵犯腹主动脉。

（3）胰尾癌：有远处转移；肿瘤围绕 SMA 或腹腔干＞180°。

（4）淋巴结状态：淋巴结转移范围超出手术所能切除范围视作不可切除。

四、放　疗

IMRT 正越来越多地被用于胰腺癌的治疗，但目前关于辅助治疗阶段或局部晚期肿瘤治疗阶段，合理最大放射剂量尚无明确的共识。

（一）新辅助/辅助放疗

采用基于 5－Fu 的化放疗作为辅助治疗的一部分，仍然是可接受的选择。强烈推荐采用 CT 模拟加三维放射治疗计划。

1．治疗体积应该基于术前 CT 扫描结果和手术所置入的银夹（如果放置的话）来确定。

2．治疗体积应包括原发肿瘤和区域淋巴结所在部位。

3．剂量　45～54Gy（1.8～2.0Gy/d）。

（二）不可切除肿瘤的根治性放疗

此种放疗常和5－Fu化疗联合使用。最近的证据提示同步联合使用吉西他滨和放疗能获得相同的疗效。

1. 强烈推荐采用CT模拟加三维放射治疗计划。
2. 治疗体积应该基于术前CT扫描结果和手术所置入的银夹（如果放置的话）来确定。
3. 当使用基于5－Fu的化放疗时，治疗体积应包括原发肿瘤和区域淋巴结所在部位。
4. 基于5－Fu的根治性化放疗中放疗剂量为50～60Gy（1.8～2.0Gy/d）。

（三）姑息性放疗

可与化疗联合。照射的靶区根据CT或术中标志，应包括原发肿瘤和局部淋巴结。建议采用三维适形放疗。剂量40～50Gy（1.8～2.0Gy/d）。

五、化　　疗

1. 新辅助治疗　全身治疗被用于新辅助或辅助治疗，以及局部晚期不可切除和转移性胰腺癌的治疗。一些研究已经评估了肿瘤可切除的患者接受新辅助化放疗的情况。然而，直到今日仍无随机试验能阐明这一问题。Anderson所在癌症中心的回顾性分析提示，肿瘤可切除患者接受术前化放疗，患者能从中获益，原因在于胰十二指肠切除术后漫长的恢复期会使多达25%的本来可进行术后治疗的患者无法进行术后治疗。新辅助治疗其他可能的优势还包括：有望筛选出疾病更加稳定或对治疗更敏感的患者进行手术；对尚未手术，因此可能对化放疗更加敏感的组织进行治疗；在更早的阶段治疗微转移灶；有望缩小肿瘤以增加阴性切缘切除的可能性。

2. 辅助治疗　目前，在胰腺癌辅助治疗领域尚无确定的标准方案，基于5－Fu的化放疗联合吉西他滨化疗，吉西他滨、5－Fu或卡培他滨单独化疗均作为辅助治疗备选方案被列入《指南》。所有这些辅助方案均为2A类推荐。然而专家组达成了共识：当单纯化疗作为辅助治疗时，对于多数患者吉西他滨优于5－Fu或卡培他滨；当化放疗作为辅助治疗时，吉西他滨全身治疗应和基于5－Fu的化放疗联用。辅助化疗或辅助化放疗仅仅考虑用于术后充分恢复的患者；理想情况下治疗应在术后4～8周内开始。应推荐对患者术后且在辅助化放疗开始前进行基线状态评估，包括CT扫描（2B类）和CA 19－9水平，明确是否存在疾病远处转移。而且，专家组推荐如果化疗在化放疗之前进行，应该考虑在全身化疗后通过CT进行再次分期。辅助治疗并不仅限于未接受新辅助治疗的患者，但接受新辅助化放疗的患者不应再给予辅助化放疗。

3. 局部晚期肿瘤的化放疗　化放疗是局部区域不可切除的胰腺癌的传统治疗选择，尽管在这类患者中使用化放疗仍有争议。有证据提示同步使用吉西他滨和放疗能获得和基于5－Fu化放疗相同的效果。对于局部晚期胰腺癌患者，不联合放疗的化疗也是一种治疗选择。吉西他滨单药（不联合放疗）或基于吉西他滨的联合治疗是基于5－Fu化放疗的一种替代方案。

4. 晚期肿瘤患者的化疗

（1）药物选择：晚期胰腺癌治疗的首要目的在于对症姑息治疗并延长生存期。尽管全身化疗可获得一些生存获益，但这些获益往往仅限于那些体力状态较好的患者（ECOG评分为0～2）。体力状态很差的患者也许能从吉西他滨治疗中获益，但与舒适度相关的评估指标是最为重要的。对于局部晚期或远处转移肿瘤，吉西他滨被证明相对5－Fu推注方案可提供更多的临床获益和一定的生存获益。NCCN专家组推荐吉西他滨单药方案（1 000mg/m^2，30min输注，每周1次，共3周，每28天为1个周期）为肿瘤转移患者的标准一线治疗方案（1类）。由于吉西他滨的批准适应证中包括症状的缓解，专家组推荐吉西他滨可作为有症状患者的合理治疗选择（体力状态差的患者为1类，体力状态良好的患者为2A类）。对于从初始吉西他滨治疗获得临床获益的局部晚期患者，如无远处转移，后续的基于氟尿嘧啶类的治疗或许可加强局部控制（2B类）。

（2）吉西他滨固定剂量率给药：最近的研究提示吉西他滨的输注率可能对其疗效十分重要。吉西他滨是一种前体药物，必须被磷酸化后才能发挥抗肿瘤活性。临床试验已显示，吉西他滨固定剂量率给药

[（FDR）10mg/（m^2·min）] 可将磷酸化吉西他滨的细胞内浓度最大化。在一项随机Ⅱ期试验中，与更高剂量吉西他滨 30 min 给药比较，吉西他滨 FDR 可获得更高的缓解率和更好的生存期。NCCN 专家组表示越来越多的医生开始以 FDR 给予吉西他滨。另外，在即将进行的有关晚期胰腺癌的临床试验中，将进一步研究吉西他滨 FDR 给药。当晚期患者使用吉西他滨时，NCCN 专家组将吉西他滨 FDR 给药 [10mg/（m^2·min）] 视为标准的吉西他滨 30min 输注方案的合理替代用法（2B 类）。

（3）吉西他滨联合方案：NCCN 专家组还认为，从历史看，在基于 5－Fu 治疗的时代，联合化疗似乎并不优于单药方案。然而，吉西他滨在生存期和症状改善等疗效终点方面优于 5－Fu 推注方案，因此现在吉西他滨常被用来和其他化疗药物联合用于体力状态良好患者的治疗。ECOG 比较了吉西他滨单药治疗和吉西他滨联合 5－Fu 推注方案治疗晚期胰腺癌患者的情况，结果显示联合方案组未获得显著的生存优势。吉西他滨（标准或 FDR）联合厄洛替尼或 FOLFIRINOX（奥沙利铂＋伊立替康＋叶酸＋氟尿嘧啶）化疗方案适用于体力状况良好的胰腺癌患者（Ⅰ类推荐）。其他可能有协同效应药物（如顺铂、奥沙利铂、卡培他滨和伊立替康）方案，或是采用多药联合的形式 [如顺铂、表柔比星、吉西他滨加 5－Fu（PEFG）] 也在研究中进行评估。数项研究结果显示吉西他滨联合方案的获益主要见于体力状态良好的患者。因此 NCCN 专家组认为基于吉西他滨、联合顺铂和氟尿嘧啶类的联合方案，可作为体力状态良好和局部晚期或远处转移患者，在临床试验之外愿意尝试较激进治疗时的合理选择（2A 类）。在 2006 年的美国临床肿瘤学会（ASCO）会议上，ECOG 报道了一项大型随机试验的结果，该试验比较了标准的吉西他滨输注方案与吉西他滨 FDR 方案或吉西他滨联合奥沙利铂的疗效，结果显示 3 种方案的总生存期结果相当。

（4）分子靶向药物：尽管一些吉西他滨联合新型靶向药物（如贝伐珠单抗、西妥昔单抗或厄洛替尼）的Ⅱ期试验获得了令人鼓舞的结果，有关这些联合方案的Ⅲ期试验显示，仅有吉西他滨联合厄洛替尼获得了较吉西他滨单药治疗有显著的生存优势。癌症和白血病研究组 B（CALGB）的一项Ⅲ期试验评估了吉西他滨联合贝伐珠单抗 [一种抗血管内皮生长因子（VEGF）的靶向药物] 与吉西他滨联合安慰剂治疗局部晚期或转移性胰腺癌的结果；西南肿瘤组（SWOG）的一项Ⅲ期随机试验评估了吉西他滨联合西妥昔单抗 [靶向表皮生长因子受体（EGFR）] 与吉西他滨单药治疗的结果，两项研究均未发现添加生物制剂能获得生存期的改善。不过另一项关于晚期或转移性胰腺癌患者的Ⅲ期试验（$n=569$）将患者随机分组接受厄洛替尼（一种 EGFR 酪氨酸激酶抑制剂）联合吉西他滨或吉西他滨单药治疗，结果显示联合组相对于吉西他滨单药组获得了总生存期和无进展生存期的显著改善。联合组的中位生存期为 6.24 个月，1 年生存率为 23%；单药组为 5.91 个月和 17%。接受厄洛替尼治疗的不良反应如皮疹和腹泻有所增加。最近 FDA 批准了厄洛替尼联合吉西他滨作为局部晚期不可切除或远处转移胰腺癌患者的一线治疗方案。NCCN 专家组推荐吉西他滨联合厄洛替尼方案作为体力状态良好的局部晚期或转移患者的一项选择（2A 类）。

（5）二线治疗：对于难治性患者的二线治疗尚无共识。吉西他滨二线治疗可能会为既往未接受吉西他滨治疗的患者提供姑息性获益。对于已经接受基于吉西他滨治疗的患者，NCCN 专家组鼓励患者参加临床试验。当无研究性治疗可用时，治疗选择包括卡培他滨联合或不联合奥沙利铂或 5－Fu 加奥沙利铂（均为 2B 类）。

六、监　　测

尽管关于监测在胰腺癌术后患者中地位的数据十分有限，《指南》中的相关推荐的依据主要是专家共识，即认为尽早发现肿瘤可能有助于患者参加研究性治疗或接受其他形式的治疗。专家组推荐每 3～6 个月 1 次，持续 2 年的病史和体格检查。专家组讨论了术后持续 2 年每 3～6 个月 1 次的 CA 19－9 监测和 CT 扫描随访的作用，但就其是否合适尚未达成共识（即这些推荐为 2B 类），原因在于尚无数据显示在发现肿瘤标志物升高或 CT 异常后尽早治疗复发疾病能改善患者的转归。

（山东省立医院　沙　丹）

第三节　结直肠癌2011 NCCN 指南概要

一、流行病学

近年来，随着人民生活水平的不断提高，饮食习惯和饮食结构的改变以及人口老龄化，我国结直肠癌的发病率和死亡率均保持上升趋势，仅次于肺癌、胃癌和肝癌，居第4位。我国每年近10万患者死于结直肠癌，结直肠癌死亡/发病率比接近58%。其中，结肠癌的发病率上升尤为显著。大多数患者发现时已属于中晚期。结直肠癌具有家族聚集性，包括Lynch综合征（遗传性非息肉病性结直肠癌，hereditary non-polyposis colorectal cancer，HNPCC）和家族性腺瘤性息肉病（FAP）。

二、病理组织学检查

病理活检明确占位性质是结直肠癌治疗的依据。活检诊断为浸润性癌的病例进行规范性结直肠癌治疗。病理报告中应该包括：肿瘤分化程度、肿瘤浸润深度（T）、检出淋巴结数目以及阳性淋巴结数目（N）、近端、远端及放射状切缘的情况、淋巴血管浸润、神经周围浸润和淋巴结外肿瘤种植（ENTD）情况。

AJCC和美国病理学家协会建议至少需检出12个淋巴结才能准确判断为Ⅱ期结直肠癌。对Ⅱ期结肠癌（pN_0），如果初始检查不能找到12个淋巴结，推荐病理医生应该重新解剖标本，重新送检更多的疑似淋巴结的组织。如果最终还是找不够12个淋巴结，应在报告上加注评论，表明已经尽力解剖淋巴结。手术医生应尽可能多送检淋巴结。已有证据表明，转移阴性的淋巴结数目是ⅢB期和ⅢC期结肠癌的独立预后因素。

（一）K-ras突变检测

编码K-ras基因的区域第2外显子的12和13密码子突变检测，可预测肿瘤对针对EGFR的靶向治疗抗体无反应。12和13密码子突变的检测应在有能力进行复杂的临床检验（分子病理学）的实验室进行。具体方法不限（基因测序、杂交等均可）。检测可采用福尔马林固定、石蜡包埋的组织标本。所取组织可以是原发结直肠癌组织和（或）转移灶。

（二）BRAF突变检测

具有V600E BRAF突变的患者，似乎预后更差。患者存在V600E突变时，一线治疗进展后使用抗EGFR单抗治疗是无效的。BRAF V600E检测可采用福尔马林固定、石蜡包埋的组织标本。一般通过PCR扩增和直接DNA测序分析方法来进行检测。该检测只应在有能力进行复杂的临床检验（分子病理学）的实验室进行。

（三）病理类型

1. 早期结直肠癌　癌细胞限于结直肠黏膜下层者称早期结直肠癌（pT_1）。WHO消化道肿瘤分类将黏膜层内有浸润的病变亦称之为“高级别上皮内瘤变”。

2. 进展期结直肠癌的大体类型

（1）隆起型：凡肿瘤的主体向肠腔内突出者，均属本型。

（2）溃疡型：肿瘤形成深达或贯穿肌层之溃疡者均属此型。

（3）浸润型：肿瘤向肠壁各层弥散浸润，使局部肠壁增厚，但表面常无明显溃疡或隆起。

3. 组织学类型

（1）腺癌：①乳头状腺癌；②管状腺癌；③黏液腺癌；④印戒细胞癌。

（2）未分化癌。

（3）腺鳞癌。

（4）鳞状细胞癌。

（5）小细胞癌。

（6）类癌。

4．手术标本的病理报告内容和要求

（1）患者基本信息及送检信息。

（2）大体情况：肿瘤大小、大体类型、肉眼所见浸润深度、切除肠管两端距肿瘤远近端的长度。

（3）肿瘤分化程度（肿瘤分型、分级）。

（4）肿瘤浸润深度（T 分期）（T 分期或 ypT 是根据有活力的肿瘤细胞来决定的，经过新辅助治疗的标本内无细胞的黏液湖不认为是肿瘤残留）。

（5）检出淋巴结数目以及阳性淋巴结数目（N 分期）。

（6）近端切缘、远端切缘的状况。

（7）报告环周切缘的状况（如果肿瘤距切缘很近，应当在显微镜下测量并报告肿瘤与切缘的距离，肿瘤距切缘 1mm 以内的报切缘阳性）。

（8）脉管侵犯情况（以 V 代表血管，V_1为镜下血管浸润，V_2为肉眼血管浸润，L 代表淋巴管）。

（9）神经侵犯。

（10）K－ras 基因状态，确定为复发或转移性结直肠癌时。如无手术切除标本可从活检标本中测定。

三、TNM 分 期

（一）原发肿瘤（T）

T_x 原发肿瘤无法评价。

T_0 无原发肿瘤证据。

T_{is} 原位癌：局限于上皮内或侵犯黏膜固有层。

T_1 肿瘤侵犯黏膜下层。

T_2 肿瘤侵犯固有肌层。

T_3 肿瘤穿透固有肌层到达浆膜下层，或侵犯无腹膜覆盖的结直肠旁组织。

T_{4a} 肿瘤穿透腹膜脏层。

T_{4b} 肿瘤直接侵犯或粘连于其他器官或结构。

（二）区域淋巴结（N）

N_x 区域淋巴结无法评价。

N_0 无区域淋巴结转移。

N_1 有 1～3 个区域淋巴结转移。

N_{1a} 有 1 个区域淋巴结转移。

N_{1b} 有 2～3 个区域淋巴结转移。

N_{1c} 浆膜下、肠系膜、无腹膜覆盖结肠或直肠周围组织内有肿瘤种植（TD，tumor deposit），无区域淋巴结转移。

N_2 有 4 个以上区域淋巴结转移。

N_{2a} 4～6 个区域淋巴结转移。

N_{2b} 7 个及更多区域淋巴结转移。

（三）远处转移（M）

M_0 无远处转移。

M_1 有远处转移。

M_{1a} 远处转移局限于单个器官或部位（如肝、肺、卵巢、非区域淋巴结）。

M_{1b} 远处转移分布于1个以上的器官或部位或腹膜转移。

表41－1 结直肠癌TNM分期

期别	T	N	M	Dukes	MAC
0	T_{is}	N_0	M_0	—	—
Ⅰ	T_1	N_0	M_0	A	A
	T_2	N_0	M_0	A	B1
ⅡA	T_3	N_0	M_0	B	B2
ⅡB	T_{4a}	N_0	M_0	B	B2
ⅡC	T_{4b}	N_0	M_0	B	B3
ⅢA	$T_{1\sim2}$	N_1/N_{1c}	M_0	C	C1
	T_1	N_{2a}	M_0	C	C1
ⅢB	$T_{3\sim4a}$	N_1/N_{1c}	M_0	C	C2
	$T_{2\sim3}$	N_{2a}	M_0	C	C1/C2
	$T_{1\sim2}$	N_{2b}	M_0	C	C1
ⅢC	T_{4a}	N_{2a}	M_0	C	C2
	$T_{3\sim4a}$	N_{2b}	M_0	C	C2
	T_{4b}	$N_{1\sim2}$	M_0	C	C3
ⅣA	任何T	任何N	M_{1a}	—	—
ⅣB	任何T	任何N	M_{1b}	—	—

四、外科治疗

（一）结肠癌的外科治疗

1. $T_1N_0M_0$结肠癌的手术治疗 建议局部切除。术前经直肠腔超声波检查属T_1或局部切除术后病理提示T_1，如果切除完整而且具有预后良好的组织学特征（如分化程度良好、无脉管浸润），则无论是广基还是带蒂，都不推荐再行手术切除。如果是带蒂但具有预后不良的组织学特征，或者非完整切除，标本破碎切缘无法评价，推荐行结肠切除术加区域淋巴结清扫。直径>2.5cm的绒毛状腺瘤癌变率高，推荐行结肠切除加区域淋巴结清扫。所有患者术后均需定期行全结肠镜检查以排除是否存在多发腺瘤或多发肠癌。

2. $T_{2\sim4}N_{0\sim2}M_0$结肠癌 首选的手术方式是相应结肠切除加区域淋巴结清扫。区域淋巴结清扫必须包括肠旁、肠中间和肠系膜根部淋巴结3站。建议标示系膜根部淋巴结并送病理学检查；如果怀疑清扫范围以外的淋巴结有转移需完整切除，无法切除者视为姑息切除。对具有遗传性非息肉病性结直肠癌（HNPCC）家族史，或有明显的结肠癌家族史，或同时多原发结肠癌的患者建议行更广泛的结肠切除术。肿瘤侵犯周围组织器官者建议联合脏器整块切除。

（二）直肠癌的外科治疗

1. $T_1N_0M_0$早期直肠癌 早期直肠癌的治疗处理原则同早期结肠癌。

2. $T_{2\sim4}N_{0\sim2}M_0$直肠癌　必须争取根治性手术治疗；中上段直肠癌推荐行低位前切除术；低位直肠癌推荐行腹会阴联合切除术或慎重选择保肛手术；中下段直肠癌必须遵循直肠癌全系膜切除术原则，尽可能锐性游离直肠系膜，连同肿瘤远侧系膜整块切除。肠壁远切缘距离肿瘤≥2cm，直肠系膜远切缘距离肿瘤≥5cm或切除全直肠系膜。在根治肿瘤的前提下，尽可能保持肛门括约肌功能、排尿和性功能。治疗原则如下：

（1）切除原发肿瘤，保证足够切缘，远切缘至少距肿瘤远端2cm。下段直肠癌（距离肛门<5cm）远切缘距肿瘤1～2cm者，建议术中冰冻病理检查证实切缘阴性。

（2）切除引流区域淋巴脂肪组织。

（3）尽可能保留盆腔自主神经。

（4）新辅助（术前）放化疗后推荐间隔4～8周进行手术。

（5）肿瘤侵犯周围组织器官者争取联合脏器切除。

（6）合并肠梗阻的直肠新生物，临床高度怀疑恶性，而无病理诊断，不涉及保肛问题，并可耐受手术的患者，建议剖腹探查。

（三）结直肠癌肝转移

15%～25%的结直肠癌患者会出现同时性肝转移，而且其中的80%～90%为不可切除。结直肠癌的转移更常见的是在治疗后的随访中出现，肝脏为最常转移的器官。据估计死于结直肠癌的患者尸体解剖时超过半数发现有肝转移，因此，对这类患者的大多数而言，肝转移是主要的致死原因。结直肠癌致死患者的尸体解剖报告显示大约1/3患者中肝脏是唯一的转移部位。而且，很多研究的结果表明结直肠癌肝转移后如果不接受手术治疗，5年生存率相当低。某些临床病理因素，例如肝外转移瘤的存在、转移瘤数目>3个、转移前的无瘤生存期<12个月，与结直肠癌患者的不良预后相关。另外，研究也表明如果选择性地给结直肠癌肝转移患者手术切除肝转移瘤，仍然有获得治愈的可能，因此，对大多数结直肠癌肝转移患者而言，治疗的目标应该是根治。最近已经有报道结直肠癌肝转移切除后的5年无瘤生存率接近20%。因此，结直肠癌肝转移的处理过程中，如何判断转移瘤患者是否适宜手术切除或潜在适宜手术切除以及随后的手术方式选择就显得尤为重要。原发瘤未处理的同时性转移患者，如果未发生急性梗阻，姑息性切除的适应证相当少，全身性化疗是首选的初始治疗模式。

1. 结直肠癌肝转移的定义

（1）同时性肝转移：结直肠癌确诊时发现的或结直肠癌原发灶根治性切除术后6个月内发生的肝转移。

（2）异时性肝转移：结直肠癌根治术6个月后发生的肝转移。

2. 同时性可切除的肝或肺转移瘤　结直肠癌伴同时性肝转移，原发病灶和肝转移病灶的切除可以采用同期或分期手术切除。如上所述，结直肠癌的转移也可发生在肺。对部分严格挑选的病例，可以施行肝、肺转移瘤的联合切除术。如果一名患者适于手术治疗，而且觉得肝或肺转移瘤可以切除，那么专家组推荐如下处理方法：①结肠切除，同期或分期肝（肺）切除；②先行2～3个月的新辅助化疗［例如：FOLFIRI或FOLFOX，或CapeOX±贝伐珠单抗，或FOLFIRI或FOLFOX±西妥昔单抗或帕尼单抗（仅用于K－ras基因状态野生型）］，然后结肠切除并同期或分期肝或肺切除；③先行结肠切除，然后行新辅助化疗（同上），随后分期切除转移瘤。肺单发转移且能手术切除的患者应考虑先行结肠切除，然后行分期开胸手术，切除肺结节。化疗开始前先切除结肠原发癌灶的指征是极少的，仅应用于原发瘤导致的严重症状（例如完全性肠梗阻）时。肝或肺转移瘤完全切除的患者应给予上述讨论中同样方案的辅助化疗。当仅有肝转移时，如果治疗中心具有HAI的外科和化疗方面的经验，采用HAI加或不加5－Fu/LV全身化疗（2B）仍不失为一种治疗选择。总体来说，新辅助化疗和辅助化疗的总疗程不超过6个月。

3. 同时性不可切除的肝或肺转移瘤　如果患者肝或肺转移瘤属于潜在可转化为可切除，应该考虑使用高反应率的化疗方案，而且化疗后2个月重新评估可切除性，如果继续化疗则每2个月应该再次评估。如果转化性化疗中使用了贝伐珠单抗，那么最后一次化疗结束和手术的间隔应该最少为6周，术后6周后可以考虑再次使用贝伐珠单抗。转移瘤变为可切除的患者应行同期或分期结肠切除加转移瘤切除，然后辅助化疗，推荐的术前加术后化疗总时程为6个月。推荐的辅助治疗方法包括针对晚期或转移性肿瘤的有效的化疗方案

(2B)。已经完成新辅助化疗的患者可以考虑观察或给予缩短疗程的辅助化疗。当仅有肝转移时，如果治疗中心具有HAI的外科和化疗方面的经验，采用HAI±5-Fu/LV全身化疗（2B）仍不失为一个治疗选择。转移瘤不可切除的患者如果经治疗后未能转化为可切除，应根据患者是否适合高强度化疗来选择对晚期转移性肿瘤适用的化疗方案。无根治意向的减瘤手术或消融均不推荐。不可切除的仅有肝或仅有肺转移者，专家组推荐根据一线治疗来选择转移性疾病有效方案进行初始化疗［如：FOLFIRI、FOLFOX或CapeOX±贝伐珠单抗，或FOLFIRI或FOLFOX±西妥昔单抗或帕尼单抗（仅限K-ras基因状态野生型）］，或FOLFOXIRI（2B）。不可切除的同时性肝或肺转移瘤，仅在肿瘤临近梗阻或伴有明显出血，才应该考虑初始治疗行姑息性结肠切除来处理原发灶。值得注意的是一线化疗后通常可见原发瘤症状明显缓解，甚至在化疗开始的头1~2周即可出现。若非原发肿瘤出现明显而严重的症状，不应常规进行原发瘤姑息性切除。这种情况下未切除的原发瘤很少引起相关并发症，但是切除会延误全身化疗的开始。原发肿瘤未切除不是使用贝伐珠单抗的禁忌证。切除原发灶不能降低胃肠道穿孔的风险，因为总体来说大肠穿孔，尤其是大肠癌原发病灶的穿孔是很罕见的。当所有可测量的转移灶均可治疗时，可以考虑使用消融治疗，不论单独使用抑或联合手术切除。

（四）Lynch综合征（遗传性非息肉病性结直肠癌，HNPCC）

Lynch综合征是一种呈常染色体显性遗传家族性肿瘤综合征，外显率高达80%。美国HNPCC的发生率占结直肠癌的4%~13%。值得注意的是，Lynch综合征患者亦可见单发肠道息肉。

Lynch综合征临床病理特点：①结肠癌多见于近侧结肠；②同时性或异时性大肠癌发生率高达40%；③多为黏液性癌、低分化腺癌或印戒细胞癌；④肠外恶性肿瘤多见，如子宫内膜癌、胃癌、卵巢癌、胰腺癌、输尿管癌、肾盂癌、皮肤癌、淋巴和血液系统恶性肿瘤和各种肉瘤；⑤平均发病年龄约为45岁，而且逐代提前。

阿姆斯特丹HNPCC诊断金标准：①家系中3人患结直肠癌，其中1人为另2人的一级亲属；②结直肠癌涉及两代人；③其中1人诊断年龄<50岁。

Jass等提出Lynch综合征初步诊断标准：①患者亲属特别是一级亲属中有结直肠癌患者；②年龄<50岁；③右侧癌多见；④同时性和异时性多原发结直肠癌；⑤具有结直肠癌以外器官的恶性肿瘤。凡具有①，并有其余4项中之1项者可考虑有Lynch综合征的可能性。

Lynch综合征单发肠道息肉可经内镜切除，术后1~2年肠镜检查1次。不适于内镜切除或重度不典型增生的腺瘤以及结肠腺癌可行全结肠切除+回肠直肠吻合术，术后每1~2年直肠镜检查1次；直肠癌患者，根据肿瘤距离肛门的距离决定是否保留肛门，但结肠应全部切除，术后随访同结直肠癌。已绝经或不考虑生育女性可考虑子宫、双侧卵巢、输卵管切除术。

五、放　疗

（一）直肠癌放疗适应证

直肠癌放疗或放化疗的主要目的是辅助治疗和姑息治疗。辅助治疗的适应证主要针对Ⅱ~Ⅲ期直肠癌；姑息治疗的适应证为肿瘤局部区域复发和（或）远处转移。对于某些不能耐受手术或者有强烈保肛意愿的患者，可以试行根治性放疗或放化疗。

1. Ⅰ期直肠癌　不推荐放疗。但局部切除术后，有以下因素之一，推荐行根治性手术；如拒绝或无法手术者，建议术后放疗。

（1）术后病理分期为T_2。

（2）肿瘤最大径>4cm。

（3）肿瘤占肠周>1/3者。

（4）低分化腺癌。

（5）神经侵犯或脉管瘤栓。

（6）切缘阳性或肿瘤距切缘<3mm。

2. 临床诊断为Ⅱ～Ⅲ期直肠癌　推荐行术前放疗或术前同步放化疗。

3. 根治术后病理诊断为Ⅱ～Ⅲ期直肠癌　如果未行术前放化疗者，需行术后同步放化疗。

4. 局部晚期不可手术切除的直肠癌（T_4）　必须行术前同步放化疗，放化疗后重新评估，争取根治性手术。

5. 局部区域复发的直肠癌　首选手术，如无手术可能，推荐放化疗。

6. Ⅳ期直肠癌　对于初治Ⅳ期直肠癌，建议化疗±原发病灶放疗，治疗后重新评估可切除性；转移灶必要时行姑息减症放疗。

7. 复发转移直肠癌　可切除的局部复发患者，建议先行手术切除，然后再考虑是否行术后放疗。不可切除的局部复发患者，推荐行术前同步放化疗，并争取手术切除。

（二）同步放化疗的化疗方案和顺序

1. 同步放化疗的化疗方案　推荐5－Fu或5－Fu类似物为基础方案。

2. 术后放化疗和辅助化疗的顺序　Ⅱ～Ⅲ期直肠癌根治术后，推荐先行同步放化疗再行辅助化疗或先行1～2周期辅助化疗、同步放化疗再行辅助化疗的夹心治疗模式。

六、化　疗

（一）结直肠癌的新辅助治疗

新辅助治疗目的在于提高手术切除率，提高直肠癌保肛率，延长患者无病生存期。除结肠癌肝转移外，不推荐结肠癌患者术前行新辅助治疗。

1. 直肠癌的新辅助放化疗

（1）直肠癌术前治疗推荐以氟尿嘧啶类药物为基础的新辅助放化疗。

（2）$T_{1-2}N_0M_0$或有放化疗禁忌的患者推荐直接手术，不推荐新辅助治疗。

（3）T_3和（或）N^+的可切除直肠癌患者，推荐术前新辅助放化疗。

（4）T_4或局部晚期不可切除的直肠癌患者，必须行新辅助放化疗。治疗后必须重新评价，并考虑是否可行手术。

新辅助放化疗中，化疗方案推荐首选持续灌注5－Fu，或者5－Fu/LV，或者卡培他滨单药。建议化疗时限为2～3个月。

2. 结直肠癌肝转移新辅助化疗　结直肠癌患者合并肝转移和（或）肺转移，可切除或者潜在可切除者，推荐术前化疗或化疗联合靶向药物治疗：西妥昔单抗（推荐用于K－ras基因状态野生型患者），或联合贝伐珠单抗。化疗方案推荐FOLFOX（奥沙利铂＋氟尿嘧啶＋醛氢叶酸），或者FOLFIRI（伊立替康＋氟尿嘧啶＋醛氢叶酸），或者CapeOX（卡培他滨＋奥沙利铂）。建议治疗时限为2～3个月。治疗后必须重新评价，并考虑是否可行手术。

（二）结直肠癌辅助治疗

1. Ⅰ期（$T_{1-2}N_0M_0$）或者有放化疗禁忌的患者　不推荐辅助治疗。

2. Ⅱ期结直肠癌的辅助化疗　Ⅱ期结直肠癌患者，应当确认有无以下高危因素：组织学分化差（Ⅲ级或Ⅳ级）、T_4、血管和淋巴管浸润、术前肠梗阻或肠穿孔、标本检出淋巴结不足（<12个）。

（1）Ⅱ期结直肠癌，无高危因素者：建议随访观察，或者单药氟尿嘧啶类药物化疗。

（2）Ⅱ期结直肠癌，有高危因素者：建议辅助化疗。化疗方案推荐选用5－Fu/LV、卡培他滨、5－Fu/LV/奥沙利铂或CapeOX方案。化疗时限应当不超过6个月。有条件者建议检测组织标本MMR或MSI，如为dMMR或MSI－H，不推荐氟尿嘧啶类药物的单药辅助化疗。

3. Ⅲ期结直肠癌患者，推荐辅助化疗　化疗方案推荐选用5－Fu/CF、卡培他滨、FOLFOX或FLOX（奥沙利铂＋氟尿嘧啶＋醛氢叶酸）或CapeOX方案。化疗不应超过6个月。

贝伐单抗、西妥昔单抗、帕尼单抗或伊立替康不应该用于Ⅱ期或Ⅲ期患者的辅助化疗。

（三）晚期或转移性结直肠癌化疗

目前，治疗晚期或转移性结直肠癌使用的药物：5－Fu/LV、伊立替康、奥沙利铂、卡培他滨和靶向药物，包括西妥昔单抗（推荐用于K－ras基因状态野生型患者）和贝伐珠单抗。

1. 在治疗前检测肿瘤K－ras基因状态，EGFR不推荐作为常规检查项目。

2. 联合化疗应当作为能耐受化疗的转移性结直肠癌患者的一、二线治疗　推荐以下化疗方案FOLFOX/FOLFIRI/CapeOX±：西妥昔单抗（推荐用于K－ras基因状态野生型患者），FOLFOX/FOLFIRI/ CapeOX±贝伐珠单抗。对于适合接受高强度治疗的转移性患者，专家组推荐5个化疗方案作为初始治疗的选择：FOLFOX（即mFOLFOX6）、FOLFIRI、CapeOX、输注5－Fu/LV或卡培他滨，或FOLFOXIRI。初始治疗中除了FOLFOXIRI仅是2B类推荐外，专家组对其他几个化疗方案（如FOLFOX、CapeOX、FOLFIRI）并没认为其中哪一个更好。可用于初始治疗的生物制剂包括贝伐珠单抗、西妥昔单抗和帕尼单抗。

3. 三线以上化疗的患者推荐进入临床研究　对在一、二线治疗中没有选用靶向药物的患者也可考虑伊立替康联合靶向药物治疗。

4. 不能耐受联合化疗的患者，推荐方案5－Fu/LV±靶向药物，或5－Fu持续灌注，或卡培他滨单药。

5. 晚期患者若一般状况或器官功能状况很差，推荐最佳支持治疗，不建议化疗。

6. 进展后的治疗　转移性疾病进展后的治疗决策取决于既往的治疗。对曾经使用标准化疗方案后进展的患者，专家组不推荐单药或联合使用卡培他滨、丝裂霉素、α－干扰素、紫杉烷类、氨甲蝶呤、培美曲塞、舒尼替尼、索拉非尼、埃罗替尼或吉西他滨作为救援治疗。尚无证据表明这些药物对该类患者有效。既往接受5－Fu/LV或卡培他滨为基础化疗的患者第一次进展后的推荐治疗主要取决于初始治疗的方案：

（1）初始治疗以FOLFOX或CapeOX为基础的，使用FOLFIRI ±西妥昔单抗/帕尼单抗（仅限于K－ras野生型）、伊立替康联合西妥昔单抗（2B，仅限于K－ras基因状态野生型）或伊立替康单药。

（2）初始治疗是以FOLFIRI为基础的，推荐方案：FOLFOX或CapeOX，西妥昔单抗＋伊立替康，西妥昔单抗或帕尼单抗单药（不适于与伊立替康联合者）。

（3）初始治疗采用5－Fu/LV不加奥沙利铂、伊立替康者，使用FOLFOX、CapeOX、FOLFIRI、伊立替康单药，或伊立替康＋奥沙利铂（IROX）。

（4）初始治疗为FOLFOXIRI者，推荐使用伊立替康＋西妥昔单抗，或西妥昔单抗或帕尼替尼单药（仅K－ras基因状态野生型）。

七、CEA升高的处理

术后血CEA水平升高患者的处理应包括结肠镜检查和胸、腹、盆腔CT扫描，可以考虑PET－CT检查。如果影像学检查正常而CEA仍在升高，应考虑PET－CT检查并每3个月重复1次CT扫描直到发现肿瘤或CEA稳定或下降。当CEA升高而高质量CT扫描为阴性时，此种情况下《指南》同意行PET－CT扫描。对CEA升高而其他检查均为阴性的患者，专家组不推荐所谓的“盲目”或“CEA导向的”剖腹探查或腹腔镜探查，专家组不推荐CEA抗体标志的闪烁扫描法检查。

八、随　访

1. 病史和体检　每3～6个月1次，共2年，然后每6个月1次，总共5年，5年后每年1次。

2. 监测CEA、CA 19－9　每3～6个月1次，共2年，然后每6个月1次，总共5年，5年后每年1次。

3. 腹或盆超声、胸片　每3～6个月1次，共2年，然后每6个月1次，总共5年，5年后每年1次。

4. 腹或盆 CT 或 MRI　每年 1 次。

5. 术后 1 年内行肠镜检查，如有异常，1 年内复查；如未见息肉，3 年内复查；然后 5 年 1 次，随诊检查出现的大肠腺瘤均推荐切除。

6. PET-CT 不是常规推荐的检查项目。

九、恶性息肉的诊断检查和处理

当决定对内镜下摘除的腺瘤性息肉或绒毛状腺瘤患者行外科手术切除时，临床医师应评估病理资料并和患者共同商讨。恶性息肉是指息肉的癌细胞浸润黏膜下层（pT_1）。相反，归为原位癌（pTis）的息肉没有穿透入黏膜下层，因此一般认为并不具备区域淋巴结转移的潜能。NCCN 专家组推荐在结肠镜检查的时候对怀疑恶变的息肉或者行息肉切除后 2 周内对病理未明的息肉进行定位标志。如果患者是带蒂和广基腺瘤（管状、管状绒毛状或绒毛状）伴癌浸润，内镜下标本完整切除，且具有预后良好的组织学特征，此时无需再施行手术切除；预后良好的组织学特征包括：1 级或 2 级分化，无血管、淋巴管浸润以及切缘阴性。然而，对于镜下完整切除、具有上述预后良好组织学特征的广基腺瘤癌变患者，除了可以考虑观察以外，专家组也提出可以考虑施行肠段切除术，因为有研究表明无蒂的癌性息肉有 10% 的风险出现淋巴结转移。对带蒂和广基恶性息肉而言，预后不良的组织学特征包括：3 级或 4 级分化，血管、淋巴管浸润，或切缘阳性。如果带蒂或广基息肉，镜下切除后标本破碎或切缘未能评估或具有预后不良的组织学特征，建议行结肠切除和区域淋巴清扫。所有行结肠息肉切除的患者均应接受全结肠镜检查以除外同时伴发的其他息肉，同样这些患者也应该接受定期的结肠镜随访。

（山东省立医院　沙　丹）

第四节　胃肠间质瘤 2011 NCCN 指南概要

胃肠间质瘤（GIST）是最常见的间质来源肿瘤，来源于一种酪氨酸激酶蛋白受体（kit，也称 CD117）的基因突变。大部分（95%）的 GIST 表达 kit 阳性。约有 5% 的 GIST 不表达 kit，称之为“kit 阴性 GIST”。部分 kit 阴性 GIST 有血小板衍生生长因子-a（PDGFRA）的基因突变且低表达或不表达 kit。所以，对于形态不典型的肿瘤，不能根据 kit 染色阴性排除 GIST 的诊断。

GIST 可以发生于胃肠道的任何部位，但是以胃（60%）和小肠（30%）最为常见。胃 GIST 的预后要好于小肠 GIST。Miettinen 等（基于超过 1 600 名患者的长期随访资料）建议根据原发 GIST 的核分裂像、肿瘤大小、发生部位作为危险度分级的指南。根据这些指南，胃的 GIST 直径＜2cm 或核分裂像＜5/50HPF 即可认为是良性肿瘤，但当肿瘤直径＞2cm 并具有相同核分裂像时仍然具有复发的风险。GIST 患者的临床表现多样，例如早饱、腹部不适（疼痛或饱胀）、腹腔出血、胃肠道出血或贫血相关性乏力。肝转移和（或）腹腔播散转移是最常见的转移方式，淋巴结转移非常少见，肺转移和腹腔外转移仅见于晚期病例。

一、TNM　分　期

美国癌症分期联合委员会（AJCC）对胃肠间质瘤等软组织肉瘤分期（2010 年第 7 版）如下：

（一）原发肿瘤（T）

T_x　原发肿瘤无法评价。

T_0　无原发肿瘤证据。

T_1　肿瘤最大径≤5cm。

　T_{1a}　表浅肿瘤。

T_{1b}　深部肿瘤。

T_2　肿瘤直径>5cm。

T_{2a}　表浅肿瘤。

T_{2b}　深在肿瘤。

注：表浅肿瘤指肿瘤位于深筋膜浅层且未侵犯深筋膜层；深部肿瘤指肿瘤位于深筋膜层、肿瘤位于深筋膜浅层但已经侵犯深筋膜或肿瘤同时位于深筋膜浅层及深层。

（二）区域淋巴结（N）

N_x　局部淋巴结无法评价。

N_0　无局部淋巴结转移。

N_1　局部淋巴结转移。

注：存在淋巴结转移（N_1）无远处转移（M_0）者，诊断为Ⅲ期。

（三）远处转移（M）

M_0　无远处转移。

M_1　有远处转移。

（四）病理分级

G_x　病理分级无法评价。

G_1　1级。

G_2　2级。

G_3　3级。

（五）分期分组

表41－2　胃肠间质瘤TNM分期

TNM分期	T	N	M	G
ⅠA期	T_{1a}	N_0	M_0	G_1，G_x
	T_{1b}	N_0	M_0	G_1，G_x
ⅠB期	T_{2a}	N_0	M_0	G_1，G_x
	T_{2b}	N_0	M_0	G_1，G_x
ⅡA期	T_{1a}	N_0	M_0	G_2，G_3
	T_{1b}	N_0	M_0	G_2，G_3
ⅡB期	T_{2a}	N_0	M_0	G_2
	T_{2b}	N_0	M_0	G_2
Ⅲ期	T_{2a}，T_{2b}	N_0	M_0	G_3
	任何T	N_1	M_0	任何G
Ⅳ期	任何T	任何N	M_1	任何G

二、活检和病理学评价原则

GIST质软且易碎，活检可能导致瘤内出血，增加播散转移风险。临床医生应根据肿瘤的程度及怀疑为其他恶性肿瘤的可能性来决定是否进行活检。如果肿瘤容易切除且无需术前治疗，那么活检就没有必要。然而，对于不能切除或介于临界可切除范围内的肿瘤，若考虑术前治疗就需行活检。内镜超声（EUS）活检优于经皮穿刺活检，最近很多报道建议通过 EUS 引导下进行细针穿刺活检，获取足够的所需的组织来确诊 GIST。

细致的镜下形态学观察对于诊断 GIST 非常重要，病理报告的内容应该包括：肿瘤的解剖部位、大小和有丝分裂比率（在肿瘤增殖最明显的区域进行评价）。GIST 的鉴别诊断包括其他消化道肉瘤和腹腔内肉瘤，对于病理特征复杂或少见的病例，建议到肉瘤治疗中心会诊。kit 免疫组化检查和 kit/PDGFRA - 突变检测对诊断 GIST 也很重要。

有 10% ~15% 的 GIST 检测不到 kit 或 PDGFRA 的突变［野生型 GIST（WT - GIST）］，所以无基因突变并不能除外 GIST 的诊断。DOG1 是一种依赖钙的氯化物通道激动蛋白，它似乎不依赖基因突变类型在 GIST 中表达。DOG1 在 kit/PDGFRA - 突变 GIST 中或者野生型 GIST 中表达并无差异，但是在 PDGFRA - 突变和 kit - 突变肿瘤中具有明显差异；PDGFRA - 突变 GIST 具有较低的 kit 表达，但却有很高的 DOG1 表达，因此可以用于 kit - 阴性肿瘤的诊断。免疫组化检测 DOG1，对于那些不能依据 CD117 免疫组化和 kit 和 PDGFRA 基因突变分析来诊断的 GIST 的病例有价值。对 kit - 阴性或 kit - 阳性的诊断困难病例，可联合检测 DOG1 和 kit 来证实。

三、手术原则

对于局部可切除的 GIST，推荐的初步治疗方案为手术；而对于转移性 GIST，推荐给予伊马替尼治疗；对于局部进展或不可切除的 GIST，建议进行术前伊马替尼等系统性治疗，如果反应良好、肿瘤无明显进展，则应手术切除。

GIST 的肿瘤组织易碎，所以手术中应尽量避免肿瘤破裂。手术的目标是要做到整块切除，保证假包膜的完整性。彻底切除后，应该对标本进行仔细的病理学检查以明确诊断。只要能达到病理切缘阴性，部分切除或楔形切除都可行。因为 GIST 淋巴结转移的发生率很低，所以通常不需要淋巴结清扫。手术应该尽量减少并发症，避免进行复杂的多脏器联合切除。如果外科医生认为手术可能会复杂，应先行多学科讨论，决定是否采用术前伊马替尼治疗。如果 GIST 位于直肠或食管胃结合部，需考虑保留括约肌或食管的手术。如果为了达到阴性切缘，需行腹会阴联合切除术，则应考虑术前伊马替尼治疗。

腹腔镜手术在 GIST 治疗中应用得越来越广泛。目前虽然缺乏前瞻性的试验证据，但已有不少小样本的回顾性分析证明，腹腔镜或腹腔镜辅助手术不仅可行性良好，而且能降低复发率，缩短住院时间，减少并发症。对于某些解剖部位（如胃大弯或前壁、空肠、回肠）的 GIST，可以考虑腹腔镜手术。腹腔镜手术也应该遵循整块切除的手术原则，在手术过程中应保持假包膜的完整和防止肿瘤破裂。切除的标本必须用塑料袋包好后再从腹腔取出，以防止肿瘤细胞在切口种植。其他解剖部位的肿瘤也可行腹腔镜手术，如小的直肠 GIST。

四、靶向治疗

有研究表明 GIST 对传统化疗可发生抵抗。因为大部分 GIST 均有 kit 的激活，所以近年来出现了手术联合 kit 抑制剂为初始治疗的方法。

（一）甲磺酸伊马替尼

甲磺酸伊马替尼是一种酪氨酸激酶（TKI）kit 蛋白的选择性抑制剂，能够使大多数的 GIST 患者获得持续的受益并产生客观的抗肿瘤效应。全球已有多项临床试验证实了伊马替尼在 GIST 患者中的治疗效果。Ⅱ期和Ⅲ期临床试验证明，伊马替尼有很高的总体有效率，在无法切除和（或）转移性 GIST 中能够得到非常好的无进展生存时间（PFS），超过 50% 的肿瘤表现出客观反应率。2002 年 2 月，美国 FDA 批准甲磺酸伊马替尼用于kit-阳性无法切除或转移性恶性GIST的治疗。B222试验（$n=147$，随机指定每天给予400mg或600mg伊马替尼）的长期随访结果证实，伊马替尼可使进展期GIST患者产生持续的肿瘤控制，所有患者9年的总体生存率为35%，其中38%的患者表现为完全或者部分反应，49%的患者疾病稳定。研究还发现，较小的基线肿瘤体积是疾病进展（TTP）时间延长和总生存时间（OS）较好的预测指标。

目前，大量可靠的数据证实400mg/d是伊马替尼安全有效的标准初始治疗剂量。如果患者用400mg/d后发生疾病进展，将剂量增加至800mg/d是合理的选择。最近的数据表明对于进展期和伴有外显子9突变的GIST患者，可以直接用到800mg/d。

1. 术前应用及术后应用　参见本书第二十九章相关内容。

2. 毒性的处理　伊马替尼最常见的副反应：水潴留、腹泻、恶心、乏力、肌肉痉挛、腹痛和皮疹。治疗时间越长，不良反应越大。严重的不良反应（例如肝功能异常、肺毒性、血细胞降低、胃肠道出血）很少有报道，通常在伊马替尼停药后出现。肝功能异常发生率<5%，白细胞降低非常少见，仅有很少的患者会出现中性粒细胞减少性发热。不良反应与治疗时间相关，可以通过适当的支持治疗处理。如果出现危及生命的不良反应，而且不能通过支持治疗缓解，则可考虑改用舒尼替尼治疗。

最近一篇文章报道伊马替尼可能导致充血性心力衰竭。但是，另一项回顾性分析（219例）显示，只有8.2%的患者出现3~4级心脏毒性，通过药物治疗处理后能好转，而且多不需要停药或减药。心律失常、急性冠脉综合征或心力衰竭很少见，发生率<1%。笔者认为伊马替尼引起的心脏毒性较少见，而且发现后及时处理大多能够控制。但是，应该重视应用伊马替尼出现的严重水潴留。

3. 耐药　伊马替尼对大部分进展期GIST有效，但是部分患者会发生耐药。原发性耐药的定义是在用药6个月内出现临床进展的证据，最常见于kit外显子9突变，PDGFRA外显子18突变或野生型GIST（WI-GIST）。继发性突变似乎与基因获得性的新的突变有关。继发性耐药是指用药6个月以后出现肿瘤进展，大部分患者伴有继发kit外显子11突变。出现伊马替尼耐药后，可以增加药物剂量或改为舒尼替尼治疗。

（二）苹果酸舒尼替尼

苹果酸舒尼替尼（又称SU11248）是一种多靶点的酪氨酸激酶抑制剂，对伊马替尼耐药的GIST有一定的反应，能够控制疾病进展。近期一项Ⅲ期安慰剂对照随机试验显示，舒尼替尼能够给伊马替尼抵抗或不耐受的患者带来明显、持续的临床受益。在伊马替尼抵抗的患者中，舒尼替尼能显著延长中位疾病进展时间（27.3周vs 6.4周）和明显改善OS。舒尼替尼组中14例获得部分PR（6.8%）和36例获得SD（>22周）（17.4%）；而安慰剂组无患者获得PR，SD仅2例（1.9%）。在伊马替尼不耐受组，9例接受舒尼替尼治疗，4例PR，仅1例PD；而安慰剂组的4例患者中3例发生疾病进展且没有观察到部分有效的病例。患者对舒尼替尼的耐受性良好。2006年1月，苹果酸舒尼替尼被美国FDA批准用于使用甲磺酸伊马替尼后疾病进展或不能耐受GIST患者的治疗。

舒尼替尼治疗相关的高血压和甲状腺功能低下的发生率分别为28%和12%，经支持治疗后均可好转。这两个不良反应也与长时间间歇给药有关。试验的结果揭示，连续舒尼替尼治疗对于伊马替尼耐药或不耐受的GIST是一个安全有效的选择。

舒尼替尼的相关毒性通过停药或减量后大多能够缓解。乏力、恶心和呕吐是临床试验中最常见的剂量限制性毒性。其他常见的毒性包括血液学毒性（贫血、中性粒细胞减少）、腹泻、腹痛、黏膜炎、厌食和皮肤脱色。舒尼替尼能明显增加手足综合征（hand-foot syndrome，HFS）的风险，治疗的关键是要早期发现和妥善治疗。HFS可以通过常规应用润肤乳液来预防，如果仍然反应明显，应中断治疗；如果反应严重，可考虑药物减量。

有临床试验报道，高血压也是常见的不良反应，因为舒尼替尼的治疗靶点也可以是VEGFR。但是高血压的风险在肾细胞癌（RCC）患者中更高。最近有文献显示舒尼替尼还可能与心脏毒性及甲状腺功能低下有关。一项Ⅰ~Ⅱ期的回顾性分析显示，11%的患者出现了心血管相关副反应，其中8%出现了充血性心力衰竭（CHF），28%的患者出现了左室射血分数（LVEF）的下降。在一项前瞻性、观察性队列研究中，持续应用舒尼替尼治疗后发生甲状腺功能低下的风险增加，62%的患者出现了血清TSH浓度的异常。

进行舒尼替尼治疗时，应该密切监测患者的血压和LVEF，尤其是有心脏病史或心脏病高危因素者。TSH也需要规律检测（每3～6个月），如果诊断甲状腺功能低下，则应该进行甲状腺激素替代治疗。另外，还应该密切检测患者的血压，如果出现血压升高，可以应用降压药。

五、初步评价和检查

所有患者应该由多学科肉瘤专家组进行治疗。必须的项目包括详细的病史和体格检查、腹腔或盆腔增强CT和（或）MRI、胸部影像学检查、内镜超声、内镜（如果既往未检查）和手术评估。

1. 影像学检查　影像学检查用于GIST的诊断、初步分期、再分期、治疗反应的监测和复发的随访，检查项目包括CT、MRI和PET。对于已被活检证实的GIST，应进行腹部增强CT检查，了解肿物的特点、大小和有无转移。PET扫描能帮助鉴别肿瘤的坏死或瘢痕组织、恶性与良性组织、肿瘤复发与良性改变。PET较CT更具优势，因为PET上的代谢改变要早于CT上的解剖改变。但是，PET并不能替代CT。PET可用来确定CT或MRI上的可疑病灶。如患者被认为需行手术，PET可评估复杂性转移病灶的情况。即使是在这样的临床情况下，仍然没有明确的证据证明PET比增强CT能提供更有意义的信息。PET在患者因CT造影剂过敏，特别是存在腹膜病变时更有优势；MRI平扫或增强通常能够清楚地显示出肝脏转移病灶。很多影像中心还配备PET－CT联合扫描仪，能同时进行肿瘤解剖和功能的评价。如果准备用PET扫描监测治疗效果，应该在治疗前就进行PET检查。

2. 有效性评估　Choi提出的CT反应标准在评估GIST接受TKI治疗的有效性比RECIST标准更好。Choi标准在单中心的GIST患者中得到验证，这些患者先前没有接受TKI治疗。然而，这些标准并没有被广泛接受，也没有在接受数种靶向药物治疗的患者中得到验证，另外在特定诊治中心以外的使用容易度并不知晓。EORTC也发展了一种根据PET来评估代谢反应的标准，这一标准定义了完全性代谢反应、部分代谢反应、代谢稳定性疾病或代谢进展性疾病。但是，因为增强CT扫描与PET－CT扫描之间有95%的信息关联，所以增强CT扫描可作为接受TKI治疗的GIST患者最合适的常规影像学检查。早期评估舒尼替尼疗效可预测GIST患者的临床预后。然而，这一研究得出的初步结论，需要将来大样本研究来证实。

六、可切除胃肠间质瘤处理

对于直径≥2cm的GIST，若手术不会带来严重的并发症，均建议将手术作为初始治疗。但是，目前对于偶然发现的微小GIST（直径＜2cm）的治疗还存在很大的争议，还没有充足的资料来指引该如何处理，在内镜下偶然发现的直径＜2cm的GIST，以及是否需要规律的EUS随访。彻底外科切除是有症状患者最主要的治疗方法。对于无高危EUS的特征（如边界不规整、回声不均匀、囊性变和强回声灶）的微小的胃GIST（直径＜2cm），可以考虑定期复查内镜，间隔时间为6～12个月（2B类建议）。

如果仅能达到肉眼切缘阴性的切除或直接切除后会带来明显的并发症，应该进行术前伊马替尼治疗，可能会缩小肿瘤的体积，减少手术并发症。但是，必须进行严密的监测，因为部分患者的肿瘤会很快进展至无法切除。如出现出血和（或）明显症状，应该尽早手术。在进行术前伊马替尼治疗前，建议进行基线的CT和（或）MRI检查。因为最佳治疗时间还不明确，所以术前伊马替尼应该用至效果最大时（定义为连续2次CT检查无好转，每6～12个月复查）。但是不一定必须等到效果最大时再手术，如果肿瘤无进展且可切除，可考虑手术。如果CT确定肿瘤进展，则应该中断伊马替尼治疗，尽早手术。肿瘤内科医生和外科医生需密切合作，在伊马替尼治疗出现最大有效性或者是疾病稳定后，选择合适的手术时机。

如果患者接受术前伊马替尼治疗，可于手术前1天停药。术后只要患者能够耐受口服用药，不管手术切缘如何，应该尽早继续伊马替尼治疗。如果手术后存在较大残留病灶，可考虑再次手术切除。再次手术后不管手术切缘如何都应该继续伊马替尼治疗，直至疾病进展。

如果患者未接受术前治疗，可于手术后开始伊马替尼治疗。《指南》推荐，对于高复发风险的GIST，原发病灶完全切除后可以选择伊马替尼治疗作为一种替代观察。依据最近完成的一项随机试验（SSG XⅧ/

AIO）结果，专家组建议高危 GIST 患者（肿瘤直径>5cm，核分裂>5/50HPF）术后至少服用伊马替尼 36 个月。术后危险度分级由肿瘤的有丝分裂率、大小和部位决定。Gold 等人已经开发出一种计算图，根据肿瘤大小、部位和有丝分裂指数来预测 GIST 切除后的 RFS。这个计算图能够精确地预测局限原发性 GIST 切除后的 RFS，可能对指导患者护理、解释临床试验结果和选择术后伊马替尼治疗有一定的作用。

七、转移、不可切除或复发胃肠间质瘤处理

进展期、不可切除或转移性 GIST 大多对伊马替尼反应良好，能获得很大的临床受益。对于不可切除或切除后可能造成严重脏器功能障碍或已发生广泛转移者，术前应行伊马替尼治疗。治疗后 3 个月内进行影像学检查，以判断肿瘤是否能手术切除。部分患者还可以更早就进行检查。如果肿瘤无进展，经外科会诊后可考虑手术切除。有研究评价伊马替尼治疗后减瘤手术在改善进展期 GIST 患者预后方面的作用，没有明确的数据证实手术能改善预后，目前还在开展这方面的前瞻性研究。现正进行的一项前瞻性Ⅲ期试验将评估手术是否能够改善对 TKI 治疗有良好反应的不可切除的转移性 GIST 患者预后。

如果不能手术，需继续使用伊马替尼治疗。推荐对转移性 GIST 继续使用伊马替尼直至肿瘤进展。如果疾病稳定没有客观进展，可维持原剂量，无需增加剂量。中断对伊马替尼难治性患者的靶向治疗，可导致疾病快速进展，这也说明，虽然经伊马替尼治疗后肿瘤进展，但其中仍有部分肿瘤细胞对伊马替尼敏感。

完全切除后肿瘤再次复发，应当成不可切除或转移性疾病来处理，因为复发代表肿瘤发生了局部区域转移或浸润，与远处转移者的预后相同。

八、进展期胃肠间质瘤处理

疾病进展的定义为出现了新发病灶或者是肿瘤体积增大。可以用 CT 或 MRI 来评定，如果仍然不能明确可以进行 PET 检查。对于局限进展的患者或虽然已经广泛转移但一般状况良好者，可以选择继续原剂量伊马替尼治疗、增加药物剂量或者改用舒尼替尼治疗。对于局限进展的患者如果大部分病灶控制稳定，不建议改用舒尼替尼治疗。在增加药物剂量前，应充分考虑肿瘤的临床和影像学变化，包括病灶的 CT 密度。在改变伊马替尼剂量或改用舒尼替尼前，应评估患者对标准计量伊马替尼的依从性。对于疾病局限进展的患者，如果容易手术切除，应该考虑外科治疗。其他的治疗手段包括射频消融和栓塞治疗（2B 类）。少见的骨转移患者还可以考虑姑息性放疗（2B 类）。

任何 GIST 患者不管先前治疗如何，若发生了疾病进展或者是肿瘤复发者，不管临床表现如何，如果有合适的临床试验，都应考虑参与临床试验。根据目前这些有限的数据，《指南》建议，对于不能再从伊马替尼和舒尼替尼治疗中获益的患者，均可以选择索拉菲尼、达沙替尼或尼洛替尼治疗。当疾病进展患者不再从现有的酪氨酸激酶抑制剂治疗中获益时，为了缓解症状，还可应用曾经有效且耐受性良好的酪氨酸激酶抑制剂。Fumagalli 等最近报道，当标准治疗和研究性治疗失败后，对支持性治疗的患者可以再次应用伊马替尼。《指南》也认为，终身 TKI 治疗应该成为最佳支持治疗的一部分。

九、胃肠间质瘤的连续酪氨酸激酶抑制剂治疗

对酪氨酸激酶抑制剂（TKI）治疗有效或者是疾病稳定的患者，TKI 治疗的最佳持续时间并不清楚。一项多中心前瞻性随机Ⅲ期试验（BFR14）结果表明，对 TKI 治疗有效或者是疾病稳定的进展期患者，突然中断伊马替尼治疗，可导致疾病快速进展。在这项研究中，经过 3 年伊马替尼治疗后无疾病进展患者随机分为继续治疗组和治疗中断组，中位随访 35 个月，继续治疗组 2 年 PFS 为 80% 而中断治疗组为 16%。

专家组强力推荐：只要患者能够有临床获益（有反应或疾病稳定），应持续 TKI 治疗。为达到最佳的临床效果，维持每天的 TKI 剂量是很重要的。若因为治疗需要，暂停药物不会对疾病控制和其他效果方面有负面影响时，可短期内中断治疗 1～2 周。

十、胃肠间质瘤监测

在手术完全切除所有局限病灶的GIST患者，术后每3～6个月均应进行全面的病史询问、详细的体格检查和腹、盆腔CT扫描，这样的随访计划同样也适合于不可切除或能够完全切除的持续有肿瘤存在的患者。

（中山大学附属第一医院　戴伟钢　王天宝）

第五节　胃肠道类癌2011 NCCN指南概要

大约1/3的类癌来源于肺或者胸腺，2/3的来源于胃肠道。来源部位在胃肠道包括胃、小肠、阑尾和直肠。类癌患者的预后取决于肿瘤的分期和原发部位。最新的流行病学监测和最终结果数据表明从Ⅰ～Ⅳ期的直肠、结肠、胃、小肠的类癌其5年生存率分别为82%～97%、63%～87%、21%～74%和5.5%～43%。

NCCN指南提出7种主要的类癌类型：①空肠、回肠或结肠；②十二指肠；③阑尾；④直肠；⑤胃；⑥支气管肺；⑦胸腺。

一、胃肠道类癌的评估

类癌评估需要考虑患者负担和可能的原发部位的影像学资料。通常使用的技术包括CT和MRI。类癌有大的脉管而且与肝在CT扫描上等密度，取决于相差，多期CT扫描因此被用于评估是否存在肝转移。大部分的类癌表达高亲和力的生长抑素受体，对于肿瘤直径<1cm的类癌，X线造影、B超、CT等检查常不易检出和定位，通过生长抑素受体闪烁扫描法能得到准确检测。用^{111}In－DTPA奥曲肽闪烁扫描，可对80%～90%类癌病灶做出定位诊断。

二、局域性胃肠道类癌的处理

局部肿瘤的处理取决于肿瘤的大小和原发肿瘤部位，以及患者全身情况。各个肿瘤亚型的处理建议如下所述：

1. 胃类癌　3种类型胃类癌：1型胃类癌（慢性萎缩性胃炎相关）、2型胃类癌（Zollinger－Ellison综合征）和3型（零星）。1型和2型胃类癌都与高胃泌素有关。因为高胃泌素患者的肿瘤直径<2cm或更小，并且要么单独或多个，治疗选择：①如果可行的话，可采用内镜下切除肿瘤及邻近黏膜活检；②观察；③对于Zollinger－Ellison综合征患者采用奥曲肽（2B类建议）。对于肿瘤直径>2cm的胃泌素瘤患者，无论是单独或多发，建议内镜下切除（如果可能）或手术切除。对于胃液pH低的高胃泌素血症患者，应考虑胃泌素瘤。局部胃类癌和正常胃泌素水平的患者通常需要根治性切除肿瘤并清除胃周淋巴结。

2. 十二指肠、小肠和结肠类癌　对于在十二指肠产生的病变，建议针对局部疾病的内镜下切除法。无论有无淋巴结取样，建议采取局部切除，胰十二指肠切除术也是治疗非转移性十二指肠类癌的选择。对于空肠、回肠或结肠肿瘤患者，建议对肠道采用手术切除与区域淋巴结清扫术。手术过程应包括对整个肠道探查，因为可能有多个病变同时存在。考虑到生长抑素受体类似物长期治疗和胆结石的发展之间的关联，如果未来采取奥曲肽治疗，应考虑预防性胆囊切除术。

3. 阑尾类癌　大多数阑尾类癌在阑尾炎进行阑尾切除术偶然发现的，简单的阑尾切除术就足够了。对于不完整的切除或肿瘤直径>2cm的患者，局部或远处转移的风险很大。此类患者应予腹部或盆腔CT检查。如果没有远处转移，应行右半结肠切除。

4. 直肠类癌肿瘤　针对直肠病变的治疗是基于原发性肿瘤的大小。如果病变是2cm或更小，推荐内镜或经肛门切除。考虑到切除较大肿瘤的风险高，对于1～2cm大小的肿瘤在手术前应该考虑在麻醉状态下进行检查。肿瘤直径>2cm，肿瘤与固有肌层侵犯，或淋巴结转移应采取低位前切除，但在极少数的案例中，应采取经腹会阴切除术（APR）。

三、局域性不能切除或者转移性胃肠道类癌的处理

怀疑患者有远处转移的基线影像学推荐多层螺旋 CT 或者 MRI。嗜铬素 A（chromogranin A，CgA）或者 5-羟吲哚乙酸（5-HIAA）的水平也需要检测，以监测肿瘤的进展。如果考虑采用奥曲肽来治疗，奥曲肽扫描可以用来评估转移的位置和评估生长抑素受体的状态。最常见的类癌转移的位置包括局部或肠系膜淋巴结、肝脏、骨和肺。

在某些肿瘤，患者有局限的肝转移灶或者其他转移灶，但是可以根治性切除。在这些患者中，可切除原发部位和转移灶。如果原发灶是无症状的或者相对稳定，若远处转移灶不能切除，原发灶切除手术是不推荐的。在一些患者中，小肠肿瘤如果因为梗阻或者缺血引起的阵发性腹痛，需要手术，但这不多见，姑息性的小肠部分切除是可以推荐的。

患者有转移性病灶或者类癌综合征需要奥曲肽治疗。150～250mg 剂量的短效奥曲肽每天 3 次皮下注射。长效奥曲肽可对类癌综合征的予以长期治疗，20～30mg 奥曲肽 4 周 1 次皮下注射；为了控制症状，剂量和频率可以进一步调整；短效奥曲肽可以同时应用以尽快缓解症状。如果患者有心脏的症状或者预计大手术者，心电图或者超声心动图评估患者是否有心脏的类癌表现。在类癌综合征中心脏表现也经常见到，有研究发现 59% 的类癌综合征诊断有三尖瓣反流。

在无症状的肿瘤低负荷的患者中，NCCN 小组推荐：①在无症状发展到有症状进展前，每 3～6 个月监测影像学和标志物；②参与临床实验；③奥曲肽治疗。在无症状的类癌患者中，关于奥曲肽的起始时间没有统一的定论。在没有症状或者低肿瘤负荷的肿瘤患者，奥曲肽的治疗需要讨论，直到肿瘤进展之前推迟奥曲肽的治疗也是合适的。如果有临床明显的肿瘤负荷，开始奥曲肽的治疗是推荐的，如果有证据提示疾病进展，也需要奥曲肽的治疗。

患者如果有明显的转移性类癌进展的证据可以寻求几种选择。一般情况下，这些患者如果没有接受过奥曲肽的治疗，需要开始奥曲肽的治疗。除了奥曲肽，如果可以达到近全切除，减瘤手术也是可以考虑的（2B 级证据）。依维莫司（everolimus）治疗也是可以考虑的。对不可切除的肝转移灶，肝的局部治疗包括动脉栓塞、化疗栓塞以及放射栓塞以及其他减瘤治疗包括射频消融、冷冻治疗以及微波治疗也是推荐的。如果没有合适的选择，可以考虑采用细胞毒性药物如干扰素、替莫唑胺、达卡巴嗪、5-Fu 以及卡培他滨等的全身治疗。客观的放射影像学缓解是非常少见的，没有化疗药物或者制剂显示出明确有效的无疾病进展获益或者生存获益。

在进展期的类癌中，一些观察性的治疗研究提示了初步的证据。这些包括采用 VEGF 通路抑制剂（贝伐珠单抗、舒尼替尼或者索拉菲尼）以及其他的 mTOR 通路抑制剂。依维莫司是一个 mTOR（哺乳动物雷帕霉素靶蛋白）的抑制剂，最近正进行临床研究。在Ⅱ期临床试验中，其耐受性良好，同长效 LAR 比较显示出抗肿瘤的效果。在随机对照的Ⅲ期试验中，类癌的患者随机分为接受奥曲肽和奥曲肽加依维莫司两组。根据临床观察的评估，患者接受奥曲肽和依维莫司的患者中位无进展存活期是 12 个月，单纯接受奥曲肽为 8.6 个月，有统计学意义。但根据影像学评估，两者在无进展生存方面并没有达到统计学意义。该研究小组将依维莫司的应用归于 3 级推荐。

放射标志的生长抑素受体类似物的治疗在进展期的类癌患者报道有肿瘤缓解。这个方法属于观察性的，随机对照研究需要进一步评估其相对的有效性和放射肽的潜在毒性。

四、胃肠道类癌监测

大多数空肠、回肠或结肠、十二指肠、附件、直肠肿瘤患者，以及胸腺和 3 型胃类癌病变具有正常胃泌素水平。患者应该在切除手术后 3～12 个月后进行复查（如果患者有相关症状可以更早），此后每 6～12 个

月复查1次。对患有1型或2型胃类癌肿瘤的患者，建议前3年每6～12个月上消化道内镜检查1次，此后每年检查1次。对其他类型的类癌肿瘤监测应包括完整的病史和体格检查以及影像学检查，例如CT（腹部或盆腔）和核磁共振成像（MRI）。

CgA被用来作为一种肿瘤标志物，虽然不能完全断定，但不断增高的CgA水平与复发相关。CgA水平升高可以在许多其他疾病中，包括肾脏或肝脏功能不全，在使用质子泵抑制剂时普遍会升高。若干专家小组因此告诫：无症状的肿瘤患者CgA水平升高，但是影像学检查提示稳定，不一定表明患者应该开始新的治疗。

在某些情况下，5－羟吲哚乙酸（5－HIAA）在24h的尿液样本也可以考虑作为监测生化指标。治疗后，5－HIAA水平下降，表明对治疗有反应；增加则表明治疗未获成功。5－HIAA的浓度即使是正常的，患者可能仍然有肿瘤。饮食和药物可以影响5－HIAA的测试。因此，开始收集尿液前，患者应被告知48h内不要吃梨、香蕉、香瓜、茄子、菠萝、李子、西红柿、山胡桃坚果、芭蕉、猕猴桃、红枣、柚子、蜜瓜。这段时间内患者应避免喝咖啡、酗酒和吸烟。药物可以增加5－HIAA水平，包括对乙酰氨基酚、麻黄碱、地西泮、尼古丁、甘油和苯巴比妥等药物。

手术切除后，不推荐核医学扫描（PET扫描或OctreoScan）来监视以防复发，但是怀疑复发时可以用来会明确疾病的位置和肿瘤的范围。

在特定情况下，切除术后患者的随访建议，也不尽相同。阑尾肿瘤（直径≤2cm）和直肠肿瘤（直径≤1cm），预后良好，可以不进行随访。对于直肠肿瘤直径为1～2cm的患者，在主要治疗后的6个月和12个月时，建议仍然用内镜检查，然后根据临床结果进一步随访治疗。

随访推荐对胃类癌患者也是不同的。有小的胃类癌的患者，有高胃泌素但是不需要内镜下的切除或者治疗，需要6～12个月进行病史和体格检查评估。影像学检查和检测按照临床指示进行评估。内镜随访对1型或者2型胃类癌的患者，在前3年每6～12个月进行1次，随后如果没有复发和进展的证据每年进行1次。对1型胃类癌患者，如果患者出现新的肿瘤或者肿瘤负荷增大，可以行胃窦切除术以清除胃泌素的来源。

第六节　肛管癌2011 NCCN指南概要

肛管癌NCCN临床实践指南指出肛管鳞状细胞癌是肛管癌最常见的病理类型。其他类型的肿瘤发生在肛管部位，比如腺癌参照“直肠癌NCCN指南”，黑色素瘤参照“NCCN黑色素瘤指南”。

一、风险评估

肛管癌与乳头瘤状病毒感染、肛交病史或者性传播疾病、宫颈、外阴或者阴道癌病史、HIV感染免疫抑制以及吸烟有关。目前，已经确认的是肛管癌与持续HPV感染（HPV－16和HPV－18）关系最为密切。例如在60例病理标本中，肛管癌中HPV检出率为84%，而直肠癌为0。除此之外，系统回顾分析提示在1 007例关于HPV－16/18 DNA的检测提示，在侵袭性肛管癌其检出率为72%。而且，免疫抑制药物的应用和HIV感染可能促进了HPV病毒的持续存在和感染局部肛管区域。在HIV感染的人群中，肛管癌的标准发病率从1992～1995年的19/10万升高到2000～2003年的78.2/10万。

二、肛管解剖、组织学

从解剖学上看，肛门区癌分为肛管癌和肛周癌。发生于肛管的上皮性恶性肿瘤，称为肛管癌；发生于肛周者为肛周癌。肛管的定义有很多（功能或外科肛管、解剖肛管和组织学肛管），分类主要基于特定的医学和解剖的标志或者组织学的特征来定义的。功能的肛管主要是以括约肌来定义的，功能性肛管的近端同直肠的交界，是触摸到肛管括约肌和肛管直肠环的突起，为3～4cm，它的下界是肛管的边缘，最低的括约肌的边缘与肛门口相一致。这个定义主要用在外科根治性手术中。在描述肛管癌过程中，其他更多的定义包括组织学的黏膜特征。肛管区域的黏膜主要由鳞状上皮形成，这与直肠黏膜的柱状上皮不同。在肛管的最上缘有一个1~2cm的区域，具有多种上皮细胞包括直肠、膀胱和鳞状上皮的特征，最下缘主要指的是肛缘。肛周开始于肛缘，包括距离肛门5cm左右的皮肤。肛周和环肛皮肤经常是同义的。

三、病　　理

肛管癌主要是鳞状细胞癌。第2版的WHO分类系统将所有的鳞状细胞癌分为一穴肛癌和其他亚型：大细胞角化型、大细胞非角化型和基底细胞癌。据研究报道，越靠近肛管近端，病理类型就越可能是非角化型鳞癌，往往分化类型差。关于一穴肛癌、交界性、角化型和基底细胞癌在目前的WHO分类中已经删掉。目前所有的亚型包括一个单一通用的鳞状细胞癌。原因如下：一穴肛癌有时和基底细胞癌的名词互用，交界性现在认为是非角化型癌，而且角化型和非角化型肿瘤有着类似的自然病史和预后；肛管鳞癌病理组织学中呈现多种类型的细胞混杂。在《指南》中各种鳞状细胞癌没有明确的细胞类型规定。其他少见的肛管癌中包括肛管腺的腺癌、小细胞型或者未分化型以及黑色素瘤。肛周鳞状细胞癌多为高分化和角化型的，但是由于细胞类型不同在《指南》中并未定义。皮肤附件比如汗腺可以帮助肛周癌区别于肛管癌。由于肿瘤可能同时累及两个位置，所以有时肛管癌和肛周癌很难区分。

淋巴引流方向取决于肿瘤的位置。如果肿瘤在肛门周围皮肤和远离齿状线，主要引流到浅表的腹股沟淋巴结；靠近齿状线主要引流到直肠周围淋巴结和髂内周围淋巴结，更近端的可能引流到肠系膜下淋巴结。因此远端的肛管癌更容易发生腹股沟淋巴结转移，尽管肛管和肛门的淋巴引流系统并不是彼此孤立的。

四、分期及预后

由于目前关于肛管癌主要治疗的推荐不包括外科切除，许多肿瘤分期主要强调原发肿瘤的大小，可以通过直接的测量和纤维镜下确认。肿瘤活检是必须的，通过直肠超声来确定肿瘤的浸润深度，这在肛管癌的分期中存在分歧，并未采用。由于肛管癌和肛周癌有着类似的生物学行为，两者的分期系统是相同的。

淋巴结分期主要基于肛管癌区域淋巴结的位置。N_1指的是一个或者多个环直肠的淋巴结；N_2指的是单侧的髂内淋巴结和（或）腹股沟淋巴结；N_3指的是环直肠和腹股沟淋巴结和（或）双侧髂内淋巴结和（或）腹股沟淋巴结。肛周癌，N_0和N_1简单代表存在淋巴结转移。但是，肛管癌开始的治疗并不是经典的手术治疗，所以淋巴结的状态很难精确评估到。如果怀疑肿瘤转移到腹股沟，活检是推荐的。

2002年AJCC关于肛周癌的分期如下。原发病灶T：T_x原发病灶不能评估；T_0无原发病灶的证据；T_{is}原位癌；T_1肿瘤最大直径≤2cm；T_2肿瘤直径＞2cm而≤5cm；T_3肿瘤直径＞5cm；T_4任何大小，侵犯邻近器官，如阴道、尿道、膀胱等。区域淋巴结：N_x区域淋巴结未能评估；N_0无区域性淋巴结转移；N_1有区域性淋巴结转移。远处转移：M_x远处转移不能评估；M_0无远处转移；M_1有远处转移。分期：0期$T_{is}N_0M_0$；Ⅰ期$T_1N_0M_0$；Ⅱ期$T_2N_0M_0$、$T_3N_0M_0$；Ⅲ期$T_4N_0M_0$，任何T、N_1M_0；Ⅳ期 任何T，任何N、M_1。组织学分级：G_x分级不能评估；G_1高分化；G_2中分化；G_3低分化；G_4未分化。

肛管癌的预后与原发肿瘤的大小和淋巴结是否转移有关。69%~70%的肛管癌开始分期为Ⅰ期或者Ⅱ期。肿瘤直径≤2cm或＞5cm，放化疗后5年的生存率前者接近80%，后者低于50%。从1985~2000年的国家肿瘤数据库关于19 999例肛管癌的分析中发现不同分期的5年生存率如下：Ⅰ期69.5%；Ⅱ期59.0%；Ⅲ期40.6%和Ⅳ期18.7%。有关肛管癌淋巴结转移比例的报告变异比较大，为10%~40%。尽管有些报道提示淋巴结的转移程度与T分期相关，但是很多报道并不支持这个结论。在经过APR手术的肛管癌患者中，盆腔的转移淋巴结直径＜0.5cm，提示CT或者PET-CT评估淋巴结转移状态并不可靠。在一个采取放疗的270例肛管癌回顾性研究发现，同时性的腹股沟淋巴结转移在T_{1-2}的患者中为6.4%；T_{3-4}中升高到16%。在N_{2-3}的患者中，生存率较淋巴结转移与T分期更有关，T_{1-2}的5年生存率为72.7%，T_{3-4}的5年生存率为39.9%，但是这个研究涉及的病例规模较小。

五、评估与治疗

1. 评估　肛管癌的患者多表现为直肠出血，30%的患者伴有疼痛或者触及直肠肿物。除了PET－CT未包含在肛门周围癌检查的组套中，NCCN肛管癌小组对怀疑肛管癌或者肛周癌患者的临床评估推荐是一致的。

在活检确认鳞状细胞癌之后，专家组推荐全面检查和评估，包括仔细的肛门指检、腹股沟淋巴结触诊和肛门镜下检查及对可疑组织的活检。对T分期的评估主要通过临床体检来发现。关于腹股沟淋巴结是否转移，通过临床或者影像检查发现增大的淋巴结，可以进一步通过细针抽吸活检或者切除来进行确诊。盆腔淋巴结可以通过CT或者MRI来评估。同时这些检查可以发现肿瘤是否侵犯腹腔或者盆腔器官。由于肛管区域的静脉系统是全身循环的一部分，胸部X线和CT可以评估有无肺转移灶。即使CT上显示淋巴结大小正常，PET－CT扫描对评估盆腔淋巴结也非常有帮助，但专家组仍然没有推荐使用PET－CT来代替CT的诊断。而且，专家组提出PET－CT对明确肿瘤分期和制订治疗计划的帮助作用并未确认。CD4水平在HIV患者中可以作为肛管癌的危险因素。由于肿瘤与HPV病毒的关系，建议女性患者产科检查包括宫颈涂片。

2. 肛管癌的主要治疗　在过去，患有侵袭性肛管癌的患者常规进行APR手术，但是局部复发率很高，5年生存率只有40%～70%，而且需要永久的结肠造口。目前，同时放化疗，可以替代APR手术，现放化疗被推荐为肛管癌以及$T_{2\sim4}$期或者N_0期肛门周围癌的主要治疗措施。T_1同时无局部淋巴结转移的高分化的肛门周围癌可以仅行局部切除。具体化放疗参见第二十八章相关内容。

3. 肛管癌的治疗推荐　肛管癌采用放化疗（5－Fu/丝裂霉素＋放疗）是主要的治疗选择。放疗的剂量主要根据RTOG98－11试验中所用的。所有的患者原发肿瘤应该接受最低为45Gy剂量的照射。在盆腔、肛管、腹膜和腹股沟淋巴结，初始RT剂量30.6Gy。对上界和淋巴结阴性的区域剂量应分别减少到30.6Gy和36Gy。$T_{3\sim4}$期的患者，N_0期和淋巴结转移，或者45Gy照射后T_2期残留的患者，需要提高额外的10～14Gy。两个疗程的5－Fu/丝裂霉素在第1周和第5周放疗中施行。顺铂为基础的化疗，适用于转移性肛管癌患者。

4. 肛周癌的主要治疗推荐　肛门周围病变根据临床分期可以选择局部切除或者放化疗。T_1N_0高分化肛门周围癌的主要治疗是足够切缘的局部切除。如果切缘不够充分，再次切除是首先考虑的。如果切缘不够充分，那么局部放疗和（或）加上5－Fu为基础的化疗是可以考虑的选择之一。T_2或者T_4以及淋巴结阳性的肛门周围癌采用5－Fu/丝裂霉素加以放疗，剂量和顺序参照肛管癌。放疗的双侧腹股沟或者低位的盆腔淋巴结区域的选择应该按照进展期的肿瘤来进行。顺铂为基础的化疗，建议用来针对转移性的疾病。

六、随访和监测

对肛管癌和肛门周围癌的随访和监测是相同的。完成放化疗后，患者在8～12周进行1次肛门指检重新评估。如果连续的指检发现可疑病灶可以进行活检。在完成放化疗后，疾病可以持续很长时间被抑制，但是假阳性的结果很高。活检的指征是新发、硬的边缘溃疡，增大的肿块或者疼痛增加。经过再次评估，根据是否缓解、进展和持续存在的情况，对患者进行分类。

在一个研究中，疾病持续存在定义为放化疗6个月后病理证实的肿瘤持续存在。临床的疾病进展需要病理的确认，但是如果疾病的临床表现消失，缓解的患者并不需要病理确认。疾病持续存在的患者获得活检结果但是没有临床进展的证据存在，4周内要密切随访疾病是否会缓解。如果没有获得缓解，或者出现进展，建议进一步行激进治疗。如果患者持续表现为疾病缓解，需要在3个月内进行再次评估。专家组建议，获得完全缓解的病例需要进行每3～6个月的持续5年的监测，其中包括指检、肛门镜评估和腹股沟淋巴结触摸。胸片和盆腔CT对局部进展的患者如$T_{3\sim4}$或者淋巴结阳性的患者，需要每年1次，持续3年。

七、进展、复发、转移肛管癌的治疗

尽管放化疗作为肛管癌的治疗手段是有效的，但是局部的复发率据报道为40%，根治性的补救手术

APR 是对此类患者的选择方案。放化疗后一些与高复发因素相关的因素是高 T 分期和 N 分期。研究发现，尽管并发症发生率比较高，患者经过补救性的 APR 手术后，5 年的生存率为 39% ~64%。经过补救 APR 手术后，与预后差相关的因素有初始治疗时淋巴结阳性、原发病灶放射剂量<55Gy。转移性肛管癌可选择局部放疗联合以顺铂为基础的化疗。

在盆腔外最常见的转移部位包括肝脏、肺脏和盆腔外淋巴结。肛管癌发病率低，只有 10% ~20% 的患者有远处转移灶。对远处转移的患者的资料由于病例规模较少，但是有些证据提示采用氟尿嘧啶为基础的化疗加上顺铂对转移性肛管癌患者有益。

八、对进展性肛管癌的治疗推荐

通过直肠指诊发现疾病进展的证据，要随后进行活检并且通过 CT 或者 PET - CT 重新分期。如果通过病理证实疾病进展的患者可以考虑进行 APR 手术。由于先前的广泛放疗，APR 手术需要考虑会阴部的肌肉皮瓣重建。这些患者需要 5 年内每 3 ~6 个月评估 1 次。这些评估项包括临床淋巴结转移的评估（例如腹股沟淋巴结的触诊）以及每年的 CT 平扫。

九、对局部复发或转移肛管癌的治疗推荐

获得完全缓解的患者需要在 5 年内每 3 ~6 个月进行评估。局部复发患者的治疗推荐包括 APR 手术，会阴部肌肉皮瓣的重建也是需要考虑的。对于复发局限于腹股沟淋巴结的可以行腹股沟淋巴结切除而无需进行 APR 手术。如果先前对腹股沟区采取了放疗，对这部分患者可以考虑对腹股沟区进行放疗或同时加用化疗。对远处转移的患者需个体化治疗，局部的治疗，主要进行对症治疗，转移灶的切除并无证据支持。对转移的肛管癌患者，推荐主要是以铂类为基础的化疗，或者参与一些临床实验，对 5 - Fu 或顺铂治疗失败的病例并没有发现其他药物是有效的。

肛管癌的 NCCN 指南小组相信多学科协助治疗方法是必要的，包括消化内科医生、肿瘤内科医生、肿瘤外科医生、放疗科医生和放射科医生。关于肛管癌和肛门周围癌在治疗方法上是相似的，都是包括以 5 - Fu/丝裂霉素为基础的放疗，尽管一小部分高分化的肛门周围癌可以局部切除，切除时保证切缘阴性。对所有的肛管癌患者进行临床随访评估，因为可能需要补救治疗。对病理活检证实局部进展的患者需要进行 APR 手术。对完全缓解但有临床证据证实局部复发的患者，应当进行 APR 手术并同时行腹股沟淋巴结清扫，而对之前有进行过放疗的患者则需进行腹股沟淋巴结的清扫，并继续放疗或加用化疗。对盆腔以外远处转移的患者，采取以顺铂为基础的化疗或者参与一些临床实验。专家组赞同在传统或者公认的治疗方案之前，这部分患者应优先考虑参与临床实验。

（中山大学附属第一医院　徐建波　王天宝）

第七节　疼痛 2011 NCCN 指南概要

一、定　　义

疼痛是最常见的肿瘤相关症状之一。疼痛定义为“与实际或潜在的组织损伤或类似损伤相关联的感觉和情绪体验”。癌痛或癌症相关性疼痛，与非恶性肿瘤相关性疼痛，对患者的影响有所不同。约 1/4 新诊断恶性肿瘤的患者、1/3 正在接受治疗的患者以及 3/4 晚期肿瘤患者合并疼痛。而且，疼痛是患者最恐惧的症状之一。如果疼痛得不到缓解，将令患者感到不适，并极大地影响他们的活动、积极性、与家人和朋友的交往，以及整体生活质量。

二、病理生理学分类

疼痛的病理生理学机制主要有两种：伤害感受性和神经病理性。伤害感受性疼痛是由躯体和内脏结构遭受伤害并最终激活伤害感受器所引起的。伤害感受器分布于皮肤、内脏、肌肉和结缔组织中。伤害感受性疼痛可进一步分为躯体痛和内脏痛。躯体伤害感受性疼痛通常能精确定位，主诉为刀割样、搏动性和压迫样疼痛。常由手术或骨转移引起。内脏伤害感受性疼痛常常更加弥散，表现为酸痛和痉挛性痛。常发生于胸腹部内脏器官受到挤压、侵犯或牵拉后。神经病理性疼痛是由外周或中枢神经系统遭受伤害导致的。这种类型的疼痛可形容为灼痛、刀割样痛或电击样疼痛。

三、疼痛强度评分

疼痛强度评分量表可作为全面筛查和全面疼痛评估的一部分。至少应该询问患者“当前”疼痛，以及过去24h内“最严重”和“最常见”的疼痛程度。全面评估还应包括“过去1周内最严重的疼痛程度”、“静息时的疼痛程度”以及“活动时的疼痛程度”。最常用的是数字评分量表和面部表情疼痛评分量表。

（一）数字评分量表

1. 口述　过去24h内最严重的疼痛可用哪个数字表示，范围从0（无疼痛）到10（疼痛到极点）。

2. 书写　在描述过去24h内最严重的疼痛的数字上画圈。

0　1　2　3　4　5　6　7　8　9　10

无疼痛————————————————→疼痛到极点

（二）面部表情疼痛评分量表

见图41－1。

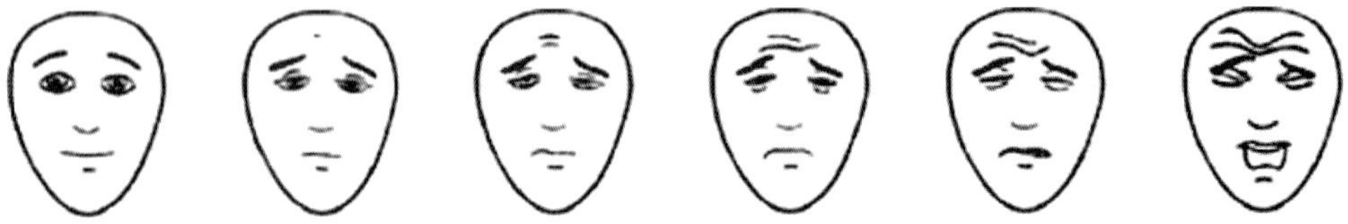

0为无痛　1～3为轻度疼痛　4～6为中度疼痛　7～10为重度疼痛

图41－1　面部表情疼痛评分

四、全面疼痛评估

1. 疼痛病史

（1）疼痛的部位、牵涉痛的位置以及疼痛有无放射。

（2）疼痛强度：过去24h和当前疼痛；静息时和活动时疼痛。

（3）疼痛对活动的影响：日常活动、情绪、与他人之间的关系、睡眠、爱好。

（4）时间：发作时间、持续时间、过程、持续性还是间断性。

（5）描述或性质：皮肤、肌肉、骨骼的躯体性疼痛常表现为酸痛、刺痛、搏动性疼痛和压迫性痛；内脏器官的内脏性疼痛常表现为咬噬样痛、痉挛痛、钝痛、刀割样痛；神经损伤引起的神经病理性疼痛常表现为刀割样痛、麻刺痛、伴耳鸣的耳痛、电击样痛。

（6）加重和缓解因素。

（7）其他相关症状。

（8）目前的疼痛处理计划：包括药物和非药物手段，如果正在用药，要明确用什么药，处方药和（或）非处方药，用药剂量，给药间隔，当前的处方医师。

（9）目前的疗效：疼痛缓解程度，患者对药物治疗计划的依从性，药物不良反应为便秘、过度镇静、认知功能下降、恶心等。

（10）既往的镇痛治疗：用药的原因、持续时间、疗效、停药原因。

2. 社会心理因素

（1）患者抑郁。

（2）家属和他人支持。

（3）精神病史，包括当前或既往药物滥用史。

（4）镇痛药物使用不当或滥用的危险因素。

（5）镇痛不足的危险因素。

3. 医疗史

（1）肿瘤治疗史，包括目前和既往的化疗、放疗和外科手术史。

（2）其他重大疾病、状况。

（3）既往所患的慢性疼痛。

4. 体格检查。

5. 相关实验室和影像学检查以评估疾病进展。

6. 疼痛评估的最终目的是明确“疼痛诊断”和根据医患共同决定的目标制订个体化的疼痛处理计划。“疼痛诊断”包括病因和病理生理诊断（表41－3）。

表41－3　疼痛诊断

病因	病理生理
癌症 癌症治疗（放疗、化疗、手术）或临床操作 伴发病或非癌症	伤害感受性 神经病理性

五、三阶梯止痛与癌痛治疗原则

癌症的三阶梯止痛法，是一种根据患者的疼痛程度不同，而分别使用不同等级止痛药物为治疗原则的止痛方法。使用三阶梯止痛法的前提是要学会癌痛等级的评估。通过数字评分量表把患者的癌痛分为轻、中、重3级：0为无痛；1～3为轻度疼痛，患者虽有痛感但可忍受，能正常生活；4～6为中度疼痛，患者疼痛明显，不能忍受，影响睡眠；7～10为重度疼痛，疼痛剧烈，不能入睡，可伴有被动体位或自主神经功能紊乱表现。搞清了患者的疼痛等级后，再按照WHO提出的癌痛治疗的5个主要原则给药。

1. 口服给药　简便、无创、便于患者长期用药，对大多数疼痛患者都适用。

2. 按时给药　注意“按时”给药，而不是疼痛时才给药。

3. 按三阶梯原则给药　按患者疼痛的轻、中、重不同程度，给予不同阶梯的药物。

第一阶梯轻度疼痛给予非阿片类（非甾类抗炎药）加减辅助止痛药。注意：非甾类止痛药存在最大有效剂量（天花板效应）的问题。常用药物包括扑热息痛、阿司匹林、双氯芬酸盐、加合百服宁、布洛芬、芬必得（布洛芬缓释胶囊）、消炎痛、吲哚美辛、意施丁（吲哚美辛控释片）等。

第二阶梯中度疼痛给予弱阿片类加减非甾类抗炎药和辅助止痛药。弱阿片类药物也存在天花板效应。常用药物有可待因、强痛定、曲马多、奇曼丁（曲马多缓释片）、双克因（可待因控释片）等。

第三阶梯重度疼痛给予阿片类加减非甾类抗炎药和辅助止痛药。强阿片类药物无天花板效应，但可产生耐受，需适当增加剂量以克服耐受现象。以往认为用吗啡止痛会成瘾，所以不愿给患者用吗啡，现在证明这个观点是错误的——使用吗啡的癌痛患者极少产生成瘾性。此阶梯常用药物有吗啡片、美菲康（吗啡缓释片）、美施康定（吗啡控释片，可直肠给药）等。但是，哌替啶这一以往常用的止痛药，由于其代谢产物毒性大等因素，未被推荐用于控制慢性疼痛。

另外，一些辅助药物的使用增加了止痛的疗效，减少了止痛药的剂量，起到了良好的止痛作用。这些药物包括皮质类固醇激素地塞米松和泼尼松，可以减轻周围神经水肿和压迫引起的疼痛；抗抑郁药阿米替林、多虑平、美舒郁、百忧解，用来镇痛、镇静、改善心情；抗惊厥药卡马西平、苯妥英钠，可治疗撕裂性及烧灼样痛和放化疗后疼痛；羟嗪类抗组胺药，用于镇痛、镇静、镇吐。

4. 用药个体化　用药剂量要根据患者个体情况确定，以无痛为目的，不应对药量限制过严而导致用药不足。

5. 注意细节　严密观察患者用药后的变化，及时处理各类药物的副作用，观察评定药物疗效，及时调整药物剂量。

六、阿片类药物剂量调整

阿片类药物使用 24 ~ 48h 后评价止痛效果：疼痛评分 7 ~ 10，剂量增加 50% ~ 100%；疼痛评分 4 ~ 6，剂量增加 25% ~ 50%；疼痛评分 1 ~ 3，剂量增加 25% 或继续观察。出现爆发痛时予相当于 1/4 ~ 1/3、每 12h 1 次剂量的即释阿片类药物。

七、阿片类药物不良反应的处理

阿片类止痛药最常见的不良反应为便秘，患者不会对便秘产生耐受，便秘会持续存在于阿片类止痛治疗的全过程。因此，应当积极预防和治疗便秘。阿片类止痛药另一常见的不良反应为恶心、呕吐，随着用药时间延长，恶心、呕吐症状会逐渐减轻、消失。

（一）便秘

1. 预防措施　刺激性泻药 ± 大便软化剂，可考虑选择中医药预防便秘。阿片类药物加量时，泻药剂量也应增加。维持足够液体摄入，维持足够膳食纤维摄入。

2. 处理措施　如果出现便秘，应评估便秘原因和严重程度，除外梗阻，治疗其他病因。根据需要调整大便软化剂或泻药剂量，以保证每 1 ~ 2 天 1 次肠道非强制通便。考虑辅助镇痛治疗以减少阿片类药物的用量。如果便秘持续存在，重新评估便秘的原因和严重程度，排除肠梗阻。检查是否存在粪便嵌塞，考虑增加其他药物，例如氢氧化镁 30 ~ 60mL，每天 1 次；乳果糖 30 ~ 60mL，每天 1 次。可考虑选择中医药治疗便秘，也可用磷酸钠溶液、生理盐水或自来水灌肠，考虑使用胃肠动力药物（如甲氧氯普胺 10 ~ 20mg 口服，每天 4 次）。

（二）恶心

1. 预防措施　对于既往使用阿片类药物出现恶心的患者，强烈推荐预防性使用止吐药物。

2. 处理措施　如果出现恶心，评估恶心的其他原因（例如便秘、中枢神经系统病变、化疗、放疗、高钙血症），考虑使用甲氧氯普胺、5 - 羟色胺拮抗剂（例如格拉司琼或昂丹司琼）。由于此类药物可引起便秘，务必谨慎使用。可考虑地塞米松。如果恶心持续 1 周以上，重新评估恶心的原因和严重程度，考虑阿片类药物更替。

（三）呼吸抑制

谨慎使用解救药物。如需解救半衰期长的阿片类药物如美沙酮导致的呼吸抑制，考虑输注纳洛酮。如果出现呼吸异常或急性意识障碍，考虑给予纳洛酮。用9mL生理盐水稀释1安瓿纳洛酮（0.4mg/mL），稀释后总体积为10mL。每30～60s给药1～2mL（0.04～0.08mg），直到症状改善。做好重复给药准备（阿片类药物的半衰期通常比纳洛酮要长）。如果10min内无效且纳洛酮总量达到1mg，考虑其他导致神志改变的原因。

（四）过度镇静

如果在初次使用阿片类药物后发生过度镇静，并持续1周，评估导致过度镇静的其他原因（例如中枢神经系统病变、其他可致镇静药物、高钙血症、脱水、败血症、缺氧）。如果疼痛可以在较低剂量情况下得到控制，可减少阿片类药物剂量。考虑更换阿片类药物，考虑使用非阿片类镇痛药以减少阿片类药物的剂量；考虑减少每次给药剂量，增加给药频率，以降低阿片类药物峰浓度。

（山东省立医院　沙　丹）

第八节　姑息治疗2011 NCCN指南概要

WHO对姑息治疗的定义为：积极、整体地照顾那些对治愈性治疗无反应的患者，包括疼痛及其他症状的控制，并重视和解决患者心理、社会和精神方面的问题，其目的是使患者及家属获得最好的生活质量，在疾病的早期可以与抗癌治疗同时进行。世界卫生组织确定的癌症综合控制规划包括4项重点：癌症的预防、癌症的早期诊断、癌症的根治性治疗、癌症疼痛及其他症状的控制即姑息治疗。姑息治疗属于支持性治疗，其目的和任务就是帮助患者达到和维持其躯体、情感、精神、职业和社会行为能力的最佳状态，使患者及其家属获得尽可能好的生活质量。

一、姑息治疗的内容和原则

姑息治疗的内容是控制疼痛，处理并缓解症状。姑息治疗的原则是控制症状。在明确肿瘤诊断以后，即应开始对各种症状予以科学的评估，肿瘤患者经常被各种症状所困扰（0～30个）。常见症状包括疼痛、厌食、失眠、疲劳、体重下降、口干、恶心、呕吐、呼吸困难、抑郁、焦虑、意识模糊等。Potter对400例晚期患者的症状发生情况做了统计，发现5个最常见的症状为疼痛（64%）、厌食（34%）、便秘（32%）、疲倦（32%）和呼吸困难（31%），每位患者可能出现症状的中位数为7个。Morita报道了类似的结果，他还发现不同部位肿瘤的症状发生率略有差别。有效地处理和缓解这些症状，可明显提高肿瘤患者的生活质量。

二、姑息治疗的策略

姑息并不是“消极”的代名词。临床医生只有在充分了解了各种恶性肿瘤的病理生理特征及恶性行为的基础上，才能正确判断及有效处理肿瘤本身引起的各种问题。在处理晚期恶性肿瘤时，究竟以抗癌治疗为重点还是以处理症状为重点，应根据患者所患肿瘤的性质、病期、对以前治疗的反应以及患者的一般状况、对治疗的信心等做出正确的判断，制定合理有效的治疗方案。

首先正确评估病因、病情及肿瘤与现有症状之间的关系，避免失去缩小甚至治愈肿瘤的机会。其次正确判断患者症状、体征与所患肿瘤之间的关系，判断是否由肿瘤本身或非肿瘤性疾病及抗癌治疗本身的不良反应引起的临床表现，正确评估治疗给患者带来的利弊得失。对可治愈肿瘤患者应在积极抗癌治疗的同时应用姑息治疗控制症状，力争治愈。使患者能在无明显痛苦的情况下，享受生活和工作的乐趣。对无治愈可能但又可延长生命的肿瘤患者通过姑息性手术或放疗或化疗等，尽量减少肿瘤负荷，以缓解肿瘤造成的痛苦，最大限度地延长无症状生存期，提高生活质量。对疾病进展不能治愈且不能延长生命的肿瘤患者应以控制症状为主。通过对患者全面症状的评估，制定姑息治疗方案，目的是减轻症状，提高生活质量，延长生命。手段包括化疗、放疗、手术、中药、生物治疗等，只是采用的剂量、强度、方式不同。实际上，姑息治疗每天都贯穿在临床工作中。

三、肿瘤姑息治疗的模式

（一）姑息性手术

一些癌症患者病情发展到晚期，无法进行根治性手术，但是为了减轻患者的痛苦，延长患者生命，也可进行手术，这种手术称为姑息性手术。例如姑息性肿瘤切除术、管道内支架术（如缓解食管癌患者进食困难）、造瘘术（如结肠癌阻塞肠腔，无法正常排便，大肠造瘘术可解除肿瘤对肠腔的阻塞）等。

（二）姑息性化疗

目前姑息性化疗在处理晚期肿瘤患者症状方面的作用尚未达成共识。是否行姑息性化疗，必须权衡利弊，虽然已有多项随机对照研究结果证实，对一般情况较好的晚期非小细胞肺癌患者，姑息性化疗效果肯定优于最好的支持治疗，但在采用姑息性化疗之前，应根据患者的全身情况、肿瘤病理及组织学来源、可能的药物敏感性和耐药性，充分衡量化疗的可能疗效和不良反应，对于一般情况较差的患者各器官功能状况、既往治疗和用药情况以及可能出现的不良反应等做出全面的评估，在利大于弊的前提下才可采用化疗。

（三）姑息性放疗

姑息性放疗是指应用放疗方法治疗晚期肿瘤及其复发和转移病灶，以达到改善症状的目的。姑息性放疗用于下列情况：

1. 止痛　如肿瘤骨转移及软组织浸润等所引起的疼痛。
2. 缓解压迫　如肿瘤引起的消化道、呼吸道、泌尿系统等的梗阻。
3. 止血　如宫颈癌出血、肺癌或肺转移病灶引起的咯血等。
4. 促进溃疡性癌灶控制　如伴有溃疡的大面积皮肤癌、口腔癌、乳腺癌等。
5. 改善生活质量　如通过缩小肿瘤或改善症状后使生活质量提高。

四、姑息治疗的阶段

重视姑息治疗是当前临床肿瘤学发展的重要趋势。姑息治疗不仅涉及缓解疼痛，而且涉及对患者及家庭给予精神和社会心理支持。无论治愈可能性如何，姑息治疗都可以提高患者及其家庭的生活质量。恶性肿瘤姑息治疗并不是只针对终末期恶性肿瘤患者的临终关怀治疗，而应贯穿于恶性肿瘤治疗全过程。根据恶性肿瘤病变的进展，姑息治疗大致分为3个阶段：

1. 第1阶段　抗癌治疗与姑息治疗相结合，对象为可能根治的恶性肿瘤患者；姑息治疗主要是缓解癌症及抗癌治疗所致的症状，对症支持治疗，保障治疗期间的生活质量。

2. 第2阶段　当抗癌治疗可能不再获益时，以姑息治疗为主，对象为无法根治的晚期恶性肿瘤患者。姑息治疗主要是缓解症状，减轻痛苦，改善生活质量。

3. 第3阶段　为预期生存时间仅几天至几周的终末期恶性肿瘤患者提供临终关怀治疗及善终服务。为保障姑息治疗贯穿于恶性肿瘤治疗全过程，应让患者尽早建立姑息治疗的概念，确保抗癌治疗合理用于受益阶段。

五、姑息治疗的有关问题

1. 疼痛　据WHO统计，目前全世界癌症患者中30%～50%伴有不同程度的疼痛。因此，控制癌痛是姑息治疗的重要内容和需要优先解决的问题。癌痛评估是镇痛治疗的首要步骤，也是阿片药物治疗的依据。中、重度疼痛的患者首选阿片类药物治疗；轻度疼痛可选NSAIDs或对乙酰氨基酚（几乎无抗炎作用，不适于炎性疼痛），如第一阶梯药物治疗无效、对第一阶梯药物过敏或有禁忌证，可考虑使用阿片类药物止痛。疼痛原因及性质评估是制定联合治疗方案的关键。肿瘤骨转移或浸润压迫神经导致神经病理性疼痛是常见的两类癌痛综合征，都存在炎性痛的成分，可选择NSAIDs或糖皮质激素作为辅助抗炎镇痛药物。骨转移疼痛还可根据患者的具体情况考虑全身及局部治疗，有效的抗肿瘤治疗不仅可控制肿瘤进展，也是有效的镇痛措施。神经病理性疼痛是常见的难治性疼痛，单药很难达到满意镇痛效果，可联合抗惊厥、抗抑郁药物等。防治镇痛药物副作用关系到镇痛治疗的成败，不能忽视。便秘是癌痛患者镇痛治疗时最常见的副作用，要预防为主，防治结合。癌痛治疗涉及癌痛的诊断、药物治疗、副作用防治、介入治疗、患者宣教、心理评估和专科会诊等多个方面。不能把癌痛治疗等同于单纯的镇痛药物治疗。

2. 呼吸困难　应首先寻找诱因，可因肿瘤本身或并发症而引起，如纵隔或胸腔肿块、胸腔积液、心包积液、贫血等；也可因治疗肿瘤引起的，如术后改变、反射性肺炎、化疗肺等；肿瘤患者合并感染等；原有肺部疾患引起的支气管痉挛等都可引起呼吸困难。在明确诱因后施以针对治疗不难解决。

3. 恶心、呕吐　肿瘤化疗药物常引起呕吐，非化疗药物也可引起恶心、呕吐，因而熟悉药物特性并注意观察很重要。放疗、消化道梗阻、电解质紊乱、脑转移引起的颅内压增高等都可出现恶心、呕吐，此外内科合并症如肠胃炎、肾功能不全、糖尿病酮症酸中毒、高血压危象等也可表现为恶心、呕吐。对不同的病因区别对待，才能取得更好效果。

4. 厌食或恶病质　癌性厌食恶病质是一种进行性消瘦的综合征。在>80%的晚期肿瘤患者中都存在此综合征，而以胰腺癌与胃癌的发生率最高。其主要症状有厌食、饱胀、肌力软弱、消瘦等，体重下降是其最明显也是最重要的结果，往往这些患者并非死于肿瘤本身，而是死于严重的体重下降。除直接导致患者死亡外，它最主要的危害在于极大地影响了患者的生活质量。这种综合征的发病机制目前仍不明确，但现在认为，癌性恶病质的主要原因包括两方面，即肿瘤释放某些因子以及机体对肿瘤的免疫与炎症反应。目前，尚无有效的治疗方法可以逆转这种进行性的消瘦。对于绝大多数患者来说，治疗的目的应是改善患者的生活质量，以及延长患者的生存期。针对癌性恶病质的治疗是多方面的，包括药物、手术、营养支持、物理、社会心理等。

5. 便秘　晚期癌症患者23%～80%需要接受便秘治疗。多种原因可导致癌症患者便秘，肿瘤本身因素（直接、间接）、年老体衰、胃肠功能下降、进食量少、食物中粗纤维少、活动少、脱水、恶心、呕吐等均可引起便秘；应用化疗药物、止吐药、5-HT_3受体拮抗剂、阿片类止痛药等可致便秘；合并各种慢性疾病，如糖尿病、甲状腺功能低下等；服用其他药物如含钙及铝的抗酸剂、硫酸钡、铋剂，抗胆碱能药物、抗惊厥药、抗帕金森病药物等，也是引起便秘的重要原因。适当调整生活方式，如摄入高纤维饮食、适量饮水、适量增加活动、养成良好的排便习惯等有助于预防便秘的发生；尽量少用引起便秘的药物，如必须应用，应加强监测，并考虑对便秘予以预防；使用阿片药物的患者，应同时预防性接受通便药物治疗。成功预防和处理便秘也是阿片药物成功控制癌痛的前提条件。

6. 恶性肠梗阻（malignant bowel obstruction，MBO）　是指原发或转移性恶性肿瘤造成的肠道梗阻，是晚期癌症患者的常见并发症。对于不能手术解除的恶性肠梗阻，采用合理的治疗措施可有效缓解症状，改善患者的生活质量。MBO在胃肠恶性肿瘤中最常见。治疗应根据患者具体情况，尽早采取多学科协作的个体化治疗措施。目标是改善患者的生活质量，并根据疾病的发展阶段、患者全身状况及其意愿、进一步接受抗肿瘤治疗的可能性选择个体化姑息治疗方案。治疗方法包括手术、药物和其他姑息治疗等。手术是MBO最主要的治疗方法之一，目的主要是缓解症状和改善生活质量，其次是延长生存时间，所以应严格掌握手术指征。方法包括松解粘连、肠段切除、肠段吻合和肠造瘘。要注意严格掌握手术适应证、绝对禁忌证和相对禁忌证。药物治疗目标是不使用减压装置，或在使用的同时控制恶心、呕吐、腹痛和腹胀等症状。其他治疗：补液治疗、全胃肠外营养、自张性金属支架置入、鼻胃管引流及胃造瘘等。

7. 抑郁　是肿瘤患者最常见的精神问题之一。癌症相关性抑郁（cancer - related depression，CRD）是指因癌症诊断、治疗及其合并症等因素，导致患者失去个人精神常态的情绪病理反应。其发病率各家报道不一，与人种和肿瘤种类等因素相关，国外报道发病率为3.7% ~58%，高发肿瘤有胰腺癌、口咽部癌和乳腺癌等，发生率分别为34% ~50%。调查发现年轻患者（<50岁）CRD症状较老年患者严重，近期（<1年）确诊癌症患者的抑郁症发病率高于诊断癌症>1年的患者，获知诊断1周内的抑郁发生率高，女性明显高于男性，工作地位低的患者高于工作地位高的患者。

抑郁导致机体免疫功能下降，可增加癌症的发病率，促进肿瘤进展。研究发现恶性肿瘤可以通过作用于神经、内分泌和免疫系统来影响抑郁症的发生发展，而心理、社会因素也可以通过大脑神经系统（CNS）与内分泌系统和免疫系统相联系，进而影响到恶性肿瘤的发生、发展及预后转归。

虽然目前在手术治疗、化疗、放疗等领域取得了很大的进展，患者的生存时间得以延长，但其心理问题却仍未引起足够的重视，尤其在心理治疗方面。常用的行之有效的心理治疗方法主要有：教育性心理干预、支持性心理治疗、认知行为治疗等。在综合医院或肿瘤专科医院，由于专科分工的细化及医生繁重的临床工作而忽视了患者的心理问题，或者根本未能意识到患者的心理问题。因此，应加强肿瘤科医生与临床心理学医生的合作，共同为解决患者的心理问题，最终提高患者的生活质量而努力。

六、终末期患者的处理

“终末期”在不同的国家和地区有不同的理解。在美国，终末期患者指预计生存期<6个月的患者，并纳入临终关怀的范畴。这里讨论的终末期是指患者临终前的几天或几周（<1个月）。对于已缺乏有效治疗手段的终末期患者，是否应继续采取一些医疗措施来推迟患者的死亡？目前已有一些国家认为采取不惜一切代价、超过个人所能承担的措施来延长无生活质量的生存是无意义的，用机器来维持生命是与患者愿望相悖的，是不可取的，可允许停止呼吸机、营养支持等措施让患者平静地死亡。WHO专家委员会也认为，当延长生命不能改变病情，也不符合患者愿望时，停止推迟死亡的一些治疗措施在伦理上应该是可接受的。问题是，由于传统习俗及情感上的需求，许多患者家属要求医生给终末期患者继续补液和营养支持。事实上，绝大多数住院患者在终末期均接受了静脉补液。现代医学已证明，当患者接近临终时，机体对液体的需求减少，对所供液体亦很难混合，大部分液体转移至第三空间，造成水肿加重、肺及胃肠液体积聚，反而加重了患者的不适；另外，对终末期患者而言，无论是经肠道或者肠外营养支持都是无益的，且终末期患者由于营养吸收减少，经肠道营养还具有潜在的危险性。

（山东省立医院　崔言刚）

第九节　癌因性疲乏2011 NCCN指南概要

癌因性疲乏（cancer - related fatigue，CRF）是指与癌症或癌症治疗有关的生理、情感或认知上的一种持续性、主观性的一种劳累感，表现为夜间多梦、早醒或易醒、精神萎靡、食欲不振、头昏头痛、性情暴躁等。疲乏是肿瘤患者最常见的主要症状之一，据调查统计发现接受治疗的癌症患者中70% ~100%可出现疲乏症状，肿瘤转移的患者疲乏超过75%。癌因性疲乏的特点是：发生快、程度重、能量消耗大、持续时间长、不可预知、通常不可缓解。而正常人生活中的疲乏是短暂的，休息后可以恢复。癌因性疲乏可以是由癌症本身引起，也可以是癌症治疗的结果，极大地影响了患者的自理能力和生活质量，成为治疗和康复的重要影响因素。

一、诊断标准

《国际疾病分类标准》第10版（ICD－10）提出了癌性疲乏的诊断标准：疲乏症状反复出现，持续时间2周期以上，同时伴有以下症状的5个或5个以上。

（1）全身无力或肢体沉重。

（2）不能集中注意力。

（3）缺乏激情、情绪低落、兴趣减退。

（4）失眠或嗜睡。

（5）睡眠后精力不能恢复。

（6）活动苦难。

（7）存在情绪反应，如悲伤、挫折感或易激惹。

（8）不能完成原先能胜任的日常活动。

（9）短期记忆减退。

（10）疲乏症状持续数小时不能缓解。

二、测量工具

常用的CRF测量工具包括Piper疲乏量表（PFS）、情感状态量表（POMS）、多维疲乏量表（MFI－20）、癌症治疗功能疲乏量表（FACT－F）、疲乏症状量表（FSI）、多维疲乏症状量表（MFSI）、Schwartz癌症疲乏量表（SCFS）、简短疲乏量表（BFI）、癌症疲乏量表（CFS）。只有FACT－F量表的研发是基于与患者的半结构访谈，其余都基于文献回顾。

《不良反应常用术语标准》3.0版对乏力的分级包括：1级，超过基线的轻度乏力；2级，中度或影响一些日常活动的进行；3级，重度或妨碍日常活动、行动；4级，致残；5级，死亡。

三、发病因素

肿瘤患者产生疲乏的原因主要有：

（1）肿瘤治疗，如手术、化疗、放疗、免疫治疗等。

（2）肿瘤本身可直接或间接引起，如肿瘤增殖或播散使肿瘤毒性物质破坏机体内正常细胞的功能或组织代谢紊乱。肿瘤细胞能够产生细胞生长因子如白细胞介素－6（IL－6）、白细胞介素－10（IL－10），这些因子可以促进肿瘤的生长，抑制机体代谢，导致恶病质、贫血、发热、感染、诱发焦虑。

（3）癌症或癌症治疗并发症，如贫血、甲状腺功能紊乱、感染、营养不良等又可成为疲乏的促进因素，如此恶性循环。

（4）疼痛、抑郁、睡眠紊乱、营养不良等，造成疲乏的确切机制尚不清楚。

（5）心理、社会因素，肿瘤的诊断、治疗、功能障碍、经济负担、自我形象紊乱等都可使患者产生焦虑、抑郁等情绪反应。

四、干预措施

癌因性疲乏是肿瘤患者持续时间最长的伴随症状，人们不断在探索缓解癌性疲乏的有效途径，以满足患者的实际需要，提高生存质量。

1. 有氧运动和放松训练　癌症治疗期间，躯体行为功能下降，疲劳水平升高，患者在日常活动中必须付出更多的体力，消耗更多的精力。适当的锻炼可减少功能性能力的丧失，降低疲劳程度。每天进行有规律、低强度的体育锻炼，其癌性疲乏水平明显降低。而且通过锻炼运动可以提高心脏的输出量，增加血液中的氧含量，改善情绪状态和睡眠质量。有氧运动也可能使得脑内多巴胺浓度升高，因而使人产生轻松、愉悦的感觉。放松训练是通过自身有意识、有步骤地对肌肉反复紧张松弛的循环练习，促进肌肉放松，调节因紧张刺激而紊乱的功能。

2. 睡眠干预　睡眠紊乱与疲乏和焦虑有关联。有规律的睡眠和保持觉醒有利于维持良好的生物节律，减轻疲乏程度。癌症患者常有显著的睡眠障碍，本质的问题可能是睡眠质量而不是睡眠时间。对患者进行睡眠干预的方法有控制刺激、限制睡眠、建立有利于睡眠的环境。

3. 营养干预　癌症及其治疗都会影响食物的摄入和吸收，维持良好的营养状况有助于减轻疲乏。因此，应注意检测患者的体重和非电解质的平衡，指导患者合理搭配饮食，加强营养，提高机体的抵抗能力，起到抗疲乏的作用。

4. 纠正贫血　与癌症相关的贫血不仅使患者的CRF加重，还可能引起认知功能障碍、注意力不集中、记忆力下降等问题。贫血影响患者总体的生活质量和存活时间，使患者的死亡风险增加65%。贫血可以通过重组人促红细胞生成素（rhEPO）得到明显改善，从而减少患者的输血机会。研究证明，rhEPO有利于提高患者的躯体功能状态，减轻疲乏感，改善患者整体的生活质量。

5. 心理干预　包括健康教育与心理治疗，前者是在疲乏出现前让患者及家属了解疲乏常见的方式、持续时间、缓解策略，消除他们对癌性疲乏的错误认识，促使他们在治疗过程中每天进行自我疲乏监测。让患者得到关于可能面临情况的有效信息，可以降低患者对疲乏的焦虑情绪，还可以提高患者对癌性疲乏的积极应对。

6. 药物治疗　CRF可能是由于中枢神经系统内多巴胺浓度下降引起的肌肉功能障碍，所以有人认为CRF是中枢性疲乏。近年来研究较多的是哌甲酯，它是一种中枢兴奋剂，可以增加大脑中多巴胺的浓度大约为600%，因此被认为是治疗CRF的有效药物。甾体类药物常用来改善食欲及情绪，肾上腺糖皮质激素短期应用可以改善疲乏患者的情绪，这可能是通过刺激中枢神经系统的某些神经由受体而发挥作用，但很少有证据表明能改善疲乏，有关甾体类药物对癌性疲乏的作用仍有争议。Downer等研究证实甲羟孕酮能增加癌症患者食欲，但对疲乏的治疗效果还有待进一步研究确认。Chlebowski等认为雄激素可能对缓解疲乏有一定效果，但需进一步研究额外补充睾丸素的指征。

第十节　肿瘤相关性贫血2011 NCCN指南概要

肿瘤相关性贫血指肿瘤患者在其疾病发展过程中以及治疗过程中发生的贫血。肿瘤相关性贫血的原因是多方面的，包括肿瘤本身、机体的营养吸收障碍以及肿瘤患者长期接受多种治疗所致。肿瘤相关性贫血是慢性疾病性贫血的一种。

一、流行病学

贫血是肿瘤最常见的合并症，贫血的发生概率与肿瘤的类型、肿瘤的恶性程度相关，在淋巴瘤、肺癌、妇科肿瘤以及生殖系统肿瘤中高达60%。在接受放化疗的患者中贫血发生率高达70%～90%，在所有肿瘤患者中约有50%会发生贫血，其中20%接受化疗的患者需要接受输血治疗。欧洲肿瘤协会进行了包含13 628例肿瘤患者的研究表明，妇科肿瘤、肺癌、淋巴瘤及骨髓瘤患者易发生贫血，入组时贫血的发生率为39%，半年后贫血发生率上升至67%。

二、发病因素

1. 肿瘤相关性贫血（非化疗相关）　与肿瘤相关的出血、肿瘤侵犯骨髓、肿瘤引起的营养不良、铁代谢异常、肾功能损伤，以及肿瘤相关的各细胞因子对骨髓造血功能的影响都会引起肿瘤相关性贫血。多数情况下这种类型的贫血是低增生性、正常细胞、正色素、血清铁和转铁蛋白饱和度降低，而血清铁蛋白正常或升高。近年来，肿瘤本身所致的慢性疾病贫血（anemia of chronic disease，ACD）越来越引起重视。ACD是由炎性细胞因子（如TNF、IL－1、IFN－R）介导，抑制促红细胞生成素（EPO）的生成，抑制体内红系祖细胞（CFU－E）生成，导致红细胞生成减少，引起贫血。恶性肿瘤患者对EPO的反应性降低。据报道多数恶性肿瘤（尤其是晚期）贫血患者EPO增高。其中低氧和贫血是EPO升高的主要因素，另外机体靶细胞上的EPO受体对EPO产生耐受，促使EPO不能充分利用。故EPO较高时发生癌性贫血与患者对EPO反应性降低有关。恶性肿瘤患者多数血清铁降低，但骨髓铁染色正常，说明其贫血是铁利用障碍，而非铁缺乏。

2. 化疗导致的肿瘤相关性贫血　骨髓抑制是肿瘤放化疗的常见不良反应。细胞毒性药物尤其是铂类药物的广泛使用是肿瘤相关性贫血的一个重要因素，新的化疗药物的开发及其之间的联合应用使贫血问题更明显。这些药物能促进红系细胞凋亡，同时还能造成肾脏损害，损伤肾小管细胞导致内源性EPO减少而引起贫血。

3. 其他　铁剂、叶酸、维生素B_{12}绝对或相对缺乏引起营养缺乏性贫血，以消化道肿瘤多见。肿瘤本身导致出血，如肺癌、胃肠道肿瘤向腔内生长，其表面破溃后出血，造成失血性贫血。肿瘤相关性急性、慢性炎症也可导致贫血，临床上不少肿瘤患者以贫血为首发症状就诊。

三、分　　级

美国癌症研究所（NCI）和WHO制定了癌性贫血诊断标准。欧美国家大多采用NCI贫血分级标准，两者主要区别在于轻、中度贫血的分级上略有差别。国内根据临床实践和治疗方法进行了分类（表41－4）。共识基本上采用NCI分类方式。在诊断癌性贫血的同时，要尽量找出贫血的原因，将失血、造血原料缺乏等易于纠正的因素去除后，即可能改善甚至治愈贫血。

表41－4　癌性贫血的诊断标准（Hb值）　　（g/L）

分级	严重程度	NCI标准	WHO标准	中国
0		正常	＞110.0	正常值*
1	轻度	100.0～正常	95.0～109.0	91～正常值
2	中度	80.0～100.0	80.0～94.0	61～90
3	重度	65.0～78.0	65.0～79.0	31～60
4	极重度	＜65.0	＜65.0	＜30

注：*男性＞120g/L，女性＞110g/L

四、危　　害

肿瘤相关性贫血的治疗率低下，其主要原因为医生对肿瘤相关性贫血的认识不足。尽管贫血发生率很高，但大多数医师并不重视抗贫血治疗，仅有严重贫血的患者才接受相关治疗。因为临床医师并没有认识到肿瘤相关性贫血对患者造成的危害，以及改善贫血带给患者的利益。

1. 对生活质量的影响　肿瘤相关性贫血可引起很多临床症状，如疲劳、眩晕、心动过速、气短等，严重影响着患者的体力及生活质量，甚至拖延肿瘤的治疗。恶性肿瘤患者的血红蛋白水平与其生活质量相关参数呈线性关系，这表明贫血患者需要接受贫血治疗。Cella等在3个不同人群（实体瘤接受化疗、淋巴增生疾病接受化疗、肿瘤患者未接受化疗）中进行贫血及疲劳对生活质量影响的研究，结果表明在3组患者中，血红蛋白水平升高20g/L能显著提高患者的生活质量；在未接受化疗组，改善贫血后疲劳症状消退，体力、日常生活能力、总体健康水平均有明显的提高。

2. 对抗肿瘤治疗的影响　肿瘤相关性贫血会加剧肿瘤乏氧。越来越多的证据表明乏氧不仅产生影响肿瘤播散的蛋白质组学改变，导致肿瘤恶性进展，同时也会影响多种抗肿瘤治疗的效果，从而影响患者的预后。乏氧诱导蛋白质组和基因组的改变，有可能对放射抗拒有明显的影响，这一过程是通过增加热休克蛋白的水平，或者是通过能够降低肿瘤内凋亡潜力或增强增殖潜力相关的细胞数量而实现的。乏氧也可以导致肿瘤细胞对化疗药物的耐药，例如抑制细胞增殖，乏氧导致药物细胞毒性下降和组织酸中毒，并伴随糖酵解率增高，而且乏氧应激蛋白和凋亡潜能缺失也能导致对化疗药物耐药。

3. 对预后的影响　肿瘤相关性贫血不仅降低患者的生活质量，也是肿瘤预后的不良指标之一，且为独立于放化疗的危险因素。60 个临床研究的 Meta 分析显示肿瘤患者的生存率与血红蛋白水平以及是否贫血密切相关，贫血的肿瘤患者死亡风险增加 65%。肿瘤相关性贫血影响预后的机制可能在于贫血降低了肿瘤组织的氧合，而低氧降低了放疗的敏感性。部分研究结果提示，肿瘤氧合受多种因素影响，63 例头颈肿瘤患者的研究结果显示低氧合与肿瘤预后相关，但贫血与低氧合两者间相关性不明确，而在无肿瘤相关性贫血的患者中仍然存在低氧合。越来越多的研究结果提示肿瘤相关性贫血是肿瘤局部复发及总体生存率的危险因素，但需要除外与贫血相关且能影响预后的混杂因素的影响，如肿瘤的大小。

五、治　疗

1. 输血治疗　多年来，输注全血或红细胞是治疗肿瘤相关性贫血的主要方式，其主要优点是可以迅速升高血红蛋白水平，可用于 EPO 治疗无效的患者，成本较 EPO 治疗低。输血治疗肿瘤相关性贫血的缺点也比较多。首先，反复多次输血时更易引起过敏性反应、急性溶血反应、同种异体免疫反应、血量超常和非心源性肺水肿。其次是输血性病毒感染，输血后肝炎是输血后常见传染病之一，发生率居输血相关疾病之首。最后，尽管输血后血红蛋白水平迅速升高，但恶性肿瘤的持续存在或具有细胞毒性的化疗药物引起患者的红细胞生成性反应依然钝化，血红蛋白很快降至输血前水平，因此治疗过程中血红蛋白的波动较大，维持时间短。在肿瘤相关性贫血的患者血红蛋白水平明显下降至 79g/L 或＜89g/L，原则上不应考虑输血治疗。而当 Hb＜79g/L 或临床急需纠正缺氧状态时，或对 EPO 治疗无效的慢性症状性贫血以及在没有时间和机会接受 EPO 治疗的严重贫血可考虑输血治疗。

2. EPO 治疗　从 20 世纪 90 年代开始，应用促红细胞生成素类药物（ESA）成为治疗肿瘤相关性贫血的最重要方法。EPO 是临床上最常用也是研究最多的 ESA 类药物。EPO 治疗的主要优点是符合正常生理、生活质量明显改善、可用于门诊、耐受性好。大约 2/3 患者有效，用药 2～4 周起效。目前认为，EPO 和输血均为治疗肿瘤患者贫血的主要手段，但是 EPO 治疗的主要目标是减少输血。很多循证医学资料提示，EPO 治疗贫血能改善生活质量，使输血需求下降，对生存无影响。EPO 治疗的具体用法：EPO 10 000U，每周 3 次，皮下注射，每 4～6 周为 1 个疗程。对有反应者（Hb 上升≥10g/L），Hb≥120g/L 时则停止使用 EPO。对无反应者，则 EPO 增加剂量至 20 000U，每周 3 次，皮下注射，同时根据情况补充铁剂，Hb≥120g/L 时则停止使用 EPO。仍无反应者，则根据情况进行输血治疗。在多数接受 EPO 治疗的患者中存在铁缺乏，因此美国国立综合癌症网络推荐在用 EPO 或 ESA 治疗肿瘤相关性贫血的同时应补充铁剂。

3. 补铁治疗　缺铁可分 3 个阶段：储铁缺乏（iron depletion，ID）、缺铁性红细胞生成（iron deficient erythropoiesis，IDE）及缺铁性贫血（iron deficiency anemia，IDA），三者总称为铁缺乏症。缺铁性贫血诊断：①血清铁＜8.95μmol/L（50mg/dL）；②血清铁蛋白＜12g/L。一般轻度缺铁性贫血每周 1 次给予静脉铁 100mg，Hb 上升至正常一般需 2 周左右，重度者可每周 1 次给予静脉铁 100mg，共用 4 周，如 Hb 上升 20g/L，可再连续给药，直至缺铁性贫血及状态恢复。铁剂补充适应证：

（1）口服铁剂：口服铁剂的优点是使用方便。缺点是服用后仅有 10% 左右被人体吸收，同时胃肠道刺激症状比较严重。有部分患者对口服铁剂过敏。口服铁剂包括硫酸亚铁、富马酸亚铁、葡萄糖酸亚铁、琥珀酸亚铁、乳酸亚铁，其中硫酸亚铁和富马酸亚铁比较常用。

（2）肠道外铁制剂：肠道外铁剂的优点是能够被人体完全吸收，起效快，无胃肠道刺激症状。缺点是相对口服铁剂来说需要注射使用。肠道外铁剂包括右旋糖酐铁、葡萄糖酸铁、蔗糖铁。考虑到患者耐受性和药代动力学的原因，推荐使用蔗糖铁。

（3）肠道外铁剂：用于对口服铁不耐受或无反应的患者缺铁治疗，也可用于慢性肾功能衰竭患者的功能性缺铁和接受 EPO 类药物治疗的肿瘤患者。

（4）右旋糖酐铁：需要先应用试验剂量，尤其是既往有其他药物过敏的患者。推荐的右旋糖酐铁为低分子量右旋糖酐铁。

六、分类诊疗

确诊患者贫血后，对肿瘤相关性贫血（非化疗相关）、肿瘤化疗引起的贫血和非肿瘤相关性贫血应区分。不同的贫血其治疗方案是不同的。

（一）肿瘤相关性贫血（非化疗相关）

1. 实体肿瘤　根据病因进行治疗，如有明显症状即进行输血，无明显症状者可密切观察，不适用 EPO 类药物。

2. 造血系统恶性肿瘤　①MDS：在治疗低危型 MDS 时，建议使用 EPO 治疗；中危以及高危型 MDS，则根据 MDS 相关指南进行治疗。②其他造血系统恶性肿瘤：病因治疗，根据症状进行输血，需进行研究是否适用 EPO 类药物治疗。

（二）对肿瘤化疗引起的贫血

第 1 步，进行血液学检查，包括全血细胞检查、铁蛋白检查、维生素 B_{12} 检查、叶酸检查、网织红细胞检查、溶血检查等。

第 2 步，症状评估，对重度及其以上的贫血患者、伴随严重症状的且需立即纠正 Hb 的中度患者、以往使用 EPO 无效的患者，应根据病情进行输血治疗；对轻度贫血患者，有输血过敏史的患者，中度但不伴随严重症状的、休息和加强营养可改善症状的患者，推荐适用 EPO 类药物治疗。

（三）非肿瘤相关性贫血

包括出血、溶血、营养缺乏症、遗传性、肾功能不全、缺铁、单独放射治疗等因素引起的贫血患者，根据病因进行治疗。

（四）输血及 EPO 治疗均能增加患者血栓形成风险

应用 EPO 治疗肿瘤贫血时，要注意高 Hb 出现，对于有高血栓形成的高危人群，应采用低分子肝素治疗，每天 2 000 ~ 4 000IU，可每天 1 次，也可每天 2 次。一般应用 1 ~ 2 周。如出现血栓，可应用 tPA 或低分子肝素进行治疗。

（五）高危人群

具有血栓栓塞史、遗传变异、血液高凝状态、化疗前血小板计数升高、高血压、类固醇、长期制动、近期手术、多发性骨髓瘤的某些治疗、服激素类药物者。

（山东省立医院　崔言刚）

参考文献

[1] 胃癌临床实践指南：中国版，2011.

[2] 结肠癌临床实践指南：中国版［出版地不详］：［出版者不详］，2011.

[3] 胰腺癌临床实践指南：中国版［出版地不详］：［出版者不详］，2011.

[4] 直肠癌临床实践指南：中国版［出版地不详］：［出版者不详］，2011.

[5] 孙燕. 内科肿瘤学 [M]. 北京：人民卫生出版社，2001：177 - 178.
[6] 朱广迎. 放射肿瘤学 [M]. 北京：科学技术文献出版社，2001.
[7] 殷蔚伯，谷铣之. 肿瘤放射治疗学 [M]. 北京：中国协和医科大学出版社，2002：1088.
[8] 孙燕. 重视姑息治疗是当前临床肿瘤学发展的重要趋势 [J]. 中国健康月刊，2007，26 (5)：341.
[9] 张之南，沈悌. 血液病诊断及疗效标准 [M]. 北京：科学出版社，2007：5 - 6.
[10] 王梅芳. 癌性疲乏的研究现状 [J]. 实用癌症杂志，2006，21 (4)：445.
[11] Holland J C，Fei E. CANCER medicine [M]. 5th ed. 北京：人民卫生出版社，2001.
[12] Kaasa S，Loge JH. Quality of life in palliative care：principles and practice [J]. Palliat Med，2003，17 (1)：11.
[13] Potter J，Hami F，Btuan T，et al. Symptoms in 400 patients referred to palliative care services：prevalence and patterns [J]. Palliat Med，2003，17 (4)：310 - 314.
[14] Morita T，Tsunoda J，Inoue S，et al. Contributing factors to physical symptoms in terminally ill cancer patients [J]. J Pain Symptom Manage，1999，18 (5)：338 - 346.
[15] Chang VT，Janjan N，Jain S，et al. Update in cancer pain syndromes [J]. J Palliat Med，2006，9 (6)：1414 - 1434.
[16] Caro JJ，Salas M，Ward A，et al. Anemia as an independent prognostic factor for survival in patients with cancer：a systemic，quantitative review [J]. Cancer，2001，91：2214 - 2222.
[17] Ben AI，Gafter - GA，Paul M，et al. Interventions for alleviating cancer - related dyspnea：a systematic review [J]. J Clin Oncol，2008，26：2396 - 2404.
[18] Schwartzberg L. Chemotherapy - induced nausea and vomiting：state of the art in 2006 [J]. J Surpport Oncol，2006，4：3 - 8.
[19] Ravasco P，Monteiro - Grillo I，Vidal PM. Dietary counseling improves patient outcomes：a prosperive，randomized，controlled trial in colorectal cancer patient undergoing radiotherapy [J]. J Clin Oncol，2005，23：1431 - 1438.
[20] Thomas J，karver S，Cooney GA，et al. Methynaltrexone for opioid - induced constipion in advanced illness [J]. N Engl J Med，2008，358：2332 - 2343.
[21] Mercadante S，Casuccio A，Mangione S. Medical treatment for inoperable malignant bowel obstruction：a qualitative Systematic review [J]. J Pain Symptom Manage，2007，33：217 - 223.
[22] Holland JC，Andersen B，Breitbre WS，et al. Distress management [J]. J Natl Compr Canc Netw，2007，5：66 - 98.
[23] Morita T，Tei Y，Inoue S，et al. Fluid status of terminally ill cancer patients with intestinal obstruction：an exploratory observational study [J]. Support Care Cancer，2002，10 (6)：474 - 479.
[24] Stuart SP，Tiley EH，Boland JP. Feeding gastrostomy：a critical review of its indications and mortality rate [J]. South Med，1993，86：169.
[25] Koeller JM. Clinical guidelines for the treatment of cancer related anemia [J]. Pharmacotherapy，1998，18：1562 - 1691.
[26] Vaupel P，Mayer A. Hypoxia in cancer：significance and impact on clinical outcome [J]. Cancer Metastasis Rev，2007，26：2252 - 2391.
[27] Hockel M，Vaupel P. Tum or hypoxia：definitions and current clinical，biologic，and molecular aspects [J]. J Natl Cancer Inst，2001，93：266 - 276.
[28] Cella D，Kallich J，McDermott A，et al. Relationship of hemoglobin，fatigue，and quality of life in anemic cancer patients [J]. Ann Oncol，2004，15：9792 - 9861.
[29] Kader AS，Lim JT，Berthelet E，et al. Prognostic significance of blood transfusions in patients with esophageal cancer treated with combined chemoradiotherapy [J]. Am J Clin Oncol，2007，30：492 - 497.
[30] Bohlius J，Langensiepen S，Schwarzer G，et al. Recombinant human erythropoietin and overall survival in cancer patients：results of a comprehensive meta - analysis [J]. JNCI J Natl Cancer Inst，2005，97 (7)：489 - 498.
[31] Ludwig H，van Belle S，Barrett Lee P，et al. The European Cancer Anaemia survey (ECAS)：a large，multinational，prospective survey defining the prevalence，incidence，and treatment of anemia in cancer patients [J]. Eur J Cancer，2004，40：22932 - 23061.
[32] Kawada N，Moriyama T，Ichimaru N，et al. Negative effects of anemia on quality of life and its improvement by complete correction of anemia by administration of recombinant human erythropoietin in posttransplant patients [J]. Clin Exp Nephrol，2009，13：3552 - 3601.
[33] Holley S. Cancer related fatigue：suffering a different fatigue [J]. Cancer Practice，2000，8 (2)：87 - 95.
[34] Del Mastro L，Gennari A，Donati S. Chemotherapy of non small cell lung cancer：role of erythropoietin in the management of anemia [J]. Ann Oncol 1999，10 (S15)：91 - 94.
[35] Mitchell SA，Beck SL. Putting evidence into practice evidence - based interventions for fatigue during and following cancer and its treatment [J]. Clin J Oncol Nurs，2007，11：99 - 113.
[36] Groopman JE，Itri LM. Chemotherapy induced anemia in adults：incidence and treatment [J]. J Nat Cancer Inst，1999，91：

1616 – 1634.

[37] Chang PH, Lai YH, Shun SC. Effects of a walking intervention on fatigue – related experiences of hospitalized acute myelogenous leukemia patients undergoing chemotherapy: a randomized controlled trial [J]. J Pain Symptom Manage, 2008, 35 (5): 1524 – 1534.

[38] Rockwell S, Dobrucki IT, Kim EY, et al. Hypoxia and radiation therapy: past history, ongoing research, and future promise [J]. Curr Mol Med, 2009, 9: 4422 – 4581.

[39] Pujade Lanraine E, Gascon P. The burden of anaemia in patients with cancer [J]. Oneology, 2004, 67 (S1): 1 – 4.

[40] Brix C, Sehleussner C, Fuller J. The need for psychosocial support and its determinants in a sample of patients undergoing diooncologieal treatment of cancer [J]. J Psychosom Res, 2008, 65 (6): 541 – 548.

[41] Evans WJ, Lambert CP. Physiology basis of fatigue [J]. Am J Med Rehabili, 2007, 86 (S1): 29 – 44.

附　　录

一、胃肠恶性肿瘤常用化疗药物

胃肠恶性肿瘤常用化疗药物见附表1

附表1　胃肠恶性肿瘤常用化疗药物一览表

中文名称	英文名称	英文缩写	主要药理作用	主要毒副作用
氟尿嘧啶	fluorouracil	5－Fu	在体内先转变成5－氟－2－脱氧尿嘧啶核苷酸，抑制胸腺嘧啶核苷酸合成酶，抑制DNA的生物合成；能渗入RNA，阻止尿嘧啶渗入RNA而抑制RNA的合成。为细胞周期特异性药，主要抑制S期细胞	食欲不振、恶心、呕吐、口腔炎、胃炎、腹痛、腹泻，严重者可以出现血便；骨髓抑制为主要毒性，表现为白细胞减少、血小板减少和贫血、脱发、指甲改变、皮炎、皮肤色素增加
替加氟	tegafur	FT－207	为氟尿嘧啶的衍生物，在体内经肝脏活化转换为氟尿嘧啶而发挥其抗肿瘤活性，干扰DNA与RNA合成，主要作用于S期，为周期特异性药物。化疗指数为氟尿嘧啶的2倍，毒性仅为氟尿嘧啶的1/7～1/4	骨髓抑制反应轻，神经毒性反应有头痛、眩晕、共济失调、精神状态改变等。少数患者恶心、呕吐、腹泻、肝肾功能改变
6－硫鸟嘌呤	6－mercaptopurine	6－MP	属于抑制嘌呤合成途径的常用嘌呤代谢拮抗药物，是细胞周期特异性药物，除能抑制细胞DNA的合成外，对RNA的合成亦有轻度抑制作用	骨髓抑制，可有白细胞和血小板减少；恶心、呕吐、食欲减退等胃肠道反应及肝功能损害，可伴有黄疸；可出现高尿酸血症，严重者可发生尿酸性肾病；有抑制睾丸或卵巢功能的可能，引起闭经或精子缺乏
阿糖胞苷	cytarabine	Ara－C	在体内经脱氧胞苷激酶催化成二磷酸胞苷或三磷酸胞苷，进而抑制DNA多聚酶的活性而影响DNA合成；可掺入DNA中干扰其复制，使细胞死亡。S期细胞对之最敏感，属周期特异性药物	有食欲减退、恶心、呕吐等胃肠道反应；白细胞及血小板下降、贫血等骨髓抑制；发热、脱发、皮疹；肝功能损害

续表

中文名称	英文名称	英文缩写	主要药理作用	主要毒副作用
卡培他滨	capecitabine	Xeloda	5－Fu 的前体药物，本身无细胞毒性，通过胸腺磷酸化酶在肿瘤所在部位转化为 5－Fu，从而最大限度地降低了 5－Fu 对正常人体细胞的损害	骨髓抑制、腹泻、腹痛、恶心、胃炎及手足综合征；头痛、感觉异常、味觉障碍、眩晕、失眠等较常见
替吉奥	tegafur gimeracil oteracil potassium capsules	S－1	替吉奥胶囊是由替加氟、吉美嘧啶、奥替拉西钾组成的复方制剂。替加氟在体内缓慢转变为氟尿嘧啶发挥抗肿瘤作用；而吉美嘧啶能够抑制在二氢嘧啶脱氢酶作用下从替加氟释放出来的 5－Fu 的分解代谢，提高血浆中的 5－Fu 的浓度，并延长有效药物浓度的保持时间；奥替拉西可减少 5－Fu 对消化道黏膜的损害，抑制 5－Fu 的磷酸化，减少其对胃肠道的副作用	骨髓抑制、恶心、呕吐、腹泻，血液系统不良反应与替加氟相当，但其消化道反应明显好于替加氟
顺铂	cisplatin	DDP	先将所含之氯解离，然后与 DNA 上的核碱鸟嘌呤、腺嘌呤和胞嘧啶形成 DNA 单链内两点的交叉联结，也可能形成双链间的交叉联结，从而破坏 DNA 的结构和功能	骨髓抑制、消化道反应、肾脏毒性及听神经毒性（耳鸣、高频听力降低）、神经毒性
卡铂	carboplatin	CBP	细胞周期非特异性药物，其作用与 DDP 相似，主要能引起靶细胞 DNA 的交叉联结，阻碍 DNA 合成，同时阻止 DNA 复制，从而抑制肿瘤细胞的生长	骨髓抑制为剂量限制毒性，周围神经毒性、耳毒性、视力模糊、黏膜炎或口腔炎、恶心及呕吐、便秘或腹泻、食欲减退、脱发及头晕
草酸铂	oxaliplatin	L－OHP	通过产生烷化结合物作用于 DNA，形成链内和链间交联，从而抑制 DNA 的合成及复制。与 DNA 结合迅速，最多需 15min，而顺铂与 DNA 的结合分为两个时相，其中包括一个 48h 后的延迟相	可引起贫血、白细胞减少、粒细胞减少、血小板减少；可引起恶心、呕吐、腹泻；以末梢神经炎为特征的周围性感觉神经病变、感觉障碍，甚至类似于喉痉挛的临床表现
阿霉素	adriamycin	ADM	可直接作用于 DNA，插入 DNA 的双螺旋链，使后者解开，改变 DNA 的模板性质，抑制 DNA 聚合酶从而既抑制 DNA，也抑制 RNA 合成。具形成超氧基自由基的功能，并有特殊破坏细胞膜结构和功能的作用。周期非特异性抗癌化疗药物，对各期细胞均有作用，但对 S 期的早期最为敏感，M 期次之，而对 G_1 期、S 期和 G_2 期有延缓作用	骨髓抑制是为阿霉素的主要副作用，可出现一过性心电图改变，表现为室上性心动过速、室性期前收缩及 ST－T 改变，食欲减退、恶心、呕吐等胃肠道反应，脱发、注射处药物外渗可引起组织溃疡和坏死性

续表

中文名称	英文名称	英文缩写	主要药理作用	主要毒副作用
环磷酰胺	cyclophosphamide	CTX	在体外无活性，进入体内被肝脏或肿瘤内存在的过量的磷酰胺酶或磷酸酶水解，变为活化作用型的磷酰胺氮芥而起作用。其作用机制与氮芥相似，与DNA发生交叉联结，抑制DNA的合成，也可干扰RNA的功能，属细胞周期非特异性药物	不良反应主要有胃肠道反应、骨髓抑制、口腔炎、湿疹、脱发、肺炎、骨质疏松、肝功能损伤等
长春新碱	vincristine	VCR	作用于M期，抑制微管蛋白的聚合，妨碍纺锤体的形成，使有丝分裂停止于中期。还可干扰蛋白质代谢及抑制RNA多聚酶的活力，抑制细胞膜类脂质的合成和氨基酸在细胞膜的转运	剂量限制性神经系统毒性，以周围神经病变多见；恶心、呕吐、腹痛、便秘，严重时出现肠麻痹；骨髓抑制较轻；局部刺激、脱发、皮疹、发热、男性生殖功能失常等
丝裂霉素	mitomycin C	MMC	化学结构中有乙撑亚胺及氨甲酰酯基团，具有烷化作用。能与DNA的双链交叉联结，可抑制DNA复制，也能使部分DNA断裂	不良反应有消化道反应、骨髓抑制、肺和肾损害、发热、乏力、肌肉痛及脱发等。药品漏于血管外可引起组织坏死、破溃
长春瑞滨	vinorelbine	NVB	一种半合成的长春花生物碱，为细胞周期特异性抗癌药。主要通过与微管蛋白结合，使细胞在有丝分裂过程中出现微管形成障碍。除作用于有丝分裂的微管以外，也作用于神经轴突微管，可引起神经毒性	粒细胞减少是长春瑞滨主要的剂量依赖性毒性；神经毒性反应，如深腱反射消失、感觉异常等；静脉炎，药品漏于血管外可引起组织坏死、破溃
依托泊苷	etoposide，vepesid	VP16	为细胞周期特异性抗肿瘤药物，作用于DNA拓扑异构酶Ⅱ，形成药物－酶－DNA稳定的可逆性复合物，阻碍DNA修复	脱发、食欲减退、恶心、呕吐、心悸、头晕，还可有低血压、静脉炎及骨髓抑制等
紫杉醇	paclitaxel	Taxol	能抑制微管的解聚，导致微管束的排列异常，形成星状体，使纺锤体失去正常功能，导致细胞死亡。体外实验证明紫杉醇具有显著的放射增敏作用，可能是使细胞中止于对放疗敏感的G_2期和M期	不良反应有过敏反应，用药数分钟后出现荨麻疹、呼吸窘迫、支气管痉挛、低血压，其他如骨髓抑制、神经毒性、胃肠道反应、心功能损害、肝功能损害等

续表

中文名称	英文名称	英文缩写	主要药理作用	主要毒副作用
泰素帝	taxotere	TXT	通过干扰细胞有丝分裂和分裂间期细胞功能所必需的微管网络而起抗肿瘤的作用。多西他赛可与游离的微管蛋白结合，促进微管蛋白装配成稳定的微管，同时抑制其解聚，导致丧失了正常功能的微管束的产生和微管的固定，从而抑制细胞的有丝分裂	中性粒细胞减少是最常见的副反应而且通常较严重，可逆转且不蓄积；部分病例可发生严重过敏反应；有液体潴留、感觉神经反应、黏膜损害，恶心、呕吐或腹泻等胃肠道反应，低血压，窦性心动过速、心悸等心血管副反应
吉西他滨	gemcitabine	Gemzar	是细胞周期特异性抗代谢类抗癌药，主要杀伤DNA合成期（S期）细胞，也可以阻断细胞由G_1期向S期进展。在细胞内经核苷激酶转化为具有活性的二磷酸盐（dFdCDP）和三磷酸盐（dFdCTP），抑制DNA的合成。一方面，dFdCDP抑制核糖核苷酸还原酶，使合成DNA必需的脱氧三磷酸核苷（包括dCTP在内）生成减少。另一方面，dFdCTP与dCTP竞争掺入DNA分子中，而细胞内dCTP浓度的降低更加促进dFdCTP向DNA的掺入	骨髓抑制常常为轻到中度，多为中性粒细胞减少，血小板减少比较常见；肝脏转氨酶的异常，但多为轻度；可出现轻度蛋白尿和血尿，支气管痉挛、皮疹
羟基喜树碱	hydroxycamptothecine	HCPT	羟基喜树碱作用于S期，为细胞周期特异性药物，对S期的作用较G_1期和G_2期明显，对G_0期细胞无作用。在较高浓度时对核分裂有抑制作用，阻止细胞进入分裂期。羟基喜树碱可选择性地抑制拓扑异构酶，因而干扰DNA的复制	主要表现在恶心、呕吐、食欲减退等反应，但不严重；白细胞有部分下降，对红细胞、血小板和骨髓未发现明显抑制作用；有少数病例出现尿急、尿痛及血尿
伊立替康	irinotecan	CPT－11	可抑制Ⅰ型DNA拓扑构型异构酶而阻碍DNA的合成，从而显示抗肿瘤的活性；其代谢产物SN－38对细胞周期S期具有特异性作用，抗肿瘤效果主要由于抑制Ⅰ型DNA拓扑异构酶，而阻碍DNA的合成	迟发性腹泻是本品的剂量限制性毒性反应，重症腹泻可致水、电解质紊乱，循环衰竭；可致白细胞、血小板减少，贫血；可引起恶心、呕吐、食欲不振、腹痛、口腔炎等

续表

中文名称	英文名称	英文缩写	主要药理作用	主要毒副作用
达卡巴嗪	dacarbazine	DTIC	它是一种嘌呤类生物合成的前体，能干扰嘌呤的生物合成；进入体内后，在肝脏微粒体中，去甲基形成单甲基化合物，具有直接细胞毒作用。主要作用于G_2期。抑制嘌呤、RNA和蛋白质的合成，也影响DNA的合成	食欲不振、恶心、呕吐、腹泻等；可致白细胞和血小板下降、贫血；"流感"样症状，如全身不适、发热、肌肉疼痛；有面部麻木、脱发
拓扑替康	topotecan	TPT	为CPT半合成衍生物，作用靶点为Topo Ⅰ，为S期抗肿瘤药	骨髓抑制为主要限制性毒性；恶心、呕吐、腹泻、便秘、肠梗阻、腹痛、口腔炎、厌食等；偶见严重的皮炎及瘙痒

（山东省立医院　崔言刚）

二、胃肠恶性肿瘤常用化疗方案

附表2　胃肠恶性肿瘤常用化疗方案一览表

肿瘤	方案	药物名称	剂量	用法	给药时间	疗程
胃癌						
	FAM	5－Fu	600mg/m²	静脉滴注	第1、8、29、36天	42天重复
		ADM	30mg/m²	静脉滴注	第1、29天	
		MMC	10mg/m²	静脉滴注	第1天	
	ECF	EPI	50mg/m²	静脉滴注	第1天	21天重复
		DDP	60mg/m²	静脉滴注	第1天	
		5－Fu	200mg/m²	持续静脉滴注	每天1次	21天
	EFP	VP－16	80mg/m²	静脉滴注	第1、3、5天	21～28天重复
		5－Fu	900mg/m²	持续静脉滴注	第1～5天	
		DDP	20mg/m²	静脉滴注	第1～5天	
	FAMTX	5－Fu	1 500mg/m²	静脉滴注	第1天	28天重复
		ADM	30mg/m²	静脉滴注	第14天	
		MTX	1 500mg/m²	静脉滴注	第1天	
		CF	15mg/m²	骨内注射	每6h1次	48h
	ELF	VP－16	120mg/m²	静脉滴注	第1～3天	28天重复
		CF	200mg/m²	静脉滴注	第1～3天	
		5－Fu	500mg/m²	静脉滴注	第1～3天	
	EAP	VP－16	120mg/m²	静脉滴注	第4～6天	28天重复

续表

肿瘤	方案	药物名称	剂量	用法	给药时间	疗程
		ADM	20mg/m^2	静脉滴注	第1、7天	
		DDP	40mg/m^2	静脉滴注	第2、8天	
	PAV	DDP	30mg/m^2	静脉滴注	第1～3天	28天重复
		ADM	45mg/m^2	静脉滴注	第1天	
		VP－16	100mg/m^2	静脉滴注	第1～3天	
	DLF	DDP	20mg/m^2	静脉滴注	第1～5天	28天重复
		CF	20mg/m^2	静脉滴注	第1～5天	
		5－Fu	1 000mg/m^2	持续静脉滴注12h	第1～5天	
	PELF	DDP	40mg/m^2	静脉滴注	1/周×8	28天重复
		EPI	35mg/m^2	静脉滴注	1/周×8	
		CF	250mg/m^2	静脉滴注	1/周×8	
		5－Fu	500mg/m^2	静脉滴注	1/周×8	
	LFEP	DDP	20mg/m^2	静脉滴注	第1～3天	28天重复
		EPI	50mg/m^2	静脉滴注	第1天	
		CF	20mg/m^2	静脉滴注	第1～3天	
		5－Fu	600mg/m^2	持续静脉滴注	第1～3天	
	DLG	DDP	33mg/m^2	静脉滴注	第1、8、15天	28天重复
		CF	300mg/m^2	静脉滴注	第1、8、15天	
		5－Fu	500mg/m^2	持续静脉滴注	第1、8、15天	
	HELF	HCPT	10mg/m^2	静脉滴注/4h	第1～5天	28天重复
		VP－16	100mg/m^2	静脉滴注/2h	第8～10天	
		CF	20mg/m^2	静脉滴注/2h	第1～5天	
		5－Fu	500mg/m^2	静脉滴注	第1～5天	
	TEP	PTX	50mg/m^2	静脉滴注	2/周×3	28天重复
		DDP	15mg/m^2	静脉滴注	2/周×3	
		VP－16	40mg/m^2	静脉滴注	2/周×3	
	DCF	TXT	75mg/m^2	静脉滴注	第1天	21天重复
		DDP	20mg	静脉滴注	第1～5天	
		5－Fu	750mg/m^2	持续静脉滴注	第1～5天	
	TCF	PTX	175mg/m^2	静脉滴注	第1天	28天重复
		DDP	20mg/m^2	静脉滴注	第1～5天	
		5－Fu	750mg/m^2	持续静脉滴注	第1～5天	
	LV5FU2	CF	200mg/m^2	静脉滴注/2h	第1、2天	14天重复，28天1个疗程
		5－Fu	400mg/m^2	静脉推注	第1、2天	
		5－Fu	600mg/m^2	静脉滴注	第1、2天	

续表

肿瘤	方案	药物名称	剂量	用法	给药时间	疗程
	FOLFOX4	L－OHP	85mg/m^2	静脉滴注/3h	第1天	14天重复，28天1个疗程
		CF	200mg/m^2	静脉滴注/2h	第1、2天	
		5－Fu	400mg/m^2	静脉推注	第1、2天	
		5－Fu	600mg/m^2	静脉滴注	第1、2天	
	FOLFOX6	L－OHP	100mg/m^2	静脉滴注/3h	第1天	14天重复，28天1个疗程
		CF	400mg/m^2	静脉滴注/2h	第1天	
		5－Fu	400mg/m^2	静脉推注	第1天	
		5－Fu	1 200mg/m^2	静脉滴注	第1、2天	
	XELOX	Capecitabine	1 000mg/m^2	每天2次口服	第1～14天	21天重复
		L－OHP	130mg/m^2	静脉滴注/3h	第1天	
	FOLFIRI	CPT－11	180mg/m^2	静脉滴注	第1天	14天重复
		CF	200mg/m^2	静脉滴注/2h	第1、2天	
		5－Fu	400mg/m^2	静脉推注	第1、2天	
		5－Fu	600mg/m^2	静脉滴注	第1、2天	
	S－1	BSA＜1.25m^2	40mg	每天2次口服	第1～28天	42天重复
		BSA≥1.25m^2并且＜1.5m^2	50mg	每天2次口服	第1～28天	42天重复
		BSA≥1.5m^2	60mg	每天2次口服	第1～28天	42天重复
胰腺癌						
	GEMOX	GEM	800～1 200mg/m^2	持续静脉滴注	第1、8天	21天重复
		L－OHP	130mg/m^2	静脉滴注/3h	第1天	
	吉西他滨固定剂量率	gemcitabine	10mg/（m^2·min）	持续静脉滴注100min	第1、8天	21天重复
	吉西他滨单药	gemcitabine	1 000mg/m^2	静脉滴注/30min	第1、8、15天	28天重复
	FOLFIRINOX	L－OHP	85mg/m^2	静脉滴注/3h	第1天	14天重复
		CPT－11	180mg/m^2	静脉滴注/90min	第1天	
		CF	400mg/m^2	静脉滴注	第1天	
		5－Fu	400mg/m^2	静脉推注	第1天	
		5－Fu	2 400mg/m^2	静脉滴注	持续46h	
	5－Fu单药	5－Fu	600mg/m^2	持续静脉滴注	1/周×6	
	FAM	5－Fu	500mg/m^2	静脉滴注	第1、8、22、29天	42天重复
		ADM	30mg/m^2	静脉滴注	第1、22天	
		MMC	10mg/m^2	静脉滴注	第1天	
结直肠癌						
	LV5FU2	CF	200mg/m^2	静脉滴注/2h	第1、2天	14天重复，28天1个疗程
		5－Fu	400mg/m^2	静脉推注	第1、2天	

续表

肿瘤	方案	药物名称	剂量	用法	给药时间	疗程
		5 - Fu	600mg/m^2	静脉滴注	第1、2天	
	FOLFOX4	L - OHP	85mg/m^2	静脉滴注/3h	第1天	14天重复，28天1个疗程
		CF	200mg/m^2	静脉滴注/2h	第1、2天	
		5 - Fu	400mg/m^2	静脉推注	第1、2天	
		5 - Fu	600mg/m^2	静脉滴注	第1、2天	
	FOLFOX6	L - OHP	100mg/m^2	静脉滴注/3h	第1天	14天重复，28天1个疗程
		CF	400mg/m^2	静脉滴注/2h	第1天	
		5 - Fu	400mg/m^2	静脉推注	第1天	
		5 - Fu	1 200mg/m^2	静脉滴注	第1、2天	
	FOLFOX7	L - OHP	130mg/m^2	静脉滴注/3h	第1天	14天重复，28天1个疗程
		CF	400mg/m^2	静脉滴注/2h	第1天	
		5 - Fu	400mg/m^2	静脉推注	第1天	
		5 - Fu	1 200mg/m^2	静脉滴注	第1、2天	
	XELOX	Capecitabine	1 000mg/m^2	每天2次口服	第1~14天	21天重复
		L - OHP	130mg/m^2	静脉滴注/3h	第1天	
	FOLFIRI	CPT - 11	180mg/m^2	静脉滴注	第1天	14天重复
		CF	200mg/m^2	静脉滴注/2h	第1、2天	
		5 - Fu	400mg/m^2	静脉推注	第1、2天	
		5 - Fu	600mg/m^2	静脉滴注	第1、2天	
	FOLFOXIRI	CPT - 11	125mg/m^2	静脉滴注/90min	第1天	14天重复
		L - OHP	85mg/m^2	静脉滴注/3h	第1天	
		CF	200mg/m^2	静脉滴注/2h	第1、2天	
		5 - Fu	400mg/m^2	静脉推注	第1、2天	
		5 - Fu	600mg/m^2	静脉滴注	第1、2天	
	S - 1	BSA <1.25m^2	40mg	每天2次口服	第1~28天	42天重复
		BSA≥1.25m^2 并且<1.5m^2	50mg	每天2次口服	第1~28天	42天重复
		BSA≥1.5m^2	60mg	每天2次口服	第1~28天	42天重复
	CTP - 11单药	CTP - 11	350mg/m^2	静脉滴注	第1天	21天重复
	OI	L - OHP	85mg/m^2	静脉滴注	第1、15天	28天重复
		CTP - 11	80mg/m^2	静脉滴注	第1、8、15天	
肉瘤						
	AC	ADM	70mg/m^2	静脉滴注	第1天	28天重复
		CTX	700mg/m^2	持续静脉滴注	第1天	

续表

肿瘤	方案	药物名称	剂量	用法	给药时间	疗程
	CYVADIC	CTX	$500mg/m^2$	静脉滴注	第1天	28天重复
		VCR	$1.5mg/m^2$	静脉滴注	第1、5天	
		ADM	$50mg/m^2$	静脉滴注	第1天	
		DTIC	$250mg/m^2$	静脉滴注	第1～5天	
	MAID	IFO	$6g/m^2$	持续静脉滴注72h	第1～3天	21～28天重复
		Mesna	$10g/m^2$	持续静脉滴注96h	第1～4天	
		THP	$60mg/m^2$	持续静脉滴注72h	第1～3天	
		DTIC	$1g/m^2$	持续静脉滴注72h	第1～3天	
类癌						
	EP	VP-16	$75mg/m^2$	静脉滴注	第1～5天	21天重复
		DDP	$80mg/m^2$	静脉滴注	第1天	
	5-Fu/链脲霉素	5-Fu	$400mg/m^2$	静脉滴注	第1～5天	36天重复
		链脲霉素	$500mg/m^2$	静脉滴注	第1～5天	

三、患者体力状况评分标准

（一）Karnofsky（卡氏，KPS，百分法）功能状态评分

本评分方法应用较多，得分越高，健康状况越好，越能忍受治疗给身体带来的副作用，因而也就有可能接受彻底的治疗。得分越低，健康状况越差，若低于60分，许多有效的抗肿瘤治疗就无法实施（附表3）。

附表3　Karnofsky（卡氏，KPS，百分法）功能状态评分标准

体力状况	评分
正常，无症状和体征	100
能进行正常活动，有轻微症状和体征	90
勉强可进行正常活动，有一些症状或体征	80
生活可自理，但不能维持正常生活和工作	70
生活能大部分自理，但偶尔需要别人帮助	60
常需人照料	50
生活不能自理，需要特别照顾和帮助	40
生活严重不能自理	30
病重，需要住院和积极的支持治疗	20
危重，临近死亡	10
死亡	0

（二）体力状况（performance status，PS）分析标准

Zubrod-ECOG-WHO PS评分（ZPS，5分法）一般要求不大于2才考虑化疗等（附表4）。

附表4　Zubrod－ECOG－WHO 评分表

体力状况	评分
正常活动	0
症状轻，生活自在，能从事轻体力活动	1
能耐受肿瘤的症状，生活自理，但白天卧床时间≤50%	2
肿瘤症状严重，白天卧床时间>5%，但还能起床站立，部分生活自理	3
病重卧床不起	4
死亡	5

（三）肿瘤患者的生活质量评分（QOL）

我国于1990年参考国外的指标制定了一个草案，其标准如下，目前试用的生活质量分级：生活质量满分为60分，生活质量极差为<20分，差为21～30分，一般为31～40分，较好为41～50分，良好为51～60分（附表5）。

附表5　肿瘤患者的生活质量评分

1. 食欲　①几乎不能进食；②食量<正常的1/2；③食量为正常的1/2；④食量略少；⑤食量正常
2. 精神　①很差；②较差；③有影响，但时好时坏；④尚好；⑤正常，与病前相同
3. 睡眠　①难入睡；②睡眠很差；③睡眠差；④睡眠略差；⑤大致正常
4. 疲乏　①经常疲乏；②自觉无力；③有时常疲乏；④有时轻度疲乏；⑤无疲乏感
5. 疼痛　①剧烈疼痛伴被动体位或疼痛时间>6个月；②重度疼痛；③中度疼痛；④轻度疼痛；⑤无痛
6. 家庭理解与配合　①完全不理解；②差；③一般；④家庭理解及照顾较好；⑤好
7. 同事的理解与配合（包括领导）　①全部理解，无人照顾；②差；③一般；④少数人理解关照；⑤多数人理解关照
8. 自身对癌症的认识　①失望，全不配合；②不安，勉强配合；③不安，配合一般；④不安，但能较好地配合；⑤乐观，有信心
9. 对治疗的态度　①对治疗不抱希望；②对治疗半信半疑；③希望看到疗效，又怕有副作用；④希望看到疗效，尚能配合；⑤有信心，积极配合
10. 日常生活　①卧床；②能活动，多半时间需卧床；③能活动，有时卧床；④正常生活，不能工作；⑤正常生活工作
11. 治疗的副作用　①严重影响日常生活；②影响日常生活；③经过对症治疗可以不影响日常生活；④未对症治疗可以不影响日常生活；⑤不影响日常生活
12. 面部表情　分①～⑤个等级

（中山大学附属第一医院　戴强生）

四、实体肿瘤的疗效评价标准1.1版概要

（一）肿瘤在基线水平的可测量性

1. 定义　在基线水平上，肿瘤病灶或淋巴结将按以下定义分为可测量和不可测量两种：

（1）可测量病灶：肿瘤病灶至少有一条可以精确测量的径线（记录为最大径），其最小长度如下：

1）CT扫描10mm（CT扫描层厚≤5mm）。

2）临床常规检查仪器10mm（肿瘤病灶不能用测径仪器准确测量的应记录为不可测量）。

3）胸部X线20mm。

4）恶性淋巴结：病理学增大且可测量，单个淋巴结CT扫描短径须≥15mm（CT扫描层厚推荐≤5mm）。基线和随访中，仅测量和随访短径。

（2）不可测量病灶：所有其他病灶，包括小病灶（最长径＜10mm或者病理淋巴结短径≥10 mm至＜15mm）和无法测量的病灶。无法测量的病灶包括脑膜疾病、腹水、胸膜或者心包积液、炎性乳腺癌、皮肤或肺的癌性淋巴管炎、影像学不能确诊和随诊的腹部包块，以及囊性病变。

（3）关于病灶测量的特殊考虑：骨病灶、囊性病灶和先前接受过局部治疗的病灶需要特别注明：

1）骨病灶：骨扫描、PET扫描或者平片不适合于测量骨病灶，但是可用于确认骨病灶的存在或者消失；溶骨性病灶或者混合性溶骨或成骨病灶有确定的软组织成分，且软组织成分符合上述可测量性定义时，如果这些病灶可用断层影像技术如CT或者MRI进行评价，那么这些病灶可以作为可测量病灶；成骨病灶属不可测量病灶。

2）囊性病灶：符合放射影像学单纯囊肿定义标准的病灶，不应因其为定义上的单纯性囊肿，而认为是恶性病灶，既不属于可测量病灶，也不属于不可测量病灶；若为囊性转移病灶，且符合上述可测量性定义的，可以作为是可测量病灶。但如果在同一患者中存在非囊性病灶，应优先选择非囊性病灶作为靶病灶。

3）局部治疗过的病灶：位于曾放疗过或经其他局部区域性治疗过的部位的病灶，一般作为不可测量病灶，除非该病灶出现明确进展。研究方案应详细描述这些病灶属于可测量病灶的条件。

2. 测量方法说明

（1）病灶测量：所有关于肿瘤病灶大小的基线评定都应尽量在接近治疗开始前完成，且必须在治疗开始前的28天内（4周）完成。

（2）评价方法：对病灶基线评估和后续测量应采用同样的技术和方法。除了不能用影像学检查，而只能用临床检查来评价的病灶之外，所有病灶必须使用影像学检查进行评价。

1）临床病灶：临床病灶只有位于浅表且测量时直径≥10mm时才能认为是可测量病灶（如皮肤结节等）。

2）CT、MRI：当肿瘤进展作为重要研究终点时，CT比X线更敏感且可重复性好，应优先使用CT，尤其对于新发病灶。MRI在部分情况下也可接受（如全身扫描）。

3）超声：超声检查不具备可重复性。如果在试验期间使用超声发现新病灶，应使用CT或者MRI进行确认。

4）内镜、腹腔镜检查：不建议使用这些技术用于肿瘤客观评价，但这种方法在取得的活检标本时可以用于确认CR，或用于确认复发。

5）肿瘤标志物：肿瘤标志物不能单独用来评价肿瘤客观缓解。有关CA－125缓解（复发性卵巢癌）及PSA（复发性前列腺癌）缓解的特定标准已经发表。国际妇科癌症组织已制定了CA－125进展标准，即将被加入到卵巢癌一线治疗方案的肿瘤客观评价标准中。

6）细胞学或组织学技术：在方案规定的特定情况下，这些技术可用于鉴定PR和CR（如生殖细胞肿瘤的病灶中常存在残留的良性肿瘤组织）。

（二）肿瘤缓解评估

1. 全部肿瘤和可测量病灶的评估　为评价客观缓解或未来可能的进展，有必要对所有肿瘤病灶肿瘤的总负荷进行基线评估，为后面的测量结果作参照。在以客观缓解作为主要治疗终点的临床方案中，只有在基线时具有可测量病灶的患者才能入选。可测量病灶定义为存在至少一处可测量的病灶。

2. 靶病灶和非靶病灶的基线记录　基线评估时超过1个可测量病灶，应记录并测量所有病灶，总数不超过5个（每个器官不超过2个），作为靶病灶代表所有累及器官（也就是说只有1个或2个累计器官的患者最多选择2个或4个靶病灶作为基线测量病灶）。

靶病灶必须基于尺寸进行选择（最长直径），能代表所有累及器官，且测量必须具有良好的重复性。有时候当最大的病灶不能重复测量时可重新选择一个可重复测量的最大病灶。淋巴结因其为正常组织且即使没有肿瘤转移仍可为影像察觉而需要特别关注。定义为可测量结节甚至是靶病灶的病理性淋巴结必须符合以下标准：CT测量短直径≥15mm。基线只需要检测短直径。所有靶病灶的直径经过计算所求之和（包括非结节病灶的最长直径和结节病灶的短直径）将作为基线直径总和上报。如含有淋巴结直径，如上面提到的，只将短直径计算在内。基线直径总和将作为疾病基线水平的参考数值。

其余所有病灶包括病理淋巴结可视为非靶病灶，无需进行测量，但应在基线评估时进行记录。如记录为"存在"、"缺失"或极少数情况下的"明确进展"。

（三）缓解标准

1. 靶病灶评估

（1）完全缓解（CR）：所有靶病灶消失，全部病理淋巴结（包括靶结节和非靶结节）短直径必须减少至<10mm。

（2）部分缓解（PR）：靶病灶直径之和比基线水平减少至少30%。

（3）疾病进展（PD）：以整个实验研究过程中所有测量的靶病灶直径之和的最小值为参照，直径和相对增加至少20%（如果基线测量值最小就以基线值为参照）；除此之外，必须满足直径和的绝对值增加至少5mm（出现1个或多个新病灶也视为疾病进展）。

（4）疾病稳定（SD）：靶病灶减小的程度没达到PR，增加的程度也没达到PD水平，介于两者之间，研究时可以直径之和的最小值作为参考。

2. 非靶病灶的评估　这部分对非靶病灶肿瘤的缓解标准进行了定义。虽然一些非靶病灶实际可测量，但无需测量，只需在方案规定的时间点进行定性评估即可。

（1）完全缓解（CR）：所有非靶病灶消失，且肿瘤标志物恢复至正常水平。所有淋巴结为非病理尺寸（短径<10mm）。

（2）非完全缓解或非疾病进展：存在1个或多个非靶病灶和（或）持续存在肿瘤标志物水平超出正常水平。

（3）疾病进展：已存在的非靶病灶出现明确进展。注：出现1个或多个新病灶也被视为疾病进展。

3. 新病灶　新的恶性病灶的出现预示着疾病的进展；因此针对新病变的一些评价是非常重要的。目前没有针对影像学检测病灶的具体标准，然而一种新的病灶的发现应该是明确的。比如说，进展不能归因于影像学技术的不同，成像形态的改变，或者肿瘤以外的其他病变（如：一些所谓新的骨病灶仅仅是原病灶的治愈，或原病灶的复发）。

（四）最佳整体疗效评价

最佳整体疗效评价是从试验开始至试验结束的最佳疗效记录，同时要把任何必要条件考虑在内以便确认。有时疗效反应出现在治疗结束后，因此方案应该明确治疗结束后的疗效评价是否考虑在最佳整体疗效评价之内。方案必须明确任何进展前新的治疗如何影响最佳疗效反应。患者的最佳疗效反应主要依赖目标病灶和非目标病灶的结果以及新病灶的表现情况。此外，还依赖于试验性质、方案要求及结果衡量标准。

（五）肿瘤重新评价的频率

治疗期间肿瘤重新评价的频率决定于治疗方案，并应与治疗的类型和日程安排相符。但是在治疗的受益效果不清楚的Ⅱ期试验中，每6~8周（时间设计在一个周期的结束点）进行随访是合理的，在特殊方案或情况下可调整时间间隔长度。方案应该具体指明哪些组织部位需要进行基线水平的评估（通常是那些最可能与所研究肿瘤类型的转移病变密切相关的组织部位）和评价重复的频率。正常情况下，靶病灶和非靶病灶在每次评估时都应进行评价，在一些可选择的情形下，某些非目标病灶评价频率可以小一些，例如，目标疾病的疗效评价确认为CR或怀疑有骨性病变进展时才需重复骨扫描。

治疗结束后，重新评价肿瘤取决于是否把缓解率或者是到出现某一事件（进展或死亡）的时间作为临床试验终点。如为出现某一事件时间（如：TTP/DFS/PFS）则需要进行方案中规定的常规重复评价。

（六）疗效评估或缓解期的确认

1. 确认　对于以疗效为主要研究终点的非随机临床研究，必须对PR和CR的疗效进行确认，以保证疗效不是评价失误的结果。

2. 总缓解期　总缓解期是从测量首次符合CR或PR（无论哪个先测量到）标准的时间到首次真实记录疾病复发或进展的时间（把试验中记录的最小测量值作为疾病进展的参考）。总完全缓解时间是从测量首次符合CR标准的时间到首次真实记录疾病复发或进展的时间。

3. 疾病稳定期　从治疗开始到疾病进展的时间（在随机化试验中，从随机分组的时间开始），以试验中最小的总和作为参考（如果基线总和最小，则作为PD计算的参考）。疾病稳定期的临床相关性因不同研究和不同疾病而不同。

注意：缓解期、稳定期以及PFS受基线评价后随访频率的影响。定义标准随访频率不属于本指导原则范围。随访频率应考虑许多因素，如疾病类型和分期、治疗周期及标准规范等。但若需进行试验间的比较，应考虑这些测量终点准确度的限制。

（中山大学附属第一医院　戴强生　山东省省立医院　崔言刚）

五、美国国立癌症研究所（NCI）常见毒性分级标准

NCI常见毒性分级标准见附表6。

附表6　NCI常见毒性分级标准

毒性	分数				
	0	1	2	3	4
WBC	≥4.0	3.0～3.9	2.0～2.9	1.0～1.9	<1.0
PLT	正常范围内	75.0至正常	50.0～74.9	25.0～49.9	<25.0
HB	正常范围内	10.0至正常	8.0～9.9	6.5～7.9	<6.5
粒细胞	≥2.0	1.5～1.9	1.0～1.4	0.5～0.9	<0.5
出血（临床）	无	轻度、无需输血	明显，每次需输血小板1～2U	明显，每次需输血小板3～4U	大量，每次需输血小板4U
感染	无	轻度	中度	严重	危及生命
恶心	无	能吃，食欲正常	食欲明显下降但能进食	不能明显进食	—
呕吐	无	1次/d	2～5次/d	6～10次/d	>10次/d需胃肠支持治疗
腹泻	无	大便次数增加2～3次/d	大便每天增加4～6次/d或夜间大便或中度腹痛	大便每天增加7～9次/d或大便失禁或严重腹痛	大便每天增加>10次/d或明显血性腹泻或需胃肠外支持治疗
口腔黏膜炎	无	无痛性溃疡，红斑或有轻度疼痛	疼痛性红斑水肿或溃疡，但能进食	疼痛性红斑水肿或溃疡，不能进食	需胃肠外或胃肠支持治疗
胆红素	正常	—	<1.5×N	（1.5～3.0）×N	>3.0×N

续表

毒性	分数				
	0	1	2	3	4
转氨酶(AST/ALT)	正常	≤2.5×N	(2.6~5.0)×N	(5.1~20.0)×N	>20.0×N
AKP或5-核苷酸酶	正常	≤2.5×N	(2.6~5.0)×N	(5.1~20.0)×N	>20.0×N
肝功能(临床)	与疗前比无变化	—	—	肝性昏迷前状态	肝性昏迷
肌酐	正常	<1.5×N	(1.5~3.0)×N	>(3.1~6.0)×N	>6.0×N
蛋白尿	无变化	<3g/L	++~+++或3~10g/L	++++或>10g/L	肾病综合征
血尿	阴性	镜下血尿	肉眼血尿无血块	肉眼血尿+血块	需输血
脱发	无	轻度	显著或完全脱发	—	—
肺	无	无症状，但有肺功能异常	用力活动后呼吸困难	一般活动后呼吸困难	休息时呼吸困难
疼痛	正常	轻度疼痛：不影响功能	中度疼痛：疼痛或用止痛药，影响功能，不影响日常活动	严重疼痛：疼痛或用止痛药，严重影响日常活动	病残
心律失常	无	无症状，一过性不需治疗	经常发生或持久的，但不需治疗	需治疗	需监护，或低血压，或室性心动过速或颤动
心功能	无	无症状，静息时LVEF比化疗前降低<20%	无症状，静息时LVEF比化疗前降低≥20%	轻度慢性心功能衰竭治疗有效	严重或难治性慢性心功能衰竭
心肌缺血或心肌梗死	无	非特异性T波变平	无症状，ST及T波改变提示缺血	心绞痛，但无心肌梗死证据	急性心肌梗死
高血压	无或无变化	无症状，舒张压一过性升高>20mmHg，既往正常血压升至>150/100mmHg，不需治疗	经常出现或持续出现或有症状，舒张压升高>20mmHg或既往正常，血压>150/100mmHg，不需治疗	需治疗	高血压危象
心包炎	无	无症状性积液，不需治疗	心包炎（肋骨、胸痛ECG改变）	有症状的积液需抽水	心包填塞急需抽液

续表

毒性	分数				
	0	1	2	3	4
低血压	无或无变化	血压降低不需治疗（包括一过性体位性低血压）	需扩容治疗或其他治疗，但不需住院	需治疗或住院但48h内好转	停药后需治疗或住院>48h
神经－感觉	无或无变化	轻度感觉异常，深腱反射消失	轻度或中度客观感觉消失或中度感觉异常	严重的客观感觉消失或感觉异常，影响功能	—
神经－运动	无或无变化	主观感觉异常但常规检查无异	轻度无力，无明显功能障碍	检查肌无力伴功能障碍	麻痹
神经－皮质	无	轻度嗜睡或躁动	中度嗜睡或躁动	严重嗜睡，躁动定位障碍，幻觉	昏迷，发作性精神失常
神经－小脑	无	轻度共济运动失调或轮替运动障碍	意向性震颤，辨距障碍，口齿不清，眼球震颤	共济失调	小脑坏死
神经－情绪		轻度焦虑或抑郁	中度焦虑或抑郁	严重焦虑或抑郁	自杀意向
神经性头痛	无	轻度	中度或严重但一过性	严重且持续	—
神经－便秘	无或无变化	轻度	中度	严重	肠绞痛>96h
神经－听力	无或无变化	无症状听力测定时有丧失	耳鸣	听力下降需助听器	耳聋，不可纠正
神经－视力	无或无变化	—	—	有症状，视力不全丧失	失明
皮肤	无或无变化	散在斑疹、丘疹、红斑，但无症状	散在斑疹、丘疹、红斑，伴瘙痒或其他相关症状	有症状的全身性斑疹、丘疹或疱疹	剥脱性皮炎或溃疡性皮炎
过敏（包括药物热）	无	一过性皮疹，药物性发热<38℃	荨麻疹，药物性发热≥38℃，轻度支气管痉挛	血清病支气管痉挛需治疗（静脉）	过敏反应
非感染性发热	无	37.1～38.0℃	38.1～40.0℃	>40.0℃不超过24h	>40.0℃超过24h或发热伴低血压
局部*	无	疼痛	疼痛、肿胀静脉炎	溃疡	需整形术
体重增加/减轻	<5.0%	5.0%～9.9%	10.0%～19.9%	≥20.0%	—
高血糖	正常	>ULN**～8.9mmol/L	>8.9～13.9mmol/L	>13.9～27.8 mmol/L	>27.8 mmol/L或酮症酸中毒
低血糖	正常	<LLN***～3.0mmol/L	2.2～3.0mmol/L	1.7～2.2mmol/L	<1.7mmol/L
淀粉酶	正常	<1.5×N	(1.5～2.0)×N	(2.1～5.0)×N	≥5.1×N
高钙血症	正常	>ULN～2.9mmol/L	>2.9～3.1mmol/L	>3.1～3.4mmol/L	>3.4mmol/L

续表

毒性	分数				
	0	1	2	3	4
低钙血症	正常	<LLN ~ 2.0mmol/L	1.75 ~ 2.0 mmol/L	1.5 ~ 1.75 mmol/L	<1.5mmol/L
高钾血症	正常	>ULN ~ 5.5mmol/L	>5.5 ~ 6.0mmol/L	>6.0 ~ 7.0mmol/L	>7.0mmol/L
低钾血症	正常	<LLN ~ 3.0mmol/L	—	2.5 ~ 3.0 mmol/L	<2.5mmol/L
高钠血症	正常	>ULN ~ 150mmol/L	>150 ~ 155mmol/L	>155 ~ 160mmol/L	>160mmol/L
低钠血症	正常	<LLN ~ 130mmol/L	—	120 ~ 130 mmol/L	<120mmol/L
低磷血症	正常	<LLN ~ 0.8mmol/L	0.6 ~ 0.8mmol/L	0.3 ~ 0.6 mmol/L	<0.3mmol/L
疲劳	无	比化疗前加重但不影响正常活动	中度（如KPS评分下降>20%）或致日常活动困难	严重（如KPS评分下降>40%）或不能进行日常活动	卧床或病残
指、趾甲变化	无	变色或凹甲	部分或完全缺失或甲床疼痛	—	—

注：* 为注射部位的反应；** 为正常值上限；*** 为正常值下限

（中山大学附属第一医院　戴强生）

六、手足综合征

1. 手足综合征（HFS）又称为掌跖感觉丧失性红斑，临床主要表现为指（趾）的热、痛、红斑性肿胀，严重者发展至脱屑、溃疡和剧烈疼痛。多种化疗药物及靶向治疗药物均可引起手足综合征。卡培他滨所致的手足综合征尤为严重，发生率为48% ~62%。

2. 卡培他滨引起手足综合征的确切机制尚不清楚。一种观点认为由于皮肤的胸苷磷酸化酶（TP酶）高表达和二氢嘧啶脱氢酶（DPD酶）低表达，导致卡培他滨代谢产物5 - Fu的蓄积；另一种观点认为是一种炎性反应，可能和环加氧酶（COX - 2）过表达有关。

典型的手足综合征临床表现为一种进行性加重的皮肤病变，手较足更易受累。NCI分级标准：Ⅰ级，轻微的皮肤改变或皮炎（如红斑、脱屑）伴感觉异常（如麻木感、针刺感、烧灼感），但不影响日常活动。Ⅱ级，如前皮肤改变伴疼痛，轻度影响日常活动；皮肤表面完整。Ⅲ级，溃疡性皮炎或皮肤改变伴剧烈疼痛，严重影响日常生活；明显组织破坏（如脱屑、水疱，出血、水肿）。

3. 手足综合征一般处理　包括避免手部和足部的摩擦及接触高温物品；保持手足皮肤湿润；避免在阳光下曝晒；避免进食辛辣、刺激性食物；手足局部涂抹含绵羊油的乳霜；出现水泡要请医务人员处理；医生的指导下用维生素B_6和西乐葆；必要时抗感染治疗。

4. 手足综合征药物治疗　①维生素B_6：卡培他滨治疗同时配合口服大剂量维生素B_6（300mg/d）可使HFS的严重程度有所减轻，且对疗效无明显不利影响；②维生素E：研究发现维生素E（300mg/d）可使症状减轻；③局部外用药物：局部外用表面麻醉剂或苯海拉明霜可减轻疼痛、不适并预防感染；④环氧化酶特异性抑制剂：因心血管事件（心肌梗死、休克、心力衰竭）而导致的死亡风险的增加，其对临床治疗的获益/风险分析仍需进一步研究。

（中山大学附属第一医院　戴强生　山东省立医院　崔言刚）

七、感觉神经毒性分级标准

国内外有关化疗药物所致感觉神经毒性的分级标准较多，目前尚无统一的标准，临床使用较多的为世界卫生组织和美国国立癌症研究所制定的分级标准（附表7）。

附表7　感觉神经毒性分级标准

标准制定单位	Ⅰ级	Ⅱ级	Ⅲ级	Ⅳ级
世界卫生组织	短时间感觉异常和（或）腱反射降低	严重感觉异常和（或）轻度无力	不能忍受的感觉异常和（或）明显的运动丧失	瘫痪
美国国立癌症研究所	腱反射消失或感觉麻木（包括针刺感），但不影响功能	感觉缺失或感觉麻木（包括针刺感），影响功能但不影响日常生活活动	感觉缺失或感觉麻木（包括针刺感），影响日常生活活动	长期感觉缺失，影响功能
奥沙利铂Levi专用分级标准	短时间（7天）的感觉异常，感觉麻木	治疗周期间（21天）持续存在的感觉异常，感觉麻木	治疗周期后（＞21天）持续存在的感觉异常，感觉麻木	感觉异常，引起功能障碍

（中山大学附属第一医院　戴强生）